Atlas of
Pain Management Injection Techniques

疼痛介入治疗图谱

（第 4 版）

Atlas of
Pain Management Injection Techniques

疼痛介入治疗图谱

（第 4 版）

原　著　STEVEN D. WALDMAN
主　译　刘国凯　吴安石
主　审　罗爱伦　倪家骧

北京大学医学出版社

TENGTONG JIERU ZHILIAO TUPU（DI 4 BAN）

图书在版编目（CIP）数据

疼痛介入治疗图谱：第 4 版 /（美）史蒂文·沃德曼
（Steven D. Waldman）原著；刘国凯，吴安石主译 . —北
京：北京大学医学出版社，2021.10

书名原文：Atlas of Pain Management Injection
Techniques

ISBN 978-7-5659-2472-9

Ⅰ. ①疼⋯　Ⅱ. ①史⋯ ②刘⋯ ③吴⋯　Ⅲ. ①疼痛 –
介入性治疗 – 图谱　Ⅳ. ① R441.1-64

中国版本图书馆 CIP 数据核字（2021）第 153139 号

北京市版权局著作权合同登记号：图字：01-2021-2768

Elsevier (Singapore) Pte Ltd.
3 Killiney Road, #08-01 Winsland House I, Singapore 239519
Tel: (65) 6349-0200; Fax: (65) 6733-1817

疼痛介入治疗图谱（第 4 版）

主　　译：刘国凯　吴安石
出版发行：北京大学医学出版社
地　　址：（100191）北京市海淀区学院路 38 号　北京大学医学部院内
电　　话：发行部 010-82802230；图书邮购 010-82802495
网　　址：http://www.pumpress.com.cn
E-mail：booksale@bjmu.edu.cn
印　　刷：北京金康利印刷有限公司
经　　销：新华书店
责任编辑：王智敏　　责任校对：靳新强　　责任印制：李　啸
开　　本：889 mm×1194 mm　1/16　印张：44.25　字数：1423 千字
版　　次：2021 年 10 月第 1 版　2021 年 10 月第 1 次印刷
书　　号：ISBN 978-7-5659-2472-9
定　　价：450.00 元

版权所有，违者必究
（凡属质量问题请与本社发行部联系退换）

译者及审校专家名单

主　译
　　刘国凯（北京中医药大学东直门医院）
　　吴安石（首都医科大学附属北京朝阳医院）

主　审
　　罗爱伦（中国医学科学院北京协和医院）
　　倪家骧（首都医科大学宣武医院）

审校专家（按姓氏汉语拼音排序）
　　黄宇光（中国医学科学院北京协和医院）
　　李天佐（首都医科大学附属北京世纪坛医院）
　　刘国凯（北京中医药大学东直门医院）
　　马　骏（首都医科大学附属北京安贞医院）
　　王天龙（首都医科大学宣武医院）
　　吴安石（首都医科大学附属北京朝阳医院）
　　杨立强（首都医科大学宣武医院）
　　张金华（北京中医药大学东方医院）

主译助理
　　李国艳（北京中医药大学东直门医院）
　　肖赛松（北京中医药大学东直门医院）

译　者（按姓氏汉语拼音排序）
包萌萌	窦智	段庆芳	郭向飞	郭滢	金笛	兰飞	李锐
刘贝	刘芳妍	刘阳	刘玉鑫	丘玥	时蓉	孙海燕	孙红
唐帅	唐元章	汪一	王晖	王晶	王琦	王维嘉	王小平
王晓宁	王之遥	魏敏	吴树彬	肖赛松	薛照静	杨宜南	袁青
袁堂谧	昝京伟	张捷	张欣	张羽冠	赵娜	赵睿	赵欣（男）
赵欣（女）	周然						

中文版序一

近年来，随着人们对生活质量要求的提高及临床学科的发展，疼痛学科逐渐成为新兴学科中的一个亮点。在我国，疼痛学科已经正式成为临床二级学科，各种新技术、新药物也被广泛应用于临床，疼痛治疗的专业性也越来越强。尽管如此，疼痛学科仍是一门综合性很强的新兴学科，作为临床医生必须牢记及时更新知识结构，才能真正把临床做好做强。

疼痛学科当前在我国的发展固然令人欣喜，但如何规范化、标准化临床各类诊疗程序是最为急迫的一个任务。Steven D. Waldman 教授编写的《疼痛介入治疗图谱》（第 4 版）对各类疼痛的具体治疗方案进行了详尽的描述，包括具体的临床相关解剖知识，疼痛治疗的适应证、副作用和并发症，疼痛治疗的操作技术与关键点等。通过大量的解剖图片、影像学资料以及模拟图演

示，将疼痛治疗技术的基础与临床紧密联系起来，引导读者逐步完成疼痛治疗技术的学习，从而规范了疼痛的介入治疗。该书图文并茂，得到了国际上疼痛治疗医生和学者的广泛好评，是该领域具有重要意义的专著。第 4 版增加了 30 种全新的注射技术，涵盖了包括耳大神经阻滞、膝神经阻滞、内侧皮神经阻滞、拇指指神经阻滞、骶神经阻滞、跖筋膜炎注射等大量内容，更为重要的是大多数章节又增加了超声引导下的操作，使本书的内容更加丰富，操作更加精准，可读性更强。

北京中医药大学东直门医院刘国凯主任、首都医科大学附属北京朝阳医院吴安石主任及其团队花了一年半的时间对新版书进行了认真的翻译和校对。相信译者兢兢业业的辛勤劳动一定会给我国疼痛治疗领域增添一本不可多得的疼痛治疗学参考书，最终惠及患者。

北京协和医院　罗爱伦　教授　博士生导师
英国皇家麻醉学院名誉院士

中文版序二

Steven D. Waldman 教授是国际疼痛学界著名教授，他的《疼痛介入治疗图谱》（第 4 版）中文版完成在即，值得庆贺。该书言简意赅，注重规范、安全和实用。

首先，该书规范了疼痛治疗的各种操作方法，满足临床疼痛治疗的发展需求。我国广大的疼痛医师需要从一开始就选择这样规范的专业教材进行学习，这样才能更好、更快地掌握疼痛治疗技术，从而有效地发挥各种注射技术在疼痛治疗中的作用。

疼痛注射技术是治疗各种软组织疼痛和关节痛的基本疗法，也是疼痛科、麻醉科、骨科和康复科等科室常用的实用治疗技术，具有操作简便、疗效好、见效快和容易普及的特点。但是一些特殊部位的注射治疗又有一定的难度和技巧，不正确的注射会影响疗效，甚至发生并发症。本书将为临床医生提供实用的指导，帮助他们掌握各种疼痛注射治疗技术。

其次，该书详尽地描述了各类疼痛的具体治疗方案，可显著降低各种副作用和并发症的发生率，明显降低疼痛治疗的用药成本，能更好地满足患者的医疗需求，符合医疗管理机构建立建设"高效–安全平台"及实现"舒适医疗"两方面的要求。《疼痛介入治疗图谱》第 4 版新增加 30 种全新的注射技术，包括耳大神经阻滞、膝神经阻滞、内侧皮神经阻滞、拇指指神经阻滞、骶神经阻滞、跖筋膜炎注射等内容。更为重要的是大多数章节增加了超声引导下的可视化操作，可显著提升一些操作复杂或有风险的神经阻滞的安全性和有效性。

最后，目前国内关于疼痛治疗注射技术的专著匮乏，该专著中译本将成为我国疼痛治疗的重要参考文献，为疼痛学的教学奠定重要基础。

北京中医药大学东直门医院刘国凯主任、首都医科大学附属北京朝阳医院吴安石主任及其团队在繁忙的临床医教研工作之余，精心翻译的中文新版本必将成为中国疼痛治疗注射技术的经典之作，助力中国广大的疼痛医师，加速疼痛介入治疗技术在我国的发展和普及，使众多的疼痛患者受益。

倪家骧　教授　博士生导师
首都医科大学宣武医院首席专家、疼痛诊疗中心主任
第十四届世界疼痛医师协会主席
中国疼痛康复产业技术创新战略联盟理事长

译者前言

一百三十多年前局麻药可卡因的成功开发促进了麻醉学和疼痛学的发展。七十多年前利多卡因的应用，再到布比卡因及罗哌卡因在临床的使用，注射技术在治疗各种软组织疼痛、神经支配区域疼痛、关节韧带肌腱性疼痛及其他退行性病变引起的疼痛性疾病方面发挥了重要作用。其优势是操作简便、起效快、疗效确切及容易普及，无论在大医院还是基层医院，都是容易掌握并一试就灵的常用技术。

20 世纪 80 年代随着临床医师检验和应用这种简单假设，即在寻求疼痛成功治疗前，疼痛的病因必须被诊断，从此疼痛医学进入其自身的大发展时代。也正是这个原因，注射疼痛治疗技术得到飞速发展，Waldman 教授编写的《疼痛介入治疗图谱》第 1 版也于 2000 年问世，并成为注射疼痛治疗的经典之作，备受疼痛医师的推崇。

毋庸置疑，特殊部位的注射技术有一定的难度和并发症，必须掌握正确的操作技巧及注意事项。Waldman 教授编写的《疼痛介入治疗图谱》第 4 版囊括了从头到脚全身各个部位的疼痛性疾病，并从适应证、诊断、解剖、操作技巧、并发症预防及临床要点等方面进行了言简意赅的阐述，并配以精美彩色示意图、影像图，帮助读者阅读、理解和掌握。

2015 年我们翻译出版的《疼痛介入治疗图谱》第 3 版受到了广大疼痛医师的广泛好评。第 4 版英文版篇幅较第 3 版增加了 50%，不仅更专注于以详尽图解和简练文字呈现注射技巧，还新增了 30 种全新的注射技术。更可喜的更新是，大多数章节都加入了超声引导技术，具有很强的实用性。因此，我们决定继续翻译引进第 4 版。

本书强大的翻译审校团队以及每位译者一丝不苟的工作态度保证了本书的翻译质量。我们希望呈献给您一部中译本的经典之作，也希望这本书助您一臂之力——将注射疼痛治疗技术水平进一步提高，最终惠及广大患者。

刘国凯　吴安石

原著前言

从 Carl Koller 第一次使用可卡因施行无痛眼科手术至今，已经过去 130 余年。尽管 Koller 里程碑式的发现永久地改变了手术方式，并且不经意间开创了局部麻醉药物、穿刺针，当然还有区域麻醉（局部麻醉）教科书的家庭手工业时代；但是对随后 130 几年的仔细分析显示，局部麻醉药物的绝大多数进步是紧紧围绕着如何开发更安全的局部麻醉药物（局麻药）以及如何改进穿刺针的品质。由 Pitkin、DeJong、Moore 等编写的里程碑式书籍帮助全科医生更易于使用局部麻醉药物。这些早期的书籍将常用技术、穿刺针的大小和长度，最重要的也许是局部麻醉药物的剂量，进行了标准化。1943 年 Lofgren 对利多卡因的发现推动了局部麻醉药物进入手术室、产科诊室和病房、医生及牙医的诊所。那个时代最广泛使用的、远比酯类局麻药普鲁卡因更安全的局部麻醉药就是利多卡因。利多卡因更宽泛的治疗窗容许进行神经阻滞出现临床决策失误时，具有更大的回旋余地，从此利多卡因成了局部麻醉药物的中流砥柱。

20 世纪 80 年代随着临床医师检验和应用这种简单假设，即在寻求疼痛成功治疗前，疼痛的病因必须被诊断，从此疼痛医学进入其自身的大发展时代。伴随着这项新的亚专业的诞生，随后出版了由 Raj、Cousins 和 Bridenbaugh 编写的一套新的"圣经"，同时《疼痛介入治疗图谱》的第 1 版也于 2000 年出版。

我认为疼痛治疗领域正进入一个全新的、令人兴奋的时代，目前给予局部麻醉药时使用超声引导技术已经越来越广泛。只有时间才能判断超声引导是真正的"契机"，还是必将步盐酸普鲁卡因和琥珀胆碱后尘的一种短暂的迷恋。但我的临床印象是超声技术代表了局部麻醉和疼痛治疗中的一种重要进步，它必将经得起时间的考验。本书除了呈现超声引导的基本操作原则外（也正是这个原因使得本书的上一版大受欢迎），还包括了许多新的彩图、超声图片、X 线透视和 MRI 图片。书内与临床相关的全彩解剖图谱，使读者对书中描述的技术更容易理解和接受。在 Elsevier 编辑团队的得力帮助下，我们为每一幅图增加了清晰而简练的图解，并且努力提高本书的版面设计水平，使之比前三版的可读性更强。

我衷心地希望您在使用这本书时能像我编写她时一样享受。

Steven D. Waldman，MD，JD
2016

献给 David Mayo, Corey William, Jenifer Elyse, Reid Alexander……
你们是最棒的！

Dad

致　谢

我要真诚感谢来自 Elsevier 的编辑团队，他们在新版本的编辑和排版上给予了得力帮助；我还要感谢我的朋友 Dr. Michael Meng，他对新版的原始超声图像给予了极大帮助。

SDW

致　谢

16

目　录

颞下颌关节注射

王晓宁 译 李天佐 校

适应证与临床考虑

颞下颌关节注射是治疗颞下颌关节功能紊乱的重要方法，可以减轻关节腔内部紊乱引起的疼痛，治疗关节炎引起的疼痛。颞下颌关节功能紊乱（又名咀嚼肌肌筋膜疼痛功能紊乱）系指关节疼痛可以放射至下颌部、耳部、颈部和扁桃体窝。颞下颌关节紊乱的疼痛常伴有头痛，在临床上不易和肌紧张型头痛区分。精神紧张常是颞下颌关节功能紊乱病程进展过程中的诱因和恶化因素。咬合不正也是颞下颌关节紊乱病情进展的原因之一。颞下颌关节腔内部紊乱和关节炎表现为在关节运动时易于听到摩擦音或咔嗒音（图 1-1 和图 1-2）。X 线平片和计算机断层扫描（CT）有助于确定关节炎的变化，磁共振成像（MRI）有助于诊断关节盘异常（图 1-3）。如果不能及时治疗，患者关节区疼痛可以加重，下颌运动受限。最近，在过度活动导致的复发性颞下颌关节脱位的治疗中，将自体血液和富含血小板的血浆注射至颞下颌关节成为研究热点（图 1-4）。这种注射技术也可应用于颞下颌关节腔内注射其他一些物质，如玻尿酸的衍生物和替诺昔康。

临床相关解剖

颞下颌关节被纤维关节盘分为上下两个滑液腔。在健康人群，关节、肌肉和关节盘协同运动（图 1-5）。关节内部紊乱可以引起疼痛和颞下颌关节功能紊乱，但是囊外原因引起颞下颌关节疼痛的情况更为常见。可以在下颌骨髁突与颧骨突起之间的关节腔隙注射小剂量局部麻醉药（局麻药）和皮质类固醇激素。颞下颌关节由下颌神经的分支支配。颞下颌关节功能紊乱所涉及的肌

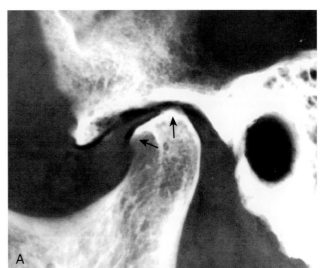

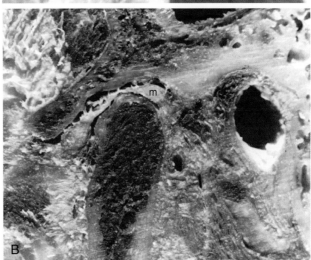

图 1-1　骨性关节炎 X 线照片（**A**）与矢状面标本照片（**B**）比较。关节腔变窄，关节盘向前移位，半月板后附件（m）或双层半月板区变薄和磨损。髁突头皮质增厚，有小的骨赘（箭头）。下颌关节窝硬化重构，只有一个浅凹窝，表示曾经关节结节所在（From Resnick D：Diagnosis of bone and joint disorders，ed 4，Philadelphia，2002，Saunders.）

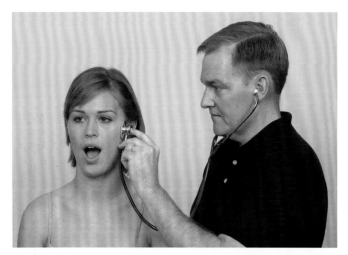

图 1-2　颞下颌关节腔内部紊乱和关节炎表现为在关节运动时易于听到摩擦音或咔嗒音（From Olson KA, editor: Examination and treatment of temporomandibular disorders. In Manual physical therapy of the spine, ed 2, St. Louis, 2016, Saunders; Fig. 7-16.）

肉通常包括颞肌、咬肌、翼外肌及翼内肌，也可涉及斜方肌和胸锁乳突肌。触诊这些肌肉时，可以确定触发点（trigger point）。

操作技术

体表标志技术

　　患者仰卧位，保持颈椎于中立位置。令患者张口、闭口数次，通过扪触外耳道前稍下方确定颞下颌关节后，要求患者嘴部自然放松。

　　用 3 ml 无菌注射器抽取 0.5 ml 的局部麻醉药。当治疗颞下颌关节功能紊乱、颞下颌关节内部紊乱、颞下颌关节炎疼痛或其他累及颞下颌关节的疾病时，第一次用局部麻醉药阻滞时应加入 20 mg 皮质类固醇激素，随后阻滞时激素剂量改为 10 mg。

　　用消毒液消毒颞下颌关节周围皮肤。用 1 英寸（2.54 cm）、25 G 穿刺针直接刺入颧弓下方关节腔隙。通常在垂直于颅骨平面进入 1/2 ～ 3/4 英寸时，可以感觉到明显的突破感，表明已经进入关节腔（图 1-6）。经过仔细回吸，缓慢注入药液 1 ml。如果症状持续存在，需要间隔 5 ～ 7 天重复关节内注射。

超声引导技术

　　行超声引导的颞下颌关节注射时，患者仰卧位，

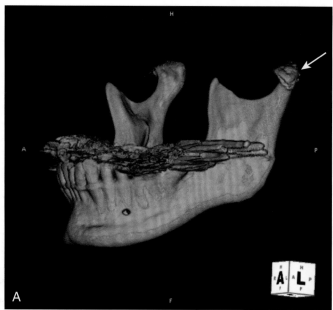

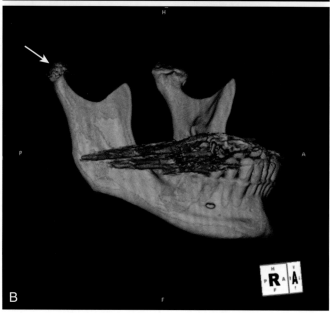

图 1-3　在 GE 高密度 64 层扫描仪（GE Healthcare, Cleveland, OH）上获取的多平面重建的螺旋与重构计算机断层扫描图像。A. 左下颌骨和髁突。B. 右下颌骨和髁突。双侧的颞下颌关节表现为髁突部变平，唇形变和侵蚀状，提示为退行性改变（From Brazelton J, Louis P, Sullivan J, et al.: Temporomandibular joint arthritis as an initial presentation of acute myeloid leukemia with myelodysplasia-related changes: a report of an unusual case. J Oral Maxillofac Surg 72 [9]: 1677-1683, 2014; Fig. 1.）

保持颈椎于中立位置。在耳屏和鼻翼之间画一条假想线（Camper 线）（图 1-7）。令患者张口、闭口数次，通过扪触外耳道前稍下方确定颞下颌关节后，要求患者嘴部自然放松。下颌切迹上皮肤消毒后，将高频线阵探头横向置于关节处。然后将探头向头侧或尾侧方

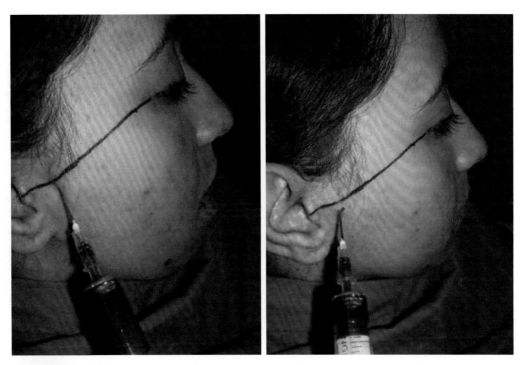

图 1-4　颞下颌关节的自体血液注射（From Daif ET：Autologous blood injection as a new treatment modality for chronic recurrent temporomandibular joint dislocation. Oral Surg Oral Med Oral Pathol Oral Radiol Endod 109：31-36，2010.）

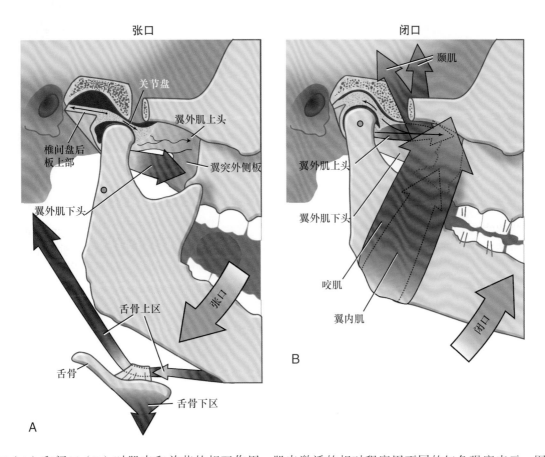

图 1-5　张口（**A**）和闭口（**B**）时肌肉和关节的相互作用。肌肉激活的相对程度用不同的红色强度表示。图 **B**，翼外肌上头偏心活动。旋转轴的位置（在图 **A** 和 **B** 中示为绿色小圆圈）仅为估计定位（From Neumann DA：Kinesiology of the musculoskeletal system. In Foundations for physical rehabilitation，ed 2，St. Louis，2010，Mosby.）

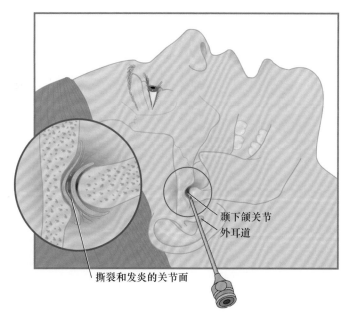

颞下颌关节

外耳道

撕裂和发炎的关节面

图 1-6　通过让患者张口、闭口有助于识别关节，使穿刺针容易置入颞下颌关节

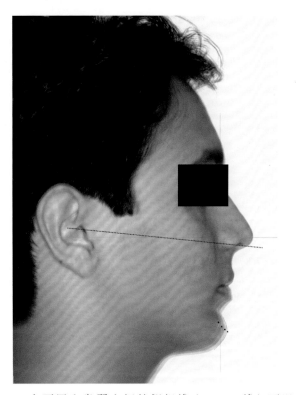

图 1-7　在耳屏和鼻翼之间的假想线（Camper 线）可以用来确定颞下颌关节的位置（From Barroso MCF，Silva NCF，Quintão CCA，et al.：The ability of orthodontists and laypeople to discriminate mandibular stepwise advancements in a Class II retrognathic mandible. Prog Orthod 13［2］：141-147，2012；Fig. 3.）

向倾斜来显示颞下颌关节、下颌骨髁突的曲线声影以及下颌颈（图 1-8）。以此方法可以评估关节的狭窄程度和炎性骨质破坏的情况。然后，让患者缓慢地张口和闭口，通过动态超声显像的手段就可以评估关节盘的位置情况，评估是可复位的关节盘移位还是不可复位的关节盘移位。

副作用和并发症

此解剖区域血管极其丰富，并邻近大血管，可导致阻滞后血肿淤血的发生率增加，应告知患者。尽管此区域血管分布丰富，但是通过仔细操作并使用 25 G 或 27 G 的穿刺针，充分评估治疗的风险-效益比，即使对正进行抗凝治疗的患者也不会增加局部血肿的风险。在这些区域进行阻滞治疗后即刻进行按压可以减少并发症的发生。阻滞后冷敷 20 min 也可降低操作引起疼痛和出血的发生率。

另外较常见的并发症是意外阻滞面神经引起的面部无力。一旦发生这种情况，必须用无菌眼部润滑剂敷盖保护角膜。

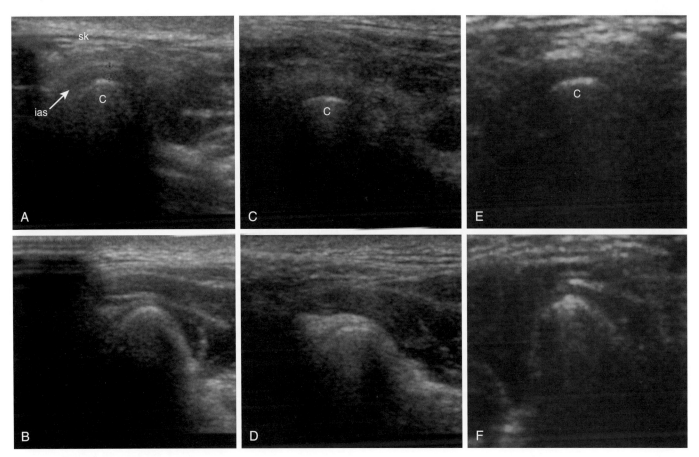

图 1-8　超声检查显示正常关节盘的位置（**A，B**），可复位的关节盘（**C，D**）和不可复位的关节盘（**E，F**）。**A、C、E**，闭口；**B、D、F**，张口。**A～D**，右颞下颌关节。**E** 和 **F**，左颞下颌关节。C，髁突；ias，关节间隙；sk，皮肤（From Dupuy-Bonafé I，Picot M-C，Maldonado IL，et al.：Internal derangement of the temporomandibular joint：is there still a place for ultrasound？Oral Surg Oral Med Oral Pathol Oral Radiol 113［6］：832-840，2012；Fig. 2.）

临床要点

　　颞下颌关节功能紊乱所致的疼痛需要仔细的评估来制订出恰当的治疗方案。首先必须排除感染和炎症的原因，包括胶原血管疾病。老年患者发生颞下颌关节疼痛时，必须和颞动脉炎引起的下颌跛行相区分。颞下颌关节功能紊乱常伴有压力和焦虑，应予以重视并处理。三环类抗抑郁药物，如阿米替林，对颞下颌关节功能紊乱引起的肌筋膜疼痛效果很好。对牙齿咬合不正和夜间磨牙症，应使用丙烯酸口腔矫治器治疗。颞下颌关节功能紊乱的患者应避免使用麻醉性镇痛药与苯二氮䓬类药物。

推荐阅读

Daif ET: Autologous blood injection as a new treatment modality for chronic recurrent temporomandibular joint dislocation, *Oral Surg Oral Med Oral Pathol Oral Radiol Endod* 109:31–36, 2010.

Mountziaris PM, Kramer PR, Mikos AG: Emerging intraarticular drug delivery systems for the temporomandibular joint, *Methods* 47:134–140, 2009.

Sidebottom AJ: Current thinking in temporomandibular joint management, *Br J Oral Maxillofac Surg* 47:91–94, 2009.

Waldman SD: Temporomandibular joint dysfunction. In *Pain review*, Philadelphia, 2009, Saunders.

Waldman SD: Temporomandibular joint injection. In *Pain review*, Philadelphia, 2009, Saunders.

2

眶上神经阻滞

王晓宁 译 李天佐 校

适应证与临床考虑

眶上神经阻滞是诊断和治疗游泳者头痛和眶上神经痛的有效方法。游泳者头痛是由于游泳护目镜、焊接面罩、防毒面具等不合适或太紧从而造成眶上神经从眶上孔发出时受到压迫所致（图 2-1）。戴游泳护目镜造成的重复性微小创伤也可导致游泳者头痛。眶上神经痛和游泳者头痛的特点是眶上区持续性疼痛，或前额部眶上神经支配区域偶发的、突然的、电击样感觉异常。眶上神经痛和游泳者头痛的患者偶尔主诉触摸前额头发时感到疼痛。窦性头痛涉及额窦，比游泳者头痛更为常见，有时和游泳者头痛相似。

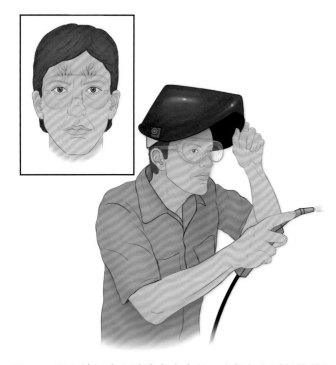

图 2-1 眶上神经痛和游泳者头痛的患者偶尔主诉触摸前额头发时感到疼痛。眶上神经发出神经纤维直至头顶部，并提供前额、上眼睑、前头皮的感觉神经支配（From Waldman SD，editor：Supraorbital neuralgia. In Atlas of uncommon pain syndromes，ed 3，Philadelphia，2014，Saunders；Fig. 2-2.）

临床相关解剖

眶上神经来自额神经纤维。额神经是眼神经最大的分支。额神经经眶上裂进入眼眶并经过眼眶顶部骨膜的前下方。额神经发出一个较大的外侧支即眶上神经，较小的内侧支为滑车上神经。两支均在眶前部出眶。眶上神经发出神经纤维直至头顶部，并提供前额、上眼睑、前头皮的感觉神经支配（图 2-2）。

操作技术

体表标志技术

患者仰卧位。用 10 ml 无菌注射器抽取 3 ml 局麻

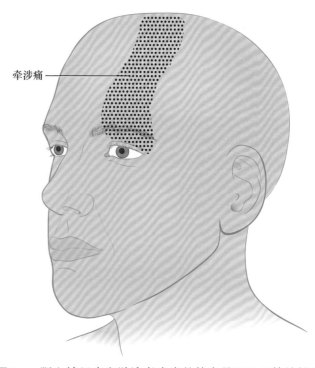

牵涉痛

图 2-2 眶上神经痛和游泳者头痛的特点是眶上区持续性疼痛，伴间歇性电击样感觉异常

药。当应用眶上神经阻滞治疗眶上神经痛或游泳者头痛时，第一次阻滞时应加入 80 mg 皮质类固醇激素，随后重复阻滞时剂量改为 40 mg。

通过扪触确定患侧眶上切迹。常规皮肤消毒，避免消毒液流到眼内。用 1.5 英寸、25 G 的穿刺针，自眶上切迹水平，与垂直线呈 15° 角进针，避免进入孔内。进针直达底层骨膜（图 2-3）。需告知患者可能引起感觉异常。操作时注意避免针尖进入眶上孔，如果不慎进入，应退针，稍向内侧调整重新定位。

因为眼睑组织疏松，所以在注射前，为了防止注射液从下方进入这些组织，应以纱布适当按压上眼睑和眶上组织。在注射后也应当继续保持加压避免眶周形成血肿和淤血。

小心回吸后，扇形注射 3 ml 药液。如果同时希望阻滞滑车上神经，可使针尖稍向内侧调整，仔细回吸后，再以扇形方式注射 3 ml 药液。

超声引导技术

行超声引导的眶上神经阻滞时，患者仰卧位，扪触确定眶上孔的位置。将高频线阵探头水平置于眶上切迹上，自头侧向尾侧缓慢移动探头直至眶上嵴中断，提示可以确定眶上孔的位置（图 2-4）。如果难以对眶上孔进行定位，可以应用彩色多普勒来确定眶上动脉的位置，眶上动脉和眶上神经伴行从眶上孔发出（图 2-5）。用 1.5 英寸、25 G 的穿刺针，自眶上切迹水平，与垂直线呈 15° 角进针，避免进入孔内。因为眼睑组织疏松，所以在注射前，为了防止注射液从下方进入这些组织，应以纱布适当按压上眼睑和眶上组织。在注射后也应当继续保持加压避免眶周形成血肿和淤血。

当针尖接近眶上神经后，仔细回吸并扇形注射 3 ml 溶液。如果同时希望阻滞滑车上神经，可使针尖稍向内侧调整，仔细回吸后，再以扇形方式注射 3 ml 溶液（见第 3 章）。

副作用和并发症

前额头皮血管丰富，医师应仔细计算局麻药安全的总毫克剂量，尤其是需行双侧阻滞时。局部血运丰富也会增加阻滞后皮下淤血和血肿的发生率。尽管此解剖区域血管丰富，对使用抗凝剂的患者，若临床情况显示

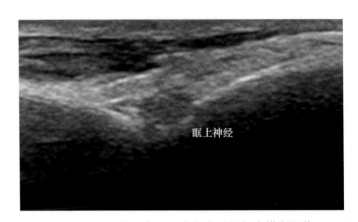

图 2-4　眶上神经自眶上孔发出时的超声横断影像

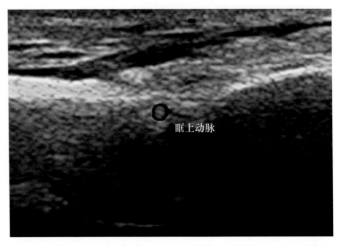

图 2-5　彩色多普勒影像有助于确定眶上动脉。眶上动脉和眶上神经伴行从眶上孔发出

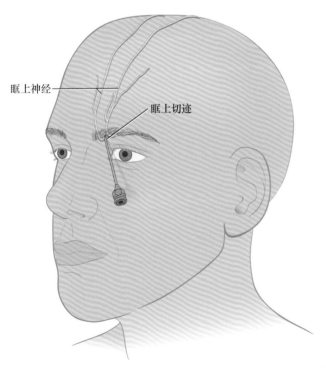

图 2-3　当进行眶上神经阻滞时，应小心避免穿刺针进入眶上孔

对患者具有有利的风险-效益比，尽管有增加出血的风险，使用 25 G 或 27 G 的穿刺针仍可安全地进行操作。注射后即刻用手按压阻滞区域可降低这些并发症的发生。阻滞后用冰袋按压 20 min 也可以有效降低注射后患者出现的局部疼痛和出血的发生率。

临床要点

眶上神经阻滞对于诊断和减轻继发于游泳者头痛和眶上神经痛的疼痛尤其有效。治疗此种不常见头痛的第一步是正确应用合适的护目镜、焊接面罩、防毒面具等，以免造成眶上神经压迫。对于更换护目镜以及进行了上述的神经阻滞治疗后，疼痛仍不能迅速改善的患者，应注意排查是否同时存在额窦炎。

对于任何头痛严重的患者进行阻滞前都应行 CT 及 MRI 检查，以排除未知的颅内病变。

推荐阅读

Levin M: Nerve blocks in the treatment of headache, *Neurotherapeutics* 7:197–203, 2010.

O'Brien JC Jr: Swimmer's headache, or supraorbital neuralgia, *Proc (Bayl Univ Med Cent)* 17:418–419, 2004.

Pareja JA, Caminero AB: Supraorbital neuralgia, *Curr Pain Headache Rep* 10:302–305, 2006.

Sharma RR, Pawar SJ, Lad SD, et al.: Frontal intraosseous cryptic hemangioma presenting with supraorbital neuralgia, *Clin Neurol Neurosurg* 101:215–219, 1999.

Sjaastad O, Stolt-Nielsen A, Pareja JA, et al.: Supraorbital neuralgia. On the clinical manifestations and a possible therapeutic approach, *Headache* 39:204–212, 1999.

3

滑车神经阻滞

王晓宁 译 李天佐 校

适应证与临床考虑

滑车神经注射是诊断和治疗原发性滑车神经头痛的有效手段。和多数头痛综合征一样，原发性滑车神经头痛的确切病因并不明确，并且滑车神经是否在头面部疼痛的这种罕见来源的发病机制中发挥作用仍然存在争议。

原发性滑车神经头痛患者的主要症状是从滑车神经区域呈放射性的单侧眼眶周围疼痛，并伴随头痛。尽管上斜肌运动范围并未受限，原发性滑车头痛表现为在患侧眼睛上转时加剧，此种不常见的头痛综合征常于夜间加重；而最初疼痛的特点是缓解和加重的交替，如未治疗则可转为慢性。原发性滑车神经头痛是一个排除性诊断，因为此疾病可在缺乏原发性眼眶、眶后或者眼部病理学改变的情况下出现。

原发性滑车神经头痛通常易与急性眼部疾病相混淆，如青光眼或带状疱疹后遗三叉神经第一支疼痛或Charlin综合征。在诊断原发性滑车神经头痛前必须排除眼眶和眶后区域的异常病理改变。另外在考虑诊断原发性滑车神经头痛前，应仔细寻找累及滑车神经分布区的炎症和自身免疫性疾病，比如多发性硬化症、脑神经炎、Tolosa-Hunt综合征，以及肿瘤、脓肿或血管异常损伤滑车神经的所有病因（图3-1、图3-2）。另外通过向滑车神经分布区域注射局部麻醉药和抗炎类固醇激素反过来也可确定原发性滑车神经头痛的诊断。此种注射对原发性滑车神经头痛疗效确定。

临床相关解剖

滑车神经（脑神经Ⅳ）由躯体传出运动神经纤维组成，支配对侧眼眶的上斜肌（图3-3）。上斜肌收缩使眼球内旋（向内转动）、向下及外展。上斜肌与其他五块眼外肌共同协作可使眼睛执行其跟踪和固定物体的基本功能。

滑车神经纤维起源于滑车核，位于下丘水平中脑背侧的中脑导水管腹侧。滑车神经核发出神经纤维，向背侧走行，绕过中脑导水管后在上髓帆左右交叉，交叉的纤维在对侧下丘下方出脑干背侧面，在此呈曲线环绕脑干。伴随小脑上脚和大脑后动脉之间的动眼神经（脑神经Ⅲ）离开蛛网膜下腔。滑车神经进入海绵窦后即沿窦外侧壁与动眼神经（脑神经Ⅲ）、三叉神经（脑神经

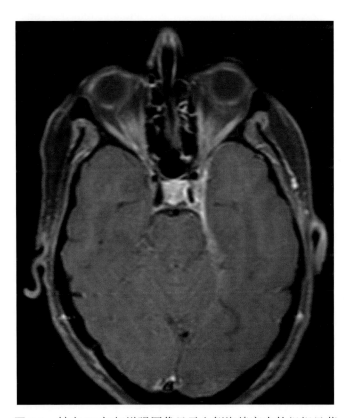

图3-1 轴向T1加权增强图像显示左侧海绵窦内软组织显著增强。增强沿小脑幕游离缘延伸。成像是非特异性的，但排除其他疾病后，该患者被诊断为Tolosa-Hunt综合征（From Tang Y，Booth T，Steward M，et al：The imaging of conditions affecting the cavernous sinus. Clin Radiol 65：937-945，2010.）

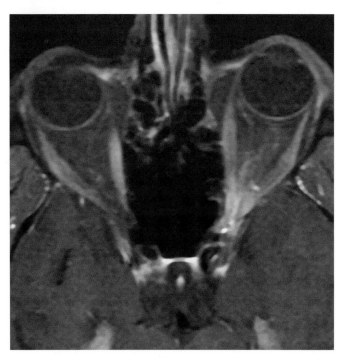

图 3-2　轴向金属钆及饱和脂肪 T1 加权成像。55 岁男性患者患痛性眼肌麻痹（脑神经Ⅲ、Ⅳ、Ⅴ和Ⅵ）和右眼球轻度突出。MRI 显示右眶尖存在一个增强的不清楚的解剖结构；未涉及海绵窦（Tolosa-Hunt 综合征）（From Ferreira T，Verbist B，van Buchem M，et al：Imaging the ocular motor nerves. Eur J Radiol 74：314-322，2010.）

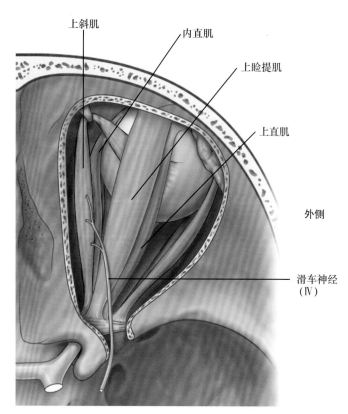

图 3-3　眶内滑车神经（Ⅳ）（From Drake RL，Vogl W，Mitchell AWM：Gray's anatomy for students，ed 2，Philadelphia，2010，Churchill Livingstone.）

Ⅴ）和外展神经（脑神经Ⅵ）伴行。

　　出海绵窦后，滑车神经经眶上裂进入眼眶。和动眼神经不同的是，滑车神经不通过眼外肌的腱环，而从环上面通过，然后滑车神经向内侧交叉，沿眶顶经上睑提肌及上直肌上方，进而支配上斜肌（见图 3-3）。

　　滑车神经的疾病可由影响滑车神经核的中枢病变引起，如卒中或占位病变（如肿瘤、脓肿或动脉瘤）。由硬膜下血肿、矢状窦血栓形成以及脓肿引起的颅内压增高，可以使滑车神经的神经核和（或）传出纤维离开脑干朝向眼眶走行时受损，由此导致神经功能异常。脑脊液减少可使滑车神经受到牵拉，也与脑神经Ⅳ麻痹有关。因糖尿病或血管炎引起的小血管疾病（如颞动脉炎）可导致滑车神经缺血甚至梗死，由此出现病理性症状。

　　在几乎所有滑车神经疾病中，均会表现出上斜肌麻痹的症状，通常表现为无法向内和向下看。通常患者自诉眼睛无法向下看从而造成下楼梯困难。体检医师可发现由于下斜肌无对抗作用，因此患者出现眼的外旋斜视（向外旋转）（图 3-4，A）。为了努力补偿，患者可能会向前向下偏转自己的面部，造成下巴转向患侧并向下看

（图 3-4，B）。然而，应牢记单纯滑车神经麻痹是最不常见的眼球运动麻痹，存在此种麻痹应被看作是一个不祥的征兆。

操作技术

　　患者仰卧位。用 10 ml 无菌注射器抽取 2 ml 局麻药。滑车区域阻滞治疗原发性滑车神经头痛时，第一次阻滞时局部麻醉药中应加入 80 mg 皮质类固醇激素，随后的阻滞中激素剂量改为 40 mg。

　　在滑车区域进行阻滞，需先确定内眦，从内眦向上画一条直线直抵眉毛正下方的点。对此线中点的皮肤进行常规消毒，要注意避免消毒液流入眼睛。用 1.5 英寸、25 G 的穿刺针从此点刺入，前行至针尖触到眼眶骨面。小心轻轻回吸无异常后，将注射针缓慢地指向上方和下方并缓慢推注药液（图 3-5）。由于眼睑的蜂窝组织松散，为了防止注射液向下方渗入这些解剖组织，应用薄纱海绵轻压上眼睑及眶上组织。注射后也应继续保持加压，以避免眶周形成血肿和淤血。当使用滑车区

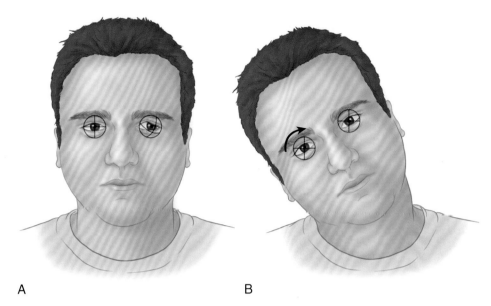

A   B

图 3-4　**A**. 滑车神经麻痹下斜肌无抵抗的结果是眼球外旋以及相关的向下凝视减弱。**B**. 为了抵消滑车神经麻痹下斜肌无抵抗动作，患者向前和向下偏转面部，造成下巴旋转向患侧

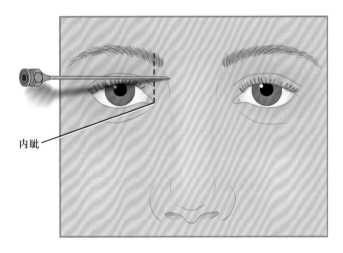

内眦

图 3-5　进行滑车神经阻滞，确定内眦，并向上画一条至眉毛正下方的直线

血肿和淤血的发生率增加。通过注射后立刻用手按压阻滞区域，则可减少这些并发症的出现。注射后用冰袋冷敷 20 min 也可减轻操作后疼痛及减少出血。

> **临床要点**
>
> 　　滑车神经阻滞对于诊断和缓解继发于原发性滑车神经头痛的疼痛非常有效。对于治疗这类不常见原因的头痛时第一步要做的是排除类似原发性滑车神经头痛的常见类型的头痛。严重头痛需行神经阻滞治疗时，头部 CT 和 MRI 检查应作为治疗计划的一部分，以排除未知的颅内病变。

域阻滞治疗原发性滑车神经头痛的相关疼痛和症状时，需用局部麻醉药行 8 ～ 10 天的神经阻滞疗程。如果每日进行阻滞，总的原则是这些阻滞应用的皮质类固醇激素的总剂量不能超过 360 ～ 400 mg。

副作用和并发症

　　这种操作的主要并发症是意外损伤眼球。如果进针时未能保持接触骨面，则会明显增加这种灾难性并发症的风险。医师还应牢记此区域血管丰富，永远存在操作时潜在的血管内注射的风险，这种血管分布引起阻滞后

推荐阅读

Becker M, Kohler R, Vargas MI, et al.: Pathology of the trigeminal nerve, *Neuroimaging Clin N Am* 18:283–307, 2008.

Ferreira T, Verbist B, van Buchem M, et al.: Imaging the ocular motor nerves, *Eur J Radiol* 74:314–322, 2010.

Lin CM, Hseu IH: Isolated trochlear nerve palsy associated with carotid-cavernous sinus fistula, *Int J Gerontol* 3:129–132, 2009.

Rait J: Ocular causes of headache. In Selvaratnam P, Niere K, Zuluaga M, editors: *Headache, orofacial pain and bruxism*, New York, 2009, Churchill Livingstone, pp 127–138.

Waldman SD: The trochlear nerve—cranial nerve IV. In *Pain review*. Philadelphia, 2009, Saunders.

Yangüela J, Sánchez-del-Rio M, Bueno A, et al.: Primary trochlear headache: a new cephalgia generated and modulated on the trochlear region, *Am J Ophthalmol* 138:703, 2004.

Yangüela J, Sánchez-del-Rio M, Bueno A, et al.: Primary trochlear headache: a new cephalgia generated and modulated on the trochlear region, *Neurology* 62:1134–1140, 2004.

4

切牙和尖牙颊褶注射

王晓宁 译 李天佐 校

适应证与临床考虑

颊褶区注射可用于上切牙及尖牙疼痛的诊断和治疗。在患者等待明确的牙科治疗期间，这种技术能够缓解急症牙痛。当患者感觉到疼痛起源于牙齿并且医师也试图将疼痛定位于此时，这也是一种有用的诊断手段。

牙痛是牙根和（或）牙髓的神经发炎或受到刺激的结果，引起牙痛的炎症和刺激的常见原因包括感染、蛀牙引起的神经暴露、牙龈疾病、牙龈或龈下牙石、磨牙症、创伤、肿瘤和拔牙等（图4-1）。少见原因包括化疗引起的牙痛和气压性牙痛。其他一些解剖区域的相关牵涉痛也可引起切牙和尖牙疼痛。这些牵涉痛也可提示颞下颌关节功能紊乱、鼻窦疾病、三叉神经及分支异常和冠状动脉狭窄。

牙痛表现为从钝痛到重度的持续性疼痛。牙痛的发作可以是隐匿的或是急性的。通常受累的牙齿暴露于热或冷环境下以及咀嚼时直接对牙齿施压时，则牙痛加重。轻叩患齿出现疼痛的急性加重。若存在明显炎症或感染，则可出现颜色发红及肿胀，也可出现牙龈出血或排脓。应牢记有时引起患者剧烈疼痛的受损严重的牙齿看起来却完全正常。

临床相关解剖

切牙和尖牙及周围骨膜、颊、牙龈组织由上牙槽神经支配。它是下牙槽神经离开眶下孔之前的一个分支（图4-2）。虽然局麻药通过中线唇系带附着处向内侧扩散有限，但同侧的上牙槽神经纤维可越过中线和对侧神

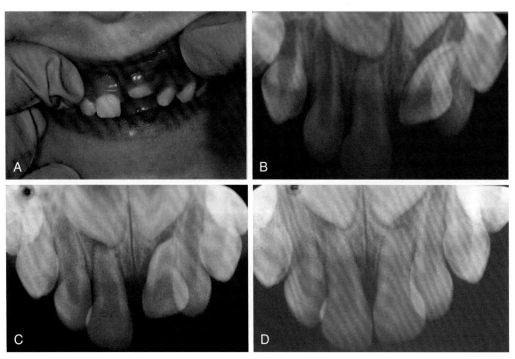

图 4-1 侵入的中切牙。**A**. 损伤当天。**B**. 损伤当天的X线光片。**C**. 伤后3周。**D**. 伤后5个月（From McTigue DJ：Managing injuries to the primary dentition. Dent Clin North Am 53：627-638，2009.）

12

经纤维吻合连接。周围支撑牙根的骨和黏膜相对薄弱，因此注射到此区域的局麻药很容易扩散（图 4-3）。

操作技术

患者仰卧位，用 3 ml 无菌注射器抽取 1～2 ml 局麻药，牵引唇部，暴露患齿，用棉签涂抹黏性利多卡因或 EMLA 乳膏至牙槽沟进行表面麻醉。表面麻醉后用 1.5 英寸、25 G 的穿刺针轴向和稍内侧向患齿的根尖方向进针，当针尖触及骨质，稍向后退出骨膜，回吸无异常后，缓慢注射局麻药至尖端靶区周围。局麻药将迅速扩散，麻醉患齿牙髓（图 4-4）。要记住尖牙根比切牙根长，因此其根的尖端部分往往是稍微更向远端。

副作用和并发症

一般情况下口腔科的神经阻滞很容易获得实用和安全的良好记录。大多数副作用和并发症都与意外血管内注射、含有肾上腺素局麻药的应用以及血管迷走性晕厥相关。神经阻滞后偶尔也会遇到血肿或淤血，尤其是服用抗凝药或抗血小板药的患者。穿刺针位置不恰当会使局麻药扩散不良，比如太表浅或是针尖位置在相对渗透性差的筋膜和唇肌之间。应避免局麻药注射过快引起的疼痛。临床医师应记住严重的牙科脓肿可危及生命，需要紧急切开引流并联合积极的抗生素治疗，则可避免此种严重事件发生。评估牙痛患者时，要始终考虑到是否存在牵涉痛和肿瘤来源的疼痛。

> **临床要点**
>
> 越来越多的儿童和成年患者因创伤性和非创伤性牙痛需到急诊就诊。而急诊科护士或医师通常没有或很少有过口腔科疾病疼痛治疗的培训。应用长效局麻药进行牙神经阻滞能够给等待紧急处理的患者提供良好的镇痛治疗。

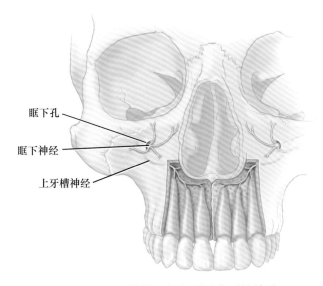

图 4-2　上牙槽神经与切牙及尖牙的关系

眶下孔
眶下神经
上牙槽神经

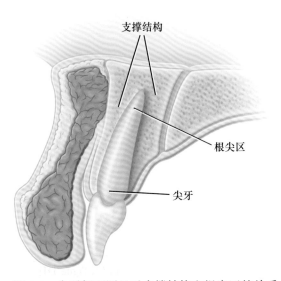

支撑结构
根尖区
尖牙

图 4-3　尖牙侧面图显示支撑结构和根尖区的关系

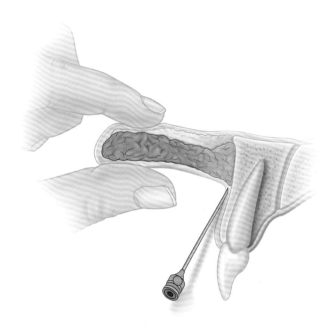

图 4-4　穿刺针尖的正确位置，绿色区域显示局麻药最初的流向

推荐阅读

Abt E: Topical anesthetics are more effective in diminishing pain from needle stick insertion alone compared to reducing pain from insertion with anesthetic injection, *J Evid Based Dent Pract* 10:160–161, 2010.

Kato T, Lavigne GJ: Sleep bruxism: a sleep-related movement disorder, *Sleep Med Clin* 5:9–35, 2010.

McTigue DJ: Managing injuries to the primary dentition, *Dent Clin North Am* 53:627–638, 2009.

van Wijk AJ, Hoogstraten J: Anxiety and pain during dental injections, *J Dent* 37:700–704, 2009.

Zadik Y: Barodontalgia: What have we learned in the past decade? *Oral Surg Oral Med Oral Pathol Oral Radiol Endod* 109:e65–e69, 2010.

Zadik Y, Vainstein V, Heling I, et al.: Cytotoxic chemotherapy-induced odontalgia: a differential diagnosis for dental pain, *J Endod* 36:1588–1592, 2010.

5

上颌前磨牙颊褶注射

王晓宁 译　李天佐 校

适应证与临床考虑

颊褶注射技术可用于上颌前磨牙疼痛的诊断和治疗。在患者等待明确的牙科治疗期间，这种技术能够提供急需的急症牙痛的缓解。当患者感觉到疼痛起源于牙齿并且医师也试图将疼痛定位于此时，这也是一种有用的诊断方法。

牙痛是牙根或牙髓神经受刺激或炎症而引起的结果。引起牙痛炎症或刺激的常见原因包括感染、蛀牙导致的神经暴露、牙龈疾病、龈下或牙齿的牙菌斑、磨牙症、损伤、肿瘤和拔牙。少见的原因包括化疗引起的牙痛和气压痛。其他一些解剖区域的相关牵涉痛也可引起切牙和尖牙疼痛。这些牵涉痛也可提示颞下颌关节功能紊乱、鼻窦疾病、三叉神经及分支异常和冠状动脉狭窄。

牙齿疼痛的程度从钝痛到重度的持续性疼痛。牙痛的发作可以是隐匿的或是急性的。当受累牙齿暴露于冷、热环境下以及直接施压或咀嚼时疼痛往往加重。轻叩患齿可能引发疼痛的急性加重。若存在明显炎症或感染，则可出现颜色发红及肿胀。也可出现牙龈出血或排脓。应牢记有时引起患者剧烈疼痛的受损严重的牙齿看起来却完全正常。

临床相关解剖

上颌前磨牙由上牙神经丛支配。它由上牙槽神经及牙槽后、牙槽前神经组成（图 5-1）。有些患者前磨牙由上牙槽中神经支配。牙根周围的骨壁及其支撑组织薄弱，所以这个区域局麻药较容易扩散（图 5-2）。这个部位的腭部由腭大神经支配，偶尔由鼻腭神经支支配（图 5-3）。为了完全减轻上颌前磨牙的疼痛，经常需要加上这些神经的阻滞。

操作技术

患者仰卧位，用 3 ml 无菌注射器抽取 1～2 ml 局麻药，将唇拉开暴露患齿，用棉签蘸取少量局部麻醉剂如黏性利多卡因或 EMLA（利丙双卡因）乳膏，涂抹于牙槽沟，表面麻醉后用 1.5 英寸、25 G 穿刺针向患牙的根尖方向轴向进针（图 5-4）。当针尖触及骨质，稍向后退出骨膜，回吸后缓慢注射局麻药至尖端靶区周围。麻醉药迅速扩散，并麻醉患齿牙髓。腭大神经补充阻滞需要将穿刺针与黏膜成直角，穿刺点大约为患侧前磨牙高度的一半的位置（图 5-5）。

副作用和并发症

一般情况下口腔科的神经阻滞很容易获得实用和安全的良好记录。大多数副作用和并发症都与意外血管内注射、含有肾上腺素局麻药的应用以及血管迷走性晕厥

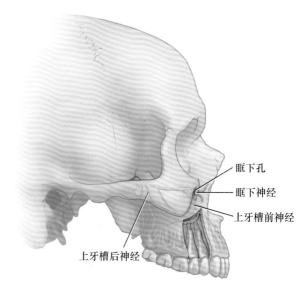

眶下孔
眶下神经
上牙槽前神经
上牙槽后神经

图 5-1　上颌前磨牙的神经支配

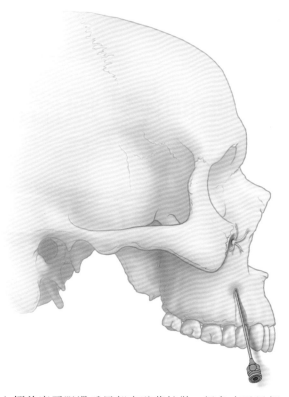

图 5-2 上颌前磨牙阻滞后局部麻醉药扩散。绿色表示局部麻醉药的扩散范围

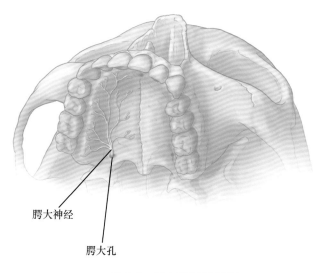

膈大神经

膈大孔

图 5-3 腭大神经的解剖

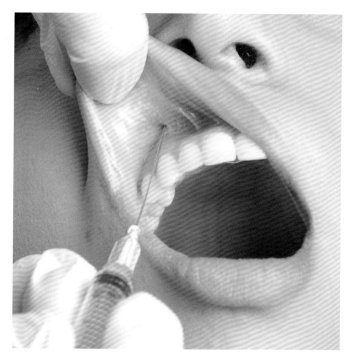

图 5-4 上颌前磨牙阻滞穿刺针位置

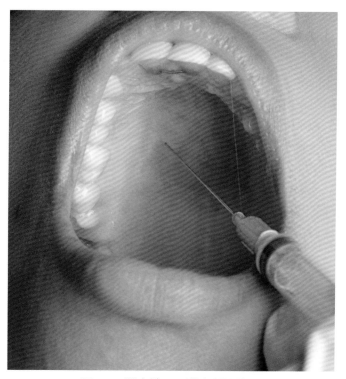

图 5-5 腭大神经阻滞穿刺针位置

相关。神经阻滞后偶尔也可遇到血肿或淤血，尤其是服用抗凝药或抗血小板药的患者。穿刺针位置不恰当会使局麻药扩散不良，比如太表浅或是针尖位置在相对渗透性差的筋膜和唇肌之间。应避免局麻药注射过快引起的疼痛。临床医师应记住严重的牙科脓肿可危及生命，需要紧急切开引流并联合积极的抗生素治疗，则可避免此种严重事件发生。评估牙痛患者时，要始终考虑到是否存在牵涉痛和肿瘤来源的疼痛。

临床要点

越来越多的儿童和成年患者因创伤性和非创伤性牙痛需到急诊就诊。而急诊科护士或医师通常没有或很少有过口腔科疾病疼痛治疗的培训。应用长效局麻药进行牙神经阻滞能够给等待紧急处理的患者提供良好的镇痛治疗。

推荐阅读

Abt E: Topical anesthetics are more effective in diminishing pain from needle stick insertion alone compared to reducing pain from insertion with anesthetic injection, *J Evid Based Dent Pract* 10:160–161, 2010.

Kato T, Lavigne GJ: Sleep bruxism: a sleep-related movement disorder, *Sleep Med Clin* 5:9–35, 2010.

McTigue DJ: Managing injuries to the primary dentition, *Dent Clin North Am* 53:627–638, 2009.

van Wijk AJ, Hoogstraten J: Anxiety and pain during dental injections, *J Dent* 37:700–704, 2009.

Zadik Y: Barodontalgia: what have we learned in the past decade? *Oral Surg Oral Med Oral Pathol Oral Radiol Endod* 109:e65–e69, 2010.

Zadik Y, Vainstein V, Heling I, et al.: Cytotoxic chemotherapy-induced odontalgia: a differential diagnosis for dental pain, *J Endod* 36:1588–1592, 2010.

6

上磨牙颊褶注射

王晓宁　译　李天佐　校

适应证与临床考虑

颊褶注射技术可用于上磨牙疼痛的诊断和治疗。在患者等待明确的牙科治疗期间，这种技术能够提供急需的急症牙痛的缓解。当患者感觉到疼痛起源于牙齿并且医师也试图将疼痛定位于此时，这也是一种有用的诊断手段。

牙痛是牙龈或牙髓神经受刺激或炎症而引起的结果。牙痛可以由炎症或某些刺激引起，包括感染、蛀牙导致的神经暴露、牙龈疾病、龈下或牙齿的牙菌斑、磨牙症、损伤、肿瘤和拔牙。少见的原因包括化疗引起的牙痛和气压性牙痛。其他一些解剖区域的相关牵涉痛也可引起切牙和尖牙疼痛。这些牵涉痛也可提示颞下颌关节功能紊乱、鼻窦疾病、三叉神经及分支异常和冠状动脉狭窄。

牙痛表现为从钝痛到重度的持续性疼痛。牙痛的发作可以是隐匿的或是急性的。通常受累的牙齿暴露于热或冷环境下以及咀嚼时直接对牙齿施压时，则牙痛加重。轻叩患齿出现疼痛的急性加重。若存在明显炎症或感染，则可出现颜色发红及肿胀。也可出现牙龈出血或排脓。应牢记有时引起患者剧烈疼痛的受损严重的牙齿看起来却完全正常。

临床相关解剖

上磨牙和周围的骨膜、颊、牙龈组织由上牙槽神经支配，它是入眶前从眶下神经发出的分支。这些分支沿上颌结节向下走行，提供上磨牙和颊侧牙龈及相关骨膜神经支配。牙龈、黏膜及相连的腭骨膜由腭大神经支配（图6-1）。腭大神经从翼腭窝经翼腭管通过翼腭孔发出（见图5-3）。一些患者发生解剖变异，上磨牙主要由上牙槽中神经支配。只要相关阻滞能够成功，这种变异没

有临床意义。相邻磨牙的腭部由腭大神经支配及部分患者由鼻腭神经的较小的吻合支支配（见图5-3）。包围和支撑磨牙根的骨膜和骨较薄弱，在这一区域注射局麻药容易扩散。为了给上磨牙提供满意的麻醉，通常需要三种单独的注射：（1）颊褶注射；（2）上颌结节注射；（3）腭大神经补充注射。每一种注射将在下面的章节中描述。

操作技术

颊褶注射

患者仰卧位。如果要阻滞更远端的磨牙，不要让患者张口过度，否则下颌冠状突会向腹侧移动而阻塞注射部位。用5 ml无菌注射器抽取4 ml局麻药，拉开覆盖患齿的唇。用棉签蘸取适量表面麻醉药如黏性利多卡因或EMLA乳膏涂抹在牙槽沟，完成表面麻醉后，用1.5

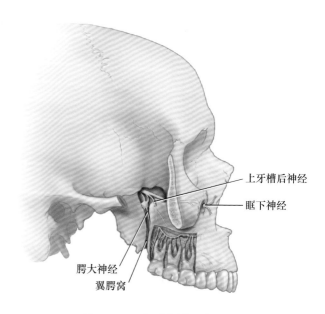

图6-1　上磨牙的神经支配

上牙槽后神经
眶下神经
腭大神经
翼腭窝

英寸、25 G 穿刺针通过之前的表面麻醉区域，轴向和稍向后穿刺至患齿的根尖处。触及骨质后，稍向后退出骨膜，仔细回吸，围绕根尖目标区域缓慢注射 1～2 ml 局麻药。麻醉药迅速扩散，麻醉患齿牙髓（图 6-2 和图 6-3）。与先前讲述的针对切牙、尖牙和前磨牙的颊褶注射相比，这种技术对相邻唇组织几乎不产生麻醉作用（图 6-4）。

上颌结节注射

将覆盖患齿的上唇拉开，用戴手套的示指触及颧下嵴，并轻轻地向后缩回嘴角。用 1.5 英寸、25 G 穿刺针刺入梢远的第二磨牙；当它接近于上颌结节，沿后上方进针（图 6-5）。回吸无异常后，向根尖目标区域缓慢注入 2 ml 局麻药。麻醉药会迅速扩散，麻醉患齿牙髓（图 6-6）。这种注射会加强第二和第三磨牙的麻醉效果（图 6-7）。

腭大神经补充注射

严重的磨牙疼痛或接受磨牙大型操作的患者（例如根管及拔牙等）需要补充麻醉，可通过注射腭大神经纤

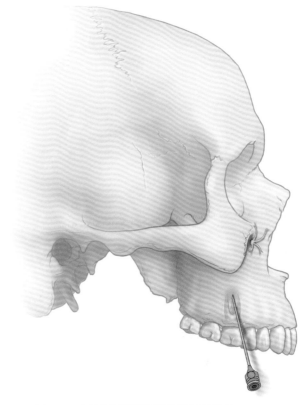

图 6-3　上磨牙颊褶注射的穿刺针轨迹

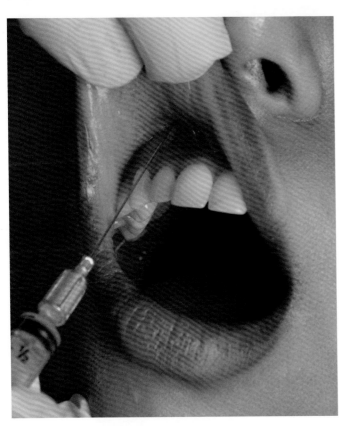

图 6-2　上磨牙颊褶注射

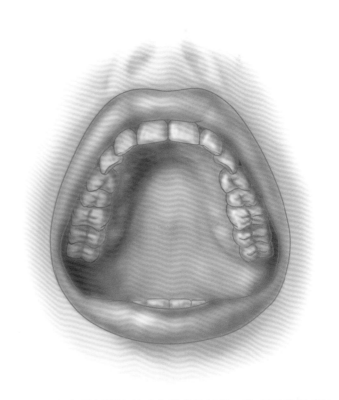

图 6-4　上磨牙颊褶注射后麻醉药的扩散，注意唇部相对缺乏麻醉作用

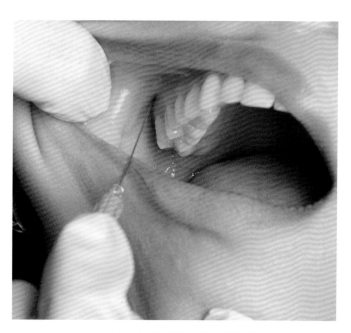

图 6-5　上磨牙的上颌结节注射

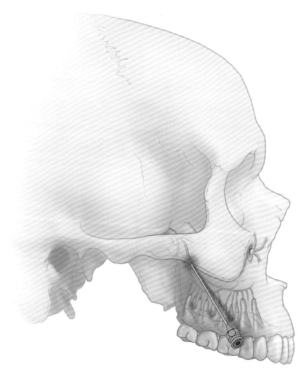

图 6-7　上磨牙结节注射后局麻药的扩散

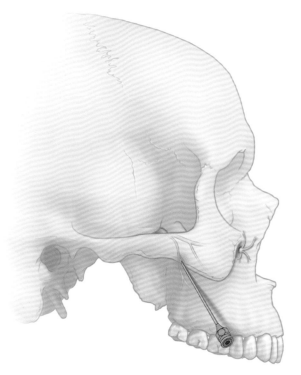

图 6-6　上磨牙结节注射的穿刺针轨迹

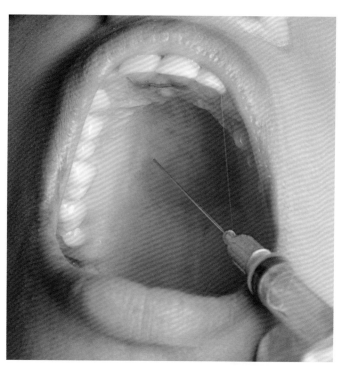

图 6-8　上磨牙麻醉的腭大神经注射

维达到上磨牙阻滞的目的。这种技术是在患齿大约一半的高度处并与患牙呈直角进针注射 0.1 ~ 0.2 ml 局麻药（图 6-8 和图 6-9）。

副作用和并发症

　　一般情况下口腔科的神经阻滞很容易获得实用和安全的良好记录。大多数副作用和并发症都与意外血管内

性差的筋膜和唇肌之间。应避免局麻药注射过快引起的疼痛。临床医师应记住严重的牙科脓肿可危及生命，需要紧急切开引流并联合积极的抗生素治疗，则可避免此种严重事件发生。评估牙痛患者时，要始终考虑到是否存在牵涉痛和肿瘤来源的疼痛。

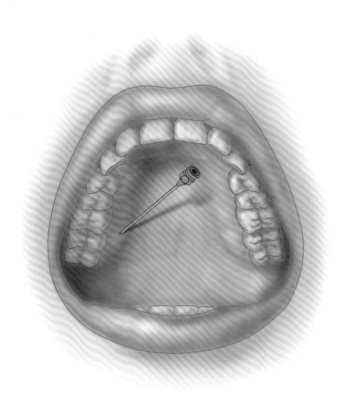

图 6-9　上磨牙腭大神经注射后局麻药的扩散

> ### 临床要点
>
> 　　越来越多的儿童和成年患者因创伤性和非创伤性牙痛需到急诊就诊。而急诊科护士或医师通常没有或很少有过口腔科疼痛治疗的培训。应用长效局麻药进行牙神经阻滞能够给等待紧急处理的患者提供良好的镇痛治疗。

推荐阅读

Abt E: Topical anesthetics are more effective in diminishing pain from needle stick insertion alone compared to reducing pain from insertion with anesthetic injection, *J Evid Based Dent Pract* 10:160–161, 2010.

Kato T, Lavigne GJ: Sleep bruxism: a sleep-related movement disorder, *Sleep Med Clin* 5:9–35, 2010.

McTigue DJ: Managing injuries to the primary dentition, *Dent Clin North Am* 53:627–638, 2009.

Mylonas AI, Tzerbos FH, Mihalaki M, et al.: Cerebral abscess of odontogenic origin, *J Craniomaxillofac Surg* 35:63–67, 2007.

van Wijk AJ, Hoogstraten J: Anxiety and pain during dental injections, *J Dent* 37:700–704, 2009.

Zadik Y: Barodontalgia: what have we learned in the past decade? *Oral Surg Oral Med Oral Pathol Oral Radiol Endod* 109:e65–e69, 2010.

Zadik Y, Vainstein V, Heling I, et al.: Cytotoxic chemotherapy-induced odontalgia: a differential diagnosis for dental pain, *J Endod* 36:1588–1592, 2010.

注射、含有肾上腺素局麻药的应用以及血管迷走性晕厥相关。神经阻滞后偶尔也可遇到血肿或淤血，尤其是服用抗凝药或抗血小板药的患者。穿刺针位置不恰当会使局麻药扩散不良，比如太表浅或是针尖位置在相对渗透

7

切牙神经阻滞

王晓宁　译　李天佐　校

适应证与临床考虑

切牙神经注射技术可用于涉及下颌切牙和尖牙疼痛的诊断和治疗。在患者等待明确的牙科治疗期间，这种技术能够提供急需的急症牙痛的缓解。当患者感觉到疼痛起源于牙齿并且医师也试图将疼痛定位于此时，这也是一种有用的诊断手段。

牙齿疼痛是牙龈或牙髓神经受刺激或发生炎症的结果。常见引起牙痛的原因包括感染、蛀牙导致的神经暴露、牙龈疾病、龈下或牙齿的牙菌斑、磨牙症、损伤、肿瘤和拔牙（图 7-1）。少见的原因包括化疗引起的牙

痛和气压痛。其他一些解剖区域的相关牵涉痛也可引起切牙和尖牙疼痛。这些牵涉痛也可提示颞下颌关节功能紊乱、鼻窦疾病、三叉神经及分支异常和冠状动脉狭窄。

牙痛表现为从钝痛到重度的持续性疼痛。牙痛的发作可以是隐匿的或是急性的。通常受累的牙齿暴露于热或冷环境下以及咀嚼时直接对牙齿施压时，则牙痛加重。轻叩患齿出现疼痛的急性加重。若存在明显炎症或感染，则可出现颜色发红及肿胀，也可出现牙龈出血或排脓。应牢记有时引起患者剧烈疼痛的受损严重的牙齿看起来却完全正常。

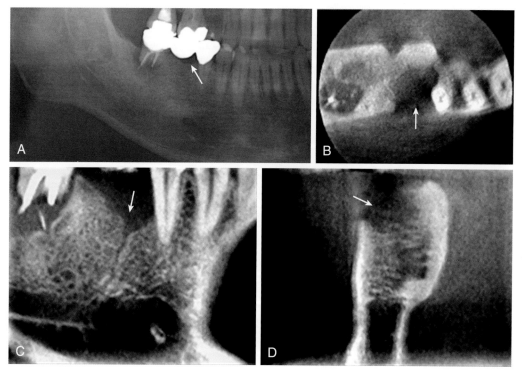

图 7-1　45 岁男性，病理组织学证实右下牙龈癌侵犯牙槽骨（**A**，箭头）。**A**. 裁剪的全景图像。**B ～ D**. 锥形束 CT 图像（**B**，水平切面；**C**，平行切面；**D**，横断切面）。锥形束 CT 图像显示右下颌牙槽骨破坏（**B**、**C** 及 **D**，箭头），而全景图像未能看到相应的骨破坏（From Momin MA，Okochi K，Watanabe H，et al：Diagnostic accuracy of cone-beam CT in the assessment of mandibular invasion of lower gingival carcinoma：comparison with conventional panoramic radiography. Eur J Radiol 72：75-81，2009.）

临床相关解剖

下切牙和尖牙是由切牙神经的一个分支支配。这是下牙槽神经的一个远端分支。大多数患者的神经有一层薄的骨板覆盖，这样使局麻药容易扩散（图 7-2）。偶尔骨板太厚使局麻药不能快速扩散，需行下颌神经和颏神经阻滞。应当指出的是对侧切牙的神经纤维可能越过中线，混淆临床表现。这个区域的软组织主要由颏神经支配。而舌侧牙龈和相关骨膜由舌下神经分支支配（图7-3）。若需提供下切牙和尖牙的完全麻醉，则需行颏神经和舌下神经的补充阻滞。

操作技术

患者仰卧位。用 3 ml 无菌注射器抽取 1～2 ml 局麻药，将患者唇部拉开，用棉签蘸取少量表面麻醉剂如黏性利多卡因或 EMLA 乳膏，表面麻醉后，用长 1.5 英寸、25 G 穿刺针通过表面麻醉区域，朝向患牙根尖端区域进针。当针尖触到骨质，稍微退针离开骨膜，仔细回吸无异常后，缓慢注射局麻药到根尖端靶区。局麻药快速扩散，麻醉患齿牙髓（图 7-4）。进行补充舌神经阻滞，在附着的牙龈下进针，仔细回吸无异常后，缓慢注射 1 ml 局麻药（图 7-5）。

副作用和并发症

一般情况下口腔科的神经阻滞很容易获得实用和安全的良好记录。大多数副作用和并发症都与意外血管内注射、含有肾上腺素局麻药的应用以及血管迷走性晕厥相关。神经阻滞后偶尔也可遇到血肿或淤血，尤其是服用抗凝药或抗血小板药的患者。穿刺针位置不恰当会使局麻药扩散不良，比如太表浅或是针尖位置在相对渗透

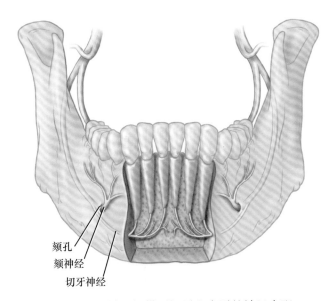

颏孔
颏神经
切牙神经

图 7-2　切牙神经提供下切牙和尖牙的神经支配

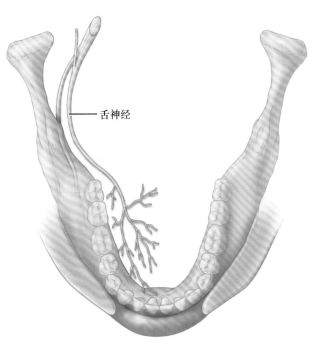

舌神经

图 7-3　舌神经和下切牙、尖牙的关系

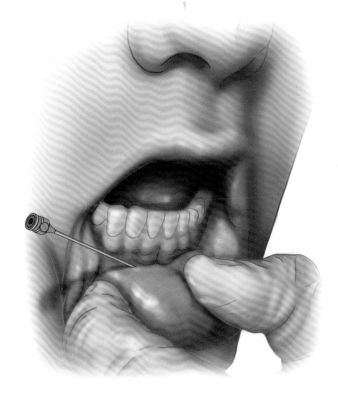

图 7-4　下切牙和尖牙的颊褶注射

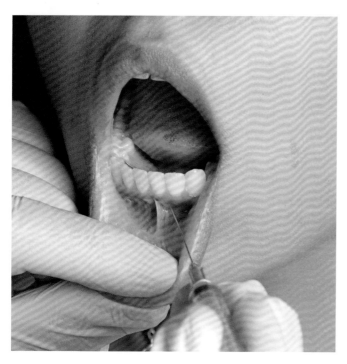

图 7-5   下切牙和尖牙疼痛的舌神经注射

性差的筋膜和唇肌之间。应避免局麻药注射过快引起的疼痛。临床医师应记住严重的牙科脓肿可危及生命，需要紧急切开引流并联合积极的抗生素治疗，则可避免此种严重事件发生。评估牙痛患者时，要始终考虑到是否存在牵涉痛和肿瘤来源的疼痛。

推荐阅读

Abt E: Topical anesthetics are more effective in diminishing pain from needle stick insertion alone compared to reducing pain from insertion with anesthetic injection, *J Evid Based Dent Pract* 10:160–161, 2010.

Kato T, Lavigne GJ: Sleep bruxism: a sleep-related movement disorder, *Sleep Med Clin* 5:9–35, 2010.

McTigue DJ: Managing injuries to the primary dentition, *Dent Clin North Am* 53:627–638, 2009.

van Wijk AJ, Hoogstraten J: Anxiety and pain during dental injections, *J Dent* 37:700–704, 2009.

Zadik Y: Barodontalgia: what have we learned in the past decade? *Oral Surg Oral Med Oral Pathol Oral Radiol Endod* 109:e65–e69, 2010.

Zadik Y, Vainstein V, Heling I, et al.: Cytotoxic chemotherapy-induced odontalgia: a differential diagnosis for dental pain, *J Endod* 36:1588–1592, 2010.

8

下前磨牙的下牙槽神经阻滞

王晓宁 译 李天佐 校

适应证与临床考虑

下牙槽神经阻滞可用于涉及下颌前磨牙疼痛的诊断和治疗。在患者等待明确的牙科治疗期间，这种技术能够提供急需的急症牙痛的缓解。当患者感觉到疼痛起源于牙齿并且医师也试图将疼痛定位于此时，这也是一种有用的诊断手段。

牙痛是牙髓和（或）牙根神经受刺激或发生炎症的结果。刺激或炎症的常见原因包括感染、蛀牙导致的神经暴露、牙龈疾病、牙龈或龈下牙菌斑、磨牙症、损伤、肿瘤或拔牙。少见的原因包括化疗引起的牙痛和气压性牙痛。其他一些解剖区域的相关牵涉痛也可引起切牙和尖牙疼痛。这些牵涉痛也可提示颞下颌关节功能紊乱、鼻窦疾病、三叉神经及分支异常和冠状动脉狭窄。

牙痛表现为从钝痛到重度的持续性疼痛。牙痛的发作可以是隐匿的或是急性的。通常受累的牙齿暴露于热或冷环境下以及咀嚼时直接对牙齿施加压力时，则牙痛加重。轻叩患齿出现疼痛的急性加重。若存在明显炎症或感染，则可出现颜色发红及肿胀。也可出现牙龈出血或排脓。应牢记有时引起患者剧烈疼痛的受损严重的牙齿看起来却完全正常。

临床相关解剖

下前磨牙主要由下牙槽神经支配（图8-1）。颊神经纤维支配颊侧龈，舌下神经支配舌侧龈。由于支撑前磨牙的下颌骨较厚，通过颊皱褶阻滞局麻药扩散受限，同时必须进行颊神经和下颌神经阻滞。颏孔位于下前磨牙之间的下方（图8-2）。

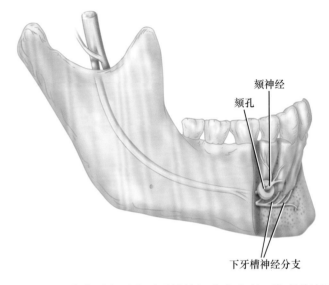

图 8-1 下前磨牙主要由下牙槽神经分支支配。注意前磨牙周围致密的下颌骨以及颏孔和前磨牙的关系

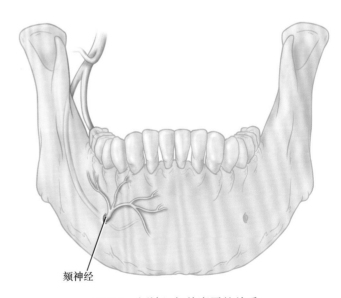

图 8-2 颏神经与前磨牙的关系

操作技术

患者仰卧位。用 3 ml 的无菌注射器抽取 1 ~ 2 ml 局麻药，定位颏孔，拉开覆盖下前磨牙的下唇，用棉签蘸取黏性利多卡因或 EMLA 乳膏涂抹在颏孔上方的牙龈沟处，表面麻醉后用长 1.5 英寸、25 G 针头通过表面麻醉区域朝向颏孔方向进针（图 8-3）。应注意避免穿刺针直接进入颏孔、刺入血管或损伤颏神经，当针尖触及骨质应回撤退出骨膜，然后轻柔回吸，确认无异常后缓慢将局麻药注入根尖目标靶区。局麻药将迅速扩散，使患齿牙髓麻醉（图 8-4）。一些溢出的局麻药有可能阻滞颊神经，导致较大面积的颊部软组织被麻醉。为了达到前磨牙完全的麻醉，常常需要补充阻滞舌神经。阻滞舌神经只需将针置于受累前磨牙相邻的舌黏膜表面下，仔细回吸无异常后，每个前磨牙注射 0.5 ml 局麻药（图 8-5 和图 8-6）。

副作用和并发症

一般情况下口腔科的神经阻滞很容易获得实用和安全的良好记录。大多数副作用和并发症都与意外血管内注射、含有肾上腺素局麻药的应用以及血管迷走性晕厥相关。神经阻滞后偶尔也可遇到血肿或淤血，尤其是服用抗凝药或抗血小板药的患者。穿刺针位置不恰当会使

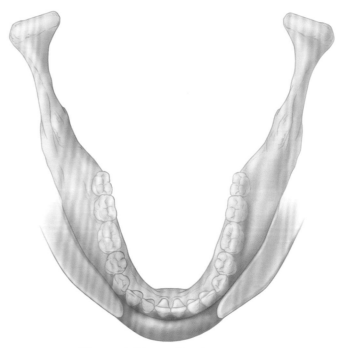

图 8-4　颏神经阻滞后麻醉的区域

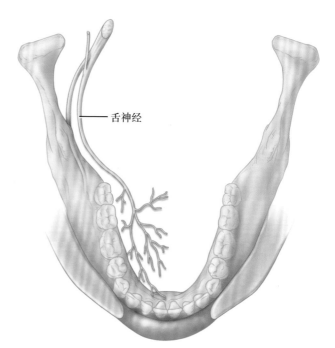

图 8-5　舌神经与下前磨牙的关系

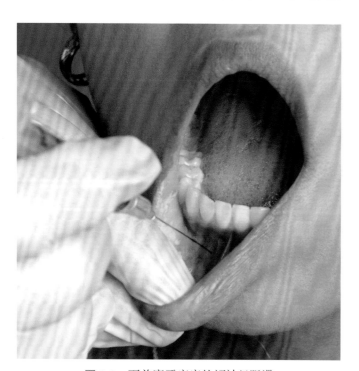

图 8-3　下前磨牙疼痛的颏神经阻滞

局麻药扩散不良，比如太表浅或是针尖位置在相对渗透性差的筋膜和唇肌之间。应避免局麻药注射过快引起的疼痛。临床医师应记住严重的牙科脓肿可危及生命，需要紧急切开引流并联合积极的抗生素治疗，则可避免此种严重事件发生。评估牙痛患者时，要始终考虑到是否存在牵涉痛和肿瘤来源的疼痛。

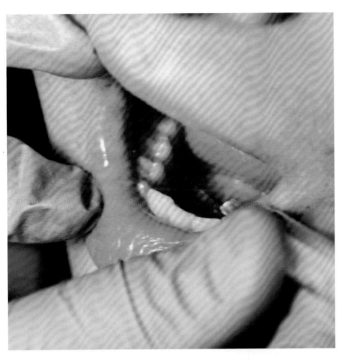

图 8-6　针对前磨牙的舌神经阻滞

推荐阅读

Abt E: Topical anesthetics are more effective in diminishing pain from needle stick insertion alone compared to reducing pain from insertion with anesthetic injection, *J Evid Based Dent Pract* 10:160–161, 2010.

Kato T, Lavigne GJ: Sleep bruxism: a sleep-related movement disorder, *Sleep Med Clin* 5:9–35, 2010.

McTigue DJ: Managing injuries to the primary dentition, *Dent Clin North Am* 53:627–638, 2009.

van Wijk AJ, Hoogstraten J: Anxiety and pain during dental injections, *J Dent* 37:700–704, 2009.

Zadik Y: Barodontalgia: what have we learned in the past decade? *Oral Surg Oral Med Oral Pathol Oral Radiol Endod* 109:e65–e69, 2010.

Zadik Y, Vainstein V, Heling I, et al.: Cytotoxic chemotherapy-induced odontalgia: a differential diagnosis for dental pain, *J Endod* 36:1588–1592, 2010.

9

下磨牙的下牙槽神经阻滞

王晓宁 译 李天佐 校

适应证与临床考虑

下牙槽神经阻滞可用于下磨牙疼痛的诊断和治疗。在患者等待明确的牙科治疗期间，这种技术能够提供急需的急症牙痛的缓解。当患者感觉到疼痛起源于牙齿并且医师也试图将疼痛定位于此时，这也是一种有用的诊断手段。

牙痛是牙髓和（或）神经根受刺激或炎症的结果。刺激或炎症的常见原因包括感染、蛀牙导致的神经暴露、牙龈疾病、牙龈或龈下牙菌斑、磨牙症、损伤、肿瘤或拔牙。不太常见的原因包括化疗引起的牙痛和气压性牙痛。其他一些解剖区域的相关牵涉痛也可引起切牙和尖牙疼痛。这些牵涉痛也可提示颞下颌关节功能紊乱、鼻窦疾病、三叉神经及分支异常和冠状动脉狭窄。

牙痛表现为从钝痛到重度的持续性疼痛。牙痛的发作可以是隐匿的或是急性的。通常受累的牙齿暴露于热或冷环境下以及咀嚼时直接对牙齿施压时，则牙痛加重。轻叩患齿出现疼痛的急性加重。若存在明显炎症或感染，则可出现颜色发红及肿胀。也可出现牙龈出血或排脓。应牢记有时引起患者剧烈疼痛的受损严重的牙齿看起来却完全正常。

临床相关解剖

下磨牙主要由下颌神经（下牙槽神经）支配（图9-1）。由于支撑前磨牙的下颌骨较厚，单纯颊褶阻滞局麻药扩散受限，必须在下颌神经进入下颌管之前进行阻滞（图9-2）。下磨牙区域的舌侧龈由舌神经支配（图9-2），颊神经末梢分支通过颊肌后支配这个区域下磨牙的颊黏膜（图9-2）。为了提供满意的下磨牙麻醉，下颌神经、舌神经、颊神经都需要阻滞（图9-3）。

操作技术

可共用一个注射器，并稍微重新定位即可完成下颌神经和舌神经阻滞。患者仰卧位，用3 ml无菌注射器抽取3 ml局麻药，要求患者尽量张口，用左手示指触诊冠状切迹（图9-4）。1.5英寸、25 G穿刺针从对侧前磨牙之间并朝向磨牙咬合面上大约1 cm处进针，被阻滞区域也正好位于触诊示指的前面（图9-5）。然后要求患者稍稍闭口，便于减轻翼外肌张力，随着过度伸展的翼外肌的张力降低及外侧缘放松时，这样可使移位的

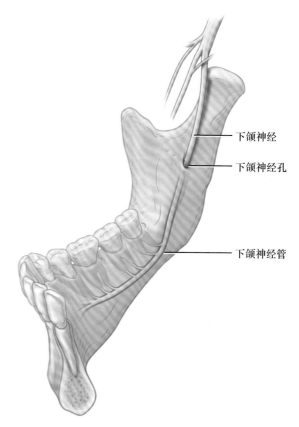

下颌神经

下颌神经孔

下颌神经管

图9-1 下磨牙和下颌神经解剖

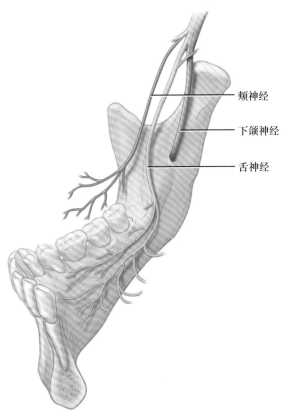

图 9-2　下颌神经的解剖和与颊神经、舌神经的关系

颊神经

下颌神经

舌神经

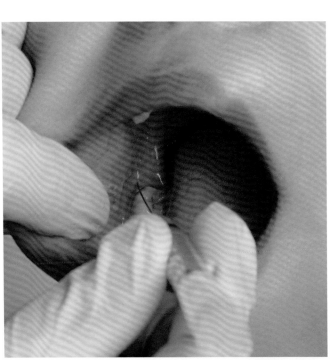

图 9-4　触摸冠状切迹

颊神经

下颌神经

舌神经

图 9-3　下颌神经、颊神经和舌神经的关系

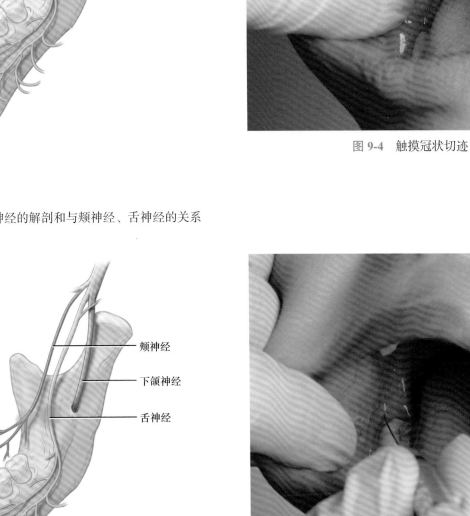

图 9-5　下颌神经阻滞的穿刺针位置位于示指触摸的冠状切迹水平，大约位于下磨牙咬合面上 1 cm 处

神经回复其正常解剖位置。

穿刺针沿下颌升支的内侧面向背侧进针约 1.5 ～ 2.0 cm，穿刺针轨迹与磨牙咬合面呈水平面（图 9-6）。当针尖触及下颌升支中间部分骨质时，稍退针，仔细回吸无异常后，注射 1.5 ml 局麻药。然后将穿刺针退到软组织，重新向内侧及腹侧调整方向，指向下颌嵴进针从

而阻滞舌神经（图 9-7）。阻滞颊神经从第三磨牙颊褶上进针，向同侧下颌升支进针（图 9-8）。仔细回吸后，缓慢注射额外的 0.5 ml 局麻药。

副作用和并发症

一般情况下口腔科的神经阻滞很容易获得实用和安全的良好记录。大多数副作用和并发症都与意外血管内注射、含有肾上腺素局麻药的应用以及血管迷走性晕厥相关。神经阻滞后偶尔也可遇到血肿或淤血，尤其是服用抗凝药或抗血小板药的患者。穿刺针位置不恰当会使局麻药扩散不良，比如太表浅或是针尖位置在相对渗透性差的筋膜和唇肌之间。应避免局麻药注射过快引起的疼痛。临床医师应记住严重的牙科脓肿可危及生命，需要紧急切开引流并联合积极的抗生素治疗，则可避免此种严重事件发生。评估牙痛患者时，要始终考虑到是否存在牵涉痛和肿瘤来源的疼痛。

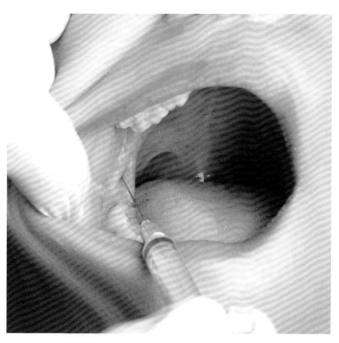

图 9-6　下颌神经阻滞时穿刺针向下颌升支进针，进针轨迹与被阻滞磨牙咬合面呈水平面

临床要点

越来越多的儿童和成年患者因创伤性和非创伤性牙痛需到急诊就诊。而急诊科护士或医师通常没有或很少有过口腔科疾病疼痛治疗的培训。应用长效局麻药进行牙神经阻滞能够给等待紧急处理的患者提供良好的镇痛治疗。

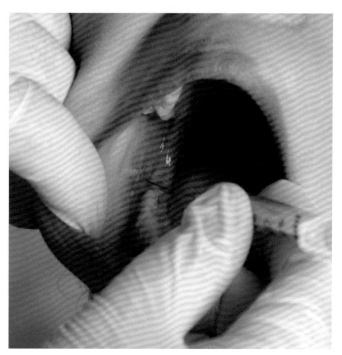

图 9-7　针对下磨牙疼痛的舌神经阻滞时穿刺针轨迹

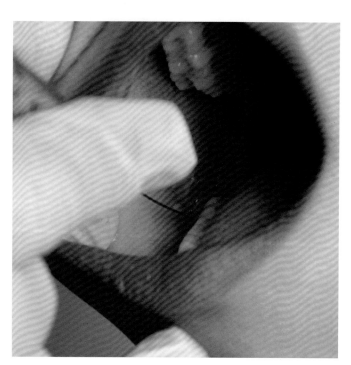

图 9-8　针对下磨牙疼痛的颊神经阻滞时穿刺针轨迹

推荐阅读

Abt E: Topical anesthetics are more effective in diminishing pain from needle stick insertion alone compared to reducing pain from insertion with anesthetic injection, *J Evid Based Dent Pract* 10:160–161, 2010.

Kato T, Lavigne GJ: Sleep bruxism: a sleep-related movement disorder, *Sleep Med Clin* 5:9–35, 2010.

McTigue DJ: Managing injuries to the primary dentition, *Dent Clin North Am* 53:627–638, 2009.

Mylonas AI, Tzerbos FH, Mihalaki M, et al.: Cerebral abscess of odontogenic origin, *J Craniomaxillofac Surg* 35:63–67, 2007.

van Wijk AJ, Hoogstraten J: Anxiety and pain during dental injections, *J Dent* 37:700–704, 2009.

Zadik Y: Barodontalgia: what have we learned in the past decade? *Oral Surg Oral Med Oral Pathol Oral Radiol Endod* 109:e65–e69, 2010.

Zadik Y, Vainstein V, Heling I, et al.: Cytotoxic chemotherapy-induced odontalgia: a differential diagnosis for dental pain, *J Endod* 36:1588–1592, 2010.

10

茎突注射治疗 Eagle 综合征

王晓宁　译　李天佐　校

适应证与临床考虑

Eagle 综合征（也称为茎突舌骨综合征）是由于茎突异常增长或茎突舌骨韧带钙化造成颈内动脉和包括舌咽神经分支在内的周围结构受压而引起的（图 10-1）。Eagle 综合征表现为锐痛和刺痛，而且当下颌运动或颈部旋转时出现。疼痛开始在下颌角下面并可放射至扁桃体窝、颞下颌关节和舌根。触发点可以在扁桃体窝，应用局麻药和激素进行茎突及茎突舌骨韧带附着处的注射既是诊断手段，又可作为治疗的方法。过长的茎突和钙化的茎突舌骨韧带可引起血管闭塞，这种情况比较罕见（图 10-2）。

临床相关解剖

茎突起源于外耳道下方的颞骨，远端伸向内、前下方。茎突舌骨韧带头侧附着于茎突，尾侧附着于舌骨。Eagle 综合征表现为茎突异常细长，单独存在或者合并有茎突舌骨韧带钙化。细长的茎突或钙化的茎突舌骨韧带对颈内动脉和舌咽神经分支造成影响（图 10-3）。舌咽神经在接近迷走神经、副神经和颈内静脉处出颈静脉孔，并刚好从茎突下方通过（见图 10-3）。三支神经均位于颈内动脉和颈内静脉之间的沟内。

Eagle 综合征治疗注射的关键标志是颞骨茎突。这个骨突代表茎突舌骨韧带头侧端钙化。虽然通常茎突容易定位，但如果骨化有限时，通过探针可能难于定位。

操作技术

体表标志技术

患者仰卧位，头转向注射侧的对侧。从乳突到下

颌角作一连线（图 10-4）。茎突应在这条连线中点的下方。常规皮肤消毒，用长 1.5 英寸、22 G 穿刺针连接 10 ml 注射器，从中点垂直于皮肤进针，应在 10 cm 内

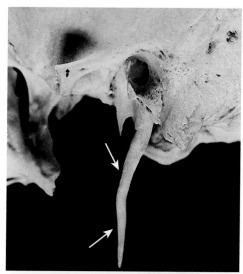

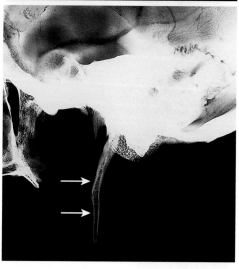

图 10-1　茎突舌骨韧带骨化（Eagle 综合征）。注意大的骨化结构（箭头），说明茎突过长或茎突舌骨韧带骨化或两者都存在（From Resnick D：Diagnosis of bone and joint disorders，ed 4，Philadelphia，2002，Saunders.）

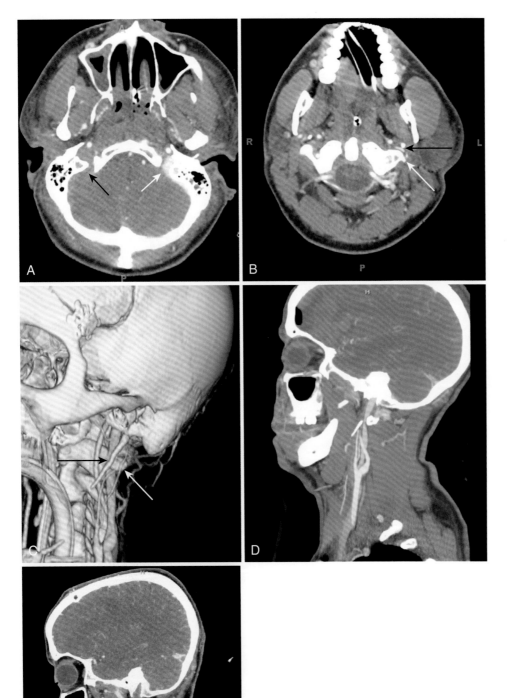

图 10-2　**A**. 轴向 CT 血管造影（CTA）显示的右侧乙状窦闭塞（黑色箭头）和左侧乙状窦显影（白色箭头）。**B**. CT 静脉造影确定在茎突（黑色箭头）和 C1 侧块（白色箭头）之间的左颈内静脉受压。**C**. 三维 CTA 显示在茎突（黑色箭头）和 C1 侧块（白色箭头）之间的左颈内静脉受压。**D**. 在茎突和 C1 侧块之间的左颈内静脉受压。**E**. 矢状面 CTA 显示右颈内静脉受压，但有早期再通（From Callahan B，Kang J，Dudekula A，et al：New Eagle's syndrome variant complicating management of intracranial pressure after traumatic brain injury. Inj Extra 41：41-44，2010.）

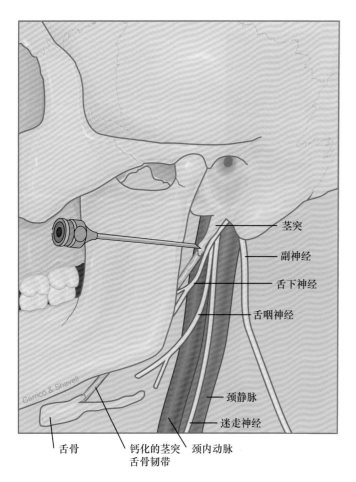

图 10-3　Eagle 综合征患者，异常增长的茎突侵犯颈内动脉和舌咽神经

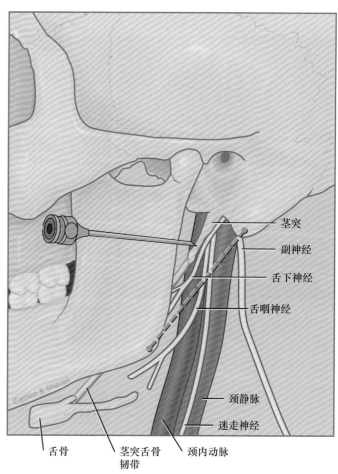

图 10-4　治疗 Eagle 综合征时穿刺针的正确位置。从乳突到下颌角画一条虚线便于定位茎突

触到茎突。在触到骨质后，稍微退出骨膜或钙化的韧带，仔细回吸确认无血和脑脊液后，注入含 80 mg 甲泼尼龙的 0.5% 无防腐剂利多卡因 5 ml。随后每天的神经阻滞用同样的方法进行，只是甲泼尼龙剂量改为 40 mg。

超声引导技术

患者仰卧位，头转向注射侧的对侧。从乳突到下颌角作一连线（见图 10-4）。茎突应在这条连线中点的上方，将线阵超声探头横向置于此连线中点处。超声成像显示茎突、颈静脉和颈动脉（图 10-5）。彩色多普勒有助于确认颈动脉和颈静脉的位置以及它们和茎突的位置关系（图 10-6）。确认了茎突舌骨韧带后，在持续超声引导下以连接了 10 ml 注射器的长 1.5 英寸、22 G 穿刺针进针，直至针尖接近茎突舌骨韧带。仔细回吸确认无

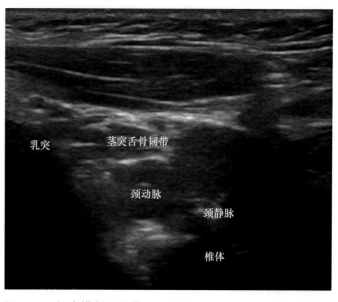

图 10-5　超声横断面影像显示乳突、茎突舌骨韧带、颈动脉和颈静脉的关系

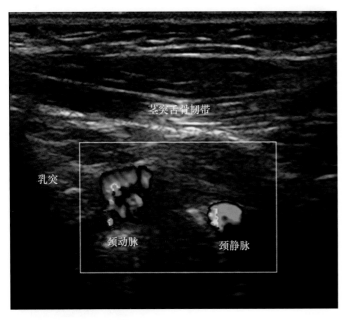

茎突舌骨韧带

乳突

颈动脉　　颈静脉

图 10-6　彩色多普勒影像显示了茎突舌骨韧带，颈动脉和颈静脉的关系

血和脑脊液后，注入含 80 mg 甲泼尼龙的 0.5% 无防腐剂利多卡因 5 ml。随后每天的神经阻滞用同样的方法进行，只是甲泼尼龙剂量改为 40 mg。

副作用和并发症

　　这种注射技术相关的主要并发症是损伤颈内静脉和颈动脉。形成血肿及血管内注射继发中毒反应并不是不常见的并发症。如果意外阻滞舌咽神经运动纤维部分，则可因继发于茎突咽肌无力从而导致吞咽困难。如果意外阻滞迷走神经，则可出现继发于同侧声带麻痹从而引起发声困难。在有些患者也可以观察到继发于迷走神经阻滞而引起反射性心动过速。在舌咽神经阻滞时若意外阻滞了舌下神经和副神经，则可导致舌和斜方肌无力。

临床要点

　　这种治疗 Eagle 综合征的注射技术是一种可明显缓解刚刚描述的患者疼痛的简便方法。茎突邻近大血管，阻滞后出现血肿和淤血的可能性明显存在。虽然这种并发症通常比较短暂，但这种明显的外观改变足以使患者忧虑。因此操作前应向患者说明这种情况出现的可能性。此区域血管的分布也增加了血管内意外注射的发生概率。在此处即使少量的局麻药意外注入颈动脉，也可导致局麻药中毒及发生抽搐。分次注射局麻药时仔细监测患者有无中毒的表现，则有助于避免这种并发症的发生。

　　舌咽神经痛和 Eagle 综合征存在区别，舌咽神经痛的特点是类似于三叉神经痛的突然发作的休克样疼痛，而不是 Eagle 综合征出现的运动相关的锐痛和闪痛。舌咽神经痛可与严重的心动过缓和晕厥相关，临床医师必须区分这两种综合征。

　　临床医师应始终注意评估这个解剖区域的疼痛患者是否存在隐匿性恶性肿瘤。喉、咽和颈前三角区的肿瘤可以表现出和舌骨综合征相同的临床症状。相对于这个解剖区域继发于恶性肿瘤引起的疼痛来看，Eagle 综合征发生率较低，所以必须将 Eagle 综合征考虑作为排除性诊断。

推荐阅读

Andrade MG, Marchionni AM, Rebello IC, et al.: Three-dimensional identification of vascular compression in Eagle's syndrome using computed tomography: case report, *J Oral Maxillofac Surg* 66:169–176, 2008.

Callahan B, Kang J, Dudekula A, et al.: New Eagle's syndrome variant complicating management of intracranial pressure after traumatic brain injury, *Inj Extra* 41:41–44, 2010.

Lee S, Hillel A: Three-dimensional computed tomography imaging of Eagle's syndrome, *Am J Otolaryngol* 25:109, 2004.

Mendelsohn AH, Berke GS, Chhetri DK: Heterogeneity in the clinical presentation of Eagle's syndrome, *Otolaryngol Head Neck Surg* 134:389–393, 2006.

Olusesi AD: More on heterogeneity of clinical presentation of Eagle's syndrome, *Otolaryngol Head Neck Surg* 135:488, 2006.

11

茎突舌骨韧带注射

王晓宁 译 李天佐 校

适应证与临床考虑

舌骨综合征是由于与舌骨相连的茎突舌骨韧带钙化和炎症引起的。其他附着于舌骨的肌肉发生肌腱炎，也可引起这种疼痛性疾病。舌骨综合征也可见于 Eagle 综合征患者，或作为舌骨创伤后遗症出现（图 11-1）。舌骨综合征表现为锐痛和刺痛。在下颌运动、颈部转动或吞咽时出现疼痛。疼痛发生于下颌角并放射至颈部前外侧。舌骨综合征的疼痛常可牵涉到同侧耳部，一些患者可能自述咽部异物感。颈突舌骨韧带与舌骨大角附着处的局麻药和糖皮质激素注射，既可作为诊断手段又可用作治疗方法。

临床相关解剖

茎突起源于外耳道下方的颞骨，并向尾侧、腹侧伸展。茎突舌骨韧带头端附着于茎突，尾端附着于舌骨。舌骨综合征患者舌骨的尾端附着处钙化（图 11-2）。其他附着于舌骨的肌肉也可出现肌腱炎，并可引起疼痛症状。

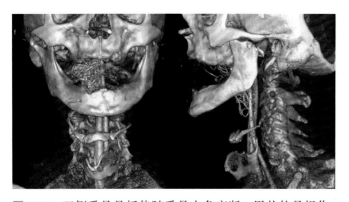

图 11-1　双侧舌骨骨折伴随舌骨大角离断、甲状软骨损伤、下颌颈部骨折及左髁状突骨折（From Badiali G，Pasquini E，Piccin O，et al：Injury risk related to the helmet strap：mandible and hyoid bone fractures with a hyoepiglottic ligament lesion. Inj Extra 41：89-91，2010.）

行舌骨综合征注射治疗的关键标志是下颌角和喉之间的舌骨大角。若对侧舌骨大角固定不动，则这个骨突容易识别。在这个解剖区域放置穿刺针时，一定要小心并考虑到颈部大血管与舌骨大角的关系。

操作技术

体表标志技术

患者仰卧位，在患侧定位下颌角，舌骨大角大约在下颌角下约 1 英寸的地方。轻轻压向颈部对侧相同点稳定舌骨，可使得舌骨大角的定位和接下来的注射变得更加容易（图 11-3）。皮肤常规消毒，将 1.5 英寸、22 G 的穿刺针连接到 10 ml 的注射器上。在下颌角下 1 英寸处垂直皮肤进针，进针大约 2.5 ～ 3 cm 应能触及舌骨大角（见图 11-2）。触到骨质后稍退针出骨膜或钙化的韧带。仔细回吸确认无血及无脑脊液后，注射 0.5% 无防腐剂的利多卡因 5 ml 和甲泼尼龙 80 mg。随后每日的神经阻滞采用相同方式，只是将 80 mg 甲泼尼龙改为 40 mg。

超声引导技术

患者仰卧并保持头部处于中立位，在甲状软骨上方触诊确定舌骨的外侧缘。将高频线阵探头置于已确定的舌骨的位置上进行扫描（图 11-4）。舌骨显示为一个带有声影的反向 U 形高回声线。舌骨体可进一步显示为特有的三角形后声影（图 11-5）。如果舌骨定位困难，由助手手动将舌骨移向要注射的一侧可能是有帮助的（见图 11-3）。舌骨定位后，在持续超声引导下以连接了 10 ml 注射器的长 1.5 英寸、22 G 穿刺针进针，直至针尖接近茎突舌骨韧带。仔细回吸确认无血和脑脊液后，缓慢注入含 80 mg 甲泼尼龙的 0.5% 无防腐剂利多卡因 5 ml。随后每天的神经阻滞用同样的方法进行，只是甲泼尼龙剂量改为 40 mg。

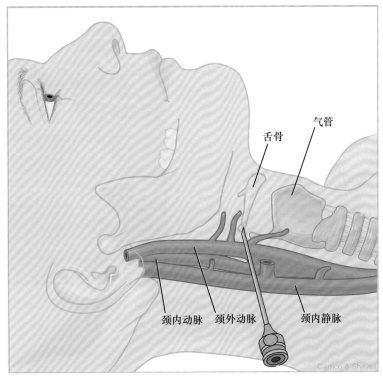

图 11-2　舌骨综合征通常是由于附着于舌骨的茎突舌骨韧带的尾部附着处钙化引起的

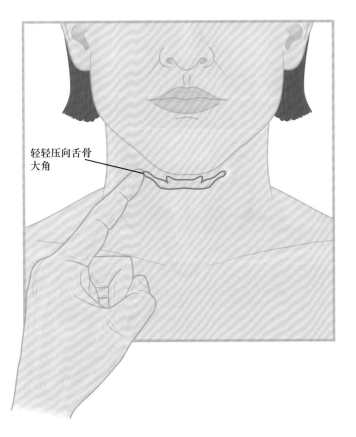

图 11-3　轻轻压向对侧舌骨，可稳定舌骨，这将便于钙化韧带附着处的注射

副作用和并发症

　　这个解剖区域血管极其丰富，由于临近大血管，医师应仔细观察注射过程中是否存在局麻药中毒的表现。由于血管丰富并邻近大血管，可导致阻滞后血肿和淤血的发生率增加，应告知患者。尽管局部区域血管丰富，对使用抗凝剂的患者，若临床情况显示对患者具有有利的风险-效益比，尽管有增加出血的风险，采用 25 G 或 27 G 的注射针仍可安全地进行操作。通过注射后立刻手法压迫阻滞区域，则可减少这些并发症的出现。注射后用冰袋冷敷 20 min 也可减轻操作后疼痛及减少出血。

　　因为靠近脊椎，可能无意间将局麻药注射到硬膜外、硬膜下或蛛网膜下腔，而在此平面即使小量的局麻药进入蛛网膜下腔，也可能导致全脊麻。如果穿刺针位置太低，可能发生气胸，因为胸膜顶位于 C7～T1 水平。

　　其他一些副作用与治疗舌骨综合征时注射局麻药和激素有关。包括意外阻滞喉返神经造成声嘶和吞咽困难，以及吞咽时喉部哽噎感。进行操作时意外阻滞上颈交感神经节，则可发生 Horner 综合征。应事先告知患者在舌骨大角区域注射局麻药和皮质类固醇激素，可能会发生这些并发症。

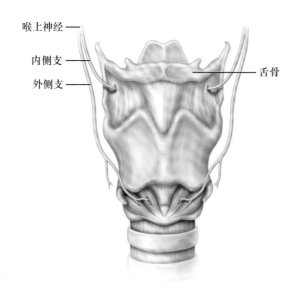

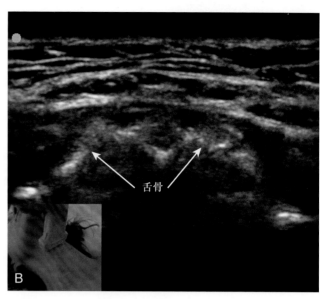

图 11-4　**A**. 舌骨及其周围组织的局部解剖。**B**. 超声横断面影像下舌骨的超声显像。插图显示正确的探头位置（From Green JS，Tsui BCH：Applications of ultrasonography in ENT：airway assessment and nerve blockade. Anesthesiol Clin 28［3］：541-553，2010；Fig. 6.）

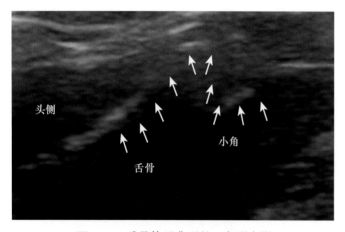

图 11-5　舌骨体呈典型的三角形声影

舌咽神经痛和舌骨综合征不同，舌咽神经痛的特点是类似于三叉神经痛的突然发作的休克样疼痛，而舌骨综合征是因运动引发的锐痛和闪痛。舌咽神经痛可以伴随严重的心律失常和晕厥。临床医师必须区分这两种综合征。

临床医师应该始终考虑到这个区域因隐匿性恶性肿瘤引起的疼痛。来自于喉、咽部及颈前三角的肿瘤可能引起与舌骨综合征相似的临床症状。相对继发于这个解剖区域的恶性肿瘤引起的疼痛，舌骨综合征的发病率较低，所以舌骨综合征必须被考虑为排除性诊断。

临床要点

舌骨综合征的注射技术简便易行且可明显缓解刚刚描述的患者经历的各种类型疼痛。舌骨大角区域邻近大血管，因此阻滞后发生血肿和淤血的可能性明显增加。虽然这种并发症是暂时的，但明显的外观改变足以让患者忧虑，因此在操作前应告知患者这种可能性。此区域血管分布丰富，也就增加了意外血管内注射的可能性。在此平面即使小剂量局麻药注射入颈动脉也会导致局麻药中毒和抽搐。分次注射局麻药时仔细观察患者有无中毒的表现，有助于避免此类并发症的发生。

推荐阅读

Badiali G, Pasquini E, Piccin O, Marchetti C: Injury risk related to the helmet strap: mandible and hyoid bone fractures with a hyoepiglottic ligament lesion, *Inj Extra* 41:89–91, 2010.

Ernest EA 3rd, Salter EG: Hyoid bone syndrome: a degenerative injury of the middle pharyngeal constrictor muscle with photomicroscopic evidence of insertion tendinosis, *J Prosthet Dent* 66:78–83, 1991.

Nir D, Hefer T, Joachims HZ: Hyoid bone syndrome and its treatment with nonsteroidal anti-inflammatory drugs, *Am J Otolaryngol* 19:296–300, 1998.

Rubin MM, Sanfilippo RJ: Osteomyelitis of the hyoid caused by *Torulopsis glabrata* in a patient with acquired immunodeficiency syndrome, *J Oral Maxillofac Surg* 48:1217–1219, 1990.

Waldman SD: Hyoid syndrome. In Waldman SD, editor: *Atlas of uncommon pain syndromes*, ed 2, Philadelphia, 2008, Saunders.

12

鼻睫神经阻滞治疗 Charlin 综合征

王晓宁　译　李天佐　校

适应证与临床考虑

　　鼻睫神经阻滞用于诊断和治疗 Charlin 综合征（又称鼻睫神经痛）。Charlin 综合征头痛的确切原因和许多头痛综合征一样尚不明确，目前认为这种罕见的头面部疼痛的发病机制是鼻睫神经节功能障碍，和蝶腭神经节功能失调引起的丛集性头痛类似。Charlin 综合征患者的症状是眼部或眼眶的严重疼痛突然发作，并放射至同侧前额、鼻、上颌区，发作时大量单侧流涕和鼻黏膜充血，此外患眼还存在十分明显的炎症表现。Charlin 综合征疼痛症状起病快并迅速达峰值，发作持续 45 ～ 60 min。有些患者的这些表现可由受影响区域的感觉刺激诱发。虽然有许多方面类似于丛集性头痛（如眼眶疼痛、大量的单侧流涕、迅速发病达峰值及持续时间短），但还存在很多不同点。不像丛集性头痛，比如酒精似乎并不引发 Charlin 综合征的发作，也不存在丛集性头痛的季节与时间生物学模式的特点（表 12-1）。此外蝶腭神经节阻滞对丛集性头痛治疗有效，而对 Charlin 综合征的治疗几乎无任何价值。而 Charlin 综合征患者对每日采用局麻药的鼻睫神经节阻滞治疗存在一致的反应。

临床相关解剖

　　三叉神经的第一分支是眼神经，并提供角膜、虹膜、睫状体、结膜和泪腺的感觉神经支配。眼神经的分支提供眼睑皮肤、前额、鼻以及部分鼻黏膜的感觉神经支配。眼神经来自半月神经节的上部并沿海绵窦外侧壁前行，在经过眶上裂进入眼眶之前眼神经分为泪腺支、额叶支和鼻睫支（图 12-1）。鼻睫支在外直肌两头之间和动眼神经的上、下支之间进入眼眶。接着鼻睫神经跨过同侧视神经到达眶内侧壁，通过筛前孔并横跨筛骨板的外侧壁进入鼻腔。鼻内侧支提供鼻中隔前部和鼻腔外

表 12-1　Charlin 综合征和丛集性头痛的比较		
	丛集性头痛	Charlin 综合征
眼和眼眶	是	是
单侧	是	是
迅速发病达峰值	是	是
程度严重	是	是
突然发作	是	是
持续时间短暂	是	是
发作间歇无疼痛	是	是
发作时明显流涕	是	是
酒精能引起发作	是	否
触觉触发区	否	是
发作的季节性模式	是	否
发作的时间生物学模式	是	否
明显的眼部炎症	否	是
对蝶腭神经节阻滞反应	是	否
对鼻睫神经阻滞反应	否	是

侧壁的感觉神经支配，鼻睫神经的外侧鼻支提供鼻翼和鼻尖的皮肤感觉神经支配。

　　除了内外侧鼻支，鼻睫神经节还发出包括睫状长支的一些分支，睫状神经节分支的长根与颈深丛和睫状神经节的交感神经纤维有密切交织。一些研究者认为这些分支和蝶腭神经节也有一些小的交织。

操作技术

　　患者仰卧位，用 10 ml 注射器抽取 2 ml 局麻药。鼻睫神经节阻滞治疗 Charlin 综合征时经眶内侧路径，第一次阻滞时局麻药中加 80 mg 皮质类固醇激素，之后

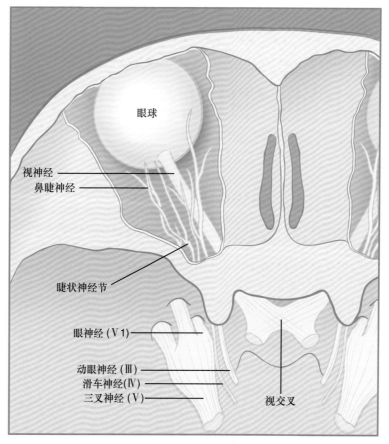

图 12-1　进入眼眶之前眼神经分为泪腺支、额叶支和鼻睫支

再阻滞时激素剂量改为 40 mg。

　　施行鼻睫神经阻滞需先确认内眦，从内眦向上画一条直线至眉毛正下方的点（图 12-2）。常规皮肤消毒，注意消毒液不要进入眼睛。用 1.5 英寸、22 G 穿刺针从此点进入，紧贴眼眶的骨表面，小心进针，与垂直方向成大约 35°，向后、下方进针大约 1.25 英寸（图 12-3）。小心回吸无异常后将药物缓慢注入。因为眼眶组织疏松，在注药前就应用纱布在上眼睑眶上组织给予轻轻压迫以防止药液向下进入这些组织。在注射后保持压迫可避免出现眶周血肿和淤血。当应用鼻睫神经阻滞治疗 Charlin 综合征的相关症状和疼痛时，需要局麻药阻滞 8 ～ 10 天。如果每日进行阻滞，总的原则是这些阻滞应用皮质类固醇的总剂量不能超过 360 ～ 400 mg。

副作用和并发症

　　鼻睫神经阻滞的主要并发症是操作不当造成的眼球损伤。如果进针时不紧贴眶骨面会增加其发生率。医师

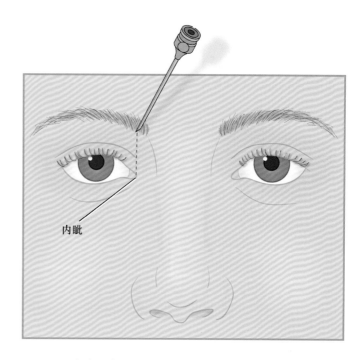

图 12-2　为确定鼻睫神经，从内眦向上画一条虚线在眉毛的正下方的点为穿刺点

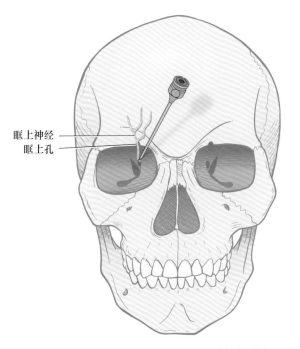

眶上神经
眶上孔

图 12-3　当进行鼻睫神经阻滞时，针尖要始终保持紧贴眶骨面进针从而避免伤到眼球

还应注意此区域血管丰富，需时刻考虑到血管内注射的潜在风险。血管分布丰富引起阻滞后发生血肿和淤血的概率增加。通过注射后立刻压迫止血可以减少这些并发症。注射后用冰袋冷敷 20 min 也可以降低操作后疼痛和出血量。

临床要点

　　经眶内侧鼻睫神经阻滞的方法对诊断和缓解 Charlin 综合征继发的疼痛非常有效。鉴于这种头痛综合征比较罕见，并且与丛集性头痛以及其他神经功能障碍（包括多发性硬化症、海绵窦血栓、颅内和眶内肿瘤）的症状相重叠，因此 Charlin 综合征必须作为一个排除性诊断（图 12-4）。所有怀疑 Charlin 综合征的患者需要进行脑部 MRI（钆和无钆对比）以及系统的眼科和神经系统的全面评估。经眶内侧鼻睫神经阻滞的技术应该只有熟悉局部解剖的医师才能进行操作。

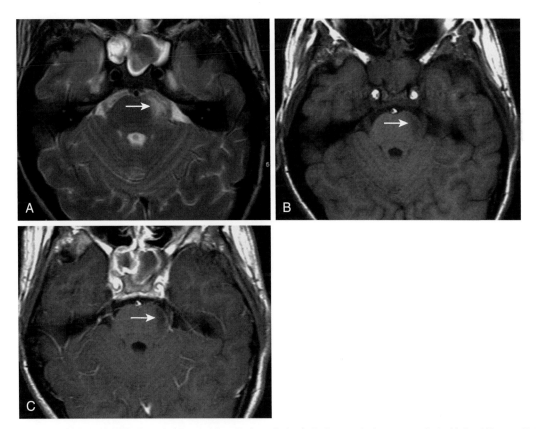

图 12-4　男性，20 岁，患多发性硬化症，左侧三叉神经分布区存在感觉减退和疼痛。**A.** T2 加权轴位图像显示信号强度增加的区域（箭头），累及左侧脑桥和延伸到左侧三叉神经根进入区。**B.** 无增强 T1 加权像显示轮廓清晰的低信号病变（箭头）。**C.** 对比增强 T1 加权图像显示无增强（箭头），提示是一个不活跃的斑块（From Becker M，Kohler R，Vargas MI，et al：Pathology of the trigeminal nerve. Neuroimaging Clin N Am 18：283-307，2008.）

推荐阅读

Baker BL, Fosko SW: The nose: principles of surgical treatment, *Adv Dermatol* 24:112–132, 2008.

Becker M, Kohler R, Vargas MI, et al.: Pathology of the trigeminal nerve, *Neuroimaging Clin N Am* 18:283–307, 2008.

Huibin Q, Jianxing L, Guangyu H, Dianen F: The treatment of first division idiopathic trigeminal neuralgia with radiofrequency thermocoagulation of the peripheral branches compared to conventional radiofrequency, *J Clin Neurosci* 16:1425–1429, 2009.

Rait J: Ocular causes of headache. In Selvaratnam P, Niere K, Zuluaga M, editors: *Headache, orofacial pain and bruxism*, New York, 2009, Churchill Livingstone, pp 127–138.

Rozen T: Post-traumatic external nasal pain syndrome (a trigeminal based pain disorder), *Headache* 49:1223–1228, 2009.

13

耳颞神经阻滞治疗 Frey 综合征

王晓宁　译　李天佐　校

适应证与临床考虑

Frey 综合征包括 系列症状：单侧多汗症、颧区和耳廓潮红，通常在进食或饮水时刺激腮腺分泌唾液时发生（图 13-1）。也被称为耳颞神经综合征、Baillarger 综合征、Dupuy 综合征、涎腺综合征和味觉出汗综合征。这种疾病通常在手术、开放性损伤或腮腺感染后 2～13 个月发生。它被认为是支配腮腺和受影响解剖区域的交感神经和副交感神经错位再生引起的。Frey 综合征相关症状的严重程度从轻微到严重不等，尽管通过提高外科操作技术，包括仔细确认并保护耳颞神经及腮腺手术时分离的皮瓣更厚，可降低腮腺术后 Frey 综合征的

发生率，还是有 5% 的腮腺手术患者术后会出现不同程度的 Frey 综合征症候群。对于症状较轻的患者，帮助其恢复信心和给予局部止汗剂如 20% 的氯化铝酒精溶液或东莨菪碱软膏。对于疼痛严重的患者，耳颞神经阻滞可以明显减轻症状。也可耳颞神经阻滞并联合在多汗部位皮内注射肉毒素 A。小量淀粉碘试验可有助于 Frey 综合征的诊断，即患者在被要求吮吸作为催涎剂的柠檬后，利用 Lugol 反应来识别产生汗液的区域（图 13-2）。

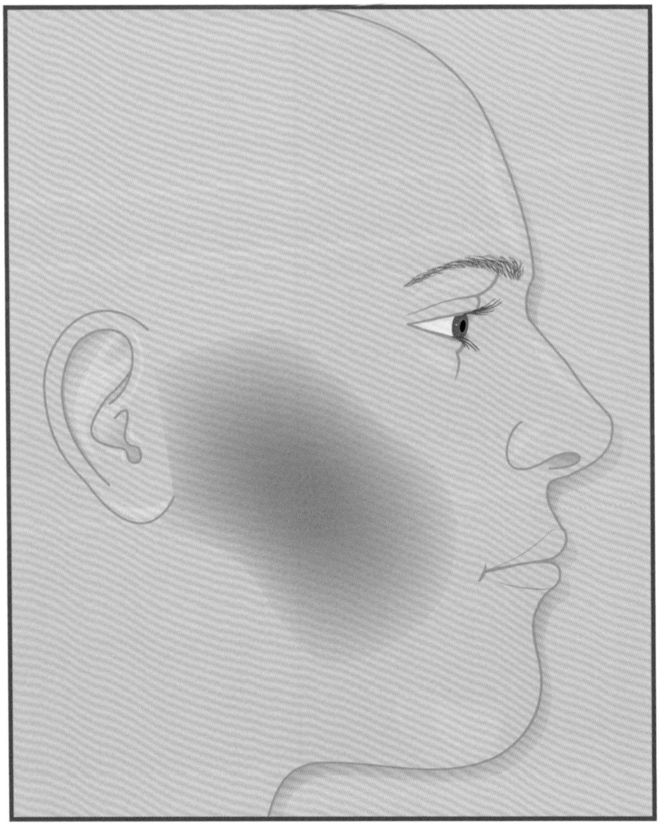

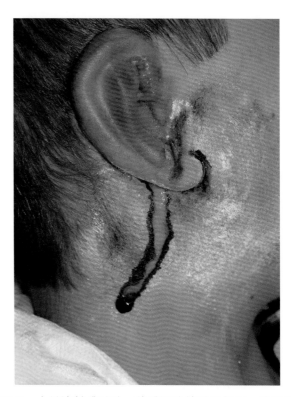

图 13-2　小量淀粉碘试验。将碘酒涂抹于疑似区，待风干后撒上玉米淀粉或土豆粉。然后通过催涎剂（本例用的是柠檬）来促进出汗。随之会引起一种显著的颜色变化反应，即碘酒从黄色变为黑色（From El-Muttardi N，Jabir S，Bulstrode N：Frey's syndrome following total ear reconstruction in hemifacial microsomia. J Plast Reconstr Aesthet Surg 67［10］: e256-e257，2014；Fig. 2.）

图 13-1　Frey 综合征患者有单侧多汗和颧区潮红

临床相关解剖

耳颞神经来自下颌神经纤维，耳颞神经向上穿过腮腺，在颞颌关节和外耳道之间前行，并发出分支提供颞颌关节、部分耳廓和外耳道的感觉神经支配。然后耳颞神经向上越过颧弓根部与颞动脉伴行，同时提供颞部和外侧头皮的感觉神经支配。

操作技术

体表标志技术

患者仰卧位，头部偏向健侧，用 12 ml 注射器抽取 5 ml 局麻药。牵涉耳颞神经的疼痛疾病，可能存在炎症成分，因此需要抗炎治疗。第一次阻滞时可在局麻药中加入 80 mg 皮质类固醇激素，在随后的治疗中将剂量减为 40 mg。

在患侧颧骨根部上方确认颞动脉，此处为穿刺点。常规皮肤消毒，应用 1.5 英寸、25 G 穿刺针垂直刺入直达下方的骨膜（图 13-3）。需要注意提前告知患者可能有异感出现。仔细回吸无异常后，注入 3 ml 药液，然后把穿刺针向头侧方向调整，再次回吸无异常后，呈扇形注射余下的 2 ml 药液。

超声引导技术

患者取仰卧位，头部转向健侧。用 12 ml 注射器抽取 5 ml 局麻药。牵涉耳颞神经的疼痛疾病，可能存在炎症成分，因此需要抗炎治疗。第一次阻滞时可在局麻药中加入 80 mg 皮质类固醇激素，在随后的治疗中将剂量减为 40 mg。在颧骨和颞下颌关节交界处上方，触诊可识别颞动脉的搏动。将线性高频超声探头横向置于搏动点，彩色多普勒可确定位于下方的颞动脉（图 13-4）。随之可确定位于颞浅动脉附近的耳颞神经，在超声的持续引导下，应用 1.5 英寸、25 G 穿刺针进针直到针尖接近神经。仔细回抽后，将前述抽取的药物缓慢注入。

副作用和并发症

头皮血管丰富，并且耳颞神经阻滞的穿刺点非常接近颞动脉，因此医师在治疗前应仔细计算所用的局麻药总剂量，特别是需双侧阻滞时；另外局部血运丰富也会

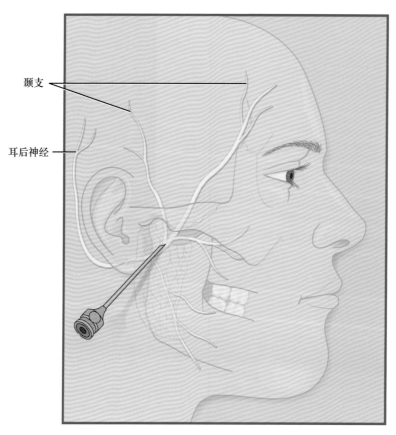

图 13-3 耳颞神经来自下颌神经纤维。颧骨根部上方的点作为穿刺点进行阻滞

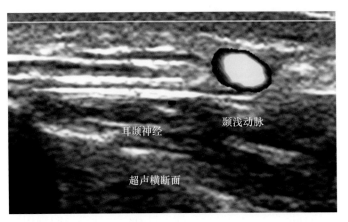

图 13-4　超声横断面图像显示的耳颞神经和颞浅动脉的位置关系

增加阻滞后皮下淤血和血肿的发生率。尽管局部区域血管丰富，对使用抗凝剂的患者，若临床情况显示对患者具有有利的风险-效益比，尽管有增加出血的风险，在采用 25 G 或 27 G 的注射针仍可安全地进行操作。通过注射后立刻手法压迫阻滞区域，则可减少这些并发症的出现。注射后用冰袋冷敷 20 min 也可减轻操作后疼痛及减少出血。

临床要点

当 Frey 综合征通过保守治疗包括安慰剂和局部止汗药均无效时，耳颞神经阻滞是非常有效的技术。尽管确切机制不明，但是该技术的有效性提示这种并不常见症候群的神经解剖学基础可能与耳颞神经相关的丰富的交感和副交感神经纤维有关。对于单独行耳颞神经阻滞治疗效果欠佳的患者，联合应用肉毒素 A 局部皮内注射可以进一步改善症状。

推荐阅读

Cantarella G, Berlusconi A, Mele V, et al.: Treatment of Frey's syndrome with botulinum toxin type B, *Otolaryngol Head Neck Surg* 143:214–218, 2010.

Hoff SR, Mohyuddin N, Yao M: Complications of parotid surgery, *Oper Tech Otolaryngol Head Neck Surg* 20:123–130, 2009.

Moreno-Arias GA, Grimalt R, Llusa M, et al.: Frey's syndrome, *J Pediatr* 138:294, 2001.

O'Neill JP, Condron C, Curran A, Walsh M: Lucja Frey—historical relevance and syndrome review, *Surgeon* 6:178–181, 2008.

Rustemeyer J, Eufinger H, Bremerich A: The incidence of Frey's syndrome, *J Craniomaxillofac Surg* 36:34–37, 2008.

14

耳大神经注射

王晓宁 译 李天佐 校

适应证与临床考虑

耳大神经阻滞有助于诊断和治疗由耳大神经引起的疼痛，包括耳大神经痛、红耳综合征，以及急性带状疱疹和带状疱疹后神经痛（图 14-1）。该技术也可用于缓解外耳手术合并枕小神经阻滞时的麻醉手术后疼痛。

红耳综合征是一种罕见的原发性疼痛障碍，被认为是三种头痛综合征（即三叉神经自发性头痛）之一的变异表现（框 14-1）。红耳综合征究竟是由耳自主神经功能障碍引起的一种独特的疼痛综合征，还是仅仅是与其他三叉神经自发性头痛症状一起连续出现的一系列症状，这是头痛治疗专家正在讨论的一个问题。与大多数头痛和面部疼痛综合征一样，红耳综合征疼痛的确切原因尚不清楚。然而，这种罕见的头部和面部疼痛的发病机制被认为是三叉神经自主神经反射功能障碍。耳部发红和相伴随疼痛的快速发作可能是由于为耳廓提供感觉神经支配的第三颈神经根末梢传入纤维的血管活性肽逆向释放引起的。

顾名思义，红耳综合征的特异病征表现实际上是单侧红耳（见图 14-1）。这种红色累及整个耳朵，包括耳廓，并伴有类似于神经痛的疼痛，就像突发的单侧结膜充血神经痛般的撕裂样（SUNCT，单侧神经痛性头痛伴结膜充血和流泪综合征）头痛。与红耳综合征相关的疼痛和红斑发作迅速并达到峰值，发作持续 15 秒至 5 分钟，每天发作 20 次至 200 次不等。在有些患者中，这些发作可能是由受影响区域的感觉刺激引发的，比如在梳头的时候。虽然在许多方面与 SUNCT 头痛相似（即，如单侧、起病迅速至高峰、发作时间短、发作间无痛等），也存在许多不同之处，包括红耳的位置和明显的自主神经现象。

临床相关解剖

耳大神经是颈丛最大的感觉支，起源于第二和第三颈神经的初级腹支纤维。在枕小神经的下外侧，耳大神

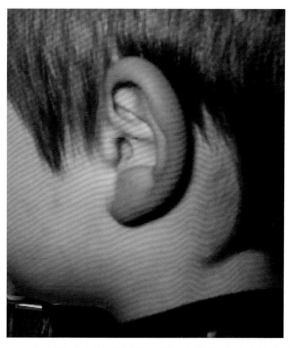

图 14-1　红耳综合征的特征是单侧耳突然出现严重的阵发性耳部发红，并伴有同侧耳痛（From Moitri MO，Banglawala SM，Archibald J：Red ear syndrome：literature review and a pediatric case report. Int J Pediatr Otorhinolaryngol 79［3］：281-285，2015；Fig. 1.）

框 14-1　三叉神经自发性头痛
● 丛集性头痛
● 阵发性偏头痛
● 慢性长期发作型
● 偶发型
● 短暂的单侧神经性头痛
● 短暂的单侧神经性头痛伴结膜充血和流泪综合征（SUNCT）
● 短暂的单侧神经性头痛伴自主神经症状（SUNA）
● 长期的自主神经症状伴偏头痛（LASH）

经穿过颈筋膜，向前上穿行并在 Erb 点处绕过胸锁乳突肌（图 14-2）。耳大神经穿过颈浅筋膜，向上更加浅表地向双侧耳廓表面、外耳道、下颌角和腮腺上的皮肤提供感觉神经支配（图 14-3）。

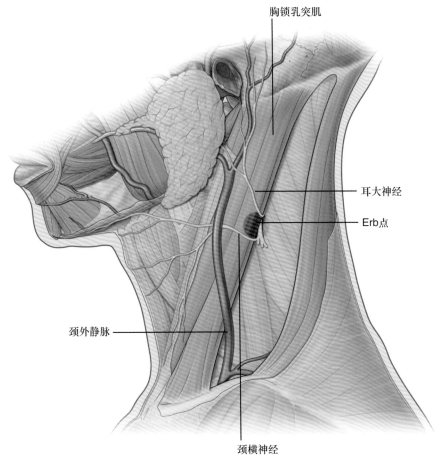

图 14-2　耳大神经的解剖学。注意神经和 Erb 点的关系（From Soriano TT，Breithaput A，Shesnut C：Anesthesia and analgesia. In Robinson JK，Hanke CW，Siegel DM，et al.，editors：Surgery of the skin，ed 3，Edinburgh，2015，Elsevier；Fig. 3.6.）

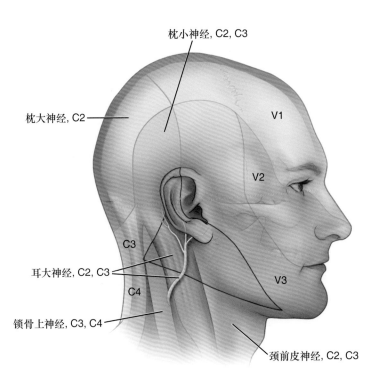

图 14-3　耳大神经的感觉分布

操作技术

体表标志技术

患者仰卧位，头部偏向健侧，用 12 ml 注射器抽取 5 ml 局麻药。当治疗耳大神经痛或其他涉及耳大神经疼痛的情况时，第一次阻滞时可在局麻药中加入 80 mg 皮质类固醇激素，在随后的治疗中将剂量减为 40 mg。在环状软骨切迹水平通过触诊确定胸锁乳突肌的后缘。常规皮肤消毒，在先前确定的胸锁乳突肌后缘即 Erb 点，用 1.5 英寸、22 G 穿刺针进行穿刺。缓慢进针约 0.5 英寸并仔细回吸无血液和脑脊液后，注入 3 ml 局麻药和（或）皮质类固醇激素（图 14-4）。需要注意提前告知患者可能有异感出现。然后调节针的方向并指向同侧耳垂，再次回吸无异常后，呈扇形注射余下的 2 ml 药液。

超声引导技术

患者仰卧位，头部偏向健侧，用 10 ml 注射器抽

取 3 ml 局麻药。涉及耳大神经的疾病，可能存在炎症成分，第一次阻滞时可在局麻药中加入 80 mg 皮质类固醇激素，在随后的治疗中将剂量减为 40 mg。含少量 6.5% 水溶性苯酚的神经松解阻滞可用于治疗恶性肿瘤继发的顽固性疼痛。

在环状软骨切迹水平通过触诊确定胸锁乳突肌的后缘。皮肤消毒后将高频线阵超声探头横向斜面并成直角置于胸锁乳突肌后缘（图 14-5）。超声图像显示耳大神经深入到胸锁乳突肌并从胸锁乳突肌的后缘绕出（图 14-6）。确定了颈动脉和颈静脉后，在超声持续引导下，用 1.5 英寸、22 G 穿刺针以平面内法进行穿刺（见图 14-5）。应提醒患者注意可能会引起异感，当针头接近

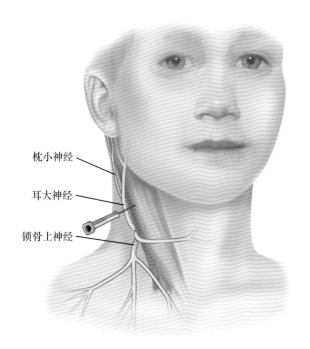

图 14-4　行耳大神经阻滞时，在已确定的胸锁乳突肌后缘即 Erb 点，用 1.5 英寸、22 G 穿刺针进行穿刺。缓慢进针约 0.5 英寸并仔细回吸无血液和脑脊液后，注入 3 ml 局麻药和（或）皮质类固醇激素。然后调节针的方向并指向同侧耳垂，再次回吸无异常后，呈扇形注射余下的 2 ml 药液。需提前告知患者可能有异感出现（From Kinder Ross A, Bryskin RB: Regional anesthesia. In Davis PJ, Cladis FP, Motoyama EK, editors: Smith's anesthesia for infants and children, ed 8, Philadelphia, 2011, Mosby; Fig. 16-48.）

图中标注：枕小神经、耳大神经、锁骨上神经

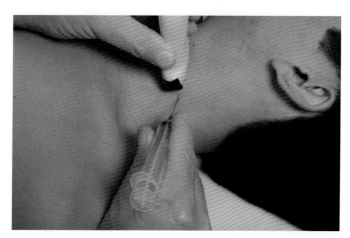

图 14-5　超声引导下耳大神经阻滞时，高频线阵探头正确的放置位置

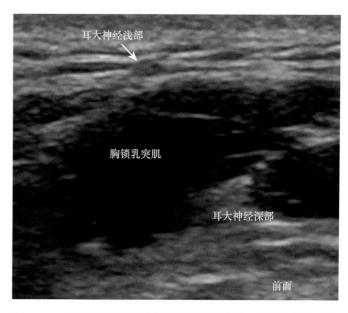

图中标注：耳大神经浅部、胸锁乳突肌、耳大神经深部、前面

图 14-6　超声图像显示耳大神经浅部和深部环绕着胸锁乳突肌的情况

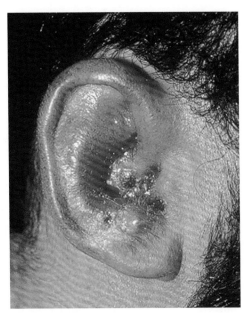

图 14-7　当与面神经阻滞联合应用时，耳大神经阻滞在缓解涉及膝状神经节的急性带状疱疹继发疼痛方面特别有用，如 Ramsay Hunt 综合征（From White G，Cox N：Diseases of the skin，ed 2，St. Louis，2006，Mosby.）

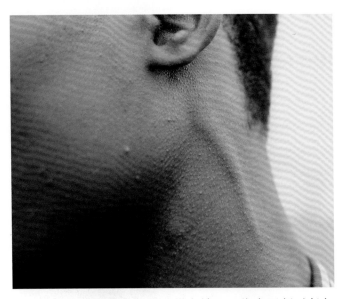

图 14-8　由于麻风病常累及耳大神经，临床医师对任何耳大神经肿胀的患者应多注意诊断麻风病的考虑（From Walsh DS，Meyers WM：Leprosy. In Guerrant RL，Walker DH，Weller PF，editors：Tropical infectious diseases，ed 3，Philadelphia，2011，Saunders.）

耳大神经浅部后，轻柔回吸并缓慢注射 3 ml 药液。然后退针并按压注射部位。调节针的方向并指向同侧耳垂，再次回吸无异常后，呈扇形注射余下的 2 ml 药液。

临床要点

当与面神经阻滞联合应用时，耳大神经阻滞在缓解涉及膝状神经节的急性带状疱疹继发疼痛方面特别有用，如 Ramsay Hunt 综合征（图 14-7）。用醋酸铝温热浸泡有助于干燥外耳道的渗液病变，使患者感觉更舒适。由于麻风病常累及耳大神经，临床医师对任何耳大神经肿胀的患者应多注意诊断麻风病的考虑（图 14-8）。

推荐阅读

Baker BL, Fosko SW: The nose: principles of surgical treatment, *Adv Dermatol* 24:114–132, 2008.

Becker M, Kohler R, Vargas MI, et al.: Pathology of the trigeminal nerve, *Neuroimaging Clin N Am* 18:283–307, 2008.

Huibin Q, Jianxing L, Guangyu H, Dianen F: The treatment of first division idiopathic trigeminal neuralgia with radiofrequency thermocoagulation of the peripheral branches compared to conventional radiofrequency, *J Clin Neurosci* 16:1425–1429, 2009.

Rait J: Ocular causes of headache. In Selvaratnam P, Niere K, Zuluaga M, editors: *Headache, orofacial pain and bruxism*, New York, 2009, Churchill Livingstone, pp 147–138.

Rozen T: Post-traumatic external nasal pain syndrome (a trigeminal based pain disorder), *Headache* 49:1423–1428, 2009.

15

肩胛舌骨肌注射

王晓宁 译 李天佐 校

适应证与临床考虑

　　肩胛舌骨肌综合征是由于肩胛舌骨肌下腹纤维受到创伤引起的。该综合征最常见的原因是患者近期有过强烈呕吐，或颈椎和颈前部肌肉的持续屈曲-伸展而造成的损伤。同时存在具有上肢症候群的臂丛损伤也可与创伤引起的肩胛舌骨肌综合征共存。肩胛舌骨肌综合征的疼痛表现为肌筋膜疼痛。受影响肌肉的运动可以不断加剧这种表现。肩胛舌骨肌下腹常常存在触发点，为治疗提供了基础。肩胛舌骨肌综合征疼痛起始于胸锁乳突肌锁骨附着处外侧的锁骨之上，疼痛可放射至颈前外侧。在肩胛舌骨肌下腹肌触发点注射局麻药和糖皮质激素可以起到诊断和治疗的作用。

临床相关解剖

　　肩胛舌骨肌从舌骨向外向下延伸并止于肩胛骨上缘

图 15-1　肩胛舌骨肌从舌骨向外向下延伸并止于肩胛骨上缘

（图 15-1）。肩胛舌骨肌中间腱从附着在锁骨上的下方肌肉移行而成，这个中间腱的附着点易受损伤。肩胛舌骨肌的下腹部分进一步被胸锁乳突肌的锁骨头的重叠附着处限制。肩胛舌骨肌也容易在此点受损伤。颈内静脉和颈总动脉在肩胛舌骨肌深面，臂丛位于更外侧。

　　注射治疗肩胛舌骨肌综合征的重要标志是胸锁乳突肌锁骨头的外侧（见图 15-1）。肩胛舌骨肌位于胸锁乳突肌锁骨头的稍外侧和深部，锁骨上缘 0.5 ～ 1 英寸处。考虑到肩胛舌骨肌与颈部大血管的关系，因此在此区域穿刺必须小心。

操作技术

　　患者仰卧位，头部偏向健侧，用 5 ml 注射器抽取 3 ml 局麻药。治疗肩胛舌骨肌综合征第一次阻滞时可在局麻药中加 80 mg 的皮质类固醇激素，随后的阻滞将剂

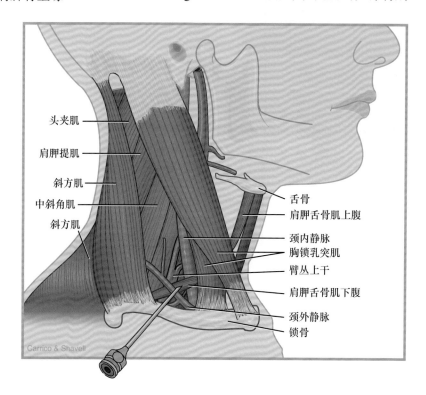

头夹肌
肩胛提肌
斜方肌
中斜角肌
斜方肌

舌骨
肩胛舌骨肌上腹
颈内静脉
胸锁乳突肌
臂丛上干
肩胛舌骨肌下腹
颈外静脉
锁骨

Carrico & Shavell

量改为 40 mg。

确认穿刺点时可要求患者抬起头对抗操作者手部的阻力,有助于确认胸锁乳突肌的后缘。确定胸锁乳突肌外缘附着于锁骨处的点。在此点稍外侧及锁骨上约 1 英寸处,作为穿刺点。常规消毒皮肤,用 1.5 英寸的穿刺针垂直于操作台进针(见图 15-1)。因为附近有大血管和臂丛,因此进针应缓慢。进针时常会感觉到穿透肩胛舌骨肌筋膜的突破感,这个深度大约 1/2 或 3/4 英寸。如果仔细操作,穿刺针不要太过外侧,应该不会遇到臂丛。因为在臂丛附近操作,应事先告诉患者,可能有异感,如果出现异感,应立刻告诉医师。穿刺针绝不应在更偏向内下的方向进针,否则很可能发生气胸。

确认肌肉后,仔细回吸并确定无血及脑脊液。并且

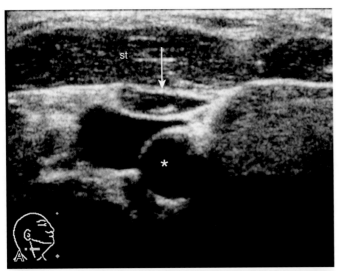

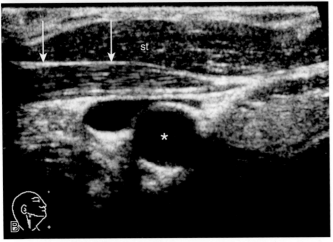

图 15-2　右肩胛舌骨肌(箭头)的超声横切面成像(**A**),显示了它是如何在横切面上像淋巴结一样跨过血管的;这可以通过纵切面成像来解决(**B**)(箭头)。* 颈动脉;st,胸锁乳突肌(From Rhys R:Cervical lymph nodes. In Allan PL, Baxter GM, Weston MJ, editors:Clinical ultrasound, ed 3, Edinburgh, 2011, Churchill Livingstone, pp 920-937;Fig. 46-9.)

无碰到臂丛分布区的异感出现,则缓慢注射 3 ml 局麻药。并且密切观察患者是否存在局麻药中毒反应或蛛网膜下腔内注射的症状。

副作用和并发症

邻近颈部大血管预示存在意外血管内注射或血管内吸收导致的局麻药毒性反应的潜在危险。血管分布丰富也可增加阻滞后皮下淤血和血肿形成的发生率。通过注射后立刻手法压迫阻滞区域,则可减少这些并发症的出现。注射后用冰袋冷敷 20 min 也可减轻操作后疼痛及减少出血。

除了涉及血管并发症的潜在风险,如果穿刺时太偏向外侧,靠近臂丛、中央轴索结构和膈神经,会引起并发症和副作用。尽管按标准操作时这些并发症很罕见,但也存在意外注射至硬膜外、硬膜下或蛛网膜下腔的可能性。局麻药意外注入任何一个间隙,均会发生严重的运动和感觉阻滞。若没有意识到这种意外注射,则这些并发症可能致命。治疗肩胛舌骨肌综合征时穿刺针位置太向后、外侧,也可能引起膈神经阻滞。在没有肺部疾病的患者,单侧膈神经阻滞不会造成呼吸窘迫。然而喉返神经阻滞伴随声带麻痹,同时加上膈肌麻痹,可能会使肺部和上呼吸道分泌物排出困难。因为临近肺尖,应告知患者有发生气胸的可能性。

临床要点

这项技术安全操作的关键是清晰了解和仔细确定解剖标志。临床医师应牢记进行阻滞部位附近的臂丛相当表浅。除肥胖患者外,进针均不应超过 3/4 英寸。如果仔细操作并认真观察,避免穿刺针从胸锁乳突肌锁骨端向内侧进针,气胸发生率均小于 0.5%。

缺乏明确的颈前部外伤史时,肩胛舌骨综合征是一种排除性诊断。临床医师应该始终考虑到这个区域因隐匿性恶性肿瘤引起的疼痛。来自喉、咽部及颈前三角的肿瘤可能引起与肩胛舌骨肌综合征相似的临床症状。在处理颈椎或颈部软组织屈伸损伤或剧烈创伤时,临床医师也应该通过仔细体检和采用肌电图来评估臂丛的损伤情况。还应注意的是,当使用超声成像鉴别肩胛舌骨肌时,在横切面上,可能会将该肌误认为肿块或淋巴结肿大;因此,在横切面和纵切面上对肌肉共同进行成像是非常重要的(图 15-2)。

推荐阅读

Kim L, Kwon H, Pyun SB: Pseudodysphagia due to omohyoid muscle syndrome, *Dysphagia* 24:357–361, 2009.

Waldman SD: Omohyoid syndrome. In Waldman SD, editor: *Atlas of uncommon pain syndromes*, ed 2, Philadelphia, 2008, Saunders.

Wong DS, Li JH: The omohyoid sling syndrome, *Am J Otolaryngol* 21:318–322, 2000.

Zachary RB, Young A, Hammond JD: The omohyoid syndrome, *Lancet* 294:104–105, 1969.

16

三叉神经阻滞

王晓宁 译 李天佐 校

适应证与临床考虑

三叉神经痛是三叉神经支配的面部患侧区域的一种发作性疼痛。97%病例是单侧疼痛；当发生在双侧时，说明涉及神经的同一部分。多数患者是第二、三支受影响；第一支受影响的概率低于5%。单侧疼痛发生在右侧的概率是57%。疼痛的特点是电击样疼痛发作，持续几秒到少于2 min。疼痛开始发作到高峰基本上是瞬时达到。

三叉神经痛患者会尽力避免接触触发区。患有其他类型面部疼痛的人，如颞下颌关节功能障碍，往往会不断摩擦患处，或对患处进行冷敷或者热敷。疼痛无法控制的频繁发作的患者通常需住院尽快控制疼痛。发作间歇期，患者可以无任何疼痛。剧烈疼痛消退后遗留的钝痛可能表明结构损伤对神经具有持续压迫。通常除了患有多发性硬化的患者，30岁以下的人群几乎不会出现这种疾病。

三叉神经痛患者常常有严重的抑郁症，有时甚至有自杀倾向，同时急性发作时伴有极度焦虑。不定期发作的疼痛使睡眠严重受影响，并可加重这些症状。同时存在有多发性硬化的患者可能表现出欣快性痴呆的特征。

三叉神经痛的治疗主要依赖药物。一线药物为卡马西平、巴氯芬。其他抗惊厥药包括普瑞巴林、加巴喷丁和奥卡西平也可能有益。如果口服药物无效，经冠状窦入路阻滞三叉神经可能是下一个有效的治疗手段。如果保守治疗失败，有多种有创治疗可供选择，包括射频毁损、球囊压迫、伽马刀放射治疗和微血管减压术，应对每种方法的风险效益比率进行仔细评估。

临床相关解剖

三叉神经的上颌神经（Ⅴ2）支是纯感觉神经（图

16-1）。它经圆孔出颅中窝，并跨过翼腭窝（图16-2），通过眶下裂入眶，出眶下孔分布于面部。通过在翼板前侧正上方进针，可选择性阻滞上颌神经。

上颌神经提供包括颅中窝脑脊膜、颞侧颧区、上颌

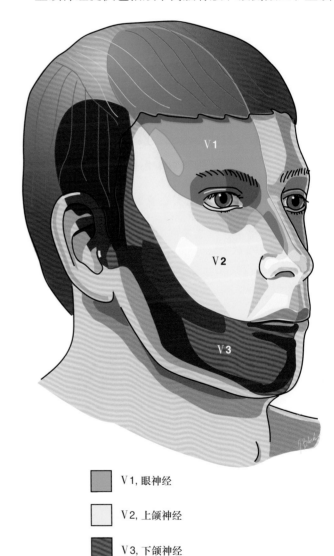

■ V1, 眼神经

□ V2, 上颌神经

■ V3, 下颌神经

图16-1 三叉神经分为三个分支（From Waldman SD：Atlas of interventional pain management, ed 4, Philadelphia, 2015, Saunders.）

窦黏膜的感觉神经支配；还提供上颌磨牙、前磨牙、尖牙，切牙以及相关的口腔牙龈和颊黏膜的感觉神经支配。鼻腔、下眼睑、鼻侧面皮肤和上唇也均由上颌神经支配。

下颌神经（V3）是由一个大的感觉神经根和细小的运动神经根组成。两者通过卵圆孔一起离开颅中窝，形成下颌神经。下颌神经分支提供硬脑膜和乳突窦黏膜的感觉神经支配。咀嚼肌、耳屏和耳轮、颞下颌关节后方、下巴和舌前 2/3 的背侧面、相关的口腔黏膜的皮肤

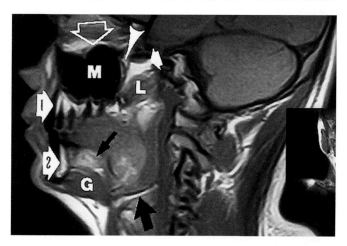

图 16-2　左下颌骨内侧面 T1 加权图像显示上颌窦（M）、上颌骨的眼眶面（白色空心箭头）、翼腭窝的内侧（白色箭头的头）、窦后脂肪垫（白色实心箭头）、翼外肌纤维延伸至下颌骨近端（L）、上颌骨骨髓（白色实心箭头 1）和下颌骨（白色实心箭头 2）、舌下间隙（黑色小箭头）、颏舌骨肌（G）及舌骨（黑色大箭头）（From Stark DD，Bradley WG Jr：Magnetic resonance imaging，ed 3，St. Louis，1999，Mosby. ）

感觉也是由下颌神经支配（见图 16-1）。细小的运动神经分支支配咬肌、翼外肌和颞肌。

操作技术

体表标志技术

患者仰卧位，颈椎保持中立位。通过让患者张口闭口几次，确认冠状切迹，扪触外耳道前及稍下侧区域。确认冠状切迹后，要求患者保持嘴于中立位。

用 12 ml 无菌注射器抽吸 7 ml 局麻药。治疗三叉神经痛、非典型面痛及其他累及上颌神经、下颌神经疼痛性疾病时，在第一次阻滞时应在局麻药中加入 80 mg 糖皮质激素。在随后的阻滞时剂量改为 40 mg。

皮肤常规消毒。用 3.5 英寸、22 G 穿刺针直接在冠状切迹的中点及颧弓下缘进针。垂直颅骨平面，进针大约 1.5 ~ 2 英寸可触到翼突外侧板（图 16-3）。如果临床相关解剖鉴定有困难，可以用 X 线透视法鉴定冠状面切迹的轮廓和位于切迹深部的翼突外侧板（图 16-4）。如果在此点同时希望阻滞上、下颌神经，需稍微退针，仔细回吸无异常后注射 7 ml 药液（见图 16-3 和图 16-4）。注射期间应仔细观察患者有无局麻药中毒反应。

超声引导技术

患者仰卧位，颈椎保持中立位。通过让患者张口闭口几次，确认冠状切迹，扪触外耳道前及稍下侧区域。

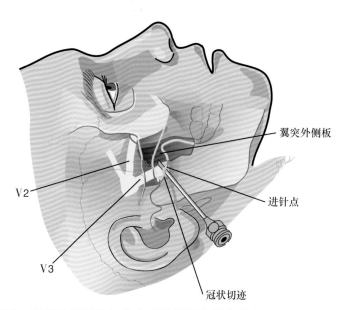

图 16-3　进行三叉神经阻滞，穿刺针从冠状切迹中间进针朝向翼突外侧板（From Waldman SD：Atlas of interventional pain management，ed 4，Philadelphia，2015，Saunders. ）

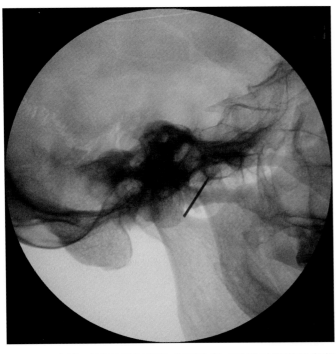

图 16-4　侧位透视显示经冠状入路治疗三叉神经阻滞的穿刺针位置

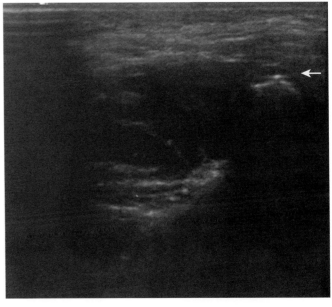

图 16-5　颞下颌关节（箭头）的超声横断面图像。注意下颌骨颈部的声影（From Dayisoylu EH，Cifci E，Uckan S：Ultrasound-guided arthrocentesis of the temporomandibular joint. Br J Oral Maxillofac Surg 51 [7]：667-668，2013；Fig. 2.）

确认冠状切迹后，要求患者保持嘴于中立位。

用 12 ml 无菌注射器抽吸 7 ml 局麻药。治疗三叉神经痛、非典型面痛及其他累及上颌神经、下颌神经疼痛性疾病时，在第一次阻滞时应在局麻药中加入 80 mg 糖皮质激素。在随后的阻滞时剂量改为 40 mg。

皮肤常规消毒。将高频线性超声探头横向置于冠状切迹上方。超声影像显示出翼腭窝内的上颌神经和下颌神经。下颌骨髁突和其下方的下颌骨颈部的声影在图像的后半部分很明显，它指示了颞下颌关节的位置，从而有助于确定穿刺针的位置（图 16-5）。在超声持续引导下，以平面外法，用 1.5 英寸、22 G 穿刺针直接在冠状切迹的中点及颧弓下缘进针，直至触及翼突外侧板。触及翼突外侧板后，稍微退针，仔细回吸后注入药液。注射期间应仔细观察患者有无局麻药中毒反应。

副作用和并发症

由于翼腭窝的血管丰富，经冠状切迹行三叉神经阻滞后可出现明显的面部血肿。提示操作者应用小剂量局麻药缓慢注射以避免局麻药毒性反应。

可能有少数患者在进行三叉神经分支破坏性操作后可出现包括痛性感觉缺失在内的术后感觉障碍，这些感觉障碍包括从轻拉拽或烧灼感到严重的操作后疼痛，统称痛性感觉缺失。这些操作后症状据认为是由于神经结构的不完全破坏引起的。感觉缺失区也可出现皮肤脱落。

除了感觉的障碍，阻滞或破坏三叉神经分支也可导致运动功能异常，包括咀嚼肌无力和本体感觉丧失或肌无力引起的继发性面部不对称。应告知患者所有这些可能发生的并发症。

临床要点

对口服药物反应差的无法控制疼痛的三叉神经痛患者或等待药物起效的三叉神经痛的急性疼痛患者，选择皮质类固醇激素和局麻药经冠状入路行三叉神经阻滞不失为一种很好的选择。阻滞的主要副作用与翼腭窝血管分布丰富相关，必须注意避免局麻药毒性反应。尽管局部区域血管丰富，对使用抗凝剂的患者，若临床情况显示对患者具有有利的风险-效益比，尽管有增加出血的风险，采用 25 G 或 27 G 的注射针仍可安全地进行操作。

因为每日一次或隔日一次阻滞可导致面部出现小点状瘢痕，应该告知患者这种可能性。感染虽然比较罕见，但对于免疫功能低下的患者仍存在发生的可能性。感染的早期检测是避免出现潜在危及生命后遗症的关键。

推荐阅读

Borges A, Casselman J: Imaging the trigeminal nerve, *Eur J Radiol* 74:323–340, 2010.

Dubey A, Sung WS, Shaya M, et al.: Complications of posterior cranial fossa surgery—an institutional experience of 500 patients, *Surg Neurol* 72:369–375, 2009.

Martin T, Mark R, Smith H, et al.: Gamma Knife radiosurgery (GKRS) in the management of trigeminal neuralgia: long-term follow-up report of 511 cases, *Int J Radiat Oncol Biol Phys* 75(3 Suppl 1):S128–S129, 2009.

Waldman SD: The trigeminal nerve—cranial nerve V. In *Pain review*, Philadelphia, 2009, Saunders.

Waldman SD: *Trigeminal neuralgia. Atlas of common pain syndromes*, ed 2, Philadelphia, 2008, Saunders, pp 29–32.

17

经鼻入路蝶腭神经节阻滞

王晓宁　译　李天佐　校

适应证与临床考虑

蝶腭神经节阻滞可用于治疗急性偏头痛、急性丛集性头痛和各种面部神经痛，包括 Sluder、Vail 和 Gardner 综合征（图 17-1）。这项技术在偏头痛状态和慢性丛集性头痛的治疗中也很有用。有病例证据表明，蝶腭神经节阻滞可能在三叉神经急性带状疱疹继发疼痛的缓解中也有用。

使用神经松解剂、射频损毁和冷冻对蝶腭神经节的破坏手术可用于缓解癌性疼痛和少数对保守治疗无效的头痛和面部疼痛综合征。近来临床经验显示，蝶腭神经节电刺激的近期效果是有前景的。

临床相关解剖

蝶腭神经节（翼腭神经节、鼻神经节或 Meckel 神经节）位于中鼻甲后部的翼腭窝（图 17-2）。表面被

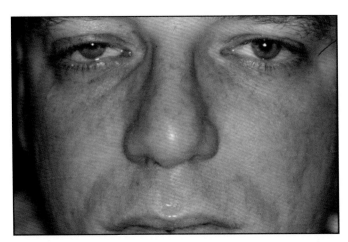

图 17-1　右侧急性丛集性头痛。注意同侧上睑下垂和瞳孔缩小。另外，有明显的同侧流泪和流涕（见上唇）（From Benoliel R，Sharav Y：The trigeminal autonomic cephalgias［TACs］. In Sharav Y，Benoliel R，editors：Orofacial pain and headache，Edinburgh，2008，Mosby，pp 225-254；Fig. 10-1.）

1 ～ 1.5 mm 的结缔组织和黏膜所覆盖。由这个 5 mm 长的三角形结构发出半月神经节、三叉神经、颈动脉丛、面神经和颈上神经节的主要分支（图 17-2 和图 17-3）。局部麻醉或注射均可阻断蝶腭神经节。

操作技术

经鼻入路蝶腭神经节阻滞是通过对在神经节上的黏膜进行局部麻醉来完成的。患者取仰卧位，检查前鼻孔是否有息肉、肿瘤和异物。用 5 ml 无菌注射器抽取 3 ml 2% 利多卡因或 10% 可卡因。然后就像放置鼻胃管一样，将鼻尖向上拉，在每个鼻孔内注射 0.5 ml 的局麻药。要求患者用力嗅吸，将局麻药吸入鼻后部，起到润滑鼻黏膜和局部麻醉的双重作用。

将两个 3.5 英寸长的棉签浸润到局麻药液中，用棉签沿着每个鼻孔中鼻甲的上缘向内探入，直至触到蝶腭神经节黏膜（图 17-4）。然后将 1 ml 的局麻药滴注在棉签上。棉签起着棉条的作用，使局麻药与神经节黏膜保持接触。20 分钟后取出棉签。如果解剖因素（如息肉）妨碍使用棉签的患者，可考虑使用鼻内镜将 3.5 英寸、22 G 针放置于蝶腭神经节黏膜。监测患者的血压、脉搏和呼吸，以便发现不良反应。

副作用和并发症

由于鼻黏膜血管丰富，鼻出血是该技术的主要并发症。这种血管分布特点可导致明显的局部麻醉药的全身吸收从而导致局麻药毒性反应，特别是在使用可卡因时。

患者偶尔会在蝶腭神经节阻滞后出现明显的直立性低血压。这是因为该阻滞技术简单无创而容易忽视阻滞后的监测。因此，蝶腭神经节阻滞的患者应密切监测直立性低血压，并需要在刚开始活动时进行辅助。

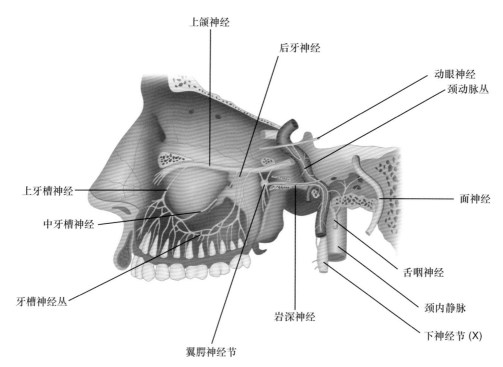

上颌神经

后牙神经

动眼神经
颈动脉丛

上牙槽神经

中牙槽神经

面神经

牙槽神经丛

舌咽神经

颈内静脉

岩深神经

下神经节 (X)

翼腭神经节

图 17-2　蝶腭神经节（翼腭神经节）的解剖。请注意蝶腭（翼腭）结构发出半月神经节、三叉神经、颈动脉丛、面神经和颈上神经节的主要分支（From Barral J-P，Croibier A：Maxillary nerve. In Manual therapy for the cranial nerves，Edinburgh，2009，Churchill Livingstone，pp 129-138；Fig. 16-3，p 131.）

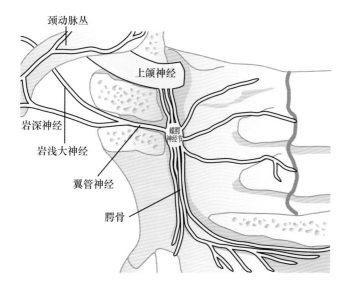

颈动脉丛

上颌神经

岩深神经

岩浅大神经

翼管神经

蝶腭
神经节

腭骨

图 17-3　蝶腭神经节发出半月神经节、三叉神经、颈动脉丛、面神经和颈上神经节的主要分支（From van Eerd M，van Kleef M，Van Zundert J：Radiofrequency treatment. In Benzon HT，Rathmell JP，Wu CL，Turk DC，Argoff CE，Hurley RW，editors：Practical management of pain，ed 5，Philadelphia，2014，Mosby，pp 846-865.e3；Fig. 62-4.）

临床要点

　　临床经验表明，应用局麻药阻断蝶腭神经节对终止偏头痛或丛集性头痛的急性发作是有效的。简单的经鼻入路适合在床边、急诊室或疼痛诊所使用。虽然使用这种技术时，可卡因可能是一种更好的局部麻醉药，但由于属于管控药物，因此其他局部麻醉药（如利多卡因溶胶）成为更理想的选择。

　　对于急性头痛患者，该阻滞技术可以在置入棉签后，同时通过面罩吸入 100% 氧气。经验表明，这种方法可以消除 80% 的丛集性头痛。蝶腭神经节阻滞可以每日进行直至疼痛完全缓解。通常五个疗程之内即可达到治疗终点。

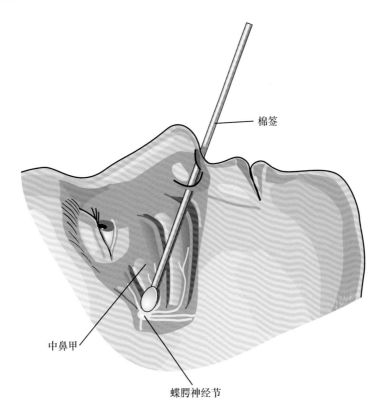

棉签

中鼻甲

蝶腭神经节

图 17-4　将两个 3.5 英寸长的棉签浸润到局麻药液中，用棉签沿着每个鼻孔中鼻甲的上缘向内探入，直至触到蝶腭神经节黏膜（From Waldman SD：Atlas of interventional pain management，ed 4，Philadelphia，2015，Saunders；Fig. 3-5.）

推荐阅读

Aurora SK: Pathophysiology of migraine and cluster headaches, *Semin Pain Med* 2(2):62–71, 2004.

Benitez-Rosario MA, McDarby G, Doyle R, Fabby C: Chronic cluster-like headache secondary to prolactinoma: uncommon cephalalgia in association with brain tumors, *J Pain Symptom Manage* 37(2):271–276, 2009.

Grover PJ, et al.: Deep brain stimulation for cluster headache, *J Clin Neurosci* 16(7):861–866, 2009.

Russell MB: Epidemiology and genetics of cluster headache, *Lancet Neurol* 3(5):279–283, 2004.

Waldman SD: *Cluster headache pain review*, Philadelphia, 2009, Saunders, pp 216–217.

Waldman SD: Sphenopalatine ganglion block. In *Comprehensive atlas of ultrasound guided pain management techniques*, Philadelphia, 2014, Lippincott, pp 56–64.

Waldman SD: Sphenopalatine ganglion block: transnasal approach. In *Atlas of interventional pain management*, ed 4, Philadelphia, 2015, Saunders, pp 12–15.

18

斜方肌综合征注射技术

王晓宁 译 李天佐 校

适应证与临床考虑

颈后肌特别容易受损发展为肌筋膜疼痛综合征。颈部的屈伸损伤以及继发于提包、双肩背肩带或笔记本电脑包的反复微小创伤，均可导致斜方肌发展为肌筋膜疼痛。

肌筋膜疼痛综合征是一种慢性疼痛综合征，它能影响躯体的局灶或一部分。肌筋膜疼痛综合征的必要条件是查体时发现肌筋膜疼痛触发点。尽管这些触发点一般是局限于躯体的部分区域，但肌筋膜疼痛综合征的疼痛往往牵涉其他解剖区域。这种牵涉痛常常被误诊或是被归因于其他器官系统疾病，从而导致过度评估及治疗无效。涉及斜方肌的肌筋膜疼痛综合征患者常有颈部、乳突区、下颌角和上肢的牵涉痛，最后导致患者误认为自己心脏病发作。

触发点是肌筋膜疼痛的特征性病变，被认为是肌肉受到轻微创伤引起的。这种病理损伤的特点是受累肌肉存在一个局部剧烈压痛的点。由触摸或拉伸等对触发点造成的机械刺激不仅会引起局部的剧烈疼痛，也会产生牵涉痛。除了这种局部疼痛和牵涉痛，受刺激的肌肉经常会产生不自主的回缩，这种现象称之为"跳跃征"。这种跳跃征也是肌筋膜疼痛综合征的特征。

当触摸到肌筋膜触发点时，就可以鉴别出紧绷的肌纤维带。虽然已提出了许多理论，以及肌筋膜疼痛综合征患者存在共同的生理表现，但是肌筋膜触发点的病理生理学仍然未知。所有这些理论的共同点是坚信触发点是受累肌肉受到轻微创伤的结果。这种微创伤可能是由受累肌肉的单次伤害引起的，或者是由反复的微创伤所引起的，或者肌肉单位激动及拮抗的慢性去适应的结果。

除了肌肉损伤，其他各种因素似乎也可以使患者患上肌筋膜疼痛综合征。周末运动员的身体遭受不适应的体育活动，也可能会出现肌筋膜疼痛综合征。使用键盘或看电视的不良姿势，也是肌筋膜疼痛综合征的诱发因素。以往的损伤可能导致肌肉功能异常，随后易于发展为肌筋膜疼痛综合征。如果患者营养状态不良及并存包括慢性压力和抑郁在内的心理或行为异常，都可加剧以上的诱发因素。斜方肌似乎特别容易出现压力引起的肌筋膜疼痛综合征。

僵硬及疲劳通常与肌筋膜疼痛综合征的疼痛并存，这就加剧了这种疾病相关的功能障碍，也使治疗变得更加复杂。肌筋膜疼痛综合征可以原发性疾病状态出现，也可与其他疼痛性疾病呈并发状态，包括神经根性病和慢性局部疼痛综合征。包括抑郁在内的心理或行为异常常与肌筋膜疼痛综合征相关的肌肉异常共存。这些心理和行为异常的治疗是任何成功治疗肌筋膜疼痛综合征中的不可分割的组成部分。

临床相关解剖

颈部肌肉作为一个功能单位发挥作用，起稳定及协调头部及相关感觉器官协调运动。单一肌肉的损伤能导致整个功能单元的功能障碍。斜方肌是颈部主要伸肌，也是**肩胛肌群**的组成部分，牵涉到肩胛骨的稳定和运动（图 18-1）。斜方肌上部起源于项韧带、颈椎和胸椎棘突、附着于肩胛骨上缘。斜方肌的中间部分起始于上胸椎棘突和肩胛骨内侧缘。斜方肌下部分纤维来源于下胸椎棘突和附着于肩胛冈的内侧部分。斜方肌这些起止点特别容易损伤，随后发展为肌筋膜触发点（见图 18-1）。触发点注射既可作为诊断方法又可作为治疗手段。

操作技术

在触发点注射前，对患者的精心准备有助于达到最佳治疗效果。触发点的注射是针对原发触发点，而不

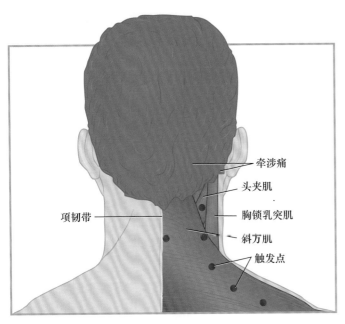

图 18-1　斜方肌是颈部的主要伸肌，容易发展为肌筋膜触发点

图中标注：牵涉痛、头夹肌、项韧带、胸锁乳突肌、斜方肌、触发点

是牵涉痛的区域。应向患者解释触发点注射的目的是阻断持续性疼痛，从而期望能够长时间地缓解疼痛。多数肌筋膜疼痛综合征患者想要获得最佳的治疗效果，需要不止一种治疗方式，要患者理解这一点很重要。在确定和标记触发点及进行触发点注射操作时，患者采用平卧或侧卧位，这样有助于降低血管迷走神经性反应的发生率。注射前应进行该部位的皮肤消毒，以避免感染。

向患者说明触发点注射的目的及对患者进行适当的准备后，用戴无菌手套的手指再次确认触发点的位置。用无菌注射器抽取 10 ml 的 0.25% 不含防腐剂的布比卡因和 40 mg 甲泼尼龙，穿刺针为长度足够达到触发点的 25 G 或 27 G。除了背部较低位置的肌肉，1.5 英寸的针是足够的。每个触发点注射 0.5 ～ 1 ml 药液。应该告知患者，要完全消除触发点痛需 2 ～ 5 个疗程。

副作用和并发症

由于这种注射方法靠近脊髓及神经根出口，因此必须由精通局部解剖及具有介入性疼痛治疗经验的医师进行操作。邻近椎动脉及结合该解剖区域的血管特性，使潜在血管内注射的发生率增加。即使少量的局麻药注入椎动脉也可引起惊厥。鉴于接近大脑和脑干，触发点注射后，局麻药血管吸收引起共济失调也并不少见。在接受触发点注射术后，许多患者会感到疼痛一过性增加。若用长针头穿刺还可能出现气胸。

临床要点

只要注意注射部位相关的临床解剖，触发点注射是非常安全的。使用此种技术时应注意无菌操作原则以避免感染，操作者应严格采用预防措施避免可能的风险出现。触发点注射术的大部分副作用是注射针对进针部位及皮下组织造成的损伤。注射后立即压迫注射部位，可降低瘀斑和血肿形成的发生率。避免使用过长的针，有助于降低深部组织损伤的发生率。当触发点注射靠近胸膜腔时，必须特别注意避免引起气胸。

抗抑郁药是治疗肌筋膜疼痛综合征的主要药物。治疗这类疼痛，三环类抗抑郁药比选择性 5- 羟色胺再摄取抑制剂更加有效。抗抑郁药对肌筋膜疼痛综合征治疗作用的确切机制仍不清楚。一些研究人员认为这类药物的主要作用是治疗患者潜在的抑郁，它存在于许多肌筋膜疼痛综合征患者身上。阿米替林和去甲替林是首选药物，应该给予一次睡前剂量，在副作用允许范围内从 10 ～ 25 mg 逐步递增。普瑞巴林在肌筋膜疼痛综合征的药物治疗中也有很好的价值。

推荐阅读

Baldry P: Acupuncture treatment of fibromyalgia and myofascial pain. In Chaitow L, editor: *Fibromyalgia syndrome*, ed 3, Oxford, 2010, Churchill Livingstone, pp 145–159.

Ge HY, Nie H, Madeleine P, et al.: Contribution of the local and referred pain from active myofascial trigger points in fibromyalgia syndrome, *Pain* 147:233–240, 2009.

Ge HY, Wang Y, Danneskiold-Samsøe B, et al.: The predetermined sites of examination for tender points in fibromyalgia syndrome are frequently associated with myofascial trigger points, *J Pain* 11:644–651, 2010.

LeBlanc KE, LeBlanc LL: Musculoskeletal disorders, *Prim Care* 37:389–406, 2010.

Lucas KR, Rich PA, Polus BI: Muscle activation patterns in the scapular positioning muscles during loaded scapular plane elevation: the effects of latent myofascial trigger points, *Clin Biomech (Bristol, Avon)* 25:765–770, 2010.

Partanen JV, Ojala TA, Arokoski JP: Myofascial syndrome and pain: a neurophysiological approach, *Pathophysiology* 17:19–28, 2010.

19

颈椎劳损注射技术

王晓宁　译　李天佐　校

适应证与临床考虑

　　颈后部肌肉在颈部急性屈伸或横向侧弯，或继发于提包、双肩背包或手提电脑背带的压力引起的重复性微小创伤时，容易发展为急慢性疼痛症候群。长期压力及临床上可引起颈椎劳损的异常行为均可对肌肉产生不利影响。也可出现伴有特征性肌筋膜触发点的肌筋膜疼痛综合征，单发或合并颈椎劳损。

　　斜方肌和颈后深部肌肉（头夹肌、颈夹肌的肌纤维或肌腱单位）的微小创伤或重伤均可导致颈椎劳损。颈椎劳损的临床表现为颈部和上背部的酸痛、紧张、僵硬、疼痛，疼痛放射至同侧肩部。如前所述，颈椎劳损也可和肌筋膜疼痛综合征并存。也可存在触发点。颈椎劳损的症状可在颈椎向同侧旋转和对侧侧屈时出现。深部触诊存在压痛，但除非存在肌筋膜疼痛综合征，否则不存在触发点。疼痛、痉挛和其他与颈椎劳损相关的症状会随着身体或精神压力而加重。在急性颈椎劳损的患者中，X线平片常显示颈椎前凸曲线变直（图19-1）。

临床相关解剖

　　颈部肌肉作为一个功能单位，其作用是稳定和协调头部和相关感觉器官的运动。单一肌肉的创伤可能导致整个功能单元的功能障碍。斜方肌、头夹肌、颈夹肌和头半棘肌是主要的伸肌，也是肩胛肌群的一部分，参与肩胛骨的稳定和运动（图19-2）。斜方肌上部起源于项韧带、颈椎和上胸椎棘突，并附着于肩胛骨上缘。斜方肌的中间部分起始于上胸椎棘突止于肩胛骨内侧缘。斜方肌下部分纤维来源于下胸椎棘突并附着于肩胛冈的内侧端。头夹肌起始于项韧带下部和上部四个胸椎棘突并连接于枕骨上项线。颈夹肌起始点相似，但连接于上颈椎的横突。这些肌肉的起止点尤其容易受到创伤，逐渐发展为劳损或肌筋膜触发点（见图19-2）。下面所述的注射技术既可作为诊断方法也可作为治疗措施。

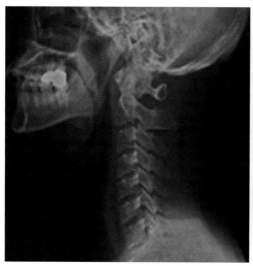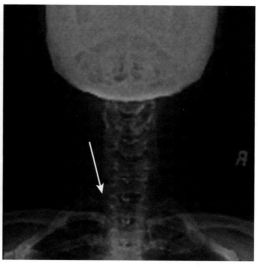

图 19-1　机动车事故后急性颈椎损伤患者的正侧位颈椎 X 线片，正常的颈椎前凸曲线变直（From Kim M-Y, Chi EH, Lee J-H, Ha I-H：The clinical observation of muscle energy techniques and ligamentous articular strain in 2 cases of cervical disc herniation with thoracic outlet syndrome. Int J Osteopath Med 18［1］：63-70，2015；Fig. 5.）

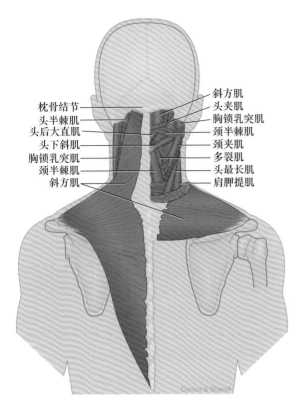

图 19-2　颈部的主要伸肌容易发展为急、慢性疼痛综合征

图中标注（左侧自上而下）：枕骨结节、头半棘肌、头后大直肌、头下斜肌、胸锁乳突肌、颈半棘肌、斜方肌

图中标注（右侧自上而下）：斜方肌、头夹肌、胸锁乳突肌、颈半棘肌、颈夹肌、多裂肌、头最长肌、肩胛提肌

操作技术

向患者解释注射目的，受累肌肉皮肤应常规消毒准备。注射液为 19 ml 的 0.25% 不含防腐剂的布比卡因和 40 mg 甲泼尼龙。25 G 或 27 G 针头，长度足以达到受累肌肉。穿刺针进入肌肉后（见图 19-2），刺入筋膜时常能感觉到明显的突破感，在仔细回吸无异常后，以扇形方式遍及受累肌肉缓慢注射 5 ～ 7 ml 药液。如果存在触发点，每个触发点注射 0.5 ～ 1 ml 药液。需告知患者要连续治疗 2 ～ 5 次，才能完全消除颈椎劳损症状和触发点。

副作用和并发症

由于这种注射方法靠近脊髓及神经根出口，因此必须由精通局部解剖及具有介入性疼痛治疗经验的医师进行操作。邻近椎动脉及结合该解剖区域的血管特性，使潜在血管内注射的发生率增加。即使少量的局麻药注入椎动脉也可引起惊厥。鉴于接近大脑和脑干，触发点注

射后，局麻药血管吸收引起共济失调也并不少见。在接受触发点注射术后，许多患者会感到疼痛一过性增加。若用长针头穿刺还可能出现气胸。

临床要点

这种注射技术在治疗颈部劳损方面非常有效。如果同时存在肌筋膜疼痛，应增加触发点注射。只要注意注射部位相关的临床解剖，触发点注射是非常安全的。使用此种技术时应注意无菌操作原则以避免感染，操作者应严格采用预防措施避免可能的风险出现。触发点注射术的大部分副作用是注射针对进针部位及皮下组织造成的损伤。注射后立即压迫注射部位，可降低瘀斑和血肿形成的发生率。避免使用过长的针，有助于降低深部组织损伤的发生率。当触发点注射靠近胸膜腔时，必须特别注意避免引起气胸。

应在患者接受这种颈椎劳损注射技术几天后，开始使用物理疗法，包括局部加热和温和的拉伸练习。应避免剧烈运动以免加重患者的症状。简单的镇痛药，非甾体抗炎药和抗肌张力药（如替扎尼定），可以与这种注射技术同时使用。

如果肌筋膜痛同时合并颈椎劳损的症状，应考虑三环类抗抑郁药。抗抑郁药是治疗肌筋膜疼痛综合征的主要药物。治疗这类疼痛，三环类抗抑郁药比选择性 5- 羟色胺再摄取抑制剂更加有效。抗抑郁药对肌筋膜疼痛综合征治疗作用的确切机制仍不清楚。一些研究人员认为这类药物的主要作用是治疗患者潜在的抑郁，它存在于许多肌筋膜疼痛综合征患者身上。阿米替林和去甲替林是首选药物，应该给予一次睡前剂量，在副作用允许范围内从 10 ～ 25 mg 逐步递增。

推荐阅读

Chen HB, Yang KH, Wang ZG: Biomechanics of whiplash injury, *Chin J Traumatol* 12:305–314, 2009.

Cho CH, Song KS, Min BW, et al.: Musculoskeletal injuries in break-dancers, *Injury* 40:1207–1211, 2009.

Opper SE: Neck pain. In Smith HS, editor: *Current therapy in pain*, Philadelphia, 2009, Saunders, pp 137–147.

White K, Hudgins TH, Alleva JT: Cervical sprain/strain definition, *Dis Mon* 55:724–728, 2009.

Zmurko MG, Tannoury TY, Tannoury CA, Anderson DG: Cervical sprains, disc herniations, minor fractures, and other cervical injuries in the athlete, *Clin Sports Med* 22:513–521, 2003.

20

胸锁乳突肌综合征注射技术

王晓宁 译 李天佐 校

适应证与临床考虑

胸锁乳突肌特别容易发生肌筋膜疼痛综合征，屈伸和横向运动损伤颈部或反复的微小创伤，以及需要长期仰头操作的工作，如粉刷天花板、躺在床上看书或斜躺在沙发上看电视，都可导致罹患胸锁乳突肌肌筋膜疼痛。

肌筋膜疼痛综合征是一种慢性疼痛综合征，它能影响躯体的局灶或一部分。肌筋膜疼痛综合征的必要条件是查体时发现肌筋膜疼痛触发点。尽管这些触发点一般是局限于躯体的部分区域，但肌筋膜疼痛综合征的疼痛往往牵涉其他解剖区域。这种牵涉痛常常被误诊或是被归因于其他器官系统疾病，从而导致过度评估及无效治疗。涉及胸锁乳突肌的肌筋膜疼痛综合征患者，常有上颈部、面部、下颌角和颞区的牵涉痛（图 20-1）。

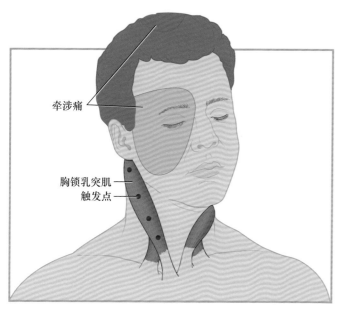

图 20-1 胸骨锁乳突肌疼痛综合征的患者常出现上颈部、面部、下颌角和颞部的牵涉性疼痛

触发点是肌筋膜疼痛的特征性病变，被认为是肌肉受到轻微创伤引起的。这种病理损伤的特点是受累肌肉存在一个局部剧烈压痛的点。由触碰或拉伸等对触发点造成的机械刺激不仅会引起局部的剧烈疼痛，也会产生牵涉痛。除了这种局部疼痛和牵涉痛，受刺激的肌肉经常会产生不自主的回缩，这种现象称之为"跳跃征"。这种跳跃征也是肌筋膜疼痛综合征的特征。

当触摸到肌筋膜触发点时，就可以鉴别出紧绷的肌纤维带。虽然已提出了许多理论，以及肌筋膜疼痛综合征患者存在共同的生理表现，但是肌筋膜触发点的病理生理学仍然未知。所有这些理论的共同点是坚信触发点是受累肌肉受到轻微创伤的结果。这种微创伤可能是由受累肌肉的单次伤害引起的，或者是由反复的微创伤所引起的，或者肌肉单位激动及拮抗的慢性去适应的结果。

除了肌肉损伤，其他各种因素似乎也可以使者患上肌筋膜疼痛综合征。周末运动员接受不适应的体育活动，也可能会出现肌筋膜疼痛综合征。使用键盘或看电视的不良姿势，也是肌筋膜疼痛综合征的诱发因素。以往的损伤可能导致肌肉功能异常，随后易于发展为肌筋膜疼痛综合征。如果患者营养状态不良及并存包括慢性压力和抑郁在内的心理或行为异常，都可加剧以上的诱发因素。胸锁乳突肌似乎特别容易出现压力引起的肌筋膜疼痛综合征。

僵硬及疲劳通常与肌筋膜疼痛综合征的疼痛并存，这就加剧了这种疾病相关的功能障碍，也使治疗变得更加复杂。肌筋膜疼痛综合征可以原发性疾病状态出现，也可与其他疼痛性疾病呈并发状态，包括神经根性病和慢性局部疼痛综合征。心理或行为异常，包括抑郁，经常与肌筋膜疼痛综合征相关的肌肉异常共存。这些心理和行为异常的治疗是成功治疗肌筋膜疼痛综合征中的不可分割的组成部分。

临床相关解剖

颈部肌肉作为一个功能单位发挥作用，达到稳定头部和相关感觉器官的协调运动，单一肌肉的损伤可能导致整个功能单元的功能障碍。胸锁乳突肌的作用使头部在寰枕关节伸展和使头转向对侧。胸锁乳突肌起始于锁骨内侧 1/3 和胸骨柄前面（图 20-2），止于颞骨乳突和枕骨。胸锁乳突肌的起止点特别容易受到创伤，随后发展为肌筋膜疼痛综合征的触发点（见图 20-2）。触发点注射既可作为诊断方法也可作为治疗措施。

操作技术

在触发点注射前，对患者的精心准备有助于达到最佳治疗效果。触发点的注射是针对原发触发点，而不是牵涉痛的区域。应向患者解释触发点注射的目的是阻断持续性疼痛，从而期望能够长时间的缓解疼痛。多数肌筋膜疼痛综合征患者想要获得最佳的治疗效果，需要

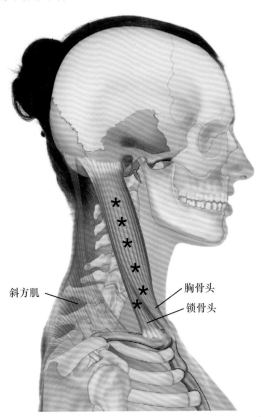

斜方肌　　胸骨头　　锁骨头

图 20-2　胸锁乳突肌起源于锁骨内侧三分之一处的肌肉头和胸骨柄前部的圆形肌腱，止于颞骨乳突和枕骨。胸锁乳突肌的起止点特别容易受到创伤，随后发展为肌筋膜疼痛综合征的触发点（From Gatterman ML，McDowell BL：Management of muscle injury and myofascial pain syndromes. In Gatterman MI，editor：Whiplash，St. Louis，2012，Mosby，pp 85-118；Fig. 6-1.）

不止一种治疗方式，要患者理解这一点很重要。在确定和标记触发点及进行触发点注射操作时，患者采用平卧或侧卧位，这样有助于降低血管迷走神经性反应的发生率。注射前应进行该部位的皮肤消毒，以避免感染。

向患者说明触发点注射的目的及对患者进行适当的准备后，用带无菌手套的手指再次确认触发点的位置。用无菌注射器抽取 10 ml 的 0.25% 不含防腐剂的布比卡因和 40 mg 甲泼尼龙。穿刺针选用长度足够达到触发点的 25 G 或 27 G。除了背部较低位置的肌肉，1.5 英寸的针是足够的。每个触发点注射 0.5 ～ 1 ml 药液。应该告知患者，要完全消除触发点痛需 2 ～ 5 个疗程。

副作用和并发症

由于这种注射方法靠近脊髓及神经根出口，因此必须由精通局部解剖及具有介入性疼痛治疗经验的医师进行操作。邻近椎动脉及结合该解剖区域的血管特性，使潜在血管内注射的发生率增加。即使少量的局麻药注入椎动脉也可引起惊厥。鉴于接近大脑和脑干，触发点注射后，局麻药血管吸收引起共济失调也并不少见。在接受触发点注射术后，许多患者会感到疼痛一过性增加。若用长针头穿刺还可能出现气胸。

临床要点

只要注意注射部位相关的临床解剖，触发点注射是非常安全的。使用此种技术时应注意无菌操作原则以避免感染，操作者应严格采用预防措施避免可能的风险出现。触发点注射术的大部分副作用是注射针对进针部位及皮下组织造成的损伤。注射后立即压迫注射部位，可降低瘀斑和血肿形成的发生率。避免使用过长的针，有助于降低深部组织损伤的发生率。当触发点注射靠近胸膜腔时，必须特别注意避免引起气胸。

抗抑郁药是治疗肌筋膜疼痛综合征的主要药物。治疗这类疼痛，三环类抗抑郁药比选择性 5- 羟色胺再摄取抑制剂更有效。抗抑郁药对肌筋膜疼痛综合征治疗作用的确切机制仍不清楚。一些研究人员认为这类药物的主要作用是治疗患者潜在的抑郁，它存在于许多肌筋膜疼痛综合征患者身上。阿米替林和去甲替林是首选药物，应该给予一次睡前剂量，在副作用允许范围内从 10 ～ 25 mg 逐步递增。普瑞巴林在肌筋膜疼痛综合征的药物治疗中也有很好的价值。

推荐阅读

Baldry P: Acupuncture treatment of fibromyalgia and myofascial pain. In Chaitow L, editor: *Fibromyalgia syndrome*, ed 3, Oxford, 2010, Churchill Livingstone, pp 145–159.

Ge HY, Nie H, Madeleine P, et al.: Contribution of the local and referred pain from active myofascial trigger points in fibromyalgia syndrome, *Pain* 147:233–240, 2009.

Ge HY, Wang Y, Danneskiold-Samsøe B, et al.: The predetermined sites of examination for tender points in fibromyalgia syndrome are frequently associated with myofascial trigger points, *J Pain* 11:644–651, 2010.

LeBlanc KE, LeBlanc LL: Musculoskeletal disorders, *Prim Care* 37:389–406, 2010.

Lucas KR, Rich PA, Polus BI: Muscle activation patterns in the scapular positioning muscles during loaded scapular plane elevation: the effects of latent myofascial trigger points, *Clin Biomech (Bristol, Avon)* 25:765–770, 2010.

Partanen JV, Ojala TA, Arokoski JP: Myofascial syndrome and pain: a neurophysiological approach, *Pathophysiology* 17:19–28, 2010.

21

枕大神经阻滞

王晓宁 译 李天佐 校

适应证与临床考虑

枕大神经阻滞是诊断和治疗枕大神经痛的有效方法，枕大神经痛通常是枕大神经钝性损伤的结果。颈部过度拉伸的工作造成的累积性微创伤（比如粉刷天花板或长时间看过高的电脑显示屏，引起颈椎过伸）也可引起枕大神经痛。枕大神经痛的特点是颅底枕神经分布区持续疼痛，偶尔会有电击样感觉异常（图 21-1）。紧张性头痛比枕大神经痛更常见，偶尔也类似于枕大神经痛的疼痛，颅内肿瘤疼痛也可以有类似疼痛（图 21-2）。

临床相关解剖

枕大神经大部分由第 2 颈神经后支及小部分由第 3 颈神经纤维组成。枕大神经穿过筋膜经上项线下方穿出，并沿枕动脉分布。它支配头后部皮肤中间部分至头顶的感觉（图 21-3）。

枕小神经起始于第 2、第 3 颈神经的腹前支。枕小神经沿胸锁乳突肌后缘上行，分出皮肤支支配枕外侧头皮、耳廓后部乳突皮肤（见图 21-3）。

操作技术

体表标志和透视引导技术

患者坐位，颈椎屈曲，前额置于床头桌的软垫上（图 21-4）。用 12 ml 无菌注射器抽取 4 ml 局麻药。当治疗枕神经痛或其他涉及枕大神经的疼痛疾病时，第一次注射时应在局麻药中加入 80 mg 甲泼尼龙，后续阻滞时改为 40 mg。

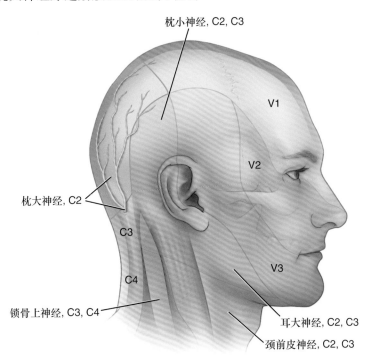

图 21-1 枕大神经的感觉分布

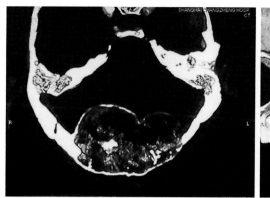
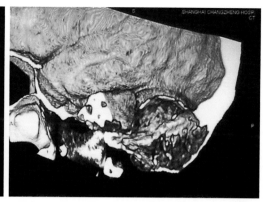

图 21-2　术前 CT 三维重建显示枕骨下部多房囊性肿块，特征是伴有蛋壳样外板和内板的偶极子容量增加（From Han X，Dong Y，Sun K，Lu Y：A huge occipital osteoblastoma accompanied with aneurysmal bone cyst in the posterior cranial fossa. Clin Neurol Neurosurg 110：282-285，2008.）

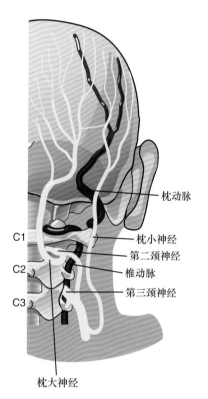

图 21-3　枕大神经和枕小神经的解剖（From Waldman SD：Atlas of interventional pain management，ed 4，Philadelphia，2015，Saunders；Fig. 8-1.）

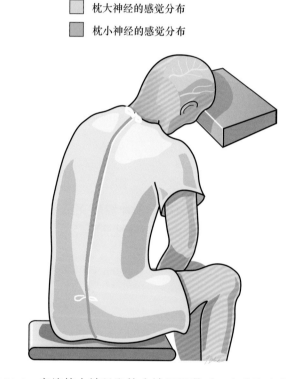

枕大神经的感觉分布

枕小神经的感觉分布

图 21-4　实施枕大神经和枕小神经阻滞时，患者取坐姿，颈椎屈曲，前额置于床头桌的软垫上（From Waldman SD：Atlas of interventional pain management，ed 4，Philadelphia，2015，Saunders；Fig. 7-2.）

　　在上项线的水平可触及枕动脉，常规皮肤消毒后，用 1.5 英寸、22 G 穿刺针，应用体表标志技术或者透视引导，紧靠动脉内侧垂直进针，直至触及枕骨骨膜（图 21-5）。应该告知患者，可能出现异感。针尖向上重新调整方向，小心避开位于内侧的枕骨大孔，仔细回吸以扇形分布注入 5 ml 药液（图 21-6；见图 21-5）。

超声引导技术

　　行超声引导下的枕大神经阻滞时，患者取坐姿，颈椎屈曲，前额置于床头桌的软垫上。用 12 ml 无菌注射器抽取 8 ml 局麻药。当治疗枕神经痛或其他涉及枕大神经疼痛的疾病时，第一次注射时应在局麻药中加入 80 mg 甲泼尼龙，后续阻滞时改为 40 mg。通过触诊确

当超声探头向下施压时，它不会被压缩（见图 21-8）。确认了枕神经位置后，应用平面内法将 3.5 英寸的腰椎穿刺针从超声探头内侧置入，向着枕神经的方向进针直至针尖触及枕骨骨膜。在进针前应告知患者，患者可能会在枕大神经的分布区出现异感。当针尖接近枕大神经时，仔细回吸以扇形方式注入 4 ml 药液。撤针后在注射部位加压，以避免形成血肿。枕大神经阻滞也可以在其穿过下斜肌和半棘肌处进行。

副作用和并发症

头皮血运丰富，并且枕大神经和枕小神经都毗邻动脉，提示操作者应仔细计算局麻药的注射剂量，安全操作，特别是在行双侧神经阻滞时。由于血管丰富和邻近动脉，使得阻滞后血肿和淤血发生率增加。通过阻滞后立即局部按压可减少这些并发症的发生。尽管局部区域血管丰富，对使用抗凝剂的患者，若临床情况显示对患者具有有利的风险-效益比，尽管有增加出血的风险，采用 25 G 或 27 G 的注射针仍可安全地进行操作。注射后用冰袋冷敷 20 min 也可减轻操作后疼痛及减少出血。

如前所述，操作时必须格外小心，避免疏忽造成穿刺针误入枕骨大孔。因为在此区域局麻药一旦进入蛛网膜下腔立刻会导致全脊麻。

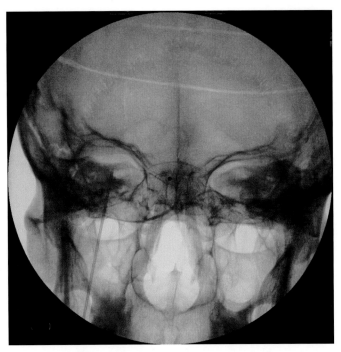

图 21-5　透视显示针尖接近枕大神经（From Waldman SD: Atlas of interventional pain management, ed 4, Philadelphia, 2015, Saunders; Fig. 7-4.）

定上项线和枕动脉的位置，然后将高频线阵超声探头横向置于上项线枕动脉搏动点处（图 21-7）。如果对枕动脉定位有困难，可以使用彩色多普勒（图 21-8）。枕神经靠近动脉，在超声图上显示为一个低回声的卵形结构，

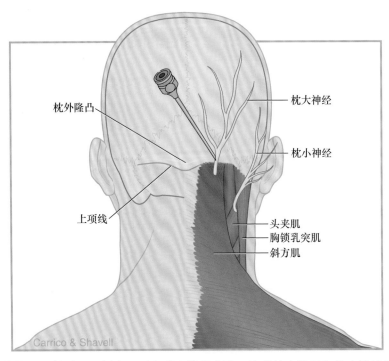

图 21-6　枕神经注射时，必须小心避免进入枕骨大孔。注意枕大神经和枕小神经的解剖关系

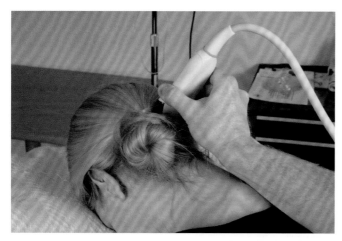

图 21-7　高频线阵超声探头横向置于枕动脉触诊点位置（From Waldman SD：Atlas of interventional pain management，ed 4，Philadelphia，2015，Saunders；Fig. 7-6.）

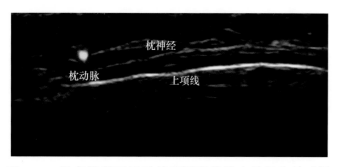

图 21-8　超声横断面显示呈卵圆形的枕大神经和枕动脉（From Waldman SD：Atlas of interventional pain management，ed 4，Philadelphia，2015，Saunders；Fig. 7-7.）

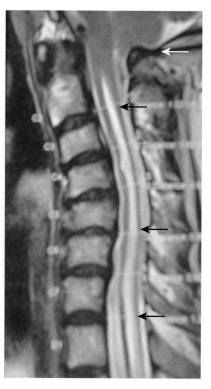

图 21-9　颈椎磁共振成像显示 C2 ～ T2（黑色箭头）的变形及 Arnold-Chiari 一级畸形（白色箭头）（From Sahoo RR，Sukriya SS，Pattnaik SS，et al.：Charcot's arthropathy of elbow joint. Ind J Rheumatol 10［2］：95-96，2015；Fig. 2.）

临床要点

　　枕大神经阻滞未能缓解头痛的最常见原因是头痛综合征被误诊为枕大神经痛。枕大神经痛是一种罕见的头痛原因，在无枕大、枕小神经创伤的情况下很少发生。更常见涉及枕区的头痛是紧张型头痛。对于紧张型头痛，枕神经阻滞无效。但是应用抗抑郁药（如阿米替林）结合颈部硬膜外类固醇激素阻滞治疗非常有效。因此当症状与枕大神经痛一致，而枕大神经阻滞无效时，临床医师应重新考虑枕大神经痛的诊断。

　　头痛严重到需进行神经阻滞时，作为治疗计划的一部分，应行头部 MRI 以排除颅内病变。此外应行颈椎 X 线检查，排除先天异常（如 Arnold-Chiari 畸形），这可能是患者枕区头痛的隐匿原因（图 21-9）。

推荐阅读

Fernández-de-Las-Peñas C, Alonso-Blanco C, Cuadrado ML, Pareja JA: Myofascial trigger points in the suboccipital muscles in episodic tension-type headache, *Man Ther* 11:225–230, 2006.

Levin M: Nerve blocks in the treatment of headache, *Neurotherapeutics* 7:197–203, 2010.

Paemeleire K, Bartsch T: Occipital nerve stimulation for headache disorders, *Neurotherapeutics* 7:213–219, 2010.

Waldman SD: Greater and lesser occipital nerve block. In *Pain review*, Philadelphia, 2009, Saunders, pp 393–394.

Waldman SD: Greater occipital neuralgia. In *Atlas of common pain syndromes*, ed 2, Philadelphia, 2008, Saunders, pp 23–25.

Waldman SD: The greater and lesser occipital nerves. In *Pain review*, Philadelphia, 2009, Saunders, pp 41–42.

22

枕小神经阻滞

王晓宁　译　李天佐　校

适应证与临床考虑

枕小神经阻滞是诊断和治疗枕小神经痛的有效方法，枕小神经痛通常是枕小神经钝性损伤的结果。颈部过度拉伸的工作造成的累积性微创伤（比如粉刷天花板或长时间看过高的电脑显示屏，引起颈椎过伸）也可引起枕小神经痛。枕小神经痛的特点是颅底枕小神经分布区持续疼痛，偶尔会有电击样感觉异常（图 22-1）。紧张性头痛比枕小神经痛更常见，偶尔也类似于枕小神经痛的疼痛，颅内肿瘤疼痛也可以有类似疼痛（图 22-2）。

临床相关解剖

枕大神经大部分由第 2 颈神经后支及小部分由第 3 颈神经纤维组成。枕大神经穿过筋膜经上项线下方穿

出，并沿枕动脉分布。它支配头后部皮肤中间部分至头顶的感觉（图 22-3）。

枕小神经起始于第 2、第 3 颈神经的腹前支。枕小神经沿胸锁乳突肌后缘上行，分出皮肤支支配枕外侧头皮、耳廓后部乳突皮肤（见图 22-3）。

操作技术

体表标志和透视引导技术

患者坐位，颈椎屈曲，前额置于床头桌的软垫上（图 22-4）。用 12 ml 无菌注射器抽取 4 ml 局麻药。当治疗枕神经痛或其他涉及枕小神经的疼痛疾病时，第一次注射时应在局麻药中加入 80 mg 甲泼尼龙，后续阻滞时改为 40 mg。

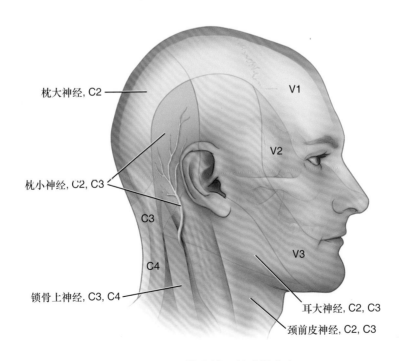

图 22-1　枕小神经的感觉分布

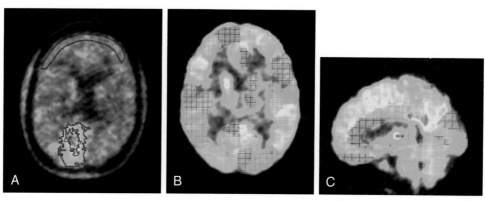

图 22-2　枕叶肿瘤致枕部头痛患者的正电子发射断层扫描／磁共振图像（From Waldman SD：Atlas of interventional pain management，ed 4，Philadelphia，2015，Saunders；Fig. 7-8.）

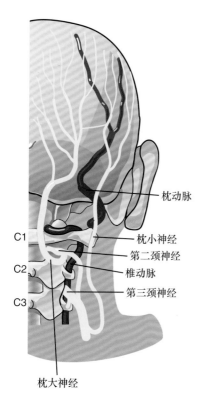

图 22-3　枕大神经和枕小神经的解剖（From Waldman SD：Atlas of interventional pain management，ed 4，Philadelphia，2015，Saunders；Fig. 8-1.）

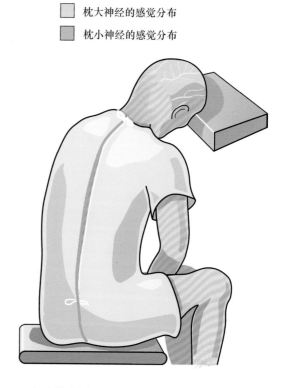

枕大神经的感觉分布

枕小神经的感觉分布

图 22-4　实施枕大神经和枕小神经阻滞时，患者取坐姿，颈椎屈曲，前额置于床头桌的软垫上（From Waldman SD：Atlas of interventional pain management，ed 4，Philadelphia，2015，Saunders；Fig. 7-2.）

在上项线的水平可触及枕动脉，动脉的外侧和下方的皮肤消毒后，用 1.5 英寸、22 G 穿刺针，应用体表标志技术或者透视引导，在先前确定的动脉搏动的外侧和下方进针，直至触及枕骨骨膜（图 22-6）。应该告知患者，可能出现异感。针尖向上重新调整方向，仔细回吸以扇形分布注入 4 ml 药液（图 22-6；见图 22-5）。

超声引导技术

行超声引导下的枕大神经阻滞时，患者取坐姿，颈椎屈曲，前额置于床头桌的软垫上。

用 12 ml 无菌注射器抽取 4 ml 局麻药。当治疗枕神经痛或其他涉及枕小神经疼痛的疾病时，第一次注射

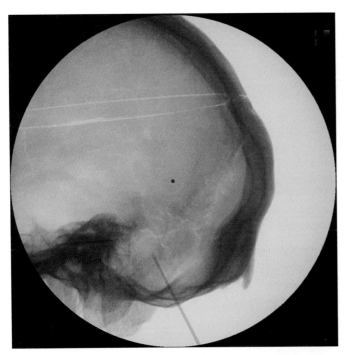

图 22-5　透视显示针尖接近枕小神经（From Waldman SD：Atlas of interventional pain management，ed 4，Philadelphia，2015，Saunders；Fig. 7-5.）

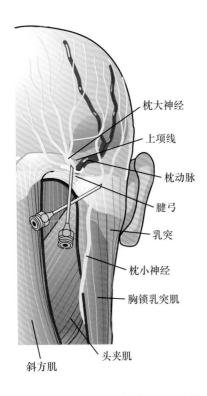

图 22-6　枕小神经注射时，必须小心避开位于内侧的枕骨大孔。注意枕大神经和枕小神经的解剖关系（From Waldman SD：Atlas of interventional pain management，ed 4，Philadelphia，2015，Saunders；Fig. 7-3.）

时应在局麻药中加入 80 mg 甲泼尼龙，后续阻滞时改为 40 mg。通过触诊确定上项线和枕动脉的位置，然后将高频线阵超声探头横向置于上项线枕动脉搏动点处（图 22-7）。如果对枕动脉定位有困难，可以使用彩色多普勒（图 22-8）。然后将超声探头向下移动，直到识别出枕小神经（图 22-9）。确认了神经位置后，应用平面内法将 3.5 英寸的腰椎穿刺针从超声探头内侧置入，向着枕神经的方向进针直至针尖触及枕骨骨膜。在进针前应告知患者，患者可能会在枕小神经的分布区出现异感。当针尖接近枕小神经时，仔细回吸以扇形方式注入 4 ml 药液。撤针后在注射部位加压，以避免形成血肿。枕小神经阻滞还可以在其穿过下斜肌和半棘肌处，以及神经环绕至胸锁乳突肌后，接近耳大神经处进行（图 22-10）。

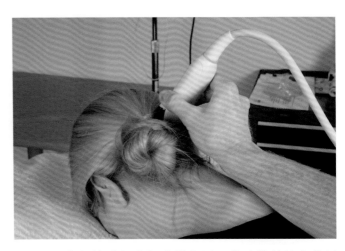

图 22-7　高频线阵超声探头横向置于枕动脉触诊点位置（From Waldman SD：Atlas of interventional pain management，ed 4，Philadelphia，2015，Saunders；Fig. 7-6.）

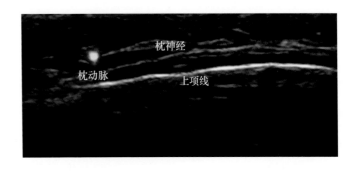

图 22-8　超声横断面显示枕动脉（From Waldman SD：Atlas of interventional pain management，ed 4，Philadelphia，2015，Saunders；Fig. 7-7.）

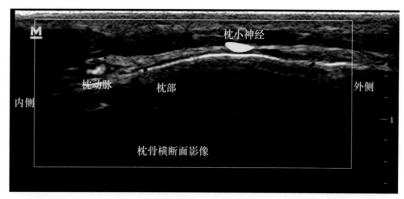

图 22-9　高频超声图像显示枕小神经位于上项线外侧下部

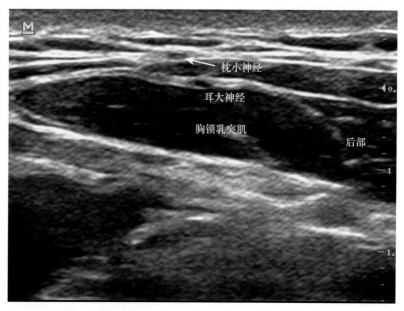

图 22-10　也可以在枕小神经环绕至胸锁乳突肌后，接近耳大神经处进行超声引导下的枕小神经阻滞

副作用和并发症

　　头皮血运丰富，并且枕大神经和枕小神经都毗邻动脉，提示操作者应仔细计算局麻药的注射剂量，安全操作，特别是在行双侧神经阻滞时。由于血管丰富和邻近动脉，使得阻滞后血肿和淤血发生率增加。通过阻滞后立即局部按压可减少这些并发症的发生。尽管局部区域血管丰富，对使用抗凝剂的患者，若临床情况显示对患者具有有利的风险-效益比，尽管有增加出血的风险，在采用 25 G 或 27 G 的注射针仍可安全地进行操作。注射后用冰袋冷敷 20 min 也可减轻操作后疼痛及减少出血。

　　如前所述，操作时必须格外小心，避免疏忽造成穿刺针误入枕骨大孔。因为在此区域局麻药一旦进入蛛网膜下腔立刻会导致全脊麻。

临床要点

　　枕小神经阻滞未能缓解头痛的最常见原因是头痛综合征被误诊为枕小神经痛。枕小神经痛是一种罕见的头痛原因，在无枕大、枕小神经创伤的情况下很少发生。更常见涉及枕区的头痛是紧张型头痛。对于紧张型头痛，枕神经阻滞无效。但是应用抗抑郁药（如阿米替林）结合颈部硬膜外类固醇激素阻滞治疗非常有效。因此当症状与枕小神经痛一致，而枕小神经阻滞无效时，临床医师应重新考虑枕小神经痛的诊断。

　　头痛严重到需进行神经阻滞时，作为治疗计划的一部分，应行头部 MRI 以排除颅内病变。此外应行颈椎 X 线检查，排除先天异常（如 Arnold-Chiari 畸形），这可能是患者枕区头痛的隐匿原因。

推荐阅读

Fernández-de-Las-Peñas C, Alonso-Blanco C, Cuadrado ML, Pareja JA: Myofascial trigger points in the suboccipital muscles in episodic tension-type headache, *Man Ther* 11:225–230, 2006.

Levin M: Nerve blocks in the treatment of headache, *Neurotherapeutics* 7:197–203, 2010.

Paemeleire K, Bartsch T: Occipital nerve stimulation for headache disorders, *Neurotherapeutics* 7:223–229, 2010.

Waldman SD: Greater and lesser occipital nerve block. In *Comprehensive atlas of ultrasound guided pain management injection techniques*, Philadelphia, 2014, Lippincott, pp 19–26.

Waldman SD: Lesser and lesser occipital nerve block. In *Pain review*, Philadelphia, 2009, Saunders, pp 393–394.

Waldman SD: Lesser occipital neuralgia. In *Atlas of common pain syndromes*, ed 2, Philadelphia, 2008, Saunders, pp 23–25.

Waldman SD: The lesser and lesser occipital nerves. In *Pain review*, Philadelphia, 2009, Saunders, pp 41–42.

23

第三枕神经阻滞

王晓宁 译 李天佐 校

适应证与临床考虑

第三枕神经阻滞是诊断和治疗第三枕神经头痛的有效方法。这项技术也可以作为一种预后指标，评估射频损伤或其他方法对第三枕神经的潜在破坏效果。一般认为第三枕神经头痛起源于 C2 ～ C3 小关节处，常见于颈椎过度屈伸损伤（挥鞭样损伤）后的患者。第三枕神经头痛患者主诉颈后和枕部头痛，并伴有 C2 ～ C3 小关节明显压痛。

临床相关解剖

第三枕神经在斜方肌水平起源于第三颈神经的上支

纤维（图 23-1）。第三枕神经在 C3 脊椎的上关节突背侧绕行（图 23-2）。C2 ～ C3 小关节主要由第三枕神经纤维支配，C3 内侧支和第二颈神经的小交通支也有一定的支配。第三枕神经纤维向上延伸，向同侧枕下区域提供感觉神经支配。当第三枕神经成功地被局麻药阻断后，患者会在同侧耳后一小块区域感到麻木（图 23-3）。

操作技术

透视引导技术

患者取俯卧位，颈椎稍弯曲。透视下观察上颈椎包括 C2 ～ C3 小关节。要确保 C2 ～ C3 间隙两侧的关节

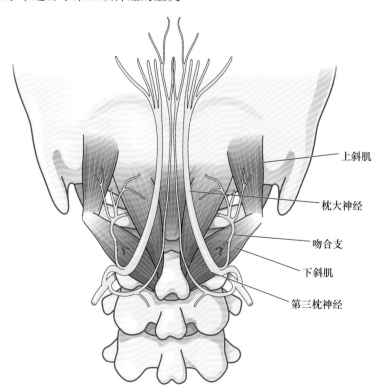

上斜肌

枕大神经

吻合支

下斜肌

第三枕神经

图 23-1 第三枕神经的后视解剖图（From Waldman SD：Atlas of interventional pain management，ed 4，Philadelphia，2015，Saunders；Fig. 39-1. ）

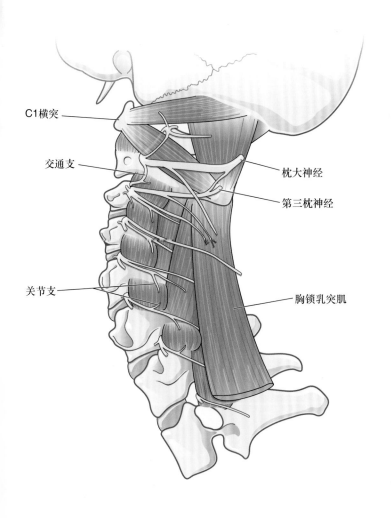

C1横突
交通支
关节支
枕大神经
第三枕神经
胸锁乳突肌

图 23-2　第三枕神经的侧面解剖图（From Waldman SD：Atlas of interventional pain management，ed 4，Philadelphia，2015，Saunders；Fig. 39-2.）

柱是重叠的，以确保获得良好的侧位片。确定出 C3 上关节突对侧顶点和 C2 ～ C3 神经孔对侧基底部连线的中间点（图 23-4）。局部皮肤消毒后，用 1.5 英寸、25 G 穿刺针进行皮肤和皮下组织的局部浸润麻醉后，在透视引导下使用 3.5 英寸、22 G 腰椎穿刺针向之前定位的点进针，即 C3 上关节突对侧顶点和 C2 ～ C3 神经孔对侧基底部连线的中间点。

针尖最终触及骨膜或者 C2 ～ C3 小关节囊周的致密筋膜（图 23-5）。然后将针回退 2.5 ～ 3 mm 以确保针尖在小关节外。接着，注入 0.2 ～ 0.3 ml 的非离子造影剂以确认针尖不在小关节内，表现为造影剂在 C2 ～ C3 小关节囊周流动。仔细回吸无血液和脑脊液后，在持续的透视指导下，将 0.75 ～ 1.0 ml 局麻药和 0.25 ml 非离子造影剂的混合剂缓慢注入。在注射时应仔细观察血管或脊髓神经根的填充情况。同时要观察局麻药和造影剂沿第三枕神经的分布情况。因为第三枕神经较其他颈内侧支粗，所以可能需要在第一个注射点的上方和下方进行第二次和第三次注射，才能将神经完全阻断（图 23-6 和图 23-7）。

超声引导技术

行超声引导下的第三神经阻滞时，患者取侧卧位。用 10 ml 无菌注射器抽取 2 ml 局麻药。如考虑疼痛存在炎症因素时，可在局麻药中加入 40 ～ 80 mg 类固醇激素，然后行局部皮肤消毒。通过触诊来确定乳突的位置，将高频线阵超声探头的上端纵向置于乳突的下缘进行超声检查，再次确定乳突。

将超声探头缓慢向后移动约 0.75 英寸直至可以确认出 C1 的弓体（寰椎）和 C2 的关节柱（枢椎）（图 23-8）。然后将探头缓慢向尾端移动，直到显示出 C2 ～ C3 关节突关节（图 23-9）。再将超声探头缓慢地向耳道方向旋转，直到看到第三枕神经从 C2 ～ C3 关节突关节的"小山"上方跨过（图 23-10）。第三枕神经看起来像低回声晕中的一个高回声的点。在 C2 ～ C3 和 C3 ～ C4 关节突关节之间的"谷"内可见到较大的 C3 内侧支。

确认出第三枕神经后，将 3.5 英寸的穿刺针在探头前面以平面外法入路，按照从前向后的方向进针直至接

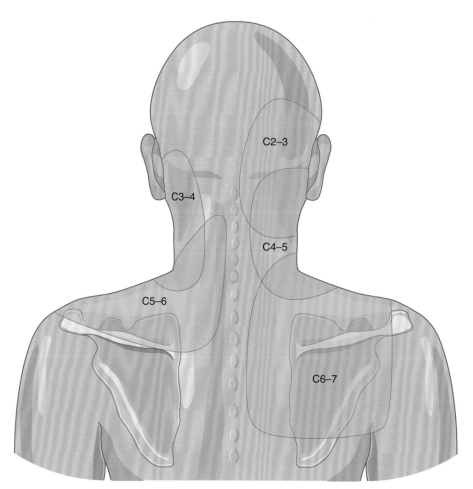

图 23-3   第三枕神经的感觉分布（C2～C3）。疼痛区域图显示了颈椎关节突疼痛的分布模式，这种疼痛从 C2～C3 水平到 C6～C7 水平。当患者出现疑似颈源性头痛时，也须考虑到可能来源于寰枢椎外侧（C1～C2）和寰枕（C0～C1）关节。C0～C1、C1～C2、C2～C3 和 C3～C4 关节的疼痛区域图也有相当大的重叠，因此，尽管这些图为颈源性头痛的可能起源提供了线索，但这本身并不能确定疼痛的来源。在胸椎段，疼痛区域图也有重叠（From Waldman SD：Atlas of interventional pain management，ed 4，Philadelphia，2015，Saunders；Fig. 39-3.）

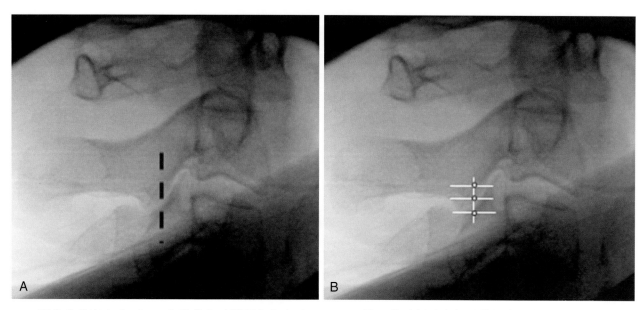

图 23-4   侧位片确定出（**A**）C3 上关节突对侧顶点和（**B**）C2～C3 神经孔对侧基底部连线的中间点（From Waldman SD：Atlas of interventional pain management，ed 4，Philadelphia，2015，Saunders；Fig. 39-4.）

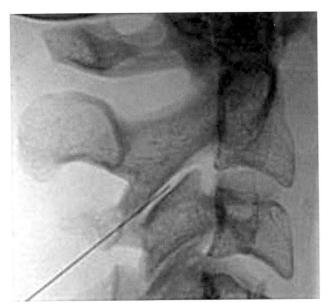

图 23-5　右侧 C2 ～ C3 关节突关节的侧位透视，针尖位于行第三枕神经阻滞的靶区皮肤处（From Waldman SD：Atlas of interventional pain management，ed 4，Philadelphia，2015，Saunders；Fig. 39-5.）

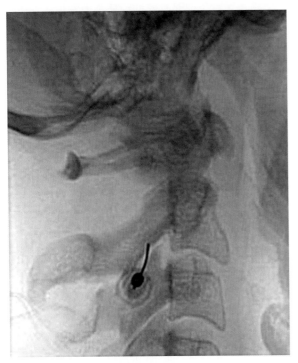

图 23-6　右侧 C2 ～ C3 关节突关节的侧位透视图，针尖位于第三枕神经阻滞的上位靶区骨面（From Waldman SD：Atlas of interventional pain management，ed 4，Philadelphia，2015，Saunders；Fig. 39-6.）

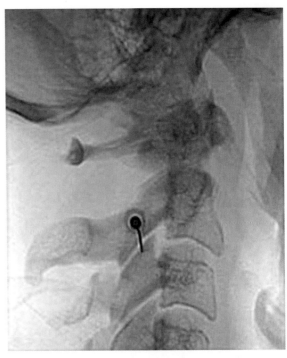

图 23-7　右侧 C2 ～ C3 关节突关节的侧位透视图，针尖位于第三枕神经阻滞的下位靶区骨面（From Waldman SD：Atlas of interventional pain management，ed 4，Philadelphia，2015，Saunders；Fig. 39-7.）

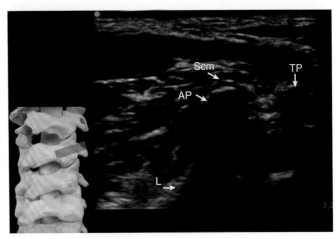

图 23-8　超声探头缓慢向乳突后移动约 0.75 英寸直至可以确认出 C1 的弓体（寰椎）和 C2 的关节柱（枢椎）。AP，关节柱；L，椎板；Scm，半棘肌；TP，横突（From Contreras R，Ortega-Romero A：Ultrasound-guided interventional procedures for cervical pain. Tech Reg Anesth Pain Manag 17［3］：64-80，2013；Fig. 12.）

副作用和并发症

近第三枕神经。仔细回吸后注入 2 ml 药液，注射时需注意避免损伤位于关节突前方的椎动脉。撤针后在注射部位加压，以避免形成血肿。

该区血管丰富，加之第三枕神经与椎动脉非常接近，这意味着操作者在行第三枕神经阻滞时应仔细观察以避免血管内注射，后者会引起明显的中枢神经系统副

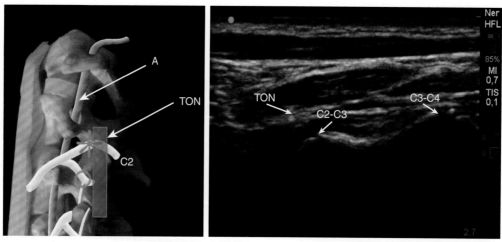

图 23-9　将探头缓慢向尾端移动，直到显示出 C2～C3 关节突关节。TON，第三枕神经（From Contreras R，Ortega-Romero A：Ultrasound-guided interventional procedures for cervical pain. Tech Reg Anesth Pain Manag 17［3］：64-80，2013；Fig. 16.）

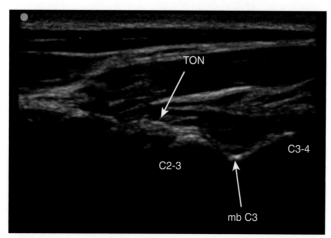

图 23-10　第三枕神经（TON）穿过 C2～C3 关节的图像。典型的超声表现为椭圆形低回声结构，内部有高回声小斑点。在此病例中，第三枕神经位于关节更加表浅的位置（2 mm），通常是 1 mm。在 C2～C3 关节和 C3～C4 最深点之间，可以看到 C3 内侧支（mb C3）显示为低回声的椭圆形结构（From Waldman SD：Atlas of interventional pain management，ed 4，Philadelphia，2015，Saunders；Fig. 39-13.）

作用，包括共济失调，头晕和癫痫。第三枕神经与传出的脊神经根毗邻，因此阻滞时出现神经根损伤和蛛网膜下腔、硬膜下或硬膜外意外注射具有较高的可能性。必须注意避免穿刺针误入枕骨大孔，因为在此区域局麻药一旦进入蛛网膜下腔立刻会导致全脊麻。

临床要点

第三枕神经头痛可能是一种慢性头痛的不充分诊断，尤其是在上颈椎损伤后。第三枕神经阻滞未能缓解

头痛的最常见原因是头痛综合征被误诊为第三枕神经痛。根据作者经验，在没有外伤的情况下，第三枕神经头痛是一种罕见的头痛原因。涉及枕部区头痛的患者患有紧张型头痛更为常见，而枕部神经痛不太常见。对于紧张型头痛，第三枕神经阻滞无效。但是应用抗抑郁药（如阿米替林）结合颈部硬膜外类固醇激素阻滞治疗非常有效。因此当症状与第三枕神经痛一致，而第三枕神经阻滞无效时，临床医师应重新考虑第三枕神经痛的诊断。

头痛严重到需进行神经阻滞时，作为治疗计划的一部分，应行头部 MRI 以排除可以导致类似第三枕神经痛症状的颅内病变。此外应行颈椎 X 线检查，排除先天异常（如 Arnold-Chiari 畸形），这可能是患者枕区头痛的隐匿原因。

推荐阅读

Bogduk N: The clinical anatomy of the cervical dorsal rami, *Spine* 7:319–330, 1982.

Bogduk N: The neck and headaches, *Neurol Clin* 22(1):151–171, 2004.

Fredriksen TA, Hovdal H, Sjaastad O: Cervicogenic headache: clinical manifestation, *Cephalalgia* 7:147–160, 1987.

Hamer JF, Purath TA: Response of cervicogenic headaches and occipital neuralgia to radiofrequency ablation of the C2 dorsal root ganglion and/or third occipital nerve, *Headache* 54(3):500–510, 2004.

Siegenthaler A, Narouze S, Eichenberger U: Ultrasound-guided third occipital nerve and cervical medial branch nerve blocks, *Tech Reg Anesth Pain Manag* 13(3):128–132, 2009.

Waldman SD: Occipital neuralgia. In *Atlas of common pain syndromes*, ed 3, Philadelphia, 2012, Saunders, p 21.

Waldman SD: Third occipital nerve block. In *Atlas of interventional pain management*, ed 4, Philadelphia, 2015, Saunders, pp 152–156.

Waldman SD: Ultrasound-guided third occipital nerve block. In *Comprehensive atlas of ultrasound guided pain management injection techniques*, Philadelphia, 2014, Lippincott, pp 163–170.

24

颈夹肌综合征注射技术

王晓宁 译 李天佐 校

适应证与临床考虑

颈夹肌特别容易发展为肌筋膜疼痛综合征。颈部及上背部的屈伸和横向运动伸展所引起的损伤或继发于需长期仰头操作或长期看一侧的工作和活动所引起的反复微小创伤（如粉刷天花板、躺在床上看书或斜躺在沙发上看电视），均可导致罹患颈夹肌的肌筋膜疼痛。

肌筋膜疼痛综合征是一种慢性疼痛综合征，它能影响躯体的局灶或一部分。肌筋膜疼痛综合征的必要条件是查体时发现肌筋膜疼痛触发点。尽管这些触发点一般是局限于躯体的部分区域，但肌筋膜疼痛综合征的疼痛往往牵涉其他解剖区域。这种牵涉痛常常被误诊或是被归因于其他器官系统疾病，从而导致过度评估及治疗无效。涉及颈夹肌的肌筋膜疼痛综合征患者，常有枕部和颞区疼痛，此外周边的疼痛可类似于紧张型头痛。

触发点是肌筋膜疼痛的特征性病变，被认为是肌肉受到轻微创伤引起的。这种病理损伤的特点是受累肌肉存在一个局部剧烈压痛的点。由触摸或拉伸等对触发点造成的机械刺激不仅会引起局部的剧烈疼痛，也会产生牵涉痛。除了这种局部疼痛和牵涉痛，受刺激的肌肉经常会产生不自主的回缩，这种现象称之为"跳跃征"。这种跳跃征也是肌筋膜疼痛综合征的独有特征。

当触摸到肌筋膜触发点时，就可以鉴别出紧绷的肌纤维带。虽然已提出了许多理论，以及肌筋膜疼痛综合征患者存在共同的生理表现，但是肌筋膜触发点的病理生理学仍然未知。所有这些理论的共同点是坚信触发点是受累肌肉受到轻微创伤的结果。这种微创伤可能是由受累肌肉的单次伤害引起的，或者是由反复的微创伤所引起的，或者肌肉单位激动及拮抗的慢性去适应的结果。

除了肌肉损伤，其他各种因素似乎也可以使患者患上肌筋膜疼痛综合征。周末运动员的身体接受不适应的体育活动，也可能会出现肌筋膜疼痛综合征。使用键盘或看电视的不良姿势，也是肌筋膜疼痛综合征的诱发因素。以往的损伤可能导致肌肉功能异常，随后易于发展为肌筋膜疼痛综合征。如果患者营养状态不良及并存包括慢性压力和抑郁在内的心理或行为异常，都可加剧以上的诱发因素。颈夹肌似乎特别容易出现压力引起的肌筋膜疼痛综合征。

僵硬及疲劳通常与肌筋膜疼痛综合征的疼痛并存，这就加剧了这种疾病相关的功能障碍，也使治疗变得更加复杂。肌筋膜疼痛综合征可以原发性疾病状态出现，也可与其他疼痛性疾病呈并发状态，包括神经根性病和慢性局部疼痛综合征。心理或行为异常，包括抑郁，经常与肌筋膜疼痛综合征相关的肌肉异常共存。这些心理和行为异常的治疗是成功治疗肌筋膜疼痛综合征中的不可分割的组成部分。

临床相关解剖

颈部肌肉作为一个功能单位发挥作用，达到稳定头部和相关感觉器官的协调运动，单一肌肉的损伤可能导致整个功能单元的功能障碍。

颈夹肌起始于一个狭窄腱状带并附着于第3至第6胸椎棘突（图24-1）。肌肉向上延伸并通过腱束止于第2和第3颈椎横突后结节。颈夹肌由各自下位和中间位的颈神经的后外侧分支支配。每一侧颈部肌肉作用独立，协助颈部横向旋转和弯曲。这些肌肉的辅助功能是帮助支持和加强颈后深部肌肉的力量。

颈夹肌在颈椎横突的附着点特别容易受到损伤，因此发展为肌筋膜触发点（见图24-1）。这些触发点既可作为诊断方法又可作为治疗手段。

操作技术

在触发点注射前，对患者的精心准备有助于达到

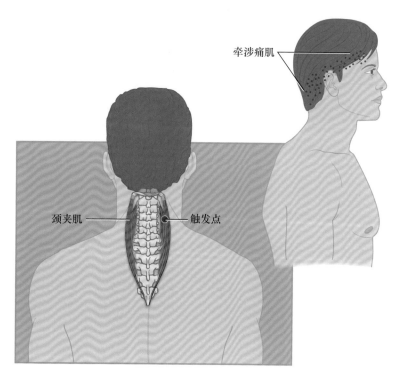

牵涉痛肌

颈夹肌　　　　触发点

图 24-1　颈夹肌以纤维肌腱起始并附着于第 3 到第 6 胸椎棘突

最佳治疗效果。触发点的注射是针对原发触发点，而不是牵涉痛的区域。应向患者解释触发点注射的目的是阻断持续性疼痛，从而期望能够长时间的缓解疼痛。多数肌筋膜疼痛综合征患者想要获得最佳的治疗效果，需要不止一种治疗方式，要患者理解这一点很重要。在确定和标记触发点及进行触发点注射操作时，患者采用平卧或侧卧位，这样有助于降低血管迷走神经性反应的发生率。注射前应进行该部位的皮肤消毒，以避免感染。

向患者说明触发点注射的目的及对患者进行适当的准备后，用带无菌手套的手指再次确认触发点的位置。无菌注射器内抽取 10 ml、0.25% 不含防腐剂的布比卡因和 40 mg 甲泼尼龙。穿刺针为 25 G 或 27 G，一般情况下其长度足够达到触发点。除了需进行下背部肌肉的注射，一般 1.5 英寸的穿刺针是足够的。每个触发点注射 0.5 ～ 1 ml 药液。应该告知患者，要完全去除触发点需 2 ～ 5 个疗程。

副作用和并发症

因为邻近脊椎和传出颈神经根，此操作需要精通局部解剖、对疼痛介入治疗有管理经验的专家进行。由于接近大脑和脑干，触发点注射后，局麻药血管内吸收引起共济失调并不少见。曾有研究报道，许多患者在胸锁乳突肌触发点注射后有暂时性的疼痛加重。

临床要点

只要注意注射部位相关的临床解剖，触发点注射是非常安全的。使用此种技术时应注意无菌操作原则以避免感染，操作者应严格采用预防措施避免可能的风险出现。触发点注射术的大部分副作用是注射针对进针部位及皮下组织造成的损伤。注射后立即压迫注射部位，可降低瘀斑和血肿形成的发生率。避免使用过长的针，有助于降低深部组织损伤的发生率。当触发点注射靠近胸膜腔时，必须特别注意避免引起气胸。

抗抑郁药是治疗肌筋膜疼痛综合征的主要药物。治疗这类疼痛，三环类抗抑郁药比选择性 5- 羟色胺再摄取抑制剂更加有效。抗抑郁药对肌筋膜疼痛综合征治疗作用的确切机制仍不清楚。一些研究人员认为这类药物的主要作用是治疗患者潜在的抑郁，它存在于许多肌筋膜疼痛综合征患者身上。阿米替林和去甲替林是首选药物，应该给予一次睡前剂量，在副作用允许范围内从 10 ～ 25 mg 逐步递增。普瑞巴林在肌筋膜疼痛综合征的药物治疗中也有很好的价值。

推荐阅读

Baldry P: Acupuncture treatment of fibromyalgia and myofascial pain. In Chaitow L, editor: *Fibromyalgia syndrome*, ed 3, Oxford, 2010, Churchill Livingstone, pp 145–159.

Ge HY, Nie H, Madeleine P, et al: Contribution of the local and referred pain from active myofascial trigger points in fibromyalgia syndrome, *Pain* 147:233–240, 2009.

Ge HY, Wang Y, Danneskiold-Samsøe B, et al: The predetermined sites of examination for tender points in fibromyalgia syndrome are frequently associated with myofascial trigger points, *J Pain* 11:644–651, 2010.

LeBlanc KE, LeBlanc LL: Musculoskeletal disorders, *Prim Care* 37:389–406, 2010.

Lucas KR, Rich PA, Polus BI: Muscle activation patterns in the scapular positioning muscles during loaded scapular plane elevation: the effects of latent myofascial trigger points, *Clin Biomech (Bristol, Avon)* 25:765–770, 2010.

Partanen JV, Ojala TA, Arokoski JP: Myofascial syndrome and pain: a neurophysiological approach, *Pathophysiology* 17:19–28, 2010.

25

颈胸棘间注射技术

王晓宁 译 李天佐 校

适应证与临床考虑

对于考虑可能患有颈胸棘间滑囊炎的患者，颈胸棘间滑囊注射可以起到诊断和治疗的双重作用。颈胸棘间滑囊炎是下颈椎和上胸椎疼痛的一种罕见原因。下颈椎和上胸椎棘间韧带及其相关肌肉在过度使用后易发生急性和慢性疼痛症状。一般认为滑囊炎是引起这种疼痛综合征的原因。通常情况下表现为患者在长时间活动后，需要过度伸展颈部而出现的中线疼痛，如粉刷天花板或长时间使用过高的电脑显示器。疼痛定位于C7和T1之间的棘间区，没有放射。特点为持续的钝痛。患者往往尝试采取一种背部脊柱后凸、颈部前突的姿势来缓解持续的疼痛（图25-1）。颈胸棘间滑囊炎的疼痛常随活动而改善，随休息和放松而加重。

颈胸棘间滑囊炎患者的主诉为下颈椎和上胸椎区域难以定位的钝痛。疼痛从中线向邻近的椎旁区域扩散，但本质上是非神经根性的疼痛。患者常将颈椎僵直，头向前伸，用夹板固定受影响的韧带和滑囊。疼痛从中线向邻近的椎旁区域扩散，但本质上是非神经根性的。患者常将颈椎僵直，头向前伸，用夹板固定受影响的韧带和滑囊。下颈椎和上胸椎的屈伸比头部旋转更容易引起疼痛。颈胸棘间滑囊炎患者的神经学检查正常。局灶性或神经根性的神经学发现提示患者的疼痛症状起源于中枢或脊髓，应进行相应解剖区域的磁共振成像（MRI）。

所有考虑患有颈胸棘间滑囊炎的患者都应进行下颈椎和上胸椎的MRI检查（图25-2）。如有神经学表现或放射入手臂的疼痛，可行臂丛和上肢的肌电图检查。临床实验室检测包括全血细胞计数、自动化学分析、抗核抗体检测和血沉，以排除感染、包括强直性脊柱炎在内的胶原血管疾病和可能类似于颈胸棘间滑囊炎临床表现的恶性肿瘤。在受影响的棘间囊内注射局麻药和类固

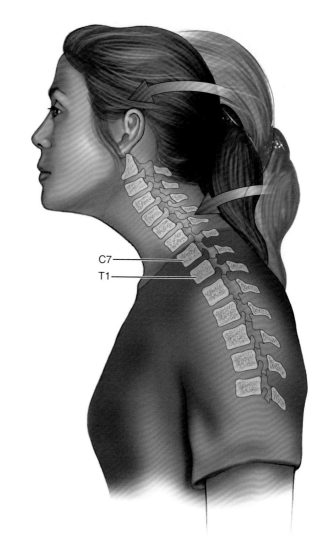

图 25-1　患者尝试采取一种背部脊柱后凸、颈部前突的姿势来缓解疼痛（From Waldman SD：Atlas of uncommon pain syndromes，ed 3，Philadelphia，2014，Saunders；Fig. 22-1.）

醇可作为诊断和治疗手段，并有助于加强对颈胸棘间滑囊炎的诊断。如果在鉴别诊断中考虑强直性脊柱炎，则需要骶髂关节的平片检查。

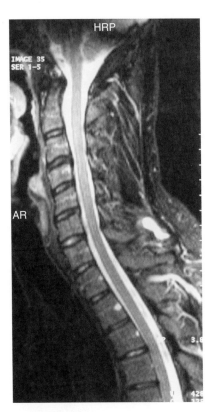

图 25-2　磁共振成像（T2）显示的位于 C6 和 C7 之间的棘间囊，大小为 2 cm×2 cm×2.5 cm（From Perka C，Schneider SV，Buttgereit F，Matziolis G：Development of cervical interspinous bursitis after prolonged sports trauma：a case report. Joint Bone Spine 73：118-120，2006.）

临床相关解剖

在对颈胸棘间滑囊炎实施注射技术时，穿刺针自中线将穿过以下结构。在 C7 ~ T1 间隙，穿过皮肤和皮下组织后，穿刺针进入垂直于棘突的顶端的棘上韧带。即使松开穿刺针，致密的棘上韧带也可以将穿刺针固定在一点。

接下来是在棘突之间斜行的棘间韧带，对穿刺针也有一定的阻力。即使松开穿刺针，致密的棘间韧带也可以将穿刺针固定在一点。棘间韧带与深处的黄韧带相连，黄韧带是硬膜外腔的外边界。

当穿刺针前行阻力明显增加时，表明针尖已进入致密的黄韧带。由于黄韧带几乎完全是由弹性纤维构成的，所以当针穿过黄韧带时，阻力持续增加。如果遇到黄韧带的阻力，在注射前应将穿刺针撤回到棘间韧带。接下来介绍的注射技术既是一种诊断手段，也是一种治疗手段。

操作技术

向患者解释该注射技术的目的，对 C7 ~ T1 部位的皮肤进行消毒准备。以 1.5 英寸、25 G 的穿刺针抽取 3 ml 的 0.25% 不含防腐剂的布比卡因和 40 mg 甲泼尼龙。然后将穿刺针小心地穿过棘上韧带进入棘间韧带（图 25-3）。必须注意使针保持在中线上，不要太深，否则会发生硬膜外、硬膜下或蛛网膜下腔的意外注射。仔细回吸后，将 2 ~ 3 ml 的药液缓慢注入韧带。应告知患者，要完全消除颈胸棘间滑囊炎的症状，需要 2 ~ 5 个疗程。

副作用和并发症

由于这种注射方法靠近脊髓及神经根出口，因此必须由精须局部解剖及具有疼痛介入治疗经验的医师进行操作。邻近椎动脉及结合该解剖区域的血管特性，使潜在血管内注射的发生率增加。即使少量的局麻药注入椎动脉也可引起惊厥。鉴于接近大脑和脑干，触发点注射后，局麻药血管吸收引起共济失调也并不少见。在接受触发点注射术后，许多患者会感到疼痛一过性增加。若用长针头穿刺还可能出现气胸。

由于毗邻硬膜外、硬膜下和蛛网膜下腔，针头置入过深可能导致意外的鞘内阻滞。如果不能识别出意外的

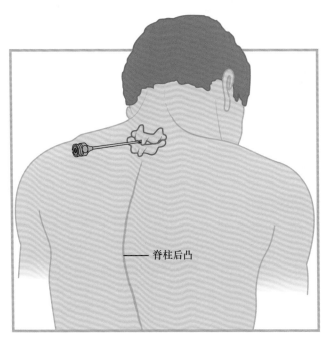

图 25-3　进行颈胸棘间注射的穿刺针位置

硬膜外穿刺、硬膜下穿刺或硬膜（硬脑膜）穿刺，可能导致严重的运动和感觉障碍，并可能导致意识丧失、低血压和呼吸暂停。如果硬膜下置针未被发现，且注入了前述的局麻药剂量，尽管由此导致的运动和感觉障碍可能是不完全的，但出现的体征和症状与蛛网膜下腔注射相似。

临床要点

只要注意注射部位相关的临床解剖，颈胸棘间注射是非常安全的，且对颈胸棘间滑囊炎特别有效。使用此种技术时应注意无菌操作原则以避免感染，操作者应严格采用预防措施避免可能的风险出现。该注射术的大部分副作用是注射针对进针部位及皮下组织造成的损伤。注射后立即压迫注射部位，可降低瘀斑和血肿形成的发生率。避免使用过长的针，有助于降低深部组织损伤的发生率。当触发点注射靠近胸膜腔时，必须特别注意避免引起气胸。

在患者接受颈胸棘间注射技术几天后，应开始使用物理疗法，包括局部加热和温和的伸展运动。应避免剧烈运动，因为会加重患者的症状。简单的镇痛药、非甾体抗炎药和抗肌张力药（如替扎尼定），可以与这种注射技术同时使用。

需注意的是，颈椎疼痛的原因有很多，尤其是对于有创伤的患者，CT 和 MRI 应该作为初始检查的一个部分。

推荐阅读

Omezzine SJ, Hafsa C, lahmar I, et al.: Calcific tendinitis of the longus colli: diagnosis by CT, *Joint Bone Spine* 75(1):90–91, 2008.

Perka C, Schneider SV, Buttgereit F, Matziolis G: Development of cervical interspinous bursitis after prolonged sports trauma: a case report, *Joint Bone Spine* 73(1):118–120, 2006.

Steigelman M, et al.: Screening cervical spine MRI after normal cervical spine CT scans in patients in whom cervical spine injury cannot be excluded by physical examination. Original research article, *Am J Surg* 196(6):857–863, 2008.

Waldman SD: Cervicothoracic interspinous bursitis. In *Pain review*, Philadelphia, 2009, Elsevier, pp 238–239.

盂肱关节腔内注射

唐元章　译　杨立强　校

适应证与临床考虑

　　肩关节易患肩周炎源于多种损伤关节软骨的因素。骨性关节炎是导致肩关节疼痛的最常见的关节炎类型。类风湿关节炎、创伤后关节炎和肩袖撕裂性关节炎也是继发于关节炎引起肩痛的常见原因。关节炎引起的肩痛的罕见原因包括胶原血管病（结缔组织病）、感染、绒毛结节性滑膜炎和莱姆病。急性感染性关节炎通常会伴有明显的全身症状，包括发热和身体不适，有经验的临床医生可轻易识别，并采用细菌培养和抗生素进行适当治疗，而不是注射治疗。胶原血管病通常表现为多关节病，而不是局限于肩关节的单关节炎，但是胶原血管病引起的肩痛对后述的关节内注射技术反应非常好。

　　在大多数骨关节炎，肩袖关节病和创伤后关节炎引起的肩关节疼痛患者中，疼痛局限于肩关节和上臂周围，剧烈运动会使疼痛加剧，休息和理疗可减轻疼痛。疼痛表现为持续性疼痛，可能会影响睡眠。有些患者主诉关节活动时有摩擦感或弹跳感，体格检查时可能会发现捻发音。

　　除上述的疼痛外，肩关节炎患者通常还会随着肩关节活动范围的受限，出现肩关节功能的逐渐减退，难以进行诸如梳头、系胸罩或上肢举过头顶之类的简单日常活动。肩关节持续失用可能会引起肌萎缩并发展为冰冻肩。

　　X线平片应作为肩关节疼痛患者的常规检查。再根据患者的临床表现来选择其他检查，包括全血细胞计数、血沉以及抗核抗体检测。如果怀疑存在肩袖撕裂应行肩关节MRI检查。

临床相关解剖

　　肱骨的圆形头部与肩胛骨的梨形关节窝相连（图26-1）。关节表面被透明软骨覆盖，此部位易形成关节炎。关节盂的边缘由一层称为**盂唇**的纤维软骨层构成，如果肱骨半脱位或脱位，此处容易受损伤。关节被相对松弛的关节囊包围，这使得肩关节可以进行大范围运动，但却降低了肩关节的稳定性。关节囊内衬有附着在关节软骨上的滑膜，滑膜发炎可引起腱鞘炎和滑囊炎。肩关节由腋神经和肩胛上神经支配。

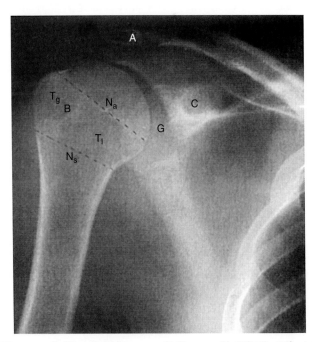

图26-1　肩部正常解剖。A，肩峰；B，结节间沟（肱二头肌腱沟）；C，喙突；G，关节盂；N_a，解剖颈；N_s，外科颈；T_g，大结节；T_l，小结节（From Houston JD, Davis M: Fundamentals of fluoroscopy, Philadelphia, 2001, Saunders.）

肩关节的主要韧带是盂肱韧带，肱骨结节之间的肱骨横韧带和胸膜韧带，它们从喙突延伸到肱骨大结节（图 26-2）。与肩部的辅助韧带一起为肩关节提供力量。肩关节的力量还取决于关节周围的短小肌肉：肩胛下肌，冈上肌，冈下肌和小圆肌。这些肌肉及其附着的肌腱容易受到损伤，也容易因过度使用和误用而出现磨损和撕裂。

操作技术

体表标志技术

向患者解释该注射操作的目的。将患者置于仰卧位，对肩部、肩峰下区域和关节间隙表面的皮肤进行消毒。用无菌注射器抽取 2 ml 0.25% 不含防腐剂的布比卡因和 40 mg 甲泼尼龙，接 1.5 英寸、22 G 穿刺针，注意无菌操作。确定肩峰的中点，并在中点以下约 1 英寸处确定肩关节间隙，小心地将针头穿过皮肤和皮下组织，并穿过关节囊进入关节（图 26-2）。如果触及骨面，则退针到皮下组织中，并向内上方调整方向重新进针。进入关节囊区域后，将注射器中的药液轻轻注入，注射时阻力应很小。如果遇到阻力，则针头可能在韧带或肌腱中，应略微调整方向进入关节腔，直到注射时无明显阻力。注射完毕后拔出穿刺针，以无菌敷料加压覆盖穿刺点并冰敷。

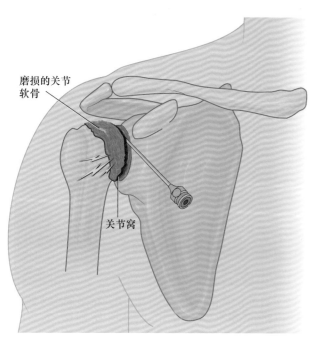

磨损的关节软骨

关节窝

图 26-2　肱骨的圆形头部与肩胛骨的梨形关节窝相连

透视引导技术

在透视引导下进行盂肱关节注射，患者取侧卧位，健侧朝下。对肩部、肩峰下区域和关节间隙表面的皮肤进行消毒。用无菌注射器抽取 2 ml 0.25% 不含防腐剂的布比卡因和 40 mg 甲泼尼龙，接 1.5 英寸、22 G 穿刺针，注意无菌操作。然后对患侧的肩部进行透视，向内旋转患侧上肢，直到在前后位图像上能够清晰看到盂肱关节间隙。小心地将针头穿过皮肤和皮下组织，并穿过关节囊进入关节（图 26-3）。如果碰到骨面，则将针退至皮下组织，并向内上方调整方向重新进针。进入关节间隙后，缓慢将注射器中的药物注入，注射时阻力应很小。如果遇到阻力，则针头可能在韧带或肌腱中，应略微调整穿刺针进入关节腔，直到无明显阻力为止。注射完毕后拔出穿刺针，以无菌敷料加压覆盖穿刺点并冰敷。

超声引导技术

为了进行超声引导下盂肱关节注射，将患者置于坐位，前臂舒适地放在同侧大腿上。对肩、肩峰下区域和关节间隙表面的皮肤进行消毒。用无菌注射器抽取 2 ml 0.25% 不含防腐剂的布比卡因和 40 mg 甲泼尼龙，接

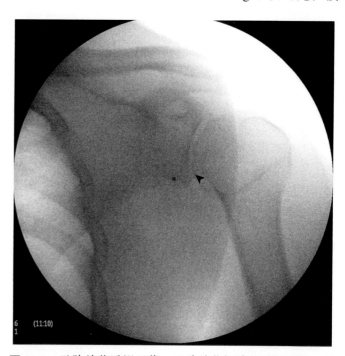

图 26-3　盂肱关节透视显像。盂肱关节间隙的后面观察。肱骨头的下象限（箭头的头）为进针部位（From Provenzano DA, Chandwani K: Joint injections. In Benzon HT, Rathmell JP, Wu CL, Turk DC, Argoff CE, Hurley RW, editors: Practical management of pain, ed 5, Philadelphia, 2014, Mosby; Fig. 71.3.）

1.5 英寸、22 G 穿刺针，注意无菌操作。

　　触诊可识别肩峰的尖端，将高频线阵超声探头外侧部置于肩峰尖端之上，内侧部与肩胛骨成约20°角（图 26-4）。盂肱关节在超声图像是位于冈上肌腱下的一个液性暗区（图 26-5）。确定关节间隙后，在距探头末端外侧约 1 cm 处使用平面内方法进针，并在超声实时引导下调节针头轨迹，从肩峰的外侧进入盂肱关节，缓慢注入药物（图 26-6）。注射时阻力应很小，如果遇到阻力，则针头可能在韧带或肌腱中，应略微调整方向刺入关节腔，直到进行注射无明显阻力为止。注射完毕后拔出穿刺针，以无菌敷料加压覆盖穿刺点并冰敷。

副作用和并发症

　　肩关节腔内注射的主要并发症是感染，如果严格遵

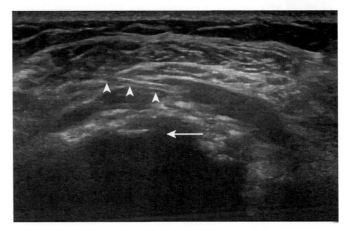

图 26-6　肩关节腔内注射（箭头的头）。注意裸露的肱骨头，皮质不规则，提示骨关节炎（箭头）

循无菌原则，这种并发症非常罕见。应该提前告知患者肩关节腔内注射后，约有 26% 的患者主诉疼痛暂时加剧。

临床要点

　　该注射技术在治疗肩关节关节炎引起的疼痛方面极为有效。滑囊炎和肌腱炎并存也可能导致肩部疼痛，需要通过局部注射局麻药和皮质类固醇激素来进一步治疗。如果非常熟悉注射部位的临床相关解剖，该技术是安全的。必须注意使用无菌技术以避免感染；采取常规预防措施以避免给操作者带来风险。注射完毕后立即在注射部位加压包扎，可以减少瘀斑和血肿形成的发生率。患者接受该注射技术治疗肩部疼痛后的数天，应进行局部的热敷和轻柔的关节活动范围锻炼。应避免进行剧烈运动，这会加剧患者的症状。常用的镇痛药和非甾体抗炎药可与此注射技术同时使用。

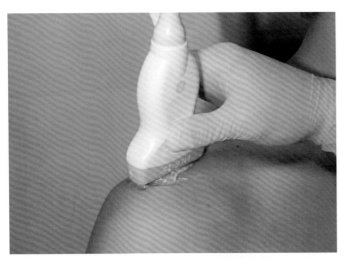

图 26-4　肩关节内注射超声探头的正确位置（From Corazza A，Orlandi D，Fabbro E，et al.：Dynamic high-resolution ultrasound of the shoulder：how we do it. Eur J Radiol 84［2］：266-277，2015；Fig. 23A.）

推荐阅读

Andrews JR: Diagnosis and treatment of chronic painful shoulder: review of nonsurgical interventions, *Arthroscopy* 26:333–347, 2005.

Cheng PH, Modir JG, Kim HJ, Narouze S: Ultrasound-guided shoulder joint injections, *Tech Reg Anesth Pain Manag* 13:184–190, 2009.

Dalton SE: Clinical examination of the painful shoulder, *Baillieres Clin Rheumatol* 3:453–474, 1989.

Davies AM: Imaging the painful shoulder, *Curr Opin Radiol* 4:32–38, 1992.

Monach PA: Shoulder pain. In Mushlin SB, Greene HL, editors: *Decision making in medicine: an algorithmic approach*, ed 3, Philadelphia, 2010, Mosby, pp 522–523.

Reutter TRC: Shoulder pain. In Ramamurthy S, Rogers JN, Alanmanou E, editors: *Decision making in pain management*, ed 2, Philadelphia, 2006, Mosby, pp 160–162.

Waldman SD: Ultrasound-guided intra-articular injection of the glenohumeral joint. In *Comprehensive atlas of ultrasound guided pain management injection techniques*, Philadelphia, 2014, Lippincott, pp 215–219.

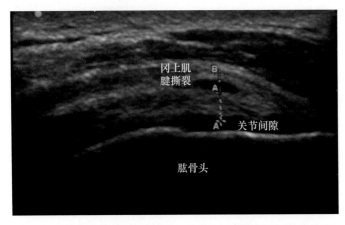

冈上肌腱撕裂

关节间隙

肱骨头

图 26-5　肩关节冠状超声图像。注意冈上肌腱表面部分撕裂

27

肩锁关节注射

唐元章 译 杨立强 校

适应证与临床考虑

肩锁关节损伤是由急性损伤和重复微损伤所致。急性损伤通常是在运动或骑自行车摔倒时，肩部直接遭受外力撞击所致；重复微损伤通常是反复进行投掷动作或手臂举过身体动作时，对关节造成的损伤。创伤后关节会发生急性炎性，如果症状持续存在，可能会发展成肩锁关节炎。

有些肩锁关节疼痛的患者主诉当手臂举到胸部时疼痛加重。患侧肩部向下常常不能入睡，并主诉有磨擦感，特别是在刚醒来时。查体可发现关节肿大或肿胀，触诊有压痛，患侧肩部向下牵引或被动内收可引起疼痛加重。下巴内收试验也有助于确诊，该测试是通过让患者将患侧手臂外展90°，然后将手臂跨过胸前部紧贴下巴下方，抓住对侧肩膀（图27-1）。肩锁关节功能不全的患者会感到剧烈疼痛，并且通常无法重复该操作。此外，如果肩锁关节韧带撕裂，这些动作会显示出关节不稳定。关节的X线平片显示与骨关节炎相一致的关节缩窄或硬化，或与韧带损伤相一致的关节变宽（图27-2）。如果怀疑韧带撕裂或找不到导致患者疼痛的明确原因，则需要进行MRI检查（图27-3）。下面描述的注射技术既可作为诊断手段，也可作为治疗措施。

临床相关解剖

肩锁关节由锁骨的远端以及肩峰的前部和内侧组成（图27-4）。关节的强度主要由致密的喙锁韧带来维持，该韧带将锁骨远端的底部与喙突相连。在锁骨紧贴肩峰的地方可以感觉到一个小切迹。关节被关节囊完全包围。关节的上半部分被锁骨上韧带覆盖，该韧带将远端锁骨连接到肩峰的上表面；关节的下部被肩锁韧带覆盖，该韧带将锁骨远端的下半部连接到肩峰上，这两个

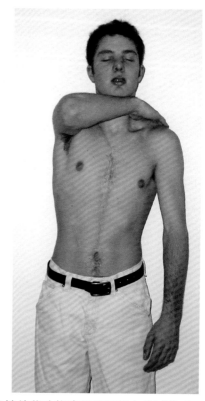

图 27-1　肩锁关节功能障碍的下巴内收试验（From Waldman SD: Physical diagnosis of pain, ed 3, Philadelphia, 2016, Saunders.）

韧带进一步增加了关节的稳定性。肩锁关节可能包含或不包含关节盘。肩锁关节间隙的容量很小，在实施该注射技术时，必须注意不要强行向关节间隙内注入大量的局麻药和皮质类固醇，以免损伤关节。

操作技术

体表标志技术

向患者解释该注射操作的目的。将患者置于仰卧位，消毒上肩部和远端锁骨表面的皮肤。用无菌注射

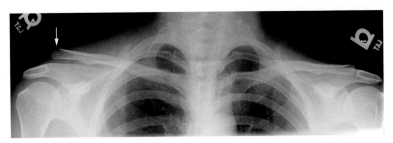

图 27-2　肩锁韧带破裂后，肩锁关节变宽（箭头）（From Resnick D，Kang HS：Internal derangements of joints：Emphasis on MR imaging，Philadelphia，1997，Saunders.）

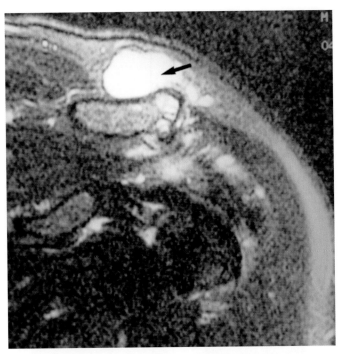

图 27-3　肩锁关节的骨关节炎：滑膜囊肿的形成。倾斜的冠状面脂肪抑制快速自旋回波（TR/TE，2750/100）MRI 显示与骨关节炎相关的锁骨远端部分畸形和含有源自肩锁关节关节液的滑液囊肿（箭头）（From Resnick D：Diagnosis of bone and joint disorders，ed 4，Philadelphia，2002，Saunders.）

器抽取 2 ml 0.25% 不含防腐剂的布比卡因和 40 mg 甲泼尼龙，接 1.5 英寸、22 G 穿刺针，注意无菌操作。在严格的无菌技术下确认肩峰的尖端，并在其内侧大约 1 英寸处，识别肩锁关节间隙。以 20° 角穿刺，小心地穿透皮肤和皮下组织，穿过关节囊进入关节腔（图 27-4）。如果遇到骨质，则将针退回至皮下，并稍微向内调整方向后重新穿刺。进入关节腔后，将注射器中的药物缓慢注入。由于关节间隙小，关节囊致密，注射时会有一定的阻力；如果遇到明显的阻力，针很可能是在韧带内，应轻微前后调整针尖位置，直到注射过程中只有较小的阻力；如果在注射时没有遇到阻力，关节囊可能不完

整，建议进行关节造影和（或）MRI 检查。注射完毕后拔出穿刺针，以无菌敷料加压覆盖穿刺点并冰敷。

透视引导技术

　　患者取仰卧位，置于透视台上，消毒上肩和锁骨远端皮肤。用无菌注射器抽取 2 ml 0.25% 不含防腐剂的布比卡因和 40 mg 甲泼尼龙，接 1.5 英寸、22 G 穿刺针，注意无菌操作。采取严格的无菌技术，通过触诊确定肩峰的尖端，并获得前后位透视图。在距肩峰尖端内侧约 1 英寸处应可清晰地看到关节。一旦确定了肩锁关节，将针小心地以 20° 角穿过皮肤和皮下组织进针（图 27-5）。进入关节囊后，轻轻注射注射器中的药物。由于关节间隙较小且关节囊致密，因此应具有一定的注射阻力；如果遇到明显的阻力，则可能是韧带，应将穿刺针略微前进或向关节腔内移动，直到注射时只有较小的阻力为止；如果注射时没有阻力，则关节囊可能不完整，建议进行关节造影和（或）MRI。注射完毕后拔出穿刺针，以无菌敷料加压覆盖穿刺点并冰敷。

超声引导技术

　　为了进行超声引导的肩锁关节注射，患者取坐位，肩部放松，前臂舒适地放在同侧大腿上。用无菌注射器抽取 2 ml 0.25% 不含防腐剂的布比卡因和 40 mg 甲泼尼龙，接 1.5 英寸、22 G 穿刺针，注意无菌操作。在严格的无菌技术下，通过触诊识别出肩锁关节。将超声高频线阵探头放置在横跨肩锁关节的冠状平面内（图 27-6），超声探头向内缓慢移动以捕捉肩峰、锁骨远端和肩锁关节之间的超声图像（图 27-7）。在超声下确定关节间隙后，将针头穿过皮肤，并在连续的超声引导下使用平面外方法进入关节间隙的中心（图 27-8）。当确定针尖在关节间隙内时，在超声实时引导下注射少量局麻药和类固醇，可以通过特征性的高回声扩散涡旋来确认药物注

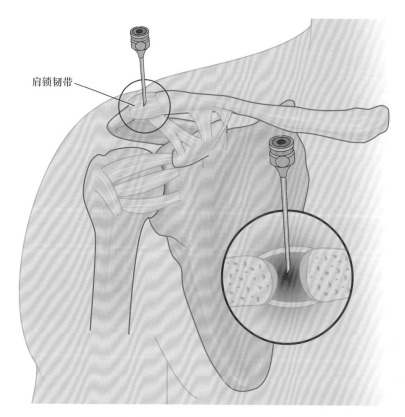

肩锁韧带

图 27-4　肩锁关节位于肩峰内侧约 1 英寸处

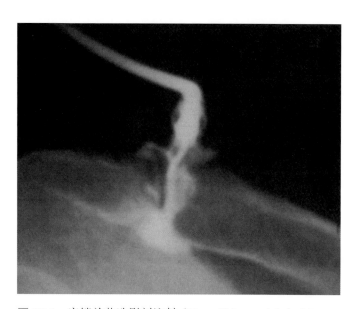

图 27-5　肩锁关节造影剂注射（From Tehranzadeh J，Mossop EP，Golshan-Momeni M：Therapeutic arthrography and bursography. Orthop Clin North Am 37〔3〕：393-408，2006；Fig. 2.）

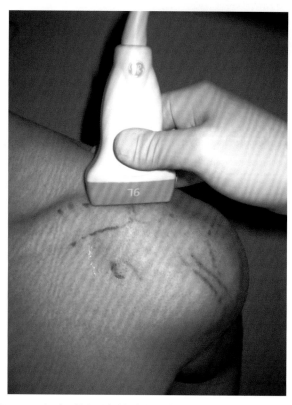

图 27-6　超声引导下肩锁关节注射时超声探头的正确位置

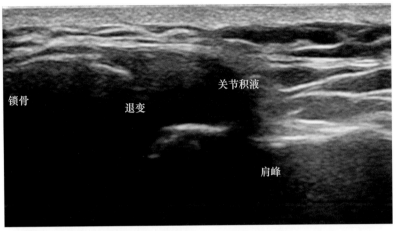

图 27-7　肩锁关节的冠状超声图像。注意明显的关节积液和退变征象

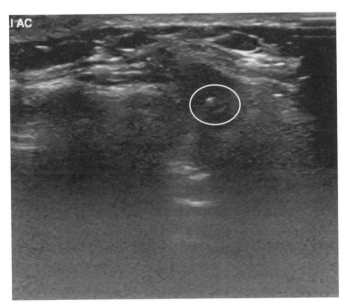

图 27-8　超声引导下肩锁关节注射时穿刺针的位置。亮点表示针尖（圆圈）的位置（From Sabeti-Aschraf M，Ochsner A，Schueller-Weidekamm C，et al：The infiltration of the AC joint performed by one specialist：ultrasound versus palpation—a prospective randomized pilot study. Eur J Radiol 75：e37-e40，2010.）

射进了关节腔内。确认针尖在关节腔内后，缓慢注入剩余的药液，注射阻力应该很低。注射完毕后拔出穿刺针，以无菌敷料加压覆盖穿刺点并冰敷。

副作用和并发症

　　肩锁关节内注射的主要并发症是感染。如果严格遵循无菌技术，这种并发症应该是非常罕见的。如前所述，向关节内强行注射可能会破坏关节囊，应避免。注

射前应提醒患者大约有 25% 的患者主诉注射后有短暂的疼痛加剧。

临床要点

　　该注射技术在治疗肩锁关节关节炎引起的疼痛方面极为有效。滑囊炎和肌腱炎并存也可能导致肩部疼痛，需要通过局部注射局麻药和长效皮质类固醇激素来进一步治疗。仔细辨识注射区域的临床相关解剖结构，是保证注射技术安全的关键。必须注意使用无菌技术以避免感染；采取普遍预防措施以避免给操作者带来风险。如果注射后立即在注射部位加压包扎，可以减少瘀斑和血肿形成的发生率。患者接受该注射技术治疗肩部疼痛后的数天，应进行局部的热疗和轻柔的关节活动范围锻炼。避免进行剧烈运动，这样会加剧患者的疼痛。常用的镇痛药和非甾体抗炎药可与此注射技术同时使用。

推荐阅读

Andrews JR: Diagnosis and treatment of chronic painful shoulder: review of nonsurgical interventions, *Arthroscopy* 21:333–347, 2005.

Cheng PH, Modir JG, Kim HJ, Narouze S: Ultrasound-guided shoulder joint injections, *Tech Reg Anesth Pain Manag* 13:184–190, 2009.

Dalton SE: Clinical examination of the painful shoulder, *Baillieres Clin Rheumatol* 3:453–474, 1989.

Davies AM: Imaging the painful shoulder, *Curr Opin Radiol* 4:32–38, 1992.

Monach PA: Shoulder pain. In Mushlin SB, Greene HL, editors: *Decision making in medicine: an algorithmic approach*, ed 3, Philadelphia, 2010, Mosby, pp 523–527.

Reutter TRC: Shoulder pain. In Ramamurthy S, Rogers JN, Alanmanou E, editors: *Decision making in pain management*, ed 2, Philadelphia, 2006, Mosby, pp 160–162.

Waldman SD: Ultrasound-guided intraarticular injection technique for the acromioclavicular joint. In *Comprehensive atlas of ultrasound guided pain management injection techniques*, Philadelphia, 2014, Lippincott, pp 221–229.

28

冈上肌腱注射

唐元章　译　杨立强　校

适应证与临床考虑

　　肩关节的肌腱单元易患肌腱炎的原因有很多。第一，关节要承担一系列重复的运动；第二，肌腱活动的空间受到喙肩弓的限制，关节的极端运动可能造成撞击；第三，肌腱的血液供应不足，使微损伤的愈合更加困难。所有这些因素都可能导致肩关节的一个或多个肌腱炎。如果炎症持续，则可能会在肌腱周围的钙沉积，使后续治疗更加困难（图 28-1）。肩关节肌腱单元的肌腱炎常与肩关节相关滑囊的滑囊炎并存，进一步加重疼痛和功能障碍。

　　构成肩袖的冈上肌特别容易出现肌腱炎。冈上肌腱炎通常是急性起病，发生在肩关节过度使用或使用不当之后。危险因素包括在身体前侧搬运重物或将重物从身上移开，或过度使用运动器材。疼痛持续且剧烈，常伴

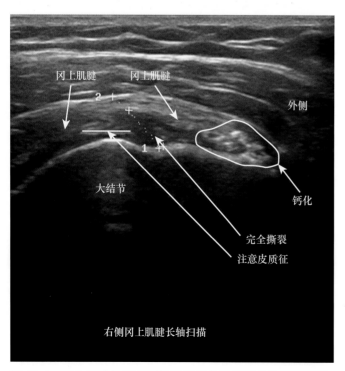

图 28-1　冈上肌腱的超声图像显示钙化性肌腱炎和肌腱撕裂

有睡眠障碍。患者可能会通过抬高肩胛骨以降低韧带的张力，从而固定发炎的肌腱，使患者看起来像是在"耸肩"。冈上肌腱炎患者会出现 Dawbarn 征阳性，即在手臂下垂时触诊肱骨大结节出现疼痛，而在手臂完全外展时疼痛消失。

　　除先前描述的疼痛外，冈上肌腱炎患者通常会随着肩部活动范围的缩小而导致功能逐渐减退，这使得一些简单的日常活动，如梳头、系胸罩或手臂触及头顶变得困难。如果肩部活动继续减少，可能会出现肌肉萎缩并发展为冰冻肩。

　　所有肩关节疼痛患者均应行 X 线平片检查。再根据患者的临床表现来选择其他检查，包括全血细胞计数、血沉以及抗核抗体检测。如果怀疑存在肩袖撕裂应行肩关节 MRI 和超声检查。超声评估可能还有助于发现钙化性肌腱炎或其他肩部疾病（图 28-2）。下面描述的注射技术既可作为诊断手段，也可作为治疗措施。

临床相关解剖

　　冈上肌是肩袖最重要的肌肉。它可以稳定肩关节，与三角肌一起将肱骨头牢固地固定在于关节窝内，使上肢内收。冈上肌由肩胛上神经支配，起源于肩胛上窝，并附着于肱骨大结节上方（图 28-3）。该肌肉穿过肩关节的上方，肌腱下部与关节囊完全接触。正如上文所提到的，冈上肌和肌腱在过度使用以及使用不当时极易受伤和磨损。

操作技术

体表标志技术

　　向患者解释该注射操作的目的。将患者置于仰卧位，前臂后旋放于背后。如果患者无法忍受该体位，也

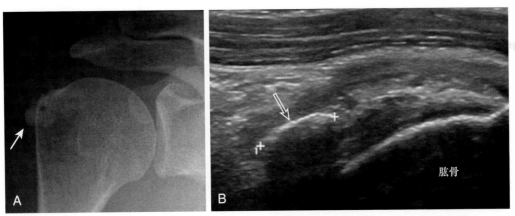

图 28-2　典型的肌腱钙化形成阶段的"坚硬钙化"的例子。**A**. 患者 A 的前后位 X 线片显示冈下肌腱内一个大的、边界清楚的钙化（实心箭头所指）。**B**. 患者 B 的冈上肌腱长轴成像。大的肌腱内钙化（空心箭头）产生明显的后声影伪影（From Louis LJ：Musculoskeletal ultrasound intervention：principles and advances. Ultrasound Clin 4：217-286，2009.）

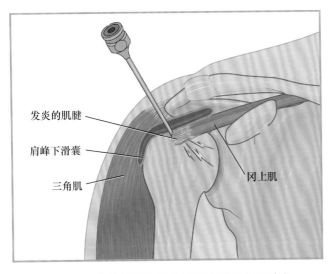

图 28-3　肩袖的冈上肌腱特别容易发生肌腱炎

可在坐位下进行注射，需注意该体位会增加血管迷走神经反射发生的风险。上肢处于该体位可使肘外上髁朝前，更容易识别冈上肌腱。确定了肘外上髁后，沿肱骨向上找到肩峰的前缘。在肩峰前缘下方的小切迹，标志着冈上肌腱嵌入肱骨大结节上部的附着点，用无菌记号笔标记该点。

消毒肩部、肩峰下区域和关节间隙的皮肤。用无菌注射器抽取 2 ml 0.25% 不含防腐剂的布比卡因和 40 mg 甲泼尼龙，接 1.5 英寸、22 G 穿刺针，注意无菌操作。在严格的无菌技术下，戴手套触诊先前标记的点，并再次确认冈上肌腱的附着点。在标记点处垂直进针，小心的穿过皮肤、皮下组织及关节囊，直至触及骨质（图 28-3）。然后从肱骨的骨膜中将针尖回撤 1 ～ 2 mm，缓慢注入注射器内的药物。注射时应有轻微阻力；如果没

有遇到阻力，则可能是针尖位于关节腔，或者是冈上肌腱断裂；如果注射时有明显的阻力，则针尖可能位于韧带或肌腱内部，应稍稍进针或退针，直到注射时没有明显的阻力。注射完毕后拔出穿刺针，以无菌敷料加压覆盖穿刺点并冰敷。

超声引导技术

为了用超声扫查冈上肌和肌腱，患者需将患侧手置于臀部后上方，即改良的 Crass 体位，就像从臀部裤子口袋中取出梳子一样（图 28-4）。改良的 Crass 体位能够通过内旋肱骨头使大结节上的肌腱附着点前移，使肌腱从肩峰下滑出，从而改善冈上肌腱的显示效果。冈上肌腱的超声成像具有典型的骨样高回声外观和对称的双凸型边缘，易于辨识。健康的肌腱厚度均匀，外观均匀，具有各向异性特征（图 28-4）。仔细评估肌腱病变、撕裂、钙化和断裂（图 28-5）。如果发现肌腱明显撕裂，则应特别注意不要将药物注入肌腱内部，以免造成肌腱断裂。确认冈上肌腱后，消毒肩关节、肩峰下区域和关节间隙的皮肤。用无菌注射器抽取 2 ml 0.25% 不含防腐剂的布比卡因和 40 mg 甲泼尼龙，接 1.5 英寸、22 G 穿刺针，注意无菌操作。随后，在超声实时引导下进针，直到针尖靠近肌腱且不位于肌腱内部时，缓慢注入注射器中的药物，注射时的阻力应很小。注射完毕后拔出穿刺针，以无菌敷料加压覆盖穿刺点并冰敷。

副作用和并发症

该注射技术的主要并发症是感染。如果严格遵循无

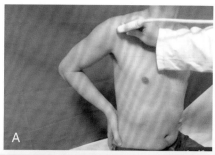

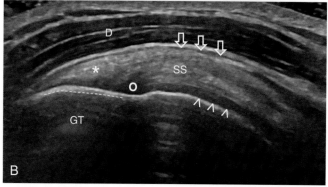

图 28-4   冈上肌腱（长轴）。**A**. 患者取改良的 Crass 体位，探头放置在肩关节前方。**B**. 相应的超声图像。SS，冈上肌腱的正常纤维结构；星号，冈上肌纤维的嵌入部分；V 形箭头，关节软骨；空心箭头，肩峰下-三角肌下滑囊；圆圈，各向异性引起的低回声伪影；虚线，冈上肌附着印迹；GT，肱骨大结节；D，三角肌（From Corazza A，Orlandi D，Fabbro E，et al：Dynamic high-resolution ultrasound of the shoulder：how we do it. Eur J Radiol 84［2］：266-277，2015；Fig. 14.）

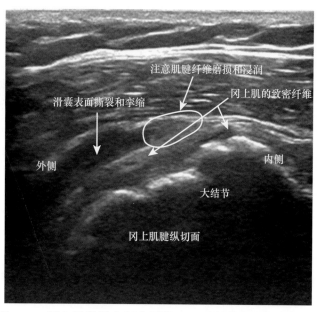

图 28-5   冈上肌的纵向超声图像，显示滑囊表面撕裂较大，且肌腱纤维磨损

菌原则，这种并发症非常罕见。注射本身存在损伤冈上肌腱的可能性。如果向存在显著炎症或损伤的肌腱内直接注射药物，可能导致肌腱断裂。如果医生注射时比较柔和，则可大大降低这种风险。如果遇到明显的注射阻力，应立即停止注射。约 25% 的患者在治疗后会出现一过性的疼痛加剧，这点应提前告知患者。

临床要点

该注射技术在治疗前述病因导致的肩部疼痛时非常有效。滑囊炎和肌腱炎并存也可能导致肩部疼痛，需要通过局部注射局麻药和皮质类固醇来进一步治疗。如果非常熟悉注射部位的临床相关解剖，该技术是安全的。必须注意使用无菌技术以避免感染；采取普遍预防措施以避免给操作者带来风险。注射完毕后立即在注射部位加压包扎，可以减少瘀斑和血肿形成的发生率。患者接受该注射技术治疗肩部疼痛后的数天，应进行局部的热敷和轻柔的关节活动范围锻炼。避免进行剧烈运动，这会加剧患者的症状。常用的镇痛药和非甾体抗炎药可与此注射技术同时使用。

推荐阅读

Andrews JR: Diagnosis and treatment of chronic painful shoulder: review of nonsurgical interventions, *Arthroscopy* 21:333–347, 2005.

Cheng PH, Modir JG, Kim HJ, Narouze S: Ultrasound-guided shoulder joint injections, *Tech Reg Anesth Pain Manag* 13:184–190, 2009.

Dalton SE: Clinical examination of the painful shoulder, *Baillieres Clin Rheumatol* 3:453–474, 1989.

Davies AM: Imaging the painful shoulder, *Curr Opin Radiol* 4:32–38, 1992.

Monach PA: Shoulder pain. In Mushlin SB, Greene HL, editors: *Decision making in medicine: an algorithmic approach*, ed 3, Philadelphia, 2010, Mosby, pp 522–528.

Reutter TRC: Shoulder pain. In Ramamurthy S, Rogers JN, Alanmanou E, editors: *Decision making in pain management*, ed 2, Philadelphia, 2006, Mosby, pp 160–162.

Yoo JC, Koh KH, Park WH, et al.: The outcome of ultrasound-guided needle decompression and steroid injection in calcific tendinitis, *J Shoulder Elbow Surg* 19:596–600, 2010.

29

冈下肌腱注射

唐元章　译　杨立强　校

适应证与临床考虑

肩关节的肌腱单元易患肌腱炎的原因有很多。第一，关节要承担一系列重复的运动；第二，肌腱活动的空间受到喙肩弓的限制，关节的极端运动可能造成撞击；第三，肌腱的血液供应不足，使微损伤的愈合更加困难。所有这些因素都可能导致肩关节的一个或多个肌腱炎。如果炎症持续，则可能会在肌腱周围出现钙沉积，使后续治疗更加困难。肩关节肌腱单元的肌腱炎常与肩关节相关滑囊的滑囊炎并存，进一步加重疼痛和功能障碍。

肩袖的冈下肌腱极易发生肌腱炎（图 29-1）。冈下肌腱炎通常是急性起病，发生在肩关节过度使用或使用不当之后。危险因素包括需要反复外展和外旋肱骨的活动，例如在装配线工作期间安装刹车片、用力使用健身器材。冈下肌腱炎的疼痛位于三角肌区域，持续且剧烈。患者经常主诉有严重的睡眠障碍。患者可能会通过

向前旋转肩关节以降低韧带的张力，从而固定发炎的冈下肌腱。冈下肌腱炎患者会因肱骨的外旋和主动外展而出现疼痛（图 29-2）。

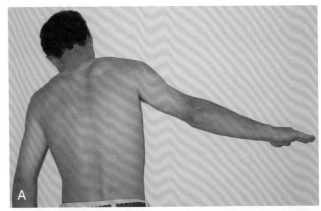

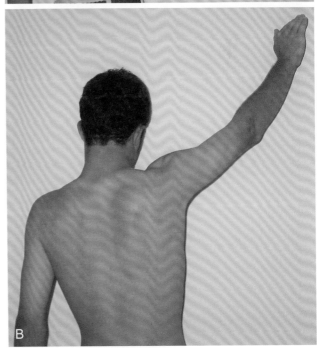

图 29-2　**A** 和 **B**，冈下肌腱炎的 mid-arc 外展试验显示，患者上肢外展时，到达弧度中间区域即出现严重疼痛，到达弧的顶端时疼痛更加剧烈（From Waldman SD：Physical diagnosis of pain, ed 3, Philadelphia, 2016, Saunders.）

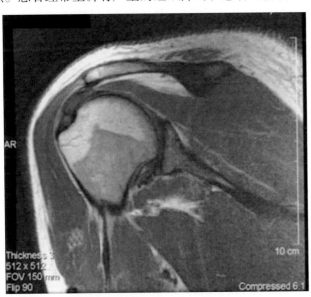

图 29-1　MRI 显示冈下肌腱的严重肌腱炎（From Adler RS, Finzel KC：The complementary roles of MR imaging and ultrasound of tendons. Radiol Clin North Am 34：771-807, 2005, with permission.）

除先前描述的疼痛外，冈上肌腱炎患者通常会随着肩部活动范围的缩小而导致功能逐渐减退，这使得一些简单的日常活动，如梳头、系胸罩或手臂触及头顶变得困难。如果继续减少肩部活动，可能会出现肌肉萎缩并发展为冰冻肩。

所有肩关节疼痛患者均应行 X 线平片检查。再根据患者的临床表现来选择其他检查，包括全血细胞计数、血沉以及抗核抗体检测。如果怀疑肩袖撕裂，则应行 MRI 和（或）超声检查。下面介绍的注射技术既可以作为诊断手段，也可以作为治疗措施。

临床相关解剖

冈下肌是肩袖的一部分，它可以稳定肩关节，并与小圆肌共同完成上肢外旋动作。冈下肌受肩胛上神经支配。起源于肩胛骨的冈下窝，并附着于肱骨大结节的中面。冈下肌腱炎最常发生在该附着点（图 29-3）。正如上文所提到的，冈下肌和肌腱在过度使用以及使用不当时极易受伤和磨损。

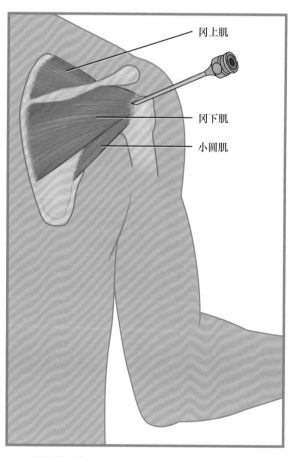

图 29-3　冈下肌腱炎患者接受皮质类固醇和局麻药注射后，疼痛通常会显著缓解

操作技术

体表标志技术

向患者解释该注射操作的目的。患者取坐位，手臂支撑在床旁桌子上，肘部弯曲 90°。然后将手臂外旋，这样可以使冈下肌腱的附着点从三角肌下方滑出。利用该方法可以感觉到冈下肌的收缩。然后确认肩峰后角，以及肘关节外上髁。此时，冈下肌腱的附着点与肘关节外上髁成一直线。附着点应该在肩峰后角下约 45°，用无菌记号笔标记该点。

消毒肩关节后方、肩峰区域和关节间隙的皮肤。用无菌注射器抽取 2 ml 0.25% 不含防腐剂的布比卡因和 40 mg 甲泼尼龙，接 1.5 英寸、22 G 穿刺针，注意无菌操作。在严格的无菌技术下，戴手套触诊先前标记的点，再次确认冈下肌腱的附着点位置。然后在标记点穿刺，小心地将针穿过皮肤和皮下组织，以及三角肌边缘和冈下肌底部，直到触及骨质（图 29-3）。然后从肱骨的骨膜中将针尖回撤 1 ~ 2 mm，缓慢注入注射器内的药物。注射时应有轻微阻力；如果没有遇到阻力，则可能是针尖位于关节腔，或者是冈下肌腱断裂；如果注射时有明显的阻力，则针尖可能位于韧带或肌腱内部，应稍稍进针或退针，直到注射时没有明显的阻力。注射完毕后拔出穿刺针，以无菌敷料加压覆盖穿刺点并冰敷。

超声引导技术

超声引导下冈下肌腱的注射。患者取坐位，前臂放松置于同侧大腿上，掌心朝上。将高频线阵探头置于斜轴扫描平面，探头的外侧斜向上朝着肱骨头的方向（图 29-4）。冈下肌腱的超声成像致密。健康的肌腱厚度均匀，外观均匀，具有各向异性特征（图 29-5）。仔细评估冈下肌和肌腱的病变、撕裂、钙化和断裂（图 29-6）。如果发现肌腱明显撕裂，则应特别注意不要将药物注入肌腱内部，以免造成肌腱断裂。确认冈下肌腱后，消毒肩关节、肩峰下区域和关节间隙的皮肤。用无菌注射器抽取 2 ml 0.25% 不含防腐剂的布比卡因和 40 mg 甲泼尼龙，接 1.5 英寸、22 G 穿刺针，注意无菌操作。在超声实时引导下进针，直到针尖靠近肌腱且不位于肌腱内部时，缓慢注入注射器中的药物，注射时的阻力应很小。注射完毕后拔出穿刺针，以无菌敷料加压覆盖穿刺点并冰敷。

冈上肌

冈下肌

小圆肌

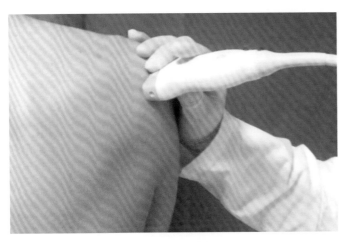

图 29-4　对冈下肌腱进行超声扫查和注射时，超声探头的正确放置位置（From Corazza A，Orlandi D，Fabbro E，et al：Dynamic high-resolution ultrasound of the shoulder：How we do it. Eur J Radiol 84［2］：266-277，2015；Fig. 18A. ）

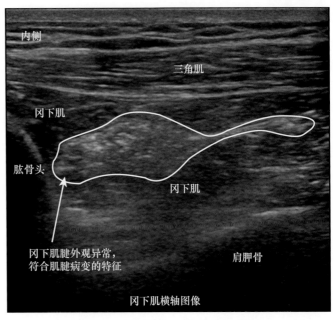

图 29-6　超声图像显示冈下肌腱病变

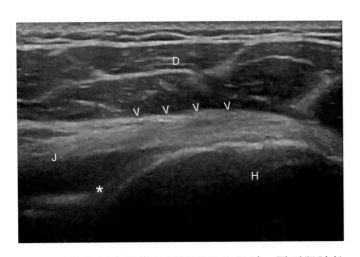

图 29-5　斜位超声图像显示冈下肌和肌腱。冈下肌腱长轴：箭头，冈下肌腱纤维；H，肱骨；D，三角肌；J，冈下肌和肌腱移行处；星号，后盂肱关节隐窝（From Corazza A，Orlandi D，Fabbro E，et al：Dynamic high-resolution ultrasound of the shoulder：how we do it. Eur J Radiol 84［2］：266-277. 2015；Fig. 18B. ）

临床要点

　　该注射技术在治疗前述病因导致的肩部疼痛时非常有效。滑囊炎和肌腱炎并存也可能导致肩部疼痛，需要通过局部注射局麻药和皮质类固醇来进一步治疗。如果非常熟悉注射部位的临床相关解剖，该技术是安全的。必须注意使用无菌技术以避免感染；采取普遍预防措施以避免给操作者带来风险。注射完毕后立即在注射部位加压包扎，可以减少瘀斑和血肿形成的发生率。患者接受该注射技术治疗肩部疼痛后的数天，应进行局部的热敷和轻柔的关节活动范围锻炼。避免进行剧烈运动，这会加剧患者的症状。常用的镇痛药和非甾体抗炎药可与此注射技术同时使用。

副作用和并发症

　　该注射技术的主要并发症是感染。如果严格遵循无菌原则，这种并发症非常罕见。注射本身存在损伤冈上肌腱的可能性。如果向存在显著炎症或损伤的肌腱内直接注射药物，可能导致肌腱断裂。如果医生注射时比较柔和，则可大大降低这种风险。如果遇到明显的注射阻力，应立即停止注射。约 25% 的患者在治疗后会出现一过性的疼痛加剧，这点应提前告知患者。

推荐阅读

Andrews JR: Diagnosis and treatment of chronic painful shoulder: review of nonsurgical interventions, *Arthroscopy* 21:333–347, 2005.

Cheng PH, Modir JG, Kim HJ, Narouze S: Ultrasound-guided shoulder joint injections, *Tech Reg Anesth Pain Manag* 13:184–190, 2009.

Dalton SE: Clinical examination of the painful shoulder, *Baillieres Clin Rheumatol* 3:453–474, 1989.

Davies AM: Imaging the painful shoulder, *Curr Opin Radiol* 4:32–38, 1992.

Monach PA: Shoulder pain. In Mushlin SB, Greene HL, editors: *Decision making in medicine: an algorithmic approach*, ed 3, Philadelphia, 2010, Mosby, pp 522–523.

Reutter TRC: Shoulder pain. In Ramamurthy S, Rogers JN, Alanmanou E, editors: *Decision making in pain management*, ed 2, Philadelphia, 2006, Mosby.

Waldman SD: Ultrasound-guided intraarticular injection technique for infraspinatus tendinitis. In *Comprehensive atlas of ultrasound guided pain management injection techniques*, Philadelphia, 2014, Lippincott.

30

肩胛下肌腱注射

王琦 译 杨立强 校

适应证与临床考虑

肩关节的肌腱单元容易因为多种原因而诱发肌腱炎。首先，此关节经常进行大幅度重复运动；其次，肌腱单元的活动空间受到喙肩弓的限制，当肩关节超限度运动时会受到撞击；最后，肌腱单元的血供较差，使得微损伤的愈合更加困难。所有这些因素都可能导致肩关节的一条或多条肌腱产生肌腱炎。如果炎症持续存在，肌腱周围可能出现钙沉积，从而增加后续治疗的难度。肌腱单元出现的肌腱炎经常和相关滑囊的滑囊炎相伴发，加剧患者疼痛和功能障碍。

肩袖的肩胛下肌腱尤其容易出现肌腱炎和伴发的滑囊炎。肩胛下肌腱炎的发病通常是急性的，继发于肩关节的过度运动或运动不当之后，诱发因素包括需要肱骨反复内收和内旋的活动，比如反复的装配线作业。肩胛下肌腱炎的疼痛是重度、持续性的，并且局限在三角肌和肩关节的前方。患者主诉经常因为疼痛而出现睡眠障碍，并且试图用限制肱骨内旋来固定发炎的肩胛下肌腱。肩胛下肌腱炎患者在肱骨抗阻内旋、频繁转动和内收时出现疼痛。如前所述，滑囊炎经常和肩胛下肌腱炎相伴发。

除了上述的疼痛之外，肩胛下肌腱炎的患者经常会出现肩关节活动幅度的进行性减退，难以进行梳头、系胸罩或抬手过头等简单的日常活动。如果肩关节长期制动，可能出现废用性肌萎缩和冰冻肩。

所有肩关节疼痛患者均应行 X 线平片检查。再根据患者的临床表现来选择其他检查，包括全血细胞计数、血沉以及抗核抗体检测。如果怀疑存在肩袖撕裂应行肩关节 MRI 或超声检查（图 30-1）。下面描述的注射技术既可作为诊断手段，也可作为治疗措施。

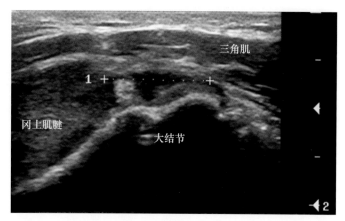

图 30-1 肱二头肌长头的长轴超声影像。测量工具演示了撕裂的冈上肌腱挛缩

临床相关解剖

肩胛下肌是肩袖的一部分，与冈上肌、冈下肌和小圆肌共同维持肩关节的稳定性（图 30-2）。肩胛下肌的功能是参与肩关节内旋，由臂丛后束的分支和肩胛下神经共同支配，起自前肩胛骨的肩胛下窝，附着于肱骨小结节。肩胛下肌腱在小结节上的附着点是肩胛下肌腱炎最常发生的位置（图 30-3）。如前所述，肩胛下肌和肌腱容易因为外伤、过度运动和错误运动导致的磨损和撕裂等而受到损伤。

操作技术

体表标志技术

提前向患者解释该注射操作的目的。患者取俯卧位，上肢外旋约 45°，从前方确认喙突的位置，喙突外侧为肱骨小结节。当上肢被动旋转时，小结节更容易被触及。用无菌的标记笔标记小结节的体表投影点。

用消毒液妥善消毒肩关节后上方的皮肤。用无菌

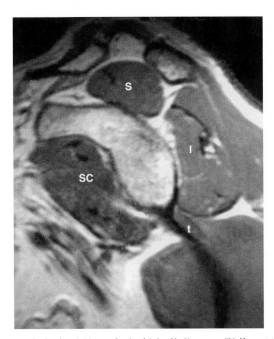

图 30-2　喙突水平的 T1 加权斜矢状位 MRI 影像。显示了冈上肌（*S*）、冈下肌（*I*）和肩胛下肌（*SC*），以及肱三头肌（*t*）连接至下关节窝（From De Maeseneer M，Van Roy P，Shahabpour M：Normal MR imaging anatomy of the rotator cuff tendons，glenoid fossa，labrum，and ligaments of the shoulder. Radiol Clin North Am 44：479-487，2006.）

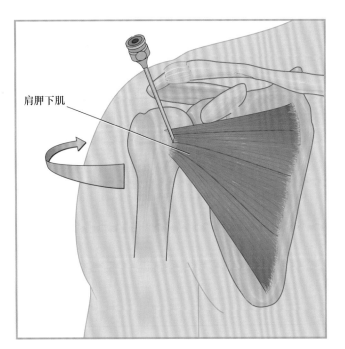

图 30-3　肩胛下肌腱在肱骨小结节上的附着点是肩胛下肌腱炎最常发生的病灶位置

注射器抽取 1 ml 0.30% 不含防腐剂的布比卡因和 40 mg 甲泼尼龙，接 1.5 英寸、25 G 穿刺针，注意无菌操作。采用严格的无菌技术用戴手套的手指触诊之前标记的穿

刺点，再次确认肩胛下肌腱和小结节的附着点。经穿刺点小心进针，穿过皮肤、皮下组织和下方的肩胛下肌腱，直至触及骨质（图 30-3）。然后退针 1 ～ 2 mm，针尖退出肱骨骨膜，并缓慢推注注射器内的药液。注射过程中应该存在轻微的注药阻力，如果没有出现阻力，要么针尖位于关节腔内，要么肩胛下肌腱是断裂的。如果出现明显的注药阻力，穿刺针针尖可能位于韧带或者肌腱内，应该略微前进或者后退穿刺针直至不再出现明显的注药阻力。注射完毕后拔出穿刺针，以无菌敷料加压覆盖穿刺点并冰敷。

超声引导技术

为了实施超声引导下肩胛下肌腱注射，患者应该取坐位，患侧肩关节外旋，手心向上（图 30-4，A），将高频线阵超声探头紧贴着肱骨小结节下方横向放置（图 30-4，A）。确认肩胛下肌的远端肌腱，并且追踪至其

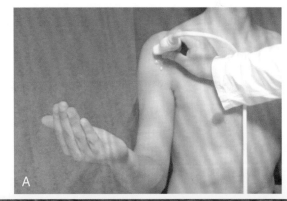

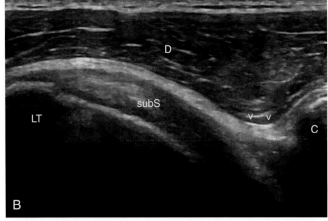

图 30-4　肩胛下肌腱（长轴）。**A**. 患者上肢外旋状态下将探头放置在肱骨小结节表面。**B**. 对应的超声影像。subS，肩胛下肌腱；C，喙突；箭头，喙肱韧带（未完全伸展）；D，三角肌；LT，肱骨头小结节（From Corazza A，Orlandi D，Fabbro E，et al：Dynamic high-resolution ultrasound of the shoulder：how we do it. Eur J Radiol 84［2］：266-277，2015；Fig. 12.）

在肱骨小结节上的附着点。大多数情况下，肩胛下肌腱炎发病于此处（图 30-4，B）。应该仔细检查肌腱是否存在钙化或者病变，这可能是患者肩痛的病因所在（图 30-5）。如果发现肌腱已经存在明显的撕裂，应该格外小心，避免出现肌腱内注射而致肌腱断裂。在确认肩胛下肌腱之后，用消毒液妥善消毒肩关节表面、肩峰下区域和关节间隙的皮肤。用无菌注射器抽取 3 ml 0.25% 不含防腐剂的布比卡因和 40 mg 甲泼尼龙，接 1.5 英寸、25 G 穿刺针，注意无菌操作。在超声连续引导下进针，直至穿刺针尖端紧邻肌腱，但不能进入肌腱内部，然后将注射器内的药液缓慢注入。注射过程中注药阻力应该很小。注射完毕后拔出穿刺针，以无菌敷料加压覆盖穿刺点并冰敷。

副作用和并发症

该注射技术的主要并发症是感染，但如果执行严格的无菌技术，感染应该非常罕见。注射本身导致的肩胛下肌腱损伤也是常见的并发症。如果直接在肌腱内进行注射，伴有严重炎症或者既往损伤的肌腱容易出现断裂。如果医生轻柔操作，并在出现明显的注药阻力时立即停止注射，此项并发症的风险能够被大幅度降低。大约 30% 的患者在注射后会出现一过性疼痛加重，应该提前告知患者。

临床要点

对于继发于上述的肩痛病因的疼痛，此项注射技术特别有效。滑囊炎和肌腱炎并存也可能导致肩部疼痛，需要通过局部注射局麻药和皮质类固醇来进一步治疗。如果非常熟悉注射部位的临床相关解剖，该技术是安全的。必须注意使用无菌技术以避免感染；采取普遍预防措施以避免给操作者带来风险。注射完毕后立即在注射部位加压包扎，可以减少瘀斑和血肿形成的发生率。患者接受该注射技术治疗肩部疼痛后的数天，应进行局部的热敷和轻柔的关节活动范围锻炼。避免进行剧烈运动，这会加剧患者的症状。常用的镇痛药和非甾体抗炎药可与此注射技术同时使用。

推荐阅读

De Maeseneer M, Van Roy P, Shahabpour M: Normal MR imaging anatomy of the rotator cuff tendons, glenoid fossa, labrum, and ligaments of the shoulder, *Radiol Clin North Am* 44:479–487, 2006.

Ingber RS: Shoulder impingement in tennis/racquetball players treated with subscapularis myofascial treatments, *Arch Phys Med Rehabil* 81:679–682, 2000.

Peidro L, Serra A, Suso S: Subcoracoid impingement after ossification of the subscapularis tendon, *J Shoulder Elbow Surg* 8:170–171, 1999.

Waldman SD: The subscapularis muscle. In *Pain review*, Philadelphia, 2009, Saunders, p 88.

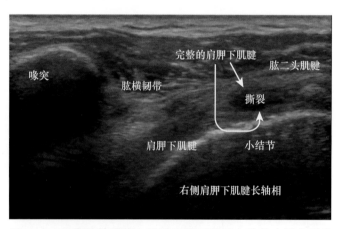

图 30-5　超声长轴影像，显示肩胛下肌腱在肱骨小结节附着点处出现撕裂

31

三角肌综合征注射技术

王琦 译 杨立强 校

适应证与临床考虑

三角肌容易出现肌筋膜疼痛综合征。长时间托举重物或者反复进行肩部、上肢前后运动可能引起三角肌反复的微损伤，从而产生肌筋膜疼痛。同时，三角肌在钝性损伤后也容易出现肌筋膜疼痛综合征，比如坠马且肩膀着地，或者是橄榄球比赛中反复撞击三角肌。

肌筋膜疼痛综合征是一种影响机体局部的慢性疼痛综合征。诊断肌筋膜疼痛综合征的必要条件是在体格检查过程中找到肌筋膜触发点。虽然触发点通常局限于躯体受损伤部位，但肌筋膜疼痛综合征的疼痛经常伴有其他解剖部位的牵涉痛。牵涉痛常常被误诊为其他器官系统的病变，造成过度检查和无效的治疗。三角肌肌筋膜疼痛综合征患者常存在从肩部放射至上肢的牵涉痛。

触发点是肌筋膜疼痛的特征性病变，是由受累肌肉的微损伤所引起。这一病理性损伤的特点是受累肌肉的局灶性显著压痛。按压或者牵拉对触发点产生的机械性刺激不仅会加重局部疼痛，还会产生牵涉痛。在局部疼痛和牵涉痛之外，受刺激的肌肉常常出现不随意收缩，称为"惊跳征"，惊跳征也是肌筋膜疼痛综合征的特征性表现。三角肌综合征患者在肌肉的前束和后束均存在触发点（图31-1）。

当触诊到肌筋膜触发点时，通常也就定位到了肌纤维的紧束带。对于肌筋膜疼痛综合征患者，尽管存在触发点这一共同的阳性体征，但肌筋膜触发点的病理生理学基础尚存争议，已经出现了多种理论解释，这些理论的共同点是都认为触发点是受累肌肉微损伤的结果。微损伤可能发生在受累肌肉的单次损伤之后，也可能是反复微损伤引起，或者是由收缩肌与拮抗肌慢性功能失调所引起。

除肌肉损伤外，其他很多因素也容易造肌筋膜疼痛综合征。仅在周末进行锻炼的人，身体容易因为并不熟悉的体育锻炼而受到损伤，从而出现肌筋膜疼痛综合征。坐在电脑键盘前面或者看电视时的不良姿势也被认为是肌筋膜疼痛综合征的易感因素。如果既往损伤导致了肌肉功能障碍，则更容易继发肌筋膜疼痛综合征。如果患者营养状况不良或者合并心理、行为障碍，包括慢性应激障碍和抑郁，常会使上述所有诱因的作用加强。三角肌似乎对应激诱发的肌筋膜疼痛综合征尤为敏感。

除了疼痛外，肌筋膜疼痛综合征患者经常同时存在肌肉僵硬和疲乏，这些会加重该疾病相关的功能障碍，并使治疗变得更加复杂。肌筋膜疼痛综合征可能作为原发病出现，也可能与其他疼痛性疾病合并出现，包括神经根病和慢性区域疼痛综合征。肌筋膜疼痛综合征患者除了肌肉功能障碍外，常并存包括抑郁在内的心理或行为异常。针对心理和行为异常的治疗必须作为肌筋膜疼痛综合征成功治疗方案中不可或缺的一部分。

临床相关解剖

肩部肌群作为一个功能单位一起稳定及维持上肢的协调运动。单块肌肉的损伤即可能导致整个功能单位的功能异常。三角肌的功能是连接肩胛带和上肢，并维持其稳定性。三角肌肌纤维起自肩峰、肩胛冈和锁骨外1/3的下表面，止点附着于三角肌粗隆。三角肌可使上肢围绕盂肱关节外展，其前束辅助上肢屈曲和内旋，后束辅助上肢伸展和外旋。三角肌是由腋神经支配的（图31-1）。创伤、过度使用或使用不当容易引起三角肌和肌腱的损伤、磨损及撕裂，并出现肌腱炎。

操作技术

在触发点注射治疗前认真完成患者准备，有助于提高疗效。触发点注射的最佳部位是触发点本身而非牵涉

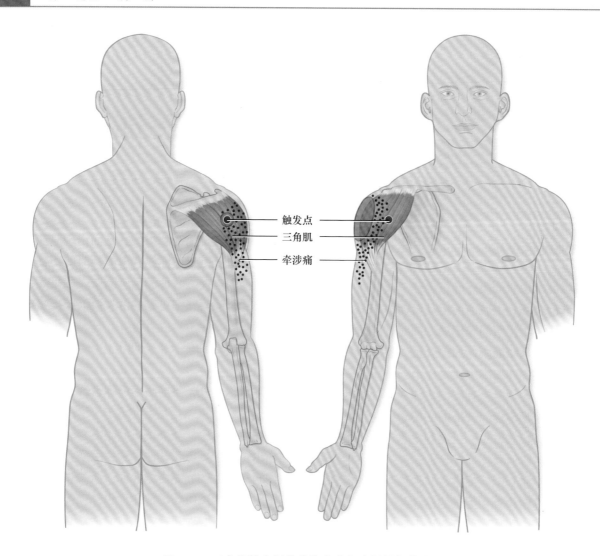

图 31-1   三角肌综合征常常发生在肌肉钝性损伤之后

痛区域。应该告知患者，触发点注射的目标是阻滞持续性疼痛的触发点，从而有望使疼痛得到长期缓解。对于大多数肌筋膜疼痛综合征患者而言，为了达到理想的疼痛缓解，需要联合应用多种治疗方法，让患者理解这一点是很重要的。定位、标记触发点以及进行触发点注射时应该采用斜靠或者侧卧体位，这有助于降低血管–迷走反射的发生率。在注射之前应充分消毒触发点表面的皮肤，以避免感染。

在向患者解释触发点注射的目的，并且完善了患者治疗前准备后，用带无菌手套的手指进行触诊，再次定位拟注射的触发点。用无菌注射器抽取 10 ml 0.25% 不含防腐剂的布比卡因和 40 mg 甲泼尼龙，接足够长的 25 G 或 27 G 穿刺针，注意无菌操作。除了下背部的姿势肌群以外，1.5 英寸长的穿刺针应该是足够用的。每个触发点注射 0.5 至 1 ml 药液。应该告知患者，可能需要 2 至 5 个治疗周期的连续治疗方可彻底消除触发点。

副作用和并发症

因为操作部位与脊髓及出椎管的颈神经根邻近，这一操作必须由熟悉局部解剖并且富有疼痛介入治疗经验的医生来完成。考虑到操作部位与脑和脑干相邻，触发点注射之后因为局麻药物入血而导致的共济失调并不罕见。很多患者在三角肌触发点注射后还会出现一过性疼痛加重。

临床要点

　　如果认真关注注射区域的临床相关解剖，触发点注射是非常安全的。必须注意使用无菌技术以避免感染；采取普遍预防措施以避免给操作者带来风险。触发点注射的大多数副作用与穿刺针导致的局部和深部组织损伤有关。如果触发点注射后立即在注射部位加压包扎，可以减少瘀斑和血肿形成的发生率。避免使用过长的穿刺针有助于降低深部结构损伤的发生率。当触发点位置邻近胸膜腔时，一定要格外小心，避免形成气胸。

　　抗抑郁药物是肌筋膜疼痛综合征主要的治疗药物。在本病的治疗中，三环类抗抑郁药被认为比选择性 5-羟色胺再摄取抑制剂更为有效。抗抑郁药物治疗肌筋膜疼痛综合征的机制尚不明确，部分研究者认为这类药物的主要作用是治疗很多肌筋膜疼痛综合征患者潜在的抑郁状态。目前首选阿米替林和去甲阿米替林，应在睡前单次给药，起始剂量为 10 至 25 mg，如果副作用可以耐受，再逐步增加剂量。普瑞巴林和米那普仑也被证实对纤维肌痛有效，如果标准治疗方案效果不佳，这两种药物值得一试。

推荐阅读

Baldry P: Acupuncture treatment of fibromyalgia and myofascial pain. In Chaitow L, editor: *Fibromyalgia syndrome*, ed 3, Oxford, 2010, Churchill Livingstone, pp 145–159.

Ge HY, Nie H, Madeleine P, et al.: Contribution of the local and referred pain from active myofascial trigger points in fibromyalgia syndrome, *Pain* 147:233–240, 2009.

Ge HY, Wang Y, Danneskiold-Samsøe B, et al.: The predetermined sites of examination for tender points in fibromyalgia syndrome are frequently associated with myofascial trigger points, *J Pain* 11:644–651, 2010.

Hains G, Descarreaux M, Hains F: Chronic shoulder pain of myofascial origin: a randomized clinical trial using ischemic compression therapy, *J Manipulative Physiol Ther* 33:362–369, 2010.

LeBlanc KE, LeBlanc LL: Musculoskeletal disorders, *Prim Care* 37:389–406, 2010.

Partanen JV, Ojala TA, Arokoski JP: Myofascial syndrome and pain: a neurophysiological approach, *Pathophysiology* 17:19–28, 2010.

32

胸大肌综合征注射技术

王琦 译 杨立强 校

适应证与临床考虑

胸大肌容易出现肌筋膜疼痛综合征。长时间在躯体前方托举重物，或者手臂持续保持在固定位置提举物体（比如使用链锯时）可能导致胸大肌出现肌筋膜疼痛。另外，当胸大肌受到钝性损伤，比如摩托车车祸导致前侧胸壁外伤，或者橄榄球运动中的戳伤等，也易导致肌筋膜疼痛综合征。

肌筋膜疼痛综合征是一种影响机体局部的慢性疼痛综合征。诊断肌筋膜疼痛综合征的必要条件是在体格检查过程中找到肌筋膜触发点。虽然触发点通常局限于躯体受损伤部位，但肌筋膜疼痛综合征的疼痛经常伴有其他解剖部位的牵涉痛。牵涉痛常常被误诊为其他器官系统的病变，造成过度检查和无效的治疗。胸大肌肌筋膜疼痛综合征患者常存在从肩前部放射至前胸壁的牵涉痛。

触发点是肌筋膜疼痛的特征性病变，是由受累肌肉的微损伤所引起。这一病理性损伤的特点是受累肌肉的局灶性显著压痛。按压或者牵拉对触发点产生的机械性刺激不仅加重局部疼痛，还会产生牵涉痛。在局部疼痛和牵涉痛之外，受刺激的肌肉常常出现不随意收缩，称为"惊跳征"，惊跳征也是肌筋膜疼痛综合征的特征性表现。胸大肌综合征患者会在胸大肌的锁骨、胸骨部分出现触发点（图 32-1）。

当触诊到肌筋膜触发点时，通常也就定位到了肌纤维的紧束带。对于肌筋膜疼痛综合征患者，尽管存在触发点这一共同的阳性体征，但肌筋膜触发点的病理生理学基础尚存争议，已经出现了多种理论解释。这些理论的共同点是都认为触发点是受累肌肉微损伤的结果。微损伤可能发生在受累肌肉的单次损伤之后，也可能是反复微损伤引起，或者是由收缩肌与拮抗肌慢性功能失调所引起。

除肌肉损伤外，其他很多因素也容易造肌筋膜疼痛综合征。仅在周末进行锻炼的人，身体容易因为并不熟悉的体育锻炼而受到损伤，从而出现肌筋膜疼痛综合

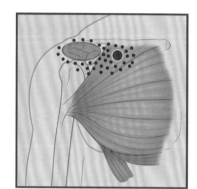

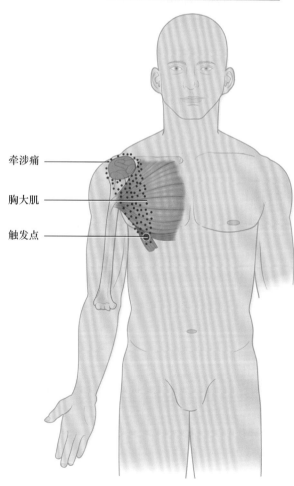

牵涉痛

胸大肌

触发点

图 32-1　胸大肌肌筋膜疼痛综合征患者常常出现肩前部的牵涉痛，并放射至胸壁

征。坐在电脑键盘前面或者看电视时的不良姿势也被认为是肌筋膜疼痛综合征的易感因素。如果既往损伤导致了肌肉功能障碍，则更容易继发肌筋膜疼痛综合征。如果患者营养状况不良或者合并心理、行为障碍，包括慢性应激障碍和抑郁，常会使上述所有诱因的作用加强。胸大肌似乎对应激诱发的肌筋膜疼痛综合征尤为敏感。

除了疼痛外，肌筋膜疼痛综合征患者经常同时存在肌肉僵硬和疲乏，这些会加重该疾病相关的功能障碍，并使治疗变得更加复杂。肌筋膜疼痛综合征可能作为原发病出现，也可能与其他疼痛性疾病合并出现，包括神经根病和慢性区域疼痛综合征。肌筋膜疼痛综合征患者除了肌肉功能障碍外，常并存包括抑郁在内的心理或行为异常。针对心理和行为异常的治疗必须作为肌筋膜疼痛综合征成功治疗方案中不可或缺的一部分。

临床相关解剖

胸大肌和肩部、前胸壁其他肌肉协同作用，辅助肱骨内收、内旋，并向前、向下牵引肩胛骨使其稳定。胸大肌通过其锁骨头屈曲肱骨，通过其胸骨-肋骨头辅助肱骨伸展。胸大肌由胸内外侧神经支配（图 32-1）。过度使用或使用不当容易引起胸大肌和肌腱的损伤、磨损及撕裂，进而发展为肌筋膜疼痛综合征和肌腱炎。

操作技术

在触发点注射治疗前认真完成患者准备，有助于提高疗效。触发点注射的最佳部位是触发点本身而非牵涉痛区域。应该告知患者，触发点注射的目标是阻滞持续性疼痛的触发点，从而有望使疼痛得到长期缓解。对于大多数肌筋膜疼痛综合征患者而言，为了达到理想的疼痛缓解，需要联合应用多种治疗方法，让患者理解这一点是很重要的。定位、标记触发点以及进行触发点注射时应该采用斜靠或者侧卧体位，这有助于降低血管-迷走反射的发生率。在注射之前应充分消毒触发点表面的皮肤，以避免感染。

在向患者解释触发点注射的目的，并且完善了患者治疗前准备后，用带无菌手套的手指进行触诊，再次定位拟注射的触发点。用无菌注射器抽取 10 ml 0.25% 不含防腐剂的布比卡因和 40 mg 甲泼尼龙，接足够长的 25 G 或 27 G 穿刺针，注意无菌操作。除了下背部的姿势肌群以外，1.5 英寸长的穿刺针应该是足够用的。每个触发点

注射 0.5 至 1 ml 药液（图 32-1）。应该告知患者，可能需要 2 至 5 个治疗周期的连续治疗方可彻底消除触发点。

副作用和并发症

因为操作部位与脊髓及出椎管的颈神经根相邻近，这一操作必须由熟悉局部解剖并且富有疼痛介入治疗经验的医生来完成。考虑到操作部位临近大脑和脑干，触发点注射之后因为局麻药物入血而导致的共济失调并不罕见。很多患者胸大肌触发点注射后还会出现一过性疼痛加重。

临床要点

如果认真关注注射区域的临床相关解剖，触发点注射是非常安全的。必须注意使用无菌技术以避免感染；采取普遍预防措施以避免给操作者带来风险。触发点注射的大多数副作用与穿刺针导致的局部和深部组织损伤有关。如果触发点注射后立即在注射部位加压包扎，可以减少瘀斑和血肿形成的发生率。避免使用过长的穿刺针有助于降低深部结构损伤的发生率。当触发点位置邻近胸膜腔时，一定要格外小心，避免形成气胸。

抗抑郁药物是肌筋膜疼痛综合征主要的治疗药物。在本病的治疗中，三环类抗抑郁药被认为比选择性 5-羟色胺再摄取抑制剂更为有效。抗抑郁药物治疗肌筋膜疼痛综合征的机制尚不明确，部分研究者认为这类药物的主要作用是治疗很多肌筋膜疼痛综合征患者潜在的抑郁状态。目前首选阿米替林和去甲阿米替林，应在睡前单次给药，起始剂量为 10 至 25 mg，如果副作用可以耐受，再逐步增加剂量。普瑞巴林和米那普仑也被证实对纤维肌痛有效，如果标准治疗方案效果不佳，这两种药物值得一试。

推荐阅读

Baldry P: Acupuncture treatment of fibromyalgia and myofascial pain. In Chaitow L, editor: *Fibromyalgia syndrome*, ed 3, Oxford, 2010, Churchill Livingstone, pp 145–159.

Ge HY, Nie H, Madeleine P, et al.: Contribution of the local and referred pain from active myofascial trigger points in fibromyalgia syndrome, *Pain* 147:233–240, 2009.

Ge HY, Wang Y, Danneskiold-Samsøe B, et al.: The predetermined sites of examination for tender points in fibromyalgia syndrome are frequently associated with myofascial trigger points, *J Pain* 11:644–651, 2010.

LeBlanc KE, LeBlanc LL: Musculoskeletal disorders, *Prim Care* 37:389–406, 2010.

Partanen JV, Ojala TA, Arokoski JP: Myofascial syndrome and pain: a neuro-physiological approach, *Pathophysiology* 17:19–28, 2010.

33

胸大肌撕裂综合征注射技术

王琦 译 杨立强 校

适应证与临床考虑

胸大肌很容易受到损伤，小到重体力劳动导致的肌纤维显微镜下撕裂伤，大到肉眼可见的肌肉部分撕裂，甚至在极端病例中，可见肌肉全层撕裂并伴有血肿和外观畸形（图 33-1）。同时，胸大肌腱可能在肱骨大结节嵴的附着点处发生断裂（图 33-2）。

胸大肌撕裂综合征的临床表现多变，原因是导致撕裂的病因众多；症状严重程度与肌肉和（或）肌腱损伤程度成正比。胸大肌撕裂综合征的症状是当进行卧推或俯卧撑等活动时出现的前胸壁急性疼痛，疼痛严重程度与损伤程度成正比。胸大肌撕裂综合征患者也可能主诉不同程度的肱骨内旋无力。如果肌肉完全撕裂或者肌腱断裂，肌肉会剧烈收缩并出现前胸壁隆起，表现类似于

肱二头肌腱断裂引起的"大力水手"（Popeye）隆起或 Ludington 征。除了胸大肌肌腹向内侧移位之外，还经常出现乳头下垂（图 33-3）。如果完全性断裂没有得到迅速修复，将出现后续的肌肉挛缩和钙化，使得功能障碍和外观畸形进一步恶化。

胸大肌撕裂综合征患者在胸大肌和（或）肌腱损伤后会出现急性前胸壁疼痛。如果损伤严重，会出现明显的血肿；如果肌腱在肱骨附着点处断裂，将出现令人过目难忘的上肢和前胸壁皮下淤斑，且瘀斑显著程度可能与患者主观感受到的损伤程度不符。做肱骨主动内旋的抗阻力运动时可能发现肌力减退。如果肌肉明显损伤或者肌腱断裂，患者将够不到自己的后背。如前所述，如果肌肉完全撕裂或者肌腱断裂，将出现前胸壁隆起，胸大肌收缩，远离未损伤的远端肌肉和（或）肌腱，同时

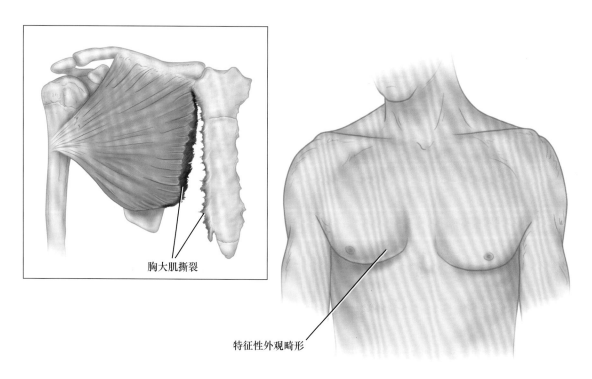

胸大肌撕裂

特征性外观畸形

图 33-1 胸大肌完全性撕裂，伴有特征性外观畸形

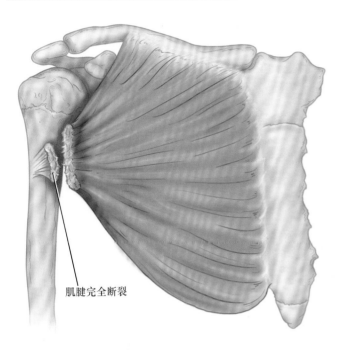

图 33-2　胸大肌在肱骨大结节嵴附着点处发生断裂

肌腱完全断裂

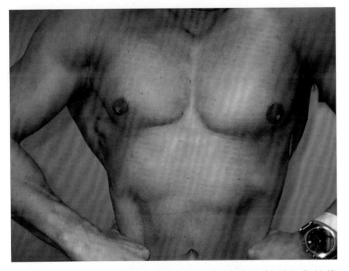

图 33-3　一例急性（病程为两周）左侧胸大肌断裂患者的临床表现，显示胸大肌肌腹水肿并向内侧移位，皮下瘀血已吸收。同时需要注意存在"乳头下垂征"（Courtesy of Brett D. Owens，MD，West Point，NY. In Haley CA，Zacchilli MA: Pectoralis major injuries: evaluation and treatment. Clin Sports Med 33［4］: 739-756，2014; Fig. 3.）

可能出现腋窝皱襞消失。虽然查体结果尚不能完全确诊胸大肌撕裂综合征，但它提示检查者应尽快对受损伤的肱骨近端、肩部及前胸壁进行 MRI 或者超声检查，以进一步明确诊断。

　　肩部、肱骨近端及前胸壁的 MRI 和超声影像可以为医生提供这些解剖部位的病变信息。MRI 精确度高，

能够及时发现需要急诊手术修复的畸形，如大的、完全性肌肉撕裂和（或）肌腱断裂（图 33-4）。受损伤部位的 MRI 和超声影像也有助于医生排除可能危及患者的非预期的病变，如原发或者转移性肿瘤。对于不能进行 MRI 扫描的患者，比如装有起搏器的患者，CT 可作为第二选择。如果鉴别诊断中考虑存在骨折或者骨异常（如近端肱骨、肩部或前胸壁转移性病变），建议进行放射性核素骨扫描和 X 线平片检查。

　　如果胸大肌撕裂综合征诊断存疑，应该进行全血细胞计数、血沉和血生化等实验室检查。

临床相关解剖

　　胸大肌宽而厚，呈扇形分布，起源于锁骨近段前表面、胸骨前表面。附着于第二到第六（偶尔第七）肋骨，以及腹外斜肌腱膜（图 33-2）。这些肌纤维互相重叠，部分向外上走行，部分呈水平走行，其余斜向外下走行，最终都以宽阔而扁平的肌腱止于肱骨大结节嵴。

操作技术

体表标志技术

　　对于轻度的胸大肌微撕裂引起的疼痛和功能障碍，可以采取保守治疗，给予非甾体抗炎药物或者 COX-2

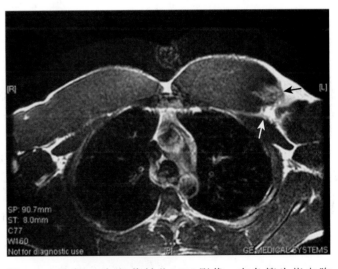

图 33-4　胸部 T2 加权像轴位 MRI 影像。白色箭头指向胸大肌腱，肌腱已经与肱骨分离并向内侧收缩。黑色箭头指向局部血肿（From Hasegaw K，Schofer JM: Rupture of the pectoralis major: a case report and review. J Emerg Med 38: 196-200，2010.）

抑制剂并辅以温和的物理治疗。胸大肌部分撕裂患者也可以通过注射局麻药和皮质类固醇来缓解疼痛。完全撕裂或断裂则需要外科手术修复。进行胸大肌注射之前，要先向患者解释清楚该注射治疗的目的。患者取仰卧位，用消毒液消毒撕裂区域表面的皮肤。用无菌注射器抽取 4 ml 0.25% 不含防腐剂的布比卡因和 40 mg 甲泼尼龙，接 1.5 英寸、25 G 穿刺针，注意无菌操作。确定注射部位后，穿刺针略向头侧进针，小心地穿过皮肤和皮下组织进入到撕裂区域（图 33-5）。穿刺到位后，将注射器内的药液缓慢推注，注药阻力应该很小。注射完毕后拔出穿刺针，以无菌敷料加压覆盖穿刺点并冰敷。肌肉完全断裂则需要进行外科手术修复。

超声引导技术

　　进行超声检查和超声引导下胸大肌、肌腱注射时，患者取坐位，前臂舒适地放在同侧大腿上，手心向上。触诊肱二头肌肌间沟，并将高频线阵超声探头横向放置在肱二头肌肌间沟正上方，进行超声扫查。通过肱二头肌肌腱来辨认肌间沟的位置，肌腱表现为走行在肌间沟内的强回声卵圆形结构（图 33-6）。然后将超声探头转为长轴扫描，缓慢向下移动以追踪肱二头肌肌腱的走行，以及肱骨头与肱骨干之间的弯曲移行处（图 33-7）。此时可以看到胸大肌在肱骨的附着点。确认肌腱附着点后，用消毒液妥善消毒肩、肩峰下区域和关节腔表面的皮

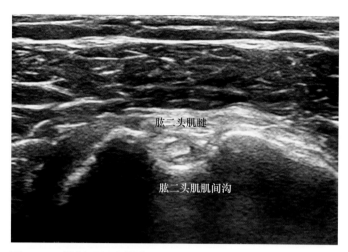

图 33-6　横断面超声影像，演示了近端肱二头肌肌腱走行于肱二头肌肌间沟中

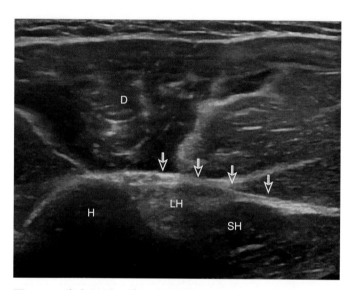

图 33-7　胸大肌腱。肱二头肌腱长头的短轴超声影像。LH，肱二头肌长头；SH，肱二头肌短头；箭头，胸大肌腱；D，三角肌；H，肱骨（From Corazza A，Orlandi D，Fabbro E，et al：Dynamic high-resolution ultrasound of the shoulder：how we do it. Eur J Radiol 84：266-277，2015；Fig. 11.）

肤。用无菌注射器抽取 4 ml 0.25% 不含防腐剂的布比卡因和 40 mg 甲泼尼龙，接 1.5 英寸、25 G 穿刺针，注意无菌操作。穿刺针在连续超声引导下进针，直至针尖紧邻肌腱，但不能刺入肌腱内部，然后缓慢推注注射器内的药液，注药阻力应该很小。注射完毕后拔出穿刺针，以无菌敷料加压覆盖穿刺点并冰敷。

鉴别诊断

　　胸大肌撕裂综合征是基于临床病史、体格检查、

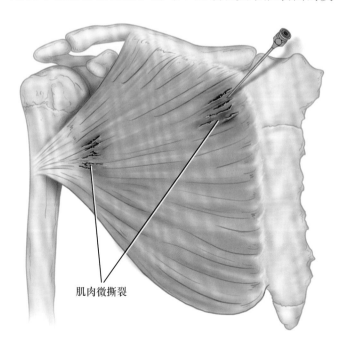

图 33-5　胸大肌部分撕裂患者常常可以通过注射局麻药和皮质类固醇来缓解疼痛

X 线影像、超声和 MRI 等多种资料做出的临床诊断。和胸大肌撕裂综合征症状相似的疼痛疾病包括胸小肌、肩胛下肌或背阔肌损伤和（或）盂肱下韧带损伤。加速-减速伤导致的胸骨柄从胸骨体脱位也可能混淆诊断。胸大肌所有附着点处的骨折，如胸骨、肋骨，以及肱骨解剖颈或外科颈的骨折也可能产生和胸大肌撕裂综合征类似的症状。

拟诊为胸大肌撕裂综合征的患者可能还存在肩部、肱骨和前胸壁及其邻近组织的原发或转移肿瘤，应该始终纳入鉴别诊断的范围。

副作用和并发症

未能正确诊断胸大肌撕裂综合征将置患者于漏诊的风险之中，可能导致肩部损伤进行性加重，或者漏诊此区域的其他并存疾病，如肺上沟瘤或肩部、肱骨、前胸壁的原发及转移肿瘤。所有怀疑为胸大肌撕裂综合征的患者均建议进行 MRI 检查。对于手术可以纠正的症状，应该快速、积极处理，以避免出现不可逆的外观畸形和功能丧失。

此项注射技术的主要并发症是感染，但如果执行严格的无菌技术，感染应该非常罕见。注射本身常造成肩袖损伤。如果向存在显著炎症或损伤的肌腱内直接注射药物，可能导致肌腱断裂。如果医生注射时比较柔和，则可大大降低这种风险。如果遇到明显的注射阻力，应立即停止注射。约 25% 的患者在治疗后会出现一过性的疼痛加剧，这点应提前告知患者。

临床要点

胸大肌撕裂综合征是一种比较罕见但却很容易识别的疾病，可引起前胸壁和肩部疼痛。完全性胸大肌撕裂和（或）肌腱断裂的患者会形成非常明显的血肿和皮下淤血，且瘀斑显著程度可能与患者主观感受到的损伤程度不符。患者常恐惧，因此要告慰患者不会因出血而致死。此类患者需接受急诊手术修复，并进行细致的术后康复治疗，以避免出现永久性外观畸形和功能丧失。

推荐阅读

Beloosesky Y, Grinblat J, Katz M, et al.: Pectoralis major rupture in the elderly: clinical and sonographic findings, *Clin Imaging* 27:261–264, 2003.

Hasegawa K, Schofer JM: Rupture of the pectoralis major: a case report and review, *J Emerg Med* 38:196–200, 2010.

Mellado JM, Calmet J, Giné J, Saurí A: Pectoralis major muscle and tendon tears: report of two cases with surgical correlation and postoperative follow-up, *Eur J Radiol Extra* 50:101–104, 2004.

Waldman SD: Ultrasound-guided intra-articular injection technique for pectoralis major tear. In *Ultrasound-guided pain management injection techniques*, Philadelphia, 2014, Lippincott, pp 316–322.

34

大圆肌综合征注射技术

王琦 译 杨立强 校

适应证与临床考虑

　　大圆肌容易出现肌筋膜疼痛综合征。长时间在躯体前方托举重物，或者反复进行需要肱骨内旋的活动（如使用螺丝刀）可能导致大圆肌综合征。大圆肌也容易在钝性损伤后出现肌筋膜疼痛，比如摩托车车祸导致后外侧胸壁外伤，或者橄榄球运动中出现戳伤或摔倒时肩外侧着地造成损伤。

　　肌筋膜疼痛综合征是一种影响机体局部的慢性疼痛综合征。诊断肌筋膜疼痛综合征的必要条件是在体格检查过程中找到肌筋膜触发点。虽然触发点通常局限于躯体受损伤部位，但肌筋膜疼痛综合征的疼痛经常伴有其他解剖部位的牵涉痛。牵涉痛常常被误诊为其他器官系统的病变，造成过度检查和无效的治疗。大圆肌肌筋膜疼痛综合征患者常常出现同侧肩部和上肢的牵涉痛。

　　触发点是肌筋膜疼痛的特征性病变，是由受累肌肉的微损伤所引起。这一病理性损伤的特点是受累肌肉的局灶性显著压痛。按压或者牵拉对触发点产生的机械性刺激不仅会加重局部疼痛，还会产生牵涉痛。在局部疼痛和牵涉痛之外，受刺激的肌肉常常出现不随意收缩，称为"惊跳征"，惊跳征也是肌筋膜疼痛综合征的特征性表现。大圆肌综合征患者在腋窝和肌肉的后部存在触发点（图34-1）。

　　当触诊到肌筋膜触发点时，通常也就定位到了肌纤维的紧束带。对于肌筋膜疼痛综合征患者，尽管存在触发点这一共同的阳性体征，但肌筋膜触发点的病理生理学基础尚存争议，已经出现了多种理论解释。这些理论的共同点是都认为触发点是受累肌肉微损伤的结果。微损伤可能发生在受累肌肉的单次损伤之后，也可能是反复微损伤引起，或者是由收缩肌与拮抗肌慢性功能失调所引起。

　　除肌肉损伤外，其他很多因素也容易造肌筋膜疼痛综合征。仅在周末进行锻炼的人，身体容易因为并不熟悉的体育锻炼而受到损伤，从而出现肌筋膜疼痛综合

征。坐在电脑键盘前面或者看电视时的不良姿势也被认为是肌筋膜疼痛综合征的易感因素。如果既往损伤导致了肌肉功能障碍，则更容易继发肌筋膜疼痛综合征。如果患者营养状况不良或者合并心理、行为障碍，包括慢性应激障碍和抑郁，常会使上述所有诱因的作用加强。大圆肌似乎对应激诱发的肌筋膜疼痛综合征尤为敏感。

　　除了疼痛外，肌筋膜疼痛综合征患者经常同时存在

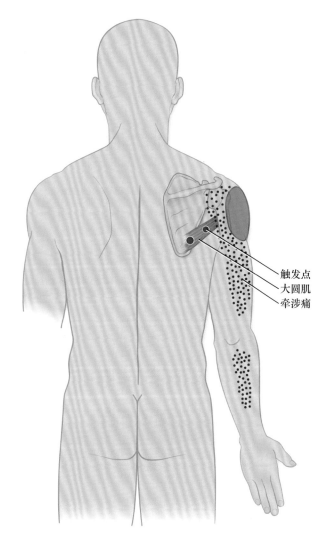

触发点
大圆肌
牵涉痛

图 34-1　大圆肌综合征患者可出现同侧肩部和上肢的牵涉痛

肌肉僵硬和疲乏，这些会加重该疾病相关的功能障碍，并使治疗变得更加复杂。肌筋膜疼痛综合征可能作为原发病出现，也可能与其他疼痛性疾病合并出现，包括神经根病和慢性区域疼痛综合征。肌筋膜疼痛综合征患者除了肌肉功能障碍外，常并存包括抑郁在内的心理或行为异常。针对心理和行为异常的治疗必须作为肌筋膜疼痛综合征成功治疗方案中不可或缺的一部分。

临床相关解剖

大圆肌与肩部及后胸壁的其他肌肉协同作用，帮助稳定肩部并辅助肱骨的内收和内旋。大圆肌是一块厚实且扁平的肌肉，起自肩胛下角的背侧面，经一根扁平的肌腱止于肱骨小结节嵴。大圆肌由肩胛下神经支配。过度使用或使用不当容易引起大圆肌和肌腱的损伤、磨损及撕裂，进而发展为肌筋膜疼痛综合征和肌腱炎。

操作技术

在触发点注射治疗前认真完成患者准备，有助于提高疗效。触发点注射的最佳部位是触发点本身而非牵涉痛区域。应该告知患者，触发点注射的目标是阻滞持续性疼痛的触发点，从而有望使疼痛得到长期缓解。对于大多数肌筋膜疼痛综合征患者而言，为了达到理想的疼痛缓解，需要联合应用多种治疗方法，让患者理解这一点是很重要的。定位、标记触发点以及进行触发点注射时应该采用斜靠或者侧卧体位，这有助于降低血管-迷走反射的发生率。在注射之前应充分消毒触发点表面的皮肤，以避免感染。

在向患者解释触发点注射的目的，并且完善了患者治疗前准备后，用带无菌手套的手指进行触诊，再次定位拟注射的触发点。用注射器吸取 10 ml 0.25% 不含防腐剂的布比卡因和 40 mg 甲泼尼龙，并连接 25 或 27 G 长度足够达到触发点的穿刺针。除了下背部的姿势肌群以外，1.5 英寸长的穿刺针应该是足够用的。每个触发点注射 0.5 至 1 ml 药液（图 34-1）。应该告知患者，可能需要 2 至 5 个治疗周期的连续治疗以彻底消除触发点。

副作用和并发症

因为操作部位与脊髓及出椎管的颈神经根相邻近，

这一操作必须由熟悉局部解剖并且富有疼痛介入治疗经验的医生来完成。考虑到操作部位临近大脑和脑干，触发点注射之后因为局麻药物入血而导致的共济失调并不罕见。很多患者在接受大圆肌触发点注射后还会出现一过性疼痛加重。

临床要点

如果认真关注注射区域的临床相关解剖，触发点注射是非常安全的。必须注意使用无菌技术以避免感染；采取普遍预防措施以避免给操作者带来风险。触发点注射的大多数副作用与穿刺针导致的局部和深部组织损伤有关。如果触发点注射后立即在注射部位加压包扎，可以减少瘀斑和血肿形成的发生率。避免使用过长的穿刺针有助于降低深部结构损伤的发生率。当触发点位置邻近胸膜腔时，一定要格外小心，避免形成气胸。

抗抑郁药物是肌筋膜疼痛综合征主要的治疗药物。在本病的治疗中，三环类抗抑郁药被认为比选择性 5-羟色胺再摄取抑制剂更为有效。抗抑郁药物治疗肌筋膜疼痛综合征的机制尚不明确，部分研究者认为这类药物的主要作用是治疗很多肌筋膜疼痛综合征患者潜在的抑郁状态。目前首选阿米替林和去甲阿米替林，应在睡前单次给药，起始剂量为 10 至 25 mg，如果副作用可以耐受，再逐步增加剂量。普瑞巴林和米那普仑也被证实对纤维肌痛有效，如果标准治疗方案效果不佳，这两种药物值得一试。

推荐阅读

Baldry P: Acupuncture treatment of fibromyalgia and myofascial pain. In Chaitow L, editor: *Fibromyalgia syndrome*, ed 3, Oxford, 2010, Churchill Livingstone, pp 145–159.

Ge HY, Nie H, Madeleine P, et al.: Contribution of the local and referred pain from active myofascial trigger points in fibromyalgia syndrome, *Pain* 147:233–240, 2009.

Ge HY, Wang Y, Danneskiold-Samsøe B, et al.: The predetermined sites of examination for tender points in fibromyalgia syndrome are frequently associated with myofascial trigger points, *J Pain* 11:644–651, 2010.

Hains G, Descarreaux M, Hains F: Chronic shoulder pain of myofascial origin: a randomized clinical trial using ischemic compression therapy, *J Manipulative Physiol Ther* 33:362–369, 2010.

LeBlanc KE, LeBlanc LL: Musculoskeletal disorders, *Prim Care* 37:389–406, 2010.

Leland JM, Ciccotti MG, Cohen SB, et al.: Teres major injuries in two professional baseball pitchers, *J Shoulder Elbow Surg* 18:e1–e5, 2009.

Partanen JV, Ojala TA, Arokoski JP: Myofascial syndrome and pain: a neurophysiological approach, *Pathophysiology* 17:19–28, 2010.

35

肱二头肌长头注射治疗肱二头肌腱炎

王小平　译　杨立强　校

适应证与临床考虑

　　肩关节的肌腱单元易患肌腱炎的原因有很多。第一，关节要承担一系列重复的运动；第二，肌腱活动的空间受到喙肩弓的限制，关节的极端运动可能造成撞击；第三，肌腱的血液供应不足，使微损伤的愈合更加困难。所有这些因素都可能导致肩关节的一个或多个肌腱炎。如果炎症持续，则可能会在肌腱周围出现钙沉积，使后续治疗更加困难（图 35-1）。肱二头肌腱炎常与肩关节周围滑囊炎并存，进一步加重疼痛及功能障碍。

　　肱二头肌的长头和短头肌腱，容易单个或同时发展为肌腱炎，称为肱二头肌腱炎。形成的原因通常或至少部分是由于肱二头肌腱在喙肩弓处受到撞击。一般急性发病，常发生在肩关节过度使用或不当使用后。诱因可能是试图启动割草机的动作、练习网球上手发球或高尔夫击球后随球动作过大等。肱二头肌腱炎的疼痛常局限在肩前部、肱二头肌肌间沟上方，持续且剧烈。疼痛时常伴随着"抓捏"感。患者经常主诉有严重的睡眠障碍。患者可能会通过内旋肱骨来固定发炎的肌腱，使得肱二头肌腱远离喙肩弓。肱二头肌腱炎患者的 Yergason 试验为阳性，即肘关节弯曲 90°，前臂做主动旋后的抗阻力运动时会产生疼痛（图 35-2）。多数情况下还会伴随滑囊炎。

　　除先前描述的疼痛外，肱二头肌腱炎患者通常会随着肩部活动范围的缩小而导致功能逐渐减退，这使得一些简单的日常活动，如梳头、系胸罩或手臂触及头顶变得困难。如果继续减少肩部活动，可能会出现肌肉萎缩并发展为冰冻肩。

　　所有肩关节疼痛患者均应行 X 线平片检查。再根据患者的临床表现来选择其他检查，包括全血细胞计

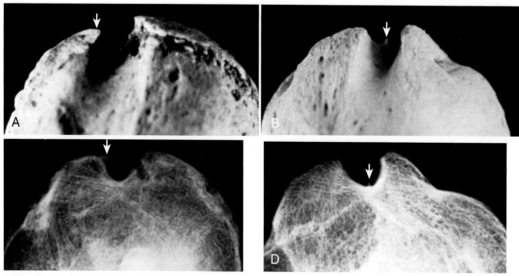

图 35-1　肩关节退行性疾病：结节间沟内的骨赘。**A** 和 **B**，内壁骨刺。照片（**A**）和 X 线片（**B**）中箭头指示在肱横韧带水平的结节间沟内侧壁上长出的较大骨赘。**C and D**，Enthesophyte in the bicipital floor. In a different specimen，note the small bone enthesophyte（arrows）arising from the floor of the intertubercular sulcus.（由于授权限制，此处保留英文）（**A and B** from Resnick D：Diagnosis of bone and joint disorders，ed 4，Philadelphia，2002，Saunders；**C and D** from Cone RO，Danzig L，Resnick D，Goldman AB：The bicipital groove：radiographic，anatomic，and pathologic study. AJR Am J Roentgenol 141：781，1983. Copyright 1983，American Roentgen Ray Society.）

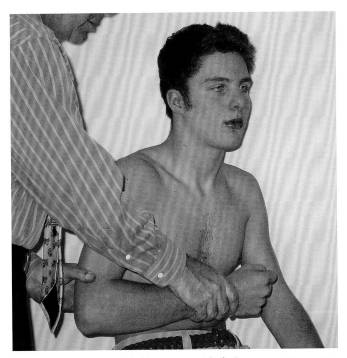

图 35.2　肱二头肌腱炎的 Yergason 试验（From Waldman SD：Physical diagnosis of pain，ed 3，Philadelphia，2016，Saunders.）

数、血沉以及抗核抗体检测。如果怀疑肌腱断裂，则应行 MRI 和超声检查，这些检查也有助于鉴别肌腱炎（图 35-3）。下面介绍的注射技术既可以作为诊断手段，也可以作为治疗措施。

临床相关解剖

肱二头肌腱与组成肩袖的其他肌腱共同维持肩关节稳定性。肱二头肌由肌皮神经支配，负责屈肘和前臂旋后动作。肱二头肌由长头和短头组成（图 35-4）。长头起自肩胛骨的盂上结节，短头起自喙突，长头走行于结节间沟内，也是容易出现炎症的部位。长头和短头在上臂中段合并到一起，止于桡骨粗隆的后方。肱二头肌和肌腱容易因外伤、过度使用或不当使用而受损。如果损伤足够严重可能会造成长头肌腱的断裂，出现"大力水手征"（图 35-5），当患者做 Ludington 动作时更明显，即手放在头后做收缩肱二头肌动作。

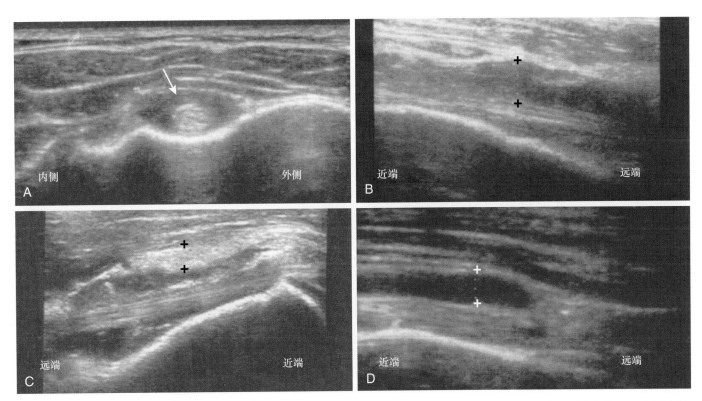

图 35-3　**A**. 箭头所指的是肌腱周围低回声的增厚组织，不可压缩，代表滑囊肥厚。**B**. 矢状视图（在＋号之间）。**C**. 高回声的肱二头肌腱鞘（在＋号之间），代表滑囊肥厚。**D**. 肌腱周围低回声增厚组织，可压缩，提示存在滑囊液（在＋号之间）（From Chen HS，Lin SH，Hsu YH，et al：A comparison of physical examinations with musculoskeletal ultrasound in the diagnosis of biceps long head tendinitis. Ultrasound Med Biol 37：1392-1398，2011.）

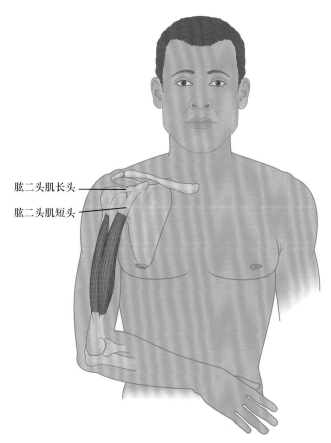

图 35-4　肱二头肌由长头和短头组成，都容易发生肌腱炎

肱二头肌长头

肱二头肌短头

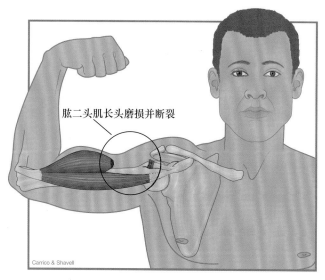

肱二头肌长头磨损并断裂

Carrico & Shavell

图 35-5　肱二头肌长头断裂后，收缩肱二头肌会出现"大力水手"征

操作技术

体表标志技术

向患者交代该注射操作的目的。患者取仰卧位，手

臂外旋约 45°。在肩关节前方可触及喙突，喙突外侧为小结节。手臂被动旋转时更容易触及小结节。用无菌记号笔在小结节表面做标记。

消毒肩关节前方皮肤。用无菌注射器抽取 1 ml 0.33% 不含防腐剂的布比卡因和 40 mg 甲泼尼龙，接 1.5 英寸、33 G 穿刺针，注意无菌操作。用戴手套的手指再次触诊标记点确定肱二头肌腱，然后缓慢进针，穿透皮肤、皮下组织、肌腱直到触及骨质（图 35-6）。然后退针 1 ～ 2 mm 离开肱骨骨膜，缓慢注药。注射过程中应该存在轻微的注药阻力，如果没有出现阻力，要么针尖位于关节腔内，要么肌腱是断裂的。如果出现明显的注药阻力，穿刺针针尖可能位于韧带或者肌腱内，应该略微前进或者后退穿刺针直至不再出现明显的注药阻力。注射完毕后拔出穿刺针，以无菌敷料加压覆盖穿刺点并冰敷。

超声引导技术

要进行超声探查和超声引导下肱二头肌腱注射，患者取坐位，前臂放松置于同侧大腿上，掌心向上。触诊到结节间沟后，将高频线阵探头垂直于结节间沟长轴放置，进行超声扫查。可以通过肱二头肌腱来定位结节间沟，肌腱为卵圆形的高回声结构（图 35-7）。肌腱周围如果有积液，会出现光环征（图 35-8）。

确定肱二头肌腱后，消毒肌腱表面皮肤。用无菌注射器抽取 3 ml 0.25% 不含防腐剂的布比卡因和 40 mg

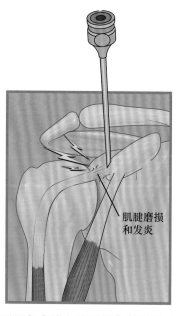

肌腱磨损和发炎

图 35-6　一定要避免直接在已经损伤的肌腱内注药，否则可能造成肌腱断裂

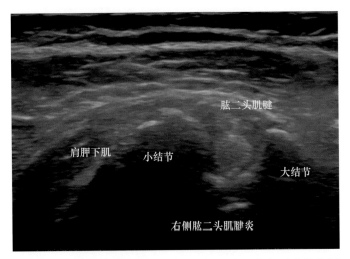

图 35-7　横断面超声图像显示肱二头肌腱，为高回声的卵圆形结构，位于结节间沟中

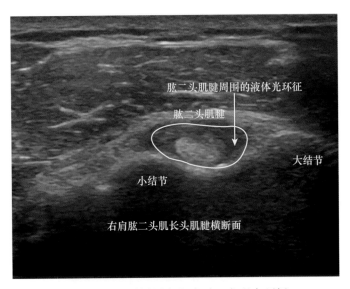

图 35-8　肌腱周围有积液时，出现光环征

甲泼尼龙，接 1.5 英寸、25 G 穿刺针，注意无菌操作。然后在超声实时引导下进针，尽量靠近肌腱，但应避免穿刺进肌腱内。然后缓慢注药，注药阻力应该很小。注射完毕后拔出穿刺针，以无菌敷料加压覆盖穿刺点并冰敷。

副作用和并发症

最严重的并发症是感染，但只要注意无菌操作，该并发症发生率极低。如果向存在显著炎症或损伤的肱二头肌腱内直接注射药物，可能导致肌腱断裂（图 35-5）。如果医生注射时比较柔和，则可大大降低这种风险。如果遇到明显的注射阻力，应立即停止注射。约 33% 的患者在治疗后会出现一过性的疼痛加剧，这点应提前告知患者。

临床要点

该注射技术可有效缓解由于上述原因导致的肩关节疼痛。并存的滑囊炎和骨关节炎也可能导致肩部疼痛，需要通过局部注射局麻药和皮质类固醇来进一步治疗。如果非常熟悉注射部位的临床相关解剖，该技术是安全的。必须注意使用无菌技术以避免感染；采取普遍预防措施以避免给操作者带来风险。注射完毕后立即在注射部位加压包扎，可以减少瘀斑和血肿形成的发生率。患者接受该注射技术治疗肩部疼痛后的数天，应进行局部的热敷和轻柔的关节活动范围锻炼。避免进行剧烈运动，这会加剧患者的症状。常用的镇痛药和非甾体抗炎药可与此注射技术同时使用。

推荐阅读

Karistinos A, Paulo LE: Anatomy and function of the tendon of the long head of the biceps muscle, *Oper Tech Sports Med* 15:2–6, 2007.

Ott JW, Clancy WG Jr, Wilk KE: Soft tissue injuries of the shoulder. In Wilk KE, Reinold MM, Andrews JR, editors: *The athlete's shoulder*, ed 2, Philadelphia, 2009, Churchill Livingstone, pp 283–292.

Patton WC, McCluskey GM 3rd: Biceps tendinitis and subluxation, *Clin Sports Med* 20:505–529, 2001.

Travis RD, Doane R, Burkhead WZ Jr: Tendon ruptures about the shoulder, *Orthop Clin North Am* 31:313–335, 2000.

Waldman SD: *Bicipital tendinitis. Atlas of common pain syndromes*, ed 2, Philadelphia, 2008, Saunders, pp 84–86.

Waldman SD: Ultrasound-guided intra-articular injection technique for bicipital tendinitis. In *Comprehensive atlas of ultrasound-guided pain management injection techniques*, Philadelphia, 2014, Lippincott, pp 288–296.

36

肩峰下撞击综合征注射技术

王小平　译　杨立强　校

适应证与临床考虑

　　肩峰下撞击综合征患者表现为弥散性的肩关节疼痛，并伴有无力感和肩关节活动范围减小。夜间疼痛明显，患者无法患侧卧入睡。虽然肩峰下撞击综合征可发生于急性损伤后，但通常病情进展隐匿，可能没有明确的外伤史。如果不治疗，肩峰下撞击综合征可能会发展为肩袖肌腱的进行性病变，逐渐加重肩关节不稳定性和功能障碍。50 岁以上的患者，肩峰下撞击综合征的持续进展常导致肩袖撕裂。

　　肩峰下撞击综合征患者的任何肩关节外展和（或）屈曲动作都会使肩部疼痛加重，如换灯泡或在高于肩部的橱柜里拿碗碟。肩峰下撞击综合征患者的 Neer 试验呈阳性。Neer 试验时患者取坐位，检查者对肩胛骨施以向前的压力，同时将患者的手臂抬过头顶，当手臂抬高 60° 以上出现疼痛或恐惧感则为阳性。虽然 Neer 试验不能确诊肩峰下撞击综合征，但阳性患者需要接受 MRI 和（或）超声检查来进一步明确诊断。

　　肩关节 MRI 能为临床医生提供涉及肩部任何疾病的最佳信息。MRI 的准确度非常高，有助于识别存在肩袖和肱骨头持续损伤风险患者的异常情况（图 36-1）。肩关节 MRI 还能发现一些其他疾病，如肩关节或周围组织的原发性或转移性肿瘤。对于无法接受 MRI 检查的患者，如装有起搏器的患者，超声和 CT 也可以帮助诊断。如果在鉴别诊断中考虑骨折或骨骼异常（比如转移性疾病），需要完善放射性核素扫描和 X 线平片。

　　如果肩峰下撞击综合征的诊断存疑，还应该进行全血细胞计数、血沉、血生化等检查。怀疑结晶性关节病、化脓性关节炎时可考虑行盂肱关节的关节穿刺术。

　　做出肩峰下撞击综合征的临床诊断，依赖于病史、体格检查、X 线平片、超声、MRI 等检查的支持。疼痛症状与肩峰下撞击综合征类似的疾病包括肩峰下滑囊炎、肩袖肌腱病和肌腱炎、喙肩韧带钙化和增厚，以及关节炎等。粘连性关节囊炎或冰冻肩会混淆诊断。肩关节和周围组织发生原发性或转移性肿瘤的风险始终存在，应视为肩部疼痛患者鉴别诊断的一部分。

临床相关解剖

　　肩峰下间隙位于肩峰、喙突、肩锁关节和喙肩韧带下方。肩峰下滑囊有润滑作用，健康的肩峰下间隙比较狭窄，其周围结构负责维持肩关节静态和动态稳定性。肩峰和肱骨头上表面之间的间隙被称作撞击间隙，外展上臂会使得该间隙进一步变窄（图 36-2）。任何加重狭窄的病变（如骨赘、肩峰解剖异常、韧带钙化或者肩峰先天性缺陷）都会增加肩峰撞击的风险（框 36-1）。

　　就像三叶形椎管的先天性解剖变异使其更容易发生椎管狭窄一样，肩峰的解剖异常会增加肩峰下撞击综合征的发生率。包括 2 型和 3 型肩峰（图 36-3）。1 型肩峰比较平坦，2 型肩峰向下弯曲，3 型肩峰像一把弯刀一样向下成角。2 型和 3 型这种向下的曲线会使得肩峰下间隙显著变窄（图 36-4）。除了解剖变异外，还有一种先天性未融合的肩峰隆起被称作肩峰骨，也与肩峰下撞击综合征有关（见第 37 章）。

操作技术

体表标志技术

　　向患者解释该注射操作的目的。患者取坐位，消毒肩部后方和锁骨远端表面的皮肤。用无菌注射器抽取 1 ml 0.25% 不含防腐剂的布比卡因和 40 mg 甲泼尼龙，接 1.5 英寸、25 G 穿刺针，注意无菌操作。在严格的无菌技术下识别肩峰的顶端，在肩锁关节后方约 1 英

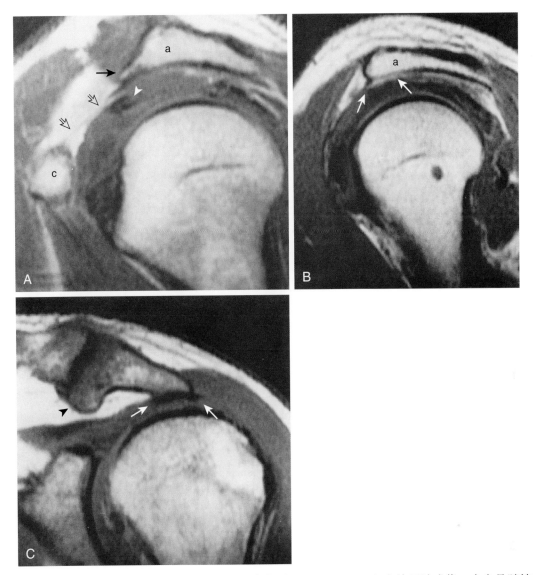

图 36-1　肩峰下撞击综合征：MRI 图像。**A**. 斜矢状位，T1 加权（TR/TE，800/20）自旋回波成像，内含骨髓结构的肩峰下骨赘（实线箭头），从肩峰的前表面（a）朝向喙突（c）凸起。注意骨赘与喙肩韧带（空心箭头）和冈上肌腱（箭头的头）的关系。**B**. 第二位患者，斜矢状位，T1 加权（TR/TE，800/12）自旋回波成像，显示一个巨大的肩峰下骨赘（箭头）。a 代表肩峰。**C**. 第三位患者，斜冠状位中间加权（TR/TE，2000/30）自旋回波成像，显示肩峰下骨赘轮廓平整和低信号强度的特征（箭头）。另外注意到肩锁关节骨关节炎，表现为骨赘（箭头的头）以及肱骨头位置的提高，提示肩袖撕裂。撕裂在其他核磁序列上显示更清楚（未展示）（From Resnick D：Diagnosis of bone and joint disorders，ed 4，Philadelphia，2002，Saunders.）

寸可触及肩峰下间隙。然后缓慢进针，穿透皮肤、皮下组织，以 20° 角穿透关节囊进入关节（图 36-5）。如果触及骨质，则退针至皮下，稍向正中调整方向后再次进针。进入关节间隙后，将注射器内的药液缓慢推注。由于间隙变窄且关节囊致密，注药时会有一定阻力。如果阻力很明显，说明针尖在韧带内或肌腱内，可以稍进针或退针，直至注药阻力减小。如果没有任何阻力，说明关节囊不完整，应行 MRI 检查。注射完毕后拔出穿刺针，以无菌敷料加压覆盖穿刺点并冰敷。当体表标志不明显时可以借助透视或超声引导。

超声引导技术

　　要进行超声检查和超声引导下肩峰下撞击综合征的注射，患者取坐位，前臂放松置于同侧大腿上，掌心向上。触诊肩锁关节，将高频线性超声探头放置在以肩锁关节为中心的冠状面上，并进行超声扫描（图 36-6）。在识别肩锁关节后，超声探头缓慢地向外侧移动，直到发现肩峰（图 36-7）。

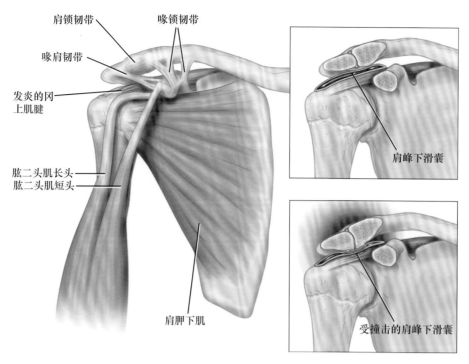

图 36-2   肩峰下间隙的解剖和其容易发生撞击的内结构

框 36-1   肩峰下撞击综合征的病因

- 肩峰下骨赘
- 肩袖撕裂
- 肩峰解剖异常
  - 2 型肩峰
  - 3 型肩峰
- 先天性肩峰缺陷（如肩峰骨）
- 获得性肩峰缺陷（如骨折移位）
- 肩锁关节炎症
- 肱骨头上部畸形
- 盂肱关节不稳
- 肩锁关节结晶性关节病
- 冰冻肩（粘连性滑囊炎）
- 喙肩韧带肌腱病

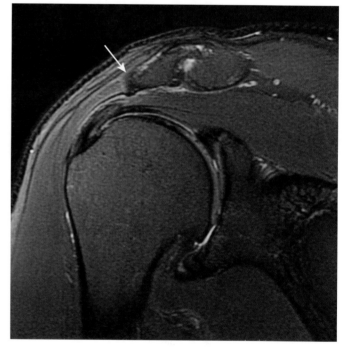

图 36-4   外侧下斜的肩峰。冠状斜位质子密度加权脂肪抑制成像，显示一位肩峰下撞击综合征患者的肩峰（箭头）外侧向下倾斜造成肩峰下间隙狭窄（From Fitzpatrick D, Walz DM：Shoulder MR imaging normal variants and imaging artifacts. Magn Reson Imaging Clin North Am 18：615-632, 2010.）

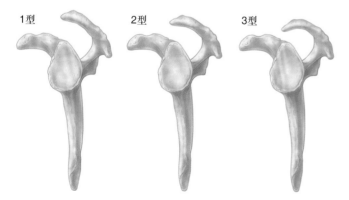

图 36-3   肩峰解剖变异

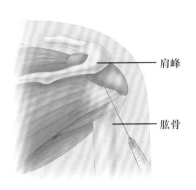

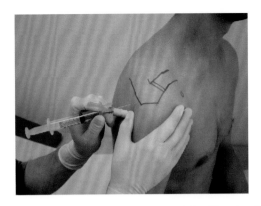

图 36-5　肩峰下滑囊和肩袖肌腱注射（肩峰后入路）（From Beuerlein MJS，McKee MD，Fam AG：The shoulder. In：Lawry GV，Kreder HJ，Hawker GA，Jerome D，editors：Fam's musculoskeletal examination and joint injection techniques，ed 2，Philadelphia，2010，Mosby，pp 7-20.）

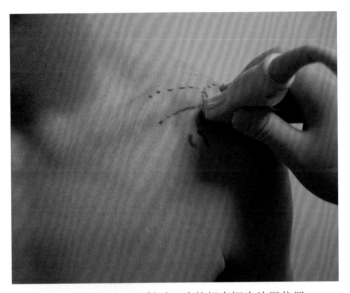

图 36-6　肩峰下注射时正确的超声探头放置位置

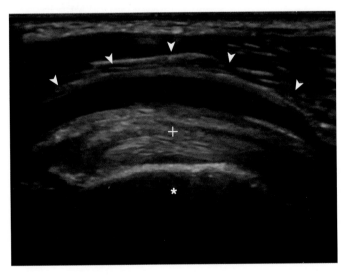

图 36-7　充满液体的肩峰下滑囊（箭头的头）。下方的冈上肌增厚（十字），星号表示肱骨头

确定肩峰后，消毒肩关节外侧皮肤。用无菌注射器抽取 2 ml 0.25% 不含防腐剂的布比卡因和 40 mg 甲泼尼龙，接 1.5 英寸、25 G 穿刺针，注意无菌操作。然后在超声实时引导下进针至肩峰下方，当针尖准确位于肩峰下间隙内后缓慢注药（图 36-8），此时注药阻力应很小。注射完毕后拔出穿刺针，以无菌敷料加压覆盖穿刺点并冰敷。如果有粘连、斑点或者钙化，可能需要调整针尖位置，来确保整个肩峰下间隙都能得到治疗。

副作用和并发症

未能正确诊断肩峰下撞击综合征将置患者于误诊其他疾病的风险之中，可能导致肩部损伤进行性加重，或者漏诊此区域的其他并存疾病，如肺上沟瘤，或肩部原发及转移肿瘤。所有怀疑为肩峰下撞击综合征的患者均建议进行 MRI 检查。应该积极进行外科手术来纠正这些造成肩峰撞击的病因，以避免出现不可逆的肩关节损伤。

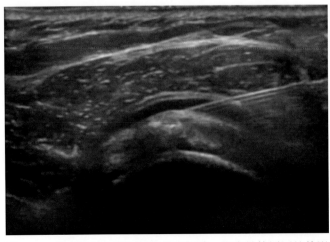

图 36-8　超声引导下穿刺进肩峰下间隙。注意针体周围的伪影

临床要点

　　肩关节的肌腱单元易患肌腱炎的原因有很多。第一，肩关节活动范围广，且多为重复性动作；第二，喙肩弓的存在使得肌腱的活动空间受限，关节的极端运动可能造成撞击；第三，肌腱的血液供应不足，使微损伤的愈合更加困难。所有这些因素都可能导致肩关节的一个或多个肌腱炎。如果炎症持续，则可能会在肌腱周围出现钙沉积，使后续治疗更加困难。肩关节肌腱单元的肌腱炎常与肩关节相关滑囊的滑囊炎并存，进一步加重疼痛和功能障碍。未经治疗的肩峰下撞击综合征患者，将会继续忍受疼痛和功能受限，并会对肱骨头和肩袖造成不可逆的损伤。

　　肩峰下撞击综合征造成的疼痛和功能受限应首先考虑非甾体抗炎药或 COX-2 抑制剂治疗，并辅以温和的物理治疗。局部热敷或冷敷也可能有益。保守治疗无效时，可在 MRI、超声等检查明确诊断后，在肩峰下间隙注射局麻药和皮质类固醇进行治疗。在接受注射治疗后的数天，应进行轻柔的关节活动范围锻炼。避免进行剧烈运动，这会加剧患者的症状。如果患者对上述治疗反应不佳，或已有影像学检查证实解剖异常性的肩峰下撞击会对肩袖造成进行性的损伤，应考虑进行开放手术或肩关节镜下肩峰成形术。

推荐阅读

Edwards SL, Bell JE, Bigliani LU: Subacromial impingement. In Wilk KE, Reinold MM, Andrews JR, editors: *The athlete's shoulder*, ed 2, Philadelphia, 2009, Churchill Livingstone, pp 115–122.

Lewis J, Green A, Yizhat Z, Pennington D: Subacromial impingement syndrome: has evolution failed us? *Physiotherapy* 87:191–198, 2001.

Lewis JS, Green AS, Dekel S: The aetiology of subacromial impingement syndrome, *Physiotherapy* 87:458–469, 2001.

Michener LA, Walsworth MK, Doukas WC, Murphy KP: Reliability and diagnostic accuracy of 5 physical examination tests and combination of tests for subacromial impingement, *Arch Phys Med Rehabil* 90:1898–1903, 2009.

Neagle CE, Bennett JB: Subacromial anatomy and biomechanics related to the impingement syndrome, *Oper Tech Sports Med* 2:82–88, 1994.

Waldman SD: Ultrasound-guided intra-articular injection technique for subacromial impingement syndrome. In *Comprehensive atlas of ultrasound-guided pain management injection techniques*, Philadelphia, 2014, Lippincott, pp 227–223.

37

肩峰骨疼痛综合征注射技术

王小平 译 杨立强 校

适应证与临床考虑

肩峰骨疼痛综合征患者通常表现为弥散性的肩关节疼痛，并伴有无力和肩关节活动范围受限。夜间疼痛明显，患者常主诉无法患侧卧入睡。临床表现通常比较隐匿，常缺乏明确的受累侧肩部外伤史。如果不进行治疗，肩峰骨疼痛综合征可能发展为肩袖肌腱病，同时肩关节的不稳定性和功能障碍也会逐渐加重（图 37-1）。50 岁以上的患者，病情的持续进展常导致肩袖撕裂。

肩峰骨疼痛综合征患者的任何肩关节外展和（或）屈曲动作都会使肩部疼痛加重，如换灯泡或在高于肩部的橱柜里拿碗碟。肩峰骨疼痛综合征患者的 Neer 或 Hawkins 试验呈阳性。虽然这两个试验不能确诊肩峰骨疼痛综合征，但可提示检查者应该进一步行 MRI 检查来明确诊断。

肩关节 MRI 能为临床医生提供涉及肩部任何疾病的最佳信息。MRI 的准确度非常高，有助于识别存在肩袖和肱骨头持续损伤风险患者的异常情况（图 37-2）。肩关节 MRI 还能发现一些其他疾病，如肩关节或周围组织的原发性或转移性肿瘤。对于无法接受 MRI 检查的患者，如装有起搏器的患者，超声和 CT 也可以帮助诊断。如果在鉴别诊断中考虑骨折或骨骼异常（比如转移性疾病），需要完善放射性核素扫描和 X 线平片。

如果诊断存疑，还应该进行全血细胞计数、血沉、生化等检查。怀疑结晶性关节病、化脓性关节炎时可考虑行盂肱关节的关节穿刺术。

做出肩峰骨疼痛综合征的临床诊断，依赖于病史、体格检查、X 线平片、超声、MRI 等检查的支持。疼痛症状与肩峰骨疼痛综合征类似的疾病包括肩峰下撞击综合征、滑囊炎、肩袖肌腱病和肌腱炎、喙肩韧带钙化

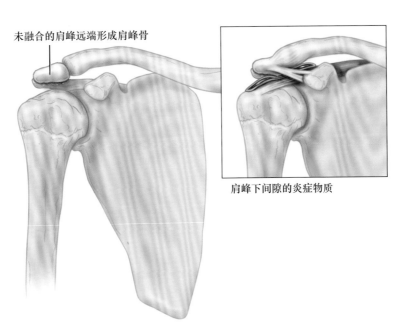

未融合的肩峰远端形成肩峰骨

肩峰下间隙的炎症物质

图 37-1 未经治疗的肩峰骨可导致明显的肩部疾病，包括肌腱病、肩关节易损性及滑囊炎

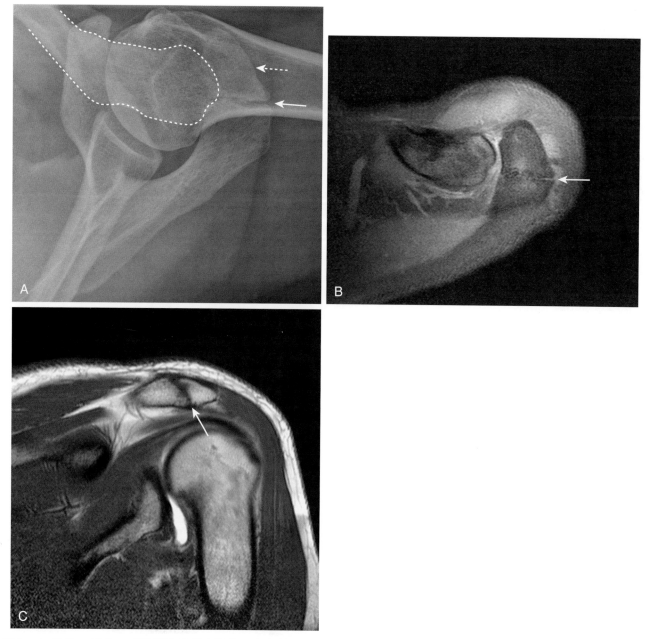

图 37-2　**A**. 轴位 X 线片，虚线箭头指示肩峰骨。白色箭头指示假关节，锁骨外侧的轮廓已画出。轴向梯度回波（**B**）和冠状斜位 T1 加权像 MRI 显示肩峰骨（白色箭头）。注意不要把肩锁关节误认为肩峰骨

和增厚，以及关节炎等（图 37-3）。粘连性关节囊炎或冰冻肩会混淆诊断。肩关节和周围组织发生原发性或转移性肿瘤的风险始终存在，应视为肩部疼痛患者鉴别诊断的一部分。

临床相关解剖

　　肩峰下间隙位于肩峰、喙突、肩锁关节和喙肩韧带下方。肩峰下滑囊有润滑作用，健康的肩峰下间隙比较狭窄，其周围结构负责维持肩关节静态和动态稳定性。肩峰和肱骨头上表面之间的间隙被称作撞击间隙，外展上臂会使得该间隙进一步变窄（见图 36-2）。任何加重狭窄的病变（如骨赘、肩峰解剖异常、韧带钙化或者肩峰先天性缺陷）都会增加肩峰撞击的风险（见框 36-1）。肩峰骨是一种先天性缺陷，是肩峰远端骨化中心形成失败的结果。肩峰远端的骨质未融合，从而形成第二个肩峰关节，造成肩关节不稳并且易发生撞击。

　　就像三叶形椎管的先天性解剖变异使其更容易发生

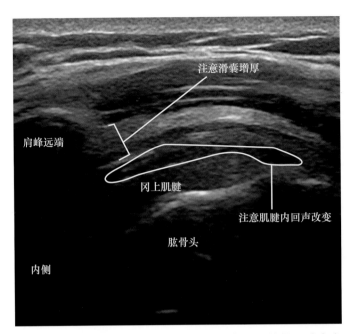

图 37-3　超声图像显示与肩峰下撞击综合征相关的肌腱病变和肩峰下滑囊改变

椎管狭窄一样，肩峰的解剖异常会增加肩峰下撞击综合征的发生率。包括 2 型和 3 型肩峰（见图 36-3）。1 型肩峰比较平坦，2 型肩峰向下弯曲，3 型肩峰像一把弯刀一样向下成角。2 型和 3 型这种向下的曲线会使得肩峰下间隙显著变窄（见图 36-4）。除了解剖变异外，还有一种先天性未融合的肩峰隆起被称作肩峰骨，也与肩峰下撞击综合征有关（图 37-1 和图 37-2）。

操作技术

体表标志技术

提前向患者解释该注射操作的目的。患者取坐位，消毒肩关节外侧皮肤。用无菌注射器抽取 1 ml 0.25% 不含防腐剂的布比卡因和 40 mg 甲泼尼龙，接 1.5 英寸、25 G 穿刺针，注意无菌操作。在严格的无菌技术下识别肩峰的顶端，在肩锁关节后方约 1 英寸可触及肩峰下间隙。然后缓慢进针，穿透皮肤、皮下组织，以 20° 角穿透关节囊进入关节（见图 36-5）。如果触及骨质，则退针至皮下，稍向正中调整方向后再次进针。进入关节间隙后，将注射器内的药液缓慢推注。由于间隙变窄且关节囊致密，注药时会有一定阻力。如果阻力很明显，说明针尖在韧带内或肌腱内，可以稍进针或退针，直至注药阻力减小。如果没有任何阻力，说明关节囊不完整，应行 MRI 检查。注射完毕后拔出穿刺针，

以无菌敷料加压覆盖穿刺点并冰敷。当体表标志不明显时可以借助透视或超声引导。

超声引导技术

要进行超声检查和超声引导下肩峰骨疼痛综合征的注射，患者取坐位，前臂放松置于同侧大腿上，掌心向上。触诊肩锁关节，将高频线性超声探头放置在以肩锁关节为中心的冠状面上，并进行超声扫描（见图 36-6）。在识别肩锁关节后，超声探头缓慢地向外侧移动，直到发现肩峰（图 37-4）。

确定肩峰后，消毒肩关节外侧皮肤。用无菌注射器抽取 2 ml 0.25% 不含防腐剂的布比卡因和 40 mg 甲泼尼龙，接 1.5 英寸、25 G 穿刺针，注意无菌操作。然后在超声实时引导下进针至肩峰下方，当针尖准确位于肩峰下间隙内后缓慢注药（见图 36-8），此时注药阻力应很小。注射完毕后拔出穿刺针，以无菌敷料加压覆盖穿刺点并冰敷。如果有粘连、斑点或者钙化，可能需要调整针尖位置，来确保整个肩峰下间隙都能得到治疗。

副作用和并发症

未能正确诊断肩峰骨疼痛综合征将置患者于误诊其他疾病的风险之中，可能导致肩部损伤进行性加重，或者漏诊此区域的其他并存疾病，如肺上沟瘤，或肩部原发及转移肿瘤。所有怀疑为肩峰骨疼痛综合征的患者均建议进行 MRI 检查。应该积极进行外科手术来纠正这些造成肩峰撞击的病因，以避免出现不可逆的肩关节损伤。

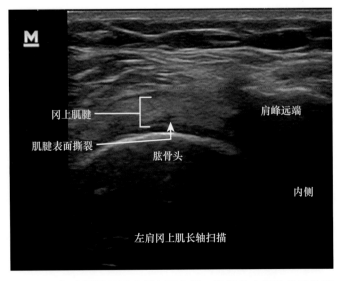

图 37-4　超声图像显示肩峰与冈上肌、肱骨头之间的位置关系

临床要点

　　肩关节的肌腱单元易患肌腱炎的原因有很多。第一，肩关节活动范围广，且多为重复性动作；第二，喙肩弓的存在使得肌腱的活动空间受限，关节的极端运动可能造成撞击；第三，肌腱的血液供应不足，使微损伤的愈合更加困难。所有这些因素都可能导致肩关节的一个或多个肌腱炎。如果炎症持续，则可能会在肌腱周围出现钙沉积，使后续治疗更加困难。肩关节肌腱单元的肌腱炎常与肩关节相关滑囊的滑囊炎并存，进一步加重疼痛和功能障碍。未经治疗的肩峰骨疼痛综合征患者，将会继续忍受疼痛和功能受限，并会对肱骨头和肩袖造成不可逆的损伤。

　　肩峰骨疼痛综合征造成的疼痛和功能受限应首先考虑非甾体抗炎药或 COX-2 抑制剂治疗，并辅以温和的物理治疗。局部热敷或冷敷也可能有益。保守治疗无效时，可在 MRI、超声等检查明确诊断后，在肩峰下间隙注射局麻药和皮质类固醇进行治疗。在接受注射治疗后的数天，应进行轻柔的关节活动范围锻炼。避免进行剧烈运动，这会加剧患者的症状。如果患者对上述治疗反应不佳，或已有影像学检查证实解剖异常性的肩峰下撞击会对肩袖造成进行性的损伤，应考虑进行开放手术或肩关节镜下肩峰成形术。

推荐阅读

Edwards SL, Bell JE, Bigliani LU: Subacromial impingement. In Wilk KE, Reinold MM, Andrews JR, editors: *The athlete's shoulder*, ed 2, Philadelphia, 2009, Churchill Livingstone, pp 115–122.

Lewis J, Green A, Yizhat Z, Pennington D: Subacromial impingement syndrome: has evolution failed us? *Physiotherapy* 87:191–198, 2001.

Lewis JS, Green AS, Dekel S: The aetiology of subacromial impingement syndrome, *Physiotherapy* 87:458–469, 2001.

Michener LA, Walsworth MK, Doukas WC, Murphy KP: Reliability and diagnostic accuracy of 5 physical examination tests and combination of tests for subacromial impingement, *Arch Phys Med Rehabil* 90:1898–1903, 2009.

Neagle CE, Bennett JB: Subacromial anatomy and biomechanics related to the impingement syndrome, *Oper Tech Sports Med* 2:82–88, 1994.

38

肱二头肌综合征注射治疗

王小平 译 杨立强 校

适应证与临床考虑

肱二头肌容易出现肌筋膜疼痛综合征。在近身体处持续提拉重物或进行需反复弯曲上肢的重复性运动（例如举重）可能导致肱二头肌综合征。肱二头肌也容易在钝性损伤后出现肌筋膜疼痛，比如车祸造成肱部、肘部和前臂的闭合性损伤，或者在橄榄球运动中出现的戳伤等运动损伤。

肌筋膜疼痛综合征是一种影响机体局部的慢性疼痛综合征。诊断肌筋膜疼痛综合征的必要条件是在体格检查过程中找到肌筋膜触发点。虽然触发点通常局限于躯体受损伤部位，但肌筋膜疼痛综合征的疼痛经常伴有其他解剖部位的牵涉痛。牵涉痛常常被误诊为其他器官系统的病变，造成过度检查和无效的治疗。肱二头肌综合征患者常出现同侧上肢的牵涉痛。

触发点是肌筋膜疼痛的特征性病变，是由受累肌肉的微损伤所引起。这一病理性损伤的特点是受累肌肉的局灶性显著压痛。按压或者牵拉对触发点产生的机械性刺激不仅会加重局部疼痛，还会产生牵涉痛。在局部疼痛和牵涉痛之外，受刺激的肌肉常常出现不随意收缩，称为"惊跳征"。惊跳征也是肌筋膜疼痛综合征的特征性表现。肱二头肌综合征患者在肱二头肌肌腹的下 1/3 存在触发点（图 38-1）。

当触诊到肌筋膜触发点时，通常也就定位到了肌纤维的紧束带。对于肌筋膜疼痛综合征患者，尽管存在触发点这一共同的阳性体征，但肌筋膜触发点的病理生理学基础尚存争议，已经出现了多种理论解释。这些理论的共同点是都认为触发点是受累肌肉微损伤的结果。微损伤可能发生在受累肌肉的单次损伤之后，也可能是反复微损伤引起，或者是由收缩肌与拮抗肌慢性功能失调所引起。

除肌肉损伤外，其他很多因素也容易造肌筋膜疼痛综合征。仅在周末进行锻炼的人，身体容易因为并不熟悉的体育锻炼而受到损伤，从而出现肌筋膜疼痛综合征。坐在电脑键盘前面或者看电视时的不良姿势也被认为是肌筋膜疼痛综合征的易感因素。如果既往损伤导致了肌肉功能障碍，则更容易继发肌筋膜疼痛综合征。如果患者营养状况不良或者合并心理、行为障碍，包括慢性应激障碍和抑郁，常会使上述所有诱因的作用加强。肱二头肌似乎对应激诱发的肌筋膜疼痛综合征尤为敏感。

除了疼痛外，肌筋膜疼痛综合征患者经常同时存在

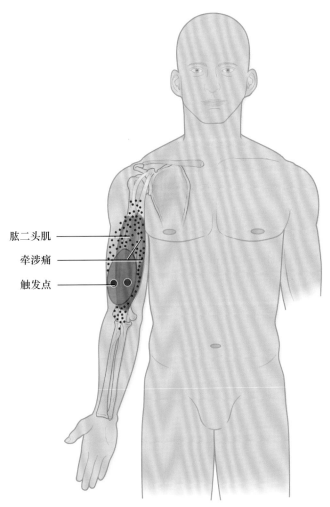

肱二头肌
牵涉痛
触发点

图 38-1 肱二头肌综合征患者常出现同侧上肢牵涉痛

肌肉僵硬和疲乏，这些会加重该疾病相关的功能障碍，并使治疗变得更加复杂。肌筋膜疼痛综合征可能作为原发病出现，也可能与其他疼痛性疾病合并出现，包括神经根病和慢性区域疼痛综合征。肌筋膜疼痛综合征患者除了肌肉功能障碍外，常并存包括抑郁在内的心理或行为异常。针对心理和行为异常的治疗必须作为肌筋膜疼痛综合征成功治疗方案中不可或缺的一部分。

临床相关解剖

肱二头肌有助于稳固肘关节、使前臂外旋，以及在仰卧位时屈曲前臂。肱二头肌有两个头，短头起自肩胛骨喙突，长头起自肩胛骨盂上结节（图 38-1）。肱二头肌通过肱二头肌腱膜附着于桡骨结节及前臂筋膜。肱二头肌由肌皮神经支配。

操作技术

在触发点注射治疗前认真完成患者准备，有助于提高疗效。触发点注射的最佳部位是触发点本身而非牵涉痛区域。应该告知患者，触发点注射的目标是阻滞持续性疼痛的触发点，从而有望使疼痛得到长期缓解。对于大多数肌筋膜疼痛综合征患者而言，为了达到理想的疼痛缓解，需要联合应用多种治疗方法，让患者理解这一点是很重要的。定位、标记触发点以及进行触发点注射时应该采用斜靠或者侧卧体位，这有助于降低血管-迷走反射的发生率。在注射之前应充分消毒触发点表面的皮肤，以避免感染。

在向患者解释触发点注射的目的，并且完善了患者治疗前准备后，用带无菌手套的手指进行触诊，再次定位拟注射的触发点。用无菌注射器抽取 10 ml 0.25% 不含防腐剂的布比卡因和 40 mg 甲泼尼龙，接足够长的 25 G 或 27 G 穿刺针，注意无菌操作。除了下背部的姿势肌群以外，1.5 英寸长的穿刺针应该是足够用的。每个触发点注射 0.5 至 1 ml 药液（图 38-1）。应该告知患者，可能需要 2 至 5 个治疗周期的连续治疗方可彻底消除触发点。

副作用和并发症

因为操作部位与脊髓及出椎管的颈神经根相邻近，

这一操作必须由熟悉局部解剖并且富有疼痛介入治疗经验的医生来完成。考虑到操作部位临近大脑和脑干，触发点注射之后因为局麻药物入血而导致的共济失调并不罕见。很多患者接受肱二头肌触发点注射后还会出现一过性疼痛加重。

临床要点

如果认真关注注射区域的临床相关解剖，触发点注射是非常安全的。必须注意使用无菌技术以避免感染；采取普遍预防措施以避免给操作者带来风险。触发点注射的大多数副作用与穿刺针导致的局部和深部组织损伤有关。如果触发点注射后立即在注射部位加压包扎，可以减少瘀斑和血肿形成的发生率。避免使用过长的穿刺针有助于降低深部结构损伤的发生率。当触发点位置邻近胸膜腔时，一定要格外小心，避免形成气胸。

抗抑郁药物是肌筋膜疼痛综合征主要的治疗药物。在本病的治疗中，三环类抗抑郁药被认为比选择性 5-羟色胺再摄取抑制剂更为有效。抗抑郁药物治疗肌筋膜疼痛综合征的机制尚不明确，部分研究者认为这类药物的主要作用是治疗很多肌筋膜疼痛综合征患者潜在的抑郁状态。目前首选阿米替林和去甲阿米替林，应在睡前单次给药，起始剂量为 10 至 25 mg，如果副作用可以耐受，再逐步增加剂量。普瑞巴林和米那普仑也被证实对纤维肌痛有效，如果标准治疗方案效果不佳，这两种药物值得一试。

推荐阅读

Baldry P: Acupuncture treatment of fibromyalgia and myofascial pain. In Chaitow L, editor: *Fibromyalgia syndrome*, ed 3, Oxford, 2010, Churchill Livingstone, pp 145–159.

Ge HY, Nie H, Madeleine P, et al.: Contribution of the local and referred pain from active myofascial trigger points in fibromyalgia syndrome, *Pain* 147:238–240, 2009.

Ge HY, Wang Y, Danneskiold-Samsøe B, et al.: The predetermined sites of examination for tender points in fibromyalgia syndrome are frequently associated with myofascial trigger points, *J Pain* 11:644–651, 2010.

Hains G, Descarreaux M, Hains F: Chronic shoulder pain of myofascial origin: a randomized clinical trial using ischemic compression therapy, *J Manipulative Physiol Ther* 38:362–369, 2010.

Landin D, Myers J, Thompson M, et al.: The role of the biceps brachii in shoulder elevation, *J Electromyogr Kinesiol* 18:270–275, 2008.

LeBlanc KE, LeBlanc LL: Musculoskeletal disorders, *Prim Care* 37:389–406, 2010.

Partanen JV, Ojala TA, Arokoski JP: Myofascial syndrome and pain: a neurophysiological approach, *Pathophysiology* 17:19–28, 2010.

39

肱三头肌综合征注射治疗

王小平　译　杨立强　校

适应证与临床考虑

肱三头肌容易出现肌筋膜疼痛综合征。做需要长时间保持上肢位于胸前的动作，如驾驶汽车、织毛衣，或做需要伸展前臂的锻炼，如俯卧撑，或过度使用健身器材，都有可能导致肱三头肌综合征。肱三头肌也容易在钝性损伤后出现肌筋膜疼痛，如车祸导致肱部闭合性损伤，或者在橄榄球运动中出现的戳伤等运动损伤。

肌筋膜疼痛综合征是一种影响机体局部的慢性疼痛综合征。诊断肌筋膜疼痛综合征的必要条件是在体格检查过程中找到肌筋膜触发点。虽然触发点通常局限于躯体受损伤部位，但肌筋膜疼痛综合征的疼痛经常伴有其他解剖部位的牵涉痛。牵涉痛常常被误诊为其他器官系统的病变，造成过度检查和无效的治疗。肱三头肌综合征患者常出现同侧上肢和前臂背侧的牵涉痛。

触发点是肌筋膜疼痛的特征性病变，是由受累肌肉的微损伤所引起。这一病理性损伤的特点是受累肌肉的局灶性显著压痛。按压或者牵拉对触发点产生的机械性刺激不仅会加重局部疼痛，还会产生牵涉痛。在局部疼痛和牵涉痛之外，受刺激的肌肉常常出现不随意收缩，称为"惊跳征"。惊跳征也是肌筋膜疼痛综合征的特征性表现。肱三头肌综合征患者的触发点可出现在肱三头肌的任何位置（图 39-1）。

当触诊到肌筋膜触发点时，通常也就定位到了肌纤维的紧束带。对于肌筋膜疼痛综合征患者，尽管存在触发点这一共同的阳性体征，但肌筋膜触发点的病理生理学基础尚存争议，已经出现了多种理论解释。这些理论的共同点是都认为触发点是受累肌肉微损伤的结果。微损伤可能发生在受累肌肉的单次损伤之后，也可能是反复微损伤引起，或者是由收缩肌与拮抗肌慢性功能失调所引起。

除肌肉损伤外，其他很多因素也容易造肌筋膜疼痛综合征。仅在周末进行锻炼的人，身体容易因为并不熟悉的体育锻炼而受到损伤，从而出现肌筋膜疼痛综合征。坐在电脑键盘前面或者看电视时的不良姿势也被认为是肌筋膜疼痛综合征的易感因素。如果既往损伤导致了肌肉功能障碍，则更容易继发肌筋膜疼痛综合征。如果患者营养状况不良或者合并心理、行为障碍，包括慢性应激障碍和抑郁，常会使上述所有诱因的作用加强。肱三头肌似乎对应激诱发的肌筋膜疼痛综合征尤为敏感。

除了疼痛外，肌筋膜疼痛综合征患者经常同时存在肌肉僵硬和疲乏，这些会加重该疾病相关的功能障碍，并使治疗变得更加复杂。肌筋膜疼痛综合征可能作为原发病出现，也可能与其他疼痛性疾病合并出现，包括神经根病和慢性区域疼痛综合征。肌筋膜疼痛综合征患者除了肌肉功能障碍外，常并存包括抑郁在内的心理或行为异常。针对心理和行为异常的治疗必须作为肌筋膜疼痛综合征成功治疗方案中不可或缺的一部分。

临床相关解剖

肱三头肌有助于在肩关节外展时稳固肱骨头，也是前臂主要的伸肌。肱三头肌有三个头，长头起自肩胛骨盂下结节，外侧头起自肱骨后侧，中间头起自肱骨后侧、桡神经沟下方（图 39-1）。肱三头肌由桡神经支配。

操作技术

在触发点注射治疗前认真完成患者准备，有助于提高疗效。触发点注射的最佳部位是触发点本身而非牵涉痛区域。应该告知患者，触发点注射的目标是阻滞持续性疼痛的触发点，从而有望使疼痛得到长期缓解。对于大多数肌筋膜疼痛综合征患者而言，为了达到理想的疼痛缓解，需要联合应用多种治疗方法，让患者理解这一

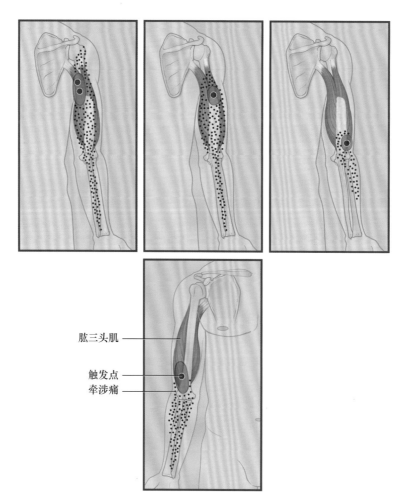

肱三头肌

触发点

牵涉痛

图 39-1　肱三头肌综合征患者常出现同侧上肢牵涉痛

点是很重要的。定位、标记触发点以及进行触发点注射时应该采用斜靠或者侧卧体位，这有助于降低血管-迷走反射的发生率。在注射之前应充分消毒触发点表面的皮肤，以避免感染。

　　在向患者解释触发点注射的目的，并且完善了患者治疗前准备后，用带无菌手套的手指进行触诊，再次定位拟注射的触发点。用注射器吸取 10 ml 0.25% 不含防腐剂的布比卡因和 40 mg 甲泼尼龙，并连接 25 或 27 G 长度足够达到触发点的穿刺针。除了下背部的姿势肌群以外，1.5 英寸长的穿刺针应该是足够用的。每个触发点注射 0.5 至 1 ml 药液（图 39-1）。应该告知患者，可能需要 2 至 5 个治疗周期的连续治疗以彻底消灭触发点。

副作用和并发症

　　因为操作部位与脊髓及出椎管的颈神经根相邻近，这一操作必须由熟悉局部解剖并且富有疼痛介入治疗经

验的医生来完成。考虑到操作部位临近大脑和脑干，触发点注射之后因为局麻药物入血而导致的共济失调并不罕见。很多患者在接受肱三头肌触发点注射后还会出现一过性疼痛加重。

临床要点

　　如果认真关注注射区域的临床相关解剖，触发点注射是非常安全的。必须注意使用无菌技术以避免感染；采取普遍预防措施以避免给操作者带来风险。触发点注射的大多数副作用与穿刺针导致的局部和深部组织损伤有关。如果触发点注射后立即在注射部位加压包扎，可以减少瘀斑和血肿形成的发生率。避免使用过长的穿刺针有助于降低深部结构损伤的发生率。当触发点位置邻近胸膜腔时，一定要格外小心，避免形成气胸。

　　抗抑郁药物是肌筋膜疼痛综合征主要的治疗药物。在本病的治疗中，三环类抗抑郁药被认为比选择性 5-

羟色胺再摄取抑制剂更为有效。抗抑郁药物治疗肌筋膜疼痛综合征的机制尚不明确，部分研究者认为这类药物的主要作用是治疗很多肌筋膜疼痛综合征患者潜在的抑郁状态。目前首选阿米替林和去甲阿米替林，应在睡前单次给药，起始剂量为 10 至 25 mg，如果副作用可以耐受，再逐步增加剂量。

推荐阅读

Baldry P: Acupuncture treatment of fibromyalgia and myofascial pain. In Chaitow L, editor: *Fibromyalgia syndrome*, ed 3, Oxford, 2010, Churchill Livingstone, pp 145–159.

Ge HY, Nie H, Madeleine P, et al.: Contribution of the local and referred pain from active myofascial trigger points in fibromyalgia syndrome, *Pain* 147:233–240, 2009.

Ge HY, Wang Y, Danneskiold-Samsøe B, et al.: The predetermined sites of examination for tender points in fibromyalgia syndrome are frequently associated with myofascial trigger points, *J Pain* 11:644–651, 2010.

Hains G, Descarreaux M, Hains F: Chronic shoulder pain of myofascial origin: a randomized clinical trial using ischemic compression therapy, *J Manipulative Physiol Ther* 33:362–369, 2010.

Keener JD, Chafik D, Kim HM, et al.: Insertional anatomy of the triceps brachii tendon, *J Shoulder Elbow Surg* 19:399–405, 2010.

LeBlanc KE, LeBlanc LL: Musculoskeletal disorders, *Prim Care* 37:389–406, 2010.

Matsuura S, Kojima T, Kinoshita Y: Cubital tunnel syndrome caused by abnormal insertion of triceps brachii muscle, *J Hand Surg Br* 19:38–39, 1994.

Partanen JV, Ojala TA, Arokoski JP: Myofascial syndrome and pain: a neurophysiological approach, *Pathophysiology* 17:19–28, 2010.

40

肩袖撕裂注射技术

窦智 译 杨立强 校

适应证与临床考虑

肩袖撕裂常发生在肩关节肌腱单元受到看似轻微的损伤之后，然而，导致撕裂的病因往往是长期持续的肌腱炎症。冈上肌腱和冈下肌腱特别容易出现炎症，其原因如下：首先，肩关节的活动度大且活动频繁；其次，肌腱单元的运动空间受到喙肩弓的限制，关节的过度活动有可能导致肌腱单元的损伤；最后，该肌腱单元的血供较差，出现微小损伤后不易恢复。上述这些因素可能导致肩关节周围一条或数条肌腱发生炎症，如果炎症持续，会引起肌腱周围的钙沉积，使得后续治疗变得更加困难。

肩关节肌腱单元的炎症通常与肩关节滑囊的滑囊炎并存，这会加重患者的疼痛及功能障碍。持续的疼痛及功能障碍迫使患者夹紧肩部，导致肩关节活动异常。这会使肩袖承受的应力增加，导致肩袖进一步损伤。

由于肩袖撕裂可能发生在看似轻微的损伤之后，所以常会延误诊断。加之撕裂可能是部分撕裂或完全撕裂，这进一步混淆了诊断。仔细的查体，以及 MRI 和超声的应用有助于鉴别撕裂的性质（图 40-1）。肩袖撕裂的患者常见的主诉为患侧手臂在不借助外力的情况下无法抬高过肩。

查体时，患者如冈下肌受累会出现患侧上肢外旋无力，如冈上肌受累会出现外展无力，触诊冈上肌常存在压痛。肩袖部分撕裂的患者常表现为无法轻松将手举过头顶，肩袖完全撕裂的患者表现为肱骨头的前移，并且无法触碰到肩关节水平以上的部位。肩袖完全撕裂的患者常出现落臂征阳性，表现为将患者患侧上肢外展到水平位置后松手，患者无法保持上肢外展（图 40-2）。肩袖撕裂的 Moseley 试验表现为：如果存在肩袖完全撕裂，嘱患者主动将手臂外展至 80° 时，施加轻微阻力即可迫使手臂回落，肩关节的被动运动范围是正常的，但是主动运动范围受限。

肩袖撕裂会引起严重的持续性疼痛，在外展或外旋肩关节时疼痛加重，常常会影响睡眠。患者会试图通过限制肱骨内旋来制动出现炎症的肩胛下肌腱。滑囊炎常

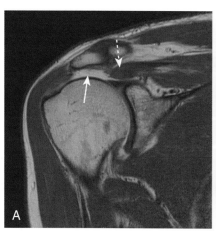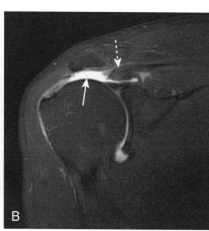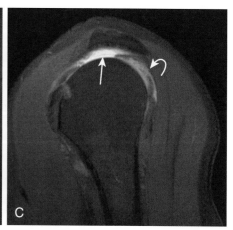

图 40-1　冈上肌腱全层撕裂患者的 MRI 斜冠状位 T1 加权像（T1W）（**A**）和 T2 脂肪抑制像（FST2W）（**B**）。肌腱断裂处被高信号填充（白色箭头），图中可见肌腱的断端（白色虚线箭头）。**C**，MRI 斜矢状位 FST2W 图像显示了肌腱撕裂处（白色箭头）以及后方增厚的冈下肌腱（弧形箭头），由于肌腱病变所以呈高信号（From Waldman SD，Campbell RSD：Imaging of pain，Philadelphia，2011，Saunders，p 238；Fig. 93-1.）

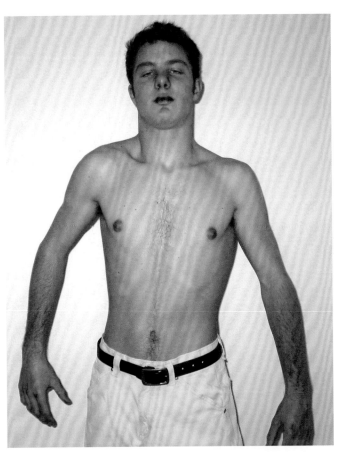

图 40-2　肩袖完全撕裂的患者，无法保持手臂外展，手臂会自然回落到体侧。患者会经常做耸肩或肩部前收动作，利用肩袖未受损的肌肉以及三角肌来使手臂保持在外展位（From Waldman SD：Physical diagnosis of pain，ed 3，Philadelphia，2016，Saunders.）

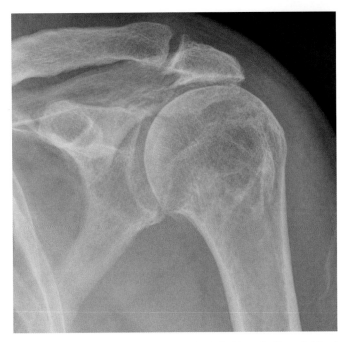

图 40-3　慢性肩袖撕裂患者的肩关节前后位像，肩峰下间隙因肱骨头向近端移位而显著变窄（From Waldman SD，Campbell RSD：Imaging of pain，Philadelphia，2011，Saunders，p 238；Fig. 93-3.）

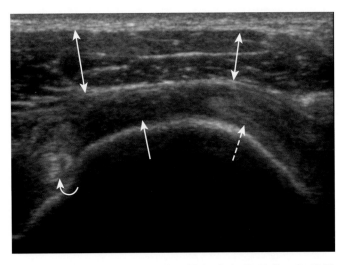

图 40-4　撕裂的肩胛上肌腱短轴超声扫描图像。肌腱缺损区被低回声液体充填（白色箭头）；肩胛上肌腱位于前方的肱二头肌腱（弧形箭头）和后方的冈下肌腱（虚线箭头）之间，三角肌的深面（双向白色箭头）（From Waldman SD，Campbell RSD：Imaging of pain，Philadelphia，2011，Saunders，p 238；Fig. 93-2.）

与肩袖撕裂并存，需要进行针对性的治疗。

　　除了疼痛，肩袖撕裂的患者还会出现肩关节活动范围的受限，肩关节活动能力逐渐减退，难以进行诸如梳头、系胸罩或上肢举过头顶之类的简单动作，持续的失用可能会引起肌萎缩并发展为冰冻肩。

　　X 线平片可以作为肩关节疼痛患者的常规检查（图40-3）。再根据患者的临床表现来选择其他检查，包括全血细胞计数、血沉以及抗核抗体检测。如果怀疑存在肩袖撕裂可以行肩关节 MRI 和（或）超声检查（图40-4）。

临床相关解剖

　　肩袖由肩胛下肌、冈上肌、冈下肌、小圆肌及其相应肌腱组成（图40-5）。肩袖的功能是旋转上肢，并与

肩部其他肌肉、肌腱、韧带一起维持肩关节的稳定。肩袖撕裂最常累及的是冈上肌或冈下肌的肌腱单元，但是肩袖的其他肌肉也有可能受累。

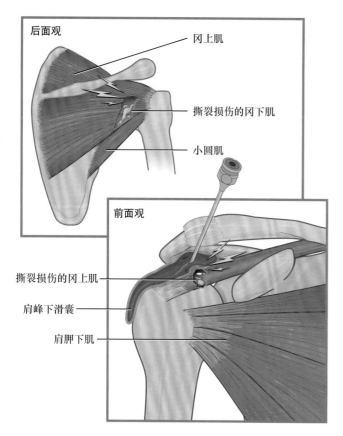

图 40-5　肩袖由冈上肌、冈下肌、小圆肌以及肩胛下肌的肌腱单元构成

后面观　冈上肌　撕裂损伤的冈下肌　小圆肌

前面观　撕裂损伤的冈上肌　肩峰下滑囊　肩胛下肌

操作技术

体表标志技术

　　向患者解释该注射操作的目的，患者取仰卧位，进行皮肤消毒，消毒范围应覆盖肩上、肩峰及锁骨远端。用无菌注射器抽取 4 ml 0.25% 不含防腐剂的布比卡因和 40 mg 甲泼尼龙，接 1.5 英寸、25 G 穿刺针，注意无菌操作。无菌条件下标记肩峰外侧缘，以外缘的中点为穿刺点，穿刺过程需要严格执行无菌操作。稍偏向头侧垂直皮肤进针，依次穿透皮肤、皮下组织和三角肌，直达肩峰下方（图 40-5）。如触及骨质，则退针至皮下，稍向下方调整方向后再次进针。穿刺到位后缓慢注药，除非肩峰下滑囊钙化，否则注射阻力应很小。进针过程中出现砂砾样的阻力感说明存在滑囊钙化。严重的钙化性滑囊炎可能最终需要手术切除才能完全缓解症状。注射完毕后拔出穿刺针，以无菌敷料加压覆盖穿刺点并冰敷。患者体表标志难以识别时，超声引导可能有助于操作。

超声引导技术

　　进行肩袖的超声检查及超声引导下注射时患者取坐位，前臂放松置于同侧大腿上，掌心朝上。触诊喙突，将高频线阵探头置于喙突的冠状位扫描平面，进行超声扫查（图 40-6）。识别喙突后，将探头缓慢向外移动，直到寻找到肩胛下肌腱和冈上肌腱之间的肩袖间隙（图 40-6）。辨别结构后，进行探头周围的皮肤消毒。用无菌注射器抽取 2 ml 0.25% 不含防腐剂的布比卡因和 40 mg 甲泼尼龙，接 1.5 英寸、22 G 穿刺针，注意无菌操作。在距探头下缘约 1 cm 处进针，采用平面外穿刺技术，超声实时引导下将针尖穿刺至肩胛下肌腱和冈上肌腱之间的肩袖间隙（图 40-7）。肱二头肌腱容易识别，可作为确认解剖位置的重要标志（图 40-4 和图 40-6）。针尖到达理想位置后，仔细回抽，再注入少量局麻药和皮质类固醇，超声实时引导下确认针尖不在肌腱内，而后才可认为针尖位置是正确的。将注射器内的剩余药液缓慢推注，注射阻力应该很小。

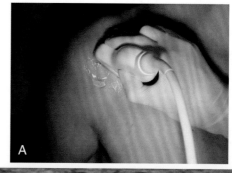
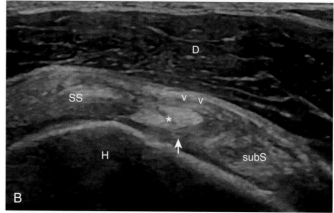

图 40-6　肩袖间隙的超声图像。A. 扫查肩袖间隙时超声探头的放置位置。B. 对应的超声图像。星号，肱二头肌长头腱；箭头的头，喙肱韧带；箭头，盂肱上韧带；SS，冈上肌腱；subS，肩胛下肌腱（From Corazza A，Orlandi D，Fabbro E，et al.：Dynamic high-resolution ultrasound of the shoulder：how we do it. Eur J Radiol 84［2］：266-277，2015；Fig. 10.）

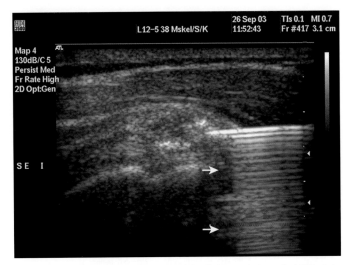

图 40-7　经皮穿刺治疗冈上肌腱钙化性肌腱炎。穿刺针后方可见混响伪影（箭头）（From del Cura JL：Ultrasound-guided therapeutic procedures in the musculoskeletal system. Curr Probl Diagn Radiol 37：203-218，2008；Fig. 1.）

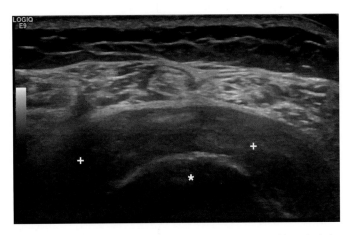

图 40-8　一名 79 岁女性的肩袖全层撕裂超声图像。十字标识为回缩的肌腱断端，间隙内可见残留碎片。星号标识为肱骨头

副作用和并发症

　　该注射技术的主要并发症是感染，但是在严格执行无菌操作的前提下感染是极少发生的。注射本身所造成的肩袖损伤是不可避免的，如果肌腱本身已经出现严重的炎症或损伤，直接注射有可能造成肌腱断裂，使肩袖的部分撕裂变为完全撕裂。临床医生在操作时动作轻柔，在遇到注射阻力明显增加时立刻停止注药就能够显著降低这种并发症的风险。约有 25% 的患者在注射治疗后会有一过性的疼痛加重，这点应提前告知患者。

临床要点

　　注射技术用于治疗肩袖撕裂引起的疼痛十分有效，它不能代替手术，但是在不考虑手术的情况下，它可作为缓解肩袖部分或完全撕裂所致疼痛的有效手段。并存的滑囊炎和关节炎也是肩部疼痛的原因，可能需要额外进行局麻药和长效皮质类固醇的局部注射。在仔细熟悉注射区域临床相关解剖的前提下实施该操作是很安全的。必须注意使用无菌技术以避免感染；采取普遍预防措施以避免给操作者带来风险。注射完毕后立即在注射部位加压包扎，可以减少瘀斑和血肿形成的发生率。肩部疼痛患者在接受注射治疗后的数天，应进行局部的热敷和轻柔的关节活动范围锻炼。患者应避免剧烈运动，因为它有可能加重症状或导致肌腱完全断裂。常用的镇痛药和非甾体抗炎药可与此注射技术同时使用。

　　肩袖撕裂患者的被动活动范围正常，但主动活动范围是受限的。不同于冰冻肩，冰冻肩患者的主动和被动活动范围均受限。40 岁以下人群很少发生肩袖撕裂，除非肩关节遭受严重的急性创伤。MRI 和超声有助于疑难病例的诊断（图 40-8）。

推荐阅读

Bruyn GA, Schmidt WA: How to perform ultrasound-guided injections, *Best Pract Res Clin Rheumatol* 23:269–279, 2009.

Cheng PH, Modir JG, Kim HJ, Narouze S: Ultrasound-guided shoulder joint injections, *Tech Reg Anesth Pain Manag* 13:184–190, 2009.

Opsha O, Malik A, Baltazar R, et al.: MRI of the rotator cuff and internal derangement, *Eur J Radiol* 68:36–56, 2008.

SooHoo NF, Rosen P: Diagnosis and treatment of rotator cuff tears in the emergency department, *J Emerg Med* 14:309–317, 1996.

van der Heijden GJ: Shoulder disorders: a state-of-the-art review, *Baillieres Best Pract Res Clin Rheumatol* 13:287–309, 1999.

Waldman SD: Functional anatomy of the rotator cuff. In *Pain review*, Philadelphia, 2009, Saunders, pp 85–86.

41

肩胛上神经阻滞

窦智 译 杨立强 校

适应证与临床考虑

在进行肩胛带和肩关节疼痛的诊治过程中，基于解剖学进行差异性神经阻滞，用局麻药行肩胛上神经阻滞可作为诊断工具。如果决定毁损肩胛上神经，那么该技术还可用于预估患者治疗后运动和感觉障碍程度。用局麻药行肩胛上神经阻滞还可用于缓解急性疼痛，包括术后疼痛、肩关节和肩胛带外伤后继发的疼痛，以及癌痛（在等待药物、手术和增殖抑制疗法起效期间）。在治疗因反射性交感神经营养不良或粘连性关节囊炎引起的肩关节活动范围受限时，肩胛上神经阻滞还可作为辅助治疗手段。在肩关节重建术后进行肩胛上神经阻滞，有助于实施更加积极的物理治疗。对于肩胛上神经卡压综合征，该技术也是很有效的诊断及治疗手段（图41-1）。

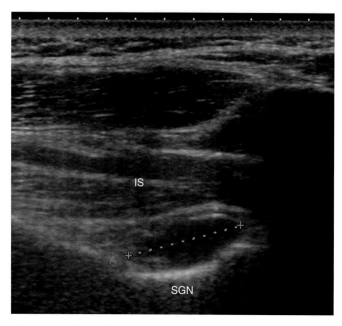

图41-1 超声显示在冈盂切迹处肩胛上神经受到囊肿压迫。IS，冈下肌；SGN，冈盂切迹（From Blum A, Lecocq S, Louis M, et al: The nerves around the shoulder. Eur J Radiol 82: 2-16, 2013.）

肩胛上神经毁损可用于缓解癌痛，包括肩胛带的浸润性肿瘤。如果临床评估认为收益大于风险，那么正在接受抗凝治疗的患者也可进行肩胛上神经阻滞。

X线平片可以作为肩关节疼痛患者的常规检查。再根据患者的临床症状来选择其他检查，包括全血细胞计数、血沉以及抗核抗体检测。如果怀疑存在肩胛上神经卡压，应行肩关节MRI和（或）超声检查，不但可以查找神经卡压的原因，还可鉴别是否存在继发性冈下肌萎缩（图41-2和图41-3）。

临床相关解剖

大多数人的肩胛上神经由起源自C5和C6神经根的臂丛神经纤维以及C4神经根的部分神经纤维共同构成。神经自臂丛发出后向后下走行，从喙锁韧带底部，经肩胛上横韧带深面穿过肩胛上切迹（图41-4和图41-5）。肩胛上动静脉与神经伴行通过肩胛上切迹（图41-4和图41-5）。肩胛上神经支配肩关节的大部分感觉以及肩袖冈上肌和冈下肌的运动。肩胛上神经还发出关节支支配肩锁关节。

操作技术

体表标志技术

患者取坐位，手臂自然垂于体侧。使用20 ml无菌注射器抽取10 ml局麻药。治疗肩胛上神经介导的疼痛时，首次阻滞在局麻药中加入80 mg长效皮质类固醇，之后每次阻滞加入40 mg长效皮质类固醇。

触诊肩胛冈，沿肩胛冈向外触诊到肩峰。在较厚的肩峰与较细的肩胛冈交界处进行皮肤消毒，用1.5英寸长的针头进行皮肤和皮下组织的麻醉后，用3.5英寸长的25 G穿刺针自上而下朝向肩胛骨体部进行穿刺

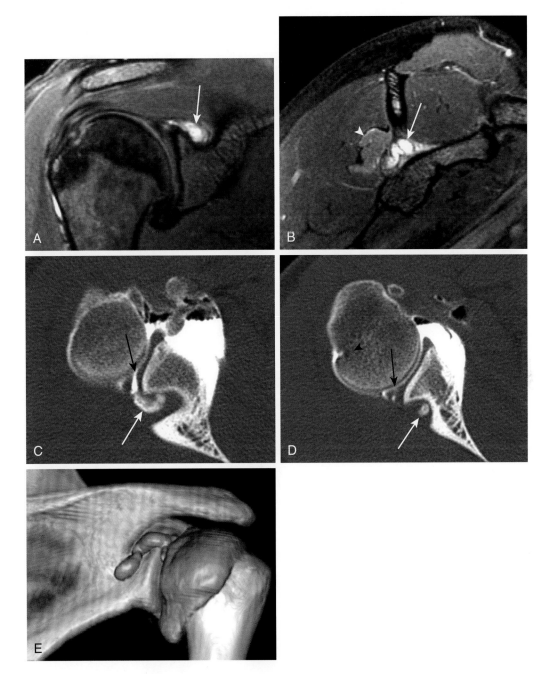

图 41-2　1 名 35 岁的肩峰下撞击综合征患者，肩盂处囊肿压迫了肩胛上神经的末梢分支。A 和 B，MRI 示冈上肌腱病变，盂唇后上方撕裂，冈盂切迹处囊肿（白色箭头）和冈下肌斑片状水肿（白色箭头的头）可能压迫肩胛上神经的一些末梢分支。C ～ E，CT 示盂唇撕裂（黑色箭头）、囊肿（白色箭头）以及肱骨头的小缺损（有造影剂渗入）（黑色箭头的头）（From Blum A，Lecocq S，Louis M，et al：The nerves around the shoulder. Eur J Radiol 82：2-16，2013.）

（图 41-6）。进针大约 1 英寸应触及肩胛骨，而后逐渐向上、向内移动针尖，直到针尖越过肩胛骨，进入肩胛上切迹。如果没有探到切迹，则以同样的手法向上向外探查。针尖进入切迹后常可诱发感觉异常，应提前告知患者。如果针尖进入肩胛上切迹后未诱发感觉异常，则继续进针 0.5 英寸，使针尖越过喙锁韧带。进针不可过深，以免引起气胸。

透视引导技术

在透视引导下行肩胛上神经阻滞，患者俯卧于诊疗床上，肩胛上切迹位于肩胛冈的前方。用 3.5 英寸长的脊柱穿刺针在连续透视引导下以与射线平行方向穿刺进

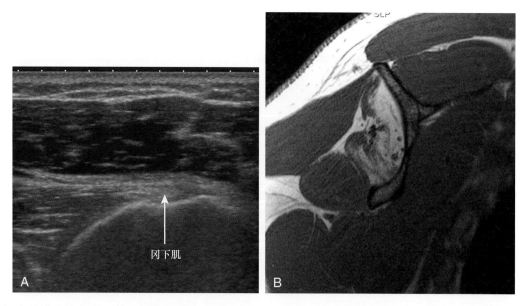

图 41-3　冈盂切迹处陈旧性肩胛上神经病变（病史大约 5 年）。**A** 和 **B**，超声和矢状位 T1 加权像示冈下肌肌肉严重破坏（箭头）。这种现象在神经病变中极少见，大多表现为中度的脂肪变性（From Blum A，Lecocq S，Louis M，et al：The nerves around the shoulder. Eur J Radiol 82：2-16，2013.）

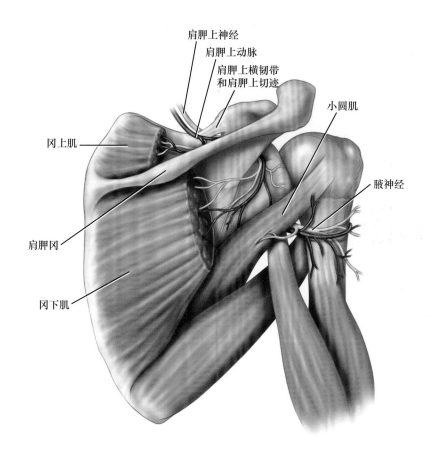

图 41-4　肩胛上神经的解剖

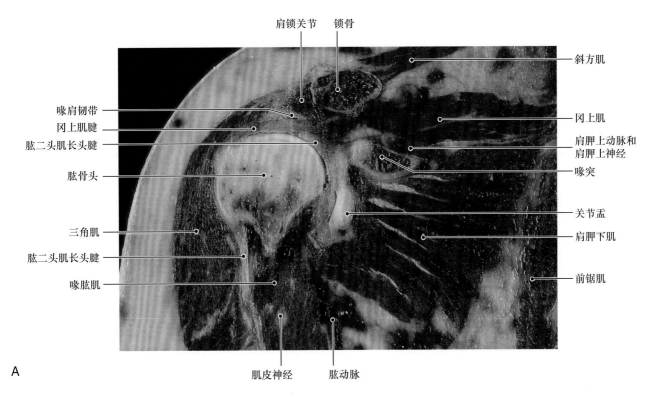

肩锁关节　锁骨

斜方肌

喙肩韧带
冈上肌腱
肱二头肌长头腱
肱骨头

冈上肌
肩胛上动脉和
肩胛上神经
喙突

关节盂

三角肌
肱二头肌长头腱
喙肱肌

肩胛下肌

前锯肌

肌皮神经　肱动脉

A

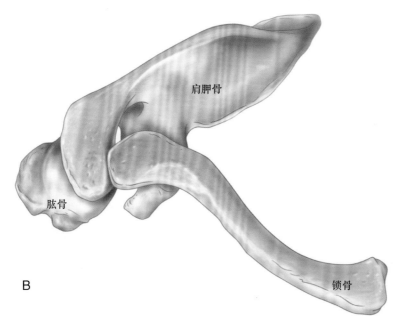

肩胛骨

肱骨

锁骨

B

图 41-5　**A** 和 **B**，肩胛上切迹的解剖（**A** from Kang HS，Resnick D，Ahn J：MRI of the extremities：an anatomic atlas，ed 2，Philadelphia，Saunders，2002，p 9.）

入肩胛上切迹（图 41-7）。为避免气胸，进针深度应限制在 0.5 英寸以内。穿刺到位后，轻轻回抽，然后注射 2 ml 非离子型造影剂确认针尖位置（图 41-8）。如针尖位置理想，则注入 10 ml 局麻药和长效皮质类固醇的混合液。

超声引导技术

　　患者取坐位，手臂自然垂于体侧。用 20 ml 无菌注射器抽取 10 ml 局麻药。治疗肩胛上神经介导的疼痛时，首次阻滞在局麻药中加入 80 mg 长效皮质类固醇，

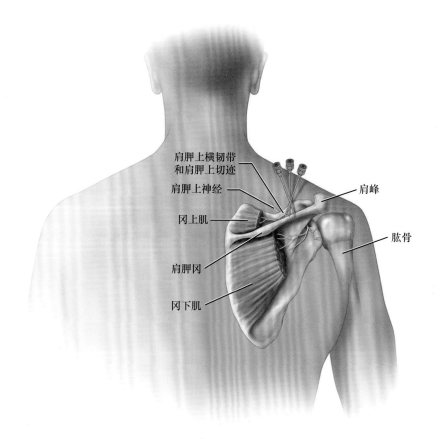

图 41-6　肩胛上神经阻滞。在引出异感或针尖已经进入肩胛上切迹后，轻轻回吸查看有无血液或空气。如果抽吸试验阴性，则缓慢注入 10 ml 药液，同时密切观察患者有无局麻药毒性反应

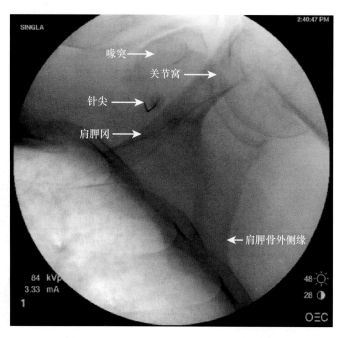

图 41-7　透视引导下肩胛上神经阻滞。注意针尖位于肩胛上切迹（From Joshi JH，Singla AK：Suprascapular nerve block. In：Lennard T，Vivian D，Walkowski S，et al，editors：Pain procedures in clinical practice，ed 3，St. Louis，2011，Saunders，pp 255-259.）

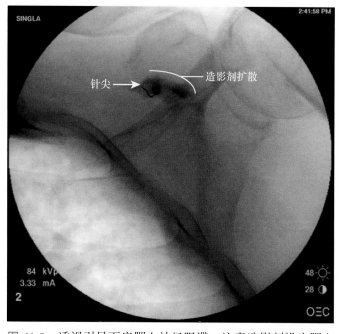

图 41-8　透视引导下肩胛上神经阻滞。注意造影剂沿肩胛上神经扩散（From Joshi JH，Singla AK：Suprascapular nerve block. In：Lennard T，Vivian D，Walkowski S，et al，editors：Pain procedures in clinical practice，ed 3，St. Louis，2011，Saunders，pp 255-259.）

之后每次阻滞加入 40 mg 长效皮质类固醇。

触诊到肩胛冈，将高频线阵超声探头与肩胛冈平行置于其上，获得冠状位的扫描图像（图 41-9）。当超声探头与肩胛冈平行时，肩胛冈显示为高亮的线状强回声，且不会像胸膜一样随呼吸移动。在确认肩胛冈的位置后，将探头缓慢向头侧及外侧平移，直到显露出"U"形的肩胛上切迹。切迹内可看到肩胛上神经，在肩胛上横韧带的下方，呈 2 ～ 3 cm 长的线状高回声。可以用彩色多普勒帮助识别肩胛上动静脉，它们伴行在肩胛上神经的上方，从肩胛上横韧带的下方穿行。

消毒皮肤，用 10 ml 无菌注射器抽取 5 ml 0.25% 不含防腐剂的布比卡因和 40 mg 甲泼尼龙，接 1.5 英寸、22 G 穿刺针，注意无菌操作。从距探头下缘约 1 cm 处进针，在连续超声引导下行平面外穿刺。针尖到达理想位置后，小心回吸，然后在实时超声引导下注射少量局麻药和皮质类固醇的混合液，确认针尖位于肩胛上横韧带下方合适位置（图 41-10）。确认针尖位置后，缓慢注入剩余药液，注药时阻力应该很小。

副作用和并发症

注射部位紧邻肩胛上动、静脉，因此有可能发生意外的血管内注射或药液经血管吸收引起的局麻药毒性反应。临床医生应仔细计算，以确保进行肩胛上神经阻滞的局麻药用量在安全范围内。由于靠近肺部，如果针进入肩胛上切迹过深，有可能导致气胸。

临床要点

肩胛上神经阻滞是一项安全且简单的区域麻醉技术，在疼痛治疗方面应用广泛。但是它在肩关节重建术后患者的康复方面，以及"肩-手"型反射性交感神经营养不良患者的治疗方面未得到充分应用。疼痛医生应确保物理和职业治疗师知道他们的患者接受过肩胛上神经阻滞，因为神经阻滞后患者肩胛带乃至整个肩关节都会变得感觉迟钝，这意味着对患者进行深度热疗以及活动范围训练时必须格外小心，以免灼伤皮肤或损伤肩关节。肩胛上神经支配肩关节的大部分感觉以及肩袖冈上肌和冈下肌的运动。肩胛上神经损伤可引起肌力减弱及肌萎缩（图 41-11）。

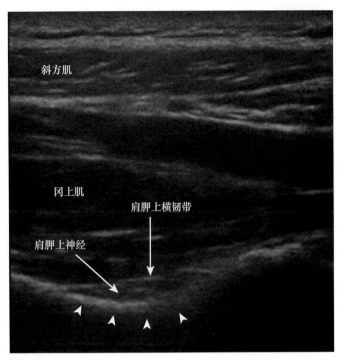

图 41-9　肩胛上切迹（箭头的头）、肩胛上横韧带和肩胛上神经的短轴超声扫描图像（From Herring AA，Stone MB，Nagdev A：Ultrasound-guided suprascapular nerve block for shoulder reduction and adhesive capsulitis in the ED. Am J Emerg Med 29：963. e1-963.e3，2011.）

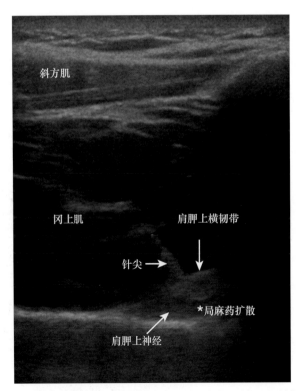

图 41-10　注射局麻药时的肩胛上切迹和肩胛上神经短轴扫描图像（From Herring AA，Stone MB，Nagdev A：Ultrasound-guided suprascapular nerve block for shoulder reduction and adhesive capsulitis in the ED. Am J Emerg Med 29：963.e1-963. e3，2011.）

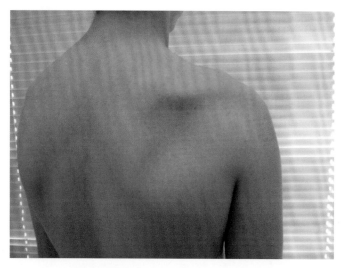

图 41-11　肩胛上神经卡压患者照片，显示冈下窝肌萎缩（From Moen TC，Babatunde OM，Hsu SH，et al：Suprascapular neuropathy：what does the literature show？J Shoulder Elbow Surg 21：835-846，2012.）

推荐阅读

Antonopoulou E, Tataraki A, Poulaki S, et al.: Suprascapular nerve block for pain relief of frozen shoulder, *Reg Anesth Pain Med* 33:e68, 2008.

Bruyn GA, Schmidt WA: How to perform ultrasound-guided injections, *Best Pract Res Clin Rheumatol* 23:269–279, 2009.

Cheng PH, Modir JG, Kim HJ, Narouze S: Ultrasound-guided shoulder joint injections, *Tech Reg Anesth Pain Manag* 13:184–190, 2009.

Herring AA, Stone MB, Nagdev A: Ultrasound-guided suprascapular nerve block for shoulder reduction and adhesive capsulitis in the ED, *Am J Emerg Med* 29:963.e1–963.e3, 2011.

Lotero MAA, Díaz RCR, Escobar DC, et al.: Efficacy and safety of ultrasound-guided suprascapular nerve block in patients with chronic shoulder pain, *Colomb J Anesthesiol* 41:104–108, 2013.

Opsha O, Malik A, Baltazar R, et al.: MRI of the rotator cuff and internal derangement, *Eur J Radiol* 68:36–56, 2008.

SooHoo NF, Rosen P: Diagnosis and treatment of rotator cuff tears in the emergency department, *J Emerg Med* 14:309–317, 1996.

van der Heijden GJ: Shoulder disorders: a state-of-the-art review, *Baillieres Best Pract Res Clin Rheumatol* 13:287–309, 1999.

Waldman SD: Functional anatomy of the rotator cuff. In *Pain review*, Philadelphia, 2009, Saunders, pp 85–86.

Waldman SD: Suprascapular nerve block. In *Atlas of interventional pain management*, 4th ed, Philadelphia, 2015, Elsevier, pp 229–234.

Waldman SD: *Suprascapular nerve entrapment atlas of uncommon pain syndromes*, 3rd ed, Philadelphia, 2014, Elsevier, pp 132–144.

42

四边孔综合征注射技术

窦智 译 杨立强 校

适应证与临床考虑

四边孔综合征，在 1983 年由 Cahill 和 Palmer 首次报道，是一种少见的以肩部和上臂后方疼痛为表现的疾病。过去诊断该疾病需要进行肩部和上肢动脉造影，而现在 MRI 和超声检查使得临床诊断变得更加简单，所以临床遇到的病例也变得更多。四边孔综合征是腋神经在穿过四边孔时受到卡压所致（图 42-1）。

四边孔综合征通常隐匿起病，患者一般没有任何明显的外伤史。四边孔综合征患者表现为隐约的肩部疼痛，伴随着向上臂后方及肩外侧放射的异常感觉。外展及外旋患侧上肢会加重疼痛和感觉异常。随着疾病进展，患者的肌无力会逐渐加重，使得上肢外展及外旋愈发困难。大多数四边孔综合征患者为从事投掷项目的二十多岁年轻运动员，偶尔有年长患者可因腋神经穿过四边孔时被盂唇囊肿、纤维条索或肿瘤压迫而发病（图 42-2 和图 42-3）。轻症患者可自愈，但症状严重者若不治疗将引起三角肌和小圆肌的永久性肌萎缩。

四边孔综合征患者最重要的表现为冈上肌和冈下肌无力，表现为同侧肩关节外展及外旋无力（图 42-4）。腋神经明显受损患者体格检查可见三角肌和小圆肌萎缩。外展及外旋患侧上肢会加重疼痛，四边孔区域常有压痛。

肌电图检查有助于识别是否存在腋神经卡压，但是对于一些轻症患者，即便有明显的神经麻痹表现，检查结果也有可能是正常的。肌电图还有助于四边孔综合征与颈神经根病、Parsonage-Turner 综合征的鉴别诊断。所有四边孔综合征患者均应行 X 线平片检查，以除外隐匿的骨性疾病。除患者的临床表现外，其他可以考虑的检查有全血细胞计数、尿酸、血沉和抗核抗体检测。肩部的 MRI 和超声检查对于所有疑诊为四边孔综合征的患者均适用，因为它们对该疾病具有很高的特异性。对于少数 MRI 和超声无法确诊的患者，可以考虑行锁骨下动脉造影，如显示旋肱后动脉闭塞则高度提示四边孔综合征。

临床相关解剖

四边孔的上界为肩胛下肌和小圆肌，内侧界为肱三头肌长头，外侧界为肱骨外科颈，下界为大圆肌（图 42-1）。其内有腋神经（臂丛的一个分支）及旋肱后动脉穿行，这些结构如被肿瘤、血肿、异常的肌肉或异位的骨骼压迫损伤会产生临床症状。

操作技术

体表标志技术

向患者解释该注射操作的目的。用无菌注射器抽取 15 ml 0.25% 不含防腐剂的布比卡因和 40 mg 甲泼尼龙，

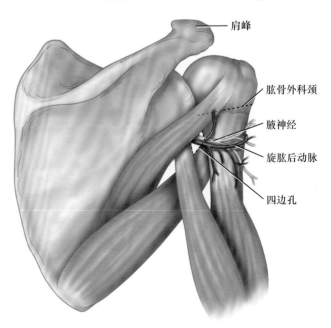

图 42-1 四边孔的解剖

肩峰
肱骨外科颈
腋神经
旋肱后动脉
四边孔

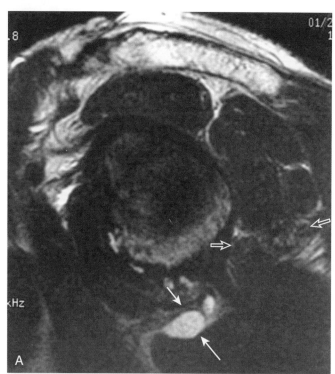

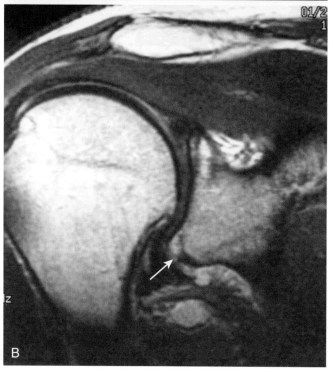

图 42-2　**A**. 快速自旋回波 T2 加权斜矢状位 MRI 图像，显示盂唇旁囊肿（长箭头）向下方延伸进入四边孔。腋神经和旋肱后动脉（短箭头）被囊肿包绕、压迫。注意小圆肌体积减少、脂肪浸润（空心箭头）。**B**. 快速自旋回波 T2 加权斜冠状位 MRI 图像，显示巨大盂唇旁囊肿和盂唇撕裂。盂唇撕裂表现为高信号条带，从下盂唇延伸至盂唇旁囊肿（箭头）（From Sanders TG，Tirman PF：Paralabral cyst：an unusual cause of quadrilateral space syndrome. Arthroscopy 15：632-637，1999.）

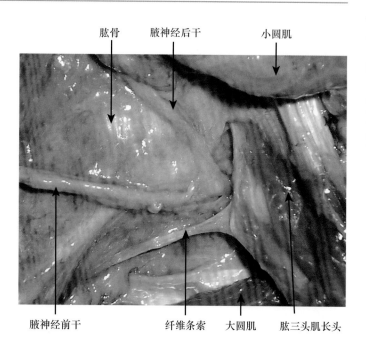

图 42-3　图片展示了左肩四边孔的后面观。四边孔的边界清晰（肱骨干、小圆肌、肱三头肌长头和大圆肌）。可以看到自肱三头肌长头延伸至肱骨的纤维条索（From McClelland D，Paxinos A：The anatomy of the quadrilateral space with reference to quadrilateral space syndrome. J Shoulder Elbow Surg 17：162-164，2008.）

接 1.5 英寸、25 G 穿刺针，注意无菌操作。患者取侧卧位，常规皮肤消毒，消毒范围上至肩关节顶、下至肘关节。在肩峰的后外角和同侧尺骨鹰嘴之间用无菌记号笔做一条连线，以腋窝褶皱为起点做一条该连线的垂线，两线交点头侧 2 cm 处为穿刺点。无菌操作下垂直进针，小心地穿过皮肤及皮下组织，直到针尖在经过四边孔时因触及腋神经而诱发异感（图 42-5）。如遇骨质，则退针到皮下，调整方向后再进行穿刺。仔细回抽无血后，缓慢注射药液，同时注意观察患者有无局麻药毒性反应。除非肩峰下滑囊有钙化，否则注药阻力应该很小。注射完毕后拔出穿刺针，以无菌敷料加压覆盖穿刺点并冰敷。难以辨认体表标志时，超声引导或使用神经刺激器可能有助于操作。

副作用和并发症

　　该注射技术的主要并发症是感染，但是在严格执行无菌操作的前提下感染是极少发生的。注射本身所引起的腋神经和（或）旋肱后动脉损伤不可能完全避免。但是临床医生在操作时动作轻柔，在遇到注射阻力明显增

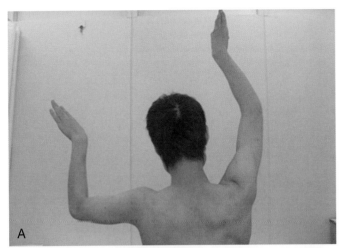

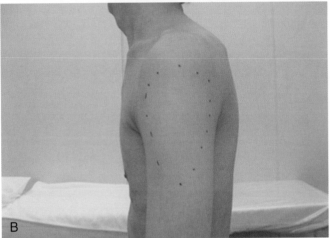

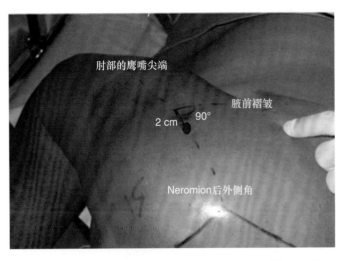

图 42-5　腋神经阻滞的解剖学标志。在肩峰的后外角和肘部鹰嘴尖之间做一条连线，以腋窝褶皱为起点做一条该连线的垂线，两线交点头侧 2 cm 处为穿刺点，在该穿刺点进针可引出三角肌收缩（From Checcucci G，Allegra A，Bigazzi P，et al：A new technique for regional anesthesia for arthroscopic shoulder surgery based on a suprascapular nerve block and an axillary nerve block：an evaluation of the first results. Arthroscopy 24：689-696，2008.）

加时立刻停止注药就能够显著降低这种并发症的风险。约有 25% 的患者在注射治疗后会有一过性的疼痛加重，这点应提前告知患者。

临床要点

　　没有正确诊断四边孔综合征有可能导致患者肩部损伤持续加重，或者漏诊该解剖区域可能存在的其他病变，例如肺上沟瘤，或肩部原发及转移肿瘤。MRI 检查对于所有疑诊四边孔综合征的患者均适用，积极的手术去除病因可以避免发生不可逆的肩部损伤。

　　非甾体抗炎药或 COX-2 抑制剂可作为轻度四边孔综合征患者的首选治疗药物。还可选择三环类抗抑郁药，尤其是对于存在睡眠障碍的患者，例如去甲替林单次睡前服用 25 mg，然后逐渐滴定加量至可耐受剂量。加巴喷丁或卡马西平对于这种神经炎性疼痛也可能有效。避免反复的创伤对于这种神经卡压疾病的治疗至关重要，尤其是治疗专业运动员时。如果这些治疗手段不能快速缓解症状，应考虑手术探查，行腋神经松解。

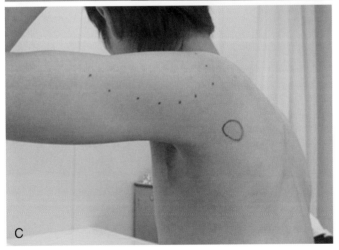

图 42-4　A. 患者患侧肩关节主动外展的活动范围明显受限。B. 腋神经支配区感觉异常（虚线区域）、四边孔（环形实线区域）压痛及三角肌萎缩。C. 第三肋间隙腋中线的手术切口（From Nishimura M，Kobayashi M，Hamagashira K，et al：Quadrilateral space syndrome：a rare complication of thoracic surgery. Ann Thorac Surg 86：1350-1351，2008.）

推荐阅读

Chautems RC, Glauser T, Waeber-Fey MC, et al.: Quadrilateral space syndrome: case report and review of the literature, *Ann Vasc Surg* 14:673–676, 2000.

Ishima T, Usui M, Satoh E, et al.: Quadrilateral space syndrome caused by a ganglion, *J Shoulder Elbow Surg* 7:80–82, 1998.

McClelland D, Paxinos A: The anatomy of the quadrilateral space with reference to quadrilateral space syndrome, *J Shoulder Elbow Surg* 17:162–164, 2008.

Nishimura M, Kobayashi M, Hamagashira K, et al.: Quadrilateral space syndrome: a rare complication of thoracic surgery, *Ann Thorac Surg* 86:1350–1351, 2008.

Sanders TG, Tirman PF: Paralabral cyst: an unusual cause of quadrilateral space syndrome, *Arthroscopy* 15:632–637, 1999.

43

三角肌下滑囊注射

窦智 译 杨立强 校

适应证与临床考虑

滑囊是内含滑液的囊状结构，一般位于人体频繁活动的部位，能够降低肌肉与肌腱之间的滑动摩擦。滑囊内衬滑膜，滑膜的血管网能够分泌滑液。滑囊炎会导致滑液分泌增多，引起滑囊肿胀。关节活动过度或使用不当均可导致滑囊炎症、肿胀，或是在极少数情况下出现感染。尽管滑膜的数量、大小和位置在个体间存在很大差异，但是解剖学家归纳出了一些与临床密切相关的滑囊，其中就包括三角肌下滑囊。三角肌下滑囊大部分位于肩峰下，并从三角肌和关节囊之间向外延伸至三角肌下方。它既可以是一个单独的滑囊，在某些患者中也有可能以多段连续的囊腔形式存在。

急性创伤或反复的微小创伤均容易使三角肌下滑囊受损，常见的急性损伤形式是运动时或从自行车上摔倒时肩部直接受到撞击。一些产生重复应力的活动，例如投掷运动、打保龄球、提携沉重的公文包、从事需要反复抬起上肢的工作、肩袖损伤或者流水线上的重复性劳动均有可能引起三角肌下滑囊炎症。如果形成慢性三角肌下滑囊炎，则有可能出现滑囊的钙化。

三角肌下滑囊炎患者通常主诉为肩部活动时疼痛，肩关节外展时尤为明显。疼痛位于三角肌区域，在三角肌粗隆（位于肱骨上三分之一）上的三角肌附着点处常有明显的牵涉痛。患者睡觉时无法保持患侧卧位，在外展肩关节时常会出现尖锐的、像是被"抓捏"（"catching"）的感觉，尤其是在刚醒来时。

体格检查可见肩峰附近压痛，滑囊肿胀时触诊三角肌会有水肿的感觉。被动举起或内旋患侧上肢可复制疼痛，在做外展和内旋的抗阻力运动时也可诱发疼痛。在做抗阻力运动时突然解除阻力会明显加重疼痛。

肩关节平片及 MRI 检查有助于发现滑囊的钙化以及明确慢性炎症的累及范围（图 43-1）。肩关节超声检查有助于诊断三角肌下滑囊炎以及肩部的肌腱病变（图 43-2）。如果怀疑存在肩部的韧带断裂，也应行 MRI 检查。下文讲述的注射技术既可作为诊断技术，也可作为治疗措施。

临床相关解剖

拱形的肩峰覆盖在肩关节顶部，其前内侧部与锁骨的远端共同构成肩锁关节（图 43-2）。锁骨的远端底部借致密的喙锁韧带与喙突相连，维持着肩锁关节的稳定。关节顶部覆盖着肩锁上韧带，它将锁骨远端与肩峰的顶面相连。关节的下部覆盖着肩锁下韧带，它将锁骨远端下部与肩峰相连。三角肌下滑囊主要位于肩峰下，并从三角肌和关节囊之间向外延伸（图 43-1 和图 43-3）。

操作技术

体表标志技术

向患者解释该注射操作的目的。患者取仰卧位，进行皮肤消毒，消毒范围包括肩关节顶部、肩峰以及锁骨远端。用无菌注射器抽取 4 ml 0.25% 不含防腐剂的布比卡因和 40 mg 甲泼尼龙，接 1.5 英寸、25 G 穿刺针，注意无菌操作。触诊肩峰外缘，以肩峰外缘的中点为穿刺点，穿刺过程需要严格执行无菌操作。针尖稍偏向头侧进针，穿透皮肤和皮下组织后从肩峰下方进入滑囊（图 43-3）。如果触及骨质，则退针至皮下，稍向下调整方向后再次进针。针尖进入滑囊后，轻轻推注药液的同时缓慢退针。除非滑囊出现钙化，否则注射阻力应该很小。进针过程中出现砂砾样的阻力感说明存在滑囊钙化。严重的钙化性滑囊炎可能最终需要手术切除才能完全缓解症状。注射完毕后拔出穿刺针，以无菌敷料加压

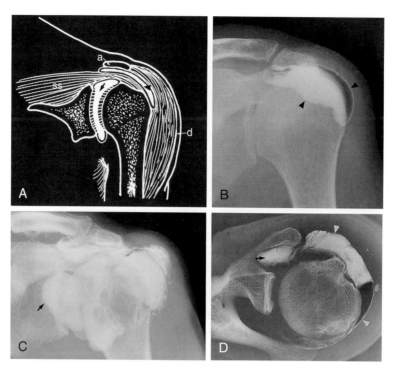

图 43-1   肩峰下（三角肌下）滑囊的正常解剖。**A.**肩关节冠状切面示意图，显示盂肱关节（箭头）和肩峰下（三角肌下）滑囊（箭头的头），两者被肩袖的一部分隔开（例如，冈上肌腱）。ss，冈上肌；d，三角肌；a，肩峰。**B.**三角肌下-肩峰下滑囊的造影剂＋空气造影，显示滑囊（箭头的头）呈帽状覆盖在肱骨头及肱骨大结节上方。注意肩关节腔是透亮的，表明肩袖完整。**C.**对另一个标本的三角肌下-肩峰下滑囊造影显示，造影剂的扩散范围更大，滑囊的肩峰下、三角肌下和喙突下（箭头）部分均出现造影剂。**D.**对 C 图标本进行轴位扫描，显示了滑囊的三角肌下（箭头的头）和喙突下（箭头）部分。盂肱关节腔是透亮的（From Resnick D：Diagnosis of bone and joint disorders，ed 4，Philadelphia，2002，Saunders.）

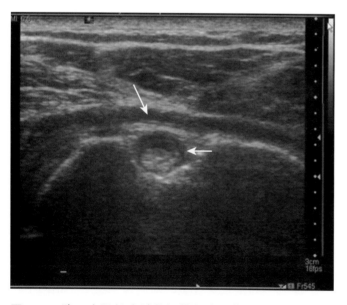

图 43-2   肱二头肌长头腱的短轴超声图像，显示腱鞘积液（长箭头）（译者注：此处应为短箭头）及其邻近的三角肌下滑囊积液（短箭头）（译者注：此处应为长箭头）（From Allen GM：Shoulder ultrasound imaging—integrating anatomy, biomechanics and disease processes. Eur J Radiol 68：143-146, 2008.）

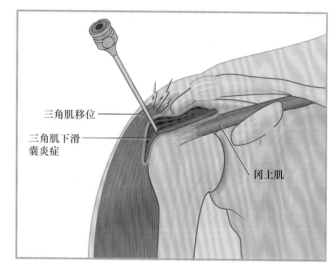

图 43-3   三角肌下滑囊主要位于肩峰下，并从三角肌和关节囊之间向外延伸

覆盖穿刺点并冰敷。

超声引导技术

　　行超声检查及三角肌下滑囊注射时，患者取改良的 Crass 体位，患侧手放在臀后，做出想伸进裤子后袋去找东西的动作（图 43-4）。改良的 Crass 体位可以通过内旋肱骨头使冈上肌腱从肩峰下滑出，同时使冈上肌的止点——大转子前移，从而改善冈上肌腱在超声下的显示效果。超声下冈上肌腱呈均匀的拱形高回声，很容易辨识。正常的肌腱外观均匀且厚度一致，长轴扫描时可呈现出各向异性（图 43-4）。需要仔细检查冈上肌腱是否存在肌腱病、撕裂、钙化或断裂。三角肌下滑囊内含液体，位于三角肌和肩峰之间，其下方是冈上肌腱（图 43-5）。正常或有轻微炎症的三角肌下滑囊在超声下多呈现为曲线状的三明治结构，上下两层为高回声的囊壁及囊周脂肪，其间夹着一层低回声液体。存在炎症、肿胀的滑囊，囊内则呈现为低回声或相对高回声。无菌注

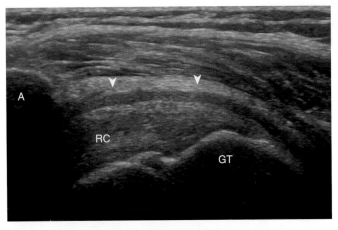

图 43-5　慢性三角肌下滑囊炎。肩袖（RC）后部的纵切面显示三角肌下滑囊（箭头的头）显著增厚。内侧为肩峰（A），外侧为肩袖在大转子（GT）上的附着处（From Gaitini D，Dahiva N：The shoulder：rotator cuff pathology and beyond. Ultrasound Clin 7：425-438，2012.）

射器中含 1 ml 0.25% 的无防腐剂布比卡因和 40 mg 甲泼尼龙，用无菌技术连接 1.5 英寸长、25 G 穿刺针。辨识出滑囊结构后，消毒肩部皮肤，从距探头外侧约 1 cm 处进针，采用平面内穿刺，在实时超声引导下从肩峰外缘进入三角肌下滑囊。认为穿刺到位后，在实时超声引导下注入少量的局麻药和皮质类固醇混合液，如药液呈典型的漩涡状高回声扩散，则可确认针尖位于囊腔内，将注射器内的剩余药液缓慢注入。注药阻力应该很小。如果滑囊存在粘连、分隔或钙化，则需要调整针尖位置，分次给药，以确保药物能够作用到整个滑囊。注射完毕后拔出穿刺针，以无菌敷料加压覆盖穿刺点并冰敷。

副作用和并发症

　　三角肌下滑囊注射的主要并发症是感染，但是在严格执行无菌操作的前提下感染是极少发生的。约有 25% 的患者在注射治疗后会有一过性的疼痛加重，这点应提前告知患者。

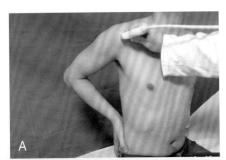

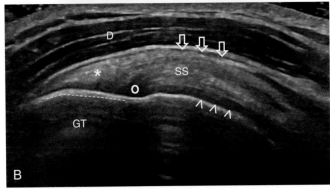

图 43-4　三角肌下滑囊和冈上肌腱的超声图像（长轴）。A. 患者取改良的 Crass 体位，探头放置在肩关节前方。B. 相应的超声图像。SS，冈上肌腱的正常纤维结构；星号，冈上肌纤维的插入部分；V 形箭头：关节软骨；空心箭头，肩峰下-三角肌下滑囊；圆圈，各向异性引起的低回声伪影；虚线，冈上肌附着印迹；GT，肱骨大结节；D，三角肌（From Corazza A，Orlandi D，Fabbro E，et al：Dynamic high-resolution ultrasound of the shoulder：how we do it. Eur J Radiol 84：266-277，2015. ）

临床要点

　　该技术用于治疗三角肌下滑囊炎引起的疼痛效果很好。并存的关节炎及韧带炎也是肩部疼痛的病因，可能需要额外进行局麻药和长效皮质类固醇的局部注射。需要常规进行化脓性关节炎的鉴别诊断，尤其是针对发热的患者（图 43-6）。在仔细熟悉注射区域临床相关

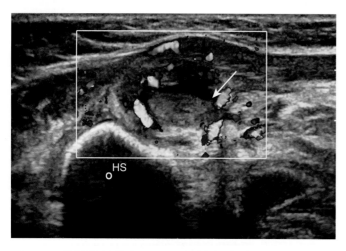

图 43-6　化脓性关节炎。可以看到右侧肩峰下-三角肌下滑囊内的液平面（箭头），彩色多普勒下可见滑膜充血。HS，肱骨干（From Gaitini D：Joint ultrasound. Ultrasound Clin 9：513-524，2014.）

解剖的前提下实施该操作是很安全的。需注意进行无菌操作以避免感染；采取普遍预防措施以避免给操作者带来风险。注射完毕后立即在注射部位加压包扎，可以减少瘀斑和血肿形成的发生率。肩部疼痛患者在接受注射治疗后的数天，应进行局部的热敷和轻柔的关节活动范围锻炼。患者应避免剧烈运动，因为它有可能加重症状。常用的镇痛药和非甾体抗炎药可与此注射技术同时使用。

推荐阅读

Allen GM: Shoulder ultrasound imaging—integrating anatomy, biomechanics and disease processes, *Eur J Radiol* 68:143–146, 2008.

Chartash EK, Good PK, Gould ES, Furie RA: Septic subdeltoid bursitis, *Semin Arthritis Rheum* 22:25–29, 1992.

Lento PH, Strakowski JA: The use of ultrasound in guiding musculoskeletal interventional procedures, *Phys Med Rehabil Clin N Am* 21:559–583, 2010.

Waldman SD: Injection technique for subdeltoid bursitis pain. In *Pain review*, Philadelphia, 2009, Saunders, p 456.

Waldman SD: The subdeltoid bursa. In *Pain review*, Philadelphia, 2009, Saunders, p 83.

44

喙突下滑囊注射技术

赵睿 译 杨立强 校

适应证与临床考虑

滑囊是由滑膜囊组成的，其作用是使肌肉和肌腱在重复运动时相互之间易于滑动。滑膜囊内衬有滑膜，滑膜的血管网可分泌滑液。滑囊的炎症可导致滑液分泌增加，引起滑囊肿胀。关节活动过度或使用不当均可导致滑囊炎症、肿胀，或是在极少数情况下出现感染。尽管滑膜的数量、大小和位置在个体间存在很大差异，但是解剖学家归纳出了一些与临床密切相关的滑囊，其中就包括喙突下滑囊。喙突下滑囊位于关节囊和喙突之间（图 44-1）。它可能为一个单独的滑囊，也可能在一些患者中以多节段的一系列囊的形式存在。

急性创伤或反复的微小创伤均容易造成喙突下滑囊损伤。急性损伤常源于运动或跌倒时直接损伤肩部。反复运动造成的慢性劳损也有可能导致喙突下滑囊炎。炎症如果转为慢性，还有可能发生滑囊钙化。

喙突下滑囊炎患者常主诉肩关节前伸、内收运动时疼痛。疼痛局限于喙突上方，肩关节内侧可有牵涉痛。患者睡觉时无法保持患侧卧位，在外展肩关节时常会出现尖锐的、像是被"抓捏"（"catching"）的感觉，尤其是在刚醒来时。查体可发现喙突上压痛点（图 44-2）。被动抬高和肩关节主动内旋将诱发喙突下滑囊炎的疼痛症状，对抗内收和内旋时也会产生疼痛（图 44-3）。内收释放试验对喙突下滑囊炎也具有高度的诊断意义，该试验要求患者内收患侧上肢并对抗检查者施加的阻力（图 44-4）。检查者在毫无预示下突然释放阻力，会出现疼痛症状明显增加（图 44-5）。

肩部 X 线平片可发现滑囊钙化以及与慢性炎症一致的相关结构。MRI 和（或）超声成像有助于识别喙突下滑囊炎和并存的肩部其他疾病（图 44-6），超声成像也有助于明确喙突下滑囊炎的诱因。MRI 和（或）

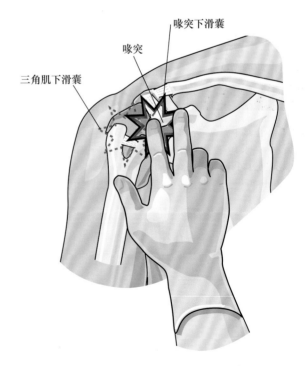

图 44-2 触诊喙突时可直接诱发喙突下滑囊炎的症状（From Waldman SD: Physical diagnosis of pain, ed 3, Philadelphia, 2016, Saunders.）

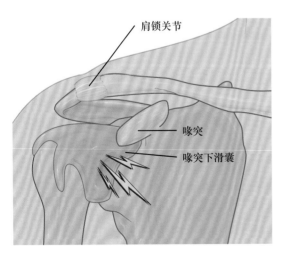

图 44-1 喙突下滑囊位于关节囊和喙突之间

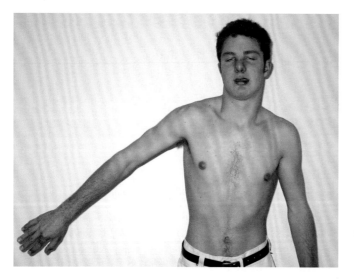

图 44-3 喙突下滑囊炎的内收释放试验。要求患者内旋患侧上肢，直到复制出疼痛（From Waldman SD：Physical diagnosis of pain，ed 3，Philadelphia，2016，Saunders.）

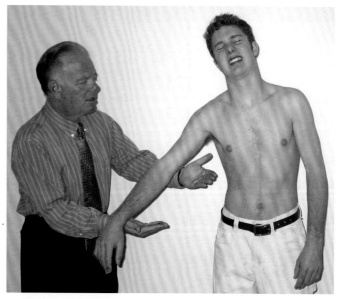

图 44-5 喙突下滑囊炎的内收释放试验。如果患者患有喙突下滑囊炎，突然释放内收阻力，患者的疼痛症状会明显增加（From Waldman SD：Physical diagnosis of pain，ed 3，Philadelphia，2016，Saunders.）

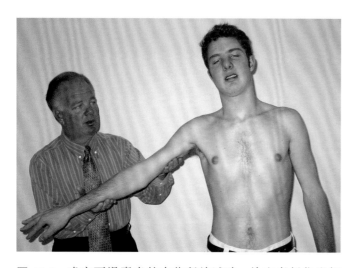

图 44-4 喙突下滑囊炎的内收释放试验。检查者托住患侧上肢，并要求患者内收以对抗检查者施加的阻力（From Waldman SD：Physical diagnosis of pain，ed 3，Philadelphia，2016，Saunders.）

超声成像还能确认是否存在疑似的韧带损伤。下文讲述的注射技术既可作为诊断技术，也可作为治疗措施。

临床相关解剖

肩胛骨的喙突向前并向上方突出，位于关节窝上方（图 44-1 和图 44-7），为喙锁韧带及肱二头肌短头腱提供附着点。肱二头肌的长头腱起于喙突下方的肩胛骨盂上结节，经结节间沟走行出肩关节外，此处易患肌腱

炎。肱二头肌的长头腱和短头腱在上臂中部汇合，下端肌腱止于桡骨粗隆后。

喙突下滑囊位于关节囊和喙突之间，当手臂运动幅度过大，或既往肩部肌腱单元损伤使肱骨头在关节窝内异常运动时，喙突下滑囊易受到喙突对肱骨头压力的刺激。

操作技术

体表标志技术

提前告知患者该注射操作的目的。患者取仰卧位，消毒肩前部、肩峰和锁骨远端皮肤。用无菌注射器抽取 4 ml 0.25% 不含防腐剂的布比卡因和 40 mg 甲泼尼龙，接 1.5 英寸、25 G 穿刺针，注意无菌操作。确定锁骨前表面，触及锁骨表面凹陷的最深处。触诊手指从最凹陷处向下移动 1 英寸，到达锁骨前表面的下方。此时喙突位于手指前外侧，手指可触及喙突的尖端和内侧面，用无菌记号笔标记该点。

以该点为穿刺点，稍偏向外侧小心地进行穿刺，穿刺针穿过皮肤和皮下组织后在喙突的尖端下方进入滑囊（图 44-7）。若遇到骨质，则将针退至皮下，并稍向下调整方向后再次进针。进入滑囊后，轻轻推注药物同时

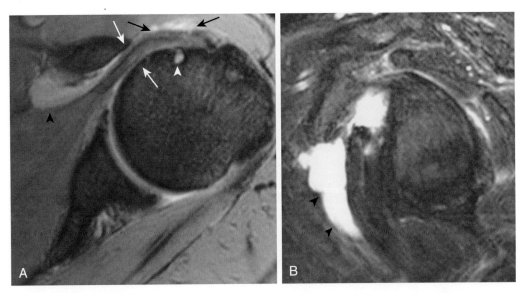

图 44-6 喙突下滑囊炎患者的 MRI 成像。轴位 T2 加权梯度序列（**A**）和矢状位 T2 加权脂肪抑制序列（译者注：原文描述为 fat-saturated，意为脂肪饱和。这是一种最常用的脂肪抑制象处理方式）（**B**）显示喙突下狭窄，喙肱部间距 5.6 mm（白色箭头）。肩胛下肌腱显示轻中度肌腱变性（黑色箭头）。在小结节（白色箭头的头）和喙下滑囊炎（黑色箭头的头）附近有相关的皮层下囊肿（From Mulyadi E，Harish S，O'Neill J，Rebello R：MRI of impingement syndromes of the shoulder. Clin Radiol 64：307-318，2009.）

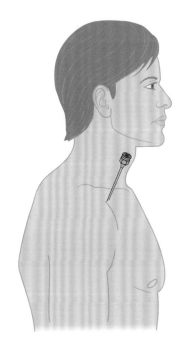

图 44-7 喙突下滑囊注射时针尖位于喙突尖端的下方

超声引导技术

为进行超声扫查和喙突下滑囊的注射，患者取坐位，手臂放松。将超声高频线阵探头横向放置在盂肱关节的前上方，开始超声扫查（图 44-8）。识别盂肱关节，缓慢移动探头直至看到喙突和位于其下方的滑囊，识别滑囊后，距探头外侧约 1 cm 处进针，穿透皮肤，采用平面内技术，并在超声实时引导下调整进针方向，以进入喙突下滑囊。

当针尖进入滑囊腔内时，在超声实时引导下注射少量局麻药和皮质类固醇，在滑囊内形成典型的漩涡状高回声扩散，则可确认针尖位于滑囊内。确认针尖位置后，缓慢推注剩余药物，注射阻力应很小。如果出现粘连、多腔或钙化，需要重新调整针尖位置，以确保整个滑囊得到充分治疗。注射完毕后拔出穿刺针，以无菌敷料加压覆盖穿刺点并冰敷。

副作用和并发症

喙突下滑囊内注射技术的主要并发症是感染，如果严格遵循无菌操作，感染发生率极低。约 25% 的患者在治疗后会出现一过性的疼痛加剧，这点应提前告知患者。

缓慢退针。除非滑膜囊钙化，否则注射阻力应很小，当穿刺针前进遇到阻力并伴有砂砾感时可确定滑囊发生了钙化。严重钙化的滑囊炎最终需要手术切除才能完全缓解症状。注射完毕后拔出穿刺针，以无菌敷料加压覆盖穿刺点并冰敷。

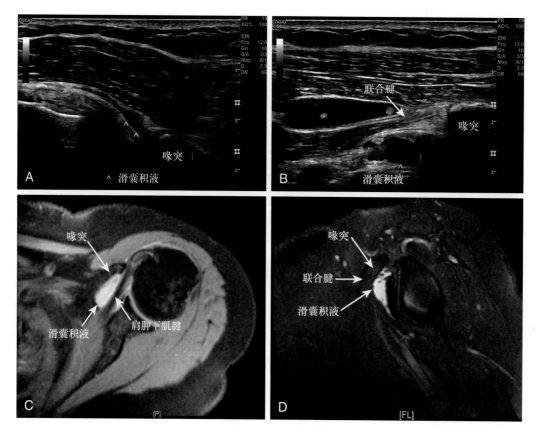

图 44-8   喙突下滑囊炎的短轴超声图像（**A**）伴有喙突和肩胛下肌腱间积液。附着于喙突的联合腱长轴超声图（**B**）显示了喙突下及周围的联合腱的滑囊积液。脂肪抑制序列的轴位（**C**）和矢状位（**D**）MRI 图像显示喙突下滑囊积液和积液囊肿（From Drakes S，Thomas S，Kim S，et al：Ultrasonography of subcoracoid bursal impingement syndrome. PMR，7〔3〕：329-333，2015；Fig. 3.）

临床要点

　　喙突下滑囊注射技术可以有效缓解喙突下滑囊炎的疼痛，并存关节炎和肌腱炎也可导致肩部疼痛，可能需要通过局部注射局麻药和皮质类固醇进一步治疗。若认真关注局部的临床解剖结构，则该技术是安全的。必须注意使用无菌技术以避免感染；采取普遍预防措施以避免给操作者带来风险。注射完毕后立即在注射部位加压包扎，可以减少瘀斑和血肿形成的发生率。患者接受该注射技术治疗肩部疼痛后的数天，应进行局部的热敷和轻柔的关节活动范围锻炼。避免进行剧烈运动，这会加剧患者的症状。常用的镇痛药和非甾体抗炎药可与此注射技术同时使用。

推荐阅读

Colas F, Nevoux J, Gagey O: The subscapular and subcoracoid bursae: descriptive and functional anatomy, *J Shoulder Elbow Surg* 13:454–458, 2004.

Cowderoy GA, Lisle DA, O'Connell PT: Overuse and impingement syndromes of the shoulder in the athlete, *Magn Reson Imaging Clin N Am* 17:577–593, 2009.

Mulyadi E, Harish S, O'Neill J, Rebello R: MRI of impingement syndromes of the shoulder, *Clin Radiol* 64:307–318, 2009.

Waldman SD: The subcoracoid bursa. In *Pain review*, Philadelphia, 2009, Saunders, p 89.

Waldman SD: Ultrasound guided injection technique for subcoracoid bursitis pain. In *Comprehensive atlas of ultrasound-guided pain management injection techniques*, Philadelphia, 2014, Wolters Kluwer, pp 310–315.

45

冰冻肩综合征注射技术

赵睿 译 杨立强 校

适应证与临床考虑

"冰冻肩"这一名词用来描述一系列临床症状，包括单侧进行性肩部被动和主动运动范围受限以及疼痛。通常情况下，患者首先会注意到从后面系好衣服有困难，比如系胸罩。患者的 Apley 摸背试验呈阳性，即他们无法使用患侧手触摸后背。随着肩关节活动范围受限，进而发展为患者抬高肩部动作受限。疼痛呈持续性，在肩部活动时疼痛会进一步加重。疼痛局限在肩部的前外侧，也可放射至颈外侧和前胸上部。部分患者自述活动关节时有刺痛感或爆裂感，查体时可出现捻发音。冰冻肩与其他肩部疾病不同，如肌腱炎和滑囊炎，冰冻肩患者肩部各方向的主动及被动活动均受限，而肌腱炎和滑囊炎仅影响主动活动。

冰冻肩被认为是继发于肩部周围组织慢性炎症所致的进行性粘连性关节囊炎（图 45-1）。尽管可同时并存肌腱炎或滑囊炎，但与冰冻肩相关的炎症会选择性地影响韧带和关节囊。与普通人群相比，糖尿病患者更容易受到肩周炎的影响，患有结缔组织病（如风湿性多肌痛）的患者也是如此。结缔组织病往往表现为多关节疾病，而不仅仅局限于肩关节。

心肌梗死、肱骨头骨折和瘫痪性脑卒中后都可诱发冰冻肩。在这种情况下，未经治疗的冰冻肩可能会发展为反射性交感神经营养不良，出现血管收缩、多汗和营养状态改变。

X 线平片适用于所有肩痛患者。根据患者的临床表现，可能需要进行其他检查，包括全血细胞计数、血沉和抗核抗体检测。对怀疑有肩袖撕裂的患者临床可行 MRI 扫描和超声检查。

临床相关解剖

肱骨的球形肱骨头与肩胛骨的梨形关节盂相连，关节表面覆以透明软骨，易发生关节炎。关节盂周缘的纤维软骨层叫盂唇，肩关节发生脱位或半脱位时容易受损。关节被相对松弛的关节囊包围，故肩关节可大范围活动，但代价是降低了肩关节的稳定性。在冰冻肩综合征中受累最严重的部位正是这个关节囊及肩部韧带。关节囊内衬一层滑膜，滑膜覆盖在透明软骨之上。滑膜容易导致滑膜腱鞘及关节囊发炎。肩关节受腋神经和肩胛上神经支配。

肩关节的主要韧带包括关节囊前方的盂肱韧带、肱骨结节间的肱横韧带以及由喙突延续至肱骨大结节的喙肱韧带（图 45-2）。这些主要韧带与副韧带一起加强了肩关节的强度。肩关节的强度也依赖于环绕关节的短肌肉，包括：肩胛下肌、冈上肌、冈下肌和小圆肌。肌肉及其附着肌腱容易因过度活动、姿势不良而受到创伤和磨损。

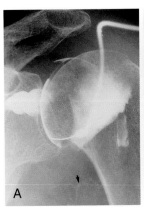
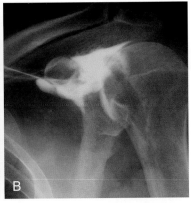

图 45-1 粘连性关节囊炎：关节造影。A. 将 5 ml 造影剂注射入盂肱关节，正位 X 线图像显示绷紧的关节及淋巴管充盈（箭头）。未见囊状隐窝。B. 在第二名患者中，盂肱关节的不全浑浊显影提示粘连性关节囊炎（From Resnick D：Diagnosis of bone and joint disorders，ed 4，Philadelphia，2002，Saunders.）

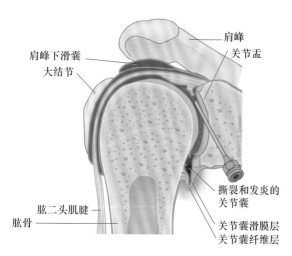

肩峰下滑囊
大结节
肩峰
关节盂
撕裂和发炎的
关节囊
肱二头肌腱
肱骨
关节囊滑膜层
关节囊纤维层

图 45-2　注射局麻药和皮质类固醇可以有效治疗冰冻肩

操作技术

体表标志技术

　　告知患者该注射操作的目的。患者仰卧位，肩部、肩峰下和关节间隙处皮肤消毒。用无菌注射器抽取 2 ml 0.25% 不含防腐剂的布比卡因和 40 mg 甲泼尼龙，接 1.5 英寸、25 G 穿刺针，注意无菌操作。采用严格的无菌技术确定肩峰中点，并在中点下方约 1 英寸处找到肩关节间隙。将针头穿过皮肤和皮下组织，经关节囊进入关节腔（图 45-2）。如果遇到骨头，则将针退至皮下，向上并稍内调整方向后再次进针。进入关节间隙后，缓慢推注药物。注射阻力应很小。若遇到阻力，则针可能位于韧带或肌腱中，应稍进针直至注射过程中无

明显阻力。注射完毕后拔出穿刺针，以无菌敷料加压覆盖穿刺点并冰敷。对于解剖标志难以辨认的患者可以在超声引导下穿刺（图 45-3）。当钙化性肌腱炎加剧患者症状时，超声引导下双针技术可以有效去除钙沉积（图 45-4、图 45-5 和图 45-6）。

透视引导技术

　　为进行透视引导下冰冻肩注射，需要患者侧卧位，患侧朝上。消毒肩部、肩峰下和关节间隙表面的皮肤。用无菌注射器抽取 2 ～ 3 ml 0.25% 不含防腐剂的布比卡因和 40 mg 甲泼尼龙，接 1.5 英寸、22 G 穿刺针，注意无菌操作。然后对患侧肩部进行透视成像，将患侧上肢内旋，直到在前后位图像上能够清晰看到肩关节下部的关节间隙。将穿刺针穿过皮肤和皮下组织，经关节囊进入关节（图 45-7）。如果碰到骨质，则将针退至皮下，并稍向上、向内调整进针方向。进入关节间隙后，缓慢推注药物，注射阻力应很小。若遇到阻力，则针可能位于韧带或肌腱中，应稍进针直至注射过程中没有明显阻力。注射完毕后拔出穿刺针，以无菌敷料加压覆盖穿刺点并冰敷。

超声引导技术

　　为了进行超声引导下肩关节注射，患者取坐位，前臂自然放在同侧大腿上。消毒肩部、肩峰下和关节间隙表面皮肤。用无菌注射器抽取 2 ～ 3 ml 0.25% 不含防腐剂的布比卡因和 40 mg 甲泼尼龙，接 1.5 英寸、22 G 穿刺针，注意无菌操作。触诊找到肩峰尖，将高频超声

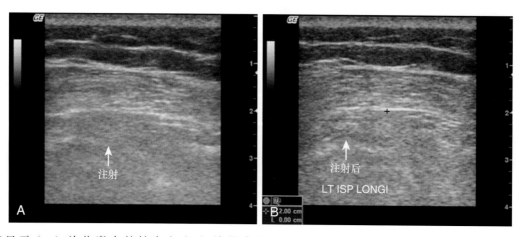

图 45-3　超声显示（**A**）关节囊内的针尖和（**B**）关节囊扩张（From Lee HJ，Lim KB，Kim DY，Lee KT：Randomized controlled trial for efficacy of intra-articular injection for adhesive capsulitis：ultrasonography-guided versus blind technique. Arch Phys Med Rehabil 90：1997-2002，2009.）

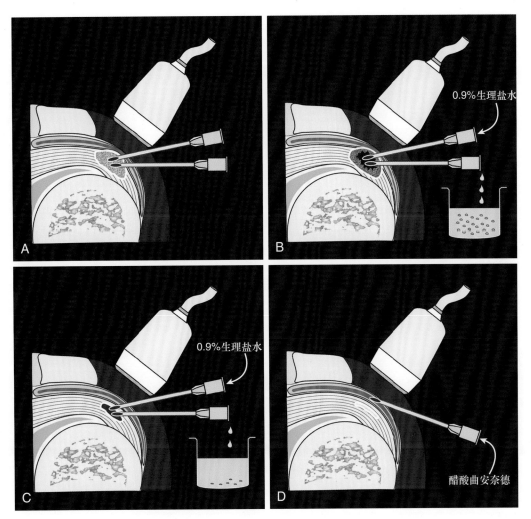

图 45-4　该图显示了穿刺的主要步骤。局部麻醉和囊内麻醉后，在超声引导下将两根针穿刺进钙化灶内部，其尖端彼此相对（**A**）。一根针注射生理盐水，另一根针（**B**）抽吸含钙的灌洗液。当关节腔在注射过程中扩张并在抽吸过程中塌陷时，终止治疗。残留高回声的纤维钙化帽（**C**）。退针前，通常在滑囊中注射 40 mg 醋酸曲安奈德（**D**）（From De Conti G，Marchioro U，Dorigo A，et al：Percutaneous ultrasound-guided treatment of shoulder tendon calcifications：clinical and radiological follow-up at 6 months. J Ultrasound 13：188-198，2010.）

线阵探头置于肩峰外侧缘，探头的内侧与肩胛骨成角约20°，进行超声扫描，位于冈上肌腱正下方的液性暗区即为盂肱关节（图 45-8）。确定关节间隙后，在距探头外侧约 1 cm 处（由外向内）进针，穿透皮肤，采用平面内技术，并在超声实时引导下调整进针方向，从肩峰外侧进入盂肱关节腔内，缓慢注射药物（图 45-9）。注射完毕后拔出穿刺针，以无菌敷料加压覆盖穿刺点并冰敷。在局部麻醉起效的情况下，小心地进行肩关节活动

是可行的（图 45-10）。

副作用和并发症

关节内注射技术治疗冰冻肩的主要并发症是感染，如果遵循严格的无菌技术，感染发生率极低。约25%的患者在治疗后会出现一过性的疼痛加剧，这点应提前告知患者。

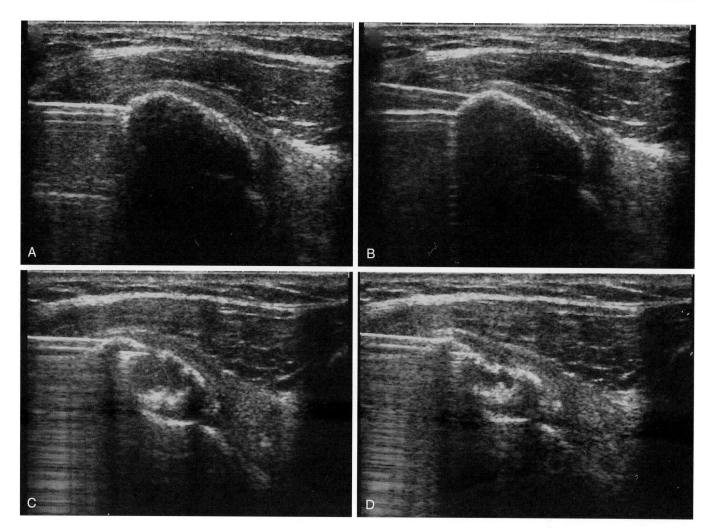

图 45-5　治疗的主要步骤。**A**. 针尖位于钙化灶（1 型锥状阴影）。**B**. 第二根针位于第一针的上方，可清晰地看到两根针。**C**. 灌洗和抽吸后，钙化消失，其锥状阴影消失。**D**. 当抽吸液仅含有水而无钙沉淀物时，操作终止。残留高回声的纤维钙化帽（From De Conti G，Marchioro U，Dorigo A，et al：Percutaneous ultrasound-guided treatment of shoulder tendon calcifications：clinical and radiological follow-up at 6 months. J Ultrasound 13：188-198，2010.）

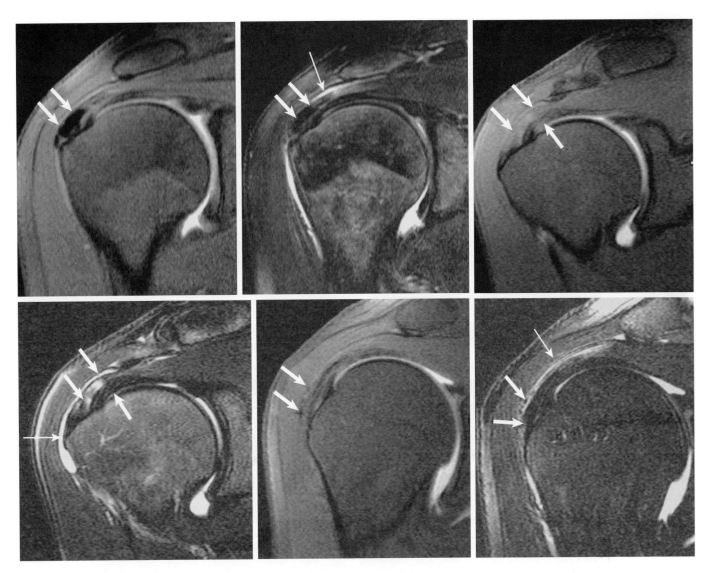

图 45-6　MRI：治疗后的演化过程。治疗后即刻，T2 和快速反转恢复序列（turbo inversion recovery magnitude，TIRM）显示肌腱纤维呈高信号。在肩峰下滑囊水平通常可见炎症信号。钙化灶消失。治疗 6 个月后，肌腱成像正常，但仍有轻度滑囊炎征象。多数情况下，患者无症状（From De Conti G，Marchioro U，Dorigo A，et al：Percutaneous ultrasound-guided treatment of shoulder tendon calcifications：clinical and radiological follow-up at 6 months. J Ultrasound 13：188-198，2010.）

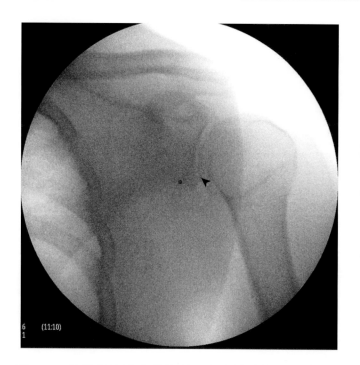

图 45-7   为进行冰冻肩的注射，在透视引导下可看到盂肱关节间隙的后方。肱骨头的中下方（箭头的头）为进针点（From Provenzano DA, Chandwani K: Joint injections. In Benzon HT, Rathmell JP, Wu CL, et al, editors: Practical management of pain, ed 5, Philadelphia, 2014, Mosby, pp 966.e4-980.e4; Fig. 71-3. ）

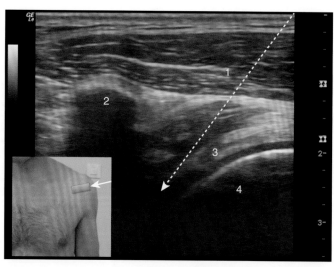

图 45-8   盂肱关节的超声图像。插图示意放置探头的正确位置（From del-Olmo C, de-Diego P, Morillas P, Garcia-Navlet M: Ultrasound-guided pain interventions in shoulder region. Tech Reg Anes Pain Manage 17［3］: 81-95, 2013; Fig. 11. ）

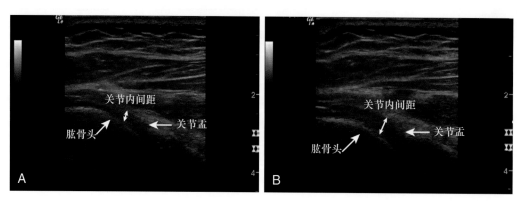

图 45-9   冰冻肩患者的盂肱关节肿胀。**A** 和 **B**，在超声引导下将局麻药和皮质类固醇注射进关节内的前后对比。建议注射 30 ml 药物以松解粘连（From Lewis J: Frozen shoulder contracture syndrome—aetiology, diagnosis and management. Man Ther 20 ［1］: 2-9, 2015; Fig. 2. ）

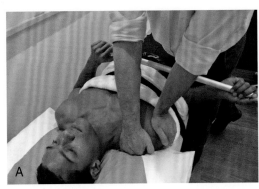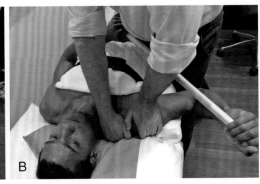

图 45-10　肩关节的前后位活动僵硬＞疼痛阶段。前后被动式肩部活动，首先用毛巾和束缚带稳定肱骨（**A**）。使用手柄时，患者可以双手同时握住手柄保持肩关节外旋位或进行生理性外旋动作。**B**. 通过稳定肩胛骨使肱骨逐渐外展（From Lewis J：Frozen shoulder contracture syndrome—aetiology，diagnosis and management. Man Ther 20［1］：2-9，2015；Fig. 3.）

临床要点

　　该注射技术可以有效缓解冰冻肩的疼痛和活动受限。合并滑囊炎和肌腱炎也可导致肩部疼痛，可通过局部注射局麻药和皮质类固醇进一步治疗。若熟练掌握该区域的临床解剖，则该技术是安全的。必须注意使用无菌技术以避免感染；采取普遍预防措施以避免给操作者带来风险。注射完毕后立即在注射部位加压包扎，可以减少瘀斑和血肿形成的发生率。患者接受该注射技术治疗肩部疼痛后的数天，应进行局部的热敷和轻柔的关节活动范围锻炼。避免进行剧烈运动，这会加剧患者的症状。常用的镇痛药和非甾体抗炎药可与此注射技术同时使用。

推荐阅读

Cain EL, Kocaj SM, Wilk KE: Adhesive capsulitis of the shoulder. In Wilk KE, Reinold MM, Andrews JR, editors: *The athlete's shoulder*, ed 2, Philadelphia, 2009, Churchill Livingstone, pp 293–301.

Ingram-Rice B: Adhesive capsulitis: the "frozen shoulder" syndrome—occupational therapy perspective, *J Bodyw Mov Ther* 4:20–26, 2000.

Jacobs LG, Smith MG, Khan SA, et al.: Manipulation or intra-articular steroids in the management of adhesive capsulitis of the shoulder? A prospective randomized trial, *J Shoulder Elbow Surg* 18:348–353, 2009.

Lee HJ, Lim KB, Kim DY, Lee KT: Randomized controlled trial for efficacy of intra-articular injection for adhesive capsulitis: ultrasonography-guided versus blind technique, *Arch Phys Med Rehabil* 90:997–2002, 2009.

Sheridan MA, Hannafin JA: Upper extremity: emphasis on frozen shoulder, *Orthop Clin North Am* 37:531–545, 2006.

Thomas SJ, McDougall C, Brown ID, et al.: Prevalence of symptoms and signs of shoulder problems in people with diabetes mellitus, *J Shoulder Elbow Surg* 16:748–751, 2007.

Vaughn BF: Adhesive capsulitis: the "frozen shoulder" syndrome—introduction and case history, *J Bodyw Mov Ther* 4:3–4, 2000.

46

肩胛肋骨综合征注射技术

赵睿 译 杨立强 校

适应证与临床考虑

肩胛肋骨综合征是指以肩胛骨内侧缘单侧疼痛和感觉异常为特征的症状群,疼痛由三角肌放射至手背,并限制了肩胛骨的活动范围(图46-1)。肩胛肋骨综合征通常被称为"旅行推销员的肩膀",因为它经常出现在那些频繁扭身从汽车后座上拿东西的人身上。该疾病是由于重复的不恰当地使用稳定肩胛骨的肌肉群所导致的一种过度使用综合征,这些肌肉群包括肩胛提肌、胸小肌、前锯肌、菱形肌,以及较少累及的冈下肌和小圆肌。

体格检查可发现患侧肩胛骨活动范围受限,后伸时可诱发疼痛。多数肩胛肋骨综合征患者有明显的冈下肌触发点,将患侧手臂置于对侧肩部三角肌上最易发现冈下肌触发点。这个动作使受累的肩胛骨内旋,以便接下来的触诊和冈下肌触发点注射。肩胛骨内侧缘还存在其他可进行注射治疗的触发点。

疑诊肩胛肋骨综合征的患者均需行X线平片检查,以排除隐匿性病理性骨病,包括转移性病变。根据患者的临床表现,可能需要其他临床检查,包括全血细胞计数、前列腺特异性抗原、血沉和抗核抗体检测。怀疑有肩袖撕裂者临床可行MRI检查。肌电图有助于肩胛肋骨综合征的患者排除神经根型颈椎病或神经丛病变。下文讲述的注射技术既可以用作诊断技术又可作为治疗手段。

临床相关解剖

肩胛提肌、胸小肌、前锯肌和菱形肌有助于稳定肩胛骨,但也容易出现过度使用综合征。此外,冈下肌也可能受肩胛肋骨综合征的影响。这些肌肉均可能形成触发点(图46-1)。在手臂外旋时冈下肌与小圆肌一起维持肩关节的稳定性。冈下肌起于肩胛骨的冈下窝,止于肱骨大结节的内侧面。如前所述,这些肌肉都容易因过度使用和使用不当而引起损伤、磨损和撕裂,导致一系列临床症状,称为肩胛肋骨综合征。

操作技术

向患者告知该注射操作的目的。患者取坐位,将患侧手放在对侧三角肌上(图46-2),然后触诊找到冈下

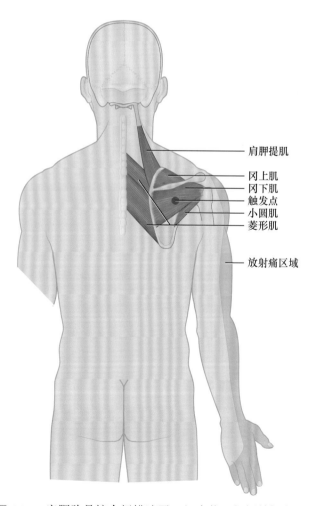

肩胛提肌
冈上肌
冈下肌
触发点
小圆肌
菱形肌

放射痛区域

图46-1 肩胛肋骨综合征描述了一组症状,包括单侧肩胛骨内侧缘的疼痛和感觉异常、从肩胛骨到手背的放射痛,以及肩胛骨活动范围受限

肌触发点。当确定触发点时，应该注意"跳跃征"呈阳性。用无菌记号笔作好标记。

肩部及后方肩胛骨区域皮肤常规消毒。用无菌注射器抽取 1 ml 0.25% 不含防腐剂的布比卡因和 40 mg 甲泼尼龙，接 1.5 英寸、25 G 穿刺针，注意无菌操作。严格无菌技术下触诊先前标记的点，并再次确认其为冈下肌触发点。然后以标记处为穿刺点，小心地将穿刺针穿过皮肤和皮下组织直至冈下肌下方的触发点（图 46-2）。固定针，缓慢注射药物，注射时阻力应很小。注射完毕后拔出穿刺针，以无菌敷料加压覆盖穿刺点并冰敷。可在受累肩胛骨内侧缘确定其他触发点，并以类似方式注射药物。

副作用和并发症

该注射技术的主要并发症是当进针过深并刺破胸膜腔时发生的气胸。如果不严格遵循无菌技术，则可能会发生感染。由于注射引起的肌腱损伤也是一种经常存在的并发症。如果肌腱明显发炎或受过外伤，直接注射有可能使其断裂；临床医生轻柔和缓的操作技术可大大降低这种并发症的风险；如果遇到明显的注射阻力，则立即停止注射。应该提前告知患者这种注射治疗后，约有 25% 的患者会出现一过性疼痛加剧。

临床要点

肩胛肋骨综合征的患者经常由于担心自己发生了心脏病而前往急诊科就诊。该综合征也常被误诊为神经根型颈椎病，肌电图有助于明确神经受损的原因和程度。

该注射技术在治疗肩胛肋骨综合征方面效果显著。合并滑囊炎和关节炎也可能导致肩部和肩胛骨疼痛，可能需要通过局部注射局麻药和皮质类固醇素进一步治疗。如果熟练掌握该区域的临床解剖，则该技术是安全的。如果使用较短的针头并且避免进针过深，则可以避免气胸。必须注意使用无菌技术以避免感染；采取普遍预防措施以避免给操作者带来风险。注射完毕后立即在注射部位加压包扎，可以减少瘀斑和血肿形成的发生率。患者接受该注射技术治疗肩部疼痛后的数天，应进行局部的热敷和轻柔的关节活动范围锻炼。避免进行剧烈运动，这会加剧患者的症状。常用的镇痛药和非甾体抗炎药可与此注射技术同时使用。

推荐阅读

Baldry P: Acupuncture treatment of fibromyalgia and myofascial pain. In Chaitow L, editor: *Fibromyalgia syndrome*, ed 3, Oxford, 2010, Churchill Livingstone, pp 145–159.

Baldry PE, Thompson JW: Pain in the arm. In Baldry PE, editor: *Acupuncture, trigger points and musculoskeletal pain*, ed 3, London, 2005, Churchill Livingstone, pp 223–249.

Ge HY, Nie H, Madeleine P, et al.: Contribution of the local and referred pain from active myofascial trigger points in fibromyalgia syndrome, *Pain* 147:233–246, 2009.

Ge HY, Wang Y, Danneskiold-Samsøe B, et al.: The predetermined sites of examination for tender points in fibromyalgia syndrome are frequently associated with myofascial trigger points, *J Pain* 11:644–651, 2010.

Hains G, Descarreaux M, Hains F: Chronic shoulder pain of myofascial origin: a randomized clinical trial using ischemic compression therapy, *J Manipulative Physiol Ther* 33:362–369, 2010.

LeBlanc KE, LeBlanc LL: Musculoskeletal disorders, *Prim Care* 37:389–466, 2010.

Partanen JV, Ojala TA, Arokoski JP: Myofascial syndrome and pain: a neurophysiological approach, *Pathophysiology* 17:19–28, 2010.

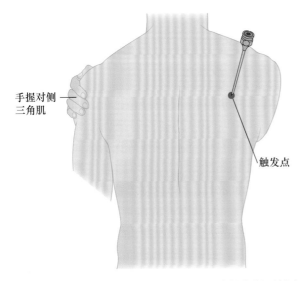

手握对侧三角肌

触发点

图 46-2　肩胛肋骨综合征的注射部位是明确的肩胛下触发点

47

内侧皮神经和肋间臂神经阻滞

赵睿 译 杨立强 校

适应证与临床考虑

臂内侧皮神经和肋间臂神经阻滞不是一种常见的疼痛治疗技术，相反，它常用来增强臂丛神经阻滞的效果，提供手臂及腋窝内侧皮肤表面的麻醉，以减轻静脉局部麻醉期间的止血带疼痛（图 47-1）。

临床相关解剖

臂内侧皮神经起源于 C8 和 T1 神经根（图 47-2）。行臂丛神经阻滞时 C8 和 T1 神经根难以被阻滞充分。臂内侧皮神经纤维与肋间臂神经纤维存在交联，肋间臂神经起源于第 2 肋间神经。这些神经从臂丛鞘外离开腋窝，沿肱三头肌表面与其平行走行。臂内侧皮神经与肋

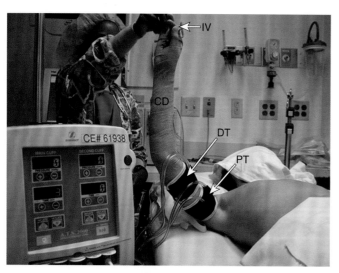

图 47-1 肋间臂神经阻滞不是一种常见的疼痛治疗技术。相反，它常用来增强臂丛神经阻滞的效果，提供手臂及腋窝内侧皮肤表面的麻醉，以减轻静脉局部麻醉期间的止血带疼痛（From Ross AK，Bryskin RB：Regional anesthesia. In Davis PJ，Cladis FP，Motoyama EK，editors：Smith's anesthesia for infants and children，ed 8，Philadelphia，2011，Mosby，pp 452-510.）

间臂神经表浅的位置易于进行神经阻滞（图 47-3）。这些神经的感觉纤维分布于止血带压迫区域（图 47-4）。

操作技术

体表标志技术

患者采用与腋神经阻滞相似体位，即仰卧位、手臂外展 85° ～ 90°。用 12 ml 无菌注射器抽取 8 ml 局麻药。肱二头肌的上缘位于腋前线，消毒该部位皮肤，进行局部麻醉，然后自肱二头肌向肱三头肌方向沿着腋窝表面进行弧形的皮下注射（图 47-5）。可同时阻滞臂内侧皮神经和肋间臂神经。

超声引导技术

臂内侧皮神经阻滞

患者采用与腋神经阻滞相似体位，即仰卧位、手臂外展 85° ～ 90°。用 12 ml 注射器抽取 5 ml 局麻药。确定肱骨内上髁位置，将高频线阵探头横向放置在肱骨内上髁上缘约 1 cm 处。进行超声扫描，找到贵要静脉和臂内侧皮神经的分支。彩色多普勒有助于辨别贵要静脉与臂内侧皮神经及其附近的血管（图 47-6）。然后沿着臂内侧皮神经的分支将超声探头缓慢地向近端移动，直到合并成一条强回声卵圆形神经。由于超声探头向近端移动，故臂内侧皮神经从贵要静脉前 6 点钟位置移动到静脉旁 9 点钟位置。因此，超声引导下臂内侧皮神经阻滞简单易行。最后，随着越来越靠近神经，它将从 9 点钟位置移动到 12 点钟位置，此时如果不穿过贵要静脉，阻滞将难以实施。一旦明确最适的臂内侧皮神经阻滞位置后，超声探头下方皮肤常规消毒铺单，用无菌注射器抽取 3 ml 0.25% 不含防腐剂的布比卡因和 40 mg 甲泼尼龙，接 1.5 英寸、22 G 穿刺针，注意无菌操作。从探

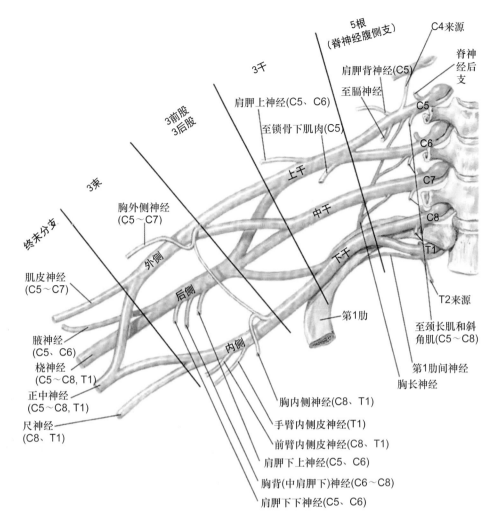

图 47-2　臂丛的解剖及其分支（From Watson CC：Anatomy of the medial cord and its branches. In：Tubbs RS，Rizk E，Shoja MM，et al，editors：Nerves and nerve injuries，San Diego，2015，Academic Press，pp 537-545.）

头中点的一侧进针，采用平面外穿刺方法进针并在实时超声引导下调整穿刺针的轨迹，直至针尖靠近臂内侧皮神经。当认为针尖位置满意时，经仔细抽吸，在超声实时引导下注射少量局麻药及皮质类固醇，以确认针尖位置。在确定针尖的正确位置后，将剩余药物缓慢推注，推注的阻力应该很小。

肋间臂神经阻滞

患者采用与腋神经阻滞相似体位，即仰卧位、手臂外展 85° ～ 90°。为阻滞肋间臂神经，在腋窝下方触及腋动脉搏动，将高频超声线阵探头横向放置于动脉搏动的上方。进行超声扫描，找到腋动脉、腋静脉和深筋膜。彩色多普勒有助于辨别血管。肋间臂神经在深筋膜表面，呈一个高回声椭圆形结构（图 47-7）。常规消毒超声探头下方区域的皮肤。用无菌注射器抽取 3 ml 0.25% 不含防腐剂的布比卡因和 40 mg 甲泼尼龙，接 1.5 英寸、22 G 穿刺针，注意无菌操作。采用平面外穿刺方法进针并在实时超声引导下调整穿刺针的轨迹，直至针尖靠近肋间臂皮神经。当确认针尖在合适位置，认真回抽，在超声实时引导下推注少量局麻药和类固醇激素，以确认针尖的正确位置，采用最小阻力将剩余药物缓慢推注。

副作用和并发症

臂内侧皮神经和肋间臂神经阻滞是相对安全的注射

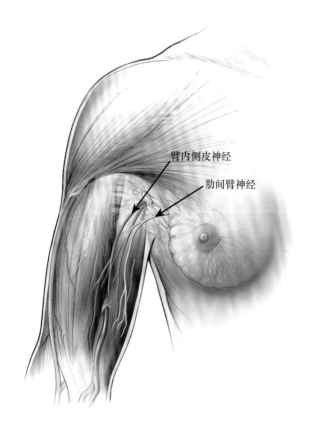

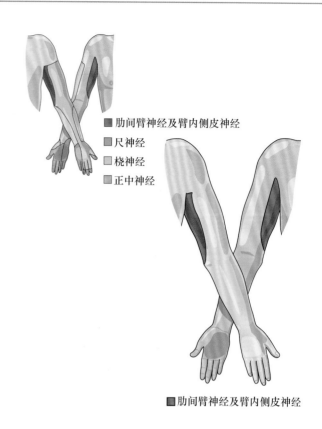

图 47-3　臂内侧皮神经和肋间臂神经的位置（From Tebbetts JB：The axillary approach for augmentation. In Augmentation mammoplasty，Edinburgh，2010，Mosby，pp 289-332.）

图 47-4　肋间臂神经和臂内侧皮神经的感觉分布（From Waldman SD：Atlas of interventional pain management，ed 4，Philadelphia，2015，Elsevier.）

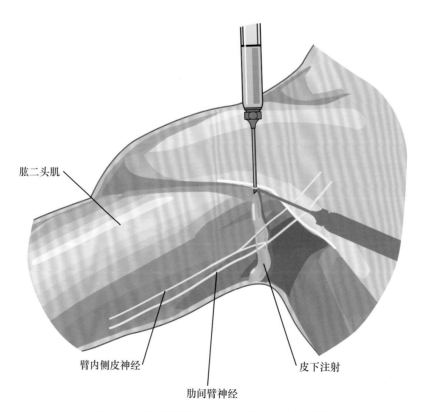

图 47-5　肋间臂神经和臂内侧皮神经的阻滞

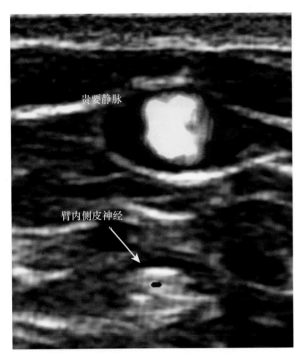

图 47-6　彩色多普勒图像显示了前臂的贵要静脉与臂内侧皮神经的关系

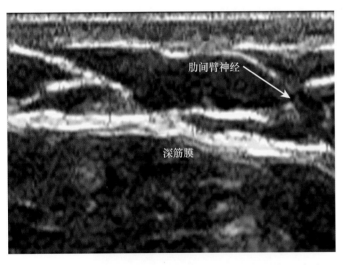

图 47-7　超声图像显示肋间臂神经与深筋膜的位置关系

技术。主要的并发症包括误入血管注射和继发于针刺神经损伤造成的持续性感觉异常。只要疼痛医生使针尖位于皮下，避免穿刺到腋动脉和腋静脉，以上并发症均可以避免。偶尔会出现淤青和注射部位疼痛。

临床要点

臂内侧皮神经和肋间臂神经阻滞能将看似失败的臂丛神经阻滞转变为成功的臂丛神经阻滞。这项技术应该考虑应用在止血带使用时间持续很久静脉局部麻醉中，以减少止血带疼痛的发生率。

推荐阅读

Ellis H: Applied anatomy for upper limb nerve blocks, *Anaesthesia & Intensive Care Medicine* 14:133–136, 2013.

Saini V, Wisotzky E, Junn C, Kao C: Ultrasound-guided intercostobrachial nerve block for post mastectomy pain: a case series, *PM&R* 5(Suppl):S216–S217, 2013.

Vries L: Upper limb nerve blocks, *Anaesthesia & Intensive Care Medicine* 5:114–117, 2004.

Waldman SD: Medial cutaneous and intercostobrachial nerve block. In *Atlas of interventional pain management*, ed 3, Philadelphia, 2012, Saunders, pp 239–244.

48

肘关节腔内注射技术

段庆芳　译　兰飞　王天龙　校

适应证与临床考虑

　　肘关节易受多种因素影响而破坏关节软骨，骨关节炎是导致肘关节痛最常见的关节炎类型。肘关节骨关节炎的最常见病因是既往肘部外伤史或工作造成的肘关节损伤（图48-1）。然而，类风湿关节炎、创伤性关节炎、银屑病性关节炎也是肘关节痛的常见原因，有

35%的类风湿关节炎累及肘关节。关节炎相关肘关节痛的罕见病因包括胶原血管病、感染和莱姆病。急性感染性关节炎通常伴有显著的全身症状，包括发热和乏力。细心的临床医师很容易做出诊断，同时进行细菌培养和抗生素治疗，而非注射治疗。胶原血管病主要表现为多关节受累，而非局限于肘关节的单关节疾病，但后述的关节腔内注射技术对继发于胶原血管病的肘关节痛

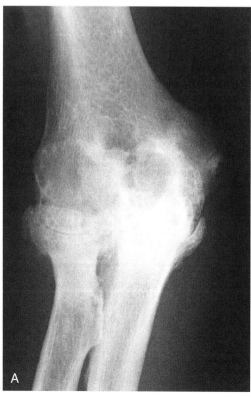
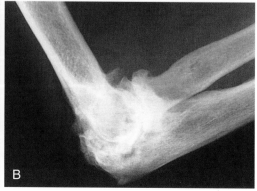

图48-1　晚期原发性肘关节骨关节炎患者的肘关节侧位片（**A**）和前后位片（**B**）。可见鹰嘴、冠突、桡骨头骨质增生、关节腔变窄及鹰嘴窝内膜增厚，同时伴有尺侧副韧带囊性变及钙化（From Dalal S，Bull M，Stanley D：Radiographic changes at the elbow in primary osteoarthritis：a comparison with normal aging of the elbow joint. J Shoulder Elbow Surg 16：358-361，2007.）

疗效很好。

　　继发于骨关节炎和创伤性关节炎的肘关节痛患者，大部分主诉疼痛位于肘关节周围和前臂。活动加重疼痛，休息或热敷可使疼痛缓解。疼痛为持续性酸痛，可影响睡眠。一些患者主诉活动肘关节时有摩擦感或者弹跳感，查体可能触及捻发音。

　　除上述关节疼痛外，肘关节炎患者因肘关节活动范围减小导致运动功能逐渐下降，使得使用电脑键盘、拿咖啡杯、转动门把手等简单的日常活动变得很困难。因持续性失用，可发生肌肉萎缩和粘连性关节炎，进而导致关节僵硬。

　　所有肘关节痛患者均需行肘关节 X 线平片检查。根据患者的临床表现，进行其他相关检查，包括全血细胞计数、血沉、抗核抗体的检测。若怀疑有关节不稳定或者关节内游离体时，应行肘部 CT、超声和（或）MRI 检查（图 48-2）。

临床相关解剖

　　肘关节是连接肱骨、尺骨、桡骨的滑膜、联动关节（图 48-3），其最重要的功能是通过控制腕关节，最大

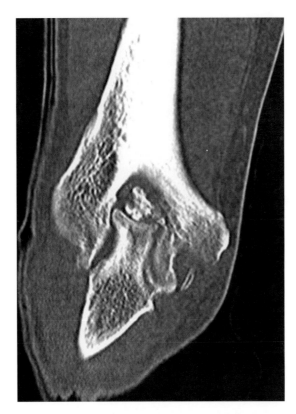

图 48-2　肘关节的 CT 图像显示退行性关节炎及鹰嘴窝内游离体（From Kokkalis ZT，Schmidt CC，Sotereanos DG：Elbow arthritis：current concepts. J Hand Surg Am 34：761-768，2009.）

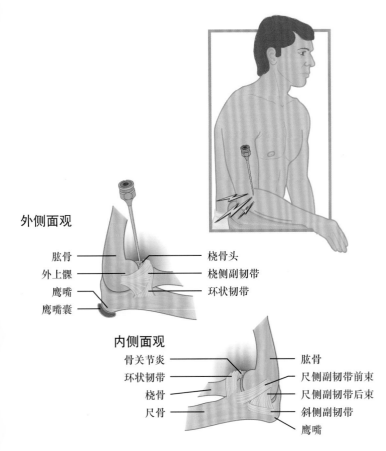

外侧面观

肱骨
外上髁
鹰嘴
鹰嘴囊

桡骨头
桡侧副韧带
环状韧带

内侧面观

骨关节炎
环状韧带
桡骨
尺骨

肱骨
尺侧副韧带前束
尺侧副韧带后束
斜侧副韧带
鹰嘴

图 48-3　肘关节是连接肱骨、尺骨、桡骨的联动关节

程度优化手的功能。肘关节可使肘部前曲、后伸，也可使前臂旋前、旋后。关节内覆滑膜，其构成的滑膜腔可进行关节腔内注射。整个肘关节被致密的关节囊包裹，关节囊在尺侧增厚形成尺侧副韧带，在桡侧增厚形成桡侧副韧带。这些致密的韧带与肘关节内的深关节窝共同稳定肘关节，使肘关节极为稳定，相对难以发生关节脱位及半脱位。关节囊的前、后侧相对较薄，如果关节内有渗液会发生扩张。鹰嘴滑囊位于肘关节后方，直接创伤或肘关节过度劳损可造成鹰嘴滑囊炎。滑囊炎也好发于桡骨二头肌腱附着处、肘前部、尺骨部。

　　肘关节主要受肌皮神经和桡神经支配，也在不同程度上受正中神经和尺神经支配。尺神经在上臂中段向内走行于鹰嘴和肱骨内上髁之间。肘关节卡压或外伤易损伤此处尺神经。正中神经在肘部走行于肱动脉内侧，在肱动脉置管做血气分析时，可能会损伤正中神经。

操作技术

体表标志技术

　　患者取仰卧位，上臂充分内收，肘关节屈曲，将患者手背置于折叠小巾上。将 5 ml 局部麻醉药和 40 mg 甲泼尼龙抽至 12 ml 无菌注射器。

　　消毒肘关节后外侧的皮肤后，辨认桡骨头。桡骨头稍向上凹陷处，为桡骨头和肱骨之间的空隙。采用严格的无菌操作技术，使用 1 英寸、25 G 穿刺针在桡骨头稍上方穿刺，经过皮肤、皮下组织、关节囊，到达关节腔（见图 48-3）。若碰到骨质，则回退穿刺针至皮下组织，重新（调整进针方向）向头侧穿刺。进入关节腔后，轻轻推注注射器内药物，注射阻力应很小。若遇较大阻力，可能的原因是穿刺针位于韧带或肌腱内，应稍进针至关节腔，直至注药无明显阻力。注药后退针，无菌加压包扎穿刺点并放置冰袋。若患者解剖标志难以辨认，可尝试超声引导。

超声引导技术

　　患者取坐姿，肘关节屈曲约 100°，前臂和手掌舒适放置于垫枕上，进行超声引导下肘关节腔注射。消毒肩部、肩峰下区域及肘关节皮肤。严格无菌操作，应用无菌注射器抽取 1 ml 0.25% 布比卡因（不含防腐剂）和 40 mg 甲泼尼龙，连接至 1.5 英寸、22 G 穿刺针。将高频线性超声探头沿纵轴放置于鹰嘴表面，识别鹰嘴和

肱三头肌腱（图 48-4）。然后将超声探头头端朝小指方向缓慢旋转，直至肱骨远端外侧滑车的凸像高回声表面进入视野。关节腔位于由肱骨远端外侧滑车和鹰嘴表面构成的高回声"V"形凹陷之前，很容易辨认（图 48-5）。确认关节腔后，距离超声探头尾端约 1 cm 处穿刺，应用平面内方法，超声实时引导进针轨迹，进入桡侧关节腔，轻轻推入注射器内药物（图 48-6）。注射阻力应很小。若遇较大阻力，可能的原因是穿刺针位于韧带或肌腱内，应稍进针至关节腔，直至注药无明显阻力。注药后退针，无菌加压包扎穿刺点并放置冰袋。

副作用和并发症

　　肘关节关节腔内注药的主要并发症是感染，但在严格的无菌操作下非常罕见。如前所述，尺神经特别容易

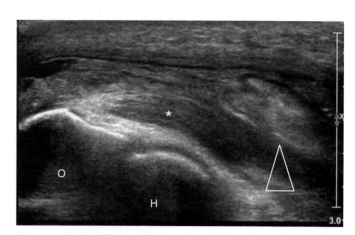

图 48-4　超声图像显示鹰嘴内侧（圆圈）平面的肱三头肌内侧头（星号）标准穿刺入路。可以看到肱三头肌远端包括外侧和浅表部分肌肉断裂（箭头）。H，肱骨（From Tagliafico A, et al：Ultrasound demonstration of distal triceps tendon tears. Eur J Radiol 81［6］：1207-1210，2012.）

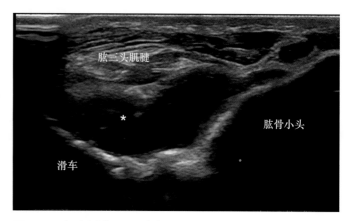

图 48-5　超声图像显示肘关节"V"形结构。（星号）标记肱三头肌腱穿刺点下方的积液

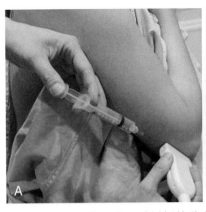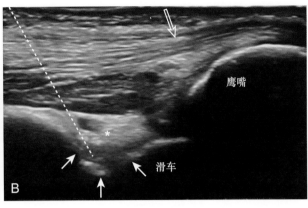

图 48-6　肘关节后入路。**A** 患者坐位，受累侧前臂交叉置于胸前，观察矢状位的关节后入路。**B.** 由后上方进针（虚线），经三头肌腱（空心箭头）旁，穿过后部脂肪垫（星号）到达关节腔。肱骨鹰嘴窝的凹陷（实心箭头）是很好的定位标志（未描述无菌技术）（From Louis LJ：Musculoskeletal ultrasound intervention：principles and advances. Ultrasound Clin 4：217-236，2009.）

受肘关节损伤的影响。大约 25% 的患者在肘关节注药后表现为短暂的疼痛加重，术前应告知患者这种可能。

临床要点

本项注射技术对于继发于前述病因的关节炎性疼痛特别有效。与关节炎并存的滑膜囊炎和肌腱炎也可导致肘关节痛，这可能需要应用更多的局部麻醉药和长效皮质激素局部注射。应足够关注注射部位的临床相关解剖，确保注射安全。必须注重无菌操作技术，避免感染；采取标准预防措施，避免操作者风险。注射后加压包扎注射部位，可降低瘀斑和血肿发生率。患者接受肘关节痛注射治疗几天后，应该辅以物理治疗方法，包括局部热敷和轻柔的关节活动练习。应避免剧烈运动，因为它会加剧患者的症状。在使用这种注射技术的同时，可加用简单的镇痛药和非甾体抗炎药治疗。

推荐阅读

Dalal S, Bull M, Stanley D: Radiographic changes at the elbow in primary osteoarthritis: a comparison with normal aging of the elbow joint, *J Shoulder Elbow Surg* 16:358–361, 2007.

Gallo RA, Payatakes A, Sotereanos DG: Surgical options for the arthritic elbow, *J Hand Surg Am* 33:746–759, 2008.

Kokkalis ZT, Schmidt CC, Sotereanos DG: Elbow arthritis: current concepts, *J Hand Surg Am* 34:761–768, 2009.

Louis LJ: Musculoskeletal ultrasound intervention: principles and advances, *Ultrasound Clin* 4:217–236, 2009.

Steinbach LS, Fritz RC, Tirman PF, Uffman M: Magnetic resonance imaging of the elbow, *Eur J Radiol* 25:223–248, 1997.

Waldman SD: Functional anatomy of the elbow joint. In *Pain review*, Philadelphia, 2009, Saunders.

Waldman SD: Injection technique for intra-articular injection of the elbow. In *Pain review*, Philadelphia, 2009, Saunders.

Waldman SD: Ultrasound-guided injection technique for intra-articular injection of the elbow joint. In *Comprehensive atlas of ultrasound-guided pain management injection techniques*, Philadelphia, 2014, Wolters Kluwer, pp 325–330.

49

肘肌综合征注射技术

段庆芳　译　兰飞　王天龙　校

适应证与临床考虑

肘肌易罹患肌筋膜疼痛综合征。这类疼痛通常由长期的熨烫、握手、挖掘等动作对肌肉造成反复的微小损伤引起。网球运动中不恰当的单手、反手技术可造成肌肉钝性伤，是肌筋膜疼痛综合征的诱发因素。

肌筋膜疼痛综合征是影响身体局部或区域的慢性疼痛综合征。诊断肌筋膜疼痛综合征的必要条件是通过查体找到肌筋膜疼痛的触发点。虽然触发点通常位于受影响的身体局部，但是肌筋膜疼痛经常放射到身体的其他解剖区域。这类放射痛通常被误诊，或归因为其他系统疾病，也因而导致了不必要的检查和无效治疗。累及肘肌的肌筋膜疼痛综合征通常存在同侧前臂的放射痛。

触发点是肌筋膜疼痛的主要特征，是由于受累肌肉的微小损伤引起的。病灶特征存在受累肌肉局部剧烈的压痛。通过触诊或拉伸等运动刺激触发点，不仅会引发强烈的局部疼痛，也会引出放射痛。此外受累肌肉会不自主收缩，即"跳跃征"。跳跃征亦是肌筋膜疼痛综合征的特有征象。肘肌综合征患者触发点位于肘肌附着点的浅层（图 49-1）。

触诊肌筋膜触发点时，常可确定肌纤维的绷紧带。尽管肌筋膜疼痛综合征的患者存在上述一致的体征，然而肌筋膜触发点的病理生理学基础目前尚不清楚，虽然对此已提出不少的理论解释，但所有的理论解释的共同之处均认为，触发点为受累肌肉微创伤的结果。该微损伤可发生在受累肌肉单次损伤后，亦可是反复微损伤引起，或者是由收缩肌与拮抗肌的慢性功能失调引起。

除肌肉损伤外，许多其他因素也可能使患者易于罹患肌筋膜疼痛综合征。周末运动员由于进行了不习惯的锻炼，也易患肌筋膜疼痛综合征。在电脑、电视前的不良坐姿，也是发生肌筋膜疼痛综合征的诱因。既往损伤造成的肌肉功能异常，易继发肌筋膜疼痛综合征。如果

患者营养较差，或者并存精神、行为异常，包括长期紧张和抑郁，都会强化上述诱发因素。肘肌似乎对压力诱发的肌筋膜疼痛综合征尤其易感。

肌筋膜疼痛综合征除疼痛外，常合并僵硬和无力，加重了与此疾病相关的功能障碍，使治疗更加复杂。肌筋膜疼痛综合征可以是原发疾病，也可以与其他疼痛疾病一起出现，例如神经根痛、慢性疼痛综合征。精神或行为异常（包括抑郁）常与肌筋膜疼痛综合征相关的肌肉异常并存。所有成功治疗肌筋膜痛的计划都应包含对于这些精神和行为异常的治疗。

临床相关解剖

肘肌与其他肘后肌群通过稳定尺骨近端，防止前臂旋前时尺骨半脱位；并通过内收和内旋肱骨，协同稳定肘关节。肘肌位于肘关节后部，是三角形的肌肉，起于肱骨外上髁，止于鹰嘴外侧缘和尺骨后侧（图 49-2）。肘肌受桡神经支配。肘肌易受外伤和过度、错误使用造成的磨损的影响，引发肌筋膜疼痛综合征；由于其起点位于肱骨外上髁，也可引起肱骨外上髁炎。另外肘肌偶尔在肘关节处压迫尺神经，造成神经卡压，即所谓**滑车上肘肌**（见第 50 章）。

操作技术

在触发点进行穿刺前应作充分准备，以达到最佳效果。触发点注射针对主要触发点，而非牵涉痛的区域。应向患者解释，在触发点进行注射的目的是为了阻断持续疼痛的触发，从而期望达到持久的疼痛缓解。重要的是让患者理解，对于多数肌筋膜疼痛综合征的患者，要达到最佳的疼痛缓解常需要多种治疗方法。当定位、标记触发点，以及进行触发点注射时，使患者处于仰卧位

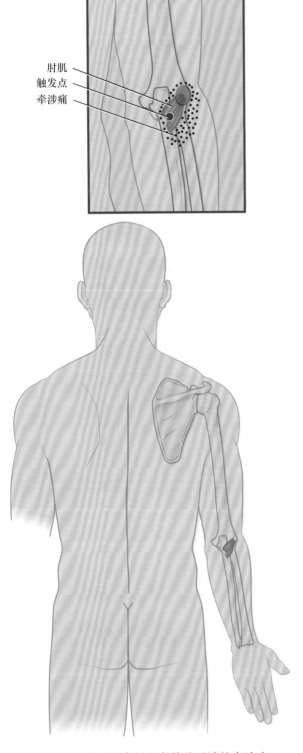

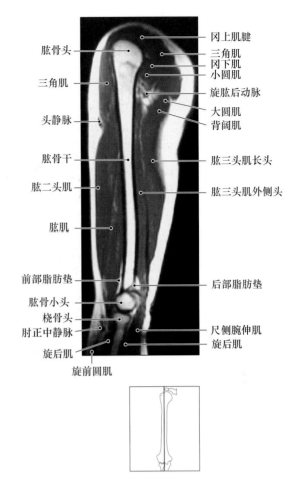

图 49-2　肘后部肘肌可以轻微伸展肘关节，也有稳定肘关节的作用，在旋前时能够防止尺骨半脱位（From Kang HS，Ahn JM，Resnick D：MRI of the extremities：an anatomic atlas，ed 2，Philadelphia，2002，WB Saunders.）

图 49-1　肘肌综合征患者前臂近端的牵涉痛

或者侧卧位，可以减少血管迷走反射的发生率。触发点表面皮肤在注射前应常规进行消毒，防止感染。

向患者说明触发点注射的目的以及适当的术前准备完成后，应戴无菌手套，通过触诊再次确认即将进行注射的触发点。将含有 0.25% 无防腐剂的布比卡因和 40 mg 甲泼尼龙的 10 ml 注射器与 25 或 27 G 注射针头连接，针头长度足够到达触发点。除了下背部维持姿势的肌肉，一般情况下 1.5 英寸针是足够长的。每个触发点注射 0.5～1.0 ml 配置好的药液（见图 49-1）。应该告知患者，要完全去除触发点需 2～5 个疗程。

副作用和并发症

由于操作靠近尺神经，因此必须仅由精通局部解剖和熟练掌握介入性疼痛治疗技术的专业医师操作。如果存在与肘肌综合征相关的肱骨外上髁炎，那么损伤肘肌肌腱潜在的可能性总是存在。在接受触发点注射术后，许多患者反馈疼痛一过性增加。

临床要点

如果充分了解注射部位的临床相关解剖结构，触发点注射是很安全的。必须注意应用无菌技术避免感染；采用标准预防以减少操作者风险。触发点注射的大多数副作用与注射造成的注射部位及深部组织损伤相关。触发点注射后，立即在穿刺点加压，可以降低瘀斑与血肿形成的发生率。避免使用过长的注射针头，可减少深部组织损伤。当肘后部注射时，必须特别小心，防止损伤尺神经。

抗抑郁药是治疗肌筋膜疼痛综合征的主要药物。治疗这类疼痛，三环类抗抑郁药比选择性 5- 羟色胺再摄取抑制剂更加有效。抗抑郁药对肌筋膜疼痛综合征治疗作用的确切机制仍不清楚。一些研究人员认为这类药物的主要作用是治疗许多肌筋膜疼痛综合征患者潜在的抑郁。阿米替林和去甲替林是首选药物，应该给予一次睡前剂量，在副作用允许范围内从 10 ～ 25 mg 逐步递增。普瑞巴林和米那普仑也已证实可以缓解纤维肌痛的疼痛，在三环类抗抑郁药无作用或耐药的患者中可考虑使用。

推荐阅读

Baldry P: Acupuncture treatment of fibromyalgia and myofascial pain. In Chaitow L, editor: *Fibromyalgia syndrome*, ed 3, Oxford, 2010, Churchill Livingstone, pp 145–159.

Ge HY, Nie H, Madeleine P, et al.: Contribution of the local and referred pain from active myofascial trigger points in fibromyalgia syndrome, *Pain* 147:233–240, 2009.

Ge HY, Wang Y, Danneskiold-Samsøe B, et al.: The predetermined sites of examination for tender points in fibromyalgia syndrome are frequently associated with myofascial trigger points, *J Pain* 11:644–651, 2010.

LeBlanc KE, LeBlanc LL: Musculoskeletal disorders, *Prim Care* 37:389–406, 2010.

Partanen JV, Ojala TA, Arokoski JP: Myofascial syndrome and pain: a neurophysiological approach, *Pathophysiology* 17:19–28, 2010.

Steinmann SP, Bishop AT: Chronic anconeus compartment syndrome: a case report, *J Hand Surg Am* 25:959–961, 2000.

50

滑车上肘肌注射技术

段庆芳 译 兰飞 王天龙 校

适应证与临床考虑

滑车上肘肌在引起前臂外侧疼痛和肌无力的病因中并不常见，但可使患者十分痛苦。滑车上肘肌是由于附加的肘肌在肘关节处卡压、压迫尺神经引起的（图50-1和图50-2）。此类神经卡压表现为疼痛和相关的前臂外侧面麻木，并向腕关节和无名指、小指放射，与迟缓性尺神经麻痹表现类似。这些症状在长时间肘关节屈曲后会加重。滑车上肘肌的疼痛的特点为情绪不愉快和感觉迟钝。滑车上肘肌症状的发作常出现于反复肘部运动或反复肘部受到压力之后，例如利用肘部支撑起床。滑车上肘肌常见于投掷运动员，例如棒球投手和四分卫。由于尺神经走行于尺神经沟内，直接的尺神经损伤也可有滑车上肘肌相似的临床表现，因为在尺神经沟内，尺神经可受骨赘、脂肪、神经节、腱膜的压迫。若

尺神经受压未予治疗，那么受累手指出现进展性运动障碍，最终会造成受累手指屈曲挛缩。

体格检查示肘部尺神经处压痛。尺神经走行于腱膜下的部位，叩击常可见 Tinel 征阳性。仔细进行肌肉检查，可以发现由尺神经支配的前臂和手掌肌肉无力，尽管滑车上肘肌病情进展的早期，体格检查除尺神经压痛外，唯一的阳性体征是小指尺神经侧的感觉丧失。随着疾病的进展，受累手掌呈爪样改变。Wartenberg 征阳性提示小指内收（力量）减弱。也可见 Froment 征为阳性。

肌电图有利于鉴别神经根型颈椎病、滑车上肘肌与高尔夫肘。每个滑车上肘肌的患者都应行 X 线平片检查，以排除潜在的骨性疾病，例如骨赘压迫尺神经。基于患者的临床表现，还需要进行其他检查，比如全血细胞计数、尿酸、血沉、抗核抗体的检查。如果怀疑肘关节不稳定并明确诊断尺神经受压是否由滑车上肘肌引起

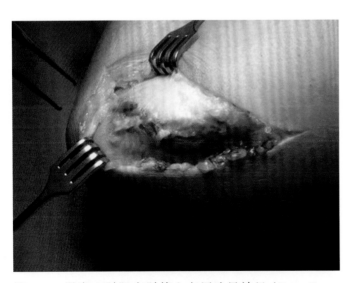

图50-1 滑车上肘肌在肘管上方压迫尺神经（From Boero S，Sénès FM，Catena N：Pediatric cubital tunnel syndrome by anconeus epitrochlearis：a case report. J Shoulder Elbow Surg 18：e21-e23，2009.）

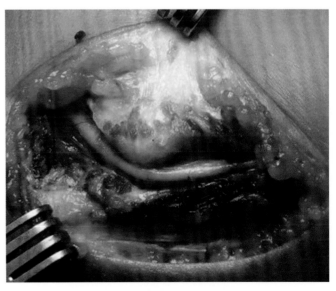

图50-2 肌肉切除后（暴露）的肘神经（From Boero S，Sénès FM，Catena N：Pediatric cubital tunnel syndrome by anconeus epitrochlearis：a case report. J Shoulder Elbow Surg 18：e21-e23，2009.）

的，则需行肘部 MRI 和（或）超声成像检查。尺神经注射既是诊断技术也是治疗手段。

滑车上肘肌常被误诊为高尔夫球肘，这解释了为何许多被诊断为高尔夫球肘的患者保守治疗无效。对于滑车上肘肌，尺神经压痛最强点位于内上髁远端 1 英寸的部位；而高尔夫球肘，触诊压痛最强点直接位于内上髁处，由此可鉴别滑车上肘肌和高尔夫球肘。滑车上肘肌也应与累及 C7 或 C8 的神经根型颈椎病、高尔夫球肘相鉴别。此外，必须注意神经根型颈椎病和尺神经卡压可同时存在，即"双卡综合征"，后者最常见于腕关节处正中神经卡压或腕管综合征。

临床相关解剖

肘肌与其他肘后肌群前臂旋前时，通过稳定尺骨近端，防止尺骨半脱位；并通过内收和适度旋转肱骨，协同稳定肘关节。肘肌位于肘关节后部，是三角形的肌肉，肘肌起于肱骨外上髁，止于鹰嘴外侧缘和尺骨后侧（图 50-3）。肘肌受桡神经支配。肘肌易受外伤和过度、错误使用造成的磨损的影响，从而引发肌筋膜疼痛综合征；由于其起点位于肱骨外上髁，也可引起肱骨外上髁炎。

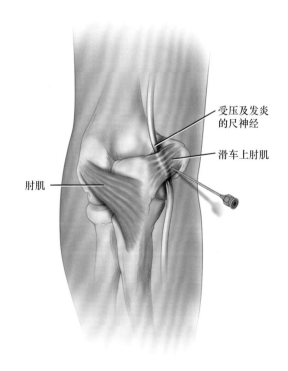

受压及发炎的尺神经

滑车上肘肌

肘肌

图 50-3　滑车上肘肌是导致前臂外侧面疼痛和无力的罕见病因，是由肘肌包埋及压迫尺神经造成的

操作技术

体表标志技术

在注射前，仔细做好患者的术前准备。滑车上肘肌注射优选仰卧或者侧卧体位。使患者处于仰卧位，上臂紧贴患者身体一侧，屈肘、将手掌置于患者腹部。将 2 ml 局部麻醉药和 40 mg 甲泼尼龙抽至 5 ml 无菌注射器内。

肘关节后部皮肤消毒后，定位鹰嘴外侧缘和肱骨外上髁。采用严格的无菌技术，将一支 1 英寸、25 G 斜面、钝性穿刺针经鹰嘴外侧缘与外上髁之间的中点进针，穿过皮肤、皮下组织（见图 50-3）。缓慢进针至肘肌，注意不要进针过深，以避免损伤尺神经。如果针头碰到骨质或者引出患者的感觉异常，回退注射针头至肌肉。当进针至满意部位时，轻轻推入注射器内药物。注射阻力应很小。注药后退针，无菌加压包扎穿刺点并放置冰袋。

超声引导技术

患者俯卧，肘关节屈曲约 65° 进行超声引导下滑车上肘肌注射。高频线性超声探头沿内上髁和鹰嘴横向放置，辨识内上髁和鹰嘴，找到位于内上髁后方、走行于内上髁和鹰嘴之间的尺神经（图 50-4）。沿尺神经走行缓慢向远端移动超声探头，在尺神经通过尺侧腕屈肌两个头之间后，进入肘管（图 50-5）。尺神经位于肘管韧带下方，而一些患者会发生由滑车上肘肌构成的肌肉变异（图 50-6）。

然后向近端前臂后侧缓慢移动超声探头，随尺神经向远端走行，进入肘管。可见尺神经位于尺侧腕屈肌两个头之间，以及覆盖肘管的韧带下方（见图 50-5）。在确认尺神经在肘肌之下后，穿刺针距离超声探头尾端约 1 cm 处穿刺，应用平面内方法，超声实时引导进针轨迹，将针头靠近尺神经。之后轻轻推注 1 ml 0.25% 布

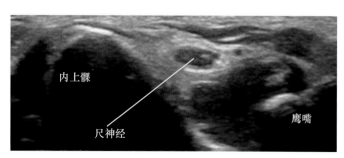

内上髁

尺神经

鹰嘴

图 50-4　超声横截面图像显示内上髁、鹰嘴，以及位于内上髁后方、走行于内上髁和鹰嘴之间的尺神经

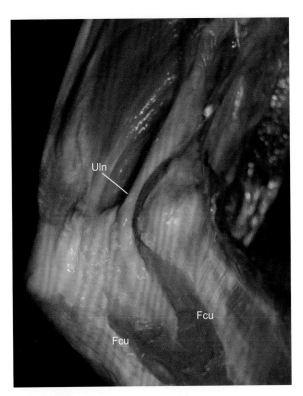

图 50-5　尺神经（Uln）在尺侧腕屈肌（Fcu）两个头之间的走行，并随之进入肘管（From De Maeseneer M，Brigido MK，Antic M，et al：Ultrasound of the elbow with emphasis on detailed assessment of ligaments，tendons，and nerves. Eur J Radiol 84：671-681，2015.）

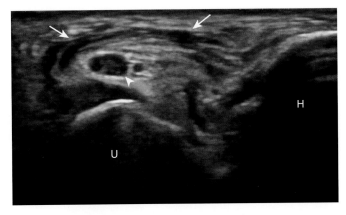

图 50-6　超声图像显示位于肘管韧带下方的尺神经（箭头的头），以及由滑车上肘肌构成的肌肉变异（箭头）。H，肱骨；U，尺骨（From De Maeseneer M，Brigido MK，Antic M，et al：Ultrasound of the elbow with emphasis on detailed assessment of ligaments，tendons，and nerves. Eur J Radiol 84：671-681，2015.）

比卡因（不含防腐剂）和 80 mg 甲泼尼龙（见图 50-6）。注射阻力应很小。若遇较大阻力，可能的原因是穿刺针位于韧带或肌腱内，应重新调整针尖位置，直至注药无明显阻力。注药后退针，无菌加压包扎穿刺点并放置冰袋。

副作用和并发症

与滑车上肘肌相关的并发症主要分为两类：（1）因误诊为"高尔夫球肘"而进行持续、过度积极的治疗，导致医源性并发症；（2）由于长时期未治疗尺神经卡压症状，造成永久性神经损伤。临床医师未能辨识肘关节急性炎症或者感染性关节炎可能造成永久的神经损伤和慢性疼痛及功能障碍。

由于操作靠近尺神经，因此必须仅由精通局部解剖和熟练掌握介入性疼痛治疗技术的专业医师操作。如果存在与肘肌综合征相关的肱骨外上髁炎，那么损伤肘肌肌腱潜在的可能性总是存在。在接受触发点注射术后，许多患者反馈疼痛一过性增加。

临床要点

11% 的成年人存在附加肘肌。滑车上肘肌是一个特殊的临床疾病，经常被误诊为高尔夫球肘，这解释了为何许多被诊断为高尔夫球肘的患者保守治疗无效。对于滑车上肘肌，尺神经压痛最强点位于尺神经上方并存在 Tinel 征阳性；而高尔夫球肘，压痛最强点直接位于内上髁处，由此可鉴别滑车上肘肌和高尔夫球肘。如果怀疑是滑车上肘肌，那么在肘部进行尺神经注射，给予局部麻醉药和类固醇激素几乎可立即缓解症状。在进行肘部的尺神经阻滞之前，应对每位患者进行仔细的神经功能检查，以鉴别出已经存在的并可能随后归因于神经传导阻滞的神经缺陷。

推荐阅读

O'Hara JJ, Stone JH: Ulnar nerve compression at the elbow caused by a prominent medial head of the triceps and an anconeus epitrochlearis muscle, *J Hand Surg Br* 21:133–135, 1996.

Steinmann SP, Bishop AT: Chronic anconeus compartment syndrome: a case report, *J Hand Surg Am* 25:959–961, 2000.

51

肘部尺神经阻滞

段庆芳　译　兰飞　王天龙　校

适应证与临床考虑

　　肘管综合征是由腱膜压迫尺神经造成的，该腱膜起自肱骨内上髁并止于鹰嘴内侧缘（图51-1）。这类神经卡压表现为前臂外侧面疼痛和感觉异常，并向手腕、无名指和小指放射。若尺神经受压未予治疗，受累手指出现进展性运动障碍，最终会造成受累手指屈曲挛缩。症状发作常发生于反复肘部运动或者反复肘部压力增加之后，例如利用肘部支撑起床后。肘管内尺神经的直接损伤也可有相似的临床表现。

　　体格检查示肘关节处尺神经压痛。尺神经走行于腱膜下的部位，常可见 Tinel 征阳性（图51-2）。仔细进行手法肌肉检查，可发现由尺神经支配的前臂和手掌固有肌肉无力（表51-1）。手法肌力检查评估拇内收肌的肌力用 Froment 征和 Jeanne 征（图51-3）。手法肌力检查评估骨间肌的肌力应用手指交叉试验、手指屈曲试验及 Egawa 征（图51-4）。手法肌力检查评估腰椎神经支配的蚓状肌的肌力用 Duchenne 征和 André Thomas 征。评估小鱼际肌的肌力有 Wartenberg 征、Masse 征及 Pitres-Testut 征（图51-5）。必须注意到肘管综合征患者可能同时合并有肘关节以远部位的尺神经、正中神经及桡神经的损伤，可能会影响临床判断。此外，临床医师应明确，在肘管综合征病情进展的早期，体格检查除尺神经压痛阳性外，唯一的阳性体征是小指尺神经侧的感觉丧失。

　　肘管综合征常被误诊为高尔夫球肘，这解释了为何许多被诊断为高尔夫球肘的患者保守治疗无效。肘管综合征的尺神经压痛最强点位于内上髁远端1英寸的部位；而高尔夫球肘，压痛最强点直接位于内上髁处，由此可鉴别肘管综合征和高尔夫球肘（见图51-1）。肘管综合征也应与累及 C7 或 C8 的神经根型颈椎病、高尔夫球肘相鉴别。此外，必须注意神经根型颈椎病和尺神

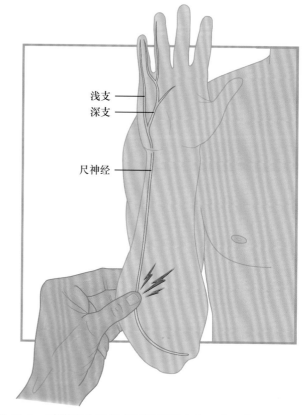

浅支
深支
尺神经

图 51-1　肘管综合征患者压痛最强点位于内上髁远端1英寸

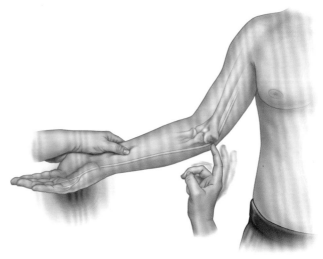

图 51-2　肘部的 Tinel 征

表 51-1　尺神经运动体征和检查依受累肌肉分类汇总表

检查名称	描述	阳性结果
拇内收肌受累的运动体征		
Froment 征	患者拇指外侧捏一张纸。检查者沿拇指长轴将纸抽向远端，观察患者固定纸的方式。	拇指 IP 屈曲，代偿拇内收肌肌力减弱。
Jeanne 征	患者拇指外侧捏一张纸。检查者沿拇指长轴将纸抽向远端，观察患者固定纸的方式。	拇指 MP 过度伸展，代偿拇内收肌肌力减弱。
骨间肌受累的运动体征和试验		
手指屈曲征	两侧同时进行。双前臂和手腕置于中立位。检查者首先使受试者双手中指和无名指之间夹住一张纸，然后将纸向远端抽出。	患侧 MP 屈曲，代偿骨间肌肌力减弱。
手指交叉试验	检查者令患者将中指交叉于示指之上。	不能够交叉手指。与健侧对比。
Egawa 征	检查者令患者屈曲中指 MP 关节，之后令中指向左右两侧运动。这个动作较难完成，因此，推荐双侧对比进行评估。	与健侧相比，患侧不能完成此动作。
尺神经支配的蚓状肌受累的运动体征		
Duchenne 征	此体征通过观察患侧小指和无名指的姿态确定。	无名指和小指呈现爪形手（MP 过伸，IP 屈曲）。
André Thomas 征	此体征通过涉及 EDC 使用的动作中小指和无名指的代偿方式确定。	小指和无名指 EDC 活化时手·腕弯曲。
小鱼际肌受累的运动体征		
Wartenberg 征	患者处于前臂旋前，腕关节处于解剖位，患者主动五指外展。观察小指完全内收的程度。	小指不能够完全内收并触碰无名指。与健侧对比。
Masse 征	对比健侧，观察掌弓。由于小鱼际萎缩，手掌尺侧面的凸起已改变。	扁平掌弓。
Pitres-Testut 征	当检查者要求患者将手掌塑型成圆锥形后注意观察。尽管这种体征在文献上可见，但是在临床实践中并不常用。	不能够将手掌塑型成圆锥形。
掌短肌征	下尺神经麻痹观察到的罕见体征，病变选择性影响深支。与健侧比较，观察和评估掌短肌来确定是否存在此体征。	与健侧对比，掌短肌松弛。
外部尺神经支配肌肉的运动体征		
Nail File 征	患者尝试做勾拳。检查者将示指置于患者指和无名指的掌面，让 DIP 进行收缩。	与健侧相比，小指与无名指 FDP 肌力减弱。

Modified from Goldman SB, Brininger TL, Schrader JW, Koceja DM: A review of clinical tests and signs for the assessment of ulnar neuropathy. J Hand Ther 22: 209-220, 2009.

DIP，远端指间；EDC，指总伸肌；FDP，屈指伸肌；IP，指间；MP，掌指

经卡压可同时存在，即"双卡综合征"，后者最常见于腕关节处正中神经卡压或腕管综合征。

肌电图有利于鉴别神经根型颈椎病、肘管综合征与高尔夫球肘。每个肘管综合征的患者都应行 X 线平片、超声和 MRI 检查，以排除可能存在的骨病并确定临床诊断（图 51-6）。根据患者的临床表现，还需要进行其他检查，比如全血细胞计数、尿酸、血沉、抗核抗体的检测。怀疑肘关节不稳定时，需行肘部 MRI 和（或）超声检查。后述的注射技术既是诊断技术也是治疗手段。

临床相关解剖

尺神经由 C6 ～ T1 的脊神经纤维组成。走行于腋动脉前下方，3 点到 6 点象限。出腋窝后，尺神经与肱动脉伴行下降至上臂。在上臂中段，尺神经走行至鹰嘴和肱骨内上髁之间。在此位点发生的尺神经卡压可引起肘管综合征。之后尺神经进入肘管并从尺侧腕屈肌的两个头之间穿过，继续下行并与尺动脉伴行。于腕横纹上 1 英寸处分为手背支和手掌支。手背支主要支配手背部

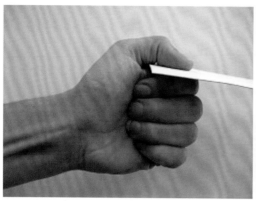 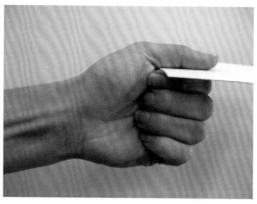

图 51-3　左侧 Froment 征阳性，右侧阴性。建议进行此项检查时手腕置于轻度屈曲位（From Goldman SB，Brininger TL，Schrader JW，Koceja DM：A review of clinical tests and signs for the assessment of ulnar neuropathy. J Hand Ther 22：209-220，2009.）

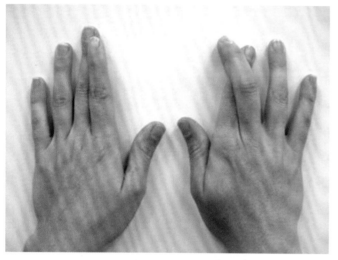

图 51-4　手指交叉试验。左手手指交叉试验阳性，表现为示指无法完全交叉于中指之上。右手手指交叉试验阴性（From Goldman SB，Brininger TL，Schrader JW，Koceja DM：A review of clinical tests and signs for the assessment of ulnar neuropathy. J Hand Ther 22：209-220，2009.）

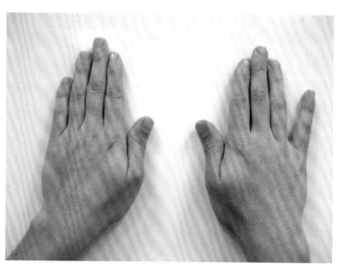

图 51-5　Wartenberg 征。右手示阳性 Wartenberg 体征，表现为小指不能完全内收并触碰无名指。左手为阴性（From Goldman SB，Brininger TL，Schrader JW，Koceja DM：A review of clinical tests and signs for the assessment of ulnar neuropathy. J Hand Ther 22：209-220，2009.）

尺侧、小指背部、无名指背部尺侧半的感觉。手掌支配手掌尺侧、小指掌侧、无名指掌侧尺侧半的感觉。

操作技术

体表标志技术

　　患者仰卧位，上臂充分内收，肘部轻度屈曲，手背置于折叠小巾上。将 5 ～ 7 ml 局部麻醉药抽至 12 ml 无菌注射器内。若治疗由尺神经引起的疼痛或炎症，将 80 mg 甲泼尼龙加至局部麻醉药中进行第一次阻滞，后续阻滞时剂量改为 40 mg。

　　临床医生定位鹰嘴和肱骨内上髁。进而定位位于这两个骨性标志之间的尺神经沟。皮肤消毒后，用一支 5/8 英寸、25 G 穿刺针由尺神经沟近端进入，并朝向头侧缓慢进针（图 51-7）。进针深度至 1/2 英寸时，可引出尺神经相关的强烈的麻木感。必须提前告知患者会出现麻木感，并在感到麻木感的时候立即说"有"（"there！"）。引出感觉异常并确定其分布后，缓慢回抽观察是否有回血。若回抽未见回血，也无尺神经支配区域持续的麻木感，则缓慢注射 5 ～ 7 ml 药液，并严密监测患者是否有局部麻醉药中毒症状。若未引出麻木感，则在尺神经沟附近进行扇形注射药液，注意不要注入血管。

超声引导技术

患者俯卧，肘关节屈曲约 65° 进行超声引导下滑车上肘肌注射。高频线性超声探头沿内上髁和鹰嘴横向放置，辨识内上髁和鹰嘴，找到位于内上髁后方、走行于上髁和鹰嘴之间的尺神经（图 51-8）。沿尺神经走行缓慢向远端移动超声探头，在尺神经通过尺侧腕屈肌两个头之间后，进入肘管（图 51-9）。尺神经位于肘管韧带下方，而一些患者会发生由滑车上肘肌构成的肌肉变异（见图 51-9）。

然后向近端前臂后侧缓慢移动超声探头，随尺神经向远端走行，进入肘管。可见尺神经位于尺侧腕屈肌两个头之间，以及覆盖肘管的韧带下方。在确认尺神经在周管内后，采用无菌技术消毒皮肤，穿刺针距离超声探头尾端约 1 cm 处穿刺。应用平面内方法，超声实时引

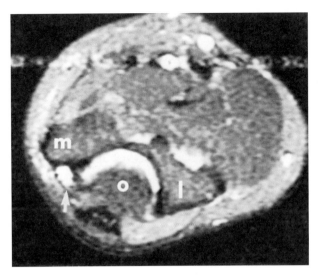

图 51-6　神经卡压症：肘管综合征。轴向 T2 加权（TR/TE，2000、70）脂肪抑制自旋 MRI 图像显示在肘管内的尺神经（箭头）信号增强。图中标识了肱骨内上髁（m）、肱骨外上髁（l）和尺骨鹰嘴（o）。关节腔内存在积液（Courtesy S. K. Brahme，MD，La Jolla，Calif. From Resnick D：Diagnosis of bone and joint disorders，ed 4，Philadelphia，2002，Saunders.）

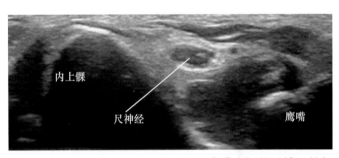

图 51-8　超声图像显示位于内上髁和鹰嘴之间的尺神经的相对位置

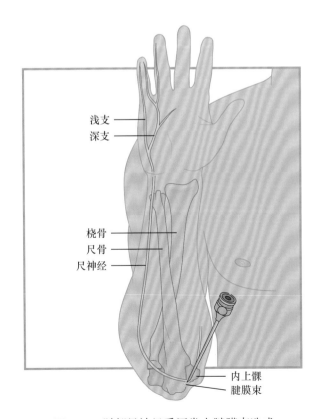

图 51-7　肘部尺神经受压常由腱膜束造成

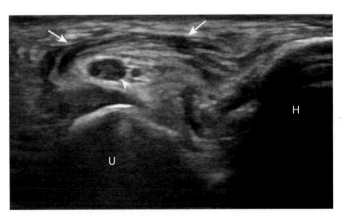

图 51-9　超声图像显示位于肘管韧带下方的尺神经（箭头的头），以及由滑车上肘肌构成的肌肉变异（箭头）。H，肱骨；U，尺骨（From De Maseneer M，Brigido MK，Antic M，et al. Ultrasound of the elbow with emphasis on detailed assessment of ligaments，tendons，and nerves. Eur J Radiol 84：671-681，2015.）

导进针轨迹，将针头靠近尺神经。之后轻轻推注 1 ml 0.25% 布比卡因（不含防腐剂）和 80 mg 甲泼尼龙。注射阻力应很小。若遇较大阻力，可能的原因是穿刺针位于韧带或肌腱内，应重新调整针尖位置，直至注药无明显阻力。注药后退针，无菌加压包扎穿刺点并放置冰袋。

副作用和并发症

肘部的尺神经阻滞是相对安全的阻滞方法，主要的并发症是药物误入尺动脉，以及继发于神经穿刺针损伤神经引起的持续异感。走行于尺神经沟内的尺神经，被覆致密纤维带，所以应注意接近尺神经沟时要缓慢进针，以避免额外的神经损伤。对使用抗凝剂的患者，若临床情况显示对患者具有有利的风险-获益比，那么采用 25 G 或 27 G 的注射针仍可安全地进行操作，尽管有形成血肿的风险。通过注射后立刻手法压迫阻滞区域，可减少这些并发症的出现。注射后用冰袋冷敷 20 min 也可减轻操作后疼痛及减少出血。

临床要点

肘部的尺神经阻滞是评估和治疗前述疼痛状态的简单、安全的操作技术。在进行肘部的尺神经阻滞之前，应对每位患者进行仔细的神经功能检查，以鉴别出已经存在的并可能随后归因于神经传导阻滞的神经缺陷，因为在神经功能缺损处进行阻滞，患者更容易发生持久的感觉异常。靠近尺神经沟进行神经阻滞并缓慢注药，可减少持续性感觉异常的发生率。

肘部尺神经阻滞在治疗继发于肘部尺神经卡压综合征所致疼痛中尤其有效，包括肘管综合征。肘管综合征常被误诊为"高尔夫球肘"，这解释了为何许多被诊断为"高尔夫球肘"的患者保守治疗无效。肘管综合征的尺神经压痛最强点位于内上髁远端 1 英寸的部位；而高尔夫球肘，压痛最强点直接位于内上髁处，由此可鉴别肘管综合征和高尔夫球肘。若怀疑患者患有肘管综合征，那么在肘关节处应用局部麻醉药和类固醇激素进行尺神经阻滞，几乎可以立即缓解疼痛。

肘管综合征应与累及 C8 的神经根型颈椎病进行鉴别，后者有时与尺神经压迫症状类似。此外，必须注意神经根型颈椎病和尺神经卡压可同时存在，即"双卡"综合征，后者最常见的是腕关节处正中神经卡压或腕管综合征。肺上沟瘤侵犯臂丛中间支也可有单纯尺神经卡压相似症状，应行前凸位胸片以排除肺上沟瘤。

推荐阅读

Bencardino JT, Rosenberg ZS: Entrapment neuropathies of the shoulder and elbow in the athlete, *Clin Sports Med* 25:465–487, 2006.

Burge P: Abducted little finger in low ulnar nerve palsy, *J Hand Surg Br* 11:234–236, 1986.

Waldman SD: Ulnar nerve entrapment at the elbow. In *Pain review*. Philadelphia, 2009, Saunders.

Waldman SD: The little finger adduction test for ulnar nerve entrapment at the elbow. In *Physical diagnosis of pain*, ed 2, Philadelphia, 2010, Saunders.

Waldman SD: The Wartenberg sign for ulnar nerve entrapment of the elbow. In *Physical diagnosis of pain*, ed 2, Philadelphia, 2010, Saunders.

52

司机肘注射技术

段庆芳 译 兰飞 王天龙 校

适应证与临床考虑

当司机或者乘客肩部外展，肘关节屈曲放置于车窗下沿时，容易造成尺神经压迫性损伤。在肘部屈曲时，弓状韧带近端紧绷进而造成肘管总容量下降，导致肘管内压力增加，进一步损伤尺神经。车体震动经由车体传至肘关节，也造成了尺神经的进一步损伤。

此类神经卡压症表现为前臂侧面的疼痛和相关的感觉麻痹，并向手腕、无名指和小指放射。如果神经卡压不予治疗，会出现进展性的运动功能受损，最终导致受累手指屈曲挛缩。体格检查示肘关节处尺神经压痛。在尺神经走行于腱膜下处，常可见 Tinel 征阳性（见图51-2）。仔细进行肌力检查，可能发现前臂和手掌内侧尺神经支配的肌肉无力（见表51-1）。必须注意，患者可能并存肘关节以远的尺神经、正中神经及桡神经损伤，容易混淆司机肘患者的临床表现。此外，神经根型颈椎病和尺神经卡压可能同时存在，即双卡综合征。双卡综合征最常合并手腕处正中神经卡压或者是腕管综合征。在司机肘疾病进展的早期，体格检查除尺神经压痛外，唯一的阳性体征是小指尺侧的感觉丧失。

司机肘是外部压力造成的尺神经卡压，临床表现与肘管综合征类似。它常被误诊为高尔夫球肘，这解释了为何许多被诊断为高尔夫球肘的患者保守治疗无效。对于司机肘，尺神经压痛最强点位于内上髁远端1英寸的部位；而高尔夫球肘，压痛最强点直接位于内上髁处，由此可鉴别司机肘和高尔夫球肘（图52-1）。司机肘也要与累及 C7 或 C8 的神经根型颈椎病和高尔夫球肘相鉴别。肌电图检查可将高尔夫球肘与神经根型颈椎病及司机肘相鉴别。肘部尺神经超声成像可用于评估尺神经状态，与肌电图获取的神经生理学数据联合，可提供重要的解剖信息（见图52-1）。所有司机肘患者均要进行 X 线平片、超声成像及 MRI 检查，排除肘关节内在疾病（图52-2）。基于患者的临床表现，可能需要进行全血细胞计数、尿酸、血沉、抗核抗体检查等其他检查。后述的注射技术既是诊断技术也是治疗手段。

临床相关解剖

尺神经由 C6 ～ T1 的脊神经纤维组成。走行于腋动脉前下方，3点到6点象限。出腋窝后，尺神经与肱动脉伴行下降至上臂。在上臂中段，尺神经走行至鹰嘴和肱骨内上髁之间。在此位点发生的尺神经卡压可引起肘管综合征。之后尺神经进入肘管，走行尺侧腕屈肌的两个头之间，并从其腱膜（即弓状韧带）下方穿过，继续下行并与尺动脉伴行（图52-3）。于腕横纹上1英寸处分为手背支和手掌支。手背支主要支配手背部尺侧、小指背部、无名指背部尺侧半的感觉。手掌支支配手掌尺侧、小指掌侧、无名指掌侧尺侧半的感觉。

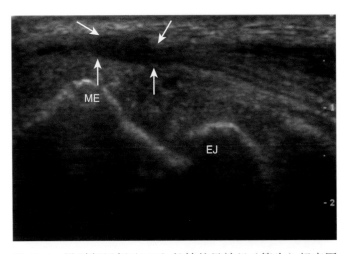

图 52-1 沿肘部尺侧（ME）长轴的尺神经（箭头）超声图像，显示其在肘关节（EJ）水平局灶肿胀（From Park GY, Kim JM, Lee SM: The ultrasonographic and electrodiagnostic findings of ulnar neuropathy at the elbow. Arch Phys Med Rehabil 85: 1000-1005, 2004.）

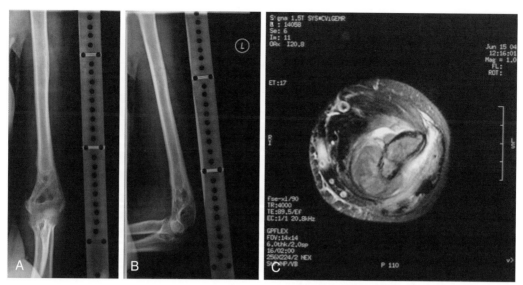

图 52-2　术前 X 线检查：图 **A** 和图 **B**。图 **C** 为 MRI 显示恶性肿瘤显著破坏左侧肱骨远端（From Tang X，Guo W，Yang R，et al：Custom-made prosthesis replacement for reconstruction of elbow after tumor resection. J Shoulder Elbow Surg 18：796-803，2009.）

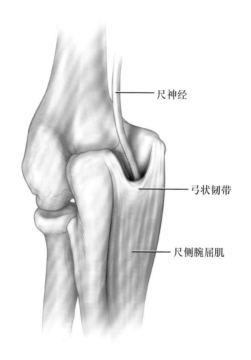

尺神经

弓状韧带

尺侧腕屈肌

图 52-3　尺神经走行于肘部弓状韧带腱膜之下、尺侧腕屈肌的两个头之间

操作技术

患者仰卧位，上臂充分内收，肘部轻度屈曲，手背置于折叠小巾上。将 5 ～ 7 ml 局部麻醉药抽至 12 ml 无菌注射器内。若治疗由尺神经引起的疼痛或炎症，将

80 mg 甲泼尼龙加至局部麻醉药中进行第一次阻滞，后续阻滞时剂量改为 40 mg。

临床医生定位鹰嘴和肱骨内上髁。进而定位位于这两个骨性标志之间的尺神经沟。皮肤消毒后，用一支 5/8 英寸、25 G 穿刺针由尺神经沟近端进入，并朝向头侧缓慢进针（见图 51-7）。进针深度至 1/2 英寸时，可引出尺神经相关的强烈的麻木感。必须提前告知患者会出现，并在感到麻木感的时候立即说"有"。引出感觉异常并确定其分布后，缓慢回抽观察是否有回血。若回抽未见回血，也无尺神经支配区域持续的麻木感，则缓慢注射 5 ～ 7 ml 药液，并严密监测患者是否有局部麻醉药中毒症状。若未引出麻木感，则在尺神经沟附近进行扇形注射药液，注意不要注入血管。

副作用和并发症

肘部的尺神经阻滞是相对安全的阻滞方法，主要的并发症是针误入尺动脉，以及由于损伤尺神经引起的持续异感。走行于尺神经沟内的尺神经，被覆致密纤维带，所以应注意接近尺神经沟时要缓慢进针，以避免额外的神经损伤。对使用抗凝剂的患者，若临床情况显示对患者具有有利的风险-效益比，尽管有增加出血的风险，在采用 25 G 或 27 G 的穿刺针仍可安全地进行操作。通过注射后立刻手法压迫阻滞区域，则可减少这些并发症的出现。注射后用冰袋冷敷 20 min 也可减轻操作后疼痛及减少出血。

临床要点

肘部的尺神经阻滞是诊断和治疗前述疼痛状态的简单、安全的操作技术。在进行肘部的尺神经阻滞之前，应对每位患者进行仔细的神经功能检查，以鉴别出已经存在的并可能随后归因于神经传导阻滞的神经缺陷，因为在神经功能缺损处进行阻滞，患者更容易发生持久的感觉异常。靠近尺神经沟进行神经阻滞并缓慢注药，可减少持续性感觉异常的发生率。

肘部尺神经阻滞在治疗继发于肘部尺神经卡压综合征如司机肘导致的疼痛中尤其有效。肘部尺神经卡压常被误诊为高尔夫球肘，这解释了为何许多被诊断为高尔夫球肘的患者保守治疗无效。司机肘尺神经压痛最强点位于内上髁远端 1 英寸的部位；而高尔夫球肘，压痛最强点直接位于内上髁处，由此可鉴别司机肘和高尔夫球肘。若怀疑患者患有肘管综合征，那么在肘关节处应用局部麻醉药和类固醇激素进行尺神经阻滞，几乎可以立即缓解疼痛。

司机肘也要与累及 C8 的神经根型颈椎病相鉴别，后者有时与尺神经卡压的临床表现相似。此外，必须注意神经根型颈椎病和尺神经卡压可同时存在，即"双卡"综合征。双卡综合征最常见的是合并腕关节处正中神经卡压或腕管综合征。肺上沟瘤侵犯臂丛中间支也可有单纯尺神经卡压相似症状，应行顶端前凸胸部 X 光片以排除肺上沟瘤。

推荐阅读

Abdel-Salam A, Eyres KS, Cleary J: Drivers' elbow: a cause of ulnar neuropathy, *J Hand Surg Br* 16:436–437, 1991.

Palmer BA, Hughes TB: Cubital tunnel syndrome, *J Hand Surg Am* 35:153–163, 2010.

Szabo RM, Kwak C: Natural history and conservative management of cubital tunnel syndrome, *Hand Clin* 23:311–318, 2007.

Waldman SD: Golfer's elbow. In *Pain review*. Philadelphia, 2009, Saunders, pp 267–268.

Waldman SD: The ulnar nerve. In *Pain review*. Philadelphia, 2009, Saunders, p 76.

Waldman SD: Ulnar nerve entrapment at the elbow. In *Pain review*. Philadelphia, 2009, Saunders, pp 270–271.

53

滑车旁骨相关性肘痛注射技术

金笛　段庆芳　译　兰飞　王天龙　校

适应证与临床考虑

随着人们越来越热衷于体育锻炼和应用运动器械，滑车旁骨相关性肘部疼痛在临床上越来越多见。**滑车旁骨**是指在肘后方偶然发现的副小骨，通常位于鹰嘴近端。目前认为副小骨（例如滑车旁骨）的主要作用为减少摩擦力以及对关节附近韧带的压力。手、足以及腕部也可出现相似的副小骨（图53-1）。

继发于滑车旁骨的肘部疼痛表现为肘关节后方的疼痛及压痛。患者常感觉肘部有砂砾，且在肘关节屈伸时出现严重的摩擦感（见图48-2）。滑车旁骨引起的疼痛在行需肘关节重复屈伸或高举投掷的活动时会加重。滑车旁骨通常与肘关节游离体有关，可伴发鹰嘴滑囊炎。

体格检查时，按压滑车旁骨会引起疼痛。与鹰嘴滑囊炎不同，鹰嘴滑囊炎触痛区域位于鹰嘴滑囊，而滑车旁骨压痛最强点为鹰嘴上。体检时可感觉到肘部有吱嘎作响或者摩擦感，有可出现肘关节屈伸时绞锁。

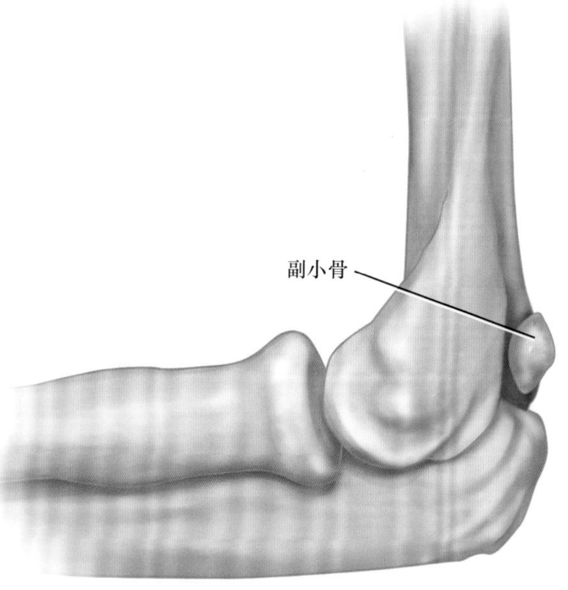

所有滑车旁骨患者均应行X线平片检查以排除骨折，并识别有炎症的副小骨（图53-2）。继发于滑车旁骨的肘部疼痛患者经常出现关节内游离体或关节鼠，X线平片可帮助识别。根据患者的临床表现，其他的化验检查包括全血细胞计数、血沉、抗核抗体检测。若出现肘关节不稳定、有隐藏性包块怀疑肿瘤，需要进一步确诊时，则需行MRI检查。放射性核素骨扫描可帮助识别普通X线平片可能遗漏的应力性骨折、肘关节及肱骨远端的肿瘤。若诊断不明确，可进行包括血常规、血沉、血生化在内的实验室检查。若怀疑化脓性关节炎或结晶性关节病可行肘关节穿刺术以明确诊断。

滑车旁骨疼痛综合征是一种临床诊断，综合临床症状、体格检查、X线以及MRI检查可以确定。其他与滑车旁骨痛综合征症状相似的肘部疾病包括痛风、隐匿性骨折、滑囊炎、肌腱炎以及肱骨上髁炎，一些疾病可能与滑车旁骨并存。分离性骨软骨炎、Panner病以及滑膜性软骨瘤病的症状也与滑车旁骨导致的疼痛相似。肘部的原发或转移肿瘤的也可表现出相似的症状。

临床相关解剖

肘关节是连接肱骨、尺骨、桡骨的滑膜性铰链关节（见图48-3），其最重要的功能是通过控制腕关节，最大程度优化手的功能。肘关节可使肘部前曲、后伸，也可使前臂旋前、旋后。关节内覆滑膜，其构成的滑膜腔可进行关节腔内注射。整个肘关节被致密的关节囊包裹，关节囊在尺侧增厚形成尺侧副韧带，在桡侧增厚形成桡侧副韧带。这些致密的韧带与肘关节内的深关节窝共同稳定肘关节，使肘关节极为稳定、相对难以发生关节脱位及半脱位。关节囊的前、后侧相对较薄，如果关

副小骨

图53-1　有滑车旁骨的患者在肘关节屈伸时通常会出现疼痛以及摩擦感

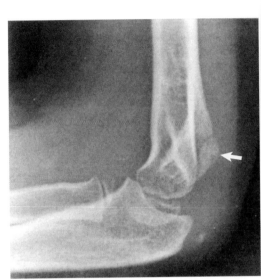
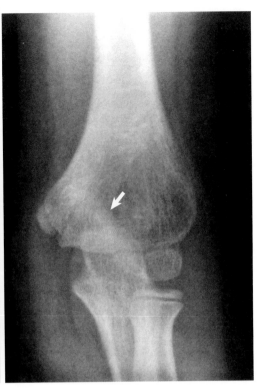

图 53-2　滑车背侧大块副小骨（箭头）（From Wood VE，Campbell GS：The supratrochleare dorsale accessory ossicle in the elbow. J Shoulder Elbow Surg 3：395-398，1994.）

节内有渗液会发生扩张。鹰嘴滑囊位于肘关节后方，直接创伤或肘关节过劳损伤可造成鹰嘴滑囊炎。滑囊炎也好发于桡骨二头肌腱附着处、肘前部、尺骨部。

　　肘关节主要受肌皮神经和桡神经支配，也在不同程度上受正中神经和尺神经支配。尺神经在上臂中段向内走行于鹰嘴和肱骨内上髁之间。肘关节卡压或外伤易损伤此处尺神经。正中神经在肘部走行于肱动脉内侧，在肱动脉置管做血气时，可能会损伤正中神经。

操作技术

　　注射前应做好充分的准备。仰卧位和侧卧位是最佳的注射体位。患者仰卧，手臂充分内收，患者手掌放在腹部，肘关节屈曲。用 5 ml 注射器抽取 2 ml 局部麻醉药及 40 mg 甲泼尼龙。

　　肘关节后部皮肤消毒后，定位鹰嘴外侧缘和肱骨外上髁。采用严格的无菌技术，将一支 1 英寸、25 G 斜面、钝性穿刺针经鹰嘴外侧缘与外上髁之间的中点进针，穿过皮肤、皮下组织（图 53-3）。缓慢进针 0.5 cm，注意不要进针过深，避免损伤尺神经。如果针头触及骨质或者引出患者的感觉异常则退针。当进针至满意部位时，轻

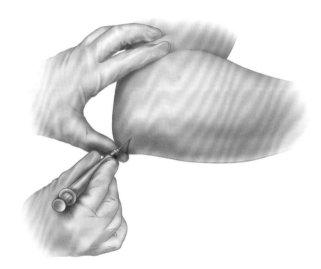

图 53-3　肘关节注射

轻推入注射器内药物。注射阻力应很小。注药后退针，无菌加压包扎穿刺点并放置冰袋。

副作用及并发症

　　滑车旁骨注射的最主要并发症为感染。若严格遵循无菌原则，此并发症很罕见。约 25% 的患者注射后出

现暂时性疼痛加剧，因此注射前需向患者告知此风险。另一个可能的并发症为穿刺时的伸肌肌腱损伤。

临床要点

　　肘部疼痛在临床很常见。滑车旁骨必须与肘部骨折、滑车旁骨骨折、尺神经卡压性神经病、滑囊炎、肌腱炎及上髁炎相鉴别。较少见的肘后部疼痛原因包括分离性骨软骨炎、Panner 病和滑膜性软骨瘤病。

推荐阅读

Dalal S, Bull M, Stanley D: Radiographic changes at the elbow in primary osteoarthritis: a comparison with normal aging of the elbow joint, *J Shoulder Elbow Surg* 16:358–361, 2007.

Kokkalis ZT, Schmidt CC, Sotereanos DG: Elbow arthritis: current concepts, *J Hand Surg Am* 34:761–768, 2009.

Steinbach LS, Fritz RC, Tirman PF, Uffman M: Magnetic resonance imaging of the elbow, *Eur J Radiol* 25:223–241, 1997.

Waldman SD: Functional anatomy of the elbow joint. In *Pain review*, Philadelphia, 2009, Saunders, pp 90–94.

Wood VE, Campbell GS: The supratrochleare dorsale accessory ossicle in the elbow, *J Shoulder Elbow Surg* 3:395–398, 1994.

54

外上髁注射

金笛 译 兰飞 王天龙 校

适应证与临床考虑

网球肘（又名**外上髁炎**）是由于前臂伸肌腱重复性微小损伤造成的。网球肘的病理生理机制起初为桡侧腕伸肌和尺侧腕伸肌的微小撕裂。此后可能继发炎症，若前臂伸肌被持续地过度使用或动作不当，可能发展为慢性炎症。并存疾病如滑囊炎、关节炎、痛风可使网球肘的疼痛和运动障碍的症状长期存在。

需要重复做握紧手部（如礼貌性握手）或大幅度转腕（如舀冰淇淋）等动作的人群易患网球肘。网球运动员患网球肘有如下两个机制：（1）球拍过重导致抓握力增加；（2）反手击球时用肩、肘关节引导发力，而不是保持肩、肘关节平行于球网（图 54-1）。其他使用球拍运动的运动员也易患网球肘。

网球肘的疼痛局限于外上髁。疼痛为持续性，腕部主动收缩时疼痛加重。患者会发现自己不能端咖啡杯或拿锤子。常出现睡眠障碍。体格检查可出现沿伸肌腱走行部位或紧邻肱骨外上髁下方压痛。许多网球肘患者

受累的伸肌腱可触及带状增厚。肘关节活动度正常。患侧握力减弱。患者网球肘试验阳性（图 54-2 和图 54-3）。检查方法为固定患者前臂，嘱患者握拳并主动伸展腕关节。随后检查者施力使腕关节屈曲。若突然出现严重的

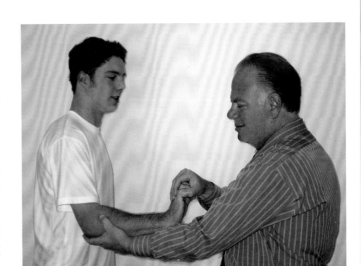

图 54-2　网球肘试验（From Waldman SD：Physical diagnosis of pain，ed 3，Philadelphia，2016，Saunders.）

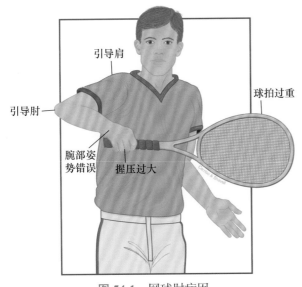

图 54-1　网球肘病因

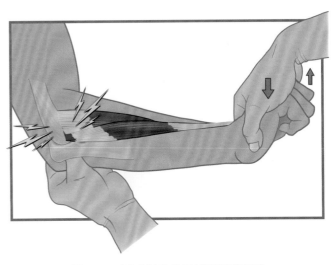

图 54-3　网球肘患者网球肘试验阳性

疼痛则高度提示患者可能患网球肘。

　　桡管综合征和 C6 ～ C7 神经病变的症状有时与网球肘相似。桡管综合征是肘关节远端桡神经被卡压引起的神经病变。桡管综合征与网球肘的鉴别点为：前者的最强压痛点为肱骨外上髁远端的桡神经处，而后者的最强压痛点为肱骨外上髁（图 54-4）。肌电图检查可用于网球肘与神经根型颈椎病、桡管综合征的鉴别。所有网球肘患者均应进行 X 线平片检查以排除关节内游离体和其他隐匿的骨病。可根据患者的临床表现行额外的检查，包括血常规、尿酸、血沉、抗核抗体的检测。若怀疑肘关节不稳定可行 MRI 检查。对于有疑问的病例也可用超声辅助诊断（图 54-5）。注射技术既可作为诊断工具，也可作为一种治疗手段。

临床相关解剖

　　网球肘最常见的痛点为桡侧腕短伸肌腱在肱骨外上髁前侧附着处（图 54-6 和图 54-7）。其次为桡侧腕长伸肌腱在肱骨外上髁嵴的附着点，最罕见的为桡侧腕短伸肌与桡骨头相交处。网球肘有可能并发滑囊炎。鹰嘴滑囊位于肘关节后侧，在受到外伤或肘关节过度使用的情况下也可出现炎症。二头肌止点、桡骨头、肘前部以及肘部滑囊也易发生滑囊炎。

操作技术

　　患者仰卧位，手臂内收于体侧，肘关节屈曲，手背放于一软垫上以放松受累肌腱。用 5 ml 注射器抽取 1 ml 局麻药及 40 mg 甲泼尼龙。

　　消毒肘关节后外侧皮肤，辨认肱骨外上髁。严格无菌操作，用 25 G、1 英寸穿刺针垂直肱骨外上髁进针，穿过皮肤进入受累肌腱的上方的皮下组织（图 54-8）。若触及骨质，将穿刺针退至皮下组织。缓慢注入注射器内的药液。注射时应几乎无阻力。若注射时有阻力，穿刺针可能在肌腱内，应退针直至注射无明显阻力。注射后退针，注射点加压覆盖无菌敷料并放置冰袋。对于难以触及解剖标志的患者可用超声引导穿刺（图 54-9 和图 54-10）。

副作用和并发症

　　主要并发症与损伤已受损并发生炎症的肌腱有关。若直接注射药物至此类肌腱内可导致肌腱撕裂。注药前应确定穿刺针针尖在肌腱外以避免此并发症。另一并发症为感染，严格遵循无菌原则的情况下此并发症很少见。尺神经在肘部很容易受损，注射时应谨慎避开尺神经。约 25% 的患者注射后会出现暂时性的疼痛加重，操作前应告知患者。

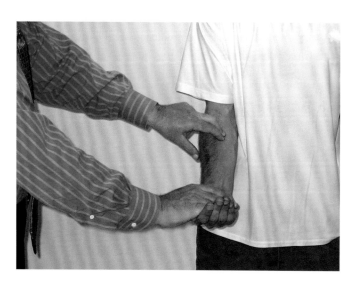

图 54-4　网球肘患者最强压痛点为肱骨外上髁，而桡管综合征患者的最强压痛点为桡神经处（From Waldman SD: Physical diagnosis of pain, ed 3, Philadelphia, 2016, Saunders.）

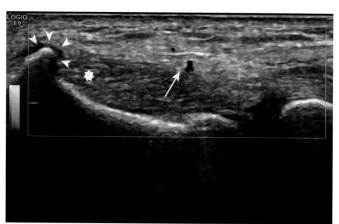

图 54-5　45 岁男性伸肌腱炎（网球肘）患者。多普勒超声显示伸肌腱起始处增厚（星星）、骨刺（长箭头）以及伸肌总腱内新生血管（箭头的头）。注意图中的肱桡关节

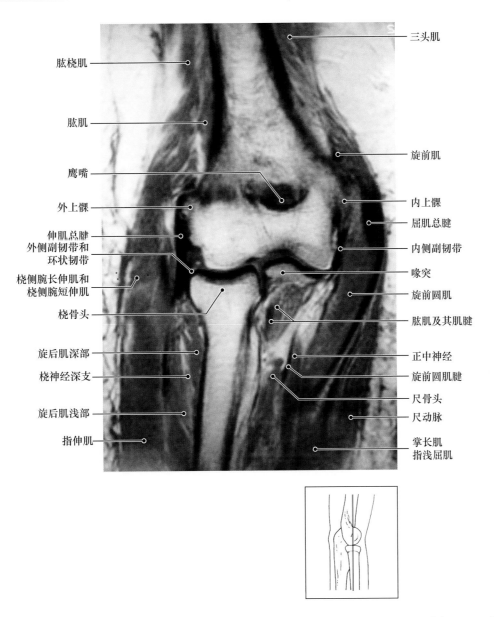

三头肌

肱桡肌

肱肌

旋前肌

鹰嘴

内上髁

外上髁

屈肌总腱

伸肌总腱
外侧副韧带和
环状韧带

内侧副韧带

桡侧腕长伸肌和
桡侧腕短伸肌

喙突

旋前圆肌

桡骨头

肱肌及其肌腱

旋后肌深部

正中神经

桡神经深支

旋前圆肌腱

旋后肌浅部

尺骨头

尺动脉

指伸肌

掌长肌
指浅屈肌

图 54-6　MRI 显示肱骨外上髁与相关肌肉的关系（From Kang HS，Ahn JM，Resnick D：MRI of the extremities：an anatomic atlas，ed 2，Philadelphia，2002，Saunders.）

图 54-7　肘部冠状解剖面显示肱骨外上髁与周围相关肌肉关系（From Kang HS，Ahn JM，Resnick D：MRI of the extremities：an anatomic atlas，ed 2，Philadelphia，2002，Saunders.）

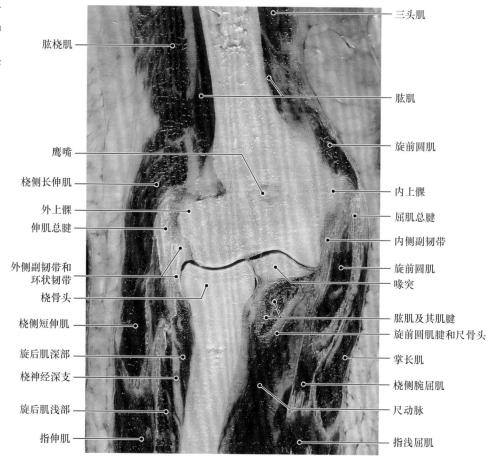

肱桡肌

鹰嘴
桡侧长伸肌
外上髁
伸肌总腱
外侧副韧带和环状韧带
桡骨头
桡侧短伸肌
旋后肌深部
桡神经深支
旋后肌浅部
指伸肌

三头肌
肱肌
旋前圆肌
内上髁
屈肌总腱
内侧副韧带
旋前圆肌
喙突
肱肌及其肌腱
旋前圆肌腱和尺骨头
掌长肌
桡侧腕屈肌
尺动脉
指浅屈肌

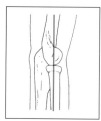

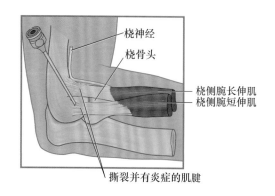

桡神经
桡骨头
桡侧腕长伸肌
桡侧腕短伸肌
撕裂并有炎症的肌腱

图 54-8　对网球肘患者进行注射时，穿刺针朝向受累肌腱垂直外上髁进针

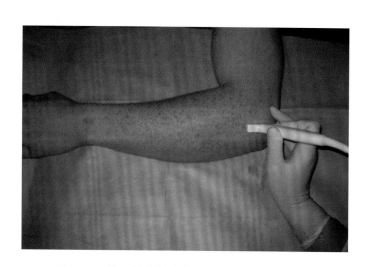

图 54-9　外上髁注射治疗网球肘时超声探头位置

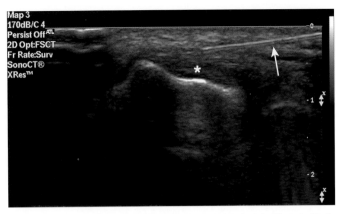

图 54-10　注射激素治疗外上髁炎。穿刺针（长箭头）指向发生炎症的肌腱表面（星号）（From del Cura JL：Ultrasound-guided therapeutic procedures in the musculoskeletal system. Curr Probl Diagn Radiol 37：203-218，2008.）

推荐阅读

del Cura JL: Ultrasound-guided therapeutic procedures in the musculoskeletal system, *Curr Probl Diagn Radiol* 37:203–218, 2008.

Faro F, Wolf JM: Lateral epicondylitis: review and current concepts, *J Hand Surg Am* 32:1271–1279, 2007.

Rineer CA, Ruch DS: Elbow tendinopathy and tendon ruptures: epicondylitis, biceps and triceps ruptures, *J Hand Surg Am* 34:566–576, 2009.

Waldman SD: Injection technique for tennis elbow. In *Pain review*, Philadelphia, 2009, Saunders, pp 458–459.

Waldman SD: Tennis elbow. In *Pain review*, Philadelphia, 2009, Saunders, pp 266–267.

临床要点

　　此注射技术对于网球肘继发的疼痛非常有效。合并的滑囊炎及肌腱炎也可引起肘部疼痛，可能需要额外局部注射局麻药和激素。如果能小心注意注射部位解剖结构，此注射技术是十分安全的。注射时必须严格遵守无菌原则以避免感染；操作者应采取标准预防措施。注射后立刻按压注射点可减少淤青和血肿的发生率。患者接受这种治疗几天后，应该辅以物理治疗方法，包括局部热敷和轻柔的关节活动度练习。伸肌腱周围缠绕尼龙绷带也可能有助于缓解网球肘的症状。应避免剧烈运动，这会加重患者症状。接受注射治疗同时可合用简单的镇痛药和非甾体抗炎药。如前所述，神经根型颈椎病和桡管综合征的症状可能与网球肘相似，需排除以上诊断以有效地治疗。

55

肱部桡神经阻滞

金笛 译 兰飞 王天龙 校

适应证与临床考虑

桡管综合征是一种桡神经卡压性的神经病变，常被误诊为顽固性网球肘。桡管综合征中，桡神经后骨间支由于各种机制受到卡压，表现出相似的临床症状。这些机制包括桡骨头异常纤维带、异常血管、腱鞘囊肿和桡侧腕短伸肌锐利的肌腱边缘（图 55-1）。这些卡压因素可单独或合并存在。

不论何种卡压机制，桡管综合征的常见临床表现为肱骨外上髁下方的疼痛。桡管综合征的疼痛可能继发于

急性扭伤或桡神经后骨间支表面的软组织直接损伤，发病也可能很隐匿，没有明显的诱发因素。疼痛为持续性，腕部主动旋后时疼痛加重。患者常发现自己不能拿住咖啡杯或锤子。常出现睡眠障碍。体格检查时，在外上髁下方桡神经后骨间支处可触及压痛。肘关节活动度正常，患侧握力可能减小。桡管综合征患者前臂主动旋后动作受到抵抗时会出现疼痛。

神经根型颈椎病和网球肘的症状可与桡管综合征相似。桡管综合症与网球肘的鉴别点为：前者的最强压痛点为肱骨外上髁远端的桡神经后骨间支处，而后者的最

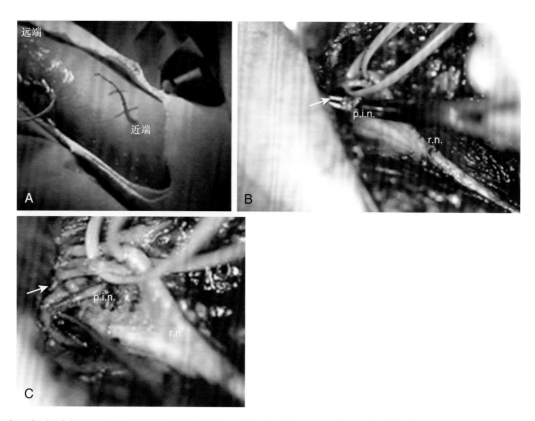

图 55-1 一位青少年音乐家活动时左前臂桡侧近端疼痛，不伴有神经受损症状，被诊断为桡管综合征。保守治疗后疼痛仍持续存在，接受了后骨间神经松解术。**A.** 图中显示了前臂外侧近端的切口。在桡神经（r.n.）分为桡浅神经以及后骨间神经（p.i.n.）处暴露桡神经。**B.** 在 Fröhse 弓处发现纤维带（箭头）覆盖后骨间神经。**C.** 同时发现血管（箭头）压迫后骨间神经（From Toussaint CP，Zager EL：What's new in common upper extremity entrapment neuropathies. Neurosurg Clin N Am 19：573-581，2008.）

强压痛点为肱骨外上髁（图 55-2）。肌电图检查可用于神经根型颈椎病、桡管综合征与网球肘的鉴别。所有桡管综合征的患者均应进行 X 线检查以排除隐匿的骨骼病变。可根据患者的临床表现行额外的检查，包括血常规、尿酸、血沉、抗核抗体的检测。若出现肘关节不稳定或怀疑肿瘤可行 MRI 检查和（或）超声检查（图 55-3）。后述的注射技术既可作为治疗措施也可用作诊断手段。

临床相关解剖

桡神经是由 C5 ～ T1 脊神经根发出的纤维组织的。桡神经位于腋动脉的后下方。出腋窝后，桡神经走行于三头肌长头和内侧头之间。神经绕过肱骨后方时分出运动支支配三头肌。随后继续下行，向上臂发出数根感觉支。在肱骨外上髁与肱肌沟间，桡神经分为两支终末分支（见图 55-1）。表浅的一支神经与桡动脉向下伴行，支配腕关节背侧及拇指、示指、中指背侧感觉。较深的后骨间支支配前臂伸肌的大部分运动。

操作技术

体表标志技术

患者仰卧位，手臂外展 35° ～ 45°，手放松置于腹部。用 12 ml 注射器抽取 7 ～ 10 ml 局麻药。当桡神经有炎症或疼痛表现时，首次注射时在局麻药中加入 80 mg 甲泼尼龙，后续阻滞时剂量改为 40 mg。

确认肱骨外上髁，在其上约 3 英寸的肱三头肌各头间触及肌沟。常规消毒后使用 25 G、1 英寸穿刺针垂直肱骨外侧面，缓慢进针至肌沟（见图 55-2）。针尖触及肱骨时可引出桡神经支配区域的强烈异感。若针触及骨质时没有引出异感，退针并轻微向前或向后调整角度

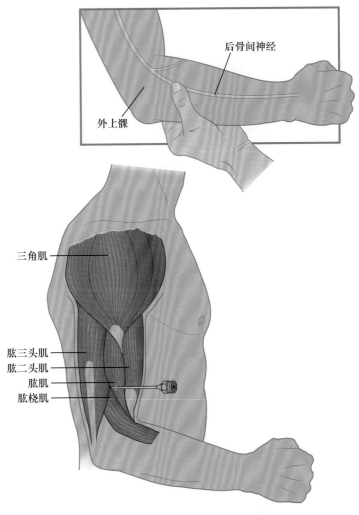

图 55-2　桡管综合征患者的最强压痛点为桡神经后骨间支处

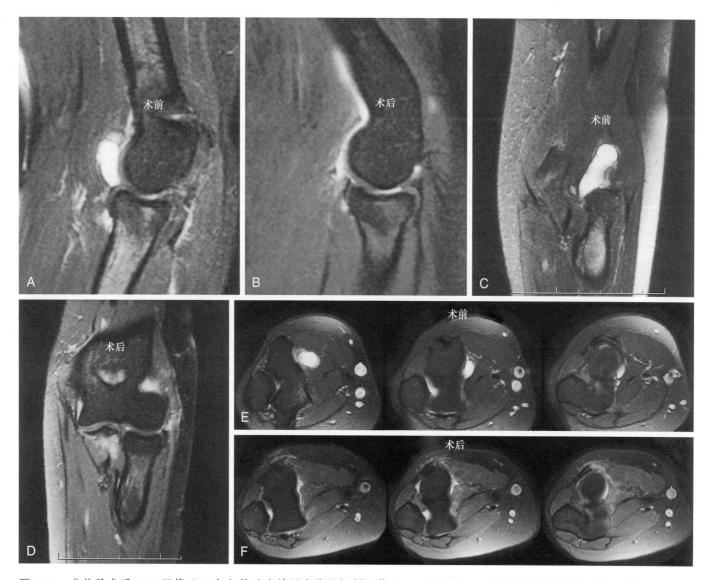

图 55-3　术前及术后 MRI 显像（T2 加权快速自旋回声脂肪抑制显像）。**A**. 矢状位 MRI 显示肱骨小头前方囊性肿物。**B**. 术后矢状位 MRI 显示囊肿压迫。**C**. 术后冠状位 MRI 显示囊肿与近端尺桡关节的关系。**D**. 解压术后冠状位 MRI。**E**. 术前系列轴向 MRI 图像显示自肱骨小头前远端至近端尺桡关节的囊肿。**F**. 解压术后轴向 MRI（From Mileti J，Largacha M，O'Driscoll SW：Radial tunnel syndrome caused by ganglion cyst：Treatment by arthroscopic cyst decompression. Arthroscopy 20：e39-e44，2004.）

直至引出异感。操作前应告知患者会产生异感，并嘱其在出现异感时立即告知"有！"。引出异感且确认异感区域属桡神经支配后，缓慢回抽判断穿刺针是否误入血管。回抽无血且桡神经支配区域无持续性异感的情况下缓慢注入 7～10 ml 药液，密切关注患者是否出现局麻药中毒症状。超声引导可使操作更简单。

超声引导技术

患者仰卧位，肘部屈曲约 100°，同侧手掌放松置于腹部。在外上髁上约 2.5 英寸处、肱骨外侧使用高频线阵超声探头沿肱骨短轴扫描。可在肱骨高回声边缘附近看到桡神经（图 55-4）。

识别出位于肘管内的桡神经后，常规无菌操作，自探头外侧约 1 cm 处进针，使用平面内技术在超声实时引导下调整进针方向并使针尖位于桡神经附近，缓慢注入 0.25% 无防腐剂布比卡因 2 ml 及 80 mg 甲泼尼龙。注射时应几乎无阻力。若出现阻力，针尖可能位于韧带或肌腱内，需调整针尖位置至注射无明显阻力。注射后退针，注射点加压覆盖无菌敷料并放置冰袋。

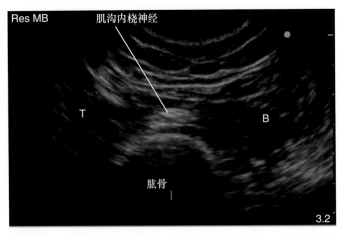

图 55-4　横截面超声图像显示桡神经临近肱骨干。腋窝至前臂范围均可显示桡神经，可在其走行的任意部位阻滞。B，肱动脉；T，三头肌（From Sandhu NS：Ultrasound imaging in anesthesia：an overview of vascular access and peripheral nerve blocks. Semin Anesth Periop Med Pain 26：197-209，2007.）

副作用和并发症

　　肱部桡神经阻滞是一个相对安全的阻滞技术，主要的并发症为误注射入血管和穿刺针损伤神经引起持续性的感觉异常。对使用抗凝剂的患者，若临床情况显示对患者具有有利的风险-效益比，尽管有增加出血的风险，在采用 25 G 或 27 G 的注射针仍可安全地进行操作。阻滞后立即压迫注射区域也可减少出血。注射后用冰袋冷敷 20 分钟也可减轻操作后疼痛及减少出血。

临床要点

　　肱部桡神经阻滞是一项简单安全的操作技术，对于桡管综合征的治疗非常有效。桡管综合征常被误诊为网球肘，这是一些"网球肘"患者保守治疗无效的原因。桡管综合征与网球肘的鉴别点为：前者的最强压痛点为桡神经处，而后者的最强压痛点为肱骨外上髁（见图 54-2 和图 54-3）。若考虑为桡管综合征，肱部桡神经局麻药及糖皮质激素注射可即刻缓解疼痛。

　　阻滞操作可能引起神经损伤。因此在进行肱部桡神经阻滞之前，应对每位患者进行仔细的神经功能检查，以识别出已经存在的神经功能异常。

推荐阅读

Lee JT, Azari K, Jones NF: Long term results of radial tunnel release—the effect of co-existing tennis elbow, multiple compression syndromes and workers' compensation, *J Plast Reconstr Aesthet Surg* 61:1095–1099, 2008.

Mileti J, Largacha M, O'Driscoll SW: Radial tunnel syndrome caused by ganglion cyst: treatment by arthroscopic cyst decompression, *Arthroscopy* 20:e39–e44, 2004.

Nessrine A, Latifa T, Abdelkarim D, et al.: Frohse's arcade is not the exclusive compression site of the radial nerve in its tunnel, *Orthop Traumatol Surg Res* 95:114–118, 2009.

Tennent TD, Woodgate A: Posterior interosseous nerve dysfunction in the radial tunnel, *Curr Orthop* 22:226–232, 2008.

Toussaint CP, Zager EL: What's new in common upper extremity entrapment neuropathies, *Neurosurg Clin N Am* 19:573–581, 2008.

Waldman SD: Ultrasound-guided injection technique for the radial nerve block at the elbow. In *Comprehensive atlas of ultrasound guided pain management injection techniques*, Philadelphia, 2014, Lippincott Williams & Wilkins, pp 332–325.

56

内上髁注射治疗高尔夫球肘

金笛 译 兰飞 王天龙 校

适应证与临床考虑

高尔夫球肘（也称为**内上髁炎**）是由前臂屈肌腱重复性微小损伤引起的，损伤方式类似于网球肘。高尔夫球肘的病理生理学机制最初为旋前肌、桡侧腕屈肌、尺侧腕屈肌和掌长肌起点的微小撕裂（图 56-1）。撕裂后可能出现继发性炎症，若长期过度使用或不当使用前臂屈肌可发展为慢性炎症。并存的滑囊炎、关节炎和痛风也可能使高尔夫球肘的疼痛及运动障碍转变为持续性的。

高尔夫球肘易见于做反复屈曲动作的患者，包括投掷棒球、提重行李及挥高尔夫球杆。这些活动均需要反复屈腕，过度负重或突然停止动作会拉紧屈肌肌腱。有趣的是一些可能导致网球肘的活动也可能导致高尔夫球肘。

高尔夫球肘的疼痛局限于内上髁，疼痛为持续性，主动屈腕时疼痛加重，患者常不能握住咖啡杯或锤子。常出现睡眠障碍。体格检查时可在沿屈肌腱走行部位或紧邻内上髁下方触及压痛。很多高尔夫球肘患者受累的屈肌腱会出现带状增厚。肘关节活动度正常。患侧握力减弱。患者高尔夫球肘试验阳性。试验方法为患者前臂固定，嘱患者主动屈腕，检查者被动使患者伸腕（图 56-2）。患者突然出现严重的疼痛提示患有高尔夫球肘。

有时 C6～C7 神经根病变的症状与高尔夫球肘相似。神经根型颈椎病的患者在肘部以下疼痛的同时，通常还有颈痛及近端上肢痛。肌电图检查可帮助鉴别高尔夫球肘与神经根型颈椎病。所有高尔夫球肘的患者均应行 X 线检查以排除关节游离体及隐匿的骨骼病变。可根据患者的临床表现行额外的检查，包括血常规、尿酸、血沉、抗核抗体的检测。若出现肘关节不稳定可行 MRI 检查和超声检查以帮助诊断。后述的注射技术既可作为治疗措施也可用作诊断手段。

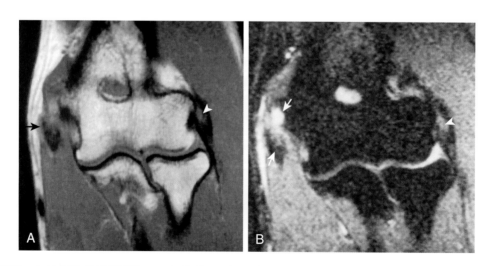

图 56-1　屈肌腱撕裂，急性屈肌总腱撕脱伤。**A**. 冠状位 T1 加权像（TR/TE，600/30）自旋回声 MRI 显示屈肌腱自肱骨内上髁撕脱（长箭头）。屈肌总腱也显示出异常信号（箭头）。**B**. 冠状位短时反转恢复序列 MRI 显示屈肌腱撕脱处高信号（常箭头），屈肌总腱信号强度改变（箭头）以及关节融合（Courtesy C. Ho，MD，Palo Alto，Calif.）

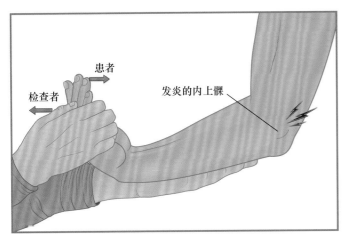

图 56-2　高尔夫球肘患者高尔夫球肘试验阳性

临床相关解剖

高尔夫球肘最常见的疼痛点为桡侧腕屈肌腱的骨性起点、尺侧腕屈肌在肱骨头的起点以及旋前圆肌在肱骨内上髁的起点（图 56-3～图 56-5），痛点也可为尺侧腕屈肌在鹰嘴内侧尺骨头的起点，但较少见。如前所述，高尔夫球肘可并发滑囊炎。鹰嘴滑囊位于肘关节的后方，在受到直接损伤或过度使用时可引起炎症。其他易发生滑囊炎的部位为二头肌止点与桡骨头之间、肘前区以及肘部。

操作技术

体表标志技术

患者仰卧位，手臂内收于体侧，肘关节充分伸展，手背放于垫子上放松受累肌腱。用 5 ml 注射器抽取 1 ml 局麻药及 40 mg 甲泼尼龙。

消毒关节内侧皮肤后辨认内上髁。严格遵守无菌原则，使用 25 G、1 英寸穿刺针垂直内上髁进针，穿过皮肤至受累肌腱表面的皮下组织（见图 56-3）。若触及骨质则将针退至皮下组织。缓慢注入药液。注射时几乎无阻力，若出现阻力，针尖可能位于肌腱内，需退针直至注射无明显阻力。注射后退针，注射点加压覆盖无菌敷料并放置冰袋。

超声引导技术

患者仰卧位，患侧手臂伸展，掌心向上。定位内

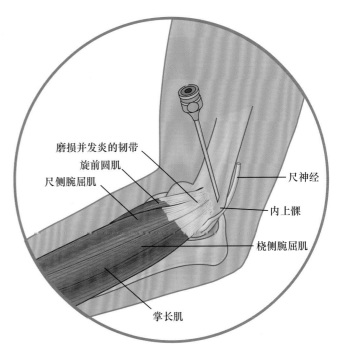

图 56-3　治疗高尔夫球肘时，将穿刺针垂直内上髁进针至受累肌腱

上髁压痛最显著的位置。使用高频线阵超声探头，沿长轴置于肌腱进入内上髁的位置上（图 56-6）。根据超声图像判断肌腱及其附着点是否符合高尔夫球肘表现（图 56-7）。彩色多普勒成像有助于判断受累肌腱是否有新生血管（图 56-8）。辨认受累肌腱和内上髁后，自探头边缘约 1 cm 处进针，采用平面内技术在超声实时引导下调整进针方向到达内上髁。针尖到位后，在超声实时引导下注射 0.25% 无防腐剂布比卡因 2 ml 及 80 mg 甲泼尼龙。注射时应几乎无阻力。如果出现钙化，可能需调整针尖位置，治疗全部受累区域。注射后退针，注射点加压覆盖无菌敷料并放置冰袋。

副作用和并发症

主要的并发症与损伤已受损并产生炎症的肌腱有关。若药液注射至此种肌腱内可引起肌腱撕裂，在注射前必须确认针尖未位于肌腱内。另一并发症为感染，在严格遵守无菌原则的情况下很罕见。肘部很容易损伤尺神经，注射时应小心避开尺神经。约 25% 的患者注射后会出现暂时性的疼痛加重，操作前应告知患者。

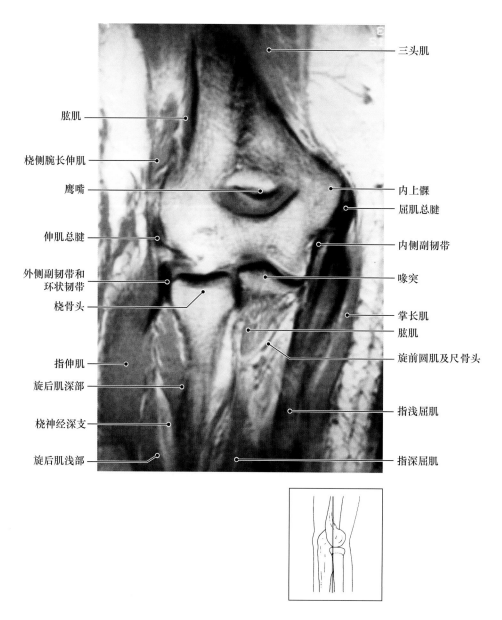

三头肌

肱肌

桡侧腕长伸肌

鹰嘴

内上髁

屈肌总腱

伸肌总腱

内侧副韧带

外侧副韧带和
环状韧带

喙突

桡骨头

掌长肌

肱肌

指伸肌

旋前圆肌及尺骨头

旋后肌深部

桡神经深支

指浅屈肌

旋后肌浅部

指深屈肌

图 56-4　MRI 显示内上髁和旋前圆肌、桡侧腕屈肌和尺侧腕屈肌的关系（From Kang HS，Ahn JM，Resnick D：MRI of the extremities：an anatomic atlas，ed 2，Philadelphia，2002，Saunders.）

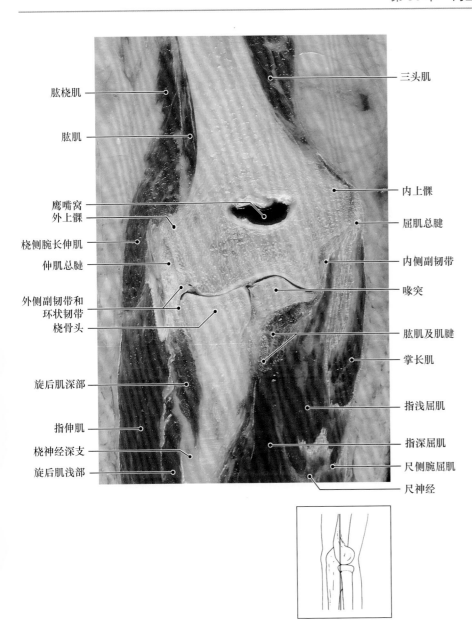

肱桡肌

肱肌

鹰嘴窝

外上髁

桡侧腕长伸肌

伸肌总腱

外侧副韧带和
环状韧带

桡骨头

旋后肌深部

指伸肌

桡神经深支

旋后肌浅部

三头肌

内上髁

屈肌总腱

内侧副韧带

喙突

肱肌及肌腱

掌长肌

指浅屈肌

指深屈肌

尺侧腕屈肌

尺神经

图 56-5　肘部冠状位解剖显示内上髁和旋前圆肌、桡侧腕屈肌和尺侧腕屈肌的关系（From Kang HS，Ahn JM，Resnick D：MRI of the extremities：an anatomic atlas，ed 2，Philadelphia，2002，Saunders.）

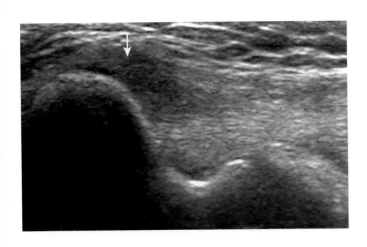

图 56-6　56 岁女性内上髁炎患者左肘屈肌总腱长轴超声影像。肌腱内可见局部高回声区（长箭头），与肌腱炎表现一致（From Park GY，Lee SM，Lee MY：Diagnostic value of ultrasonography for clinical medial epicondylitis. Arch Phys Med Rehabil 89（4）：738-742，2008.）

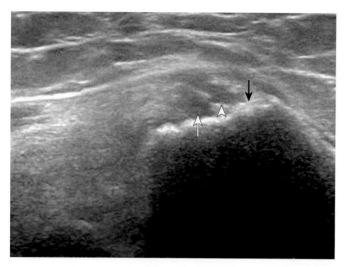

图 56-7 52 岁女性内上髁炎患者左肘屈肌总腱长轴超声影像。肌腱内可见局部无回声区（白色长箭头），与肌腱部分撕裂表现一致，伴有血管增生、皮质不规则（黑色长箭头）以及骨刺形成（箭头的头）（From Park GY, Lee SM, Lee MY: Diagnostic value of ultrasonography for clinical medial epicondylitis. Arch Phys Med Rehabil 89（4）: 738-742, 2008.）

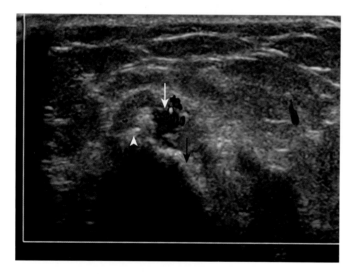

图 56-8 52 岁女性内上髁炎患者左肘屈肌总腱长轴彩色多普勒超声影像。注意新生血管区域。肌腱内可见局部无回声区（白色长箭头），与肌腱部分撕裂表现一致，伴有血管增生、皮质不规则（黑色长箭头）以及骨刺形成（箭头的头）（From Park GY, Lee SM, Lee MY: Diagnostic value of ultrasonography for clinical medial epicondylitis. Arch Phys Med Rehabil 89（4）: 738-742, 2008.）

临床要点

　　该注射技术治疗高尔夫球肘的疼痛十分有效。合并滑囊炎及肌腱炎也会加重肘部疼痛，可能需要额外局麻药和类固醇激素注射治疗。在谨慎注意注射部位解剖结构的情况下，此注射技术是十分安全的。注射时必须严格遵守无菌原则避免感染，操作者行标准防护。注射后立刻按压注射点可减少淤青和血肿的发生率。患者接受肘关节痛注射治疗几天后，应该辅以物理治疗方法，包括局部热敷和轻柔的关节活动度练习。屈肌腱周围缠绕尼龙绷带可能有助缓解症状。患者应避免剧烈运动，因为这会加剧患者的症状。在使用这种注射技术的同时，可加用简单的镇痛药和非甾体抗炎药治疗。如前所述，神经根型颈椎病症状可能与高尔夫球肘相似，操作前必须排除神经根型颈椎病以有效地治疗原发病。

推荐阅读

Ciccotti MC, Schwartz MA, Ciccotti MG: Diagnosis and treatment of medial epicondylitis of the elbow, *Clin Sports Med* 23:693–705, 2004.

Rineer CA, Ruch DS: Elbow tendinopathy and tendon ruptures: epicondylitis, biceps and triceps ruptures, *J Hand Surg Am* 34:566–576, 2009.

Waldman SD: Golfer's elbow. In *Atlas of pain management injection techniques*, ed 2, Philadelphia, 2009, Elsevier.

Waldman SD: Golfer's elbow. In *Pain review*. Philadelphia, 2009, Saunders, pp 267–268.

Waldman SD: Ultrasound guided injection technique for golfer's elbow. In *Comprehensive atlas of ultrasound guided pain management injection techniques*, Philadelphia, 2014, Lippincott, pp 366–371.

Waldman SD, editor: Golfer's elbow. In *Pain management*, Philadelphia, 2007, Saunders, pp 637–640.

57

肱三头肌腱注射

金笛 译 兰飞 王天龙 校

适应证与临床考虑

随着人们越来越多地进行体育锻炼以及使用运动器材，肱三头肌腱炎在临床上越来越多见。肱三头肌腱的远端和尺骨止点处最易发生肌腱炎。肱三头肌腱在重复运动时易形成微小损伤，由于肌腱无血管供应，这种微小损伤很难愈合。运动是急性肱三头肌腱炎的诱发因素。肱三头肌腱炎常与肌腱及肘关节的滑囊炎并存，加重疼痛和功能障碍。若炎症持续存在可导致肌腱周围的钙质沉积，使治疗更加困难（图57-1）。发炎肌腱的持续损伤最终可引起韧带撕裂（图57-2）。

肱三头肌腱炎的发作通常是急性的，多出现于肘关节过度活动或活动不当后。诱发因素包括运动（如打网球）和过度使用健身器材。活动前不当拉伸肱三头肌及其肌腱也可导致肱三头肌腱炎和急性韧带撕裂。当手臂因负重完全屈曲或手臂完全伸展而肘关节被迫屈曲时，肱三头肌远端肌腱受到直接损伤并可能导致韧带部分至全部撕裂。肱三头肌腱炎的疼痛是持续性的重度疼痛，位于肘后部（图57-3）。常出现显著的睡眠障碍。肱三头肌腱炎患者伸肘动作受到抵抗时会引起疼痛。被动伸展肘关节时会有吱嘎声或触及摩擦感。慢性炎症的肌腱可在受到外力或药物误注射入肌腱时突然撕裂。肱三头肌腱撕裂的患者患侧手臂不能主动地、有力地完全伸展。

所有肘后部疼痛的患者均应行X线以及MRI检查。基于患者的临床表现可行其他相关检查，包括血常规、血沉、抗核抗体的检测。若出现肘关节不稳定可行MRI检查以帮助诊断。骨放射性核素显像可用于诊断X线平片不可见的肘关节应力性骨折。超声图像也可帮助临床医师了解肌腱情况（图57-4）。

临床相关解剖

肱三头肌是肘关节伸展的主要肌肉，是肱二头肌和肱肌的拮抗肌肉。肱三头肌因由三束肌肉组成而得名，这三束肌肉分别有各自的起点。肱三头肌长头起于肩胛骨关节盂下凹，中间头起于桡神经沟和肱骨背面、内侧肌间隔及外侧肌间隔，外侧头起于肱骨背侧面近桡神经沟外侧、大结节和外侧肌间隔。肱三头肌的三个头均受桡神经支配，但有些人的三头肌长头受腋神经支配。肱三头肌的三个头融合成三头肌腱，进入鹰嘴突和肘关节囊后壁（图57-5）。肌腱在止点处易形成肌腱炎。

操作技术

体表标志技术

患者仰卧位，手臂内收于体侧，肘关节屈曲，手掌

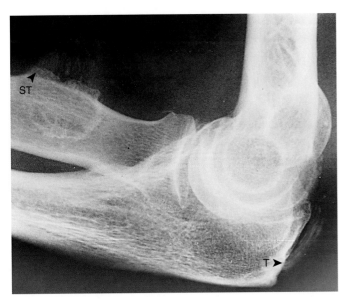

图57-1 肌腱和软组织钙化。在桡骨近端周围可见肱三头肌腱（T）和软组织（ST）钙质沉积（From Resnick D：Diagnosis of bone and joint disorders，ed 4，Philadelphia，2002，Saunders.）

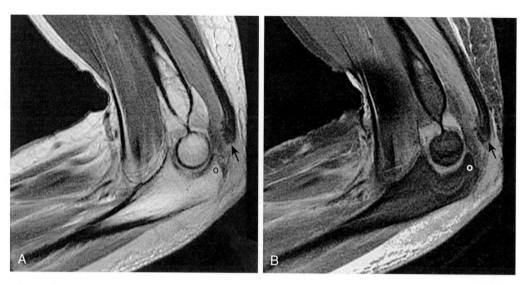

图 57-2   肘关节屈曲位肱三头肌腱撕裂图像。患者由于不适不能伸展肘关节。图像来自高磁场扫描仪，患者仰卧位，手臂屈曲过头。质子密度（**A**）和脂肪抑制 T2 加权像（**B**）冠状位图像显示肱三头肌腱远端（箭头）自鹰嘴（o）撕裂并积液（From Edelman RR，Hesselink JR，Zlatkin MB，et al，editors：Clinical magnetic resonance imaging，ed 3，Philadelphia，2006，Saunders.）

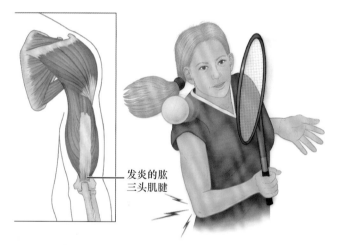

发炎的肱三头肌腱

图 57-3   肱三头肌腱炎的疼痛是持续性的重度疼痛，位于肘后部（From Waldman SD：Atlas of uncommon pain syndromes，ed 2，Philadelphia，2008，Saunders.）

放于腹部。用 5 ml 注射器抽取 2 ml 局麻药及 40 mg 甲泼尼龙。

常规消毒肘关节后部皮肤，确认鹰嘴突及其表面的滑囊。严格遵循无菌原则，使用 25 G、1 英寸穿刺针自中线进针至滑囊（图 57-6）。若触及骨质则将针退至滑囊，针尖进入滑囊后缓慢注入药液，注射时几乎无阻力。注射后退针，注射点加压覆盖无菌敷料并放置冰袋。

超声引导技术

患者坐位，肘微屈，手放置于检查台上。

触及尺骨鹰嘴，于肱三头肌腱远端进入鹰嘴窝处使用高频线阵超声探头沿长轴进行扫描（见图 57-4）。辨认受累肌腱后，评估肌腱炎及撕裂情况（图 57-7）。自探头边缘约 1 cm 处进针，采用平面内技术在超声实时引导下调整进针角度，使针尖位于韧带附着处。针尖到位后，在超声实时引导下注射 0.25% 无防腐剂的布比卡因 2 ml 及 80 mg 甲泼尼龙，注射时应几乎无阻力。如果出现钙化，可能需调整针尖位置，治疗全部受累区域。注射后退针，注射点加压覆盖无菌敷料并放置冰袋。

副作用和并发症

主要的并发症与损伤已受损并产生炎症的肌腱有关，若药液注射至此种肌腱内可引起肌腱撕裂，在注射前必须确认针尖未位于肌腱内。另一并发症为感染，严格遵守无菌原则的情况下很罕见。肘部操作很容易损伤尺神经，在此区域注射时应十分小心。约 25% 的患者注射后会出现暂时性的疼痛加重，操作前应告知患者这一情况。

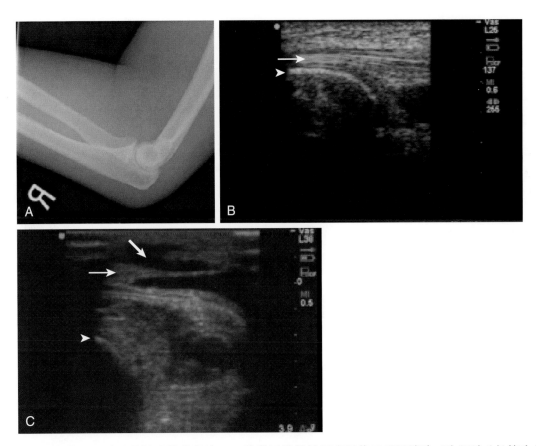

图 57-4　**A**. 侧位肘 X 线检查显示无骨折或关节积液。**B**. 肱骨远端长轴超声图像显示远端肱三头肌腱（长箭头）和鹰嘴皮质（箭头的头）。**C**. 肱骨远端长轴超声图像显示远端肱三头肌腱（细长箭头）、无回声区域（粗长箭头）显示肌腱连续性缺失及鹰嘴皮质（箭头的头）（From Sisson C，Nagdev A，Tirado A，et al：Ultrasound diagnosis of traumatic partial triceps tendon tear in the emergency department. J Emerg Med 40：436-438，2011.）

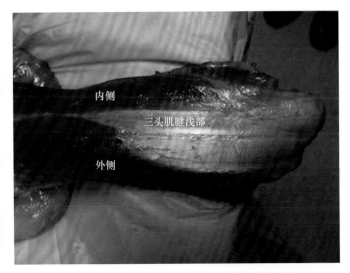

图 57-5　左肘关节后面观显示肱三头肌腱浅部的解剖。注意外侧肌腱成角度，内侧肌腱较平直（From Keener JD，Chafik D，Kim HM，et al：Insertional anatomy of the triceps brachii tendon. J Shoulder Elbow Surg 19：399-405，2010.）

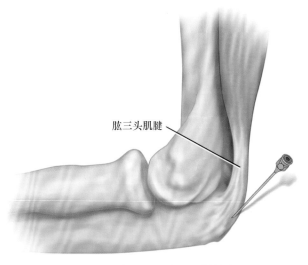

图 57-6　肱三头肌腱的注射技术

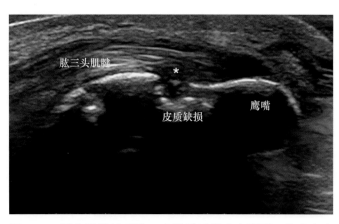

图 57-7　超声图像显示肱三头肌腱远端止点撕裂。注意有皮质缺损（星号）

临床要点

　　肱三头肌腱是非常强壮的肌腱，但也容易撕裂。合并滑囊炎及肌腱炎可加重肘后部疼痛，需要注射局麻药和类固醇激素进一步治疗。

　　在谨慎注意注射部位解剖结构的情况下，此注射技术是十分安全的。患者接受肘关节痛注射治疗几天后，应该辅以物理治疗方法，包括局部热敷和轻柔的关节活动度练习。应避免剧烈运动，因其会加重症状。在使用这种注射技术的同时，可加用简单的镇痛药和非甾体抗炎药治疗。

推荐阅读

Isbell WM: Tendon ruptures. In Brukner P, Khan K, editors: *Clinical sports medicine*, ed 3, Sydney, 2006, McGraw-Hill Australia.

Jafarnia K, Gabel GT, Morrey BF: Triceps tendinitis, *Oper Tech Sports Med* 9:217–221, 2001.

Keener JD, Chafik D, Kim HM, et al.: Insertional anatomy of the triceps brachii tendon, *J Shoulder Elbow Surg* 19:399–405, 2010.

Rineer CA, Ruch DS: Elbow tendinopathy and tendon ruptures: epicondylitis, biceps and triceps ruptures, *J Hand Surg Am* 34:566–576, 2009.

Waldman SD: Ultrasound-guided injection technique for tricep's tendinitis. In *Comprehensive atlas of ultrasound guided pain management injection techniques*, Philadelphia, 2014, Lippincott, pp 388–385.

58

鹰嘴滑囊注射

金笛 译 兰飞 王天龙 校

适应证与临床考虑

滑囊由滑液囊构成，可以使肌肉和肌腱在其区域内重复运动时较容易地滑动。这些滑液囊表面覆盖有血供丰富的滑膜，可分泌滑液。滑囊的炎症可引起滑液分泌增加，导致滑囊的肿胀。过度运动或使用不当可导致滑囊的炎症、肿胀，极少数情况下会发生感染。尽管滑囊的数量、大小和位置存在显著个体差异，解剖学家已经确认了一些与临床有关的滑囊，包括鹰嘴滑囊。鹰嘴滑囊位于肘后部尺骨鹰嘴突及其覆盖的皮肤之间。可以以单个囊腔或者被分隔为多个囊腔的形式存在。

鹰嘴滑囊容易在急性创伤或者反复微小创伤中受损。急性损伤通常由运动（如冰球）或摔倒后鹰嘴直接着地引起的直接创伤导致。靠肘部支撑或长时间伏案工作引起的反复性压力可导致鹰嘴滑囊的炎症和肿胀。痛风或细菌感染引起的急性鹰嘴滑囊炎少见（图58-1）。如果发展为慢性炎症，滑囊可能发生钙化形成结节。

鹰嘴滑囊炎患者在进行肘部活动时常主诉疼痛或肿胀，伸肘时尤甚。疼痛局限于鹰嘴部位，肘关节以上常出现牵涉痛。患者通常更担心滑囊的肿胀。体格检查可发现鹰嘴部位的压痛和滑囊肿胀，有时肿胀范围较大（图58-2）。被动伸展和抵抗肩关节屈曲以及任何增加

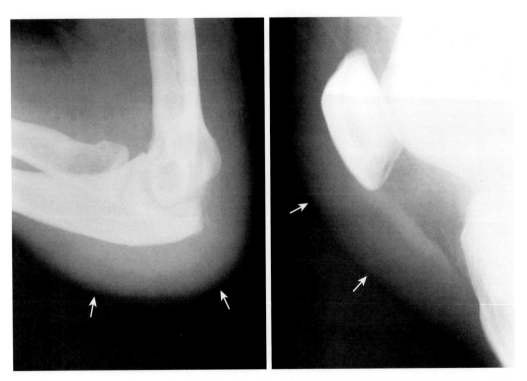

图 58-1　化脓性鹰嘴滑囊炎。注意金黄色葡萄球菌感染引起滑囊明显肿胀（箭头）和周围软组织水肿。手术、外伤史导致邻近骨骼异常（From Resnick D：Diagnosis of bone and joint disorders，ed 4，Philadelphia，2002，Saunders.）

滑囊压力的活动均可导致疼痛。滑囊感染时常出现发热和寒战症状。怀疑感染时，须紧急抽吸囊内容物，并进行革兰氏染色和培养，选择正确的抗生素进行治疗。肘后平片和（或）超声检查可显示滑囊钙化，以及其他与慢性炎症表现一致的相关结构（图58-3）。

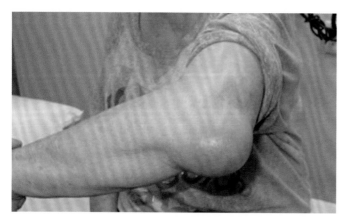

图58-2　鹰嘴滑囊炎的临床表现（From Working S，Tyser A，Levy D：Mycobacterium avium complex olecranon bursitis resolves without antimicrobials or surgical intervention：a case report and review of the literature. IDCases 2：59-62，2015.）

临床相关解剖

　　肘关节是一个滑膜性铰链关节，连接肱骨、桡骨和尺骨（图58-4），主要功能是改变腕关节位置以优化手的功能。此关节使肘部可屈曲和伸展，并使前臂可旋前和旋后。关节内衬滑膜，并被致密的关节囊覆盖，其向内侧增厚形成尺侧副韧带，向外侧增厚形成桡侧副韧带。这些韧带以及骨性结构的精确咬合使肘关节非常稳定，不容易发生脱位。如果出现关节囊积液，前、后关节囊会变得薄弱，并可能发生扩张。鹰嘴滑囊位于尺骨鹰嘴突和皮肤之间的肘关节后部。直接创伤或过度使用肘关节会导致鹰嘴滑囊炎。

　　肘关节主要由肌皮神经和桡神经支配，以及尺神经和正中神经不同程度地支配。在上臂中段，尺神经向内侧走行，穿过鹰嘴突和肱骨内上髁之间，在这一部位十分容易受到卡压或创伤。在肘部，正中神经紧邻肱动脉的内侧，当进行肱动脉置管抽取动脉血气时可能会被损伤。

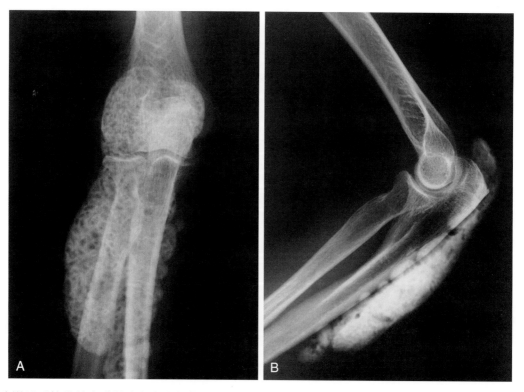

图58-3　滑囊造影显示扩张的鹰嘴滑囊内多个物体影。**A**. 前后位；**B**. 侧位（From Matsumoto T，Fujita K，Fujioka H，et al：Massive nonspecific olecranon bursitis with multiple rice bodies. J Shoulder Elbow Surg 13：680-683，2004.）

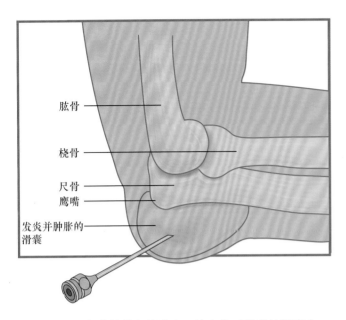

图 58-4　鹰嘴滑囊炎的治疗，针尖位于发炎的滑囊内

操作技术

体表标志技术

患者仰卧位，上肢内收于体侧，肘关节屈曲，手掌置于腹部。用 5 ml 无菌注射器抽取 2 ml 局部麻醉药和 40 mg 甲泼尼龙。

消毒关节后方皮肤，确认鹰嘴及鹰嘴滑囊位置。严格遵循无菌原则，用 25 G、1 英寸穿刺针沿中线进针，经过皮肤和皮下组织，直接到达滑囊（见图 58-4）。如果触及骨质，则退针进入滑囊，缓慢推注药物，应几乎无阻力。注射后退针，注射点加压覆盖无菌敷料并放置冰袋。

超声引导技术

患者坐位，肘关节微屈，手放置于检查台上。触诊定位鹰嘴，使用高频线阵超声探头沿鹰嘴长轴进行扫描（图 58-5）。辨认鹰嘴滑囊后，使用 22 G、1.5 英寸穿刺针，自探头边缘约 1 cm 处进针，采用平面内技术在超声实时引导下调整进针角度，使针尖位于滑囊内。针尖到位后，在超声实时引导下注射 0.25% 无防腐剂的布比卡因 3 ml 及 80 mg 甲泼尼龙，注射时应几乎无阻力。若出现钙化或囊腔，应调整进针位置以治疗全部受累区域。注射后退针，注射点加压覆盖无菌敷料并放置冰袋。

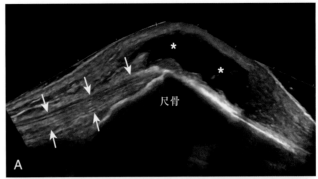

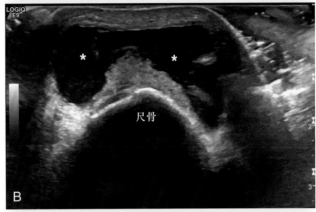

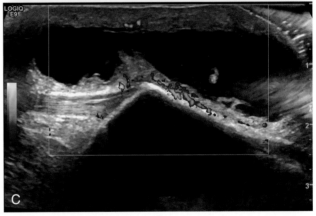

图 58-5　鹰嘴滑囊炎患者长轴（**A**）及短轴（**B**）超声图像。尺骨近端表面可见低回声的积液滑囊（星号），长轴图像可见肱三头肌腱远端（白色箭头）。**C**. 多普勒超声图像显示滑囊周围血管增生，与轻度滑膜炎表现一致（From Waldman, SD, Campbel RSD: Imaging of pain, Philadelphia, 2011, Saunders, pp 273-274. ）

副作用和并发症

鹰嘴滑囊注射的主要并发症是感染，严格遵循无菌操作则此并发症非常罕见。如前所述，尺神经在肘部极易受损。约 25% 的患者会出现注射后一过性的疼痛加重，应事先告知患者。

临床要点

　　该注射技术可非常有效地治疗由鹰嘴滑囊炎引起的疼痛和肿胀。并存的肌腱炎和肱骨上髁炎也可导致肘部疼痛，可能需要额外的局麻药和糖皮质激素局部注射。若谨慎注意注射部位的解剖，此操作十分安全，尤其应注意操作过程中保持沿中线进针，避免损伤尺神经。注意无菌操作，避免感染。术者采用标准防护。操作完成后迅速压迫穿刺点可以减少瘀斑和血肿的发生率。患者接受肘关节痛注射治疗几天后，应该辅以物理治疗方法，包括局部热敷和轻柔的关节活动度练习。应避免剧烈运动，因为它会加剧患者的症状。在使用这种注射技术的同时，可加用简单的镇痛药和非甾体抗炎药。

推荐阅读

Matsumoto T, Fujita K, Fujioka H, et al.: Massive nonspecific olecranon bursitis with multiple rice bodies, *J Shoulder Elbow Surg* 13:680–683, 2004.

McFarland EG, Gill HS, Laporte DM, Streiff M: Miscellaneous conditions about the elbow in athletes, *Clin Sports Med* 23:743–763, 2004.

Waldman SD: Injection technique for olecranon bursitis pain. In *Pain review*. Philadelphia, 2009, Saunders, pp 461–462.

Waldman SD: Ultrasound-guided injection technique for olecranon bursitis. In *Comprehensive atlas of ultrasound guided pain management injection techniques*, Philadelphia, 2014, Lippincott, pp 392–396.

59

肘关节囊注射

刘贝　刘芳妍　译　兰飞　王天龙　校

适应证与临床考虑

　　滑膜囊表面由血供丰富的黏膜所覆盖，可分泌大量滑液，用于减少运动时肌肉、肌腱之间的摩擦。炎症可刺激滑液分泌，导致滑膜囊的肿胀。过度使用或使用不当可导致滑膜囊的炎症、肿胀，极少数情况下会发生感染。尽管滑膜囊的数量、大小和位置存在显著个体差异，解剖学家已经确认了部分与临床有关的滑膜囊，包括肘关节滑膜囊。肘关节滑膜囊位于肘关节的前部，可以以单个囊腔或者被分隔为多个囊腔的形式存在。

　　肘关节滑膜囊，也称肱二头肌桡关节滑膜囊，容易在单次急性创伤或反复微小创伤中受损。急性创伤常导致肘关节前部的直接损伤。肘部的重复动作可导致肘关节滑膜囊的炎症和肿胀，如投掷标枪和棒球（图 59-1）。目前认为反复旋前和旋后动作可引起肘关节滑膜囊的炎症。痛风和类风湿关节炎引起的急性肘关节滑囊炎较少见。如果发展为慢性炎症，可出现滑囊钙化。

　　肘关节滑囊炎的患者在进行肘部活动时常主诉疼痛和肿胀。疼痛局限于肘关节区域，牵涉痛通常累及前臂和手部。体格检查时发现肘关节前方的肘关节囊部位存在压痛和肿胀。由于被动伸展和抵抗屈肘时增加了肘关节囊内的压力，所以会感到疼痛。肘后 X 线平片可显示关节囊钙化以及其他慢性炎症相关的表现。MRI 和超声检查可帮助区分肘窝的滑囊炎和其他软组织肿块（图 59-2 和图 59-3）。

临床相关解剖

　　肘关节是一个滑膜性铰链关节，连接肱骨、桡骨和尺骨（图 59-4）。主要功能是支配腕关节，优化手的功能，进行屈曲和伸展运动，并参与前臂的旋前和旋后。致密的关节囊覆盖整个关节，其向内侧增厚形成尺侧副

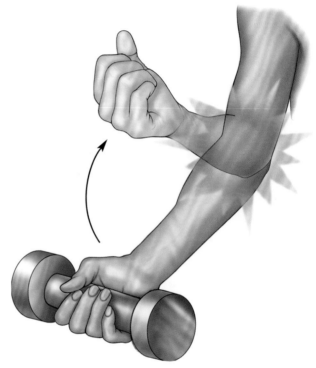

图 59-1　肘部的重复动作，如投掷标枪和棒球，可导致肘关节滑膜囊的炎症和肿胀（From Waldman SD, editor: Cubital bursitis. In Atlas of uncommon pain syndromes, ed 3, Philadelphia, 2014, Elsevier.）

韧带，向外侧增厚形成桡侧副韧带。这些韧带以及骨性结构的精确咬合使肘关节非常稳定，不容易发生前后脱位。如果关节囊发生渗出，则前、后囊壁会变得薄弱，并发生扩张。

　　肘窝位于肘前，外侧界为肱桡肌，内侧界为旋前圆肌；其内有正中神经穿过，容易被发炎、肿胀的肘关节囊所刺激和压迫。肘关节囊位于桡骨头和肱二头肌腱之间。肘关节主要由肌皮神经和桡神经支配，以及尺神经和正中神经不同程度的支配。在上臂中部，尺神经向内侧走行，穿过鹰嘴突和肱骨内上髁之间，在此部位尺

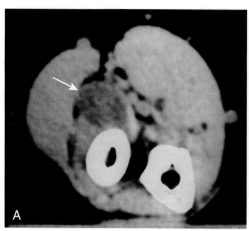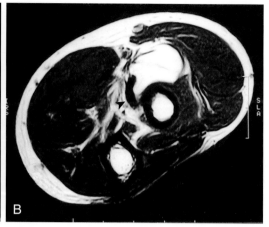

图59-2　**A**. 增强 CT 扫描显示肘部左侧的低密度影（箭头）。**B**. 轴向自旋回波 T2 加权像显示均质高密度影，提示存在积液。箭头的头指示肱二头肌腱（From Yamamoto T，Mizuno K，Soejima T，Fujii M：Bicipital radial bursitis：CT and MR appearance. Comput Med Imaging Graph 25：531-533，2001.）

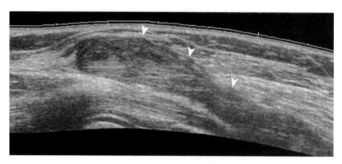

图59-3　肘关节或肱二头肌桡骨囊滑囊炎。纵轴切面可见一"香肠形"，膨大的肘部滑囊（箭头）（From James JJ：Ultrasound of the elbow. In：Allan PL，Baxter GM，Weston MJ，editors：Clinical ultrasound，ed 3，New York，2011，Elsevier，pp 1043-1054.）

神经易受压迫和损伤。在肘窝内，正中神经伴行于肱动脉的内侧，当行肱动脉置管抽取动脉血气时可能会被损伤。在肘关节囊注射过程中也可发生正中神经损伤。

操作技术

体表标志技术

患者仰卧位，上肢充分内收于体侧，肘关节伸展，掌心向上，掌背垫于小巾之上。用 5 ml 无菌注射器抽取 2 ml 局部麻醉药和 40 mg 甲泼尼龙。

术者在肘横纹处确认肱动脉搏动，消毒皮肤后，用 1 英寸、25 G 穿刺针由肘横纹肱动脉外侧进针、向头侧并且沿稍偏内侧方向缓慢进入（图59-4）。如果触及骨质，应退针至皮下组织。然后缓慢推注药物，正常情况

下有轻微阻力。如果阻力很大，针头可能位于肌腱内，应退针直至注射时无明显阻力。退出穿刺针，用无菌辅料加压包扎及使用冰袋冰敷。

副作用和并发症

肘关节囊注射相对较安全，主要并发症有：局麻药意外注入血管内和由于穿刺针损伤正中神经导致的持久性感觉异常。对使用抗凝剂的患者，若临床情况显示对患者具有有利的风险-效益比，尽管有增加出血的风险，采用 25 G 或 27 G 的注射针仍可安全地进行操作。迅速压迫注射部位，可减少血肿的形成。注射后用冰袋冷敷 20 min 也可减轻操作后疼痛及减少出血。

临床要点

这项穿刺技术可非常有效地治疗由肘关节囊炎引起的疼痛和肿胀。如果并存肌腱炎和肱骨外上髁炎，则需要应用更多的局麻药和长效皮质激素进行局部注射。事先了解注射部位的解剖，操作过程中始终保持针头位于肱动脉的外侧，从而避开正中神经，可保证操作的安全性。注意无菌操作，避免感染。穿刺后迅速压迫穿刺点可减少瘀斑和血肿的发生率。患者接受肘关节痛注射治疗几天后，应该辅以物理治疗方法，包括局部热敷和轻柔的关节活动练习。应避免剧烈运动，因为它会加剧患者的症状。在使用该注射技术的同时，可加用简单的镇痛药和非甾体抗炎药治疗。

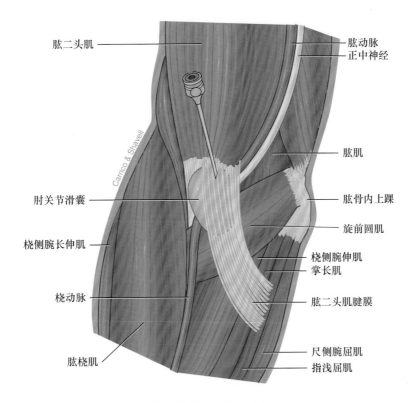

肱二头肌

肱动脉
正中神经

肱肌

肱骨内上踝

旋前圆肌

肘关节滑囊

桡侧腕长伸肌

桡侧腕伸肌
掌长肌

桡动脉

肱二头肌腱膜

肱桡肌

尺侧腕屈肌
指浅屈肌

图 59-4　肘关节滑囊位于肱二头肌腱膜的下方

推荐阅读

Potter HG, Schachar J, Jawetz S: Imaging of the elbow, *Oper Tech Orthop* 19:199–208, 2009.

Qureshi F, Stanley D: The painful elbow, *Surgery (Oxford)* 24:368–372, 2006.

Waldman SD: Functional anatomy of the elbow joint. In *Pain review*. Philadelphia, 2009, Saunders, pp 90–94.

Waldman SD: Injection technique for cubital bursitis pain. In *Pain review*. Philadelphia, 2009, Saunders, pp 463–464.

Yamamoto T, Mizuno K, Soejima T, Fujii M: Bicipital radial bursitis: CT and MR appearance, *Comput Med Imaging Graph* 25:531–533, 2001.

60

旋后肌综合征注射技术

刘贝　刘芳妍　译　兰飞　王天龙　校

适应证与临床考虑

　　旋后肌容易发生肌筋膜疼痛综合征，通常是由于进行某些活动时引起肌肉的反复微小损伤所导致，包括拧螺丝刀、长时间熨烫、握手、用泥铲或花园铲挖地等。不正确的单手反手网球技术会导致肌肉钝性损伤，也可引起肌筋膜疼痛综合征。

　　肌筋膜疼痛综合征是一种影响机体局部或局灶的慢性疼痛综合征。肌筋膜疼痛综合征诊断的必要条件是体检中发现肌筋膜触发点。尽管触发点通常位于机体病变部位，但肌筋膜疼痛综合征的疼痛症状常波及其他解剖部位，该牵涉痛常被误诊或者归因于其他器官系统的病变，由此造成过度检查和无效的治疗。旋后肌综合征通常还存在患侧前臂的牵涉痛。

　　触发点是肌筋膜疼痛的特征性病变，是由受累肌肉的微损伤引起。该病理损伤的特征为受累肌肉存在剧烈压痛的压痛点。碰触或牵拉造成触发点的机械刺激不仅引起局部剧烈疼痛，而且会引起牵涉痛，除此之外还常存在受刺激肌肉的不自主回缩动作，称之为"跳跃征"。跳跃征也是肌筋膜疼痛综合征的特征性症状。旋后肌综合征的触发点位于旋后肌近端（图60-1）。

　　当触及肌筋膜触发点时，常可据此确定肌纤维的绷紧带。尽管肌筋膜疼痛综合征的患者存在上述一致的体征，然而肌筋膜触发点的病理生理学基础目前尚不清楚，对此已提出不少的理论解释，所有的理论解释的共同之处均认为，触发点为受累肌肉微损伤的结果。该微损伤可发生在受累肌肉单次损伤后，亦可是反复微损伤引起，或者是由收缩肌与拮抗肌的慢性功能失调引起。

　　除肌肉损伤外，其他很多因素也容易造成肌筋膜疼痛综合征。周末运动员进行不习惯的体育运动可能会

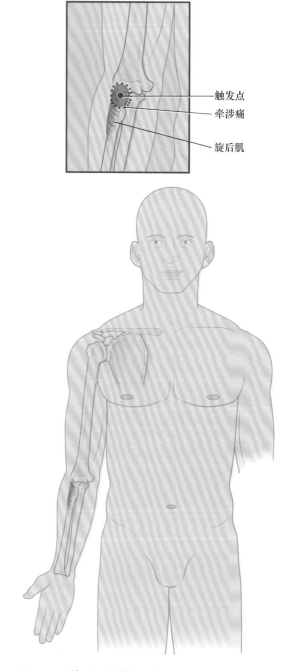

触发点
牵涉痛
旋后肌

图 60-1　旋后肌综合征的触发点位于旋后肌近端

引起肌筋膜疼痛综合征。坐在电脑前或看电视时的不良坐姿也是造成肌筋膜疼痛综合征的诱发因素。既往的创伤病史会引起肌肉功能异常，并易于继发肌筋膜疼痛综合征。若患者营养状况较差或者并存精神和行为异常，包括慢性应激和抑郁状态，常会使上述所有诱因的作用加强。旋后肌更容易发生与应激相关的肌筋膜疼痛综合征。

肌筋膜疼痛综合征除了疼痛症状外，常同时存在肌肉僵硬和乏力，这会增加该疾病相关的功能障碍，使其治疗更为复杂。肌筋膜疼痛综合征会以原发病形式出现，也可与其他疼痛疾病并存，包括神经根病变和慢性区域疼痛综合征。精神或行为异常，包括抑郁，常会与肌筋膜疼痛综合征相关的肌肉功能异常并存，因此，对精神和行为异常的治疗是成功治疗肌筋膜疼痛综合征方案中必不可少的一部分。

临床相关解剖

旋后肌，顾名思义，即使前臂旋后。旋后肌包绕桡骨的上三分之一，分为深浅两层，浅层为腱性结构，起始于肱骨外上髁、桡侧副韧带和桡骨环状韧带（图60-2）。深层的起始部位与浅层相同，但为肌性结构。旋后肌是由桡神经深支所支配（图60-3）。在过度使用或者使用不当的情况下，旋后肌的损伤、磨损或撕裂，可导致肌筋膜疼痛综合征和起始部位的肱骨外上髁炎症（网球肘）。此部位的肌肉肿瘤也会导致桡神经和骨间后神经的压迫从而导致无力和前臂疼痛（图60-4）。以上神经结构可在 MRI 和超声图像中显示（图60-5）。

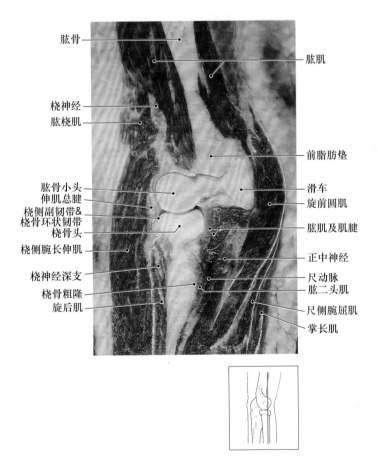

图 60-2　旋后肌与桡骨的解剖关系（From Kang HS，Ahn JM，Resnick D：MRI of the extremities：an anatomic atlas，ed 2，Philadelphia，2002，Saunders.）

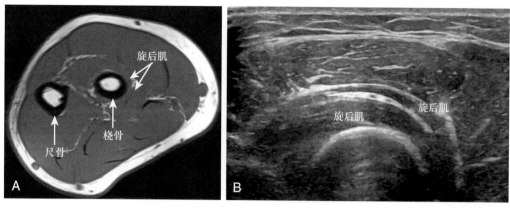

图 60-3　旋后肌起于肱骨外上髁、桡侧副韧带、桡骨环状韧带和尺骨嵴，包绕桡骨近端 1/3 并止于桡骨的前和外侧。肌腹有桡神经的分支-骨间后神经穿过，由肌肉近端穿入，穿过腱弓，位于深层并到达肘后部 **A**. MRI；**B**. 超声（From Precerutti M, Garioni E，Ferrozzi G：Dorsal forearm muscles：US anatomy pictorial essay. J Ultrasound 13：66-69，2010.）

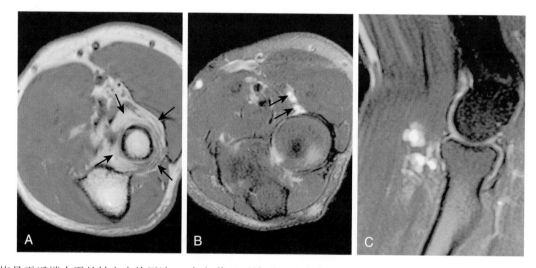

图 60-4　**A**. 桡骨干近端水平的轴向自旋回波 T1 加权像显示旋后肌重度萎缩，并有大量脂肪浸润（箭头）。提示旋后肌神经支配的慢性损伤。**B**. 桡骨头水平的脂肪抑制轴向自旋回波 T2 加权像显示骨间后神经的部位存在一个分叶状的囊性病变（箭头），可能对骨间后神经造成压迫，逐渐引起旋后肌萎缩和脂肪浸润。**C**. 矢状位，肱桡关节水平的脂肪抑制轴向自旋回波 T2 加权像显示囊性病变分叶形态及病变程度。病变位于桡骨头前部的正前方（From Ly JQ，Barrett TJ，Beall DP，Bertagnolli R：MRI diagnosis of occult ganglion compression of the posterior interosseous nerve and associated supinator muscle pathology. Clin Imaging 29：362-363，2005.）

操作技术

体表标志技术

　　在触发点进行穿刺前应作充分准备以达到最佳治疗效果。触发点注射应朝向原发触发点，而非牵涉痛的区域。应向患者解释，在触发点进行注射的目的是为了阻断持续疼痛的触发，从而期望达到长久的疼痛缓解。重要的是要让患者理解，对于多数肌筋膜疼痛综合征的患者，要达到最佳的疼痛缓解常需要多种治疗模式。在确定和标记触发点及行触发点穿刺过程中，采取侧卧位可减少血管迷走神经反射。触发点穿刺部位的皮肤在穿刺前应进行充分消毒，以避免感染的发生。首先向患者解释触发点注射的目的。待消毒患者皮肤之后，术者戴无菌手套再次确认触发点。用无菌注射器抽取 10 ml 的 0.25% 布比卡因和 40 mg 甲泼尼龙，连接于 25 G 或 27 G 的穿刺针。除腰背肌穿刺外，1.5 英寸的穿刺针足以完成操作。对每个压痛点注射 0.5 ～ 1.0 ml 的药液（见图 60-1）。完全消除痛点可能需要 2 ～ 5 个疗程，应事先告知患者。

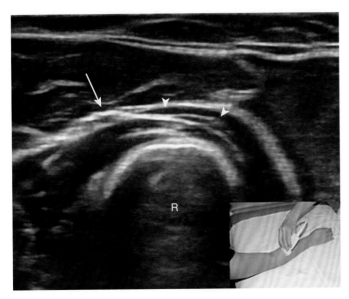

图 60-5　手臂内旋时横向超声切面图像。旋后肌头部（箭头的头）之间的线性脂肪平面对应骨间后神经。图中可见神经穿出肌肉的出口点（箭头）。插入图片显示探头的位置。R，桡骨（From De Maeseneer M，et al：Ultrasound of the elbow with emphasis on detailed assessment of ligaments，tendons，and nerves. Eur J Radiol 84（4）：671-681，2015.）

副作用和并发症

由于穿刺部位邻近神经及血管，要求术者必须充分了解局部解剖并对疼痛介入治疗具有丰富经验。如果存在明显的旋后肌综合征相关的外上髁炎，常常有旋后肌肌腱和肌纤维断裂的可能。另外很多患者主诉触发点注射后会有一过性的疼痛加重。

临床要点

事先了解注射部位的临床相关解剖，可以保证触发点注射的安全性。注意无菌操作，避免感染。术者注意自我保护。主要副作用是穿刺针导致的穿刺部位的皮肤及皮下组织损伤。触发点注射完成后立即进行局部按压，可减少瘀斑和血肿的形成。避免使用过长的穿刺针可减少对皮下组织的损伤。在进行旋后肌注射时，特别注意避免损伤肘关节的神经及血管。

抗抑郁药物是肌筋膜疼痛综合征主要的治疗药物。对于此类疼痛症状，三环类抗抑郁药比选择性 5- 羟色胺再摄取抑制剂更为有效。抗抑郁药物治疗肌筋膜疼痛综合征的确切机制目前并不明确。有些学者认为该类药物的主要作用是治疗肌筋膜疼痛综合征患者潜在的抑郁状态。目前首选阿米替林和去甲替林，应在睡前单次给药，剂量从 10～25 mg 开始，在副作用允许的范围内，逐渐加大剂量进行滴定。

推荐阅读

Erak S, Day R, Wang A: The role of supinator in the pathogenesis of chronic lateral elbow pain: a biomechanical study, *J Hand Surg Br* 29:461–464, 2004.

Ly JQ, Barrett TJ, Beall DP, Bertagnolli R: MRI diagnosis of occult ganglion compression of the posterior interosseous nerve and associated supinator muscle pathology, *Clin Imaging* 29:362–363, 2005.

Precerutti M, Garioni E, Ferrozzi G: Dorsal forearm muscles: US anatomy pictorial essay, *J Ultrasound* 13:66–69, 2010.

Thomas SJ, Yakin DE, Parry BR, Lubahn JD: The anatomical relationship between the posterior interosseous nerve and the supinator muscle, *J Hand Surg Am* 25:936–941, 2000.

61

肱桡肌综合征注射技术

刘贝 刘芳妍 译 兰飞 王天龙 校

适应证与临床考虑

肱桡肌容易发生肌筋膜疼痛综合征，通常是由于进行某些活动时引起肌肉的反复微小损伤所致，包括拧螺丝刀、长时间熨烫、过度使用健身器材时肘部前臂的反复弯曲、握手、用泥铲或花园铲挖土等。网球中不合理地使用单手反手技术也会诱发这种肌筋膜疼痛综合征，对肌肉产生钝性损伤。

肌筋膜疼痛综合征是一种影响机体局部或局灶的慢性疼痛综合征。肌筋膜疼痛综合征诊断的必要条件是体检中发现肌筋膜触发点。尽管触发点通常位于机体病变部位，但肌筋膜疼痛综合征的疼痛症状常波及其他解剖部位。该牵涉痛常被误诊或者归因于其他器官系统的病变，由此造成不必要的检查和无效的治疗。由肱桡肌引起肌筋膜疼痛综合症的疼痛经常牵涉至同侧前臂，偶尔涉及肘上。

触发点是肌筋膜疼痛的特征性病变，是由受累肌肉的微损伤引起。该病理损伤的特征为受累肌肉存在剧烈压痛的压痛点。碰触或牵拉造成触发点的机械刺激不仅引起局部剧烈疼痛，而且会引起牵涉痛，除此之外还常存在受刺激肌肉的不自主收缩动作，称之为"跳跃征"。跳跃征也是肌筋膜疼痛综合征的特征性症状。肱桡肌综合征患者的触发点位于肌肉的上腹部（图61-1）。

当触及肌筋膜触发点时，常可据此确定肌纤维的绷紧带。尽管肌筋膜疼痛综合征的患者存在上述一致的体征，然而肌筋膜触发点的病理生理学基础目前尚不清楚，对此已提出不少的理论解释，但所有理论解释的共同之处均认为，触发点为受累肌肉微损伤的结果。该微损伤可发生在受累肌肉单次损伤后，亦可由反复微损伤引起，或者是由收缩肌与拮抗肌的慢性功能失调引起。

除肌肉损伤外，其他很多因素也容易造成肌筋膜疼痛综合征。周末运动员进行不习惯的体育运动可能会

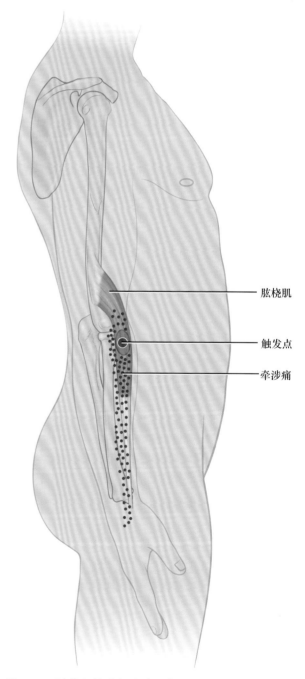

肱桡肌

触发点

牵涉痛

图 61-1 肱桡肌综合征患者的触发点位于肌肉的上腹部

引起肌筋膜疼痛综合征。坐在电脑前或看电视时的不良坐姿也是造成肌筋膜疼痛综合征的诱发因素。既往存在的创伤病史会引起肌肉功能异常，并易于继发肌筋膜疼痛综合征。若患者营养状况较差或者并存精神或行为异常，包括慢性应激和抑郁状态，常会使上述所有诱因的作用加强。尺侧腕伸肌似乎更容易发生与应激相关的肌筋膜疼痛综合征。

肌筋膜疼痛综合征除了疼痛症状外，常同时存在肌肉僵硬和乏力，这会增加该疾病相关的功能障碍，使其治疗更为复杂。肌筋膜疼痛综合征会以原发病形式出现，也可与其他疼痛疾病并存，包括神经根病变和慢性区域疼痛综合征。精神或行为异常，包括抑郁，常会与肌筋膜疼痛综合征相关的肌肉功能异常并存。对精神和行为异常的治疗是肌筋膜疼痛综合征的成功治疗方案中必不可少的一部分。

临床相关解剖

肱桡肌参与肘关节弯曲，旋后时使前臂旋前，旋前时使前臂旋后。肱桡肌起源于肱骨外上髁上嵴和肱骨肌间隔外侧（图 61-2）。肱桡肌附着于桡骨茎突上部，桡骨远端外侧和前臂筋膜，由桡神经支配。在过度使用或者使用不当的情况下，肱桡肌容易损伤、磨损或撕裂，导致肌筋膜疼痛综合征。

操作技术

体表标志技术

在触发点进行穿刺前应作充分准备以达到最佳效果。触发点注射应朝向原发触发点，而非牵涉痛的区域。应向患者解释，在触发点进行注射的目的是为了阻断持续疼痛的触发，从而期望达到长久的疼痛缓解。重要的是要让患者理解，对于多数肌筋膜疼痛综合征的患者，要达到最佳的疼痛缓解常需要多种治疗模式。在确定和标记触发点及行触发点穿刺过程中，采取侧卧位可

减少血管迷走神经反射。触发点穿刺部位的皮肤在穿刺前应进行充分消毒，以避免感染的发生。

首先向患者解释痛点注射的目的。待消毒患者皮肤之后，术者戴无菌手套再次确认触发点。用无菌注射器抽取 10 ml 的 0.25% 布比卡因和 40 mg 甲泼尼龙，连接于 25 G 或 27 G 的穿刺针。除腰背肌穿刺外，1.5 英寸的穿刺针足以完成操作。对每个痛点注射 0.5 ～ 1.0 ml 的药液（见图 61-1）。完全消除痛点可能需要 2 ～ 5 个疗程，应事先告知患者。

副作用和并发症

由于穿刺在桡神经深浅支及血管邻近操作，要求术者必须充分了解局部解剖并对疼痛介入治疗有丰富经验。很多患者反映触发点注射后会有一过性的疼痛加重。

临床要点

事先了解注射部位的临床相关解剖，可以保证触发点注射的安全性。注意无菌操作，避免感染。术者注意自我保护。主要副作用是穿刺针导致的穿刺部位的皮肤及皮下组织损伤。触发点注射完成后立即进行局部按压，可以减少瘀斑和血肿的形成。避免使用过长的穿刺针可减少对皮下组织的创伤。特别注意避免损伤神经血管，如肘部桡神经深、浅支。

抗抑郁药物是肌筋膜疼痛综合征主要的治疗药物。对于此类疼痛症状，三环类抗抑郁药比选择性 5- 羟色胺再摄取抑制剂更为有效。抗抑郁药物治疗肌筋膜疼痛综合征的确切机制目前并不明确。有些学者认为该类药物的主要作用是治疗肌筋膜疼痛综合征患者潜在的抑郁状态。目前首选阿米替林和去甲替林，应在睡前单次给药，剂量从 10 ～ 25 mg 开始，在副作用允许的范围内，逐渐加大剂量进行滴定。

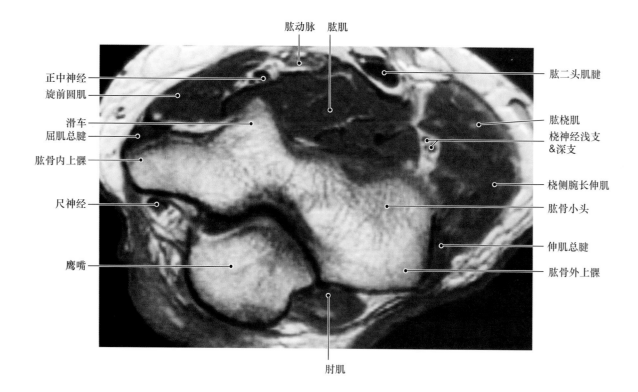

肱动脉　肱肌

正中神经
旋前圆肌
滑车
屈肌总腱
肱骨内上髁
尺神经
鹰嘴

肘肌

肱二头肌腱
肱桡肌
桡神经浅支&深支
桡侧腕长伸肌
肱骨小头
伸肌总腱
肱骨外上髁

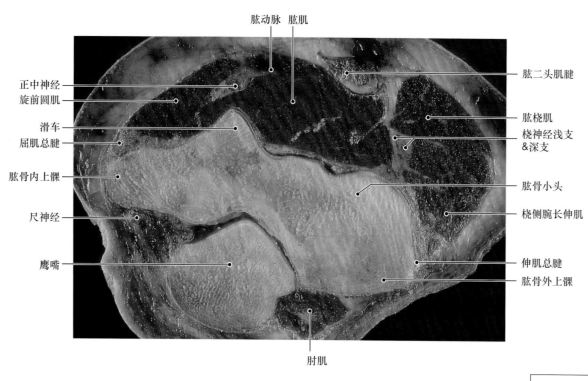

肱动脉　肱肌

正中神经
旋前圆肌
滑车
屈肌总腱
肱骨内上髁
尺神经
鹰嘴

肘肌

肱二头肌腱
肱桡肌
桡神经浅支&深支
肱骨小头
桡侧腕长伸肌
伸肌总腱
肱骨外上髁

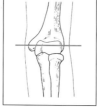

图 61-2　肱桡肌与桡神经深浅支及周围组织的解剖关系（From Kang HS，Ahn JM，Resnick D：MRI of the extremities：an anatomical atlas，ed 2，Philadelphia，2002，Saunders，p 99.）

推荐阅读

Baldry P: Acupuncture treatment of fibromyalgia and myofascial pain. In Chaitow L, editor: *Fibromyalgia syndrome*, ed 3, Oxford, 2010, Churchill Livingstone, pp 145–159.

Boland MR, Spigelman T, Uhl TL: The function of brachioradialis, *J Hand Surg* 33(10):1853–1859, 2008.

Ge HY, Nie H, Madeleine P, et al.: Contribution of the local and referred pain from active myofascial trigger points in fibromyalgia syndrome, *Pain* 147(1–3):233–240, 2009.

Ge HY, Wang Y, Danneskiold-Samsøe B, et al.: The predetermined sites of examination for tender points in fibromyalgia syndrome are frequently associated with myofascial trigger points, *J Pain* 11(7):644–651, 2010.

LeBlanc KE, LeBlanc LL: Musculoskeletal disorders, *Prim Care* 37(2):389–406, 2010.

Partanen JV, Ojala TA, Arokoski JP: Myofascial syndrome and pain: a neurophysiological approach, *Pathophysiology* 17(1):19–28, 2010.

62

尺侧腕伸肌综合征注射技术

刘贝　刘芳妍　译　兰飞　王天龙　校

适应证与临床考虑

尺侧腕伸肌容易发生肌筋膜疼痛综合征，通常是由于进行某些活动时引起肌肉的反复微小损伤所致，包括锤击、拧螺丝刀、反复腕伸或其他需要腕关节内收的反复动作。钝挫伤也可导致其发生。

肌筋膜疼痛综合征是一种影响机体局部或局灶的慢性疼痛综合征。肌筋膜疼痛综合征诊断的必要条件是体检中发现肌筋膜触发点。尽管触发点通常位于机体病变部位，但肌筋膜疼痛综合征的疼痛症状常波及其他解剖部位。该牵涉痛常被误诊或者归因于其他器官系统的病变，由此造成不必要的检查和无效的治疗。由尺侧腕伸肌引起肌筋膜疼痛综合症的疼痛主要位于前臂尺侧面，有时牵涉至手部。

触发点是肌筋膜疼痛的特征性病变，是由受累肌肉的微损伤引起。该病理损伤的特征为受累肌肉存在剧烈压痛的压痛点。碰触或牵拉造成触发点的机械刺激不仅引起局部剧烈疼痛，而且会引起牵涉痛，除此之外还常存在受刺激肌肉的不自主收缩动作，称之为"跳跃征"。跳跃征也是肌筋膜疼痛综合征的特征性症状。尺侧腕伸肌综合征患者的触发点位于肌肉的起始部（图62-1）。

当触及肌筋膜触发点时，常可据此确定肌纤维的绷紧带。尽管肌筋膜疼痛综合征的患者存在上述一致的体征，然而肌筋膜触发点的病理生理学基础目前尚不清楚，对此已提出不少的理论解释，所有的理论解释的共同之处均认为，触发点为受累肌肉微损伤的结果。该微损伤可发生在受累肌肉单次损伤后，亦可是反复微损伤引起，或者是由收缩肌与拮抗肌的慢性功能失调引起。

除肌肉损伤外，其他很多因素也容易造成肌筋膜疼痛综合征。周末运动员进行不习惯的体育运动可能会引起肌筋膜疼痛综合征。坐在电脑前或看电视时的不良

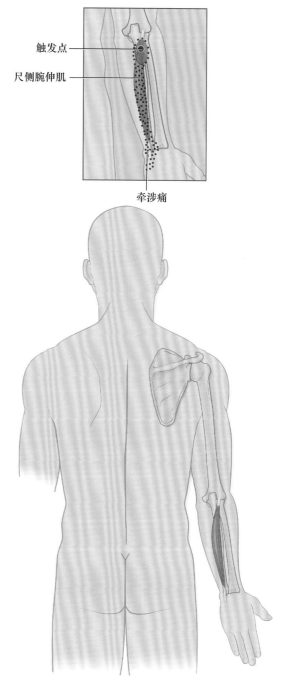

触发点

尺侧腕伸肌

牵涉痛

图 62-1　尺侧腕伸肌综合征患者阳性触发点位于尺侧腕伸肌的上面

坐姿也是造成肌筋膜疼痛综合征的诱发因素。既往存在的创伤病史会引起肌肉功能异常，并易于继发肌筋膜疼痛综合征。若患者营养状况较差或者并存精神或行为异常，包括慢性应激和抑郁状态，常会使上述所有诱因的作用加强。尺侧腕伸肌似乎更容易发生与应激相关的肌筋膜疼痛综合征。

肌筋膜疼痛综合征除了疼痛症状外，常同时存在肌肉僵硬和乏力，这会增加该疾病相关的功能障碍，使其治疗更为复杂。肌筋膜疼痛综合征会以原发病形式出现，也可与其他疼痛疾病并存，包括神经根病变和慢性区域疼痛综合征。精神或行为异常，包括抑郁，常会与肌筋膜疼痛综合征相关的肌肉功能异常并存。对精神和行为异常的治疗是肌筋膜疼痛综合征的成功治疗方案中必不可少的一部分。

临床相关解剖

尺侧腕伸肌参与腕关节的手的伸展及提供腕部手的

尺侧偏斜，起始于肱骨外上髁，并经过伸肌总腱、尺骨体和前臂筋膜（图 62-2 和图 62-3）止于第五掌骨底的内侧面，由骨间后神经所支配（骨间后神经是桡神经的分支）。在使用过度或者使用不当的情况下，尺侧腕伸肌受损伤、发生磨损或撕裂可导致肌筋膜疼痛综合征和起始部位的肱骨外上髁炎症。

操作技术

体表标志技术

在触发点进行穿刺前应作充分准备以达到最佳治疗效果。触发点注射应朝向原发触发点，而非牵涉痛的区域。应向患者解释，在触发点进行注射的目的是为了阻断持续疼痛的触发，从而期望达到长久的疼痛缓解。重要的是要让患者理解，对于多数肌筋膜疼痛综合征的患者，要达到最佳的疼痛缓解常需要多种治疗模式。在确定和标记触发点及行触发点穿刺过程中，采取侧卧位可

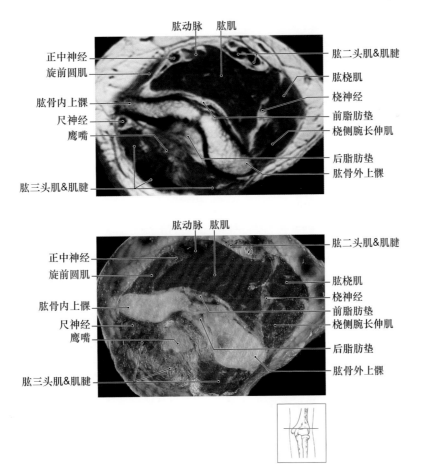

图 62-2　尺侧腕伸肌与尺神经的解剖关系（From Kang HS，Ahn JM，Resnick D：MRI of the extremities：an anatomic atlas，ed 2，Philadelphia，2002，Saunders.）

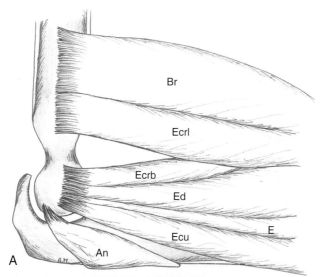

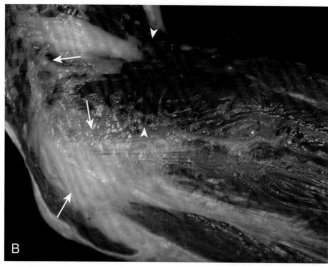

图 62-3　肘关节外侧的示意图（**A**）和解剖图（**B**）。**A**. 外上髁附着肌腱：桡侧腕短伸肌（Ecrb）、指伸肌（Ed）、小指固有伸肌（E）和尺侧腕伸肌（Ecu）。肘肌（An）附着靠后。肱桡肌（Br）和桡侧腕长伸肌（Ecrl）附着于肱骨外上髁嵴。**B**. 外上髁屈肌腱附着（箭头之间）。更为表浅的肱桡肌和腕长伸肌（箭头的头）附着于肱骨外上髁嵴（短箭头）（From De Maeseneer M，Brigido MK，Antic M，et al：Ultrasound of the elbow with emphasis on detailed assessment of ligaments，tendons，and nerves. Eur J Radiol 84：671-681，2015.）

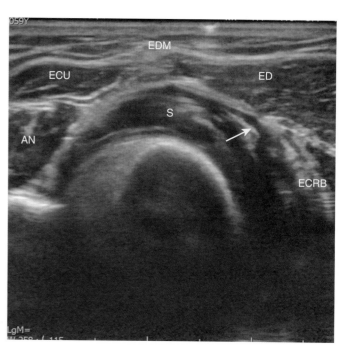

图 62-4　肌腱附着前沿外上髁的短轴超声图像。从后到前依次是肘肌（AN）、尺侧腕伸肌（ECU）、小指伸肌（EDM）、指伸肌（ED）和桡侧腕短伸肌（ECRB）（箭头）。S，旋后肌（From De Maeseneer M，Brigido MK，Antic M，et al：Ultrasound of the elbow with emphasis on detailed assessment of ligaments，tendons，and nerves. Eur J Radiol 84：671-681，2015.）

减少血管迷走神经反射。触发点穿刺部位的皮肤在穿刺前应进行充分消毒，以避免感染的发生。

首先向患者解释痛点注射的目的。待消毒患者皮肤之后，术者戴无菌手套再次确认触发点。用无菌注射器抽取 8 ml 的 0.25% 不含防腐剂的布比卡因和 80 mg 甲泼尼龙，连接于 25 G 或 27 G 的针。除腰背肌穿刺外，1.5 英寸的针足以完成操作。对每个痛点注射 0.5 ～ 1.0 ml 的药液（见图 62-1）。完全消除痛点可能需要 2 ～ 5 个疗程，应事先告知患者。疑难病例可使用超声引导技术（图 62-4）。

副作用和并发症

由于尺神经邻近操作部位，要求术者必须充分了解局部解剖并对疼痛介入治疗有丰富经验。很多患者主诉触发点注射后会有一过性的疼痛加重。

临床要点

事先了解注射部位的临床相关解剖，可以保证触发点注射的安全性。注意无菌操作，避免感染。术者注意自我保护。主要副作用是穿刺针导致的穿刺部位的皮肤及皮下组织损伤。触发点注射完成后立即进行局部按压，可以减少瘀斑和血肿的形成。避免使用过长的穿刺针可减少对皮下组织的创伤。特别注意避免损伤神经血管，如肘部的尺神经。

抗抑郁药物是肌筋膜疼痛综合征主要的治疗药物。对于此类疼痛症状，三环类抗抑郁药比选择性 5- 羟色胺再摄取抑制剂更为有效。抗抑郁药物治疗肌筋膜疼痛综合征的确切机制目前并不明确。有些学者认为该类药物的主要作用是治疗肌筋膜疼痛综合征患者潜在的抑郁状态。目前首选阿米替林和去甲替林，应在睡前单次给药，剂量从 10 ～ 25 mg 开始，在副作用允许的范围内，逐渐加大剂量进行滴定。

推荐阅读

Baldry P: Acupuncture treatment of fibromyalgia and myofascial pain. In Chaitow L, editor: *Fibromyalgia syndrome*, ed 3, Oxford, 2010, Churchill Livingstone, pp 145–159.

Ge HY, Nie H, Madeleine P, et al.: Contribution of the local and referred pain from active myofascial trigger points in fibromyalgia syndrome, *Pain* 147:233–240, 2009.

Ge HY, Wang Y, Danneskiold-Samsøe B, et al.: The predetermined sites of examination for tender points in fibromyalgia syndrome are frequently associated with myofascial trigger points, *J Pain* 11:644–651, 2010.

LeBlanc KE, LeBlanc LL: Musculoskeletal disorders, *Prim Care* 37:389–406, 2010.

Partanen JV, Ojala TA, Arokoski JP: Myofascial syndrome and pain: a neurophysiological approach, *Pathophysiology* 17:19–28, 2010.

63

桡侧腕短伸肌综合征注射技术

刘贝 刘芳妍 译 兰飞 王天龙 校

适应证与临床考虑

桡侧腕短伸肌容易发生肌筋膜疼痛综合征，通常是由于进行某些活动时引起肌肉的反复微小损伤所导致，包括锤击、拧螺丝刀、反复腕伸或其他需要腕关节外展的反复动作。钝挫伤也可导致其发生。

肌筋膜疼痛综合征是一种影响机体局部或局灶的慢性疼痛综合征。肌筋膜疼痛综合征诊断的必要条件是体检中发现肌筋膜触发点。尽管触发点通常位于机体病变部位，但肌筋膜疼痛综合征的疼痛症状常波及其他解剖部位。该牵涉痛常被误诊或者归因于其他器官系统的病变，由此造成不必要的检查和无效的治疗。由桡侧腕短伸肌引起肌筋膜疼痛综合症的疼痛主要位于前臂，牵涉到手背。

触发点是肌筋膜疼痛的特征性病变，是由受累肌肉的微损伤引起。该病理损伤的特征为受累肌肉存在剧烈压痛的压痛点。碰触或牵拉造成触发点的机械刺激不仅引起局部剧烈疼痛，而且会引起牵涉痛，除此之外还常存在受刺激肌肉的不自主收缩动作，称之为"跳跃征"。跳跃征也是肌筋膜疼痛综合征的特征性症状。桡侧腕短伸肌综合征患者的痛点位于桡侧腕短伸肌肌腹上部（图 63-1）。

当触及肌筋膜触发点时，常可据此确定肌纤维的绷紧带。尽管肌筋膜疼痛综合征的患者存在上述一致的体征，然而肌筋膜触发点的病理生理学基础目前尚不清楚，对此已提出不少的理论解释，所有的理论解释的共同之处均认为，触发点为受累肌肉微损伤的结果。该微损伤可发生在受累肌肉单次损伤后，亦可是反复微损伤引起，或者是由收缩肌与拮抗肌的慢性功能失调引起。

除肌肉损伤外，其他很多因素也容易造成肌筋膜疼痛综合征。周末运动员进行不习惯的体育运动可能会引起肌筋膜疼痛综合征。坐在电脑前或看电视时的不良坐姿也是造成肌筋膜疼痛综合征的诱发因素。既往存在的创伤病史会引起肌肉功能异常，并易于继发肌筋膜疼痛综合征。若患者营养状况较差或者并存精神或行为异常，包括慢性应激和抑郁状态，常会使上述所有诱因的作用加强。桡侧腕短伸肌似乎更容易发生与应激相关的肌筋膜疼痛综合征。

肌筋膜疼痛综合征除了疼痛症状外，常同时存在肌肉僵硬和乏力，这会增加该疾病相关的功能障碍，使其治疗更为复杂。肌筋膜疼痛综合征会以原发病形式出现，也可与其他疼痛疾病并存，包括神经根病变和慢性区域疼痛综合征。精神或行为异常，包括抑郁，常会与肌筋膜疼痛综合征相关的肌肉功能异常并存。对精神和行为异常的治疗是肌筋膜疼痛综合征的成功治疗方案中必不可少的一部分。

临床相关解剖

桡侧腕短伸肌主要参与腕关节的手的伸展、提供腕部手的桡侧偏斜。桡侧腕短伸肌起源于肱骨外上髁，沿伸肌总腱、桡侧副韧带和前臂筋膜（图 63-2）止于第三掌骨底，由桡神经深支支配。在使用过度或者使用不当的情况下，桡侧腕短伸肌受损伤、磨损或撕裂，可导致肌筋膜疼痛综合征和起始部位的肱骨外上髁炎症。

操作技术

在触发点进行穿刺前应作充分准备以达到最佳治疗效果。触发点注射应朝向原发触发点，而非牵涉痛的区域。应向患者解释，在触发点进行注射的目的是为了阻断持续疼痛的触发，从而期望达到长久的疼痛缓解。重要的是要让患者理解，对于多数肌筋膜疼痛综合征的患者，要达到最佳的疼痛缓解常需要多种治疗模式。在确

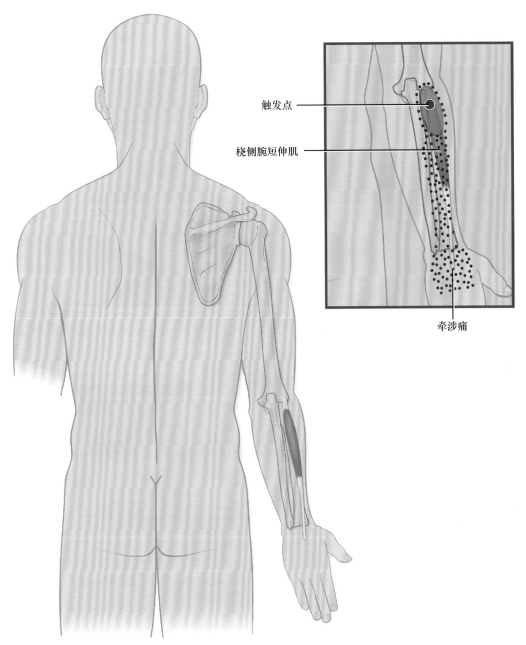

触发点

桡侧腕短伸肌

牵涉痛

图 63-1　肌筋膜痛触发点的病理学改变（From Waldman SD：Atlas of pain management injection techniques，ed 2，Philadelphia，2007，Saunders；Fig. 41-1，p 167.）

定和标记触发点及行触发点穿刺过程中，采取侧卧位可减少血管迷走神经反射。触发点穿刺部位的皮肤在穿刺前应进行充分消毒，以避免感染的发生。

　　首先向患者解释痛点注射的目的。待消毒患者皮肤之后，术者戴无菌手套再次确认触发点。用无菌注射器抽取 10 ml 0.25% 不含防腐剂的布比卡因和 40 mg 甲泼尼龙，连接于 25 G 或 27 G 的穿刺针。除腰背肌穿刺外，1.5 英寸的穿刺针足以完成操作。对每个痛点注射 0.5 ～ 1.0 ml 的药液（见图 63-1）。完全消除痛点可能

需要 2 ～ 5 个疗程，应事先告知患者。疑难病例中可使用超声引导技术（图 63-3）。

副作用和并发症

　　由于穿刺部位邻近神经血管，包括桡神经深支，因此要求术者必须充分了解局部解剖并对疼痛介入治疗具有丰富经验。很多患者主诉痛点注射后会有一过性的疼痛加重。

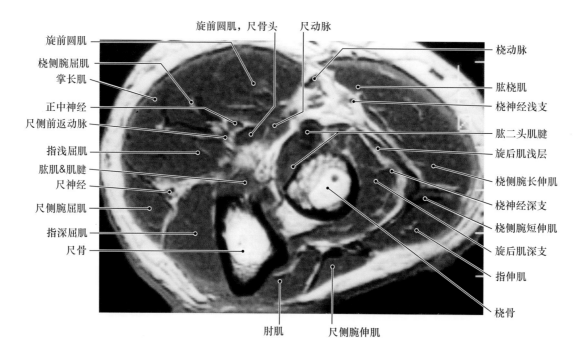

旋前圆肌，尺骨头　尺动脉

旋前圆肌
桡侧腕屈肌
掌长肌
正中神经
尺侧前返动脉
指浅屈肌
肱肌&肌腱
尺神经
尺侧腕屈肌
指深屈肌
尺骨

桡动脉
肱桡肌
桡神经浅支
肱二头肌腱
旋后肌浅层
桡侧腕长伸肌
桡神经深支
桡侧腕短伸肌
旋后肌深支
指伸肌
桡骨

肘肌　尺侧腕伸肌

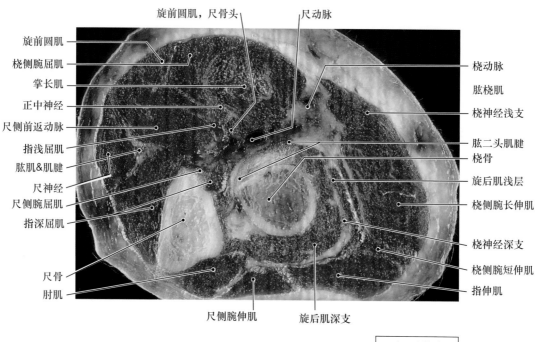

旋前圆肌，尺骨头　尺动脉

旋前圆肌
桡侧腕屈肌
掌长肌
正中神经
尺侧前返动脉
指浅屈肌
肱肌&肌腱
尺神经
尺侧腕屈肌
指深屈肌

尺骨
肘肌

桡动脉
肱桡肌
桡神经浅支
肱二头肌腱
桡骨
旋后肌浅层
桡侧腕长伸肌
桡神经深支
桡侧腕短伸肌
指伸肌

尺侧腕伸肌　旋后肌深支

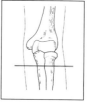

图 63-2　桡侧腕短伸肌与桡神经深支的解剖关系以及周围的组织结构（From Waldman SD：Atlas of pain management injection techniques，ed 2，Philadelphia，2007，Saunders；Fig. 41-2，p 169.）

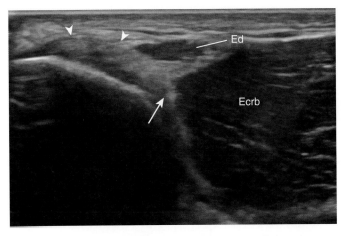

图 63-3　肌腱附着前沿肱骨外上髁的短轴图像。桡侧腕短伸肌（Ecrb）的"喙"（箭头）。可见其浅表的指伸肌纤维（Ed）。喙朝向共同附着点（箭头的头）（From De Maeseneer M，Brigido MK，Antic M，et al：Ultrasound of the elbow with emphasis on detailed assessment of ligaments，tendons，and nerves. Eur J Radiol 84［4］：671-681，2015；Fig. 15b.）

推荐阅读

Baldry P: Contribution of the local and referred pain from active myofascial trigger points in fibromyalgia syndrome, *Pain* 147(1-3):233–240, 2009.

Ge H, Wang Y, Danneskiold-Samsøe B, et al.: The predetermined sites of examination for tender points in fibromyalgia syndrome are frequently associated with myofascial trigger points, *J Pain* 11(7):644–651, 2010.

Ge H, Wang Y, Danneskiold-Samsøe B, et al.: Musculoskeletal disorders, *Prim Care* 37(2):389–406, 2010.

LeBlanc KE, LeBlanc LL: Myofascial syndrome and pain: a neurophysiological approach, *Pathophysiology* 17(1):19–28, 2010.

Partanen JV, Ojala TA, Arokoski JP: Acupuncture treatment of fibromyalgia and myofascial pain. In Chaitow L, editor: *Fibromyalgia syndrome*, ed 3, Oxford, 2010, Churchill Livingstone, pp 145–163.

Stival RSM, Cavalheiro PR, Stasiak C, et al.: Acupuncture in fibromyalgia: a randomized, controlled study addressing the immediate pain response, *Revista Brasileira de Reumatologia (English edition)* 54(6):431–436, 2014.

临床要点

　　事先了解注射部位的临床相关解剖，可保证痛点注射的安全性。注意无菌操作，避免感染。术者注意自我保护。主要副作用是穿刺针导致的穿刺部位的皮肤及皮下组织损伤。触发点注射完成后立即进行局部按压，可以减少瘀斑和血肿的形成。避免使用过长的穿刺针可减少对皮下组织的创伤。特别注意避免损伤神经血管，如肘部的桡神经深支。

　　抗抑郁药物是肌筋膜疼痛综合征主要的治疗药物。对于此类疼痛症状，三环类抗抑郁药比选择性 5- 羟色胺再摄取抑制剂更为有效。抗抑郁药物治疗肌筋膜疼痛综合征的确切机制目前并不明确。有些学者认为该类药物的主要作用是治疗肌筋膜疼痛综合征患者潜在的抑郁状态。目前首选阿米替林和去甲替林，应在睡前单次给药，剂量从 10 ～ 25 mg 开始，在副作用允许的范围内，逐渐加大剂量进行滴定。

64

桡侧腕长伸肌综合征注射技术

刘贝 刘玉鑫 译 兰飞 王天龙 校

适应证与临床考虑

桡侧腕长伸肌容易发生肌筋膜疼痛综合征，通常是由于进行某些活动时引起肌肉的反复微小损伤所导致，包括锤击、拧螺丝刀、反复腕伸或其他需要腕关节外展的反复动作。钝挫伤也可导致其发生。

肌筋膜疼痛综合征是一种影响机体局部或局灶的慢性疼痛综合征。肌筋膜疼痛综合征诊断的必要条件是体检中发现肌筋膜触发点。尽管触发点通常位于机体病变部位，但肌筋膜疼痛综合征的疼痛症状常波及其他解剖部位。该牵涉痛常被误诊或者归因于其他器官系统的病变，由此造成不必要的检查和无效的治疗。由桡侧腕长伸肌引起肌筋膜疼痛综合征的疼痛主要位于前臂，有时牵涉至拇指根部的桡侧面。

触发点是肌筋膜疼痛的特征性病变，是由受累肌肉的微损伤引起。该病理损伤的特征为受累肌肉存在剧烈压痛的压痛点。碰触或牵拉造成触发点的机械刺激不仅引起局部剧烈疼痛，而且会引起牵涉痛，除此之外还常存在受刺激肌肉的不自主收缩动作，称之为"跳跃征"。跳跃征也是肌筋膜疼痛综合征的特征性症状。桡侧腕长伸肌综合征患者的痛点位于桡侧腕长伸肌上腹部（图64-1）。

当触及肌筋膜触发点时，常可据此确定肌纤维的绷紧带。尽管肌筋膜疼痛综合征的患者存在上述一致的体征，然而肌筋膜触发点的病理生理学基础目前尚不清楚，对此已提出不少的理论解释。所有的理论解释的共同之处均认为，触发点为受累肌肉微损伤的结果。该微损伤可发生在受累肌肉单次损伤后，亦可是反复微损伤引起，或者是由收缩肌与拮抗肌的慢性功能失调引起。

除肌肉损伤外，其他很多因素也容易造成肌筋膜疼痛综合征。周末运动员进行不习惯的体育运动可能会引起肌筋膜疼痛综合征。坐在电脑前或看电视时的不良坐

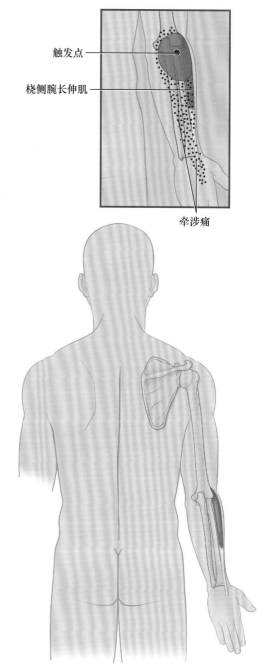

触发点
桡侧腕长伸肌
牵涉痛

图 64-1 桡侧腕长伸肌综合征患者阳性触发点位于桡侧腕长伸肌上腹部

姿也是造成肌筋膜疼痛综合征的诱发因素。既往存在的创伤病史会引起肌肉功能异常，并易于继发肌筋膜疼痛综合征。若患者营养状况较差或者并存精神或行为学异常，包括慢性应激和抑郁状态，常会使上述所有诱因的作用加强。桡侧腕长伸肌似乎更容易发生与应激相关的肌筋膜疼痛综合征。

肌筋膜疼痛综合征除了疼痛症状外，常同时存在肌肉僵硬和乏力，这会增加该疾病相关的功能障碍，使其治疗更为复杂。肌筋膜疼痛综合征会以原发病形式出现，也可与其他疼痛疾病并存，包括神经根病变和慢性区域疼痛综合征。精神或行为异常，包括抑郁，常会与肌筋膜疼痛综合征相关的肌肉功能异常并存。对精神和行为异常的治疗是肌筋膜疼痛综合征的成功治疗方案中必不可少的一部分。

临床相关解剖

桡侧腕长伸肌主要参与参与腕关节的手的伸展、提供腕部手的桡侧偏斜以及轻微肘部屈曲、轻微前臂旋后。起始于肱骨外上髁嵴的下部，位于肱桡肌的正下方和肱骨肌间隔的外侧（图 64-2），止于第二掌骨底，由桡神经所支配。在使用过度或者使用不当的情况下，桡侧腕长伸肌受损伤、磨损或撕裂，均可导致肌筋膜疼痛综合征和起始部位的肱骨外上髁炎症。

操作技术

体表标志技术

在触发点进行穿刺前应作充分准备以达到最佳治疗效果。触发点注射应朝向原发触发点，而非牵涉痛的区域。应向患者解释，在触发点进行注射的目的是为了阻断持续疼痛的触发，从而期望达到长久的疼痛缓解。重要的是要让患者理解，对于多数肌筋膜疼痛综合征的患者，要达到最佳的疼痛缓解常需要多种治疗模式。在确定和标记触发点及行触发点穿刺过程中，采取侧卧位可减少血管迷走神经反射。触发点穿刺部位的皮肤在穿刺前应进行充分消毒，以避免感染的发生。

首先向患者解释触发点注射的目的。待消毒患者皮肤之后，术者戴无菌手套再次确认触发点。用无菌注射器抽取 10 ml 0.25% 不含防腐剂的布比卡因和 40 mg 甲泼尼龙，连接于 25 G 或 27 G 的穿刺针。除腰背肌穿刺外，1.5 英寸的穿刺针足以完成操作。对每个触发点注射 0.5～1.0 ml 的药液（见图 64-1）。完全消除触发点可能需要 2～5 个疗程，应事先告知患者。在困难情况下可以使用超声引导注射（见图 64-3）。

副作用和并发症

由于穿刺部位邻近神经血管，包括桡神经深支、浅支和桡动脉，因此要求术者必须充分了解局部解剖并对疼痛介入治疗具有丰富经验。很多患者主诉痛点注射后会有一过性的疼痛加重。

临床要点

事先了解注射部位的临床相关解剖，可保证痛点注射的安全性。注意无菌操作，避免感染。术者注意自我保护。主要副作用是穿刺针导致的穿刺部位的皮肤及皮下组织损伤。触发点注射完成后立即进行局部按压，可以减少瘀斑和血肿的形成。避免使用过长的穿刺针可减少对皮下组织的创伤。特别注意避免损伤神经血管，如桡神经深、浅支和桡动脉。

抗抑郁药物是肌筋膜疼痛综合征主要的治疗药物。对于此类疼痛症状，三环类抗抑郁药比选择性 5- 羟色胺再摄取抑制剂更为有效。抗抑郁药物治疗肌筋膜疼痛综合征的确切机制目前并不明确。有些学者认为该类药物的主要作用是治疗肌筋膜疼痛综合征患者潜在的抑郁状态。目前首选阿米替林和去甲替林，应在睡前单次给药，剂量从 10～25 mg 开始，在副作用允许的范围内，逐渐加大剂量进行滴定。

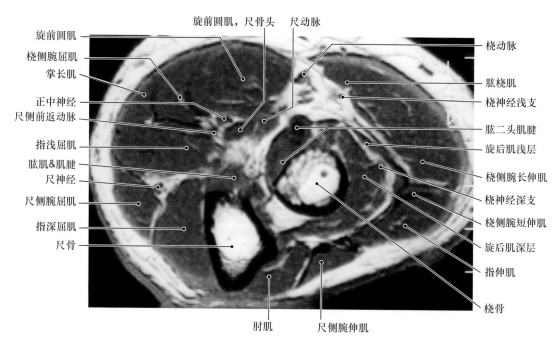

旋前圆肌，尺骨头　　尺动脉

旋前圆肌
桡侧腕屈肌
掌长肌
正中神经
尺侧前返动脉
指浅屈肌
肱肌&肌腱
尺神经
尺侧腕屈肌
指深屈肌
尺骨

桡动脉
肱桡肌
桡神经浅支
肱二头肌腱
旋后肌浅层
桡侧腕长伸肌
桡神经深支
桡侧腕短伸肌
旋后肌深层
指伸肌
桡骨

肘肌　　　尺侧腕伸肌

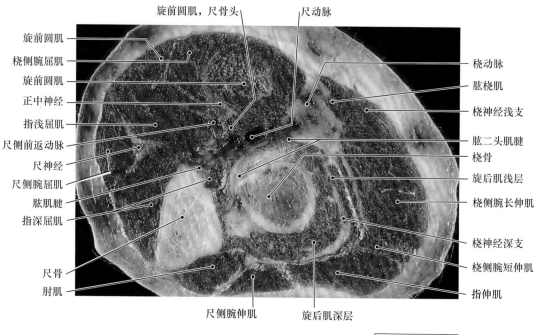

旋前圆肌，尺骨头　　尺动脉

旋前圆肌
桡侧腕屈肌
旋前圆肌
正中神经
指浅屈肌
尺侧前返动脉
尺神经
尺侧腕屈肌
肱肌腱
指深屈肌
尺骨
肘肌

桡动脉
肱桡肌
桡神经浅支
肱二头肌腱
桡骨
旋后肌浅层
桡侧腕长伸肌
桡神经深支
桡侧腕短伸肌
指伸肌

尺侧腕伸肌　　旋后肌深层

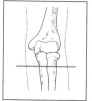

图 64-2　桡侧腕长伸肌与桡神经深支的解剖关系以及周围的组织结构（From Kang HS，Ahn JM，Resnick D：MRI of the extremities：an anatomic atlas，ed 2，Philadelphia，2002，Saunders.）

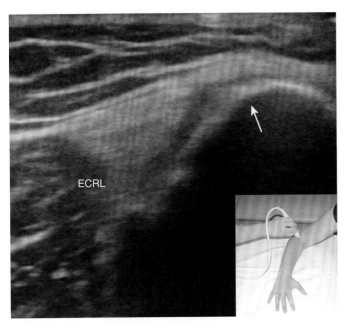

图 64-3　在外上髁上面，可见桡侧腕长伸肌（ECRL）止于髁上嵴（箭头所指）。插图显示超声探头所放位置（From De Maeseneer M，Brigido MK，Antic M，et al.：Ultrasound of the elbow with emphasis on detailed assessment of ligaments，tendons，and nerves. Eur J Radiol 84（4）：671-681，2015；Fig. 16.）

推荐阅读

Baldry P: Acupuncture treatment of fibromyalgia and myofascial pain. In Chaitow L, editor: *Fibromyalgia syndrome*, ed 3, Oxford, 2010, Churchill Livingstone, pp 145–159.

Ge HY, Nie H, Madeleine P, et al.: Contribution of the local and referred pain from active myofascial trigger points in fibromyalgia syndrome, *Pain* 147:233–240, 2009.

Ge HY, Wang Y, Danneskiold-Samsøe B, et al.: The predetermined sites of examination for tender points in fibromyalgia syndrome are frequently associated with myofascial trigger points, *J Pain* 11:644–651, 2010.

LeBlanc KE, LeBlanc LL: Musculoskeletal disorders, *Prim Care* 37:389–406, 2010.

Partanen JV, Ojala TA, Arokoski JP: Myofascial syndrome and pain: a neurophysiological approach, *Pathophysiology* 17:19–28, 2010.

65

尺侧腕屈肌综合征注射技术

孙红 刘玉鑫 译 兰飞 王天龙 校

适应证与临床考虑

尺侧腕屈肌容易发生肌筋膜疼痛综合征，这种疼痛通常由使用键盘、反复曲腕或其他需要反复活动尺侧手腕的动作引起的肌肉反复微损伤所致。肌肉钝挫伤也可引起尺侧腕屈肌肌筋膜疼痛综合征。

肌筋膜疼痛综合征是一种影响机体局部或局灶的慢性疼痛综合征。肌筋膜疼痛综合征诊断的必要条件是在查体中发现肌筋膜触发点。尽管触发点通常位于机体病变部位，但肌筋膜疼痛综合征的疼痛症状常波及其他解剖部位。该牵涉痛常被误诊或者归因于其他器官系统的病变，由此造成不必要的检查和无效的治疗。尺侧腕屈肌症状的肌筋膜疼痛综合征患者原发痛位于前臂尺侧，并放射到腕部手掌侧面和小指底部。

触发点是肌筋膜疼痛的特征性病变，是由受累肌肉的微损伤引起。该病理损伤的特征为受累肌肉存在剧烈压痛的压痛点。碰触或牵拉造成触发点的机械刺激不仅引起局部剧烈疼痛，而且会引起牵涉痛，除此之外还常存在受刺激肌肉的不自主收缩动作，称之为"跳跃征"。跳跃征也是肌筋膜疼痛综合征的特征性症状。存在尺侧腕屈肌症状的肌筋膜疼痛综合征患者的肌肉上腹的触发点更明显（图65-1）。

当触及肌筋膜触发点时，常可据此确定肌纤维的绷紧带。尽管肌筋膜疼痛综合征的患者存在上述一致的体征，然而肌筋膜触发点的病理生理学基础目前尚不清楚，对此已提出不少的理论解释，所有的理论解释的共同之处均认为，触发点为受累肌肉微损伤的结果。该微损伤可发生在受累肌肉单次损伤后，亦可是反复微损伤引起，或者是由收缩肌与拮抗肌的慢性功能失调引起。

除肌肉损伤外，其他很多因素也容易造成肌筋膜疼痛综合征。周末运动员进行不习惯的体育运动可能会引起肌筋膜疼痛综合征。坐在电脑前或看电视时的不良坐

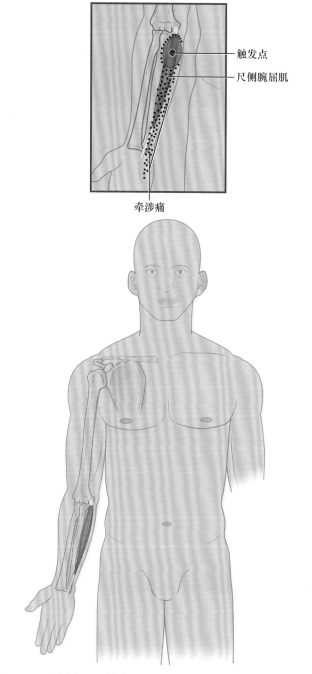

图 65-1 尺侧腕屈肌综合征患者阳性触发点位于肌肉的上腹

姿也是造成肌筋膜疼痛综合征的诱发因素。既往存在的创伤病史会引起肌肉功能异常，并易于继发肌筋膜疼痛综合征。若患者营养状况较差或者并存精神或行为学异常，包括慢性应激和抑郁状态，常会使上述所有诱因的作用加强。尺侧腕屈肌更容易因压力因素引起肌筋膜疼痛综合征。

肌筋膜疼痛综合征除了疼痛症状外，常同时存在肌肉僵硬和乏力，这会增加该疾病相关的功能障碍，使其治疗更为复杂。肌筋膜疼痛综合征会以原发病形式出现，也可与其他疼痛疾病并存，包括神经根病变和慢性区域疼痛综合征。精神或行为异常，包括抑郁，常会与肌筋膜疼痛综合征相关的肌肉功能异常并存。对精神和行为异常的治疗是肌筋膜疼痛综合征的成功治疗方案中必不可少的一部分。

临床相关解剖

尺侧腕屈肌使腕部屈曲、手腕向尺侧偏斜并且稳定腕部、增强拇指动作，起点为肱骨内上髁、前臂筋膜和尺骨鹰嘴（图 65-2），通过豌豆骨钩骨间的韧带附着于豆状骨、钩骨和第五掌骨。其受尺神经支配。尺侧腕屈肌容易受到损伤，且易因过度使用和使用不当受损伤、磨损或撕裂，可导致肌筋膜疼痛综合征和起始部位的肱骨内上髁炎症。

操作技术

在触发点进行穿刺前应作充分准备以达到最佳治疗效果。触发点注射应朝向原发触发点，而非牵涉痛的区域。应向患者解释，在触发点进行注射的目的是为了阻断持续疼痛的触发，从而期望达到长久的疼痛缓解。重要的是要让患者理解，对于多数肌筋膜疼痛综合征的患者，要达到最佳的疼痛缓解常需要多种治疗模式。在确定和标记触发点及行触发点穿刺过程中，采取侧卧位可减少血管迷走神经反射。触发点穿刺部位的皮肤在穿刺前应进行充分消毒，以避免感染的发生。

首先向患者解释痛点注射的目的。待消毒患者皮肤之后，术者戴无菌手套再次确认触发点。用无菌注射器抽取 10 ml 的 0.25% 不含防腐剂的布比卡因和 40 mg 甲泼尼龙，连接于 25 G 或 27 G 的穿刺针。除腰背肌穿刺外，1.5 英寸的穿刺针足以完成操作。对每个痛点注射 0.5 ～ 1.0 ml 的药液（见图 65-1）。完全消除痛点可能需要 2 ～ 5 个疗程，应事先告知患者。在困难情况下可以使用超声引导注射（图 65-3）。

副作用和并发症

由于穿刺部位邻近神经与血管，包括尺神经和尺侧返动脉，因此要求术者必须充分了解局部解剖并对疼痛介入治疗具有丰富经验。很多患者反映痛点注射后会有一过性的疼痛加重。

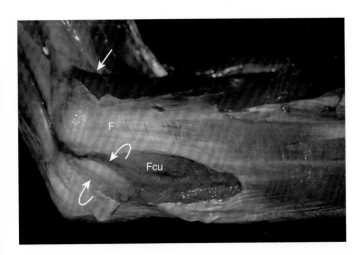

图 65-2　肘关节内侧的解剖结构。最上面为旋前圆肌（箭头所指），下面是指屈肌腱附着点（F），再下面是尺侧腕屈肌（Fcu）。弯曲箭头分别指向肱骨头和尺骨头（From De Maeseneer M，Brigido MK，Antic M，et al.：Ultrasound of the elbow with emphasis on detailed assessment of ligaments，tendons，and nerves. Eur J Radiol 84［4］：671-681，2015.）

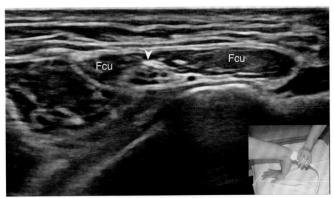

图 65-3　为尺侧腕屈肌的超声影像。注意尺侧腕屈肌（Fcu）两头之间的尺神经（箭头所指）（From De Maeseneer M，Brigido MK，Antic M，et al.：Ultrasound of the elbow with emphasis on detailed assessment of ligaments，tendons，and nerves. Eur J Radiol 84［4］：671-681，2015.）

临床要点

　　事先了解注射部位的临床相关解剖，可保证痛点注射的安全性。注意无菌操作，避免感染。术者注意自我保护。主要副作用是穿刺针导致的穿刺部位的皮肤及皮下组织损伤。触发点注射完成后立即进行局部按压，可以减少瘀斑和血肿的形成。避免使用过长的穿刺针可减少对皮下组织的创伤。特别注意避免损伤神经与血管，如尺神经和尺侧返动脉。

　　抗抑郁药物是肌筋膜疼痛综合征主要的治疗药物。对于此类疼痛症状，三环类抗抑郁药比选择性 5- 羟色胺再摄取抑制剂更为有效。抗抑郁药物治疗肌筋膜疼痛综合征的确切机制目前并不明确。有些学者认为该类药物的主要作用是治疗肌筋膜疼痛综合征患者潜在的抑郁状态。目前首选阿米替林和去甲替林，应在睡前单次给药，剂量从 10 ～ 25 mg 开始，在副作用允许的范围内，逐渐加大剂量进行滴定。

推荐阅读

Baldry P: Acupuncture treatment of fibromyalgia and myofascial pain. In Chaitow L, editor: *Fibromyalgia syndrome*, ed 3, Oxford, 2010, Churchill Livingstone, pp 145–159.

Budoff JE, Kraushaar BS, Ayala G: Flexor carpi ulnaris tendinopathy, *J Hand Surg Am* 30:125–129, 2005.

Ge HY, Nie H, Madeleine P, et al.: Contribution of the local and referred pain from active myofascial trigger points in fibromyalgia syndrome, *Pain* 147:233–240, 2009.

Ge HY, Wang Y, Danneskiold-Samsøe B, et al.: The predetermined sites of examination for tender points in fibromyalgia syndrome are frequently associated with myofascial trigger points, *J Pain* 11:644–651, 2010.

LeBlanc KE, LeBlanc LL: Musculoskeletal disorders, *Prim Care* 37:389–406, 2010.

Partanen JV, Ojala TA, Arokoski JP: Myofascial syndrome and pain: a neurophysiological approach, *Pathophysiology* 17:19–28, 2010.

66

桡侧腕屈肌综合征注射技术

孙红 刘玉鑫 译 兰飞 王天龙 校

适应证与临床考虑

桡侧腕屈肌易发展为肌筋膜疼痛综合征。这种疼痛通常由键盘输入、使用螺丝刀和反复曲腕或其他需要反复活动桡侧手腕的动作引起的肌肉微小损伤所致。肌肉钝挫伤也可引起桡侧腕屈肌肌筋膜疼痛综合征。

肌筋膜疼痛综合征是一种影响机体局部或局灶的慢性疼痛综合征。肌筋膜疼痛综合征诊断的必要条件是查体中发现肌筋膜触发点。尽管触发点通常位于机体病变部位，但肌筋膜疼痛综合征的疼痛症状常波及其他解剖部位。该牵涉痛常被误诊或者归因于其他器官系统的病变，由此造成不必要的检查和无效的治疗。桡侧腕屈肌症状的肌筋膜疼痛综合征患者原发痛位于前臂桡侧，并放射到腕部手掌面和拇指根部。

触发点是肌筋膜疼痛的特征性病变，是由受累肌肉的微损伤引起。这种病理损伤的特点是病变肌肉局部的剧烈压痛。对触发点的触诊或伸展动作等机械刺激不仅可以引起强烈的局部痛苦，也可导致牵涉痛。除了局部疼痛和牵涉痛，受刺激的肌肉经常有一种无意识的回缩动作，称为"跳跃征"。跳跃征也是肌筋膜疼痛综合征的特征。存在桡侧腕屈肌症状的肌筋膜疼痛综合征患者在肌肉上腹的触发点更明显（图66-1）。

当触及肌筋膜触发点时，常可据此确定肌纤维的绷紧带。尽管肌筋膜疼痛综合征的患者存在上述一致的体征，然而肌筋膜触发点的病理生理学基础目前尚不清楚，对此已提出不少的理论解释，所有的理论解释的共同之处均认为，触发点为受累肌肉微损伤的结果。该微损伤可发生在受累肌肉单次损伤后，亦可是反复微损伤引起，或者是由收缩肌与拮抗肌的慢性功能失调引起。

除肌肉损伤外，其他很多因素也容易造成肌筋膜疼痛综合征。周末运动员进行不习惯的体育运动可能会引起肌筋膜疼痛综合征。坐在电脑前或看电视时的不良坐姿也是造成肌筋膜疼痛综合征的诱发因素。既往存在的创伤病史会引起肌肉功能异常，并易于继发肌筋膜疼痛综合征。若患者营养状况较差或者并存精神或行为学异常，包括慢性应激和抑郁状态，常会使上述所有诱因的作用加强。桡侧腕屈肌更容易因压力引起肌筋膜疼痛综合征。

肌筋膜疼痛综合征除了疼痛症状外，常同时存在肌肉僵硬和乏力，这会增加该疾病相关的功能障碍，使其治疗更为复杂。肌筋膜疼痛综合征会以原发病形式出现，也可与其他疼痛疾病并存，包括神经根病变和慢性区域疼痛综合征。精神或行为异常，包括抑郁，常会与肌筋膜疼痛综合征相关的肌肉功能异常并存。对精神和行为异常的治疗是肌筋膜疼痛综合征的成功治疗方案中必不可少的一部分。

临床相关解剖

桡侧腕屈肌使腕部屈曲、手腕向桡侧偏斜并且使前臂旋前。桡侧腕屈肌起点经过屈肌总腱达肱骨内上髁、前臂筋膜，附着于第二或第三掌骨。桡侧腕屈肌受正中神经支配。桡侧腕屈肌容易受到损伤，且易因过度使用和使用不当而磨损、受损伤或撕裂导致肌筋膜疼痛综合征和起始部位的肱骨内上髁炎症。

操作技术

体表标志技术

在触发点进行穿刺前应作充分准备以达到最佳治疗效果。触发点注射应朝向原发触发点，而非牵涉痛的区域。应向患者解释，在触发点进行注射的目的是为了阻断持续疼痛的触发，从而期望达到长久的疼痛缓解。重

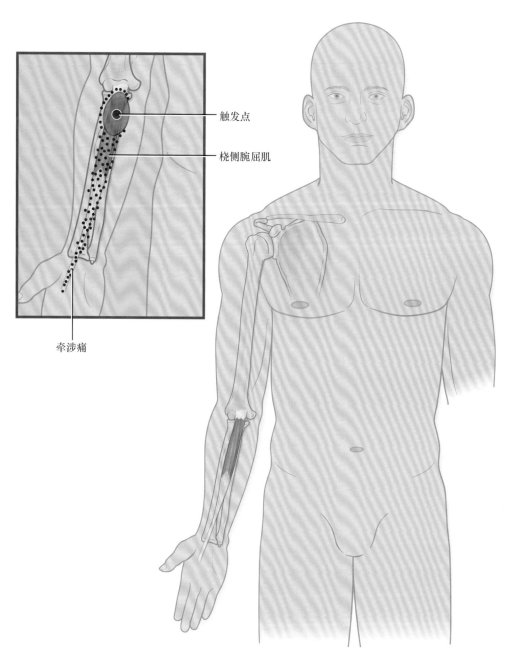

触发点

桡侧腕屈肌

牵涉痛

图 66-1　桡侧腕屈肌综合征患者阳性触发点位于肌肉的上腹（From Waldman SD：Atlas of pain management injection techniques，ed 2，Philadelphia，2007，Saunders.）

要的是要让患者理解，对于多数肌筋膜疼痛综合征的患者，要达到最佳的疼痛缓解常需要多种治疗模式。在确定和标记触发点及行触发点穿刺过程中，采取平卧或侧卧位可减少血管迷走神经反射。触发点穿刺部位的皮肤在穿刺前应进行充分消毒，以避免感染的发生。

　　首先向患者解释痛点注射的目的。待消毒患者皮肤之后，术者戴无菌手套再次确认触发点。用无菌注射器抽取 10 ml 0.25% 的布比卡因和 40 mg 甲泼尼龙，连接于 25 G 或 27 G 的穿刺针。除腰背肌穿刺外，1.5 英寸的穿刺针足以完成操作。对每个痛点注射 0.5 ～ 1.0 ml 的药液（见图 66-1）。完全消除痛点可能需要 2 ～ 5 个疗程，应事先告知患者。在困难情况下可以使用超声引导注射（图 66-2）。

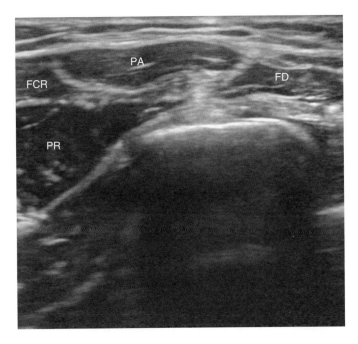

图 66-2 肘内侧短轴的超声影像。从前往后依次为旋前圆肌（PR）、桡侧腕屈肌（FCR）、掌长肌（PA）、指浅屈肌（FD）（From De Maeseneer M，Brigido MK，Antic M，et al.：Ultrasound of the elbow with emphasis on detailed assessment of ligaments，tendons，and nerves. Eur J Radiol 84［4］：671-681，2015.）

副作用和并发症

因为注射部位靠近神经与血管，易损伤正中神经、尺神经或尺侧返动脉前支。因此要求术者必须充分了解局部解剖并对疼痛介入治疗具有丰富经验。很多患者主诉痛点注射后会有一过性的疼痛加重。

临床要点

事先了解注射部位的临床相关解剖，可保证痛点注射的安全性。注意无菌操作，避免感染。术者注意自我保护。主要副作用是穿刺针导致的穿刺部位的皮肤及皮下组织损伤。触发点注射完成后立即进行局部按压，可以减少瘀斑和血肿的形成。避免使用过长的穿刺针可减少对皮下组织的创伤。特别注意避免损伤神经与血管，如损伤正中神经、尺神经和尺侧返动脉前支。

抗抑郁药物是肌筋膜疼痛综合征主要的治疗药物。对于此类疼痛症状，三环类抗抑郁药比选择性 5- 羟色胺再摄取抑制剂更为有效。抗抑郁药物治疗肌筋膜疼痛综合征的确切机制目前并不明确。有些学者认为该类药物的主要作用是治疗肌筋膜疼痛综合征患者潜在的抑郁状态。目前首选阿米替林和去甲替林，应在睡前单次给药，剂量从 10～25 mg 开始，在副作用允许的范围内，逐渐加大剂量进行滴定。

推荐阅读

Soejima O, Iida H, Naito M: Flexor carpi radialis tendinitis caused by malunited trapezial ridge fracture in a professional baseball player, *J Orthop Sci* 7(1):151–153, 2002.

Waldman SD: Carpal tunnel syndrome. In Waldman SD, editor: *Atlas of common pain syndromes*, ed 3, Philadelphia, 2013, Elsevier, pp 160–163.

Waldman SD: Carpal tunnel syndrome. In Waldman SD, editor: *Atlas of interventional pain management injection techniques*, ed 3, Philadelphia, 2009, Elsevier, pp 239–243.

Waldman SD: Functional anatomy of the wrist joint. In Waldman SD: *Pain review*, Philadelphia, 2009, Elsevier, pp 101–102.

Waldman SD: Injection technique for flexor carpi radialis tendinitis. In Waldman SD, editor: *Atlas of pain management injection techniques*, ed 3, Philadelphia, 2013, Elsevier, pp 193–194.

Waldman SD: The median nerve. In Waldman SD: *Pain review*, Philadelphia, 2009, Elsevier, pp 77–78.

67

肘部正中神经阻滞

孙红 刘玉鑫 译 兰飞 王天龙 校

适应证与临床考虑

旋前圆肌综合征注射技术用于治疗正中神经通过肘部时神经受压引起的疼痛症状,包括旋前圆肌综合征和 Struthers 韧带引起的正中神经受压症状。旋前圆肌综合征是由正中神经通过旋前圆肌时神经受到卡压所致(图 67-1)。通常在用肘部做如劈柴、划船和清洁鱼类等一些重复动作时出现症状(图 67-2)。临床上旋前圆肌综合征表现为前臂局部慢性疼痛,疼痛偶尔会放射到肘部。旋前圆肌综合征患者会主诉前臂轻微活动时感到疲劳或沉重感,以及患肢动作笨拙。相较于腕管综合征,旋前圆肌综合征一般无夜间疼痛史。

体格检查包括前臂旋前圆肌部位的压痛、单侧旋前圆肌肥大。正中神经通过旋前圆肌时 Tinel 征阳性。肌力检查可以发现正中神经支配的前臂和手部内在肌群的肌力减弱。旋前圆肌综合征的阳性体征(患者手臂完全旋后做被动旋前动作时感到疼痛)高度提示正中神经通过旋前圆肌时神经受压(图 67-3)。

Struthers 韧带对正中神经的压迫临床上表现为经过肱骨内上髁时异常韧带压迫正中神经而引起的无法解释的持续性前臂疼痛。临床上很难确诊旋前圆肌综合征,通过肌电图检查和神经传导速度测试并结合肱骨内上髁的影像学检查可证实肘部正中神经受压,以明确诊断。

上述两种神经卡压疼痛与骨间前神经压痛不同,后者发生在肘以下 6 ~ 8 cm。正中神经受压时,上述综合征的症状有时与病变在 C6 或 C7 节段的颈神经根病相似,但也有所不同,而且颈神经根病和正中神经卡压可能与双卡综合征同时存在。双卡综合征最常见于腕部正中神经卡压或腕管综合征。

临床相关解剖

正中神经的神经纤维来自 C5 ~ T1 脊髓根,在腋窝位于腋动脉上方,在上臂与肱动脉伴行。肱动脉在肘部时位于肱二头肌内侧,正中神经位于肱动脉内侧。正中神经走行到前臂时,其分支支配前臂的屈肌运动。这些分支易受异常韧带、肥大的肌肉和直接创伤所致的神经卡压的影响。正中神经在腕部位于掌长肌腱和桡侧腕屈肌腱之间,支配腕部桡侧。正中神经的终末分支为手掌桡侧半皮肤,以及拇指掌面,示指、中指和无名指的

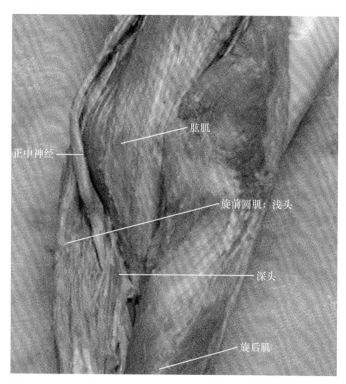

肱肌

正中神经

旋前圆肌:浅头

深头

旋后肌

图 67-1 解剖标本:肘部前视图。肘深部的解剖可显示正中神经通过旋前圆肌的浅部和深部。标记深头的锐利边缘 (From Pratt N:Anatomy of nerve entrapment sites in the upper quarter. J Hand Ther 18:216-229,2005.)

桡侧提供感觉神经支配，也为示指和中指的背侧远端及无名指的桡侧部分提供感觉神经支配。

操作技术

体表标志技术

患者仰卧位，手臂完全内收，手背放在折叠毛巾上使肘部轻微弯曲。用无菌注射器将 5 ～ 7 ml 局麻药和 40 mg 甲泼尼龙抽取到 12 ml 的注射器内。然后术者在肘部皱褶处触诊肱动脉搏动。皮肤无菌消毒后，用 1.5 英寸、25 G 穿刺针刺入肘部皱褶处肱动脉内侧，并缓慢地向内侧和头侧方向进针（图 67-4）。进针深度为 1/2 到 3/4 英寸时，会引起正中神经支配区域明显的感觉异常。如果未引出感觉异常和针头触到骨质时应退针，并且稍偏内侧重新进针，直到引起感觉异常。告知患者会有感觉异常出现，并且出现感觉异常时立即告知

确切位置。引出异感并且确定支配区域后，缓慢回抽确定是否有回血。如果无回血，并且正中神经支配区域没有持久的感觉异常后，缓慢注射 5 ～ 7 ml 溶液，并且密切监测患者有无局麻药的毒性反应。如果未引出感觉异常，向肱动脉内侧呈扇形注入同等量的药液，并避免注入动脉内。

超声引导技术

超声引导下肘部正中神经注射治疗旋前综合征，将患者置于仰卧位，手臂放松地放在身体一侧，手掌向上。拿一个高频线性超声探头放在肘前窝，识别正中神经。然后探头沿着正中神经的走行缓慢地向远端移动，找到压迫神经的旋前圆肌的头部、Struthers 韧带、软组织肿块、神经节、畸形血管、肿瘤、骨刺和异常纤维带（图 67-5 和图 67-6）。找到肿大被卡压的正中神经。皮肤无菌消毒后，用 1.5 英寸、22 G 穿刺针在探头外侧端约 1 cm 处作为穿刺点，然后采用平面内进针，在超声实时引导下调整针头轨迹，使针头靠近尺神经。然后缓慢推注 1 ml 0.25% 不含防腐剂的布比卡因和 80 mg 甲

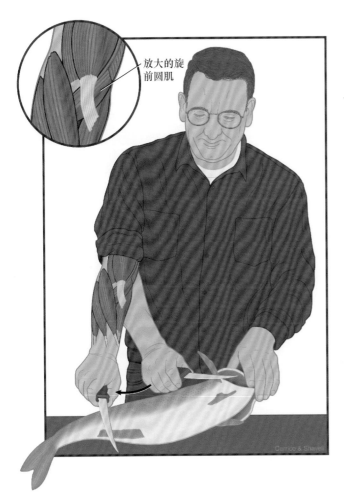

图 67-2　旋前圆肌综合征由重复性动作如清洁鱼类时正中神经被旋前圆肌压迫引起的

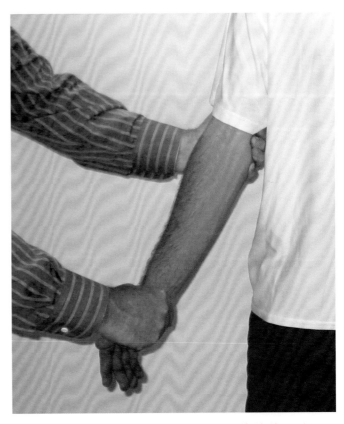

图 67-3　旋前圆肌综合征患者行被动旋前检查（From Waldman SD：Physical diagnosis of pain，ed 3，Philadelphia，2016，Saunders.）

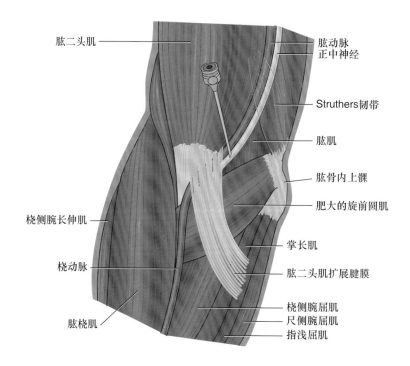

肱二头肌

肱动脉
正中神经

Struthers韧带

肱肌

肱骨内上髁

肥大的旋前圆肌

掌长肌

肱二头肌扩展腱膜

桡侧腕长伸肌

桡动脉

肱桡肌

桡侧腕屈肌
尺侧腕屈肌
指浅屈肌

图 67-4   肘部正中神经注射，针头位于肱动脉内侧

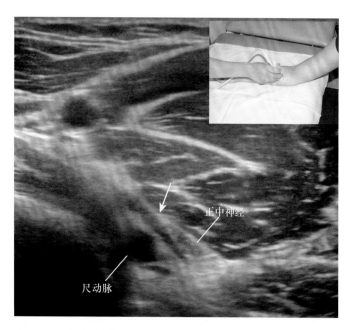

正中神经

尺动脉

图 67-5   超声影像可见正中神经位于旋前圆肌短头的浅部（箭头所示），通常可见尺动脉在正中神经深部（From De Maeseneer M，Brigido MK，Antic M，et al.：Ultrasound of the elbow with emphasis on detailed assessment of ligaments，tendons，and nerves. Eur J Radiol 84〔4〕：671-681，2015.）

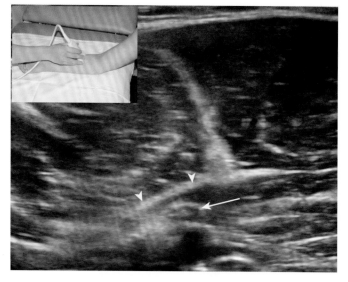

图 67-6   超声影像可见 sublimis 桥连接指浅屈肌（箭头的头）的两个头，正中神经（箭头）走行在下面。插图为探头放置位置（From De Maeseneer M，Brigido MK，Antic M，et al.：Ultrasound of the elbow with emphasis on detailed assessment of ligaments，tendons，and nerves. Eur J Radiol 84〔4〕：671-681，2015.）

泼尼龙，注射时不应有阻力。如果遇到阻力，针头可能在韧带或肌腱中，应重新定位，直到注射过程中没有明显阻力为止。然后拔出针头，在注射部位放置无菌压力敷料和冰袋。

副作用和并发症

肘部正中神经阻滞技术是相对安全的，主要并发症是药液不小心注入血管内和针头损伤所致的持续感觉异常。对使用抗凝剂的患者，若临床情况显示对患者具有有利的风险-效益比，尽管有增加出血的风险，在采用 25 G 或 27 G 的穿刺针仍可安全地进行操作。注射后立即用手压迫注射部位可减少这些并发症。注射后用冰袋冷敷 20 min 也可减轻操作后疼痛及减少出血。

临床要点

肘部正中神经阻滞技术对于诊断和治疗上述疼痛是一种简单和安全的操作技术。在进行神经阻滞之前，应对每位患者进行仔细的神经功能检查，以鉴别出已经存在的并可能随后归因于神经传导阻滞的神经缺陷。

该技术在治疗肘部正中神经受压所致的疼痛方面非常有效，包括旋前圆肌综合征和 Struthers 韧带引起的正中神经受压症状。Struthers 韧带引起的正中神经受压的临床表现为异常韧带从肱骨内上髁经过时引起正中神经受压所致的原因不明的持续性前臂疼痛。通过肌电图检查和神经传导速度测试并结合肱骨内上髁的影像学检查可证实肘部正中神经受压，明确诊断。旋前圆肌综合征的特点是出现不明原因的前臂持续性疼痛，并伴有触摸旋前圆肌存在压痛及 Tinel 征阳性。旋前圆肌综合征和 Struthers 韧带引起的正中神经受压症状必须与骨间前神经单独受压相鉴别，后者发生在肘以下 6～8 cm 处。上述综合征的症状应与 C6 或 C7 节段的颈神经根病变相鉴别，有时颈神经根病变与正中神经卡压症状相似。而且应该牢记颈神经根病和正中神经卡压可能共存，即所谓的双卡综合征。双卡综合征最常见于腕部的正中神经卡压或腕管综合征。

推荐阅读

Dang AC, Rodner CM: Unusual compression neuropathies of the forearm, part ii: median nerve, *J Hand Surg Am* 34:1915–1920, 2009.

De Jesus R, Dellon AL: Historic origin of the "arcade of Struthers," *J Hand Surg Am* 28:528–531, 2003.

Gross PT, Tolomeo EA: Proximal median neuropathies, *Neurol Clin* 17:425–445, 1999.

Horak BT, Kuz JE: An unusual case of pronator syndrome with ipsilateral supracondylar process and abnormal muscle mass, *J Hand Surg Am* 33:79–82, 2008.

McCue FC, Alexander EJ, Baumgarten TE: Median nerve entrapment at the elbow in athletes, *Oper Tech Sports Med* 4:21–27, 1996.

68

骨间前综合征注射技术

孙红　刘玉鑫　译　兰飞　王天龙　校

适应证与临床考虑

骨间前综合征，也被称为 Kiloh-Nevin 综合征，该注射技术用于治疗继发于肘部下方正中神经卡压综合征引起的疼痛和肌肉无力症状，包括旋前圆肌腱起始处、中指指浅屈肌或异常血管引起的正中神经受压症状（图68-1）。通常在前臂受到急性创伤或前臂和肘部做一些重复动作（比如使用冰凿）时出现症状。由炎症引起的 Parsonage-Turner 综合征也是骨间前综合征的病因，其他病因见框68-1。

骨间前综合征临床上表现为前臂近端的急性疼痛。随着疾病的进展，骨间前综合征患者会主诉前臂轻微活动时疲劳或沉重感，以及由于拇长屈肌和指深屈肌麻痹而无法使用大拇指和示指捏物品（图68-2）。也会表现为"花花公子兔子（playboy Bunny）"和纺纱工（spinner）征阳性（图68-3和图68-4）。

体格检查可发现由于拇长屈肌和指深屈肌麻痹，拇指指间关节和示指远端指间关节不能屈曲（见图68-4）。一些骨间前综合征患者前臂旋前圆肌上方可有压痛。在肘部下方6～8 cm的正中神经的骨间前支可出现 Tinel

框 68-1　骨间前综合征的病因
● 神经的直接损伤
● 旋前圆肌腱卡压
● 指屈肌卡压
● 纤维束卡压
● 异常正中动脉卡压
● 正中动脉肥大卡压
● 肿瘤卡压
● 软组织肿胀卡压
● 血肿卡压，尤其是桡骨骨折或肱骨髁上骨折及在肘窝行动脉穿刺后
● 骨间前神经病变
● 炎性神经病变
● 间隔综合征

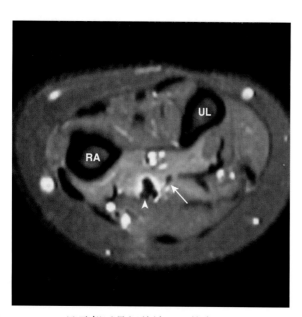

图 68-1　MRI 显示邻近骨间前神经血管束（箭头）的前臂近端的指深屈肌的肌-腱连接处存在水肿的局灶区域（箭头的头）。RA，桡骨；UL，尺骨（From Feldman MI，Muhammad K，Beltran J：Preoperative diagnosis of anterior interosseous nerve syndrome resulting in complete recovery. Eur J Radiol Extra 69：e73-e76，2009.）

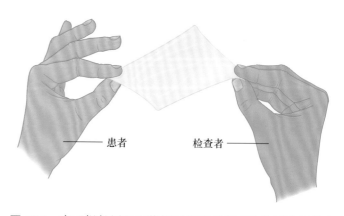

患者　　　检查者

图 68-2　由于拇长屈肌和指深屈肌麻痹而无法使用大拇指和示指捏物品

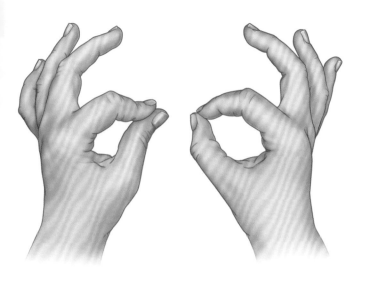

图 68-3　Playboy Bunny 征阳性：与右图经典的 OK 动作不同，左图 Playboy Bunny 征阳性是指远端指间关节和拇指指间关节伸展为兔子细长的鼻子样

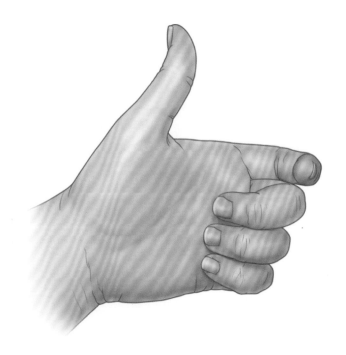

图 68-4　Spinner 征阳性：患端示指不能屈曲碰到掌纹，而小指、环指和中指则可碰到掌纹

征阳性。

　　骨间前综合征也应与 C6 或 C7 颈神经根病变相鉴别，有时后者与正中神经卡压的症状相似。而且颈神经根病和正中神经卡压可共存，即所谓的双卡综合征。双卡综合征最常见于腕部正中神经卡压或腕管综合征。骨间前综合征也必须与所谓的"假性骨间前综合征"相鉴别，发生在骨间前神经卡压部位以上的假性骨间前综合征的病理过程与骨间前神经卡压的临床症状相似（图68-5）。必须要通过仔细的体格检查、肌电图、神经传导测试和 MRI 等检查进行鉴别诊断。

临床相关解剖

　　正中神经的神经纤维来自 C5 ～ T1 脊髓根，在腋窝位于腋动脉上方，在上臂与肱动脉伴行。肱动脉在肘部时位于肱二头肌内侧，在此水平正中神经也位于肱动脉内侧。正中神经走行到前臂时，其分支支配前臂的屈肌，分支包括骨间前神经（图 68-6）。这些分支易受异常韧带、肥大的肌肉和直接创伤所致的神经卡压的影响。正中神经在腕部位于掌长肌腱和桡侧腕屈肌腱之间，支配腕部的桡侧。正中神经的终末分支提供手的掌面部分以及拇指、示指、中指的掌面和无名指桡侧的感觉支配，也提供示指、中指的远端背侧面及环指桡侧的感觉支配。

操作技术

体表标志技术

　　患者仰卧位，手臂完全内收，手背放在折叠毛巾上使肘部轻微弯曲。用无菌注射器将 5 ～ 7 ml 局麻药和

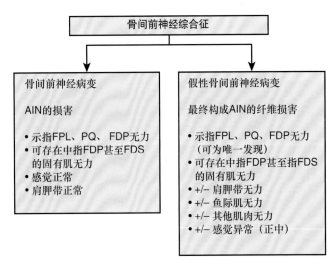

图 68-5　骨间前神经病变与假性骨间前神经病变的鉴别诊断。AIN，骨间前神经病变；FDP，指深屈肌；FDS，指浅屈肌；FPL，拇长屈肌；PQ，旋前方肌（Modified from Chin D, Meals RA：Anterior interosseous nerve syndrome. J Hand Surg Am 1：249-257，2001.）

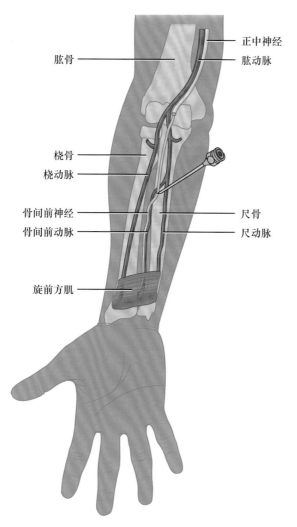

图 68-6　前臂正中神经注射时通常可引出感觉异常

40 mg 甲泼尼龙抽取到 12 ml 的注射器内。嘱患者对抗阻力弯曲其前臂，以在肘部皮褶处确认肱二头肌腱，在肱二头肌腱以下 6 ~ 8 cm 的部位进行标记。

皮肤无菌消毒后，用 1.5 英寸、25 G 穿刺针在之前标记的部位进针，并缓慢地向头侧方向行进（图 68-6）。进针深度为 1/2 到 3/4 英寸时，会引起正中神经支配区域明显的感觉异常。如果未引出感觉异常及针头触到骨质时则应退针，并且稍偏内侧重新进针，直到引出感觉异常。告知患者会有异感发生，并且出现异感时立即告知确切部位。引出异感并且确定支配区域后，缓慢回抽确定是否有回血。如果无回血，并且正中神经支配区域无持久的感觉异常后，缓慢注射 5 ~ 7 ml 溶液，并且密切监测患者有无局麻药的毒性反应。如果未引出感觉异常，呈扇形注入同等量的药液，避免注入骨间前动脉内。

超声引导技术

超声引导下肘部正中神经注射治疗骨间前综合征，将患者置于仰卧位，手臂放松地放在身体一侧，掌心向上。拿一个高频线性超声探头放在肘前窝，识别正中神经。然后探头沿着正中神经的走行缓慢地向远端移动，找到压迫神经的旋前圆肌的头部、Struthers 韧带、软组织肿块、神经节、畸形血管、肿瘤、骨刺和异常纤维带（图 68-7）。找到肿大被卡压的正中神经。皮肤无菌消毒后，用 1.5 英寸、22 G 穿刺针在探头外侧端约 1 cm 处穿过消过毒的皮肤，然后采用平面内进针，在超声实时引导下调整针头轨迹，使针头靠近尺神经。然后缓慢推注 1 ml 0.25% 不含防腐剂的布比卡因和 80 mg 甲泼

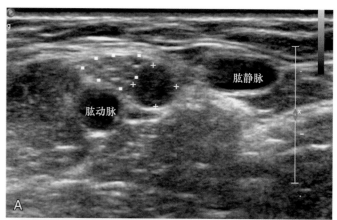

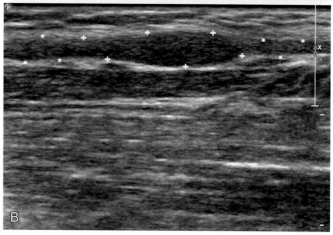

图 68-7　超声下上臂远端正中神经背外侧部增厚的低回声纤维束横向（**A**）和纵向（**B**）视图。正常神经（小方块：CSA 9 mm²）和增厚的纤维束（十字架：CSA 7 mm²）之间回声特性有差异。由于切线扫描，纵向视图不能显示受累纤维束的真实位置和厚度（From Kele H，Kaps M：Fascicular thickening of the median nerve detected by sonography in an anterior interosseous syndrome as a brachial plexus neuritis. Clin Neurophysiol 125［4］：861-863，2014.）

尼龙，注射时不应有阻力。如果遇到阻力，针头可能在韧带或肌腱中，应重新定位，直到注射过程中没有明显阻力为止。然后拔出针头，在注射部位放置无菌压力敷料和冰袋。

副作用和并发症

肘下正中神经注射技术是相对安全的，主要并发症是药液不小心注入血管内和针头损伤神经所致的持续感觉异常。对使用抗凝剂的患者，若临床情况显示对患者具有有利的风险-效益比，尽管有增加出血的风险，在采用 25 G 或 27 G 的穿刺针仍可安全地进行操作。注射后立即用手压迫注射部位可减少这些并发症。注射后用冰袋冷敷 20 min 也可减轻操作后疼痛及减少出血。

临床要点

肘下正中神经阻滞技术对于评估和治疗骨间前综合征是一种简单、安全的操作技术。在进行神经阻滞之前，应对每位患者进行仔细的神经功能检查，以鉴别出已经存在的并可能随后归因于神经传导阻滞的神经缺陷。

该技术在治疗骨间前综合征神经受压所致的疼痛方面非常有效。骨间前综合征应与旋前圆肌综合征和 Struthers 韧带引起的正中神经受压相鉴别，骨间前综合征的疼痛多位于更远端，而且伴有无法使用拇指和示指捏物品的特征。骨间前综合征也应与 C6 或 C7 颈神经根病变相鉴别，有时后者与正中神经卡压的症状相似。而且颈神经根病和正中神经卡压可共存，即所谓的双卡综合征。双卡综合征最常见于腕部正中神经卡压或腕管综合征。

推荐阅读

al-Qattan MM, Robertson GA: Pseudo-anterior interosseous nerve syndrome: a case report, *J Hand Surg Am* 18:440–442, 1993.

Feldman MI, Muhammad K, Beltran J: Preoperative diagnosis of anterior interosseous nerve syndrome resulting in complete recovery, *Eur J Radiol Extra* 69:e73–e76, 2009.

Kara M, Malas FU, Kaymak B, Ozçakar L: Anterior interosseous syndrome vs flexor pollicis longus tendon rupture: electrodiagnosis or sonography? *Surg Neurol* 72:647–648, 2009.

Proudman TW, Menz PJ: An anomaly of the median artery associated with the anterior interosseous nerve syndrome, *J Hand Surg Br* 17:507–509, 1992.

Waldman SD: Anterior interosseous syndrome. In *Pain review*, Philadelphia, 2009, Saunders, pp 271–272.

69

前臂外侧皮神经阻滞

孙红 刘玉鑫 译 兰飞 王天龙 校

适应证与临床考虑

前臂外侧皮神经卡压综合征是由肱二头肌腱、肱肌或前臂浅筋膜卡压前臂外侧皮神经所致。临床上，前臂外侧皮神经卡压综合征患者主诉为疼痛和感觉异常，并从肘部放射至拇指根部。前臂桡侧面的钝痛也是常见症状。急性肘部扭挫伤、肘窝和前臂行静脉或动脉穿刺后的血肿形成、前臂外侧皮神经软组织处的直接创伤均可出现前臂外侧皮神经卡压综合征的疼痛；或者疼痛发作可更加隐匿，并无明显诱发因素。疼痛为持续性，并且在使用肘部后加重。前臂外侧皮神经卡压综合征患者在使用键盘或弹钢琴后往往疼痛会加重，并且常伴睡眠障碍。体格检查发现，触诊肘部肱二头肌腱外侧的前臂外侧皮神经某一点时有压痛，肘部运动范围正常。前臂外侧皮神经卡压综合征患者前臂主动抵抗屈曲或旋转时感到疼痛。

前臂外侧皮神经卡压综合征的症状有时与颈神经根病和网球肘相似，但不同于网球肘，前臂外侧皮神经卡压综合征患者触诊肘部肱二头肌腱时最大压痛处位于二头肌腱水平，而网球肘患者最大压痛处位于外上髁（见第 54 章）。肌电图检查有助于将颈神经根病及前臂外侧皮神经卡压综合征与网球肘相鉴别。X 线平片检查可用于排除隐匿性骨病。根据患者的临床表现还需进行一些检查，包括全血细胞计数、血尿酸水平、血沉和抗核抗体的检测。若怀疑关节不稳定可行肘部 MRI 检查和（或）超声成像。下面介绍的注射技术既是诊断也是治疗方法。

临床相关解剖

前臂外侧皮神经是肌皮神经的延续，肌皮神经在继续进入前臂成为前臂外侧皮神经前，先通过筋膜外侧到达肱二头肌腱（图 69-1 和图 69-2），在此处神经容易受

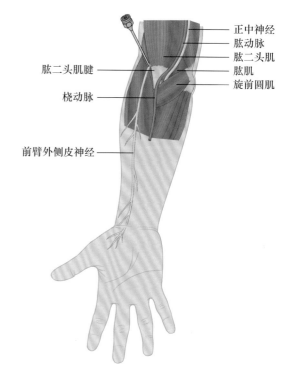

图 69-1　前臂外侧皮神经是肌皮神经的延续

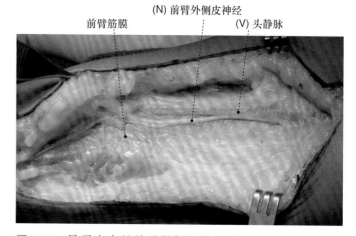

图 69-2　暴露出来的前臂外侧皮神经（LABC），可观察到 LABC 伴随头静脉（From Davidge KM，Yee A，Kahn LC，et al.：Median to radial nerve transfers for restoration of wrist，finger，and thumb extension. J Hand Surg 38（9）：1812-1827，2013.）

到卡压。前臂外侧皮神经经过头静脉后方，在此处分为掌支，继续沿前臂桡侧缘走行，并提供前臂掌面外侧半的皮肤感觉支配。其经过腕部桡动脉前方，提供拇指根部的感觉。背侧支提供前臂背面外侧的感觉支配。

操作技术

体表标志技术

患者仰卧位，手臂完全内收，手背放在折叠毛巾上使肘部轻微弯曲。治疗前臂外侧皮神经卡压时，用 12 ml 的无菌注射器抽取 5 ～ 7 ml 局部麻醉药，初次阻滞时局麻药中加入 80 mg 的甲泼尼龙，之后阻滞加入 40 mg 的甲泼尼龙即可。

术者确定肱二头肌腱后，消毒皮肤，使用 1.5 英寸、25 G 穿刺针刺入肘部皮褶处肱二头肌腱的外侧，稍向外侧头侧缓慢进针（见图 69-1）。进针 1/2 ～ 3/4 英寸深时，前臂外侧皮神经支配区域可引出强烈的异感。如果未引出异感及针头触到骨质则应退针，并且稍偏内侧重新进针，直到引起感觉异常。告知患者会有感觉异常发生，并且出现感觉异常时立即告知确切部位。引出异感并确定支配区域后，缓慢回抽确定是否有回血。如果无回血，并且前臂外侧皮神经支配区域无持久的感觉异常后，缓慢注射 5 ～ 7 ml 溶液，密切监测患者有无局麻药的毒性反应。如果未引出感觉异常，向肱动脉内侧呈扇形注入同等量的药液，避免注入动脉内。在困难情况下可以使用超声引导注射（图 69-3）。

副作用和并发症

肘部前臂外侧皮神经阻滞技术是相对安全的，主要并发症是药液不小心注入血管内和针头损伤神经所致的持续性感觉异常。对使用抗凝剂的患者，若临床情况显示对患者具有有利的风险-效益比，尽管有增加出血的风险，在采用 25 G 或 27 G 的穿刺针仍可安全地进行操作。注射后立即用手压迫注射部位可减少这些并发症。注射后用冰袋冷敷 20 min 也可减轻操作后疼痛及减少出血。

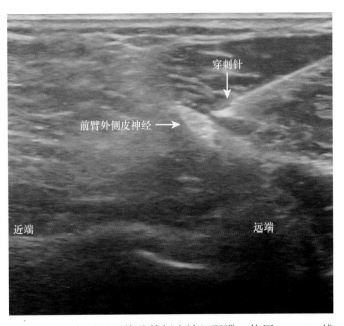

图 69-3　超声引导下前臂外侧皮神经阻滞，使用 12 MHz 线性探头和 22 G 穿刺针。保持肘部伸直，将针头从远端到近端进到肘部肱二头肌水平注射药物（From Yung H, Lagemann GM, Lin A, et al.: Lateral antebrachial cutaneous nerve entrapment after shoulder arthroscopy: a case report. PM R 7(8): 889-894，2015. ）

临床要点

肘部前臂外侧皮神经阻滞技术是一项简单、安全的技术，治疗前臂外侧皮神经卡压综合征非常有用。此病可被误诊为颈神经根病变或网球肘，前臂外侧皮神经卡压综合征患者触诊肘部肱二头肌腱时最大压痛处位于二头肌腱水平，而网球肘患者最大压痛处位于外上髁。如果考虑为前臂外侧皮神经卡压综合征，局麻药和类固醇激素阻滞肘部前臂外侧皮神经可立即缓解疼痛。

在进行神经阻滞之前，应对每位患者进行仔细的神经功能检查，以鉴别出已经存在的并可能随后归因于神经传导阻滞的神经缺陷。

推荐阅读

Allen DM, Nunley JA: Lateral antebrachial cutaneous neuropathy, *Oper Tech Sports Med* 9:222–224, 2001.

Belzile E, Cloutier D: Entrapment of the lateral antebrachial cutaneous nerve exiting through the forearm fascia, *J Hand Surg Am* 26:64–67, 2001.

Gillingham BL, Mack GR: Compression of the lateral antebrachial cutaneous nerve by the biceps tendon, *J Shoulder Elbow Surg* 5:330–332, 1996.

Waldman SD: The lateral antebrachial cutaneous nerve. In *Pain review*, Philadelphia, 2009, Saunders, p 99.

腕关节关节腔内注射

郭向飞 译 马骏 校

适应证与临床考虑

腕关节在多种损害关节软骨的因素作用下很容易罹患关节炎。骨关节炎是导致腕关节疼痛的最常见原因。类风湿关节炎、创伤后关节炎以及银屑病关节炎也是继关节炎之后腕部疼痛的常见原因。关节炎导致的腕关节疼痛的罕见因素包括胶原血管病、感染及莱姆病。急性感染性关节炎通常伴随着明显的发热、乏力等全身症状，有经验的临床医师很容易识别出来，通过细菌培养给予相应的抗生素可得到恰当治疗，而不用注射疗法。尽管继发于胶原血管病的腕关节疼痛对后面所述的关节腔内注射技术反应良好，但胶原血管病一般表现为多关节病，而不是仅限于腕关节的单关节病变。

大多数因骨关节炎、创伤性关节炎而致腕关节痛的患者，主诉疼痛局限于腕关节和手的周围（图 70-1）。运动会加重疼痛，而休息和温热可减轻疼痛。疼痛呈持续性，性质为酸痛。疼痛可干扰睡眠。一些患者主诉在使用腕关节时出现摩擦感和弹响感，体格检查可发现关节磨擦音。

除了上述疼痛，腕关节炎患者常常表现为进行性的功能下降，包括腕部活动范围缩小，进行简单的日常活动变得困难，如使用电脑键盘、端咖啡杯或旋转门把手。如果腕关节持续废用，则会发生肌肉萎缩，并发展为粘连性关节囊炎和关节僵硬（图 70-2）。

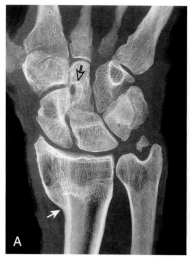
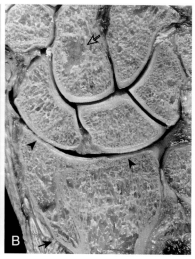

图 70-1 与创伤有关的腕关节骨关节炎：桡骨骨折。X 线平片（**A**）和腕关节冠状面照片（**B**）示桡骨远端骨折（实线箭头）。可发现伴软骨损伤的桡腕骨间隙不规则（箭头的头），头状骨形成囊腔（空心箭头）。多角骨以及舟、头状骨间隙可看到少量钙质沉积（焦磷酸钙二水合物晶体沉积）（From Resnick D: Diagnosis of bone and joint disorders, ed 4, Philadelphia, 2002, Saunders.）

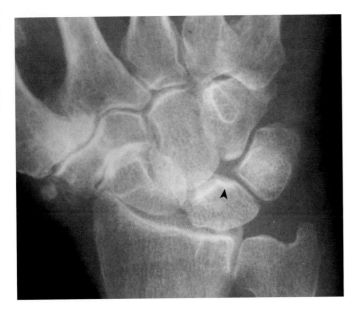

图 70-2　月-钩骨关节病：月骨副侧面。月骨（箭头的头）第二关节面与舟骨形成连接，连接处骨硬化及肥大明显。大多角掌骨和第一腕掌关节骨性关节炎明显（From Resnick D：Diagnosis of bone and joint disorders，ed 4，Philadelphia，2002，Saunders.）

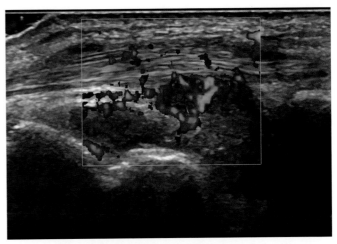

图 70-3　多普勒成像显示关节滑膜内血流信号增加

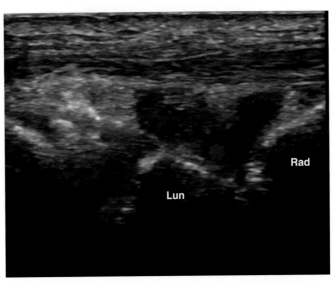

图 70-4　47 岁男性类风湿关节炎患者。超声显示桡腕关节滑膜肥大（红星）。Lun，月状骨；Rad，桡骨

所有腕关节疼痛患者均需行 X 线平片检查，根据患者的临床表现，还应进行额外的化验检查，包括全血细胞计数、血沉和抗核抗体的检测。超声和多普勒成像可帮助识别与患者疼痛有关的腕关节疾病（图 70-3 和图 70-4）。如怀疑有关节不稳，需行腕部 MRI 扫描。

临床相关解剖

关节是一种双轴、椭圆形关节，向上连接桡骨远端和关节盘，向下连接舟、月、三角骨，并形成关节（图 70-5 和图 70-6）。腕关节主要功能是完善手部功能。腕关节可做屈曲、伸展、外展、内收和环转。关节内衬滑膜，虽然滑囊间的隔膜可影响注射液的扩散，但仍可行关节腔内注射。整个关节由致密关节囊所包裹，关节囊向上连接桡骨和尺骨远端，向下连接掌骨近端。腕关节前侧韧带和后侧韧带分别加强前后关节，内侧和外侧韧带则分别加强内外侧关节。腕关节可由直接创伤或过度使用而发生炎症。

腕关节主要受尺神经深支及前、后骨间神经支配。在掌侧，腕关节由屈肌腱、正中神经和尺神经包绕。在背侧，腕关节由伸肌腱包绕。外侧可见桡动脉。尺神经背侧支向内侧进入关节；尺骨远端骨折时常常损伤该神经。

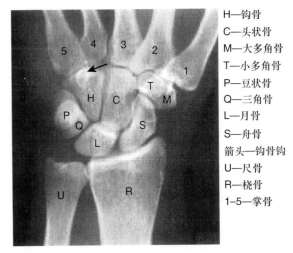

H—钩骨
C—头状骨
M—大多角骨
T—小多角骨
P—豆状骨
Q—三角骨
L—月骨
S—舟骨
箭头—钩骨钩
U—尺骨
R—桡骨
1-5—掌骨

图 70-5　腕关节正常解剖（From Houston JD，Davis M：Fundamentals of fluoroscopy，Philadelphia，2001，Saunders.）

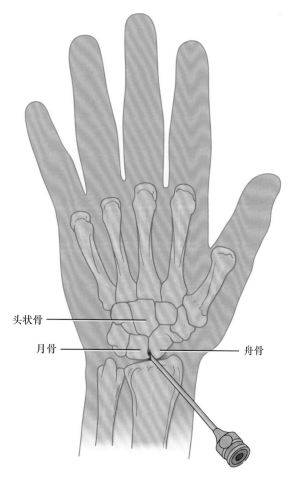

头状骨

月骨

舟骨

图 70-6　腕关节内注射操作，穿刺针置于头状骨近端凹陷处

操作技术

体表标志技术

　　患者仰卧位，上臂完全内收，肘关节轻度屈曲，手掌置于折叠的毛巾上。用 5 ml 无菌注射器抽取含有局麻药和甲泼尼龙 40 mg 的混合药液 1.5 ml。无菌消毒腕关节背侧皮肤后，识别头状骨凹陷的近端。通过头状骨近端凹陷便于进入腕关节（图 70-6）。在严格的无菌条件下，用 1 英寸、25 G 无菌穿刺针刺入腕骨间凹陷中点，穿过皮肤、皮下组织、关节囊进入关节。如果遇到骨质，穿刺针退至皮下组织，重新调整方向。进入关节腔后，缓慢注射药液，在注射时阻力应该非常小。如果遇到阻力，穿刺针可能进入韧带或肌腱，应该继续稍微进针进入关节腔直至注射过程无明显阻力。随后拔出穿刺针，在注射点给予加压无菌敷料和放置冰袋。如果安

全实施腕关节内注射所必需的解剖标志难以识别，可使用超声引导定位穿刺。

超声引导技术

　　患者取坐姿，肘部弯曲约 90°，前臂和手舒适地放在枕头上，在超声引导下对桡腕关节进行阻滞。严格无菌消毒，用 1.5 英寸、22 G 穿刺针抽取 2 ml 0.25% 不含防腐剂的布比卡因和 80 mg 甲泼尼龙混合液，将高频线性超声探头横向平面置于桡骨远端和桡骨高回声线性平台，并向远端追踪，直到确定桡骨远端和舟骨之间的低回声关节内间隙。

　　确定关节间隙后，穿刺针穿过皮肤，在超声波传感器的桡骨面下大约 0.5 cm，采用平面内入路继续进针，在实时超声引导下调整进针的轨迹，直到进入桡骨关节内（图 70-7 和图 70-8）。轻轻地推注药物，注射过程中应几乎无阻力，如果遇到阻力，可能是由于穿刺针置入韧带或肌腱内，应轻微向前推进穿刺针到达关节腔，直到注射过程无明显阻力。注射完毕后退出穿刺针，注射部位放置无菌加压敷料和冰袋处理。

副作用和并发症

　　腕关节腔内注射的主要并发症是感染。如果严格遵循无菌技术，并发症发生率极低。尺神经在腕关节处易受损伤。大约 25% 的患者主诉腕关节内注射后出现一过性的疼痛加重，应提前告知患者。

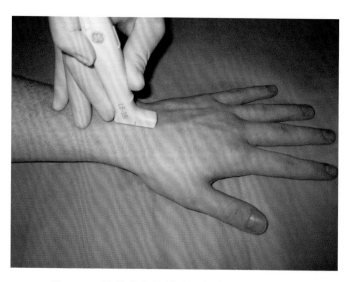

图 70-7　腕关节内注射时探头放置的正确位置

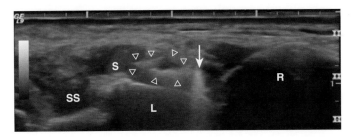

图 70-8　超声引导腕关节注射。图像显示一个近端左纵向图像。穿刺针尖（箭头）可见呈彗尾样，位于桡骨（R）与月骨（L）之间。可看到注射液以高回声云状物（箭头的头）从针头向远端扩散，并进入桡腕关节的双层滑膜之间（S）。超声下注射液未继续进入腕骨间关节腔的双层滑膜之间（SS）（From Boesen M，Jensen KE，Torp-Pedersen S，et al.：Intra-articular distribution pattern after ultrasound-guided injections in wrist joints of patients with rheumatoid arthritis. Eur J Radiol 69：331-338，2009.）

推荐阅读

Boesen M, Jensen KE, Torp-Pedersen S, et al.: Intra-articular distribution pattern after ultrasound-guided injections in wrist joints of patients with rheumatoid arthritis, *Eur J Radiol* 69:331–338, 2009.

Malfair D: Therapeutic and diagnostic joint injections, *Radiol Clin N Am* 46:439–453, 2008.

Taylor-Jones LL, Alanmanou E: Steroid joint injections. In Ramamurthy S, Rogers JN, Alanmanou E, editors: *Decision making in pain management*, ed 2, Philadelphia, 2006, Mosby, pp 300–301.

Waldman SD: Functional anatomy of the wrist. In *Pain review*, Philadelphia, 2009, Saunders, pp 100–102.

Waldman SD: Technique for intra-articular injection of the wrist joint. In *Pain review*, Philadelphia, 2009, Saunders, pp 464–465.

Waldman SD: Ultrasound-guided intra-articular injection of the radiocarpal joint. In *Comprehensive atlas of ultrasound guided pain management injection techniques*, Philadelphia, 2014, Lippincott, pp 417–423.

临床要点

该项注射技术在治疗继发于上述腕关节炎所致疼痛方面是极为有效的。并存的滑囊炎和肌腱炎也可能引起腕痛，需要在注射局部给予更多剂量的局麻药和长效皮质类固醇。如能了解与该注射技术相关的局部解剖并加以注意，则该技术的实施是很安全的。操作者需严格执行无菌技术以避免发生感染，需遵守普遍的预防措施以规避风险。在注射完成后应立即给予加压包扎，这样可以降低瘀斑和血肿形成的发生率。在接受治疗后的数天，可以使用物理治疗手段帮助恢复，比如局部热敷和进行轻柔的功能锻炼。剧烈运动应予避免，因其可加剧患者的症状。使用该注射技术时可以联合应用简单的镇痛药和非甾体抗炎药。

71

下桡尺关节关节腔内注射

郭向飞 译 马骏 校

适应证与临床考虑

桡尺关节在多种能损害关节软骨的因素作用下很容易罹患关节炎。骨关节炎是导致桡尺骨关节疼痛的最常见原因。类风湿关节炎、创伤后关节炎以及银屑病关节炎也是继关节炎之后桡尺关节痛的常见原因。桡尺骨关节疼痛的罕见因素包括胶原血管病、感染及莱姆病。急性感染性关节炎通常伴随着明显的发热、乏力等全身症状，有经验的临床医师很容易识别出来，通过细菌培养给予相应的抗生素可得到恰当治疗，而不用注射疗法。尽管继发于胶原血管病的桡尺关节痛对后面所述的关节腔内注射技术反应良好，但胶原血管病一般表现为多关节病，而不是仅限于桡尺关节的单关节病变。

大多数因骨关节炎、创伤性关节炎而致桡尺关节痛患者，主诉疼痛局限于前臂远端。运动特别是手掌向下和关节旋后可加重疼痛，而休息和温热可减轻疼痛。疼痛呈持续性，性质为酸痛。疼痛可干扰睡眠。一些患者主诉在使用桡尺关节时出现摩擦感和弹响感，体格检查时可有磨擦音和尺骨远端不稳，通过桡尺关节远端压力实验可以识别（图71-1）。

除了上述疼痛，桡尺关节炎患者常常经历逐渐性的功能下降，表现为桡尺关节活动范围缩小，进行简单的日常活动变得困难，如使用螺丝刀、螺丝锥或旋转门把手。如果桡尺关节持续废用，则会发生肌肉萎缩，并发展粘连性关节囊炎，以及随后的关节僵硬。

所有桡尺关节疼痛患者均需要行X线平片检查，根据患者的临床表现，应进行额外的化验检查，包括全血细胞计数、血沉和抗核抗体的检测。如果超声和多普勒成像可帮助识别与患者疼痛有关的腕关节疾病。如怀疑有关节不稳或软组织损伤，需行桡尺关节MRI或超声成像检查（图71-2）。

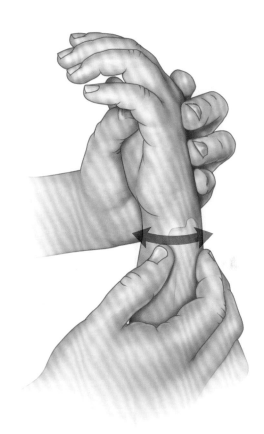

图71-1 桡尺骨关节远端压力实验可用以识别关节不稳，患者前臂置于自然姿势，检查者抓紧并稳定桡骨进行试验。检查者另一手拇指与示指捏住尺骨远端，将尺骨远端向掌侧及背侧移动。与对侧相比，尺骨明显移位，则说明实验结果阳性。实验时也经常存在疼痛和（或）恐惧

临床相关解剖

桡尺关节是一种滑囊枢轴式关节，由圆形尺骨头与桡骨尺骨凹陷连接而成（图71-3）。桡尺关节主要功能是完善手的功能。桡尺关节允许做手掌向下和前臂旋后运动。关节内衬滑膜，滑囊间隙可允许行关节内注射。整个关节由相对松弛的关节囊所包裹。

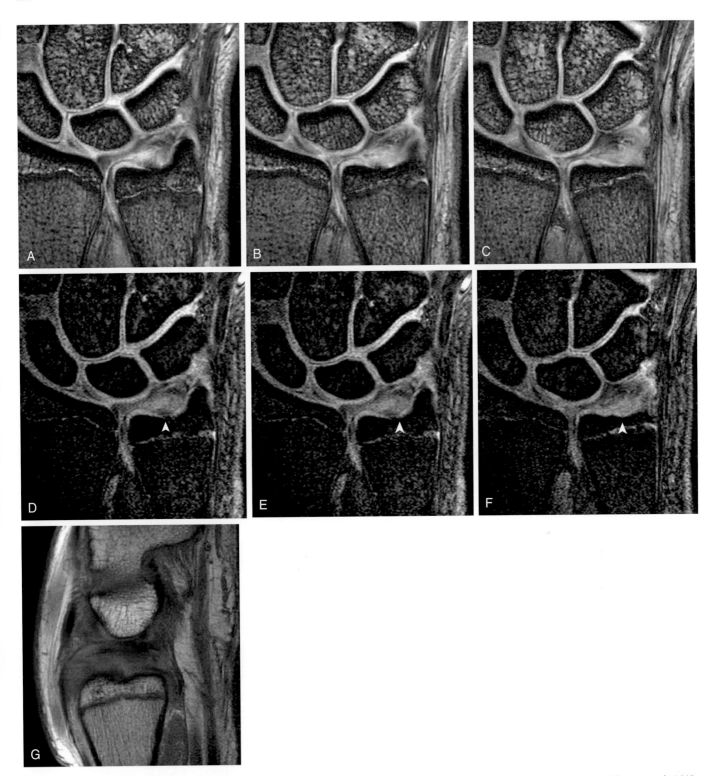

图 71-2　15 岁女性患者网球击中手腕尺侧并闻及咔哒声。A ～ C. 冠状面质子密度加权图像。D ～ F. T2 加权像显示三角纤维软骨复合体的尺侧附着处的连续性中断（白箭头的头）。G. 矢状位无法识别三角韧带附着于小凹（From Tanaka T, Yoshioka H, Ueno T, et al.: Comparison between high-resolution MRI with a microscopy coil and arthroscopy in triangular fibrocartilage complex injury. J Hand Surg 31［8］: 1308-1314, 2006.）

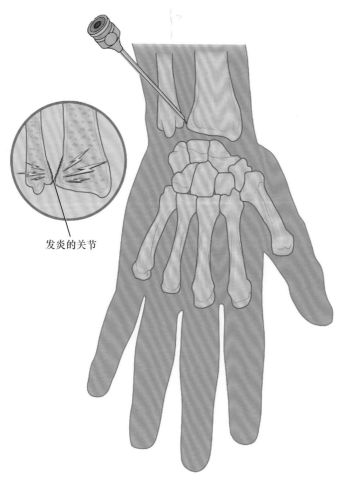

发炎的关节

图 71-3 同时滑动桡骨和尺骨远端，很容易识别桡尺关节

桡尺关节可由直接创伤或过度应用而发生炎症。桡尺关节主要受前、后骨间神经支配。桡尺关节在掌侧由指深屈肌包绕，在背侧由小指伸肌包绕。

操作技术

体表标志技术

患者仰卧位，上臂完全内收至身旁，肘关节轻度屈曲，手掌置于折叠的毛巾上。用 5 ml 无菌注射器抽取含有局麻药和甲泼尼龙 40 mg 的混合药液 1.5 ml。无菌消毒背侧关节皮肤后，识别尺骨茎突。一般情况下，桡尺关节位于腕部内侧大约三分之一的位置。通过滑动桡骨和尺骨远端，很容易识别桡尺关节。在严格的无菌条件下，用 1 英寸、25 G 无菌穿刺针刺入桡尺关节中点，穿过皮肤、皮下组织、关节囊进入关节（见图 71-3）。如果遇到骨质，穿刺针退至皮下组织，重新调整方向。进入关节腔后，缓慢注射药液，注射时阻力应该非常

小。如果遇到阻力，穿刺针可能进入韧带或肌腱，应继续稍微进针进入关节腔，直至注射过程没有明显阻力。随后拔出穿刺针，在注射点给予加压无菌敷料和放置冰袋。

超声引导技术

患者取坐姿，肘部弯曲约 90°，前臂和手舒适地放在枕头上，在超声引导下对桡神经浅支进行阻滞，严格无菌消毒，用 1.5 英寸、22 G 穿刺针抽取 2 ml 0.25% 不含防腐剂的布比卡因和 80 mg 甲泼尼龙混合液，高频的线性超声传感器横向平面放置在尺骨远端，识别出尺骨远端边缘呈高回声穹窿状，探头缓慢地向内侧移动，直到桡骨远端和尺骨之间出现新月形的低回声的桡尺远端关节隐窝（图 71-4）。然后，远端桡尺关节隐窝在超声图像的中心，穿刺针穿过皮肤放置在超声探头远端中点下方约 0.5 cm 处，并使用平面外进针方法，在超声实时引导下调整穿刺针的轨迹，进入远端桡尺隐窝。

轻轻地推注药物。注射过程中应几乎无阻力，如果遇到阻力，可能是由于穿刺针穿入韧带或肌腱内，应轻微向前推进穿刺针到达关节腔，直到注射过程无明显阻力。注射完毕后退出穿刺针，注射部位放置无菌加压敷料和冰袋处理。

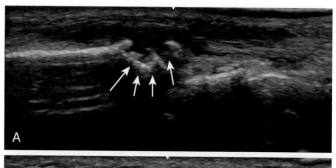

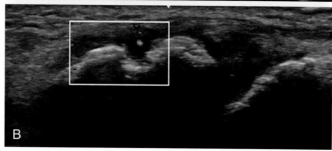

图 71-4　**A**. 68 岁女性有 19 年类风湿关节炎病史，右桡尺远侧关节超声（纵向视图）显示侵蚀或磨损（箭头）。**B**.同一区域的多普勒超声显示侵蚀范围内滑膜组织的血管流量（小框）（Image courtesy Dr. Raoul Stuart，The Northern Clinic，Auckland，New Zealand. ）

副作用和并发症

　　桡尺关节关节腔内注射的主要并发症是感染。如果严格遵循无菌技术，此并发症发生率极低。大约 25% 的患者主诉桡尺关节关节腔内注射后出现一过性的疼痛加重；应提前告知患者。

临床要点

　　该项注射技术在治疗继发于上述桡尺关节炎所致疼痛是极为有效的。并存的滑囊炎和肌腱炎也可能引起腕痛，需要给予额外的更为精准的局麻药和长效皮质类固醇注射。如能了解与该注射技术相关的局部解剖并加以注意，则该技术的实施是很安全的。操作者需严格执行无菌技术以避免发生感染，需遵守普遍的预防措施以规避风险。在注射完成后应立即给予加压包扎，这样可以降低瘀斑和血肿形成的发生率。在接受治疗后的数天，可以使用物理治疗手段帮助恢复，比如局部热敷和进行轻柔的功能锻炼。剧烈运动应予避免，因其可加剧患者的症状。使用该注射技术时可以联合应用普通的镇痛药和非甾体抗炎药。

推荐阅读

Boesen M, Jensen KE, Torp-Pedersen S, et al.: Intra-articular distribution pattern after ultrasound-guided injections in wrist joints of patients with rheumatoid arthritis, *Eur J Radiol* 69(2):331–338, 2009.

Katolik LI, Trumble T: Distal radioulnar joint dysfunction, *J American Society for Surgery of the Hand* 5(1):8–29, 2005.

Malfair D: Therapeutic and diagnostic joint injections, *Radiol Clin North Am* 46(3):439–453, 2008.

Steinbach LS, Smith DK: MRI of the wrist, *Clin Imaging* 24(5):298–322, 2000.

Waldman SD: Functional anatomy of the wrist. In *Pain review*, Philadelphia, 2009, Saunders, pp 100–102.

Waldman SD: Technique for intra-articular injection of the wrist joint. In *Pain review*, Philadelphia, 2009, Saunders, pp 464–465.

Waldman SD: Technique for intra-articular injection of the inferior radioulnar joint. In *Pain review*, Philadelphia, 2009, Saunders, pp 466–471.

72

桡侧腕屈肌腱注射

郭向飞　译　马骏　校

适应证与临床考虑

随着高尔夫球和球拍运动的普及，临床中见到桡侧屈腕肌腱炎的患者越来越频繁。桡侧腕屈肌腱远端可发展成肌腱炎。重复运动可导致桡侧腕屈肌腱轻微损伤，由于肌腱缺乏血供而使愈合困难。运动和反复性创伤通常是急性桡侧腕屈肌腱炎的诱发因素，握高尔夫球杆和网球拍的姿势不正确，长时间使用重锤也是常见诱发因素。桡侧腕屈肌腱炎合并滑囊炎后，疼痛加重并可出现功能障碍。如果炎症持续存在，肌腱周围钙质沉积，会使随后的治疗变得更加困难。发炎肌腱的持续创伤最终可导致肌腱断裂（图 72-1）。

桡侧腕屈肌腱炎通常是急性发作，经常出现于腕关节过度使用或滥用后。运动是诱发因素，包括打网球或高尔夫球及长时间使用重锤。负重情况下或被动情况下腕关节发生完全尺侧偏移，此时远端肌腱遭受直接创伤，即可发生肌腱损伤，程度由部分到完全撕裂。桡侧腕屈肌腱炎的疼痛呈持续性重度疼痛，疼痛位于腕部桡侧背部。患者主诉疼痛通常严重干扰睡眠。桡侧腕屈肌腱炎患者抵抗腕部尺侧偏移时出现疼痛。被动桡侧偏移手腕时，可触诊到嘎吱或磨碎声。在慢性炎症下，桡侧腕屈肌腱遭受应力或者在强力的注射操作中误入肌腱实质内，则可造成肌腱突然断裂。所有桡侧腕关节疼痛患者均应行普通 X 线平片检查和 MRI 检查。超声成像可用于进一步描述患者腕痛和功能障碍的病因（图 72-2）。

根据患者的临床表现，还需行额外的化验检查，包括全血细胞计数、血沉和抗核抗体的检测。如果怀疑肌腱断裂并需进一步确定诊断，应做腕部的 MRI 和超声成像检查（图 72-2）。放射性核素骨扫描用于鉴别腕部 X 线平片不能发现的应力性骨折。

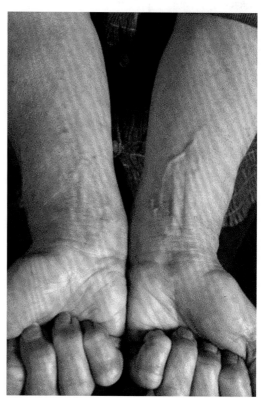

图 72-1　临床照片显示桡侧腕屈肌腱缺失而外侧的掌长肌腱完好（From Cowey AJ，Carmont MR，Tins B，Ford DJ：Palmaris longus. Flexor carpi radialis rupture reined in. Inj Extra 38：90-93，2007.）

临床相关解剖

桡侧腕屈肌位于上肢前臂，主要功能是屈曲和外展手部。肌肉起于肱骨内上髁，横跨过前臂外侧到达指浅屈肌，并止于第二掌骨底的前面。该肌第二止点位于第三掌骨和大多角骨结节。桡侧腕屈肌受正中神经支配，接受尺动脉血供。

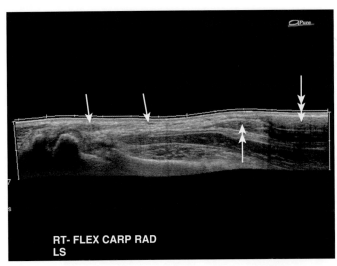

图 72-2　右前臂纵切面超声静态图。箭头显示筋膜鞘；三箭头显示桡侧腕屈肌（FCR）肌腱；与 FCR 肌肉体积比较，双箭头显示指浅屈肌的横纹肌体积；三箭头指示 FCR 处于低张力状态而且横纹外观消失（From Cowey AJ，Carmont MR，Tins B，Ford DJ：Palmaris longus. Flexor carpi radialis rupture reined in. Inj Extra 38：90-93，2007.）

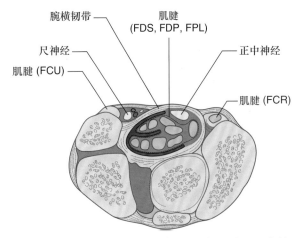

图 72-3　桡侧腕屈肌腱远端的解剖。注意肌腱和正中神经之间的关系。FCR，桡侧腕屈肌；FCU，尺侧腕屈肌；FDP，指深屈肌；FDS，指浅屈肌；FPL，拇长屈肌（From Preston DC，Shapiro BE：Electromyography and neuromuscular disorders，ed 3，New York，2013，Elsevier，pp 267-288.）

操作技术

体表标志技术

　　患者仰卧位，上臂完全内收至身旁，肘关节轻度屈曲，前臂和手背置于枕头上。用 5 ml 无菌注射器抽取含有局麻药和甲泼尼龙 40 mg 的混合药液 3 ml。患者握拳同时屈曲腕部，帮助临床医师识别桡侧腕屈肌腱。无菌消毒皮肤后，用 5/8 英寸、25 G 无菌穿刺针，在该肌腱尺骨侧紧邻腕关节皱褶，以 30° 角进针（图 72-4）。缓慢进针，直至针头紧邻肌腱中间。如果引出异常感觉，轻微回撤穿刺针远离正中神经。轻轻回吸确定是否有回血。如果回吸无异常且正中神经分布区无异常感觉，缓慢注射 3 ml 注射液，然后紧密观察患者是否出现局麻药中毒迹象。如果异常感觉未引出，并遇到骨质，穿刺针退至骨膜外，回吸无出血后缓慢注射 3 ml 注射液。

超声引导技术

　　患者取坐姿，肘部弯曲约 90°，前臂和手背舒适地放在枕头上，患者屈曲手腕以抵抗阻力，进而识别患侧肌腱。桡骨屈肌腱是最靠近拇指的肌腱（见图 72-1）。严格无菌消毒，用 1.5 英寸、22 G 穿刺针抽取 2 ml 0.25% 不含防腐剂的布比卡因和 80 mg 甲泼尼龙混合液，高频线性超声探头放置在先前确定的肌腱的横切面上，肌腱

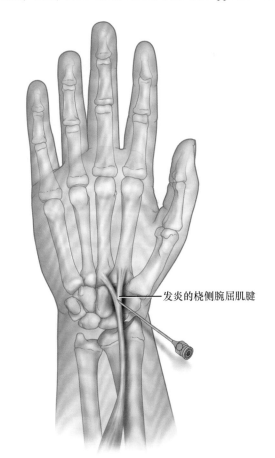

图 72-4　桡侧腕屈肌腱的注射技术

呈放射状到达正中神经（图 72-5，见图 72-3）。如果有明显的肌腱炎，肌腱可有一圈液体晕包围（图 72-6）。在这种情况下，彩色多普勒成像通常会显示发炎肌腱的新生血管。一旦确定肌腱，将针头穿过超声探头上方约

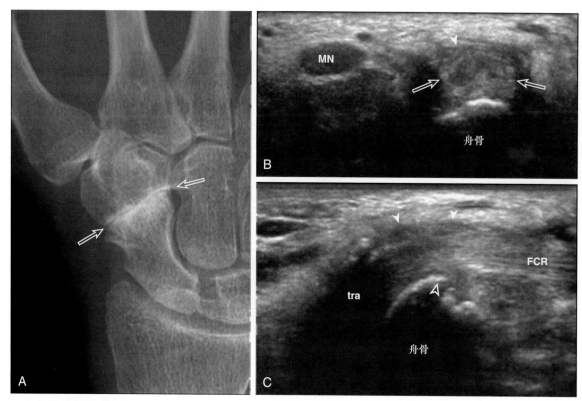

图 72-5   65 岁女性桡侧腕屈肌（FCR）肌腱病，右手腕部掌侧的桡侧面可摸到疼痛性肿块。患者因怀疑腹侧神经节囊肿接受超声检查。**A**. 前后位片显示舟月骨分离症和晚期三头关节炎（箭头）。**B**. 肿块上的横向超声图像显示一个肿胀和不均匀的 FCR 肌腱（箭头）通过增厚的支持带（白色箭头的头）稳定在舟状骨结节上。**C**. 纵向超声图像显示来自舟骨和大多角骨（tra）腹侧的骨刺（空心箭头的头）撞击异常肌腱的下表面。支持带增厚（实心箭头的头）（From Allen PL，Baxter GM，Weston MJ：Clinical ultrasound，3rd ed，Vol 2，New York，2011，Churchill Livingstone，p 1060.）

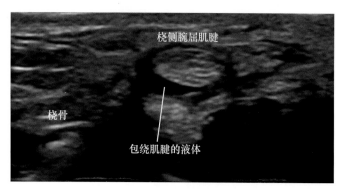

图 72-6   横向超声图像显示桡侧腕屈肌腱炎。注意肌腱周围的液体晕

0.5 cm 处的皮肤，采用平面外进针方法，超声实时引导下调整针头方向，将针尖靠近，但不能进入发炎的肌腱内。然后轻轻地注射药物，注射时阻力很小，注射完毕取下针头，在注射部位放置无菌压力敷料和冰袋。

副作用和并发症

　　桡侧腕屈肌注射的主要并发症与发炎的及先前受损伤的肌腱的创伤有关。如果直接肌腱内注射，则受累肌腱可发生断裂，因此注射之前应确定穿刺针位于肌腱外以避免发生此类并发症。另外的并发症是感染，如果严格遵循无菌技术，这一并发症发生率极低。大约 25% 的患者主诉注射后出现一过性的疼痛加重，应提前告知患者。

临床要点

　　桡侧腕屈肌腱是非常强壮的肌腱，但也很容易发生断裂。并存的滑囊炎和关节炎也可能引起腕痛，需要给予额外的更为精准的局麻药和醋酸甲泼尼龙注射。

　　如能了解与该注射技术相关的局部解剖并加以注意，则该技术的实施是很安全的。在接受治疗后的数天，可以使用物理治疗手段帮助恢复，比如局部热敷和进行轻柔的功能锻炼。剧烈运动应予避免，因其可加剧患者的症状。使用该注射技术时可以联合应用简单的镇痛药和非甾体抗炎药。

推荐阅读

Akahane T, Nakatsuchi Y, Tateiwa Y: Recurrent granulomatous tenosynovitis of the wrist and finger caused by *Mycobacterium intracellulare*: a case report, *Diagn Microbiol Infect Dis* 56:99–101, 2006.

Cowey AJ, Carmont MR, Tins B, Ford DJ: Palmaris longus. Flexor carpi radialis rupture reined in, *Inj Extra* 38:90–93, 2007.

Siegal DS, Wu JS, Newman JS, et al.: Calcific tendinitis: a pictorial review, *Can Assoc Radiol J* 60:263–272, 2009.

Waldman SD: Functional anatomy of the wrist. In *Pain review*, Philadelphia, 2009, Saunders, pp 100–102.

Waldman SD: Ultrasound-guided injection technique for flexor carpi radialis tendinitis. In *Comprehensive atlas of ultrasound guided pain management injection techniques*, Philadelphia, 2014, Lippincott, pp 462–470.

Wessely MA, Grenier JM: MR imaging of the wrist and hand—a review of the normal imaging appearance with an illustration of common disorders affecting the wrist and hand, *Clin Chiropr* 10:156–164, 2007.

73

尺侧腕屈肌腱注射

郭向飞 译 马骏 校

适应证与临床考虑

随着高尔夫球和球拍运动的普及，临床中见到尺侧腕屈肌腱炎的患者越来越频繁。尺侧腕屈肌腱远端可发展成肌腱炎。重复运动可导致尺侧腕屈肌腱轻微损伤，由于肌腱缺乏血供而使愈合困难。运动和反复性创伤通常是急性尺侧腕屈肌腱炎的诱发因素；握高尔夫球杆和网球拍的姿势不正确，长时间使用重锤也是常见诱发因素。尺侧腕屈肌腱炎合并滑囊炎后，疼痛加重并可出现功能障碍。如果炎症持续存在，肌腱周围钙质沉积，使随后的治疗变得更加困难（图 73-1）。发炎肌腱的持续创伤最终可导致肌腱断裂。

尺侧腕屈肌腱炎通常是急性发作，经常出现于腕关节过度使用或滥用后。运动是诱发因素，包括打网球或高尔夫球及长时间使用重锤。负重情况下或被动情况下腕关节完全发生完全桡侧偏移，远端肌腱遭受直接的创伤，即可发生肌腱损伤，程度由部分到完全撕裂。尺侧腕屈肌腱炎的疼痛呈持续性重度疼痛，疼痛位于腕部尺侧背部。患者主诉疼痛通常严重干扰睡眠。尺侧腕屈肌腱炎患者抵抗腕部桡侧偏移时出现疼痛。被动桡侧偏移手腕时，可触诊到嘎吱或磨碎声。在慢性炎症下，尺侧腕屈肌腱遭受应力或者在强力的注射操作中误入肌腱实质内，则可造成肌腱突然断裂。所有尺侧腕关节疼痛患者均应行普通 X 线平片检查和 MRI 检查。超声成像可用于进一步确认患者腕痛和功能障碍的病因。

根据患者的临床表现，还需行额外的化验检查，包括全血细胞计数、血沉和抗核抗体的检测。如果怀疑肌腱断裂并需进一步确定诊断，应做腕部的 MRI 和超声成像检查（图 73-2），放射性核素骨扫描用于鉴别腕部 X 线平片不能发现的应力性骨折。

临床相关解剖

尺侧腕屈肌位于上肢前臂，主要功能是屈曲和内收手腕。肌肉有两个头，起始于肱骨内上髁和尺骨鹰嘴内侧缘。两头由腱弓相连。尺神经和尺动脉由腱弓下通过。

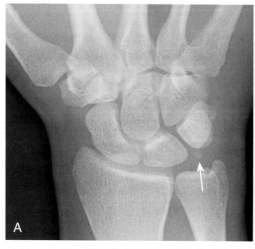
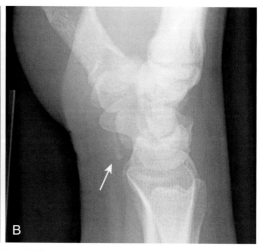

图 73-1 患者，女性，43 岁，腕部掌侧疼痛。手腕前后位（**A**）及侧位（**B**）显示在尺侧腕屈肌腱的远端附着处，豆状骨前可见多个小钙化灶（箭头）（From Siegal DS，Wu JS，Newman JS，et al：Calcific tendinitis：a pictorial review. Can Assoc Radiol J 60：263-272，2009. ）

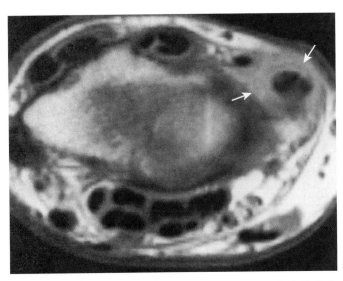

图 73-2　尺侧腕伸肌腱鞘的腱鞘炎：MRI 成像。桡腕关节水平轴向 T1 加权像（TR/TE，600/20）自旋回声腕部 MRI 显示在第 6 伸肌隔室的尺侧腕伸肌处可见中信号强度的液体（Courtesy S.K. Brahme，MD，La Jolla，Calif；from Resnick D：Diagnosis of bone and joint disorders，ed 4，Philadelphia，2002，Saunders.）

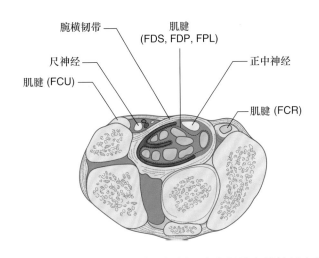

图 73-3　尺侧腕屈肌腱远端的解剖。注意肌腱和尺神经之间的关系，肌腱和神经一起通过 Guyon 管。FCR，桡侧腕屈肌；FCU，尺侧腕屈肌；FDP，指深屈肌；FDS，指浅屈肌；FPL，拇长屈肌（From Preston DC，Shapiro BE：Electromyography and neuromuscular disorders，ed 3，New York，2013，Elsevier，pp 267-288.）

尺侧腕屈肌横跨过前臂止于豌豆骨。进而通过韧带止于钩骨和第五指骨。该肌第二止点位于第三掌骨和大多角骨结节。尺侧腕屈肌受正中神经支配，接受尺动脉血供。

操作技术

体表标志技术

　　患者仰卧位，上臂完全内收至身旁，肘关节轻度屈曲，手背置于折叠毛巾上。用 5 ml 无菌注射器抽取含有局麻药和甲泼尼龙 40 mg 的混合药液 3 ml。患者握拳同时屈曲腕部，帮助临床医师识别尺侧腕屈肌腱。无菌消毒皮肤后，用 5/8 英寸、25 G 无菌穿刺针，在该肌腱尺骨侧紧邻腕关节皱褶处，以 30° 角进针（图 73-4）。缓慢进针，直至针头紧邻肌腱中间。如果引出异常感觉，轻微回撤穿刺针远离正中神经。轻轻回吸确定是否有回血。如果回吸无血且正中神经分布区无异常感觉，缓慢注射 3 ml 注射液，然后紧密观察患者是否出现局麻药中毒迹象。如果未引出异感，并且遇到骨质，穿刺针退至骨膜外，回吸无出血后缓慢注射 3 ml 注射液。

超声引导技术

　　超声引导下行尺侧腕屈肌腱注射时，患者取坐姿，

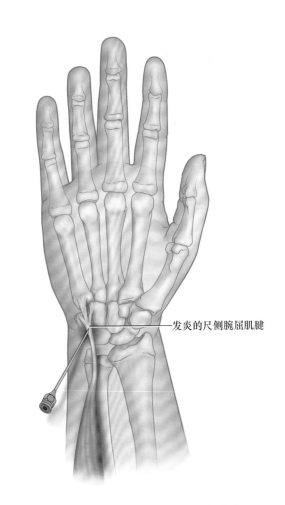

图 73-4　尺侧腕屈肌腱的注射技术

肘部弯曲约90°，前臂和手背舒适地放在枕头上，通过让患者握紧拳头并弯曲手腕抵抗阻力来确定受影响的肌腱。尺侧腕屈肌腱是最靠近小指的肌腱（图73-5）。严格无菌消毒，用1.5英寸、22 G穿刺针抽取2 ml 0.25%不含防腐剂的布比卡因和80 mg甲泼尼龙混合液，探头放置在先前确定的肌腱的横切面上，肌腱紧邻位于Guyon管内的尺神经（图73-6，见73-3）。如果有明显

的肌腱炎，肌腱可能被一个液体晕所包围。在这种情况下，彩色多普勒成像通常会显示发炎肌腱的新生血管。一旦确定肌腱，将针头穿过超声探头上方约0.5 cm的皮肤，并采用平面外进针方法，在超声实时引导下调整针头方向，将针头靠近肌腱，但不能进入肌腱内。然后轻轻地注射药物，注射时阻力很小，注射完毕取下针头，在注射部位放置无菌压力敷料和冰袋。

副作用和并发症

桡侧腕屈肌注射的主要并发症与发炎的及先前受损伤的肌腱的创伤有关。如果直接肌腱内注射，则受累肌腱可发生断裂，因此注射之前应确定穿刺针位于肌腱外以避免发生此类并发症。另外的并发症是感染，如果严格遵循无菌技术，这一并发症发生率极低。大约25%的患者主诉注射后出现一过性的疼痛加重，应提前告知患者。

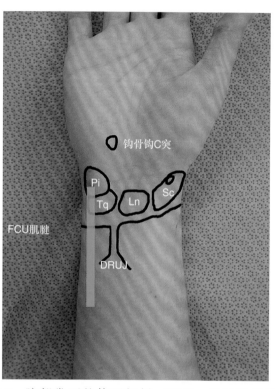

图73-5　腕部掌面的体面解剖。DRUJ，桡尺远侧关节；FCU，尺侧腕屈肌；Ln，月骨；Pi，豌豆骨；Sc，舟骨；Tq，三角骨（From Dalal S，Murali R：The distal radio-ulnar joint. Orthop Trauma 26［1］：44-52，2012.）

> **临床要点**
>
> 尺侧腕屈肌腱是非常强壮的肌腱，但也很容易发生断裂。并存的滑囊炎和关节炎也可能引起腕痛，需要给予额外的更为精准的局麻药和醋酸甲泼尼龙注射。
>
> 如能了解与该注射技术相关的局部解剖并加以注意，则该技术的实施是很安全的。在接受治疗后的数天，可以使用物理治疗手段帮助恢复，比如局部热敷和进行轻柔的功能锻炼。剧烈运动应予避免，因其可加剧患者的症状。使用该注射技术时可以联合应用简单的镇痛药和非甾体抗炎药。

推荐阅读

Akahane T, Nakatsuchi Y, Tateiwa Y: Recurrent granulomatous tenosynovitis of the wrist and finger caused by Mycobacterium intracellulare: a case report, *Diagn Microbiol Infect Dis* 56:99–101, 2006.

Ankarath S: Chronic wrist pain: diagnosis and management, *Curr Orthop* 20:141–151, 2006.

Siegal DS, Wu JS, Newman JS, et al.: Calcific tendinitis: a pictorial review, *Can Assoc Radiol J* 60:263–272, 2009.

Waldman SD: Functional anatomy of the wrist. In *Pain review*, Philadelphia, 2009, Saunders, pp 100–102.

Waldman SD: Ultrasound-guided injection technique for flexor carpi ulnaris tendinitis. In *Comprehensive atlas of ultrasound guided pain management injection techniques*, Philadelphia, 2014, Lippincott, pp 471–477.

Wessely MA, Grenier JM: MR imaging of the wrist and hand—a review of the normal imaging appearance with an illustration of common disorders affecting the wrist and hand, *Clin Chiropr* 10:156–173, 2007.

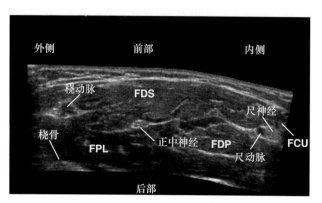

图73-6　前臂横向全景扫描。注意尺侧腕屈肌腱与尺神经的关系。FDS，指浅屈肌；FCU，尺侧腕屈肌；FPL，拇长屈肌；FDP，指深屈肌（From Coté C，Lerman J，Todres ID：A practice of anesthesia for infants and children，ed 4，Philadelphia，2009，Elsevier.）

74

腕部桡神经阻滞

郭向飞 译 马骏 校

适应证与临床考虑

桡神经感觉支在腕部尤其容易受损伤。骨折和撕裂伤通常会完全破坏桡神经，导致桡神经分布区的感觉缺失。桡骨茎突腱鞘炎（de Quervain）手术治疗也可损害桡神经的感觉支。继发于过紧的手铐、腕表带或者石膏的压迫而导致的桡神经功能障碍比较常见（图74-1）。此种卡压神经病称之为感觉异常性手痛，表现为手背桡侧到拇指根部的疼痛及相关的感觉异常和麻木。由于前臂外侧皮神经的重叠，桡神经感觉支的分布区存在明显的个体间差异，因此感觉异常性手痛患者的症状在不同患者间各不相同。正如之前所述，感觉异常性手痛症状的发作通常出现于桡神经感觉支受压后。神经的直接创伤及肿瘤也可导致相似的临床症状（图74-2）。

体格检查包括腕部桡神经上存在压痛。前臂远端桡神经 Tinel 征通常阳性（图74-3）。如前所述，前臂外侧皮神经的重叠可混淆临床征象，但桡神经感觉支分布区通常存在感觉减退。感觉异常性手痛患者腕关节屈曲、内旋及尺侧偏离经常引起桡神经感觉支分布区感觉

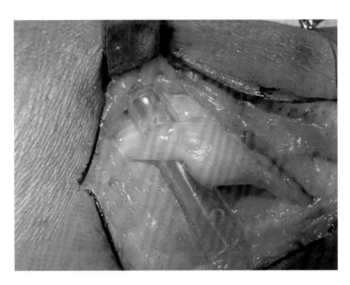

图74-2 肿瘤侵犯桡神经浅支（From Boussakri H，Meyer Zu Reckendorf G：Subcutaneous rupture of the superficial branch of the radial nerve at the wrist. A case report and review of literature. Chir Main 34［3］：141-144，2015；Fig. 2）

异常。腕表试验阳性高度提示感觉异常性手痛的诊断。腕表试验方法：使患者腕关节完全向尺侧偏移，接着检查者对尺神经上的皮肤施加压力（图74-4），最后指示患者充分屈曲腕关节；如果该手法引出了感觉异常、疼痛及麻木，则结果为阳性。

感觉异常性手痛经常误诊为前臂外侧皮神经综合征。肌电图能帮助鉴别神经功能障碍的确切来源。感觉异常性手痛应与 C6 或 C7 颈神经根病变相鉴别，尽管颈神经根病通常不仅引起疼痛及麻木，而且也有反射及运动的改变。而且颈神经根病与桡神经卡压可共存，称之为"双卡综合征"。双卡综合征常见于腕部正中神经卡压或腕管综合征。

所有感觉异常性手痛患者均需行普通 X 线平片检查以排除隐匿性骨骼疾病。根据患者的临床表现，还需行额外的化验检查，包括全血细胞计数、尿酸、血沉和

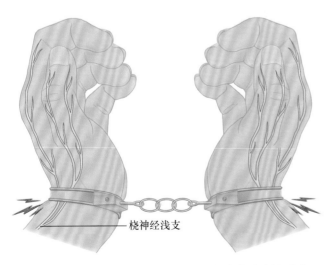

桡神经浅支

图74-1 桡神经浅感觉支受压引起的感觉异常性手痛

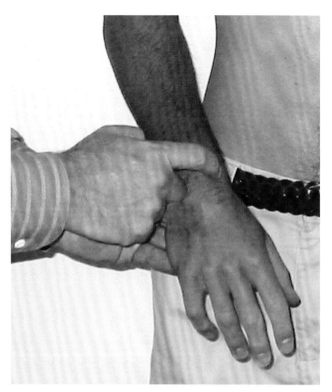

图 74-3　感觉异常性手痛患者桡神经 Tinel 征阳性（From Waldman SD：Physical diagnosis of pain，ed 3，Philadelphia，2016，Saunders.）

抗核抗体的检测。如果怀疑关节不稳，应做腕部 MRI 成像检查。后面描述的注射技术既可用作诊断方法又可用作治疗手段，也可用于解剖差异性神经阻滞以鉴别牵涉前臂外侧皮神经损伤的桡神经感觉支病变。

临床相关解剖

　　桡神经由 C5 ～ T1 神经根构成，位于腋动脉后内侧，相当于 6 点～ 9 点象限。出腋窝后，桡神经走行于肱三头肌内侧与长头之间，随后呈曲线穿过肱骨后面，并分出运动支支配肱三头肌。在下行过程中，发出多个感觉支支配上臂。在肱骨外上髁与桡神经沟之间的位置，桡神经分出两个终末支。浅支沿桡动脉继续下行，并提供腕部背侧及一部分拇指、示指和中指背侧的感觉支配（图 74-5）。深支提供大部分前臂伸肌的运动支配。浅支的主要部分经过桡侧浅屈肌和桡动脉之间。然而有许多小分支提供手背的感觉支配。这些小分支也必须被阻滞以提供完全的桡神经阻滞。

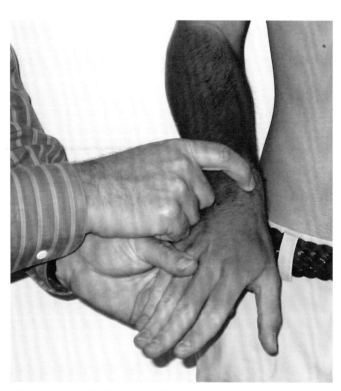

图 74-4　感觉异常性手痛的腕表试验（From Waldman SD：Physical diagnosis of pain，ed 3，Philadelphia，2016，Saunders.）

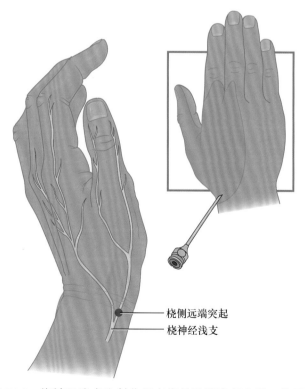

桡侧远端突起
桡神经浅支

图 74-5　桡神经浅支注射位置在桡骨远端突起水平，位于桡侧腕屈肌腱外侧与桡动脉内侧的位点

操作技术

体表标志技术

患者仰卧位，上臂完全内收至身旁，肘关节轻度屈曲，手背置于折叠毛巾上。用 12 ml 无菌注射器抽取局麻药 7 ～ 8 ml，初次阻滞时局麻药中加入总量 80 mg甲泼尼龙，以后的阻滞加入 40 mg 甲泼尼龙。

患者屈曲腕关节，帮助临床医师识别桡侧屈腕肌腱。识别桡侧远端突起，无菌消毒皮肤后，用 1.5 英寸、25 G 无菌穿刺针在桡骨远端突起水平，及桡侧腕屈肌腱外侧与桡动脉内侧垂直进针（图 74-5）。缓慢进针，穿刺针接近桡骨时，可引出桡神经分布区强烈的感觉异常。告诉患者只要发生异感，则立即告知"有！"出现异感后，轻轻回吸确定是否有回血。如果回吸无血且桡神经分布区无常感觉，缓慢注射 3 ～ 4 ml 注射液，然后紧密观察患者是否出现局麻药中毒迹象。如果未引出异感，并且遇到骨质，穿刺针退至骨膜外，回吸无出血后缓慢注射 3 ～ 4 ml 注射液。

随后患者充分内收腕关节，行皮下点状注射剩下的 3 ～ 4 ml 药液，注射液可从手腕鼻烟窝处开始，沿皮下注射，刚好越过腕关节背部中线。

超声引导技术

超声引导下行桡神经浅支阻滞时，患者取坐姿，肘部弯曲约 90°，前臂和手背舒适地放在枕头上。严格无菌消毒，用 1.5 英寸、22 G 穿刺针抽取 1 ml 0.25% 不含防腐剂的布比卡因和 80 mg 甲泼尼龙混合液，通过触诊，确定桡动脉，并在动脉的横切面放置高频线性超声探头，然后识别桡动脉和邻近的桡神经（图 74-6）。消毒液进行皮肤消毒后，将针头穿过超声探头下缘约 0.5 cm的皮肤，使用平面外进针法，在超声实时引导下调整针头轨迹，以放置针头靠近神经。然后轻轻地注射药物，注射时阻力很小，注射完毕取下针头，在注射部位放置无菌压力敷料和冰袋。

副作用和并发症

腕关节桡神经阻滞是相对安全的，其主要并发症是意外血管内注射以及继发于针头损伤神经而产生的持续性感觉异常。对使用抗凝剂的患者，若临床情况显示

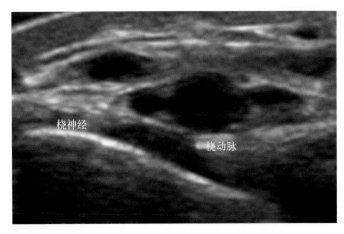

图 74-6　横向超声图像显示桡神经浅支与邻近桡动脉的关系

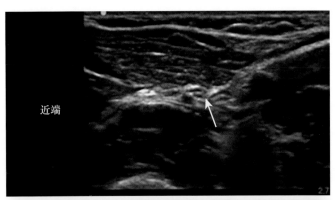

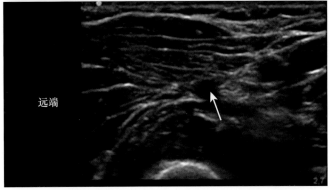

图 74-7　超声图像显示损伤部位上（头侧）前臂桡神经浅支：近端外观正常和神经远端边缘的神经鞘瘤（From Kamen V，Vlassakov，Sala-Blanch X：Ultrasound of the peripheral nerves. In Tubbs RS，Rizk ER，Shoja MM，et al.，editors：Nerves and nerve injuries，San Diego，2015，Academic Press，pp 227-250；Fig. 16-12.）

对患者具有有利的风险-效益比，尽管有增加出血的风险，采用 25 G 或 27 G 的穿刺针仍可安全地进行操作。注射后立即用手压迫注射部位可减少这些并发症。注射后用冰袋冷敷 20 min 也可减轻操作后疼痛及减少出血。

临床要点

　　腕关节桡神经阻滞是治疗感觉异常性手痛的一种有效治疗方法。在进行神经阻滞之前，应对每位患者进行仔细的神经功能检查，以鉴别出已经存在的并可能随后归因于神经传导阻滞的神经缺陷。如果能早期诊断感觉异常性手痛，并移除压迫及给予局麻药及皮质类固醇激素注射，大多数患者会得到明显改善。临床医生应该记住，腕部的桡浅神经似乎特别容易发生外伤后神经鞘瘤（图74-7）。

推荐阅读

Buttaravoli P: Cheiralgia paresthetica: handcuff neuropathy. In *Minor emergencies*, ed 2, Philadelphia, 2007, Mosby, pp 430–431.

Dang AC, Rodner CM: Unusual compression neuropathies of the forearm, part I: radial nerve, *J Hand Surg Am* 34:1906–1914, 2009.

Kaufman DM: Peripheral nerve disorders. In *Clinical neurology for psychiatrists*, ed 6, Philadelphia, 2007, Saunders, pp 61–85.

Markiewitz AD, Merryman J: Radial nerve compression in the upper extremity, *J Hand Surg Am* 5:87–99, 2005.

Waldman SD: Cheiralgia paresthetica. In *Pain review*, Philadelphia, 2009, Saunders, pp 275–276.

75

腕管综合征注射技术

郭向飞　译　马骏　校

适应证与临床考虑

腕管综合征是正中神经在通过腕部的腕管时受到卡压引起的（图 75-1 和图 75-2）。正中神经在此受压的最常见原因包括屈肌腱炎、类风湿关节炎、妊娠、淀粉样变性和其他占位性病变，可在正中神经穿过这个封闭的腔隙时造成正中神经损伤（图 75-3）。这种卡压性神经病变表现为疼痛、麻木和感觉异常，以及相关的手部和腕部无力，可向拇指、示指和中指以及无名指的桡侧半放射。这些症状也可从卡压部位近端放射到前臂。如果不进行治疗，可出现进行性运动障碍，最终导致受累手指屈曲挛缩。这些症状通常发生于反复的腕部活动或反复对手腕施加压力之后，以及长时间将手腕搁在电脑键

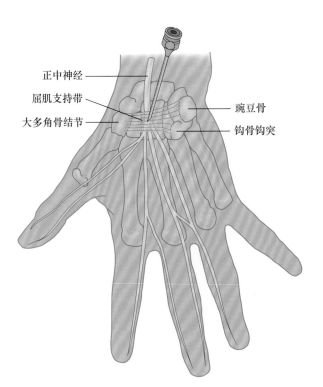

正中神经
屈肌支持带
大多角骨结节
豌豆骨
钩骨钩突

图 75-1　腕管注射时穿刺针的正确位置

盘边缘时。正中神经进入腕管时遭到直接创伤，也可导致类似的临床表现。

体格检查发现正中神经在腕部存在压痛。通常，正中神经从屈肌支持带下方穿过部位的 Tinel 征阳性（图 75-4）。Phalen 试验结果阳性，高度提示是腕管综合征。Phalen 试验实施如下，嘱患者将手腕放置于完全性自然屈曲状态至少 30 秒（图 75-5）。如果正中神经在腕部受到卡压，这种做法可诱发腕管综合征的症状。在晚期腕管综合征中，拇指对掌无力和大鱼际萎缩常见，尽管由于拇指可做复杂的运动，轻微的运动障碍可能容易忽略。腕管综合征的发病早期，除了神经卡压部位的压痛，其唯一的体格检查发现可能是前述手指的感觉丧失。

腕管综合征常被误诊为拇指的腕掌关节炎、神经根型颈椎病或糖尿病多发性神经病。拇指腕掌关节炎患者的 Watson 试验阳性，并有关节炎的影像学证据（图 75-6）。大多数神经根型颈椎病患者存在与颈部疼痛相关的反射、运动和感觉的改变，而腕管综合征患者无反射变化，而运动和感觉变化局限于远端的正中神经。糖尿病多发性神经病通常表现为对称性感觉缺失，累及整个手而不是局限于正中神经分布区。神经根型颈椎病和正中神经卡压可能共存，即所谓的双卡综合征。此外，由于腕管综合征常见于糖尿病患者，所以糖尿病性多发性神经病通常存在于患有腕管综合征的糖尿病患者也就不足为奇。

肌电图有助于将神经根型颈椎病和糖尿病性多发性神经病与腕管综合征区分开来。所有的腕管综合征患者都应行 X 线平片检查，以排除隐匿性骨骼疾病。根据患者的临床表现，可以进行一些其他的化验检查，比如全血细胞计数、血尿酸、血沉和抗核抗体的检测。如果怀疑关节不稳定或存在占位性病变，可行腕关节的 MRI 或超声影像学检查。后述的注射技术既可用于诊断，也可用于治疗。

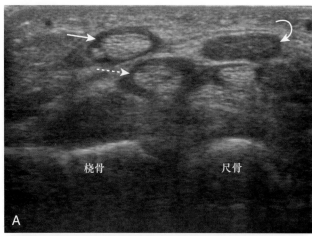

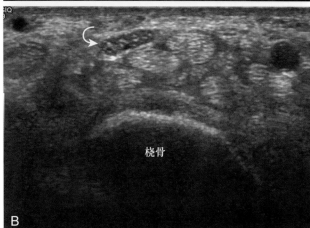

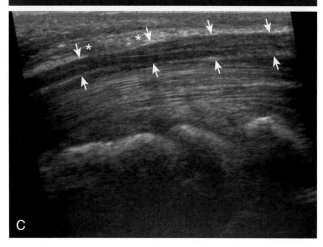

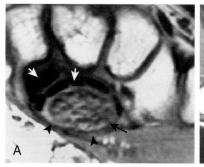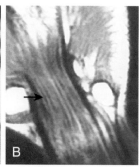

图 75-3　正中神经纤维脂肪错构瘤引起的腕管综合征：MRI。**A**. 腕部第一掌骨底水平的轴位 T1 加权（TR/TE，500/15）自旋回波 MRI，显示正中神经内的一个大肿物（大长箭头），并导致屈肌腱向背侧移位（小长箭头）以及屈肌支持带向掌侧弯曲（箭头的头）。可注意到肿瘤信号强度不均一，因其含有纤维和脂肪成分。**B**. 腕部掌侧面的冠状 T1 加权（TR/TE，500/15）自旋回波 MRI，显示肿物（箭头）由低信号和高信号强度的长轴方向的圆筒状区域组成（From Resnick D：Diagnosis of bone and joint disorders，ed 4，Philadelphia，2002，Saunders.）

图 75-2　**A**. 腕管近端的下桡尺关节水平的轴位超声图像。桡侧腕屈肌腱（白色箭头）和拇长屈肌腱（断点白色箭头）存在腱鞘炎。正中神经（弯曲的白色箭头）增厚，呈低回声，并失去正常的神经束结构，与腕管综合征一致。**B**. 与正常正中神经（弯曲的白色箭头）的影像学表现相比较，在低回声小神经束之间的神经延伸内，可见回声性间质。**C**. 有症状患者的纵向超声图像显示，正中神经（白色箭头）进入腕管深至屈肌支持带（星号）时变窄（From Waldman SD：Imaging of pain，Philadelphia，2011，Saunders.）

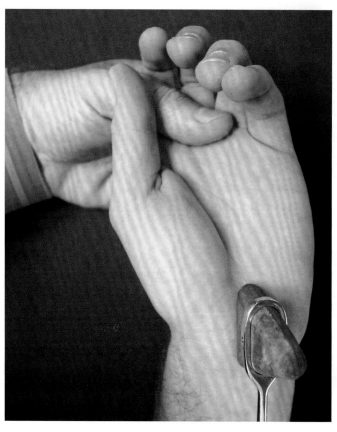

图 75-4　腕管综合征的 Tinel 征（From Waldman SD：Physical diagnosis of pain，ed 3，Philadelphia，2016，Saunders.）

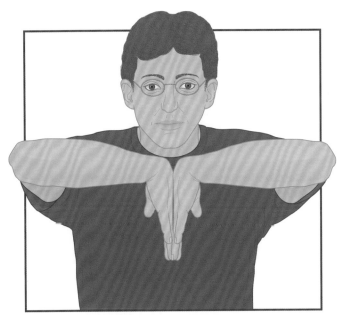

图 75-5　Phalen 试验的实施：嘱患者将手腕放置于完全自然屈曲状态至少 30 秒

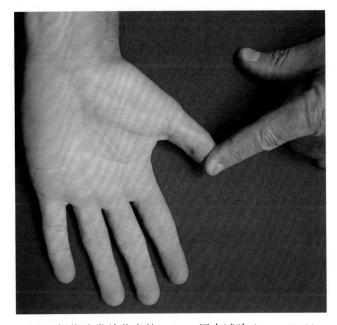

图 75-6　拇指腕掌关节炎的 Watson 压力试验（From Waldman SD：Physical diagnosis of pain，ed 3，Philadelphia，2016，Saunders.）

临床相关解剖

正中神经是由来自 C5～T1 脊神经根的纤维组成。该神经在腋窝的 12 点至 3 点象限内位于腋动脉的前上部。正中神经与肱动脉伴行离开腋窝，下行进入上臂。

在肘部水平，肱动脉正好位于肱二头肌的内侧，而在该水平正中神经正好位于肱动脉的内侧。正中神经下行进入前臂的过程中，发出众多分支，提供前臂屈肌的运动神经支配。这些神经分支很容易遭到异常韧带、肌肉肥大和直接外伤并引起卡压。最后，正中神经到达腕部桡骨侧，在掌长肌腱和桡侧腕屈肌之间的深部走行。然后，正中神经自屈肌支持带下方穿过，并通过腕管，发出神经末端分支提供手掌侧面的一部分以及拇指、示指和中指掌面以及无名指桡侧半的感觉神经支配（见图 75-1）。正中神经还提供了示指、中指和无名指桡侧半的远端背侧面的感觉神经支配。腕管的三面由腕骨围成，其上由腕横韧带覆盖。除了正中神经，腕管内还容纳着众多的屈肌腱鞘、血管和淋巴管。

操作技术

体表标志技术

患者仰卧位，患臂充分内收到体侧，肘部略屈曲，手背搭在一个折叠的毛巾卷上。将含有 40 mg 甲泼尼龙的 3 ml 局部麻醉药吸入 5 ml 无菌注射器内。然后，临床医师嘱患者在握拳的同时屈腕，以助于辨认掌长肌腱。对皮肤充分消毒之后，将长为 5/8 英寸、25 G 穿刺针，自紧贴肌腱内侧和腕横纹近端的一点，以 30° 角刺入（见图 75-1）。将穿刺针缓慢推进，直到针尖刚好越过肌腱。常诱发出正中神经分布区的异感，应提醒患者注意这一点。并提前告知患者，只要一有异感发生，就要及时告知医师"有！"。如果诱发出异感，则将穿刺针略微退离正中神经。然后轻柔地回抽，辨别有无回血。如果回吸无血且正中神经分布区无持续性异感，则将 3 ml 药液缓慢注入，密切监护患者是否出现局麻药中毒迹象。如果未诱发出异感，穿刺针触及骨质，则将穿刺针退出骨膜，仔细回抽无异常后将 3 ml 药液缓慢地注入。对于解剖标志难以辨认的患者，超声引导可有助于穿刺针的准确定位（图 75-7）。

超声引导技术

行超声引导下腕管正中神经阻滞时，患者取坐姿，肘部弯曲约 90°，前臂和手背舒适地放在枕头上。严格无菌消毒，用 1.5 英寸、22 G 穿刺针抽取 1 ml 0.25% 不含防腐剂的布比卡因和 80 mg 甲泼尼龙混合液。识

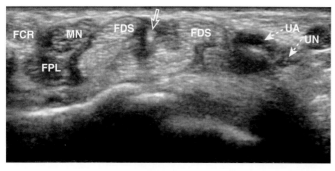

图 75-7　腕管综合征注射治疗中的远侧腕关节的短轴切面观。空心箭头显示的是穿刺针自中指指浅屈肌腱和无名指指浅屈肌腱之间的裂隙进针的轨迹。空心箭头下方的椭圆形强回声是针尖。FCR，桡侧腕屈肌；FDS，指浅屈肌；FPL，拇长屈肌；MN，正中神经；UA，尺动脉；UN，尺神经（From Bodor M, Fullerton B: Ultrasonography of the hand, wrist, and elbow. Phys Med Rehabil Clin N Am 21: 509-531, 2010.）

别手腕远端腕横纹，并在腕横纹上方的横向平面放置高频线性超声探头。正中神经在屈肌支持带正下方被识别为一束蜂窝状的高回声神经纤维，并由神经鞘包绕。随着手指的弯曲和伸展，周围的肌腱可以看到移动，而正中神经保持相当稳定。在超声探头下部边界下约 0.5 cm 处进针，将针尖穿过皮肤，并采用平面外入路推进，在超声实时引导下调整针头轨迹，使针尖靠近神经。然后轻轻地注射药物，注射时阻力很小，注射完毕取下针头，在注射部位放置无菌压力敷料和冰袋。

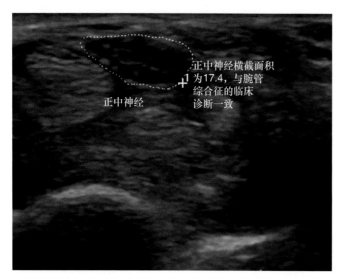

正中神经横截面积为17.4，与腕管综合征的临床诊断一致

正中神经

图 75-8　腕部远端折痕处的正中神经横向超声图像显示正中神经增大，横截面积为 17.4 mm²。这个发现与腕管综合征患者的临床诊断一致

副作用和并发症

　　腕管注射是一种相对安全的阻滞技术，其主要并发症是将液误注入血管内，以及穿刺针损伤神经引起的持久性异感。对于使用抗凝剂的患者而言药，若临床情况显示对患者具有有利的风险-效益比，尽管有增加出血的风险，采用 25 G 或 27 G 的穿刺针仍可安全地进行操作。通过注射后立刻手法压迫阻滞区域，则可减少这些并发症的出现。注射后用冰袋冷敷 20 min 也可减轻操作后疼痛及减少出血。

> **临床要点**
>
> 　　腕管注射是一种安全、简单的技术，对于上述疼痛疾病的评估和治疗非常有用。实施腕部正中神经阻滞之前，应对所有患者进行仔细的神经系统检查，并及时鉴别出合并存在的神经功能障碍，避免治疗后误以为是神经阻滞所引起，对于具有糖尿病临床症状或严重的腕管综合征患者尤为如此。
>
> 　　应小心地将穿刺针推进到刚好超过屈肌支持带，并缓慢注入药液，以便药液流入腕管内而不会进一步损害正中神经。还应将腕管综合征与累及颈神经根的神经根型颈椎病区别开来，后者有时与正中神经受卡压的症状相似。此外，神经根型颈椎病和正中神经卡压可能会共存，即所谓的双卡综合征。双卡综合征最常见于正中神经腕部受卡压或腕管综合征。最近的研究表明，在远端腕横纹水平测量正中神经的横截面积是一种非常准确的识别腕管综合征的方法，横截解剖大于 0.10 cm² 的正中神经高度提示了腕管综合征的诊断（图 75-8）。

推荐阅读

Jayaraman S, Naidich TP: The carpal tunnel: ultrasound display of normal imaging anatomy and pathology, *Neuroimaging Clin N Am* 14:103–113, 2004.

Martins RS, Siqueira MG, Simplício H, et al.: Magnetic resonance imaging of idiopathic carpal tunnel syndrome: correlation with clinical findings and electrophysiological investigation, *Clin Neurol Neurosurg* 110:38–45, 2008.

Seror P: Sonography and electrodiagnosis in carpal tunnel syndrome diagnosis, an analysis of the literature, *Eur J Radiol* 67:146–152, 2008.

Waldman SD: Carpal tunnel syndrome. In *Pain review*, Philadelphia, 2009, Saunders, pp 273–275.

Waldman SD: Functional anatomy of the wrist. In *Pain review*, Philadelphia, 2009, Saunders, pp 100–102.

Watts AC, McEachan J: Carpal tunnel syndrome in men, *Curr Orthop* 20:294–298, 2006.

76

腕部尺神经阻滞

郭向飞 译 马骏 校

适应证与临床考虑

尺管综合征是尺神经在通过腕部的尺管（Guyon管）时受到卡压引起的（图76-1）。尺神经在这个解剖位置受压的最常见原因是占位性病变，包括腱鞘囊肿、尺动脉瘤、远端尺骨和腕骨骨折以及反复运动损伤，可在尺神经穿过这个封闭的腔隙时造成尺神经损伤。这种卡压性神经病变最常表现为纯粹的运动神经病变且不伴有疼痛，这是尺神经在穿过尺管（Guyon管）时其掌深支受卡压所致（图76-1）。这种纯粹的运动神经病变表现为手固有肌的无痛性瘫痪。

尺管综合征还可表现为混合性的感觉和运动神经病变。临床上，这种混合性神经病变表现为腕部的疼痛、麻木和感觉异常，可放射到手掌的尺侧、手背尺侧面、小指以及无名指的尺侧半。这些症状也可从卡压部位近端放射到前臂。和腕管综合征一样，尺管综合征的疼痛往往在夜间加重，强力屈伸腕部时恶化。如果不进行治疗，可出现进行性运动障碍，最终导致受累手指屈曲挛缩。这些症状通常发生于反复的腕部活动或对腕部的直接创伤之后（如腕骨骨折或外伤直接损伤小鱼际近端），也可发生于用手锤打轮毂罩或长距离骑自行车过程中车把的挤压（图76-2）。

体格检查发现腕部尺神经区域存在压痛。尺神经从腕横韧带下方穿过部位的Tinel征阳性。如果感觉神经分支受累，手和小指尺侧面以及无名指尺侧半的感觉减退。根据神经损伤的位置，患者还可出现手固有肌无力，其证据是手指无法展开或小鱼际肌群无力。尺管综合征常被误诊为腕掌关节炎、神经根型颈椎病或糖尿病性多发性神经病。腕掌关节炎患者通常有关节炎的影像

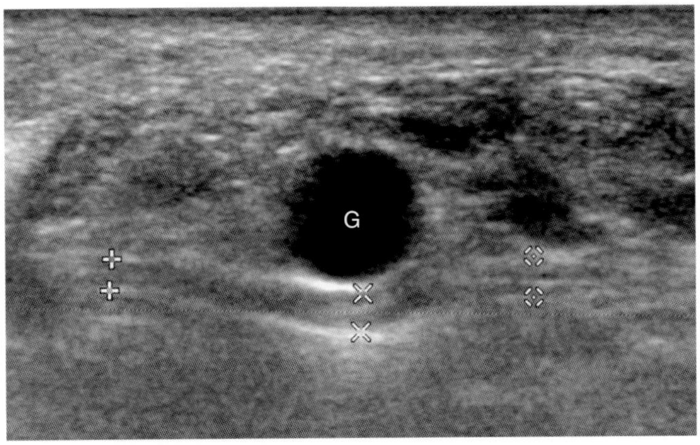

图 76-1 尺管（Guyon管）的尺神经卡压。手部固有肌无力患者的矢状位超声图像。钩骨钩部的内侧超声图显示，一个界限清晰的无回声神经节（G）压迫着尺神经的运动支（两脚规状）。注意神经节如何造成邻近神经的移位，并可见局部肿胀和低回声（From Bianchi S，Draghi F，Beggs I：Ultrasound of the peripheral nerves. In Allan PL，Baxter GM，Weston MJ，editors：Clinical ultrasound, ed 3，Philadelphia，2011，Churchill Livingstone.）

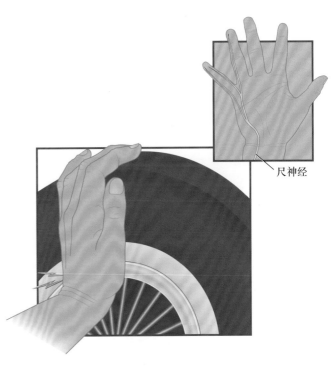

尺神经

图 76-2 尺管综合征是尺神经在穿过 Guyon 管时受到压迫引起的

学证据和体检发现关节炎的依据。大多数神经根型颈椎病患者存在与颈部疼痛相关的反射、运动和感觉的改变，而尺管综合征患者无反射变化，运动和感觉变化局限于远端尺神经。糖尿病性多发性神经病通常表现为对称性感觉缺失，累及整个手而不是局限于尺神经分布区。神经根型颈椎病和尺神经卡压可能合并存在，即所谓的双卡综合征。此外，由于尺管综合征常见于糖尿病患者，所以糖尿病性多发性神经病通常存在于患有尺管综合征的糖尿病患者也就不足为奇。肺上沟瘤侵犯臂丛神经内侧束，其症状可能与单纯的尺神经卡压征类似，应通过顶端前凸胸部 X 线检查予以排除。

肌电图有助于鉴别神经根型颈椎病、糖尿病性多发性神经病和肺上沟瘤与尺管综合征。所有的尺管综合征患者都应行 X 线平片检查，以排除隐匿性骨骼疾病。据患者的临床表现，可以进行一些其他的化验检查，比如全血细胞计数、血尿酸、血沉和抗核抗体的检测。如果怀疑关节不稳定或存在占位性病变，可行腕关节的

MRI 或超声影像学检查（见图 76-2，图 76-3）。后述的注射技术既可用于诊断，也可用于治疗。

临床相关解剖

尺神经由来自 C6 ～ T1 脊神经根的纤维组成。该神经在腋窝的 3 点至 6 点象限内位于腋动脉的前下部。尺神经与肱动脉伴行离开腋窝，下行进入上臂。在上臂中段，尺神经向内侧绕行，从鹰嘴突和肱骨内上髁之间穿过。然后，从尺侧腕屈肌头之间穿过并继续向下，与尺动脉伴行向桡侧行走。在腕横纹近端大约 1 英寸处的位置，尺神经分为背侧支和掌侧支（图 76-4）。背侧支提供手背尺侧面、小指背侧以及无名指尺侧半的感觉神经支配（见图 76-2）。掌侧支提供手掌尺侧面、小指掌面以及无名指尺侧半的感觉神经支配。就像腕管一样，尺管是一个封闭的间隙，其一侧由豌豆骨围成，另一侧由钩骨的钩部围成（图 76-5）。尺神经必须自腕横韧带

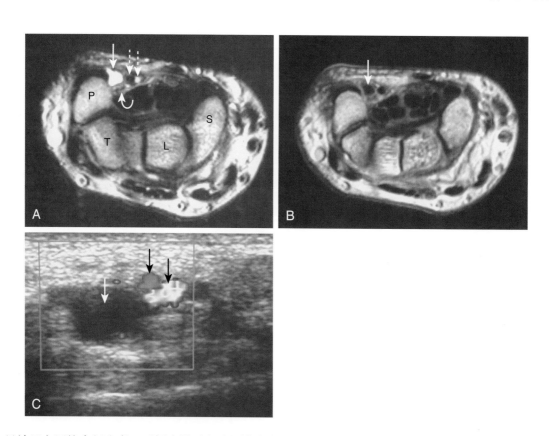

图 76-3　A. 尺神经卡压综合征患者，近侧腕骨列水平的轴位 T2 加权 MRI。临近尺动脉和静脉（虚线白色箭头）的一个高信号强度病灶（白色箭头）使尺神经（弯白色箭头）移位。B. 增强后（给予造影剂后获得）的 T1 加权 MRI 显示无增强的低信号强度病灶（白色箭头），移位的尺神经再次显示。外观与 Guyon 管内的腱鞘囊肿一致。C. 横向多普勒超声图像进一步证实病灶的囊性特征，超声图像中腱鞘囊肿表现为一个无回声肿物（白色箭头），伴尺动脉和静脉（黑色箭头）的流动证据。L，月骨；P，豌豆骨；S，舟骨；T，三角骨（From Spratt JD, Stanley AJ, Grainger AJ, et al.: The role of diagnostic radiology in compressive and entrapment neuropathies. Eur Radiol 12：2352-2364，2002.）

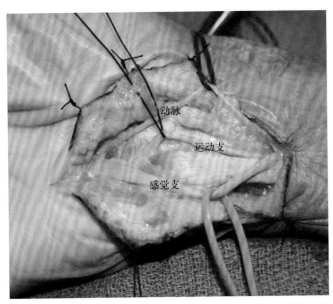

图 76-4　尺神经分为感觉支（掌侧）和运动支（背侧）。注意小鱼际肌的纤维弓结构，深部运动支经纤维弓下方走行并出尺管。尺动脉在尺神经的桡侧行走，穿过尺管后分支成为掌深弓和掌浅弓。蓝色标签绳，感觉支；黑色标签绳，运动支；红色标签绳，尺动脉（From Waugh RP, Pellegrini VD Jr: Ulnar tunnel syndrome. Hand Clin 23: 301-310, 2007.）

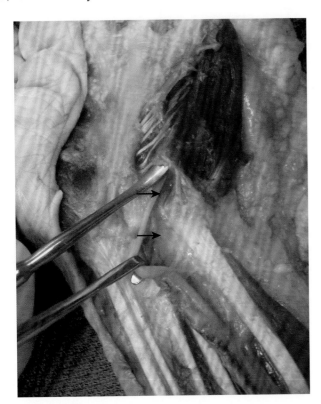

图 76-5　中间的骨筋膜室，是沿着豌豆骨长度的纤维性骨管。Freer 起子被放置于豌豆骨-钩骨间弓形结构的深部，尺神经被牵开器牵拉开。两个箭头之间显示的是这个筋膜室的范围（From Ombaba J, Kuo M, Rayan G: Anatomy of the ulnar tunnel and the influence of wrist motion on its morphology. J Hand Surg Am 35: 760-768, 2010.）

与腕掌侧韧带之间穿过。除了尺神经，尺管内还容纳着尺动脉，尺动脉也可压迫尺神经。与腕管不同的是，尺管内未容纳屈肌腱鞘。

操作技术

体表标志技术

患者仰卧位，患臂充分内收到体侧，肘部略屈曲，手背搭在一个折叠的毛巾卷上。将含有 40 mg 甲泼尼龙的 3 ml 局部麻醉药抽入 5 ml 无菌注射器内。然后，临床医师嘱患者在握拳的同时屈腕，以助于辨认尺侧腕屈肌。对皮肤充分消毒之后，将长为 5/8 英寸、25 G 穿刺针，自肌腱桡侧和腕横纹近端的一点，以 30° 角刺入（图 76-6）。将穿刺针缓慢推进，直到针尖刚好越过肌腱。常诱发出尺神经分布区的异感，应提醒患者注意这一点。并提前告知患者，只要一有异感发生，立即告知医师"有！"如果诱发出异感，则将穿刺针略微退离尺神经。然后轻柔地回抽，辨别有无回血。如果回吸无血且尺神经分布区无持续性异感，则将 3 ml 药液缓慢注入，密切注意患者是否出现局麻药中毒迹象。如果未诱

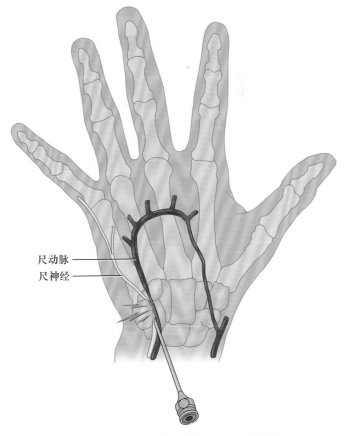

尺动脉
尺神经

图 76-6　腕部尺神经穿刺针的正确位置

发出异感，穿刺针触及骨质，则将穿刺针退出骨膜，仔细回抽无异常后将 3 ml 药液缓慢地注入。

超声引导技术

行超声引导下腕管正中神经阻滞时，患者取坐姿，肘部弯曲约 90°，前臂和手背舒适地放在枕头上。严格无菌消毒，用 1.5 英寸、22 G 穿刺针抽取 1 ml 0.25% 不含防腐剂的布比卡因和 80 mg 甲泼尼龙混合液。识别手腕远端横纹，并在横纹尺侧横向平面放置高频线性超声探头。尺神经在 Guyon 管内被识别为一束蜂窝状的高回声神经纤维束，并由一个靠近尺动脉的神经鞘包绕（图 76-7）。随着手指的弯曲和伸展，相邻的肌腱可以

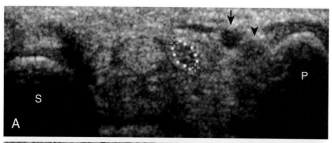
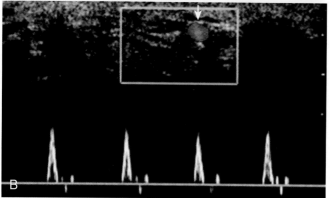

图 76-7 **A**.尺骨隧道的超声图像显示形成腕部尺侧面的豆状骨（P），Guyon 管内的尺动脉（箭头）和尺神经（箭头的头），正好位于豆状骨桡侧，正中神经（追踪标记）位于腕管的表浅面。骨质结构，如舟状骨（S）和豆状骨，可通过超声识别，即其强烈的表面回声和后部的声学阴影。**B**.在 A（箭头）可见无回声的尺动脉，而多普勒超声显示明亮的颜色和特征性的动脉波形，从而确认尺动脉（From Jayaraman S，Naidich TP：The carpal tunnel：ultrasound display of normal imaging anatomy and pathology. Neuroimaging Clin N Am 14：103-113，2004.）

看到移动，而尺神经保持相当稳定。皮肤消毒后，将针头穿过皮肤放置在超声探头下缘约 0.5 cm 处，并采用平面外入路进针，在超声实时引导下调整针头轨迹，当针尖靠近神经时轻轻注射药物。注射时阻力很小，注射完毕取下针头，在注射部位放置无菌压力敷料和冰袋。

副作用和并发症

腕部尺神经阻滞是一种相对安全的尺管综合征的治疗技术，其主要并发症是将药液误注入血管内以及穿刺针损伤神经引起的持久性异感。和腕管一样，尺管（Guyon 管）是一个密闭腔隙，应仔细缓慢地注射，以避免进一步损伤神经。对使用抗凝剂的患者，若临床情况显示对患者具有有利的风险-效益比，尽管有增加出血的风险，采用 25 G 或 27 G 的注射针仍可安全地进行操作。通过注射后立刻手法压迫阻滞区域，则可减少这些并发症的出现。注射后用冰袋冷敷 20 min 也可减轻操作后疼痛及减少出血。

临床要点

腕部尺神经阻滞是一种安全、简单的技术，对于上述疼痛疾病的评估和治疗非常有用。实施腕部尺神经阻滞之前，应对所有患者进行仔细的神经系统检查，并及时鉴别出合并存在的神经功能障碍，避免治疗后误以为是神经阻滞所引起。

还应将尺管综合征与累及 C8 神经根的神经根型颈椎病区别开来，后者有时与尺神经受卡压的症状类似。此外，神经根型颈椎病和尺神经卡压可能会共存，即所谓的双卡综合征。双卡综合征最常见于尺神经腕部受卡压或腕管综合征。肺上沟瘤侵犯臂丛神经内侧束，其症状可能与单纯的尺神经卡压征类似，应通过顶端前凸胸部 X 线检查予以排除（图 76-8）。

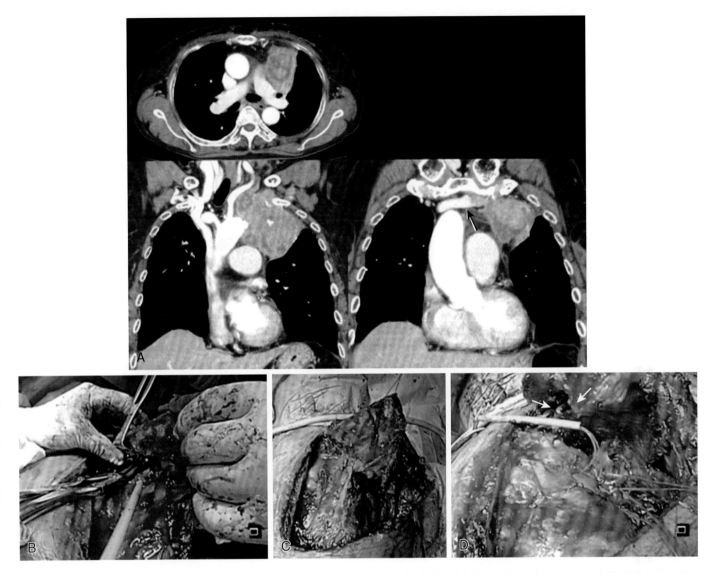

图 76-8　**A**. 71 岁女性患者患左肺上沟癌。肿瘤延伸到胸廓出口之外。箭头表示肿瘤阻塞了左头臂静脉。术前接受化疗后进行肿瘤切除手术。**B**. 第 4 肋间改良活板门开胸术的术中发现。第 1 根肋骨正在被咬骨钳切开。**C**. 胸壁像活板门一样打开良好。**D**. 左上叶切除和左头臂静脉切除术后的手术视图。箭头显示第 1 根肋骨的背侧和正面的横截面，肺动脉被一根管带包绕（From Nomori H，Abe M，Sugimura H，et al：Twenty-five years' experience with a trap-door thoracotomy modified with disconnection of the first rib for tumors invading the anterior superior sulcus. Ann Thorac Surg 97：1946-1949，2014.）

推荐阅读

Murata K, Shih JT, Tsai TM: Causes of ulnar tunnel syndrome: a retrospective study of 31 subjects, *J Hand Surg Am* 28:647–651, 2003.

Nakamichi K, Tachibana S, Kitajima I: Ultrasonography in the diagnosis of ulnar tunnel syndrome caused by an occult ganglion, *J Hand Surg Br* 25:503–504, 2000.

Waldman SD: Functional anatomy of the wrist. In *Pain review*, Philadelphia, 2009, Saunders, pp 100–102.

Waldman SD: Injection technique for ulnar tunnel syndrome. In *Pain review*, Philadelphia, 2009, Saunders, pp 469–470.

Waugh RP, Pellegrini VD Jr: Ulnar tunnel syndrome, *Hand Clin* 23:301–310, 2007.

77

桡骨茎突腱鞘炎注射技术

郭向飞 译 马骏 校

适应证与临床考虑

桡骨茎突腱鞘炎（de Quervain tenosynovitis）是由拇长展肌及拇短伸肌腱在桡骨茎突水平发炎及肿胀引起的。重复扭曲运动经常导致肌腱损伤，并引起肌腱炎症及肿胀。如果发展为慢性，腱鞘会增厚并最终引起腱鞘狭窄（图 77-1 和图 77-2）。腱鞘内肌腱卡住，从而产生触发（扳机）现象，并引起拇指锁住或"扳机"。第一掌指关节关节炎及痛风也可与桡骨茎突腱鞘炎共存，并加重腱鞘炎的疼痛及功能障碍。

桡骨茎突腱鞘炎发生于从事重复活动的人，这些活动包括用力抓握（比如政治家握手）或者高扭矩扳腕（如冰淇淋店舀冰淇淋）。没有明显损伤史的产妇也可发生桡骨茎突腱鞘炎。

桡骨茎突腱鞘炎疼痛局限于桡骨茎突区域。疼痛呈持续性，疼痛可随拇指主动捏东西或腕部尺侧偏移动作加重。患者主诉不能端咖啡杯或旋转螺丝刀。常常影响睡眠。体格检查显示沿桡骨远端肌腱和腱鞘上存在压痛和肿胀，桡骨茎突上存在压痛点。桡骨茎突腱鞘炎患者随着拇指屈伸可有叽嘎感。由于疼痛，拇指活动范围减小，并可出现扳机拇指征。患者的 Finkelstein 试验阳性（图 77-3）。Finkelstein 试验：固定患者前臂，使患者拇指完全屈曲到手掌，然后主动迫使腕部移动向尺侧，突然出现剧痛则高度提示桡骨茎突腱鞘炎。

前臂外侧皮神经卡压、第一掌指关节炎、痛风、感觉异常性手痛以及偶尔 C6～C7 神经根病也可产生与桡骨茎突腱鞘炎相似的症状。感觉异常性手痛是一种卡压性神经病变，是腕部桡神经浅支卡压的结果。肌电图可帮助鉴别颈神经根病变、感觉异常性手痛与桡骨茎突腱鞘炎。所有桡骨茎突腱鞘炎患者均需进行普通 X 线平片检查以排除隐匿性骨骼疾病。根据患者的临床表现，还需行额外的化验检查，包括全血细胞计数、尿酸、血沉和抗核抗体的检测。若怀疑有关节不稳，需行腕部 MRI 扫描。后面所述注射技术既可用作诊断方法

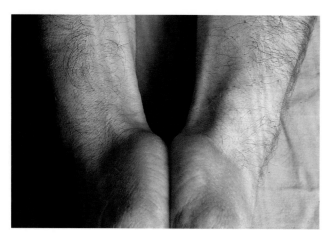

图 77-1　桡骨茎突腱鞘炎（From Klippel JH，Dieppe PA：Rheumatology，ed 2，St. Louis，1997，Mosby.）

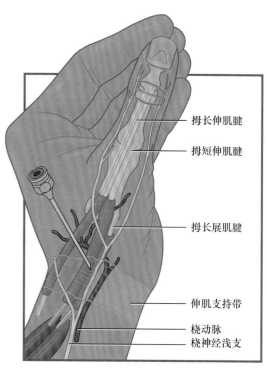

拇长伸肌腱

拇短伸肌腱

拇长展肌腱

伸肌支持带

桡动脉
桡神经浅支

图 77-2　桡骨茎突腱鞘炎治疗的正确穿刺针位置

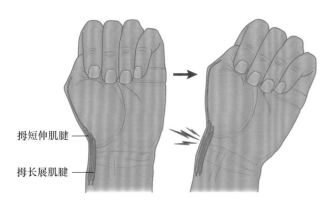

拇短伸肌腱

拇长展肌腱

图 77-3　Finkelstein 试验：使患者拇指完全屈曲到手掌，然后主动迫使腕部移动向尺侧

又可用作治疗手段。

临床相关解剖

桡骨茎突腱鞘炎疼痛起源于桡骨茎突水平拇长展肌及拇短伸肌的肌腱与腱鞘（图 77-1 和图 77-2）。如上所述，第一掌指关节关节炎及痛风可伴随桡骨茎突腱鞘炎，并可加重患者的疼痛症状。桡动脉和桡神经浅支临近桡骨茎突腱鞘炎的注射位置，如果穿刺针太靠内侧，则可受到损伤。

操作技术

体表标志技术

患者仰卧位，上臂完全内收至身旁，腕部尺侧和手背置于折叠毛巾上以放松受损肌腱。用 5 ml 无菌注射器抽取含有局麻药和甲泼尼龙 40 mg 的混合药液 2 ml。

消毒受损肌腱处皮肤后，识别桡骨茎突。严格按照无菌操作技术，用 1 英寸、25 G 无菌穿刺针，以 45° 角向桡骨茎突进针，穿过皮肤进入受损肌腱处的皮下组织（图 77-2）。如果遇到骨质，则穿刺针退至皮下组织。缓慢注射药液。注射时阻力应该非常小。如果遇到阻力，穿刺针可能进入肌腱，应该回撤针直至注射过程没有明显阻力。随后拔出穿刺针，在注射点给予无菌加压敷料和放置冰袋。如果解剖标志难以识别，可使用超声引导穿刺定位。

超声引导技术

患者取坐姿，肘部弯曲约 90°，前臂和手及小指舒

适地放在枕头上。在超声引导下对受累腱鞘进行阻滞，通过触诊确定桡骨茎突，并在横切面放置高频探头（图 77-4）。在超声成像上，拇长展肌和拇短伸肌肌腱被识别，在低回声腱鞘中出现一个高回声的"洞"（图 77-5）。在大多数患者中，两个肌腱都穿过一个单一的腱鞘，但在少数患者中，每个肌腱都被包裹在自己的腱鞘内。确定受累肌腱后严格无菌消毒，用 1.5 英寸、22 G 穿刺针抽取 2 ml 0.25% 不含防腐剂的布比卡因和 80 mg 甲泼尼

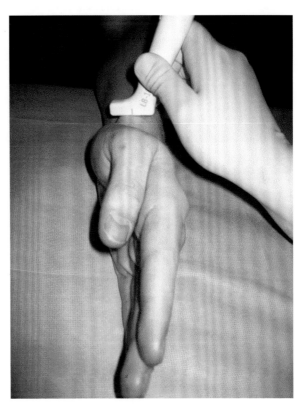

图 77-4　桡骨茎突腱鞘炎注射时超声探头的正确位置

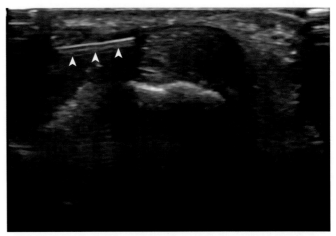

图 77-5　超声引导注射进入腱鞘。箭头的头指示穿刺针，红星号表示肌腱

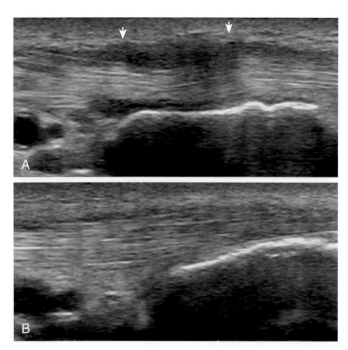

图 77-6　**A**. 纵向超声图像显示桡骨茎突腱鞘炎。**B**. 横断面超声图像显示桡骨茎突腱鞘炎。注意发炎肌腱周围的液体晕包绕（From Vuillemin V，Guerini H，Bard H，et al：Stenosing tenosynovitis. J Ultrasound 15［1］：20-28，2012.）

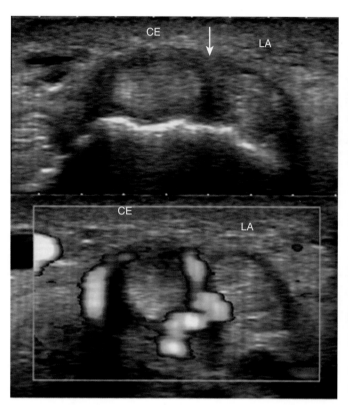

图 77-7　超声图像显示与桡骨茎突腱鞘炎一致。注意箭头所示的拇短伸肌（CE）和拇长展肌（LA）肌腱之间的间隔增厚。框内彩色多普勒显示拇短伸肌腱的新生血管（From Vuillemin V，Guerini H，Bard H，et al：Stenosing tenosynovitis. J Ultrasound 15［1］：20-28，2012.）

龙混合液。如果有明显的肌腱炎，肌腱周围可能有一圈液体晕（图 77-6）。在这种情况下，彩色多普勒成像通常会显示发炎肌腱的新生血管（图 77-7）。一旦确定肌腱，将针头放置在超声探头上方约 0.5 cm 处，穿过皮肤，使用平面外进针法，在超声实时引导下调整针头轨迹，将针尖放置在邻近肌腱部位，但不能在发炎的肌腱内。然后轻轻地注射药物，注射时阻力很小。如果遇到阻力，针头可能在肌腱中，应重新定位，直到注射过程中没有明显阻力为止。然后退出穿刺针，在注射部位放置无菌压力敷料和冰袋。

副作用和并发症

　　该注射技术主要并发症与发炎的及先前受损伤的肌腱的创伤有关。如果直接肌腱内注射，则受累肌腱可发生断裂，因此注射之前应确定穿刺针位于肌腱外以避免发生此类并发症。另外的并发症是感染，如果严格遵循无菌技术，这一并发症极其罕见。如果穿刺针太靠内侧，桡动脉和桡神经浅支则可受到损伤，因此注射时应小心避免损伤这些结构。应提前告知患者，大约 25% 的患者主诉注射后出现一过性的疼痛加重。

临床要点

　　此项注射技术是治疗桡骨茎突腱鞘炎疼痛的一种有效治疗方法。并存的关节炎及痛风也可能引起疼痛，需要给予额外的更为精准的局麻药和长效皮质类固醇激素注射。如能了解与该注射技术相关的局部解剖并加以注意，则该技术的实施是很安全的。严格进行无菌操作以避免感染；采用综合预防措施避免对操作者造成危险。如果注射后立即按压注射部位，会减少瘀斑和血肿形成的发生。在接受治疗后的数天，可以使用物理治疗手段帮助恢复，比如局部热敷和进行轻柔的功能锻炼。夹板固定拇指可帮助减轻桡骨茎突腱鞘炎症状。剧烈运动应予避免，因其可加剧患者的症状。使用该注射技术时可以联合应用简单的镇痛药和非甾体抗炎药。如前所述，第一掌指关节炎、痛风、感觉异常性手痛以及神经根病也可产生与桡骨茎突炎相似的症状，必须排除诊断以更加有效地治疗潜在疾病。

推荐阅读

Buttaravoli P: de Quervain's paratenonitis: (thumb tenosynovitis). In *Minor emergencies*, ed 2, Philadelphia, 2005, Mosby, pp 438–440.

Ilyas AM: Nonsurgical treatment for de Quervain's tenosynovitis, *J Hand Surg Am* 34:928–929, 2009.

Kay NR: De Quervain's disease. Changing pathology or changing perception? *J Hand Surg Br* 25:65–69, 2000.

Lane LB, Boretz RS, Stuchin SA: Treatment of de Quervain's disease: role of conservative management, *J Hand Surg Br* 26:258–260, 2001.

McAuliffe JA: Tendon disorders of the hand and wrist, *J Hand Surg Am* 35:846–853, 2010.

Waldman SD: de Quervain's tenosynovitis. In *Pain review*, Philadelphia, 2009, Saunders, pp 276–277.

Waldman SD: Ultrasound-guided injection technique for de Quervain tenosynovitis. In *Comprehensive atlas of ultrasound guided pain management injection techniques*, Philadelphia, 2014, Lippincott, pp 485–492.

78

交叉综合征注射技术

郭向飞 译 马骏 校

适应证与临床考虑

交叉综合征之所以得名，在于这种腱鞘炎是在腕部第一和第二伸肌筋膜室的相交处发生的（图 78-1）。这些筋膜室内发炎的肌腱包括桡侧腕长伸肌、桡侧腕短伸肌、拇短伸肌和拇长展肌的肌腱及其相关肌肉。这种炎症可以是由肌肉-肌腱单位直接受创伤造成的，也可能是在某些活动中因腕关节反复屈伸从而过度使用或错误使用而引起的。划船者、舵手和举重者都具有因为腕关节反复屈伸而发展成为交叉综合征的风险。有些疼痛综合征也能够导致桡侧腕部疼痛，因此在考虑交叉综合征的诊断时，必须排除这些综合征，如桡骨茎突腱鞘炎、拇指腕掌关节的关节炎、拇长伸肌腱炎以及 Wartenberg

综合征。交叉综合征的疼痛发生部位更靠近背侧，而桡骨茎突腱鞘炎的疼痛发生部位更靠近桡侧，但是两者还是经常混淆（图 78-2）。表 78-1 对这两种腕部桡侧的疼痛疾病进行了对比。

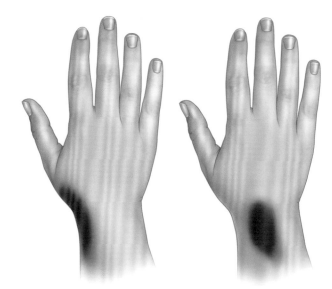

桡骨茎突腱鞘炎　　　　　　**交叉综合征**

图 78-2　桡骨茎突腱鞘炎和交叉综合征的疼痛部位

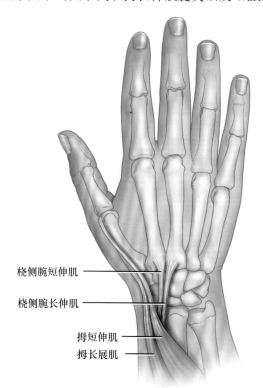

桡侧腕短伸肌 ——

桡侧腕长伸肌 ——

拇短伸肌 ——

拇长展肌 ——

图 78-1　交叉综合征中受累肌腱的相交部位

表 78-1	交叉综合征和桡骨茎突腱鞘炎的比较	
	交叉综合征	**桡骨茎突腱鞘炎**
牵涉肌腱	桡侧腕长伸肌	拇长展肌
	桡侧腕短伸肌	拇短伸肌
	拇短伸肌	
	拇长展肌	
别名	洗衣妇腕	划船者腕
临床征象	叽嘎作响的肌腱征	Finkelstein 征
	湿皮革捻发音	
疼痛位置	桡骨茎突上方 7 cm 处	桡骨茎突
注射位置	桡骨茎突上最大压痛点	桡骨茎突
频率	罕见	常见

交叉综合征的患者会强烈抱怨桡侧腕部疼痛，并随腕部屈或伸疼痛加重。如果肌腱处于急性炎症期，检查者可引出叽嘎作响的肌腱试验阳性结果（图 78-3）。在腕部被动或主动的活动范围内，检查者还可通过仔细触诊相交点而辨别出所谓的湿皮革捻发音。随着病情的发展，相交部位的肿胀总是存在的。

根据患者的临床表现，还需行额外的化验检查，包括全血细胞计数、血沉和抗核抗体的检测。如果怀疑肌腱断裂或者可疑桡骨茎突腱鞘炎，为进一步明确诊断，可行腕关节 MRI 成像检查。放射性核素骨扫描用于鉴别腕部 X 线平片不能发现的应力性骨折。超声成像可帮助确定诊断，以及在实施这种穿刺注射技术时还有助于穿刺针的定位（图 78-4）。

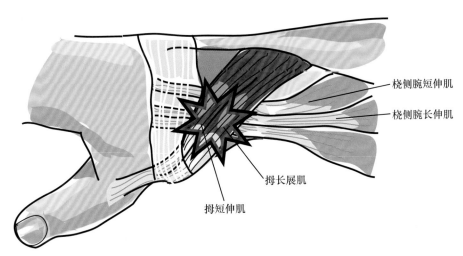

图 78-3　交叉综合征相关软组织解剖（From Waldman SD：Physical diagnosis of pain，ed 3，Philadelphia，2016，Saunders.）

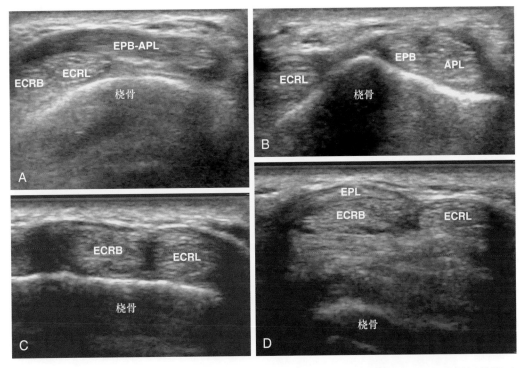

图 78-4　一名 28 岁的交叉综合征的男性患者。超声显示（近端到远端）：**A**. 拇长展肌（APL）和拇短伸肌（EPB）跨过桡侧腕长伸肌（ECRL）和桡侧腕短伸肌（ECRB）肌腱的近端交叉点；**B**. 第一（APL 到 EPB）和第二（ECRL）骨纤维性伸肌筋膜室的肌腱滑膜炎；**C**. ECRL 和 ECRB 的滑膜炎；**D**. 拇长展肌（EPL）跨过 ECRL 和 ECRB 的远端交叉点；与 EPL 相交处的远端，第二筋膜室的伸肌腱鞘内无液体（From Montechiarello S，Miozzi F，D'Ambrosio I，Giovagnorio F：The intersection syndrome：ultrasound findings and their diagnostic value. J Ultrasound 13：70-73，2010.）

临床相关解剖

交叉综合征涉及了腕部 6 个筋膜室中的头两个筋膜室，这些筋膜室内容纳着前臂远端背侧和腕背侧伸肌的肌腱。第一筋膜室内的拇长展肌和拇短伸肌斜着穿越第二筋膜室内的桡侧腕短伸肌和桡侧腕长伸肌肌腱，两个筋膜室肌腱相交于其肌肉肌腱的结合部。这个相交处刚好邻近伸肌支持带，伸肌支持带束缚这些肌腱，可能有助于交叉综合征的演化（图 78-5）。

操作技术

体表标志技术

患者仰卧位，患臂充分内收到体侧，手腕尺侧面搭在一个折叠的毛巾卷上，以放松受累肌腱。将含有 40 mg 甲泼尼龙的 2 ml 局部麻醉药吸入 5 ml 无菌注射器内。

对受累肌腱上方的皮肤充分消毒之后，辨认桡骨茎突。严格遵循无菌要求，将 1 英寸、25 G 穿刺针，自桡骨茎突上方大约 7 cm 处的一点，经皮肤和皮下组织以 45° 朝向桡骨茎突方向刺入（图 78-6）。若触及骨

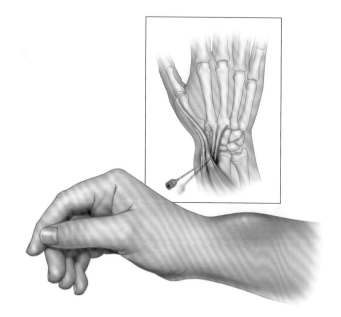

图 78-6　交叉综合征的注射技术

质，则将穿刺针退出至皮下组织。然后将注射器内的药液轻轻地注入。注射时，几乎不应遇到阻力。如果遇到阻力，则穿刺针可能位于肌腱内，应回撤穿刺针，直到注射时无明显的阻力。然后拔出穿刺针，注射部位给予无菌敷料并放置冰袋。对于解剖标志难以辨认的患者，超声引导可有助于穿刺针的准确定位。

超声引导技术

行超声引导下注射患侧肌腱时，患者处于坐姿，肘部弯曲约 90°，前臂和手掌舒适地放在枕头上。需要患者伸展手腕抵抗阻力，以帮助识别患侧肌腱。通过触诊识别李斯特（Lister）结节，将高频线性超声波传感器横向放置在在这个平面上。此后直接将高频线性超声探头放置于发炎的桡侧腕长伸肌、桡侧腕短伸肌、拇短伸肌和拇长展肌腱的交汇处（图 78-7）。确定受损伤的肌腱后，严格无菌消毒，用 1.5 英寸、22 G 穿刺针抽取 2 ml 0.25% 不含防腐剂的布比卡因和 80 mg 甲泼尼龙混合液，将针头放置在超声探头上方约 0.5 cm 处，穿过皮肤，使用平面外进针方法，在超声实时引导下调整针头轨迹，将针尖靠近肌腱，但不能进入发炎的肌腱内，然后轻轻推注药物，注射时阻力较小。如果遇到阻力大的情况下，针尖可能在肌腱中，应重新定位，直到注射过程中没有明显阻力为止。注射完毕撤出穿刺针，在注射部位放置无菌压力敷料和冰袋。

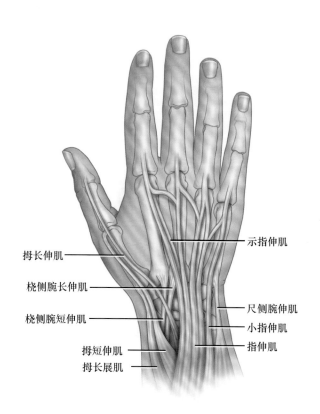

拇长伸肌
桡侧腕长伸肌
桡侧腕短伸肌
拇短伸肌
拇长展肌

示指伸肌
尺侧腕伸肌
小指伸肌
指伸肌

图 78-5　交叉综合征中伸肌支持带与受累肌腱的关系

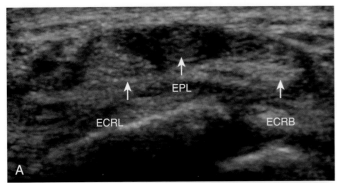

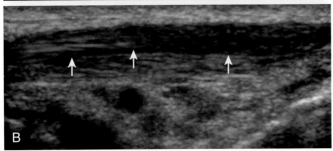

图 78-7　A. 当拇长伸肌穿过桡侧腕长伸肌（ECRL）和桡侧腕短伸肌（ECRB）时，横向扫描显示低回声拇长伸肌（EPL；白色箭头），伴少量腱鞘液，与肌腱变性和腱鞘炎一致。**B**. 当 EPL 穿过第二伸肌室时，纵向扫描显示低回声的 EPL（白色箭头）（From Tsou IYY，Khoo JN：Ultrasound of the wrist and hand. Ultrasound Clin 7 ［4］：439-455，2012.）

副作用和并发症

　　该注射技术主要并发症与发炎的及先前受损伤的肌腱的创伤有关。如果直接肌腱内注射，则受累肌腱可发生断裂，因此注射之前应确定穿刺针位于肌腱外以避免发生此类并发症。另外的并发症是感染，如果严格遵循无菌技术，这一并发症极其罕见。应提前告知患者，大约 25% 的患者主诉注射后出现一过性的疼痛加重。

> **临床要点**
>
> 　　伸肌肌腱是非常强壮的肌腱，但也很容易发生断裂。合并存在的滑囊炎、关节炎以及包括桡骨茎突腱鞘炎在内的腱鞘炎均可导致腕部疼痛，需要给予额外的更为精准的局麻药和醋酸甲泼尼龙注射。
>
> 　　如能了解与该注射技术相关的局部解剖并加以注意，则该技术的实施是很安全的。在接受治疗后的数天，可以使用物理治疗手段帮助恢复，比如局部热敷和进行轻柔的功能锻炼。剧烈运动应予避免，因其可加剧患者的症状。使用该注射技术时可以联合应用简单的镇痛药和非甾体抗炎药。

推荐阅读

Descatha A, Leproust H, Roure P, et al.: Is the intersection syndrome an occupational disease?, *Joint Bone Spine* 75:329–331, 2008.

Hanlon DP, Luellen JR: Intersection syndrome: a case report and review of the literature, *J Emerg Med* 17:969–971, 1999.

Montechiarello S, Miozzi F, D'Ambrosio I, Giovagnorio F: The intersection syndrome: ultrasound findings and their diagnostic value, *J Ultrasound* 13:70–73, 2010.

Waldman SD: Functional anatomy of the wrist. In *Pain review*, Philadelphia, 2009, Saunders, pp 100–102.

Wessely MA, Grenier JM: MR imaging of the wrist and hand—a review of the normal imaging appearance with an illustration of common disorders affecting the wrist and hand, *Clin Chiropr* 10:156–164, 2007.

79

拇指腕掌关节关节腔内注射

郭向飞 译 马骏 校

适应证与临床考虑

腕掌关节易罹患关节炎，很多病理状况都能通过破坏关节软骨这一共同途径而引起关节炎。最常见的关节炎是骨关节炎，能引起腕掌关节的疼痛。骨关节炎较常见于女性。然而，类风湿关节炎、创伤后关节炎和银屑病关节炎也是造成腕掌关节炎疼痛的常见原因。较少见的由关节炎引起的腕掌关节疼痛的原因还包括胶原血管性疾病、感染和莱姆病。急性感染性关节炎通常伴随着严重的全身症状，包括发热、周身不适，通常很快能被警惕性高的临床医师所发现，并行细菌培养和给予合适的抗生素治疗，而不是进行注射治疗。胶原血管性疾病通常表现为多关节病变而不是仅局限于腕掌关节，但继发于胶原血管性疾病的腕掌关节疼痛对于关节腔内注射疗法治疗效果很好，这点将在后面章节作进一步阐述。临床医师应注意拇指的腕掌关节易受外伤，因此对于腕掌关节受伤后持续性疼痛的患者，应注意鉴别是否存在隐匿性韧带损伤、脱位和骨折（图 79-1 和图 79-2）。

大多数继发于骨关节炎和创伤后关节炎的腕掌关节疼痛患者主诉疼痛位于大拇指的根部。活动特别是捏和握的动作能够加剧疼痛；休息和热敷能够使疼痛得到一定程度的缓解。疼痛是持续存在的，其特征为酸痛。疼痛可干扰睡眠。有些患者注意到在使用该关节时出现摩擦感或"爆裂"感，体格检查时可出现捻发音。患拇指腕掌关节关节炎和炎症的患者，其 Watson 应力试验结果阳性。这个试验过程如下：嘱患者将手背抵在桌子上，手指充分伸展，然后将拇指向后压向桌子（图 79-3）。如果诱发出患者的疼痛，则测试结果为阳性。

除了刚刚提到的疼痛，腕掌关节炎患者常感觉到关节功能逐渐丧失，捏力和握力逐渐减弱，从而使得使用铅笔或打开罐子等日常活动相当困难。随着肌肉关节的不断废用，可能会出现肌肉萎缩和粘连性滑囊炎，并继

而出现关节强直。

所有腕掌关节疼痛的患者都应进行 X 线平片检查。根据患者的临床表现，可以进行一些其他的化验检查，比如全血细胞计数、血沉和抗核抗体的检测。如果怀疑关节不稳定，可行腕掌关节的 MRI 检查。

临床相关解剖

腕掌关节是一个滑膜、鞍状关节，是连接第一掌骨底和大多角骨之间的关节（图 79-4）。该关节的主要功能是优化手的抓捏功能。该关节允许前屈、后伸、外展、内收以及少量的旋转运动。该关节内衬有滑膜，可在此滑膜间隙内行关节内注射。整个关节外覆盖着一层相对薄弱的关节囊，该关节囊包绕着整个关节；若关节半脱位，则容易受到创伤。若直接损伤或过度使用，则腕掌关节也可产生炎症。

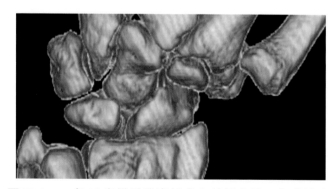

图 79-1 一名 18 岁男子从摩托车上摔倒在地，左手触地。其拇指腕掌关节出现不稳定。根据 CT（图像重建）检查结果，确定了拇指腕掌关节脱位的临床诊断。实施背侧滑囊折叠术之后，拇指腕掌关节恢复稳定，然后放置拇指石膏 4 周。4 个月后随访，患者已经完全恢复，未遗留任何疼痛。3 年后对拇指腕掌关节重新检查，显示关节稳定性正常，关节在各个方向上的活动度范围正常，肌力正常（From Bosmans B, Verhofstad MJH, Gosens T: Traumatic thumb carpometacarpal joint dislocations. J Hand Surg Am 33: 438-441, 2008.）

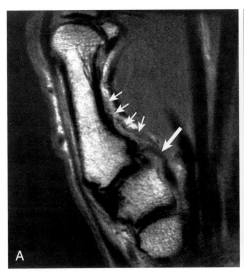 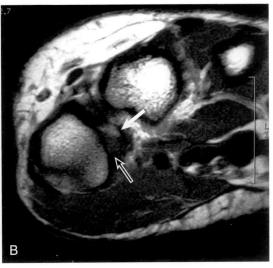

图 79-2　一名 25 岁的跳水运动员在拇指腕掌关节受伤之后。**A.** 冠状位快速自旋回波（FSE）图像（TR/TE，4000/30）显示前斜韧带高度部分撕裂（大箭头），以及拇指掌骨基底部骨膜剥离（小箭头）。**B.** 轴向 FSE 图像（TR/TE，4000/30）显示骨膜剥离（空心箭头）和撕裂的前斜韧带（白色箭头）（From Connell DA，Pike J，Koulouris G，et al：MR imaging of thumb carpometacarpal joint ligament injuries. J Hand Surg Br 29：46-54，2004.）

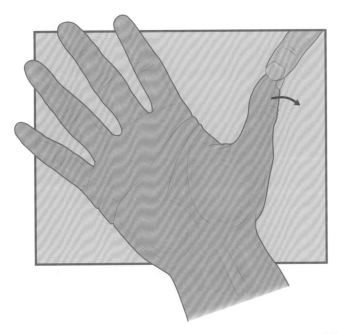

图 79-3　Watson 试验的实施：患者将手背抵在桌子上，手指充分伸展，然后将拇指向后压向桌子

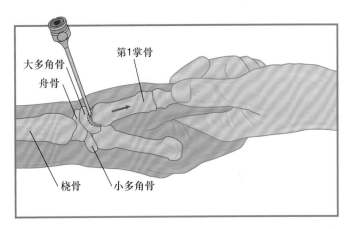

第1掌骨

大多角骨

舟骨

桡骨　小多角骨

图 79-4　实施关节腔内注射时，轻柔地牵引拇指将有助于打开关节腔

操作技术

体表标志技术

　　患者仰卧位，患臂充分内收到体侧，手保持中立位，手腕尺侧面搭在桌子上。然后牵引患侧拇指，以

打开关节间隙（见图 79-4）。将含有 40 mg 甲泼尼龙的 1.5 ml 局部麻醉药抽入 5 ml 无菌注射器内。

　　对拇指腕掌关节上的皮肤充分消毒之后，辨认掌骨和大多角骨之间的间隙。通过外展和内收拇指，可容易地辨认出该关节。严格遵循无菌要求，将 1 英寸、25 G 穿刺针经皮肤、皮下组织和关节囊刺入关节腔的中央（见图 79-4）。如果触及骨质，则将穿刺针退出至皮下组织，然后向内侧重新调整进针方向。当进入关节腔之后，将注射器内的药液轻轻地注入。注射时，几乎不应遇到阻力。如果遇到阻力，则穿刺针可能位于肌腱内，应稍微推进穿刺针，直到进入关节腔内且注射无明显阻力。然后退出穿刺针，注射部位贴用无菌加压敷料并放置冰袋。对于解剖标志难以辨认的患者，超声或 X 线引导可有助于穿刺针的准确定位。

超声引导技术

行超声引导下注射拇指腕掌关节时，患者取坐位，肘部弯曲约 90°，前臂和手舒适地放在枕头上。严格无菌消毒，用 1.5 英寸、22 G 穿刺针抽取 1 ml 0.25% 不含防腐剂的布比卡因和 80 mg 甲泼尼龙混合液。高频探头放置在拇指根部掌侧的纵向平面上（图 79-5）。随后超声探头沿近端轨迹移动，直到识别出拇指根部和大多角骨远端关节面之间的低回声裂缝（图 79-6）。然后关节处于超声图像的中心，在超声探头中心下方约 0.5 cm

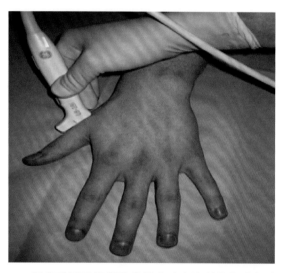

图 79-5　超声引导下拇指腕掌关节腔内注射的超声探头的正确位置

处进针，使用平面外技术，穿刺针穿过皮肤向前推进，直到有落空感进而针尖进入关节。

然后轻轻推注药物，注射时阻力较小。如果遇到阻力大的情况，针尖可能在韧带或肌腱中，应稍微向关节间隙推进，直到注射过程中没有明显阻力为止。然后撤出穿刺针，在注射部位放置无菌压力敷料和冰袋。

副作用和并发症

拇指腕掌关节的关节腔内注射的主要并发症是感染，如果严格执行无菌操作，这种并发症应该是极为罕见的。大约 25% 的患者会在接受腕掌关节腔内注射后，出现一过性的疼痛加重；应提前告知患者。

临床要点

该项注射技术在治疗继发于上述腕掌关节炎所致疼痛方面是极为有效的。并存的肌腱炎也可能引起腕掌关节疼痛，需要给予额外的更为精准的局麻药和长效皮质类固醇注射。如能了解与该注射技术相关的局部解剖并加以注意，则该技术的实施是很安全的。操作者需严格执行无菌技术以避免发生感染，需遵守普遍的预防措施以规避风险。在注射完成后应立即给予加压包扎，这样可以降低瘀斑和血肿形成的发生率。在接受治疗后的数天，可以使用物理治疗手段帮助恢复，比如局部热敷和进行轻柔的功能锻炼。剧烈运动应予避免，因其可加剧患者的症状。使用该注射技术时可以联合应用简单的镇痛药和非甾体抗炎药。

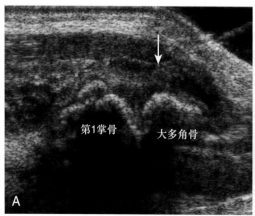

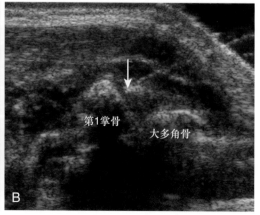

图 79-6　A. 第一腕掌关节注射。穿刺针的尖端位于肌肉内关节的浅表部位（箭头所示）。B. 超声引导穿刺操作的过程，在此图像中穿刺针的尖端位于关节腔内（箭头所示）（From De Zordo T，Mur E，Bellmann-Weiler R，et al：US guided injections in arthritis. Eur J Radiol 71：197-203，2009.）

推荐阅读

Day CS, Gelberman R, Patel AA, et al.: Basal joint osteoarthritis of the thumb: a prospective trial of steroid injection and splinting, *J Hand Surg Am* 29:247–251, 2004.

Fontana L, Neel S, Claise JM, et al.: Osteoarthritis of the thumb carpometacarpal joint in women and occupational risk factors: a case-control study, *J Hand Surg Am* 32:459–465, 2007.

Waldman SD: Technique for intra-articular injection of the carpometacarpal joint of the thumb. In *Pain review*, Philadelphia, 2009, Saunders, pp 470–471.

Yao J, Park MJ: Early treatment of degenerative arthritis of the thumb carpometacarpal joint, *Hand Clin* 24:251–261, 2008.

80

腕掌关节关节腔内注射

郭向飞 译 马骏 校

适应证与临床考虑

腕掌关节易罹患关节炎，很多病理状况都能通过破坏关节软骨这一共同途径而引起关节炎。最常见的关节炎是骨关节炎，能引起腕掌关节的疼痛。骨关节炎较常见于女性。尽管拇指腕掌关节最常受累，其他腕掌关节也可能患上关节炎，尤其是外伤后。然而，类风湿关节炎、创伤后关节炎和银屑病关节炎也是造成腕掌关节炎疼痛的常见原因。较少见的由关节炎引起的腕掌关节疼痛的原因还包括胶原血管性疾病、感染和银屑病关节炎。急性感染性关节炎通常伴随着严重的全身症状，包括发热、周身不适，通常很快能被警惕性高的临床医师所发现，并行细菌培养和给予合适的抗生素治疗，而不是进行注射治疗。胶原血管性疾病通常表现为多关节病变而不是仅局限于腕掌关节，但继发于胶原血管性疾病的腕掌关节疼痛对于关节腔内注射疗法治疗效果很好。

大多数继发于骨关节炎和创伤后关节炎的腕掌关节疼痛患者主诉，疼痛位于手腕的背侧面。与腕掌关节屈曲、伸展和尺侧偏移相关的动作，都能够加剧疼痛；休息和热敷能够使疼痛得到一定程度的缓解。疼痛是持续存在的，其特征为酸痛。疼痛可干扰睡眠。有些患者可注意到，在使用该关节时出现摩擦感或"爆裂"感，体格检查时可出现捻发音。

除了疼痛，腕掌关节炎患者常感觉到功能逐渐丧失，捏力和握力逐渐减弱，从而使得使用铅笔或打开罐子等日常活动相当困难。随着肌肉关节的不断废用，可能会出现肌肉萎缩和粘连性滑囊炎，并继而出现关节强直。

所有腕掌关节疼痛的患者应行 X 线平片检查。根据患者的临床表现，可以进行一些其他的化验检查，比如全血细胞计数、血沉和抗核抗体的检测。如果怀疑关节不稳定，可行腕掌关节的 MRI 检查。

临床相关解剖

手指的腕掌关节是滑膜平面关节，是连接腕骨和掌骨之间的关节，也是连接各个掌骨基底部之间的关节（图 80-1）。这些关节的活动局限于轻微的滑动动作，小指腕掌关节的活动范围最大。该关节的主要功能是优化手的抓握功能。大部分患者有一个常见的关节腔。该关节被前、后和骨间韧带加强。

操作技术

体表标志技术

患者仰卧位，患臂充分内收到体侧，手保持中立位，手掌面搭在一个折叠的毛巾卷上。将含有 40 mg 甲

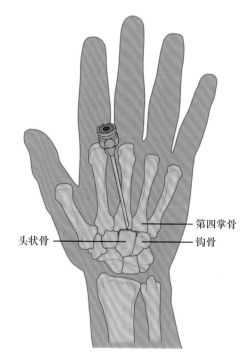

第四掌骨

头状骨 ———— 钩骨

图 80-1 腕掌关节间隙内注射的穿刺针的正确位置

泼尼龙的 1.5 ml 局部麻醉药吸入 5 ml 无菌注射器内。

对受累腕掌关节上方的皮肤充分消毒之后，辨认腕骨和掌骨之间的间隙。通过前后滑动该关节，可以较容易辨认出该关节。严格遵循无菌要求，将 1 英寸、25 G 穿刺针，经皮肤、皮下组织和关节囊刺入关节间隙的中央（图 80-1）。如果触及骨质，则将穿刺针退出至皮下组织，然后向内侧重新调整进针方向。当进入关节间隙之后，将注射器内的药液轻轻地注入。注射时，几乎不应遇到阻力。如果遇到阻力，则穿刺针可能位于肌腱内，应稍微推进穿刺针，直到进入关节间隙内且注射无明显阻力。然后退出穿刺针，注射部位给予无菌加压敷料并放置冰袋。对于解剖标志难以辨认的患者，超声或 X 线引导可有助于穿刺针的准确定位（图 80-2）。

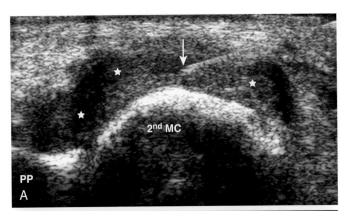

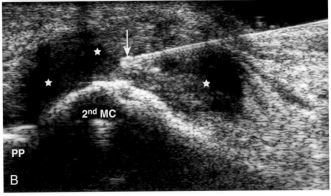

图 80-2　**A**. 类风湿关节炎第二掌指关节纵向扫描。针尖（箭头所示）位于大量滑膜炎引起的滑液当中（星形）。**B**. 在注射过程中，可以观察到关节囊的扩张和高回声药物积聚。星号标示滑膜炎，箭头标示穿刺针。2nd MC，第二掌骨；PP，近端指骨（From De Zordo T，Mur E，Bellmann-Weiler R，et al：US guided injections in arthritis. Eur J Radiol 71：197-203，2009. ）

超声引导技术

行超声引导下注射腕掌关节时，患者取坐位，肘部弯曲约 90°，前臂和手掌舒适地放在枕头上。严格无菌消毒，用 1.5 英寸、22 G 穿刺针抽取 1 ml 0.25% 不含防腐剂的布比卡因和 80 mg 甲泼尼龙混合液。高频探头放置在掌骨底部的纵向平面上（图 80-3）。然后高频线性超声探头向近端缓慢移动，直到识别出关节的低回声裂缝。将针尖放置在纵向超声探头上面的中点上约 0.5 cm 处，穿过皮肤，使用平面外进针方法，在超声实时引导下调整针头轨迹，直到针尖进入患侧手指的腕掌关节。当看到针尖位于关节腔内，即可轻轻推注药物。注射时阻力较小。如果遇到阻力，针尖可能在肌腱中，应稍微向关节间隙推进，直到注射过程中没有明显阻力为止。然后撤出穿刺针，在注射部位放置无菌压力敷料和冰袋。

副作用和并发症

腕掌关节的关节腔内注射的主要并发症是感染，如果严格执行无菌操作要求，这种并发症应该是极为罕见的。大约 25% 的患者会在接受腕掌关节关节腔内注射后，出现一过性的疼痛加重，应提前告知患者。

临床要点

该项注射技术在治疗继发于上述腕掌关节炎所致疼痛方面是极为有效的。并存的肌腱炎也可能引起腕掌关节疼痛，需要给予额外的更为精准的局麻药和长效皮质类固醇注射。如能了解与该注射技术相关的局部解剖并加以注意，则该技术的实施是很安全的。操作者需严格执行无菌技术以避免发生感染，需遵守普遍的预防措施以规避风险。在注射完成后应立即给予加压包扎，这样可以降低瘀斑和血肿形成的发生率。在接受治疗后的数天，可以使用物理治疗手段帮助恢复，比如局部热敷和进行轻柔的功能锻炼。剧烈运动应予避免，因其可加剧患者的症状。使用该注射技术时可以联合应用简单的镇痛药和非甾体抗炎药。

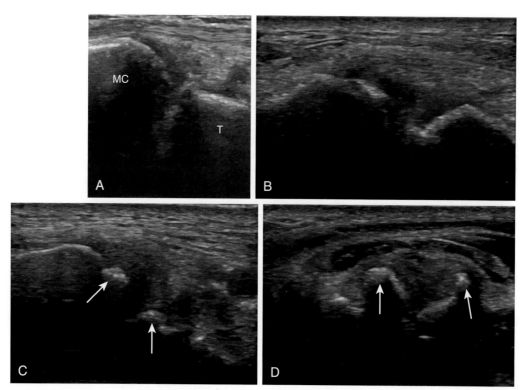

图 80-3   腕掌关节纵向超声图像显示骨赘的严重程度：（A）正常的掌骨基底（MC）和大多角骨（T）；（B）轻度；（C）中度，骨赘标记（箭头）；（D）重度，骨赘标记（箭头）（From Mallinson PI, Tun JK, Farnell RD, et al: Osteoarthritis of the thumb carpometacarpal joint: correlation of ultrasound appearances to disability and treatment response. Clin Radiol 68: 461-465，2013.）

推荐阅读

Alemohammad AM, Nakamura K, El-Sheneway M, Viegas SF: Incidence of carpal boss and osseous coalition: an anatomic study, *J Hand Surg Am* 34:1–6, 2009.

De Zordo T, Mur E, Bellmann-Weiler R, et al.: US guided injections in arthritis, *Eur J Radiol* 71:197–203, 2009.

Hunt TR 3rd: Degenerative and post-traumatic arthritis affecting the carpometacarpal joints of the fingers, *Hand Clin* 22:221–228, 2006.

Nakamura K, Patterson RM, Viegas SF: The ligament and skeletal anatomy of the second through fifth carpometacarpal joints and adjacent structures, *J Hand Surg Am* 26:1016–1029, 2001.

Yoshida R, Shah MA, Patterson RM, et al.: Anatomy and pathomechanics of ring and small finger carpometacarpal joint injuries, *J Hand Surg Am* 28:1035–1043, 2003.

81

拇长屈肌腱注射治疗肌腱炎及扳机指

郭向飞 译 马骏 校

适应证与临床考虑

扳机拇指是由第一掌骨头遭受压迫而引起拇长屈肌腱的炎症和肿胀造成的。这个区域的籽骨也可能会导致肌腱的压迫和创伤。肌腱的炎症和肿胀通常是肌腱在穿梭经过这些骨质突起时其上方受到反复运动或压迫损伤的结果。如果炎症和肿胀转变成慢性，腱鞘会增厚和退化，最终导致腱鞘缩窄（图 81-1 和图 82-2）。通常情况下，对肌腱的慢性压迫和刺激可产生结节。这些结节常可在患者屈伸拇指时触摸到。这些结节可被卡在腱鞘内，引起扳机现象，从而使拇指出现卡顿或绞锁。

第一掌骨关节的关节炎和痛风也可能与扳机拇指并存，并加重疼痛和功能障碍。拇指扳机指发生于经常从事手部重复性抓握活动的患者（如政客性握手）或者需要拇指反复夹捏动作的患者。过多地进行视频游戏和纸牌游戏也可导致扳机拇指的形成。

扳机拇指引起的疼痛位于拇指根部掌侧面，而桡骨茎突腱鞘炎引起的疼痛在桡骨茎突的近侧端最明显。扳机拇指引起的疼痛是持续存在的，当拇指做主动捏夹动作的时候，疼痛会加重。患者常发现自己不能端起咖啡杯或握钢笔。睡眠障碍较为常见，而且往往患者在睡眠中醒来，发现拇指处于屈曲状的绞锁位置。体格检查发现肌腱压痛和肿胀，最明显的压痛点位于拇指根部。许多拇指扳机指患者在屈伸拇指时出现"吱吱"的感觉。拇指的活动范围可由于疼痛而缩小，并可出现扳机拇指现象。扳机拇指患者的拇长屈肌腱处常存在结节。

所有的扳机拇指患者都应行 X 线平片检查，以排除隐匿性的骨骼疾病。根据患者的临床表现，可能需要选用其他辅助检查，如全血细胞计数、血尿酸、血沉和抗核抗体的检测。如果怀疑第一掌骨关节不稳定，可行手部的 MRI 检查。后述的注射技术既可用于诊断，也可用于治疗。

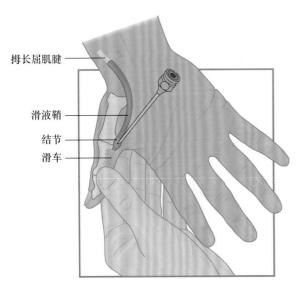

图 81-1 拇长屈肌腱注射时穿刺针的正确位置

拇长屈肌腱
滑液鞘
结节
滑车

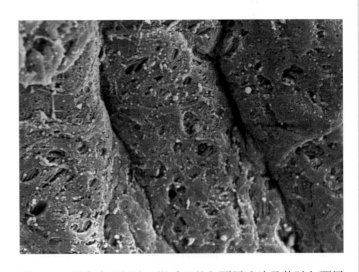

图 81-2 滑车病理切片。滑动面的包覆层碎片及伴随包覆层的部分分离，暴露出底层的胶原网状物（扫描电子显微镜，×200）（From Sbernardori MC, Mazzarello V, Tranquilli-Leali P：Scanning electron microscopic findings of the gliding surface of the A1 pulley in trigger fingers and thumbs. J Hand Surg Eur 32：384-387，2007.）

临床相关解剖

扳机拇指的疼痛病灶是位于第一掌骨底水平的拇长屈肌腱（图 81-1）。存在于这一区域的籽骨也可能影响肌腱和腱鞘，引起炎症和肿胀。如前所述，第一掌骨关节的关节炎和痛风可能会与拇指扳机指并存，从而可加剧患者的疼痛症状。桡动脉和桡神经浅支位于扳机拇指的注射部位附近，如果进针方向过于靠近内侧，可能会受到损伤。

操作技术

体表标志技术

患者仰卧位，患臂充分内收到体侧，手保持中立位，手背面搭在一个折叠的毛巾卷上。将含有 40 mg 甲泼尼龙的 2 ml 局部麻醉药吸入 5 ml 无菌注射器内。

对受累肌腱上方的皮肤充分消毒之后，辨认拇指的掌指关节。严格遵循无菌要求，将 1 英寸、25 G 穿刺针，自拇指掌指关节近端的一点，以 45° 角平行于受累肌腱，刺入受累肌腱上方的皮肤和皮下组织（见图 81-1）。如果触及骨质，则将穿刺针退出至皮下组织。然后，将注射器内的药液轻轻地注入。随着注射的进行，腱鞘会扩张。注射时几乎不应遇到阻力。如果遇到阻力，则穿刺针可能位于肌腱内，应该后退穿刺针，直到注射过程中无明显阻力。然后退出穿刺针，注射部位给予无菌加压敷料并放置冰袋。

超声引导技术

行超声引导下拇长屈肌腱注射时，患者取坐位，肘部弯曲约 90°，前臂和手背舒适地放在枕头上。通过触诊确定受累拇指的跖掌关节的手掌面，并将高频线性超声探头横向放置在跖掌关节近端。拇长屈肌腱显示为低回声腱鞘中的高回声"洞"（图 81-3）。严格无菌消毒，用 1.5 英寸、22 G 穿刺针抽取 1 ml 0.25% 不含防腐剂的布比卡因和 80 mg 甲泼尼龙混合液。如果有明显的肌腱炎，肌腱可能有一圈液体晕围绕（图 81-4）。在这种情况下，彩色多普勒成像通常会显示发炎肌腱的新生血管。如果有扳机指，在肌腱滑轮的水平上可见肌腱增厚或呈结节性或异常肿块（图 81-5）。识别出肌腱后，将针头放置在超声探头上方约 0.5 cm 处，穿过皮肤，使

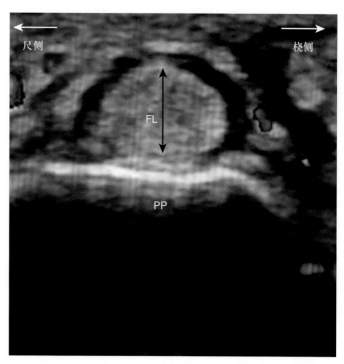

图 81-3   超声图像显示拇长屈肌（FL）肌腱炎。注意发炎肌腱周围的液体晕。PP，近端指骨（From Sato J, Ishii Y, Noguchi H, Takeda M: Sonographic analyses of pulley and flexor tendon in idiopathic trigger finger with interphalangeal joint contracture. Ultrasound Med Biol 40（6）: 1146-1153, 2014.）

用平面外进针方法，在超声实时引导下调整针头轨迹，将针尖靠近肌腱，但不能进入发炎的肌腱内，理想状态是在腱鞘内。然后轻轻推注药物，注射时阻力较小。如果遇到阻力大的情况下，针尖可能在肌腱中，应重新定位，直到注射过程中没有明显阻力为止。注射完毕撤出穿刺针，在注射部位放置无菌压力敷料和冰袋。

副作用和并发症

这种注射技术的主要并发症是对发炎和既往受损肌腱的创伤。如果直接注射到肌腱内，可造成肌腱的断裂。为了避免这种并发症，在注射药物之前应进一步证实穿刺针位于肌腱外。这种注射技术的另外一个并发症是感染，如果严格执行无菌操作要求，这种并发症应该是极为罕见的。如果进针方向过于靠近内侧，可能会损伤桡动脉和桡神经浅支。在实施这种注射技术时必须注意避开这些结构。大约 25% 的患者会在接受这种注射操作后，出现一过性的疼痛加重，应提前告知患者。

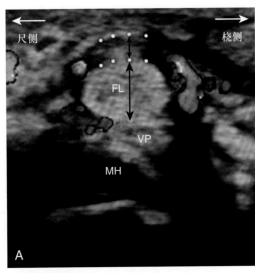
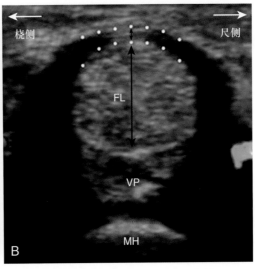

图 81-4　扳机指的超声图像。拇指（**A**）和其他手指（**B**）的掌指（MP）关节处的组织测量值。在纵轴上屈肌腱的测量值：前后的厚度。低回声束包括屈肌腱边缘的 A1 滑车，由两条虚线勾画；也对肌腱的顶部进行了测量。A1 滑轮的厚度被定义为该区域的纵轴，包括中央的高回声区。黑色箭头指示这些测量值。图示受累手指（左手拇指和右手中指）。FL，拇长屈肌；MH，掌骨头；VP，掌板（From Sato J，Ishii Y，Noguchi H，et al：Sonographic analyses of pulley and flexor tendon in idiopathic trigger finger with interphalangeal joint contracture. Ultrasound Med Biol 40：1146-1153，2014.）

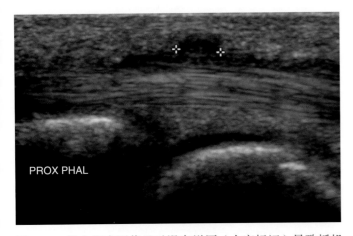

图 81-5　纵向超声图像显示滑车增厚（十字标记）导致扳机现象（From Tsou IYY，Khoo JN：Ultrasound of the wrist and hand. Ultrasound Clin 7：439-455，2012.）

者的风险。注射后对注射部位立即加压，可降低瘀斑和血肿形成的发生率。在接受治疗后的数天，可以使用物理治疗手段帮助恢复，包括局部热敷和轻柔的功能锻炼。采用缝被人手套（a quilter's glove）保护拇指，也有助于缓解拇指扳机指的症状。剧烈运动应予避免，因其可加剧患者的症状。使用该注射技术时可以联合应用简单的镇痛药和非甾体抗炎药。桡骨茎突腱鞘炎容易与拇指扳机指相混淆，但是两者的疼痛部位不同，而且拇指扳机指可引起扳机现象，由此可以鉴别（见第 77 章）。

推荐阅读

Bodor M, Fullerton B: Ultrasonography of the hand, wrist, and elbow, *Phys Med Rehabil Clin N Am* 21:509–531, 2010.

Kikuchi N, Ogino T: Incidence and development of trigger thumb in children, *J Hand Surg Am* 31:541–543, 2006.

Maneerit J, Sriworakun C, Budhraja N, Nagavajara P: Trigger thumb: results of a prospective randomised study of percutaneous release with steroid injection versus steroid injection alone, *J Hand Surg Br* 28:586–589, 2003.

Ragheb D, Stanley A, Gentili A, et al.: MR imaging of the finger tendons: normal anatomy and commonly encountered pathology, *Eur J Radiol* 56:296–306, 2005.

Ryzewicz M, Wolf JM: Trigger digits: principles, management, and complications, *J Hand Surg Am* 31:135–146, 2006.

临床要点

对于扳机拇指引起的疼痛的治疗，这种注射技术是极为有效的。合并存在的关节炎和痛风也可能导致疼痛，可能需要额外局部注射含有长效皮质类固醇激素的局部麻醉药。如果仔细注意注射区域的临床相关解剖，这种注射技术还是比较安全的。必须注意遵循无菌技术要求，以避免感染；应采用常规预防措施，来避免操作

82

指浅屈肌和指深屈肌腱注射治疗肌腱炎和扳机指

孙海燕 译 马骏 校

适应证与临床考虑

扳机指是由掌骨头遭受压迫而引起指浅屈肌腱的炎症和肿胀造成的。这个区域的籽骨也可能会导致肌腱的压迫和创伤（参见第84章）。肌腱的炎症和肿胀通常是肌腱在穿梭经过这些骨质突起时其上方受到反复运动或压迫损伤的结果。如果炎症和肿胀变成慢性的，腱鞘会增厚和退化，从而导致腱鞘缩窄。因为慢性的压迫和刺激，肌腱上常会产生结节。这些结节常可在患者屈伸手指时摸到。这样的结节在缩窄的肌腱滑车下穿行时，可在腱鞘内卡住并导致扳机现象，从而使手指出现卡顿或绞锁（图82-1和图82-2）。

掌骨和指间关节的关节炎和痛风也可能与扳机指并存，并加重扳机指的疼痛和功能障碍。扳机指发生于经

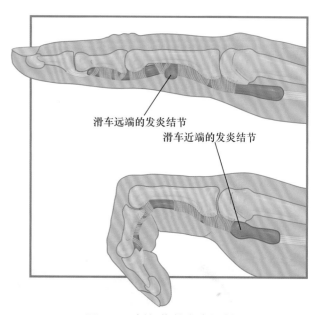

图 82-1 扳机指的发病机制

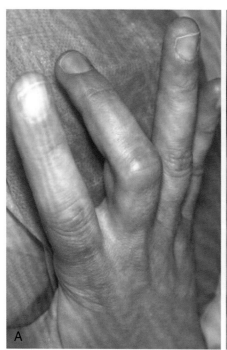
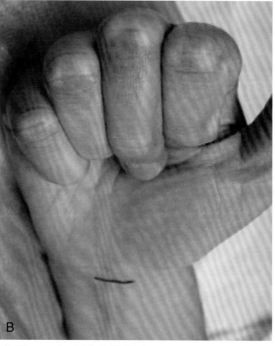

图 82-2 患者就诊时患侧手的临床照片。**A**. 55°屈曲挛缩；**B**. 主动屈曲受限（From Gyuricza C，Umoh E，Wolfe SW：Multiple pulley rupture following corticosteroid injection for trigger digit：case report. J Hand Surg Am 34：1444-1448，2009.）

常从事手部重复性抓握活动的患者，例如抓握方向盘或者过于紧抓马的缰绳。

扳机指的疼痛位于手掌远侧端，常摸到柔软的肌腱结节。扳机指引起的疼痛是持续存在的，当患指做主动捏夹动作的时候，疼痛会加重。患者在弯曲手指时会出现明显的僵硬感。睡眠障碍较为常见，而且往往患者在睡眠中醒来，发现手指处于屈曲状的绞锁位置。体格检查发现肌腱压痛和肿胀，最明显的压痛点位于掌骨根部。许多扳机指患者在屈伸患指时出现"吱吱"的感觉。患指的活动范围可由于疼痛而缩小，并可出现扳机现象。扳机指患者的指浅屈肌腱处常出现结节。

X 线平片适用于所有的扳机指患者，以排除隐匿性的骨骼疾病。根据患者的临床表现，选用其他辅助检查，如全血细胞计数、血尿酸、血沉和抗核抗体检测。如果怀疑关节不稳定或肌腱病，可进行手部的 MRI 和（或）超声成像检查。超声成像还可以帮助识别可能引起扳机现象的软组织异常（图 82-3）。后述的注射技术既可用于诊断，也可用于治疗。

临床相关解剖

扳机指的疼痛发源地是位于掌骨头水平的指浅屈肌腱（见图 82-1）。存在于这一区域的籽骨也可撞击肌腱和腱鞘，引起炎症和肿胀。如前所述，掌骨关节的关节炎和痛风可能会与扳机指并存，从而加剧患者的疼痛症状。

操作技术

体表标志技术

患者处于仰卧位，患臂充分内收到体侧，手背面搭在一个折叠的毛巾卷上。将 2 ml 甲泼尼龙 40 mg 和局麻药吸入 5 ml 无菌注射器内。

对覆盖于受累肌腱上方的皮肤进行无菌消毒之后，辨认肌腱下方的掌骨头。严格遵循无菌要求，将长为 1 英寸的 25 G 穿刺针，自关节近端的一点，以 45° 角平

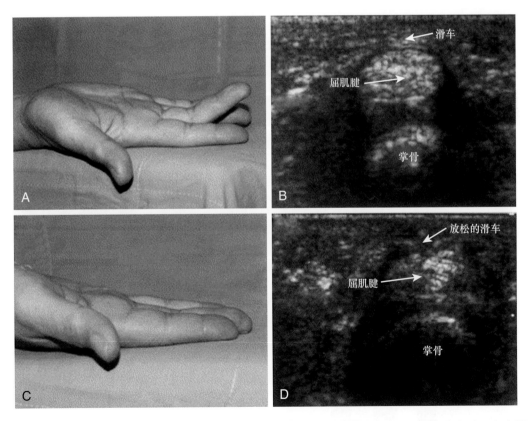

图 82-3　操作治疗前，患有Ⅳ度扳机指的中指的临床照片（**A**）和超声图像横断面（**B**）。操作治疗后，患有Ⅳ度扳机指的中指的临床照片（**C**）和超声图像横断面（**D**）（From Jou IM, Chern TC: Sonographically assisted percutaneous release of the A1 pulley: a new surgical technique for treating trigger digit. J Hand Surg Br 31: 191-199, 2006. ）

行于受累肌腱，刺入受累肌腱上方的皮肤和皮下组织（图82-4）。如果触及骨质，则将穿刺针退出至皮下组织。然后，将注射器内的药液轻轻注入。随着注射的进行，腱鞘会扩张。注射时几乎不应遇到阻力。如果遇到阻力，则穿刺针可能位于肌腱内，应该后退穿刺针，直到注射过程中无明显阻力。然后将穿刺针取出，注射部位贴用无菌敷料并放置冰袋。对于解剖标志难以辨认的患者，超声引导可能有助于穿刺针的准确定位。

超声引导技术

在超声引导下实施指浅屈肌和指深屈肌腱注射时，患者取坐位，肘部屈曲成大约90°角，前臂与手背舒适地放在枕头上。触摸到患指的掌指关节的掌侧面，将高频线性超声探头横向放置到掌指关节的近端。然后确定拇屈肌腱的位置，其表现为低回声腱鞘中的高回声"孔"（图82-5）。进一步确定了受累肌腱之后，对覆盖于肌腱上方的皮肤进行无菌消毒。采用严格的无菌技术，将0.25%无防腐剂的布比卡因和80 mg甲泼尼龙吸入1 ml无菌注射器内，然后将注射器与长1½英寸的22号穿刺针相连接。如果有严重的肌腱炎，肌腱可被液体环绕包围（见图82-4）。在这种情况下，彩色多普勒成像常会显示发炎肌腱新生血管形成（图82-6）。如

果患指屈伸时出现扳机现象，可在肌腱滑车平面看到肌腱增厚、结节或异常肿块（见图82-6）。一旦识别出肌腱，可将穿刺针在距离超声探头上方约0.5 cm处刺入皮肤，采用平面外技术，通过超声实时引导来调整进针轨迹，直至将针尖刺入发炎肌腱附近，而不是在发炎肌腱内。理想情况下，是在腱鞘内（图82-7）。然后将注射器的药液轻轻注入。注射阻力应该很小。如果遇到阻力，则穿刺针可能位于肌腱内，应该重新调整穿刺针，直到注射过程中无明显阻力。然后将穿刺针取出，注射部位贴用无菌敷料并放置冰袋。

副作用和并发症

这种注射技术的主要并发症是对发炎和既往受损肌腱的创伤（图82-8）。如果直接注射到肌腱内，可造成肌腱的断裂。为了避免这种并发症，在注射药物之前应进一步证实穿刺针位于肌腱外。这种注射技术的另外一个并发症是感染，如果严格执行无菌操作要求，这种并发症应该是极为罕见的。大约25%的患者会在接受这种注射操作后，出现一过性的疼痛加重；应该提醒患者注意这一点。

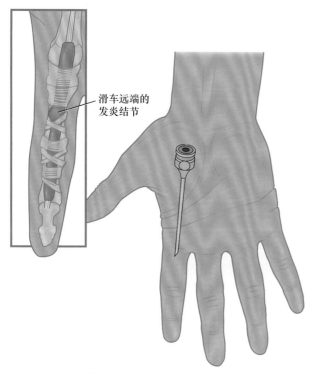

滑车远端的发炎结节

图82-4　指浅屈肌腱注射时穿刺针的正确位置

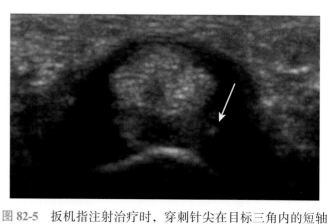

图82-5　扳机指注射治疗时，穿刺针尖在目标三角内的短轴观。30号穿刺针尖（箭头）是位于指深屈肌腱和掌板旁边的强回声点。箭头的角度反映了穿刺针在冠状面上的进针轨迹（From Bodor M, Fullerton B: Ultrasonography of the hand, wrist, and elbow. Phys Med Rehabil Clin N Am 21：509-531, 2010.）

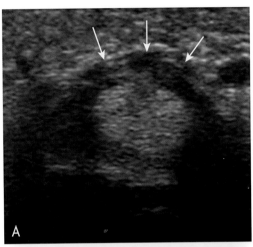

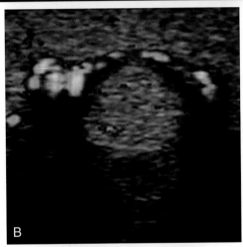

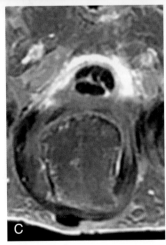

图 82-6　扳机指的超声（**A**）和彩色多普勒（**B**）图像。箭头指示的是高回声的 A1 滑车。增强磁共振图像显示的是发炎的 A1 滑车对钆的摄取（**C**）（From Vuillemin V，Guerini H，Bard H，Morvan G：Stenosing tenosynovitis. J Ultrasound 15〔1〕：20-28，2012.）

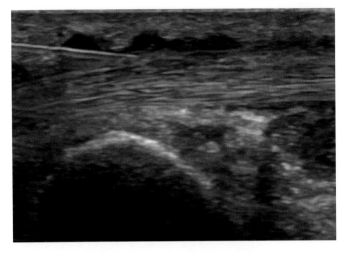

图 82-7　屈指肌腱注射时，穿刺针到位的平面内图像

临床要点

　　对于扳机指引起的疼痛的治疗，该注射技术是极为有效的。并存的关节炎和痛风也可能导致这种疼痛，可能需要额外局部注射含有贮存型皮质类固醇的局部麻醉药液。如果熟练掌握注射区域的临床相关解剖，则这种注射技术还是比较安全的。必须注意遵循无菌技术要求，以避免感染；应该采用常用的预防措施，来避免操作者的风险。注射后对注射部位立即加压，可降低瘀斑和血肿形成的发生率。在患者接受这种注射技术后数天，可采用物理治疗，包括局部热敷以及缓和的关节活动度锻炼。采用手夹板保护患指，也有助于缓解扳机指的症状。剧烈运动应该避免，因为它会加剧患者的症状。在实施这种注射技术的同时，可采用单纯的镇痛药以及非甾体抗炎药。

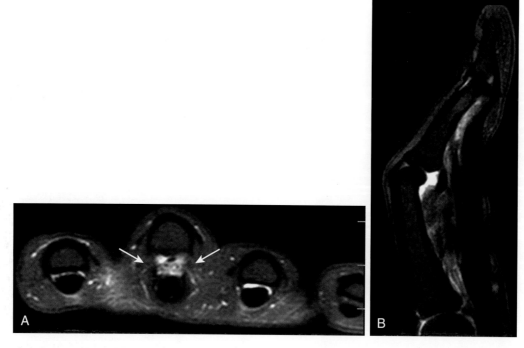

图 82-8   **A**. 中指 A2 滑车水平的磁共振轴位图像。A2 滑车信号完全中断（箭头），屈肌腱向掌侧移位。邻近手指的滑车未受损伤。**B**. 中指的矢状面图像，展示了屈肌腱向掌侧移位（From Gyuricza C，Umoh E，Wolfe SW：Multiple pulley rupture following corticosteroid injection for trigger digit：case report. J Hand Surg Am 34：1444-1448，2009.）

推荐阅读

Bodor M, Fullerton B: Ultrasonography of the hand, wrist, and elbow, *Phys Med Rehabil Clin N Am* 21:509–531, 2010.

Brito JL, Rozental TD: Corticosteroid injection for idiopathic trigger finger, *J Hand Surg Am* 35:831–833, 2010.

Ragheb D, Stanley A, Gentili A, et al.: MR imaging of the finger tendons: normal anatomy and commonly encountered pathology, *Eur J Radiol* 56:296–306, 2005.

Ryzewicz M, Wolf JM: Trigger digits: principles, management, and complications, *J Hand Surg Am* 31:135–146, 2006.

Sbernardori MC, Bandiera P: Histopathology of the A1 pulley in adult trigger fingers, *J Hand Surg Eur Vol* 32:556–559, 2007.

Waldman SD: Ultrasound-guided intra-articular injection technique for trigger finger. In *Comprehensive atlas of ultrasound guided pain management injection techniques*, Philadelphia, 2014, Lippincott, pp 513–519.

Wang AA, Hutchinson DT: The effect of corticosteroid injection for trigger finger on blood glucose level in diabetic patients, *J Hand Surg Am* 31:979–981, 2006.

83

拇指注射技术

孙海燕　译　马骏　校

适应证与临床考虑

投球手拇指病（Bowler's thumb）是一种拇指根部尺侧指神经的压迫性神经病变，可表现为急性发作或慢性形式。对于投球手拇指病而言，受到保龄球大拇指孔边缘的压迫是发病的原因（图83-1）。投球手拇指病

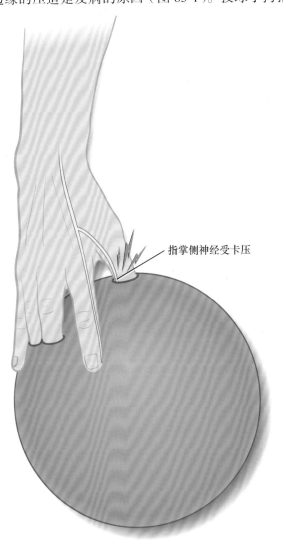

指掌侧神经受卡压

图83-1　投球手拇指病是一种拇指根部尺侧指神经的压迫性神经病变

的常见临床特征是在保龄球压迫指神经处出现指神经疼痛。该神经可变厚，并且可看到该神经及其上覆软组织发生炎症（图83-2）。除了疼痛，投球手拇指病患者也可能会报告，神经受损处以下部位出现感觉异常和麻木。拇指根部尺侧指神经受压的其他原因已有报道，如裁缝过度使用剪刀、珠宝商过度应用钳子而引起神经受压，以及樱桃脱核（cherry pitting）。

投球手拇指病引起的疼痛可在投球后急性发作，其主要原因是投球时拇指卡在保龄球里而损伤覆盖于指神经上的软组织或直接损伤指神经。疼痛是持续存在的，并因指神经受压而加重。患者往往发现，不能用患侧拇指抓握或关闭剪刀。睡眠障碍是常见的。

体检发现，触诊拇指根部尺侧的指神经时有压痛。拇指的运动范围是正常的。对受累神经触诊可引起感觉异常，并且对神经持续加压可诱发压迫点远侧麻木。

肌电图有助于将投球手拇指病和手部麻木的其他原因区别开来。X线平片适用于所有的投球手拇指病患者，以排除隐匿性的骨骼疾病，如可能压迫指神经的骨刺或囊肿。根据患者的临床表现，选用其他辅助检查，如全血细胞计数、血尿酸、血沉和抗核抗体检测。手部MRI检查可用于排除腱鞘囊肿等压迫指神经的软组织肿瘤。后述的注射技术既可用于诊断，也可用于治疗。

临床相关解剖

指总神经起源于正中神经和尺神经的纤维。拇指还有桡神经浅支的加入。指总神经沿着掌骨走行，并在到达手掌远侧端时分支。指掌侧神经供应手指的大多数感觉神经支配，沿着手指的掌外侧面与指静脉和指动脉并行。较小的指背侧神经纳入了来自尺神经和桡神经的纤维，供应手指背面远达近端关节。

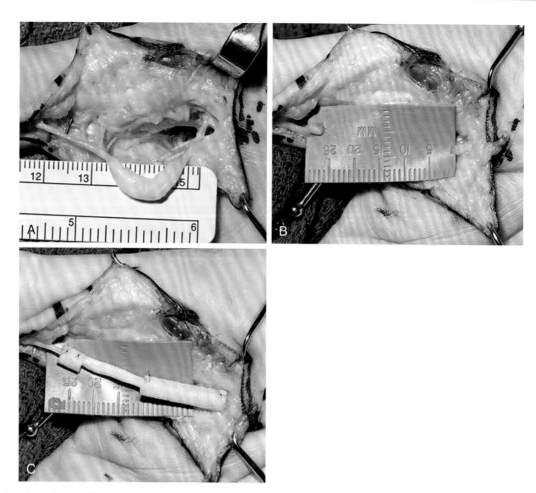

图 83-2　投球手拇指病。示例：（**A**）连续性神经瘤；（**B**）切除；（**C**）自体神经移植和胶原导管的插入（From Brogan DM，Kakar S：Management of neuromas of the upper extremity. Hand Clin 29：409-420，2013.）

操作技术

患者处于仰卧位，患臂充分外展，肘部略屈曲，手掌面搭在一个折叠的毛巾卷上。将不含有肾上腺素的局部麻醉药液 3 ml（每个手指的用量）吸入 12 ml 无菌注射器内。

用消毒液对皮肤充分消毒之后，将 1.5 英寸、25 G 穿刺针自指根部的一点，刺入拟阻滞手指骨的两侧（图 83-3）。在缓慢注射麻醉药液的同时，将穿刺针从手的背面向掌面推进。阻滞拇指时，可采用同样的操作技术。然后将穿刺针取出，注射部位包扎敷料进行加压，以避免形成血肿。

副作用和并发症

拇指指神经阻滞是一种比较安全的阻滞技术，其主要并发症是将药液误注入血管内，以及穿刺针损伤神经

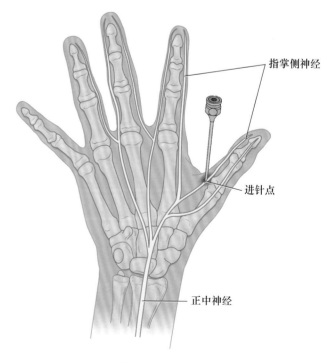

指掌侧神经

进针点

正中神经

图 83-3　指神经阻滞时穿刺针的正确位置

引起的持久性感觉异常。对于使用抗凝剂的患者而言，如果临床情况确定风险-效益比良好，则可采用 25 G 或 27 G 穿刺针安全地实施该注射技术，尽管血肿的风险增加，但是在注射后立即对阻滞区域手动加压，这些并发症发生率可降低。阻滞后冰袋冷敷 20 分钟，可降低患者可能会出现的阻滞后疼痛及出血量。在任何情况下，实施指神经阻滞时都不应使用含有肾上腺素的局麻药，因为曾有手指坏疽的报道。

临床要点

　　拇指指神经阻滞是一种安全简单的技术，对于投球手拇指病的治疗非常有用。如果怀疑患有投球手拇指病，可采用含有皮质类固醇的局部麻醉药液，对拇指根部尺侧的指神经实施阻滞注射，通常几乎会立即缓解疼痛，虽然可能会出现长时间的麻木。

　　开始进行诊断性和（或）治疗性指神经阻滞之前，应对所有患者进行认真仔细的神经系统检查，以鉴别出先前存在的神经功能缺损，以免以后这种神经功能缺损会被误认为是指神经阻滞所引起。

推荐阅读

Brogan DM, Kakar S: Management of neuromas of the upper extremity, *Hand Clin* 29:409–420, 2013.

Dobyns JH, O'Brien ET, Linscheid RL, Farrow GM: Bowler's thumb: diagnosis and treatment. A review of seventeen cases, *J Bone Joint Surg Am* 54:751–755, 1983.

Hug U, Burg D, Baldi SV, Meyer VE: Compression neuropathy of the radial palmar thumb nerve, *Chir Main* 23:49–51, 2004.

Izzi J, Dennison D, Noerdlinger M, et al.: Nerve injuries of the elbow, wrist, and hand in athletes, *Clin Sports Med* 20:203–217, 2001.

Toth C: Peripheral nerve injuries attributable to sport and recreation, *Phys Med Rehabil Clin N Am* 20:77–100, 2009.

Watson J, Gonzalez M, Romero A, Kerns J: Neuromas of the hand and upper extremity, *J Hand Surg Am* 35:499–510, 2010.

84

手部籽骨炎注射技术

孙海燕 译 马骏 校

适应证与临床考虑

籽骨炎是一种可影响手的比较少见的疼痛综合征。籽骨炎的特点是拇指屈肌面出现压痛和疼痛，示指受累较少见。患者常感觉，自己在抓握东西的时候患指内嵌入了一块石头或异物。籽骨炎的疼痛可在反复屈伸患指时加重。当拇指受累，籽骨炎通常发生于桡侧，此处的相邻掌骨髁不是那么突出。银屑病关节炎患者的手部籽骨炎发生率较高（图84-1）。

体检时，对籽骨施加压力可使疼痛重现。当患者主动屈曲自己的拇指或其他手指时，籽骨炎的压痛区域随着屈肌腱的活动而改变，而指骨隐匿性骨骼疾病的压痛区域则一直保留在疾病区域。当籽骨受到急性创伤时，受累手指的屈肌表面可出现瘀斑。

X线平片适用于所有的籽骨炎患者，以排除骨折、肿瘤、缺血性坏死，并鉴别籽骨是否开始发炎（图84-2）。根据患者的临床表现，选用其他辅助检查，如全血细胞计数、血沉和抗核抗体检测。手指和腕骨的MRI和（或）超声成像检查可用于怀疑关节不稳定、隐匿性肿块、隐匿性骨折、感染或肿瘤的患者。放射性核素骨扫描可用于识别拇指和其他手指的应力性骨折，以及手部X线平片遗漏的籽骨（图84-3）。

临床相关解剖

籽骨是嵌入手部屈肌腱的小的圆形结构，通常非常邻近关节。几乎所有的籽骨炎患者是拇指籽骨，而示指屈肌腱内有籽骨的患者数量较少（图84-4）。因为屈肌腱在关节附近走行，所以这些籽骨可起到减少屈肌腱摩擦和缓冲压力的作用。

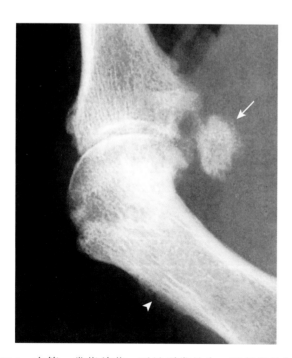

图84-1 在第一掌指关节，可见到掌骨头、近节指骨和附近籽骨处不规则骨形成（箭头）。掌骨骨干的骨膜炎也很明显（箭头的头）（From Resnick D：Diagnosis of bone and joint disorders，ed 4，Philadelphia，2002，Saunders. ）

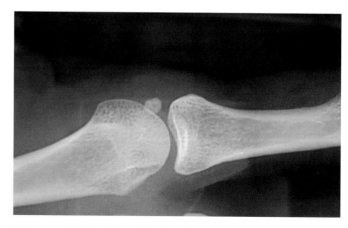

图84-2 示指的标准X线片：放大的斜位图，显示籽骨上的骨折线（From Boussakri H，Dusserre F.，Roux JL：Fracture of the index sesamoid. A case report. Chir Main 34［3］：151-153，2015. ）

操作技术

体表标志技术

　　向患者解释该注射技术的目的。患者处于仰卧位，将手掌面充分显露出来。然后，用消毒液对覆盖于有压痛的籽骨上的皮肤充分消毒。将含有甲泼尼龙 40 mg 的 0.25% 不含防腐剂的布比卡因药液 2 ml 吸入无菌注射器内。然后严格遵循无菌操作要求，将无菌注射器与 5/8 英寸、25 G 穿刺针相连接。采用严格的无菌操作技术，鉴别出受累籽骨。将穿刺针自该点刺入，小心地穿过患指掌面推进，直到穿刺针尖触及籽骨（图 84-5）。将穿刺针略微向后退出骨膜和肌腱。当穿刺针位于靠近受累籽骨的正确位置之后，回抽未见回血，将注射器的内容物轻轻地注入。注射时，因腔隙的密闭性，注射阻力很小。如果遇到很大的阻力，则穿刺针可能位于韧带或肌腱内，应该轻微地推进或后退穿刺针，直到注射无明显阻力。然后将穿刺针取出，注射部位用无菌敷料加压包扎并放置冰袋。冰袋使用时间不要超过 10 分钟，以免造成冻伤。

副作用和并发症

　　这种注射技术的主要并发症是感染，如果严格执行无菌操作要求，这种并发症应该是极为罕见的。大约 25% 的患者会在接受籽骨注射后，出现一过性的疼痛加重；应该提醒患者注意这一点。

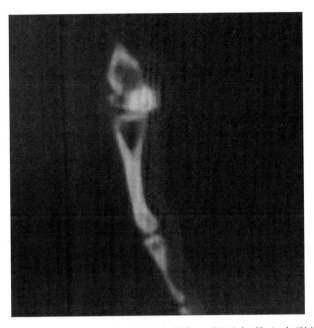

图 84-3　骨扫描显示籽骨摄取增加，提示籽骨上有裂缝（From Boussakri H，Dusserre F，Roux JL：Fracture of the index sesamoid. A case report. Chir Main 34［3］：151-153，2015.）

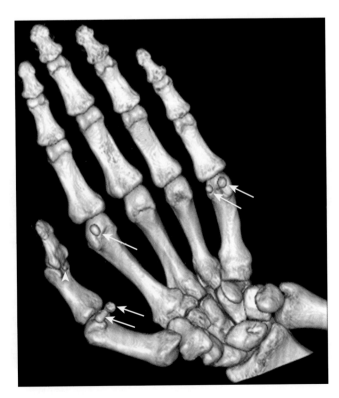

图 84-4　手的籽骨（箭头）（From Ozcanli H，Sekerci R，Keles N：Sesamoid disorders of the hand. J Hand Surg 40［6］：1231-1232，2015.）

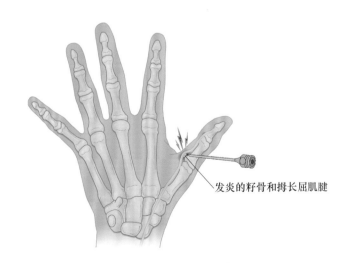

发炎的籽骨和拇长屈肌腱

图 84-5　手部籽骨炎注射时穿刺针的正确位置

临床要点

　　手部疼痛是在临床实践中经常遇到的一个问题。必须将籽骨炎与指骨的应力性骨折和其他隐匿性疾病以及籽骨骨折区别开来。虽然该注射技术可缓解籽骨炎引起的疼痛，但是患者往往还需要休息性手夹板（resting hand splints），以助于患指的康复。加垫的手套可能有助于缓冲受累籽骨及其上覆软组织的压力。合并存在的滑囊炎和肌腱炎也可能导致患者手部疼痛，需要局部注射含有贮存型皮质类固醇的局部麻醉药液。如果熟练掌握注射区域的临床相关解剖，则这种注射技术还是比较安全的。必须注意遵循无菌技术要求，以避免感染；应该采用常用的预防措施，来避免操作者的风险。注射后对注射部位立即加压，可降低瘀斑和血肿形成的发生率。在籽骨炎疼痛患者接受这种注射技术后数天，可采用物理治疗，包括局部热敷以及缓和的关节活动度锻炼。剧烈运动应该避免，因为它们会加剧患者的症状。在实施这种注射技术的同时，可使用简单的镇痛药以及非甾体抗炎药。

推荐阅读

Havulinna J, Parkkinen J, Laitinen M: Aneurysmal bone cyst of the index sesamoid, *J Hand Surg Am* 30:1091–1093, 2005.

Louaste J, Amhajji L, Eddine EC, Rachid K: Chondroma in a sesamoid bone of the thumb: case report, *J Hand Surg Am* 33:1378–1379, 2008.

Shaw M, Lyburn ID, Torreggiani WC, Watura R: Comminuted fracture of the ulnar sesamoid of the metacarpophalangeal joint of the thumb: an uncommon injury, *J Emerg Med* 24:437–439, 2003.

Van Asch Y, Vreugde M, Brabants K: Atraumatic avascular necrosis of an index sesamoid, *Chir Main* 24:251–253, 2005.

85

掌指关节的关节内注射

孙海燕 译 马骏 校

适应证与临床考虑

掌指关节容易在损坏关节软骨的各种因素的作用下，发展形成关节炎。掌指关节的骨性关节炎是关节炎的最常见形式，可造成掌指关节的疼痛。另外，类风湿关节炎、创伤后关节炎和银屑病关节炎也是造成掌指关节炎疼痛的常见原因（图 85-1 和图 85-2）。关节炎引起的掌指关节疼痛还有一些较少见的原因，包括胶原血管

疾病、感染和莱姆病。急性感染性关节炎通常伴随有严重的全身症状，包括发热和萎靡不适，应该很容易被有经验的临床医生识别，可以通过组织培养，并用抗生素来治疗，而不是注射治疗。胶原血管疾病一般表现为多关节病，而不是局限于掌指关节的单关节病，虽然继发于胶原血管病的掌指关节疼痛对后述的关节内注射技术反应良好。

大多数继发于骨性关节炎和创伤后关节炎的掌指

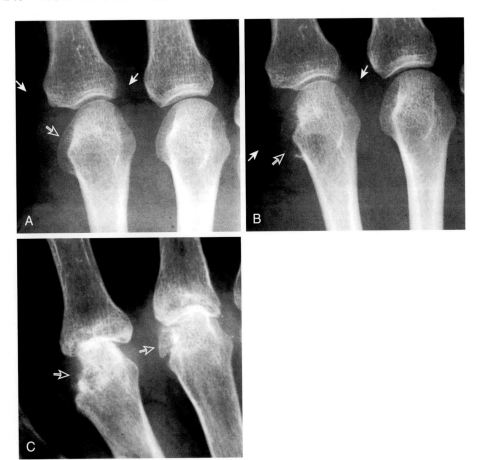

图 85-1 类风湿关节炎：滑膜关节的异常。掌指关节的影像学时序变化。**A.** 最早的异常包括软组织肿胀（实线箭头），关节周围骨质疏松，掌骨头处软骨下骨板的部分丢失（空心箭头）以及关节间隙略变窄。**B.** 随着病情的发展，软组织肿胀增加（箭头），骨质疏松，并继之掌骨头边缘侵蚀（空心箭头）。**C.** 类风湿关节炎后期阶段的特点是关节间隙完全闭合，并出现较大的中央和边缘骨侵蚀（空心箭头）（From Resnick D：Diagnosis of bone and joint disorders，ed 4，Philadelphia，2002，Saunders.）

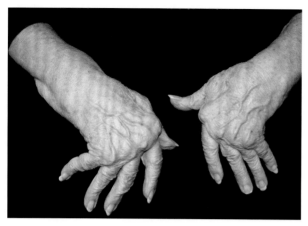

图 85-2　类风湿关节炎管理不善的典型尺侧移位畸形，导致掌指关节畸形（From Chung KC，Pushman AG：Current concepts in the management of the rheumatoid hand. J Hand Surg Am 36（4）：736-747，2011.）

关节疼痛患者主诉疼痛位于近节指骨底部和掌骨头。活动，特别是紧握的动作，能够加剧疼痛；休息和热敷能够提供一定程度的缓解。疼痛是持续存在的，其特征为酸痛，可能干扰睡眠。有些患者注意到，在使用该关节时出现摩擦感或"爆裂"感，体格检查时可出现捻发音。关节肿胀常见。

除了上述的疼痛，掌指关节炎患者常体验到关节功能逐渐降低，握力逐渐减弱，从而使得转动门把手或打开罐子等日常活动相当困难。随着肌肉关节的不断废用，可能会出现肌肉萎缩和粘连性滑囊炎，并继而出现关节强直。

X线平片适用于所有掌指关节疼痛的患者。根据患者的临床表现，选用其他辅助检查，如全血细胞计数、血沉和抗核抗体检测。如果怀疑关节不稳定或异常，可进行掌指关节的 MRI 检查和（或）超声检查（图 85-3）。彩色多普勒成像将有助于识别活动性掌指关节滑膜炎（图 85-4）。

临床相关解剖

掌指关节是一个有滑膜的椭圆形关节，是关联近节指骨基底部和其相对应掌骨头之间的关节（图 85-5）。该关节允许屈曲、伸展、外展和内收，主要功能是加强

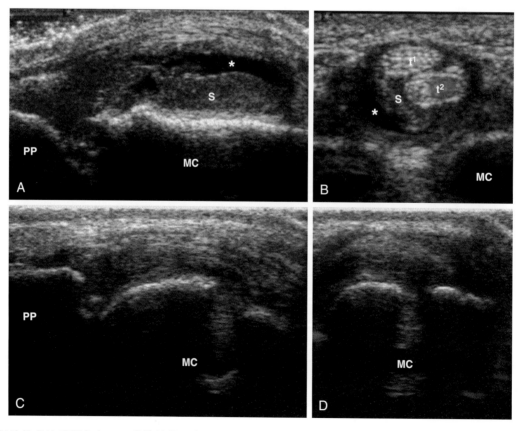

图 85-3　类风湿关节炎的手部病变。A.掌指关节滑膜炎的纵向背面观。B.手指屈肌腱腱鞘炎的横向掌面观。C 和 D.第二掌骨头外侧面的骨侵蚀，纵向观（C）和横向观（D）。*，滑膜液；MC，掌骨；PP，近节指骨；S，滑膜肥厚；t¹，指浅屈肌腱；t²，指深屈肌腱（From Grassi W，Salaffi F，Filippucci E：Ultrasound in rheumatology. Best Pract Res Clin Rheumatol 19：467-485，2005.）

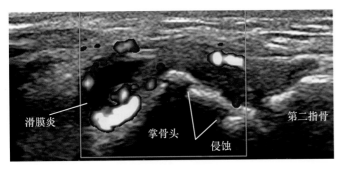

图 85-4　第二掌指关节晚期类风湿关节炎的彩色多普勒图像。注意关节表面有明显的侵蚀和活动性滑膜炎

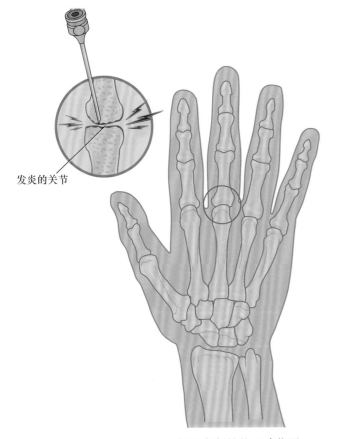

图 85-5　掌指关节腔内注射时穿刺针的正确位置

手的紧握功能。该关节内衬有滑膜，可在此滑膜间隙内进行关节内注射。整个关节外覆盖着一层关节囊，该关节囊包绕着整个关节，如果关节半脱位的话，容易受到创伤。韧带有助于加强该关节；掌侧韧带尤为强壮。

操作技术

体表标志技术

　　患者处于仰卧位，患臂充分内收到体侧，手保持中立位，掌面搭在一个折叠的毛巾卷上。将含有甲泼尼龙 40 mg 的局部麻醉药液 1.5 ml 吸入 5 ml 无菌注射器内。

　　对覆盖于患侧掌指关节上方的皮肤充分消毒之后，辨认出近节指骨基底部和其对应掌骨头之间的间隙。通过屈伸运动，可以较容易地辨认出该关节。严格遵循无菌要求，将长为 1 英寸的 25 G 穿刺针，经皮肤、皮下组织和关节囊刺入关节腔的中央（见图 85-5）。如果触及骨质，则将穿刺针退出至皮下组织，然后向内侧重新调整进针方向。当进入关节腔之后，将注射器内的药液轻轻地注入。注射时，几乎不应遇到阻力。如果遇到阻力，则穿刺针可能位于肌腱内，应该轻微地推进穿刺针，直到进入关节腔内且注射无明显阻力。然后将穿刺针取出，注射部位贴用无菌加压敷料并放置冰袋。对于解剖标志难以辨认的患者，超声引导可能有助于穿刺针的准确定位（见图 85-3）。

超声引导技术

　　在超声引导下实施掌指关节注射时，患者取坐位，肘部屈曲成大约 90° 角，前臂与手掌舒适地放在枕头上。对覆盖于受累关节间隙上方的皮肤进行无菌消毒。采用严格的无菌技术，将 0.25% 无防腐剂的布比卡因和 80 mg 甲泼尼龙吸入 1 ml 无菌注射器内，然后将注射器与长 1.5 英寸的 22 号穿刺针相连接。将高频线性超声探头纵向放置于掌骨头平面，并向远端缓慢移动，直到辨别出掌骨关节和近端指骨之间的低回声裂隙（图 85-6）。

　　将穿刺针在距离超声探头长轴上侧面的中点约 0.5 cm 处刺入皮肤，采用平面外技术，通过实时超声引导来调整进针轨迹，直至将针尖刺入患指的掌指关节。当看到

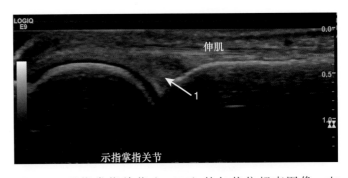

图 85-6　示指掌指关节（MCPJ）的矢状位超声图像，左侧为掌骨头，右侧为近端指骨。1，背侧纤维软骨（From Hunter-Smith DJ, Slattery PG, Rizzitelli A, et al: The dorsal triangular fibrocartilage of the metacarpophalangeal joint: A cadaveric study. J Hand Surg Am 40: 1410-1415, 2015.）

针尖位于关节腔内，将注射器的药液轻轻注入。注射阻力应该很小。如果遇到阻力，则穿刺针可能位于肌腱内，应继续向关节腔内略推进，直到注射过程中无明显阻力。然后将穿刺针取出，注射部位贴用无菌加压敷料并放置冰袋。

副作用和并发症

掌指关节的关节腔内注射的主要并发症是感染，如果严格执行无菌操作要求，这种并发症应该是极为罕见的。大约25%的患者会在接受掌指关节腔内注射后，出现一过性的疼痛加重；应该提醒患者注意这一点。

临床要点

对于掌指关节炎引起的疼痛的治疗，这种注射技术是非常有效的。合并存在的肌腱炎也可能导致掌指关节疼痛，可能需要额外局部注射含有贮存型皮质类固醇的局部麻醉药液。如果仔细注意注射区域的临床相关解剖，则这种注射技术还是比较安全的。必须严格遵循无菌技术要求，以避免感染；应该采用常用的预防措施，来避免操作者的风险。注射后对注射部位立即加压，可降低瘀斑和血肿形成的发生率。在掌指关节疼痛患者接受这种注射技术后数天，可采用物理治疗，包括局部热敷以及缓和的关节活动度锻炼。剧烈运动应该避免，因为它们会加剧患者的症状。用夹板将手固定于中立位，也可使症状缓解。在实施这种注射技术的同时，可采用简单的镇痛药以及非甾体抗炎药。

推荐阅读

Armbruster EJ, Tan V: Carpometacarpal joint disease: addressing the metacarpophalangeal joint deformity, *Hand Clin* 24:295–299, 2008.

Chen YG, McClinton MA, DaSilva MF, Shaw Wilgis EF: Innervation of the metacarpophalangeal and interphalangeal joints: a microanatomic and histologic study of the nerve endings, *J Hand Surg Am* 25:128–133, 2000.

De Zordo T, Mur E, Bellmann-Weiler R, et al.: US guided injections in arthritis, *Eur J Radiol* 71:197–203, 2009.

Grassi W, Salaffi F, Filippucci E: Ultrasound in rheumatology, *Best Pract Res Clin Rheumatol* 19:467–485, 2005.

Waldman SD: Intra-articular injection of the metacarpophalangeal joints. In *Pain review*. Philadelphia, 2009, Saunders, pp 473–485.

Waldman SD: The metacarpophalangeal joints. In *Pain review*. Philadelphia, 2009, Saunders, p 107.

Waldman SD: Ultrasound-guided intra-articular injection of the metacarpophalangeal joint. In *Comprehensive atlas of ultrasound guided pain management injection techniques*, Philadelphia, 2014, Lippincott, pp 525–529.

86

指间关节的关节内注射

孙海燕 译 马骏 校

适应证与临床考虑

指间关节容易在损坏关节软骨的各种因素的作用下，发展形成关节炎。指间关节的骨性关节炎是关节炎的最常见形式，可造成指间关节的疼痛。另外，类风湿关节炎、创伤后关节炎和银屑病关节炎也是造成指间关节炎疼痛的常见原因（图86-1）。关节炎引起的指间关节疼痛还有一些较少见的原因，包括胶原血管疾病、感染和莱姆病。急性感染性关节炎通常伴随有严重的全身症状，包括发热和萎靡不适，应该很容易被有经验的临床医生确认，通过组织培养，并用抗生素治疗，而不是用该注射技术来治疗。胶原血管疾病一般表现为多关节病，而不是局限于指间关节的单关节病，虽然继发于胶原血管病的指间关节疼痛对后述的关节内注射技术反应良好。

大多数继发于骨性关节炎和创伤后关节炎的指间关节疼痛患者报告，疼痛局限于指间关节区域。活动，特别紧握和夹捏的动作，能够加剧疼痛；休息和热敷能够提供一定程度的缓解。疼痛是持续存在的，其特征为酸痛，可干扰睡眠。有些患者可注意到，在使用该关节时出现摩擦感或"爆裂"感，体格检查时可出现捻发音。关节肿胀常见，出现远端指间关节膨大（被称为Heberden结节）和近端指间关节膨大（称为Bouchard结节）（图86-2）。

除了上述的疼痛，指间关节炎患者常体验到关节功能逐渐降低，夹捏力逐渐减弱，从而使得转动门把手或打开罐子等日常活动相当困难。随着肌肉关节的不断废用，可能会出现肌肉萎缩和粘连性滑囊炎，并继而出现关节强直。

X线平片适用于所有指间关节疼痛的患者。根据患者

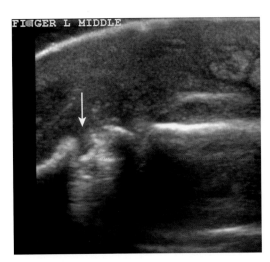

图86-1 左侧第三指的即时超声；矢状面B超图像显示软组织肿胀，但是没有积液。骨骼显示较重的骨皮质不规则性，并且紧靠近端指间关节远侧的干骺端被侵蚀（箭头）（From Sheedy CA，Snyder SB：Clinician-performed ultrasound in identifying osteomyelitis of the hand. J Emerg Med 47：e121-e123，2014.）

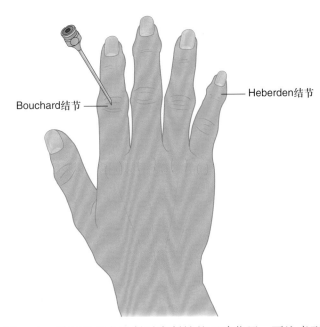

Bouchard结节

Heberden结节

图86-2 指间关节内注射时穿刺针的正确位置。可注意到，指间关节骨关节炎引起的特征性变化，以及Heberden结节和Bouchard结节

的临床表现，选用其他辅助检查，如全血细胞计数、血沉和抗核抗体检测。如果怀疑关节不稳定，可进行指间关节的 MRI 和（或）超声成像检查（见图 86-1）。

临床相关解剖

指间关节是滑膜铰链形关节，是关联指骨之间的关节（见图 86-2）。指间关节的主要功能是加强手的紧握功能。该关节允许屈曲和伸展。该关节内衬有滑膜，可在此滑膜间隙内进行关节内注射。整个关节外覆盖着一层关节囊，该关节囊包绕着整个关节，如果关节半脱位的话，容易受到创伤。掌侧韧带和副韧带有助于加强该关节；掌侧韧带尤为强壮。

操作技术

体表标志技术

患者处于仰卧位，手臂充分内收到体侧，手保持中立位，掌面搭在一个折叠的毛巾卷上。将含有甲泼尼龙 40 mg 的局部麻醉药液 1.0 ml 吸入 5 ml 无菌注射器内。

对覆盖于患侧指间关节上方的皮肤充分消毒之后，辨认出受累指骨之间的间隙。通过屈伸运动，可以较容易地辨认出该关节。严格遵循无菌要求，将长为 1 英寸的 25 G 穿刺针，经皮肤、皮下组织和关节囊刺入关节腔的中央（见图 86-2）。如果触及骨质，则将穿刺针退出至皮下组织，然后向内侧重新调整进针方向。当进入关节腔之后，将注射器内的药液轻轻地注入。注射时，几乎不应遇到阻力。如果遇到阻力，则穿刺针可能位于肌腱内，应该轻微地推进穿刺针，直到进入关节腔内且注射无明显阻力。然后将穿刺针取出，注射部位贴用无菌加压敷料并放置冰袋。对于解剖标志难以辨认的患者，超声引导可能有助于穿刺针的准确定位。

超声引导技术

在超声引导下实施指间关节注射时，患者取坐位，肘部屈曲成大约 90° 角，前臂与手掌舒适地放在枕头上。对覆盖于受累关节间隙上方的皮肤进行无菌消毒。采用严格的无菌技术，将 0.25% 无防腐剂的布比卡因和 80 mg 甲泼尼龙吸入 1 ml 无菌注射器内，然后将注射器与长 1.5 英寸的 22 号穿刺针相连接。将高频线性

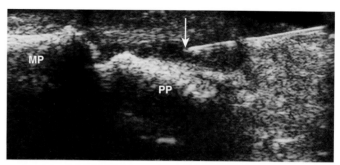

图 86-3　超声引导下，第三指间关节的关节腔内注射治疗类风湿关节炎。在一般情况下，这些关节内只有少量的滑膜炎存在，但是采用超声能够检测到滑膜炎和引导穿刺进针方向。箭头指示的是穿刺针。MP，中节指骨；PP，近节指骨（From De Zordo T，Mur E，Bellmann-Weiler R，et al：US guided injections in arthritis. Eur J Radiol 71：197-203，2009.）

超声探头纵向放置在受累指间关节上，并向近端或远端缓慢移动，直到辨别出掌骨关节和近端指骨之间的低回声裂隙，将该裂隙调整到超声图像中央。

将穿刺针在距离纵向放置的超声探头的中间上方约 0.5 cm 处刺入皮肤，采用平面外技术，通过实时超声引导来调整进针轨迹，直至将针尖刺入患指的指间关节（图 86-3）。当看到针尖位于关节腔内，将注射器的药液轻轻注入。注射阻力应该很小。如果遇到阻力，则穿刺针可能位于肌腱内，应继续向关节腔内略推进，直到注射过程中无明显阻力。然后将穿刺针取出，注射部位贴用无菌加压敷料并放置冰袋。

副作用和并发症

指间关节的关节腔内注射的主要并发症是感染，如果严格执行无菌操作要求，这种并发症应该是极为罕见的。大约 25% 的患者会在接受指间关节腔内注射后，出现一过性的疼痛加重；应该提醒患者注意这一点。

临床要点

对于指间关节炎引起的疼痛的治疗，这种注射技术是非常有效的。合并存在的肌腱炎也可能导致指间关节疼痛，可能需要额外局部注射含有贮存型皮质类固醇的局部麻醉药液。如果熟练掌握注射区域的临床相关解剖，则这种注射技术还是比较安全的。必须严格遵循无菌技术要求，以避免感染；应该采用常用的预防措施，

来避免操作者的风险。注射后对注射部位立即加压，可降低瘀斑和血肿形成的发生率。在指间关节疼痛患者接受这种注射技术后数天，可采用物理治疗，包括局部热敷以及缓和的关节活动度锻炼。剧烈运动应该避免，因为它们会加剧患者的症状。用夹板将手固定于中立位，也可使症状缓解。在实施这种注射技术的同时，可采用简单的镇痛药和非甾体抗炎药。

推荐阅读

De Zordo T, Mur E, Bellmann-Weiler R, et al.: US guided injections in arthritis, *Eur J Radiol* 71:197–203, 2009.

Grassi W, Salaffi F, Filippucci E: Ultrasound in rheumatology, *Best Pract Res Clin Rheumatol* 19:467–485, 2005.

Waldman SD: Intra-articular injection of the interphalangeal joints. In *Pain review*, Philadelphia, 2009, Saunders, pp 475–476.

Waldman SD: The interphalangeal joints. In *Pain review*, Philadelphia, 2009, Saunders, p 108.

Waldman SD: Ultrasound-guided intra-articular injection of the interphalangeal joint. In *Comprehensive atlas of ultrasound guided pain management injection techniques*, Philadelphia, 2014, Lippincott, pp 531–536.

87

腕背隆突注射

孙海燕 译 马骏 校

适应证与临床考虑

腕背隆突症是一种可影响手背的相对较少见的疼痛综合征。腕背隆突症的特点是第二和（或）第三掌腕关节处的局部压痛和剧烈疼痛（图87-1）。腕背隆突症的疼痛是由第二和（或）第三掌腕关节的外生骨疣引起的，比较罕见的是由累及关节间隙的松散体引起的（图87-2）。患者常感觉，腕背隆突区域的疼痛可在手部剧烈活动之后而不是在活动过程中加重。腕背隆突的疼痛也可能向局部放射，从而造成扑朔迷离的临床表现。

体检时，可以通过对覆盖于腕背隆突上的软组织加压诱发疼痛。腕背隆突症患者会出现驼背征阳性，即检查者触诊腕背隆突时，会感觉到触摸用的手指下面出现明显的骨性突起（图87-3和图87-4）。当患侧手腕屈曲时，腕背隆突可能会变得更加明显（图87-5）。当手背受到急性创伤时，受累关节的腕背隆突表面可出现瘀斑。

X线平片适用于所有的腕背隆突症患者，以排除骨折，并鉴别出引发患者症状的外生骨疣。骨的特异性火山型外观是腕背隆突症的特异性诊断依据（图87-6）。根据患者的临床表现，选用其他辅助检查，如全血细胞计数、血沉、血尿酸和抗核抗体检测，以排除炎症性关节炎。手指和腕骨的MRI和（或）超声成像检查可用

于怀疑关节不稳定、隐匿性肿块、隐匿性骨折、感染或肿瘤的患者。放射性核素骨扫描可用于识别手部X线平片遗漏的腕背隆突以及该区域的应力性骨折（见图87-2）。

临床相关解剖

手指的腕掌关节是滑膜平面关节，可作为腕骨和掌骨之间的连接，也可作为掌骨基底部彼此之间的连接。关节的运动局限于微小的滑动运动，小指的腕掌关节具有最大的运动范围。关节的主要功能是加强手的抓握功能。在大多数患者，有一个共同的关节间隙。该关节由前韧带、后韧带以及骨间韧带加强。

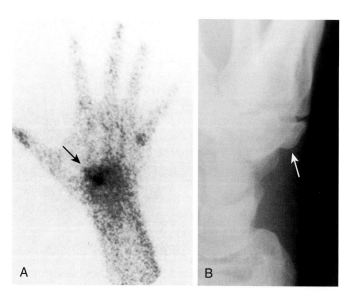

图 87-2　腕背隆突（茎突样骨）。**A**. 在第二和第三掌骨基底部的腕背隆突处，亲骨性放射性核素集聚明显增加（箭头）。**B**. 在不同的患者，可看到一个典型的茎突样骨（箭头）（Courtesy J. Spaeth, MD, Minneapolis, Minn, and G. Greenway, MD, Dallas, Tex; from Resnick D: Diagnosis of bone and joint disorders, ed 4, Philadelphia, 2002, Saunders.）

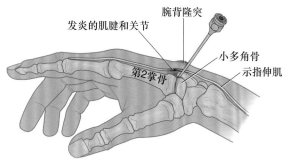

图 87-1　腕背隆突注射时穿刺针的正确位置

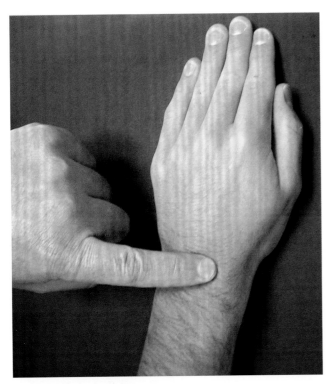

图 87-3　腕背隆突的驼背腕征（From Waldman SD: Physical diagnosis of pain, ed 3, Philadelphia, 2016, Saunders.）

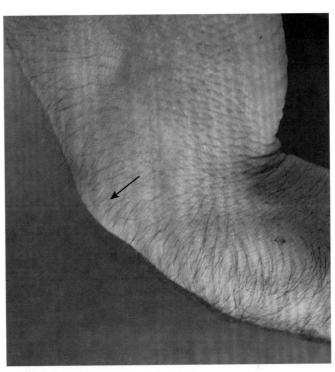

图 87-5　随着腕部的屈曲运动，腕背隆突的突起更为明显（箭头所示）（From Park MJ, Namdari S, Weiss AP: The carpal boss: review of diagnosis and treatment. J Hand Surg Am 33: 446-449, 2008.）

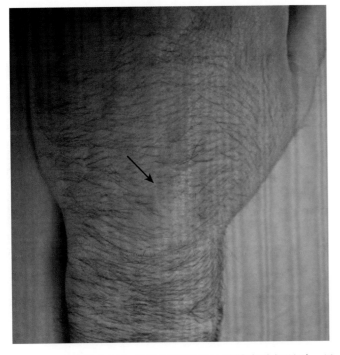

图 87-4　腕背隆突最初经常与腕背面的腱鞘囊肿相混淆。目前普遍认为，腕背隆突触诊感觉较硬，比腕部腱鞘囊肿的位置更靠近远侧，覆盖在示指和中指的腕掌关节上（箭头所示）（From Park MJ, Namdari S, Weiss AP: The carpal boss: review of diagnosis and treatment. J Hand Surg Am 33: 446-449, 2008.）

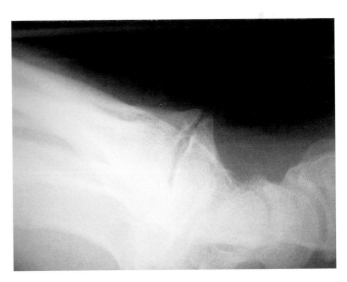

图 87-6　X 线片显示了创伤性掌骨隆突，其特点是关节周围肥厚的火山状骨刺形成，伴有关节退变（From Melone CP Jr, Polatsch DB, Beldner S: Disabling hand injuries in boxing: boxer's knuckle and traumatic carpal boss. Clin Sports Med 28: 609-621, 2009.）

操作技术

体表标志技术

　　向患者解释该注射技术的目的。患者处于仰卧位，将手背面充分显露出来。然后，用消毒液对覆盖于压痛区皮肤充分消毒。将含有甲泼尼龙 40 mg 的 0.25% 不含防腐剂的布比卡因药液 2 ml 吸入无菌注射器内。然后严格遵循无菌操作要求，将无菌注射器与长 5/8 英寸的 25 G 穿刺针相连接。采用严格的无菌操作技术，鉴别出腕背隆突。将穿刺针自该点刺入，小心地穿过腕部背面推进，直到穿刺针尖触及腕背隆突（见图 87-1）。将穿刺针略微向后退出骨膜和肌腱。当穿刺针位于靠近腕背隆突的正确位置之后，回抽未见血液回流，将注射

器的内容物轻轻地注入。注射时，因腔隙的密闭性，注射阻力很小。如果遇到很大的阻力，则穿刺针可能位于韧带或肌腱内，应该轻微地推进或后退穿刺针，直到注射无明显阻力。然后将穿刺针取出，注射部位贴用无菌加压敷料并放置冰袋。冰袋使用时间不要超过 10 分钟，以免造成冻伤。对于解剖标志难以辨认或诊断可疑的患者，超声引导可能有帮助（图 87-7）。

副作用和并发症

　　本注射技术的主要并发症是感染，如果严格执行无菌操作要求，该并发症应该是极为罕见的。大约 25% 的患者会在接受腕背隆突注射后，出现一过性的疼痛加重；应该提醒患者注意这一点。

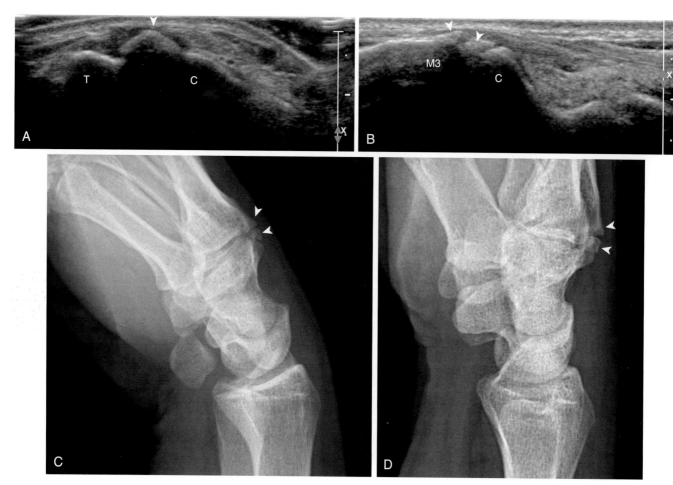

图 87-7　36 岁男性，右手腕背部有可触及的无症状肿物。横向（**A**）和纵向（**B**）超声图像使用飞利浦 iU22，12 ～ 5 MHz 线性探头在第三掌骨基底背侧（箭头的头），与小多角骨（T）和头状骨（C）相邻处显示有腕部突起。相对于常规侧视图（**D**），该患者的 X 线片通过部分后旋和向尺侧偏移（C）可显著改善腕部突起（箭头的头）。M3，第三掌骨（From Porrino J，Maloney E，Chew FS：Current concepts of the carpal boss：pathophysiology，symptoms，clinical or imaging diagnosis，and management. Curr Probl Diagn Radiol 44：462-468，2015.）

临床要点

　　手部疼痛是在临床实践中经常遇到的一个问题。必须将腕背隆突症与腕和手的应力性骨折、关节炎和其他隐匿性疾病区别开来。虽然上述的注射技术可缓解腕背隆突引起的疼痛，但是患者可能最终还是需要手术切除外生骨疣，以获得长期缓解。合并存在的滑囊炎和肌腱炎也可能导致患者手部疼痛，可能需要局部注射含有贮存型皮质类固醇的局部麻醉药液。如果熟练掌握注射区域的临床相关解剖，则该注射技术还是比较安全的。必须严格遵循无菌技术要求，以避免感染；应该采用常用的预防措施，来避免操作者的风险。注射后对注射部位立即加压，可降低瘀斑和血肿形成的发生率。在腕背隆突症疼痛患者接受注射技术治疗后数天，可采用物理治疗，包括局部热敷以及缓和的关节活动度锻炼。剧烈运动应该避免，因为它会加剧患者的症状。在实施该注射技术的同时，可采用简单的镇痛药以及非甾体抗炎药。

推荐阅读

Alemohammad AM, Nakamura K, El-Sheneway M, Viegas SF: Incidence of carpal boss and osseous coalition: an anatomic study, *J Hand Surg Am* 34:1–6, 2009.

Capo JT, Orillaza NS, Lim PK: Carpal boss in an adolescent: case report, *J Hand Surg Am* 34:1808–1810, 2009.

Melone Jr CP, Polatsch DB, Beldner S: Disabling hand injuries in boxing: boxer's knuckle and traumatic carpal boss, *Clin Sports Med* 28:609–621, 2009.

Park MJ, Namdari S, Weiss AP: The carpal boss: review of diagnosis and treatment, *J Hand Surg Am* 33:446–449, 2008.

88

Secretan 综合征注射技术

孙海燕 译 马骏 校

适应证与临床考虑

Secretan 综合征是由手背外伤后发生的肌腱周围纤维化引起的。通常创伤事件看上去似乎比较小，比如手背击中到桌子的一角。最初的肿胀和压痛可能是由于外伤，但这种肿胀和压痛并没有随着时间而改善，反而手背变得更加硬化，水肿更加严重。如果不进行治疗，会发生肌腱周围纤维化和手背软组织几乎完全的黏液水肿硬化（图 88-1 和图 88-2）。就像掌筋膜挛缩（Dupuytren contracture）引起的疼痛，Secretan 综合征引起的疼痛似乎随着病情的发展而自行消退。

关节炎、掌骨和指间关节的痛风以及肌腱炎可以合并存在，从而加剧 Secretan 综合征的疼痛和功能障碍。反射性交感神经萎缩症可有类似的临床表现，其区别在于交感神经阻滞对于反射性交感神经萎缩症引起的疼痛有效，而对于 Secretan 综合征引起的疼痛无效。

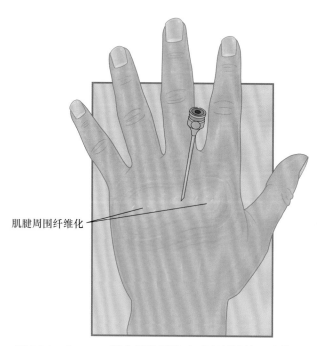

肌腱周围纤维化

图 88-1 Secretan 综合征注射治疗时穿刺针的正确位置

X 线平片适用于所有的 Secretan 综合征患者，以排除潜在的隐匿性骨骼疾病。根据患者的临床表现，选用其他辅助检查，如全血细胞计数、血尿酸、血沉和抗核抗体检测。手部 MRI 检查可用于怀疑关节不稳定或肿瘤的患者。肌电图适用于合并存在尺管或腕管综合征的患者。如能早期实施后述的注射技术，则可改善本病引起的疼痛和功能障碍。

临床相关解剖

Secretan 综合征是伸肌腱增厚和纤维化的结果（见图 88-1）。伸肌腱的主要功能是加强手的抓握功能。

操作技术

患者处于仰卧位，手臂充分内收到体侧，手掌面搭在一个折叠的毛巾卷上。将含有甲泼尼龙 40 mg 的局麻药液 2.0 ml 吸入 5 ml 无菌注射器内。

对覆盖于纤维化组织上面的皮肤充分消毒。紧贴纤维化组织外侧的一点，将长为 1 英寸的 25 G 穿刺针，

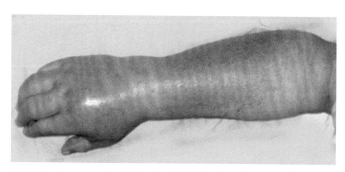

图 88-2 Secretan 综合征和复杂性区域疼痛综合征有许多相似的临床特征（From Albrecht PJ, Hines S, Eisenberg E, et al: Pathologic alterations of cutaneous innervation and vasculature in affected limbs from patients with complex regional pain syndrome. Pain 120: 244-266, 2006.）

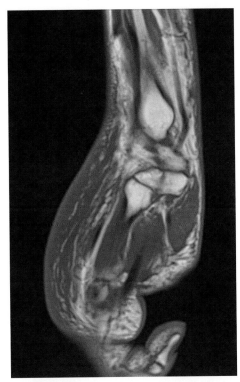

图 88-3　磁共振成像扫描显示了细胞和脂肪间隙的炎性水肿，主要位于手背面；这些发现与 Secretan 综合征的诊断一致（From Colleta S，Forlib A，Carpentiera P-H，et al：Secretan's syndrome：myth or pathomimia？. J Mal Vasc 39：67-72，2014.）

以 45° 角平行于纤维化组织刺入纤维化区域上面的皮肤和皮下组织（见图 88-1）。如果触及骨质，则将穿刺针退出至皮下组织，然后重新进针到纤维化组织附近，并将注射器内的药液轻轻地注入。由于周围组织纤维化，所以注射时可能会遇到一些阻力。如果阻力很大，则穿刺针可能位于肌腱内或纤维化结节内，应该后退穿刺针，直到注射无明显阻力。然后将穿刺针取出，注射部位贴用无菌加压敷料并放置冰袋。

副作用和并发症

　　该注射技术引起的主要并发症是对既往受损或发炎的肌腱造成损伤。如果直接注入肌腱的话，可能会造成肌腱断裂。为了避免此并发症，应在注射药物之前证实穿刺针位于肌腱的外面。该注射技术的另一个并发症是感染，如果严格执行无菌操作要求，感染应该是极为罕见的。大约 25% 的患者会在接受本注射技术后，出现一过性的疼痛加重；应该提醒患者注意这一点。

临床要点

　　该注射技术对于治疗 Secretan 综合征引起的疼痛和功能障碍极为有效。合并存在的关节炎、肌腱炎和痛风也可导致疼痛，需要额外局部注射含有贮存型皮质类固醇的局部麻醉药液。在进行鉴别诊断时还应该考虑到腕背隆突症（见第 87 章）。如果熟练掌握注射区域的临床相关解剖，则这种注射技术还是比较安全的。必须严格遵循无菌技术要求，以避免感染；应该采用常用的预防措施，来避免操作者的风险。注射后对注射部位立即加压，可降低瘀斑和血肿形成的发生率。在患者接受注射技术治疗后数天，可采用物理治疗，包括局部热敷、按摩以及缓和的关节活动度锻炼。剧烈运动应该避免，因为它会加剧患者的症状。在实施本注射技术的同时，可采用简单的镇痛药以及非甾体抗炎药。应当指出的是，临床医生在进行鉴别诊断时应始终注意是否有人为的创伤。

推荐阅读

Fam AG: The wrist and hand. In Fam AG, Lawry GV, Kreder HJ, editors: *Musculoskeletal examination and joint injection techniques*, Philadelphia, 2005, Mosby, pp 33–45.

Moretta DN, Cooley RD Jr: Secrétan's disease: a unique case report and literature review, *Am J Orthop (Belle Mead NJ)* 31:524–527, 2002.

Ramos JA, Bush D, Harrington TM: Secretan's syndrome, *Orthopedics* 30:239–240, 2007.

Saferin EH, Posch JL: Secretan's disease: post-traumatic hard edema of the dorsum of the hand, *Plast Reconstr Surg* 58:703–707, 1976.

89

中央腕骨注射技术

孙海燕　译　马骏　校

适应证与临床考虑

　　腕部副骨相对少见，文献报道其发病率为 0.75%～2.0%。腕部副骨被认为是独立骨化中心的残留物，存在于人类胚胎和某些而不是所有的非洲灵长类动物中。腕部最常见的副骨被称为中央腕骨（os centrale carpi）。在大多数人，这种骨化中心到妊娠 8 周时与手舟骨融合。在长臂猿和猩猩，它仍然是一个独立的、界限分明的、直到晚年才与手舟骨融合的骨骼。

　　中央腕骨位于头状骨、手舟骨和大多角骨之间，常被误认为是手舟骨骨折或是第二个手舟骨，或只是在腕部影像学检查时偶然看到（图 89-1 和图 89-2，表 89-1）。它可以是单侧的或双侧的，这给临床医生的诊断造成了困难。鉴别中央腕骨和手舟骨骨折的关键点是小副骨边界平滑的特性。对于可疑病例，进行放射性核素扫描、CT 和 MRI 检查有助于鉴别诊断。中央腕骨可作为一个孤立的无症状或有症状的异常情况存在，也可能与一些遗传综合征合并存在（框 89-1）。

　　中央腕骨引起的腕部疼痛的特点是腕部桡背侧面有压痛和疼痛。患者常感觉到，自己的腕部好像有碎石，并报告随着手腕的运动有严重的磨碎感。中央腕骨引起的疼痛可在做需要反复扭转运动的时候加重，如将罐子上的盖子拧紧的活动。中央腕骨可以与腕部肌腱炎合并存在。

　　查体时，可对中央腕骨加压诱发疼痛。急性手舟骨骨折患者的压痛区位于解剖鼻烟壶，而中央腕骨疼痛患者的最大压痛区只是位于该小副骨处。检查者可体会到吱吱响或磨碎感，有时可能存在腕关节活动范围内的卡顿感。

　　X 线平片适用于所有的中央腕骨患者，以排除骨折，并鉴别出可能发炎的其他小副骨（图 89-3）。X 线平片还可鉴别出可能存在的游离体或关节小鼠。根据患者的临床表现，可选用适合的其他辅助检查，如全血细胞计数、血沉和抗核抗体检测。腕关节的 MRI 检查可用于怀疑关节不稳定、隐匿性肿块或肿瘤的患者，以进一

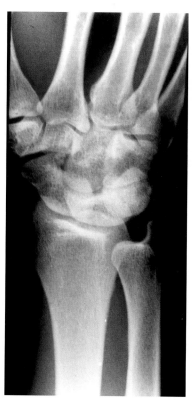

图 89-1　右手腕的标准 X 线平片，显示的是位于手舟骨的远端尺侧极和头状骨以及小多角骨之间的中央腕骨（From Adolfsson L：Arthroscopic removal of os centrale carpi causing wrist pain. Arthroscopy 16：537-539，2000.）

步明确诊断。放射性核素骨扫描可用于识别腕部 X 线平片遗漏的应力性骨折或肿瘤。腕部关节穿刺术可用于怀疑化脓性关节炎或晶体性关节病的患者。

　　中央腕骨疼痛综合征是根据临床病史、体格检查、X 线平片和 MRI 检查结果综合得出的一个临床诊断。与中央腕骨疼痛综合征相类似的疼痛综合征包括手腕的基础疾病，如痛风和隐匿性骨折，以及腕部的滑囊炎和肌腱炎，这两者都可能与中央腕骨合并存在。剥脱性骨软骨炎、腕联合综合征（carpal coalition syndrome）和滑膜软骨瘤病也可能与中央腕骨引起的疼痛类似。腕部

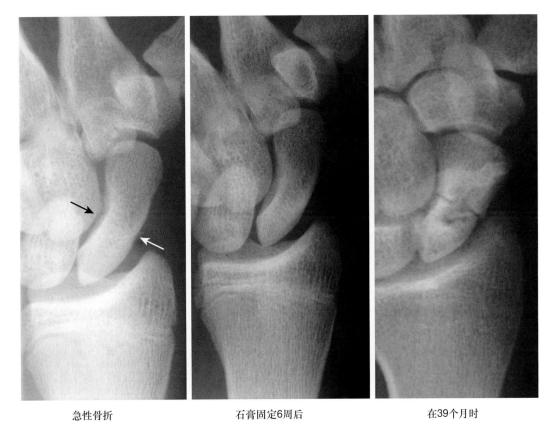

| 急性骨折 | 石膏固定6周后 | 在39个月时 |

图 89-2　石膏固定 6 周后的表面愈合。当 39 个月后患者再次伤及腕部时，可发现骨不连（From Prosser GH，Isbister ES：The presentation of scaphoid non-union. Injury 34：65-67，2003.）

表 89-1	中央腕骨的鉴别诊断		
中央腕骨	急性手舟 骨骨折	陈旧性手舟 骨骨折	双手舟骨
边界光滑	边界不规则	矿物质脱失 和囊性变	X 线可透过腕部手 舟骨而不是其边界

框 89-1	与中央腕骨相关的遗传疾病
● 手-足-子宫综合征 ● 心手综合征 ● Larsen 综合征 ● Taybi 耳腭指综合征	

的原发性和转移性肿瘤也可能表现出与中央腕骨疼痛相似的临床症状。

临床相关解剖

　　腕关节是一个双轴的椭圆型关节，其将上方的桡骨远端和关节盘以及下方的手舟骨、月骨和三角骨关联起来（图 89-4）。该关节允许屈曲和伸展以及外展、内收和环转，主要作用是优化手的功能。该关节内衬有滑膜，可在此滑膜间隙内进行关节内注射，尽管滑膜间隙内的隔膜可能会限制注射液的流动。整个关节外覆盖着一层致密的关节囊，其上方附着于桡骨和尺骨远端，下方附着于掌骨的近端行列。关节前部和关节后部是由前、后韧带加强，关节内部和关节外部则分别由内侧韧带和外侧韧带加强。腕关节还可因直接创伤或过度使用而发炎。

　　腕关节主要是由尺神经深支以及由前后骨间神经支配。前方，腕关节是由屈肌腱以及正中神经和尺神经为界。后方，腕关节是由伸肌腱为界。外侧是桡动脉。尺神经手背支在关节的内侧走行；当尺骨远端骨折时，该神经经常受损。

操作技术

　　实施该注射技术之前，对患者进行认真的准备有助于获得最佳效果。患者处于仰卧位，将手和腕部的手背面充分显露出来。然后，用消毒液对覆盖于压痛区的皮肤充分消毒。将含有甲泼尼龙 40 mg 的 0.25% 不含防腐

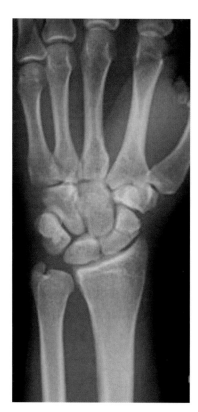

图 89-3　一名 29 岁男性跌下梯子，伤及非优势手而导致急性手舟骨骨折（From Adams JE，Steinmann SP：Acute scaphoid fractures. Hand Clin 25：97-103，2010.）

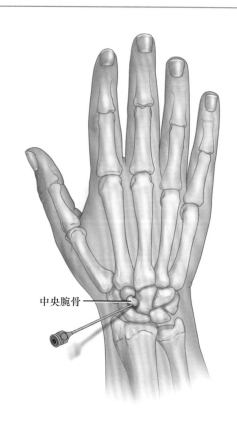

中央腕骨

图 89-4　中央腕骨引起的腕部疼痛的注射治疗技术

剂的布比卡因药液 2 ml 吸入无菌注射器内。然后严格遵循无菌操作要求，将无菌注射器与长 5/8 英寸的 25 G 穿刺针相连接。采用严格的无菌操作技术，鉴别出中央腕骨。将穿刺针自该点刺入，小心地穿过腕部背面推进，直到穿刺针尖触及中央腕骨（见图 89-4）。将穿刺针略微向后退出骨膜和肌腱。当穿刺针位于靠近中央腕骨的正确位置之后，回抽未见血液回流，将注射器的内容物轻轻地注入。注射时，因腔隙的密闭性，注射阻力很小。如果遇到很大的阻力，则穿刺针可能位于韧带或肌腱内，应该轻微地推进或后退穿刺针，直到注射无明显阻力。然后将穿刺针取出，注射部位贴用无菌加压敷料并放置冰袋。冰袋使用时间不要超过 10 分钟，以免造成冻伤。

副作用和并发症

　　中央腕骨注射技术的主要并发症是感染。如果严格执行无菌操作要求，这种并发症应该是极为罕见的。大约 25% 的患者会在接受中央腕骨注射后，会出现一过性的疼痛加重；应该提醒患者注意这一点。该注射技术

的另一种潜在风险是注射本身引起的伸肌腱损伤。

临床要点

　　腕部疼痛是在临床实践中经常遇到的一个问题。必须将中央腕骨与腕骨骨折（尤其是手舟骨）、压迫性神经病变、滑囊炎、肌腱炎和滑膜炎区别开来。认真进行鉴别诊断有助于临床医生区分中央腕骨和手舟骨骨折，后者如果漏诊，可导致严重的疼痛和功能障碍。

推荐阅读

Ankarath S: Chronic wrist pain: diagnosis and management, *Curr Orthop* 20:141–151, 2006.

Greenspan A, Gerscovich EO: Bilateral os centrale carpi: a rare congenital variant, *J Hand Surg Am* 18:586–587, 1993.

Hsu PA, Light TR: Disorders of the immature carpus, *Hand Clin* 22:447–463, 2006.

Lane LB, Gould ES, Stein PD, Coffey E: Unilateral osteonecrosis in a patient with bilateral os centrale carpi, *J Hand Surg Am* 15:751–754, 1990.

Yang ZY, Gilula LA, Jonsson K: Os centrale carpi simulating a scaphoid waist fracture, *J Hand Surg Br* 19:754–756, 1994.

90

手和腕部腱鞘囊肿注射技术

孙海燕 译 马骏 校

适应证与临床考虑

腕背部特别容易形成腱鞘囊肿（图 90-1）。据认为，这些腱鞘囊肿是滑膜组织从关节囊或腱鞘内疝出的结果。这些组织继而可能会受到激惹，滑液产量增加，从而淤积在覆盖于肌腱和关节腔的囊肿样腔隙内。单向阀现象可能会引起这些囊肿样腔扩大，因为液体不能自由流回到滑膜腔。腱鞘囊肿也可发生在腕部掌侧面（图 90-2）。

活动，特别是极度的屈曲和伸展，能够加剧疼痛；休息和热敷能够提供一定程度的缓解。疼痛是持续存在的，其特征为酸痛。往往是腱鞘囊肿的不雅观性质，而不是疼痛，促使患者求医。腱鞘囊肿摸上去比较光滑，用手电筒照可以透亮，而不是一个不透亮的实体瘤。触诊腱鞘囊肿可加重疼痛。

腕部 X 线平片适用于所有的腱鞘囊肿患者，以排除骨骼畸形，包括肿瘤。根据患者的临床表现，可选用适合的其他辅助检查，如全血细胞计数、血沉和抗核抗体检测。腕部 MRI 和（或）超声成像适用于鉴别腕部肿块的原因（图 90-3）。

临床相关解剖

腱鞘囊肿通常出现于腕背部，覆盖于伸肌腱或关节间隙上面，尤其好发于月骨的关节间隙或桡侧腕伸肌腱鞘（图 90-4 和图 90-5）。

操作技术

体表标志技术

患者处于仰卧位，上肢充分内收到体侧，肘部略屈曲，手掌面搭在一个折叠的毛巾卷上。将含有甲泼尼龙 40 mg 的局麻药液 1.5 ml 吸入 5 ml 无菌注射器内。

对覆盖于腱鞘囊肿上方的皮肤充分消毒之后，将长为 1 英寸的 22 号穿刺针刺入腱鞘囊肿的中央，将囊肿内容物抽吸出来（见图 90-5）。如果触及骨质，则将穿刺针退出至腱鞘囊肿内，然后实施抽吸。当腱鞘囊肿内容物抽吸完毕，将注射器内的药液轻轻地注入。注射时，几乎不应遇到阻力。然后将穿刺针取出，注射部位

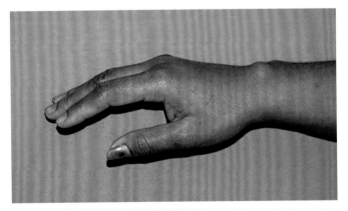

图 90-1 典型的腕背部腱鞘囊肿（From Meena S，Gupta A：Dorsal wrist ganglion：current review of literature. J Clin Orthop Trauma 5［2］：59-64，2014.）

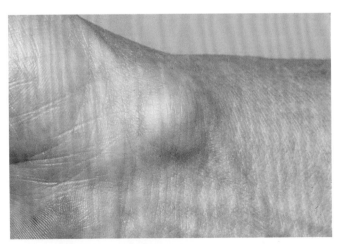

图 90-2 在腕掌侧面的腱鞘囊肿（From Klippel JH，Dieppe PA：Rheumatology，ed 2，Philadelphia，1997，Mosby.）

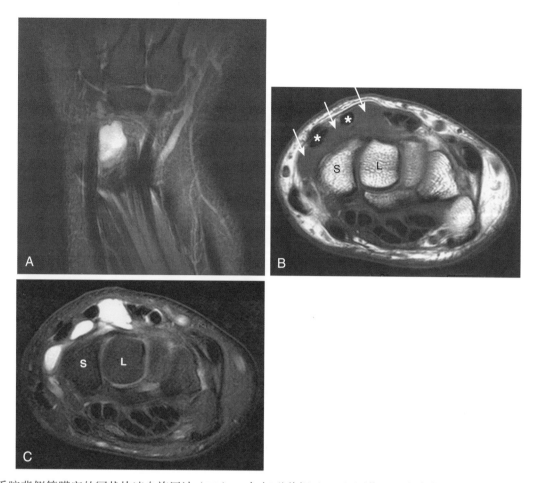

图 90-3 **A**. 手腕背侧筋膜室的冠状快速自旋回波（FS）T2 加权磁共振（MR）图像。具有高信号强度的腱鞘囊肿自伸肌腱之间出现。**B**. 轴向 T1 加权 MR 图像显示，低信号强度的腱鞘囊肿（白色箭头）位于舟月关节的浅层以及桡侧腕短伸肌和桡侧腕长伸肌腱的深层（星号）之间。**C**. 在比较性轴向快速自旋回波（FS）T2 加权 MR 图像上，腱鞘囊肿具有较高的信号强度，并且被部分包裹。L，月骨；S，手舟骨（From Waldman SD, Campbell RS：Imaging of pain，Philadelphia，2011，Saunders.）

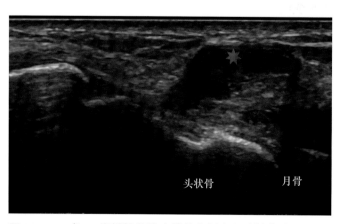

图 90-4　一名 65 岁男性的腕中关节背侧出现腱鞘囊肿（星号）

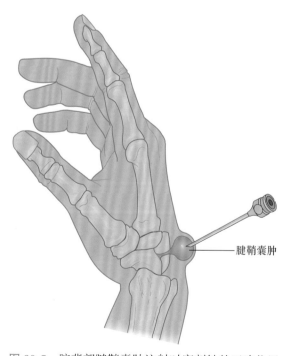

图 90-5　腕背部腱鞘囊肿注射时穿刺针的正确位置

贴用无菌加压敷料并放置冰袋。对于解剖标志难以辨认的患者，超声引导可能有助于穿刺针的准确定位（图90-6 和图 90-7）。如果腱鞘囊肿复发，最终可能需要手术治疗。

副作用和并发症

　　腱鞘囊肿注射技术的主要并发症是感染。如果严格执行无菌操作要求，这种并发症应该是极为罕见的。腱鞘囊肿摩擦肌腱可造成肌腱激惹而发炎，实施注射时应该避免将药液直接注入已经发炎的肌腱内。

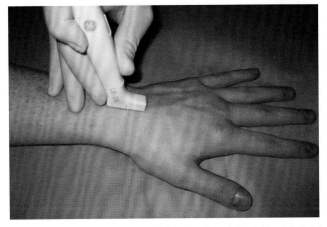

图 90-6　腕背部腱鞘囊肿注射或抽吸时超声探头的正确位置

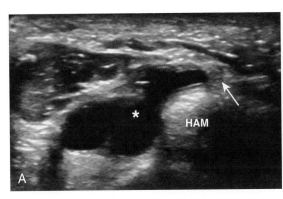 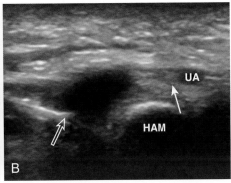

图 90-7　腱鞘囊肿抽吸引起尺神经麻痹。腕尺侧掌面的横向超声图像。**A**.可看到一个分叶状的腱鞘囊肿（星号）向钩骨（HAM）浅层伸展，紧靠尺神经（箭头）。**B**.穿刺针（空心箭头）使腱鞘囊肿部分解压，其已经从尺神经（实线箭头）和尺动脉（UA）处消退。患者的症状可在抽吸后数周缓慢消退（From Louis LJ：Musculoskeletal ultrasound intervention：principles and advances. Radiol Clin N Am 46：515-533，2008.）

临床要点

　　对于腱鞘囊肿引起的疼痛的治疗，该注射技术是极为有效的。合并存在的滑囊炎和肌腱炎也可能导致腕部疼痛，可能需要额外局部注射含有贮存型皮质类固醇的局部麻醉药液。如果熟练掌握注射区域的临床相关解剖，则该注射技术还是比较安全的。必须严格遵循无菌技术要求，以避免感染；应该采用常用的预防措施，来避免操作者的风险。注射后对注射部位立即加压，可降低瘀斑和血肿形成的发生率。在患者接受本注射技术后数天，可采用物理治疗，包括局部热敷以及缓和的关节活动度锻炼。剧烈运动应该避免，因为它会加剧患者的症状。在实施本注射技术的同时，可采用简单的镇痛药以及非甾体抗炎药。

推荐阅读

Dias JJ, Dhukaram V, Kumar P: The natural history of untreated dorsal wrist ganglia and patient reported outcome 6 years after intervention, *J Hand Surg Eur Vol* 32:502–508, 2007.

Louis LJ: Musculoskeletal ultrasound intervention: principles and advances, *Radiol Clin N Am* 46:515–533, 2008.

Minotti P, Taras JS: Ganglion cysts of the wrist, *J Hand Surg Am* 2:102–107, 2002.

Nahra ME, Bucchieri JS: Ganglion cysts and other tumor related conditions of the hand and wrist, *Hand Clin* 20:249–260, 2004.

Waldman SD: Functional anatomy of the wrist. In *Pain review*, Philadelphia, 2009, Saunders, pp 100–102.

Waldman SD: Ultrasound injection technique for ganglia cysts of the wrist. In *Comprehensive atlas of ultrasound-guided pain management injection techniques*, Philadelphia, 2014, Lippincott, pp 478–483.

91

掌腱膜挛缩注射技术

孙海燕 译 马骏 校

适应证与临床考虑

掌腱膜挛缩是由手掌筋膜的进行性纤维化引起的。起初，患者可能会注意到沿着手部屈肌腱走行有压痛的纤维结节。这些结节起自手掌筋膜，最初不累及屈肌肌腱。随着病情的进展，这些纤维结节融合而形成纤维条带，其逐渐增厚并在屈肌腱周围发生收缩；其结果是，受累的手指被牵拉成屈曲状态。虽然所有的手指均可形成掌腱膜挛缩，但是环指和小指是最常受累的（图91-1）。如果不经治疗，手指会发展成为永久性屈曲挛缩（图91-2）。掌腱膜挛缩引起的疼痛可随着病情的发展而自行消退。

据认为，掌腱膜挛缩是有遗传学基础的，最常发生于北部斯堪的纳维亚血统的男性。该病还可与手掌创伤、糖尿病、酒精中毒和慢性巴比妥使用有关。该病很少发生于40岁之前，足底筋膜也可同时受累。

在该病早期阶段，硬的纤维结节可以沿着屈肌腱的走行路径触诊到。这些结节常被误诊为老茧或疣。在早期阶段，疼痛是必然存在的。随着病情的发展，绷紧的纤维条带可能会跨越掌指关节，并最终影响近端指间关节。这些条带在触诊时是不痛的，并且，尽管其限制了手指的伸展活动，手指的屈曲活动仍然比较正常。正是在这个时候，患者往往求医，因为他们发现戴手套和伸手到口袋里取回钥匙有困难。需要注意的是，虽然掌腱膜挛缩引起的主要病理过程累及手掌面，但是手背受累的变化也是很常见的（见图91-2）。在该病的最终阶段，屈曲挛缩病情发展到对功能产生了负面影响。掌骨和指间关节的关节炎、痛风和扳机指可以合并存在，从而加剧了掌腱膜挛缩带来的疼痛和功能障碍。

X线平片适用于所有的掌腱膜挛缩患者，以排除潜在的隐匿性骨骼疾病。超声成像也可提供关于肌腱病情的有价值的信息。虽然随着病情的发展，掌腱膜挛缩症的诊断通常比较直接明确，但是也存在一些疾病与该病相类似，可参见框91-1。

根据患者的临床表现，可选用适合的其他辅助检查，如全血细胞计数、血尿酸、血沉和抗核抗体检测。

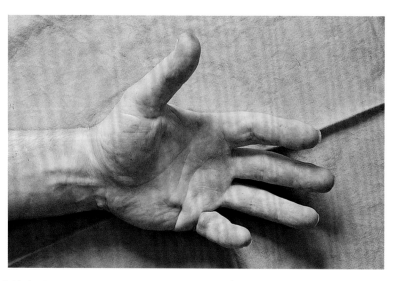

图 91-1 掌腱膜挛缩症（From Klippel JH，Dieppe PA：Rheumatology，ed 2，Philadelphia，1997，Mosby.）

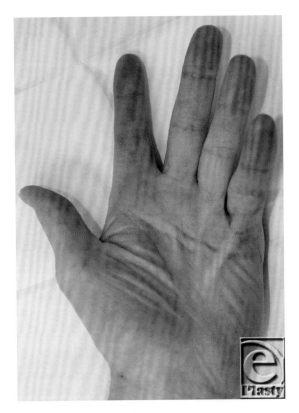

图 91-2　导致第五指屈曲固定畸形的掌腱膜挛缩病的临床表现（From Sood A，et al：Dupuytren's contracture. Eplasty 13：ic1，2013.）

表 91-1　可能与掌腱膜挛缩相似的疾病
● 腱鞘囊肿
● 老茧形成
● 角化过度
● 类风湿结节
● 掌纤维瘤病
● 色素沉着绒毛结节性滑膜炎
● 巨细胞瘤
● 上皮样肉瘤

手部 MRI 和（或）超声成像适用于怀疑关节不稳定或肿瘤的患者。肌电图适用于怀疑合并存在尺管或腕管综合征的患者。后述的注射技术可使该病所致疼痛和功能障碍得到短暂缓解，可用于胶原酶溶组织梭菌注射（提倡用于掌腱膜挛缩的非手术治疗），但是最终需要手术治疗来恢复功能。

临床相关解剖

掌腱膜挛缩是手掌筋膜逐渐增厚以及其对屈肌腱影响的结果（图 91-3）。手掌筋膜的主要功能是对上覆皮肤提供有力的支持，以帮助手的抓握功能和保护深层肌腱。

操作技术

体表标志技术

患者处于仰卧位，上肢充分内收到体侧，手背面搭在一个折叠的毛巾卷上。将含有甲泼尼龙 40 mg 的局麻药液 2 ml 吸入 5 ml 无菌注射器内。

对覆盖于纤维条带或结节上方的皮肤进行充分消毒。然后紧贴纤维区外侧的一点，将长为 1 英寸的 25 G 穿刺针，以平行于纤维区的 45° 角刺入覆盖于纤维区上方的皮肤和皮下组织（图 91-4）。如果触及骨质，则将穿刺针退出至皮下组织，然后靠近纤维区继续进针。然后，将注射器内的药液轻轻地注入。因为周围组织纤维化，所以注射时可能会遇到一些阻力。如果遇到很大的阻力，则穿刺针可能位于肌腱或纤维结节内，应该后退穿刺针，直到注射过程中无明显阻力。对于解剖标志难

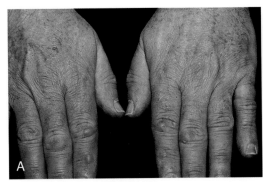
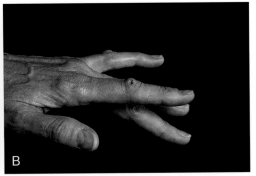

图 91-3　A 和 B，手背部指节垫（From Kakar S，Giuffre J，Skeete K，Elhassan B：Dupuytren's disease. Orthop Trauma 24：197-206，2010.）

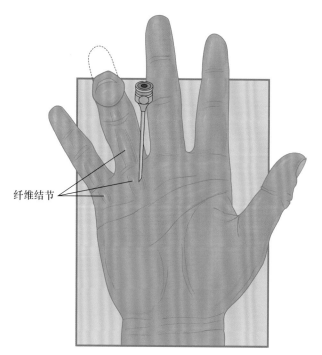

纤维结节

图 91-4　掌腱膜挛缩注射时穿刺针的正确位置

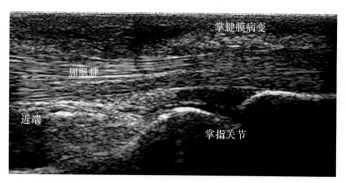

掌腱膜病变

屈肌腱

近端

掌指关节

图 91-5　纵向超声图像显示与掌腱膜挛缩相关的典型病变

以辨认的患者，超声引导可能有助于穿刺针的准确定位。然后将穿刺针取出，注射部位贴用无菌加压敷料并放置冰袋。

超声引导技术

在超声引导下实施掌腱膜挛缩注射时，患者取仰卧位，上臂充分内收到体侧，肘部略屈曲，手背面搭在一个折叠的毛巾卷上。将含有甲泼尼龙 40 mg 的局麻药液 2 ml 吸入 5 ml 无菌注射器内。触诊手掌表面，以识别与挛缩相关的纤维索，将高频线性超声探头纵向放置在纤维带上，获得图像（图 91-5）。对皮肤进行无菌消毒，将长 1.5 英寸的 22 号穿刺针刺入超声探头远侧边缘正下方的皮肤，并缓慢前进直至针尖靠近挛缩处。然后缓慢注入 2 ml 药液，退出穿刺针，注射部位加压。

副作用和并发症

该注射技术的主要并发症是对发炎和既往受损肌腱的损伤。如果直接注射到肌腱内，可造成肌腱的断裂。为了避免这种并发症，在注射药物之前应进一步证实穿

刺针位于肌腱外。该注射技术的另一个并发症是感染，如果严格执行无菌操作要求，本并发症应该是极为罕见的。大约 25% 的患者会在接受本注射技术后，出现一过性的疼痛加重；应该提醒患者注意这一点。

临床要点

对于掌腱膜挛缩引起的疼痛和功能障碍，本注射技术是极为有效的。合并存在的关节炎和痛风也可能导致疼痛，需要额外局部注射含有贮存型皮质类固醇的局麻药液。如果熟练掌握注射区域的临床相关解剖，则该注射技术还是比较安全的。必须严格遵循无菌技术要求，以避免感染；应该采用常用的预防措施，来避免操作者的风险。注射后对注射部位立即加压，可降低瘀斑和血肿形成的发生率。在患者接受该注射技术后数天，可采用物理治疗，包括局部热敷以及缓和的关节活动度锻炼。剧烈运动应该避免，因为它会加剧患者的症状。在实施该注射技术的同时，可采用简单的镇痛药以及非甾体抗炎药。

推荐阅读

Birks M: Dupuytren's disease, *Surgery (Oxford)* 28:85–88, 2010.

Geoghegan JM, Forbes J, Clark DI, et al.: Dupuytren's disease risk factors, *J Hand Surg Br* 29:423–426, 2004.

Hayton MJ, Gray ICM: Dupuytren's contracture: a review, *Curr Orthop* 17:1–7, 2003.

Waldman SD: Dupuytren's contracture. In *Pain review*, Philadelphia, 2009, Saunders, pp 277–278.

Waldman SD: Ultrasound injection technique for Dupuytren. In *Comprehensive atlas of ultrasound guided pain management injection techniques*, Philadelphia, 2014, Lippincott, pp 520–524.

92

掌神经阻滞

孙海燕 译 马骏 校

适应证与临床考虑

掌神经阻滞主要用于两种临床情况：（1）为指神经分布区提供手术麻醉，以进行撕裂伤、肌腱和骨折的修复；（2）用于关节置换或手部大手术后，以减轻手术后疼痛（图92-1）。

临床相关解剖

指总神经，也被称为掌神经，是起源于正中神经和尺神经的纤维。拇指还有桡神经浅支的加入。指总神经沿着掌骨走行，并在到达手掌远端时分支（图92-2）。指掌侧神经提供手指的大多数感觉神经支配，沿着手指的掌外侧面，与指静脉和指动脉并行。较小的指背侧神经纳入了来自尺神经和桡神经的纤维，支配手指背面直

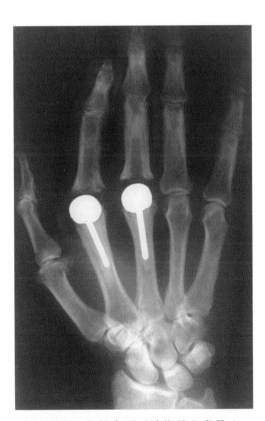

图92-1 全关节植入物粘合到近端指骨和掌骨（From Harris D，Dias JJ：Five-year results of a new total replacement prosthesis for the finger metacarpo-phalangeal joints. J Hand Surg Br 28［5］：432-438，2003.）

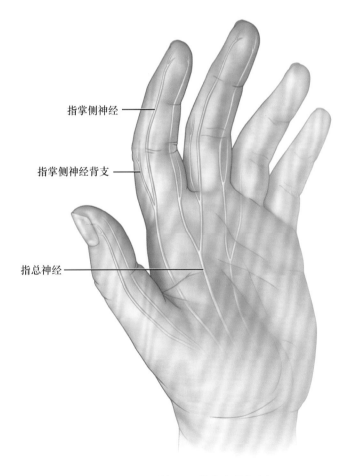

指掌侧神经

指掌侧神经背支

指总神经

图92-2 指总神经及其分支的解剖

至近端关节。

操作技术

体表标志技术

患者处于仰卧位，上臂充分外展，肘部略屈曲，手掌面搭在一个折叠的毛巾卷上。将不含有肾上腺素的局麻药液 3 ml（每个手指的用量）吸入 12 ml 无菌注射器内。

用消毒液对皮肤充分消毒之后，将长为 1.5 英寸的 25 G 穿刺针，自掌骨头近端的一点，分别刺入拟阻滞掌骨头的两侧（图 92-3）。在缓慢注射麻醉药液的同时，将穿刺针从手的背面向掌面推进。指总神经位于屈肌支持带的背侧；因此，必须将穿刺针推到近乎手掌表面，才能获得令人满意的麻醉效果。然后将穿刺针取出，注射部位加压，以避免形成血肿。

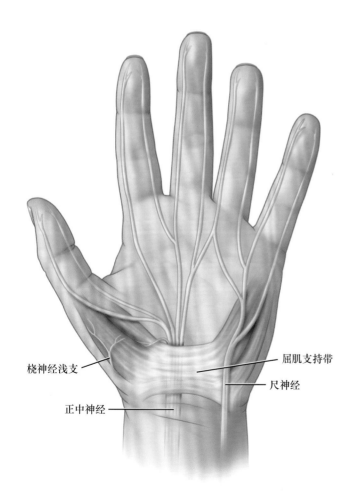

桡神经浅支

屈肌支持带

尺神经

正中神经

图 92-3　掌神经阻滞

超声引导技术

患者处于坐位或仰卧位，上臂充分外展，肘部略屈曲，手掌面朝上，放在一个折叠的毛巾卷上。将不含有肾上腺素的局麻药液 3 ml（每个手指的用量）吸入 12 ml 无菌注射器内。将高频线性超声探头横向放置在受累掌骨的远端，识别屈肌腱，可以看到掌神经位于肌腱的外侧面。纵向图像可以帮助确认神经的位置，就像使用彩色多普勒识别掌动脉或指动脉一样，它们都位于其相应神经的背侧（图 92-4）。确定了正确的掌神经之后，用消毒液对超声探头下方区域以及受累手指外侧面的皮肤进行充分消毒。采用严格的无菌技术，将 0.25% 无防腐剂的布比卡因和 40 mg 甲泼尼龙吸入 1 ml 无菌注射器内，然后将注射器与长 1.5 英寸的 22 G 穿刺针相连接。将穿刺针自超声探头下缘刺入皮肤，采用平面外技术，通过实时超声引导来调整进针轨迹，缓慢推进穿刺针，直至针尖最终刺入指神经附近。当认为针尖位置令人满意，仔细回吸后，在实时超声引导下注入少量局部麻醉药和类固醇，以确认针尖处于正确的位置。确认后，将注射器中剩余的药液缓慢注入。注射时阻力应该很小。

副作用和并发症

由于掌骨和趾骨周围软组织的限制，注射药液之后必须考虑到可能会发生机械压迫影响血液供应。疼痛专家必须避免将大量药液快速注入这些狭窄间隙，以避免发生血管功能不全和坏疽。另外，在任何情况下都不应使用含有肾上腺素的药液，以避免缺血和可能发生的坏疽。

对于使用抗凝剂的患者而言，如果临床情况确定风险-效益比良好，则可采用 25 G 或 27 G 穿刺针安全地

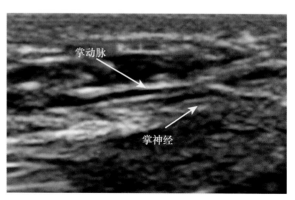

掌动脉

掌神经

图 92-4　纵向超声图像显示掌神经和掌骨动脉的关系

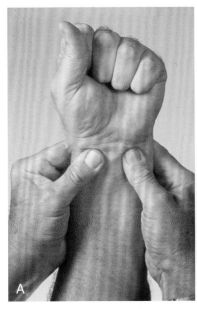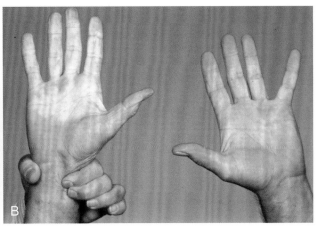

图 92-5　**A**. 艾伦试验：通过手动压迫而阻断桡动脉和尺动脉的脉搏。**B**. 在继续压迫桡动脉的同时松开对尺动脉的压迫，发现手部未充满血液。与左手相比，右手的苍白是与尺动脉远端动脉闭塞性疾病一致的（图像的右侧部分）（From Piazza G, Olin JW：Thromboangiitis obliterans（Buerger's disease）. In Vascular medicine：a companion to Braunwald's heart disease，ed 2，Philadelphia，2013，Saunders，pp 533-546.）

实施这种技术，尽管血肿的风险增加。如果在注射后立即对阻滞区域手动加压，这些并发症发生率可降低。阻滞后冰袋冷敷 10 分钟，可降低患者可能会出现的阻滞后疼痛及出血量。

临床要点

　　掌神经阻滞对缓解手部全关节置换术后的疼痛特别有用。当用于治疗继发于创伤的疼痛时，疼痛专家必须在实施指神经阻滞前确定并记录血管功能状况，以避免随后的血管功能不全被错误地归因于指神经阻滞，而不是先前存在的血管系统创伤（图 92-5）。

推荐阅读

Cunningham ME, Bueno R, Potter HG, Weiland AJ: Closed partial rupture of a common digital nerve in the palm: a case report, *J Hand Surg Am* 30(1):100–104, 2005.

Deniel A, Causeret A, Moser T, et al.: Entrapment and traumatic neuropathies of the elbow and hand: an imaging approach, *Diag Interv Imaging* 96(12):1261–1278, 2015.

Hug U, Burg D, Baldi SV, Meyer VE: Compression neuropathy of the radial palmar thumb nerve, *Chir Main* 23(1):49–51, 2004.

Izzi J, Dennison D, Noerdlinger M, Dasilva M, Akelman E: Nerve injuries of the elbow, wrist, and hand in athletes, *Clin Sports Med* 20(1):203–217, 2001.

Spaans F: Neurographic assessment of lesions of single proper digital nerves, *Clinical Neurophysiol* 112:2113–2117, 2001.

Waldman SD: Metacarpal and digital nerve block. In *Pain review*, Philadelphia, 2009, Saunders, pp 451–452 .

93

拇指指神经阻滞

孙海燕 译 马骏 校

适应证与临床考虑

指神经阻滞主要用于两种临床情况：（1）为指神经分布区提供手术麻醉，以进行撕裂伤、肌腱以及骨折修复；（2）用于关节置换或手部大手术后，以减轻手术后疼痛。该技术还可用于缓解因过度使用剪刀和钳子而导致的拇指指神经创伤性神经病变、卡压性神经病变或指神经肿瘤等引起的疼痛（图 93-1 和图 93-2）。

肌电图有助于将指神经的神经病变和手部麻木的其他原因区别开来。X 线平片适用于所有的投球手拇指病患者，以排除隐匿性的骨骼疾病，如可能压迫指神经的骨刺或囊肿。根据患者的临床表现，选用其他辅助检查，如全血细胞计数、血尿酸、血沉和抗核抗体检测。

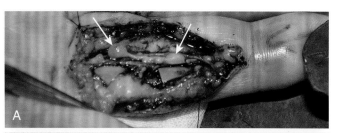

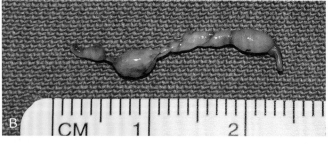

图 93-1　A. 桡侧指神经内肿瘤结节的术中发现。箭头显示了两个较大的肿瘤结节（最大直径为 0.4 cm）。有两个较小的肿瘤结节，一个位于近端，另一个在较大的肿瘤结节之间。B. 切除的肿大神经束，长 2.4 cm，串连着 4 个肿瘤结节（From Wong GNL，Nandini CL，Teoh LC：Multiple intraneural glomus tumors on a digital nerve：case report. J Hand Surg 38：1972-1975，2013.）

手部 MRI 和超声成像检查可用于排除腱鞘囊肿等压迫指神经的软组织肿瘤（图 93-3）。后述的注射技术既可用于诊断，也可用于治疗。

临床相关解剖

指总神经起源于正中神经和尺神经的纤维（图 93-4）。拇指还有桡神经浅支的加入。指总神经沿着掌骨走行，并在到达手掌远侧端时分支。指掌侧神经提供手指的大多数感觉神经支配，沿着手指的掌外侧面与指静脉和指动脉并行。较小的指背侧神经纳入了来自尺神经和桡神经的纤维，支配手指背面直达近端关节。

操作技术

体表标志技术

患者处于仰卧位，上臂充分外展，肘部略屈曲，手掌面搭在一个折叠的毛巾卷上。将不含有肾上腺素的局麻药液 2 ml（每个手指的用量）吸入 12 ml 无菌注射器内。

用消毒液对皮肤充分消毒之后，将长为 1.5 英寸的 25 G 穿刺针，自拇指根部的一点，刺入拟阻滞手指骨的每一侧（图 93-5）。在缓慢注射麻醉药液的同时，将穿刺针从手的背面向掌面推进。阻滞拇指时，可采用同样的操作技术。然后将穿刺针取出，注射部位加压，以避免形成血肿。

超声引导技术

患者处于坐位或仰卧位，上臂充分外展，肘部略屈曲，手掌面朝上，放在一个折叠的毛巾卷上。将不含有肾上腺素的局麻药液 2 ml（每个手指的用量）吸入 12 ml 无菌注射器内。将高频线性超声探头横向放置

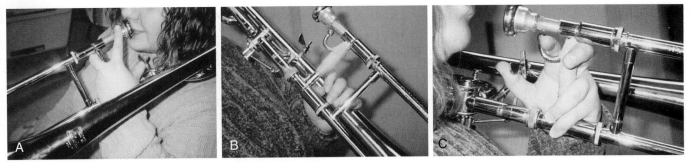

图 93-2　长号手的左手，示指和长的手指之间有拉力。这可能会导致指神经桡侧面被压向乐器，从而导致指神经受压（From Butler K，Norris R：Assessment and treatment principles for the upper extremities of instrumental musicians. In Skirven TM，Osterman L，Fedorczyk JM，et al.，editors：Rehabilitation of the hand and upper extremity，Philadelphia，2011，Elsevier.）

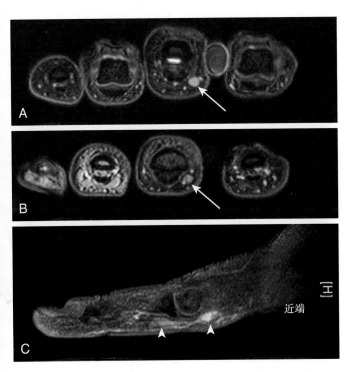

图 93-3　右手中指的磁共振成像。**A**.箭头显示在近端指骨髁水平的一个离散肿瘤。**B**.箭头显示了在中段指骨基底水平的另一个离散肿瘤。**C**.矢状面图像显示了沿着桡侧指神经走行的两个离散肿瘤（From Wong GNL，Nandini CL，Teoh LC：Multiple intraneural glomus tumors on a digital nerve：case report. J Hand Surg 38：1972-1975，2013.）

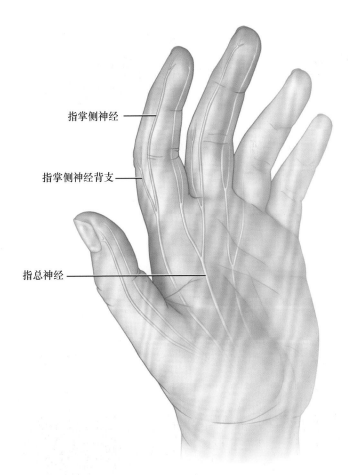

指掌侧神经

指掌侧神经背支

指总神经

图 93-4　指总神经及其分支的解剖

在受累拇指的较远端位置，识别屈肌腱，可以看到指神经位于肌腱的外侧面（图 93-6）。纵向图像可以帮助确认神经的位置，就像使用彩色多普勒识别掌动脉或指动脉一样，它们都位于其相应神经的背侧。确定了正确的神经之后，用消毒液对超声探头下方区域以及受累手指外侧面的皮肤进行充分消毒。采用严格的无菌技术，将 0.25% 无防腐剂的布比卡因和 40 mg 甲泼尼龙吸入 1 ml

无菌注射器内，然后将注射器与长 1.5 英寸的 22 号穿刺针相连接。将穿刺针自超声探头下缘刺入皮肤，采用平面外技术，通过实时超声引导来调整进针轨迹，直至针尖最终刺入指神经附近。当认为针尖位置令人满意，仔细回吸后，在实时超声引导下注入少量局部麻醉药和类固醇，以确认针尖处于正确的位置。确认后，将注射器中剩余的药液缓慢注入。注射时阻力应该很小。

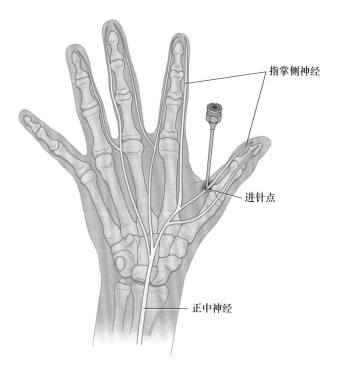

图 93-5　拇指指神经阻滞时穿刺针的正确位置

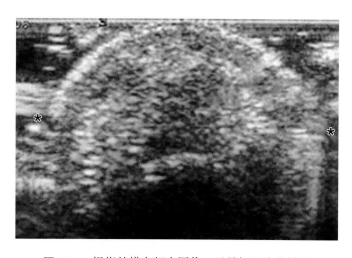

图 93-6　拇指的横向超声图像。星号标记为指神经

副作用和并发症

　　拇指指神经阻滞是一种比较安全的阻滞技术，其主要并发症是将药液误注入血管内，以及穿刺针损伤神经引起的持久性感觉异常。对于使用抗凝剂的患者而言，如果临床情况确定风险-效益比良好，则可采用 25 G 或 27 G 穿刺针安全地实施这种技术，尽管血肿的风险增加。如果在注射后立即对阻滞区域手动加压，这些并发症发生率可降低。阻滞后冰袋冷敷 20 分钟，可降低患者可能会出现的阻滞后疼痛及出血量。在任何情况下，实施指神经阻滞时都不应使用含有肾上腺素的局麻药，因为曾有手指坏疽的报道。

> **临床要点**
>
> 　　拇指指神经阻滞是一种安全简单的技术。如果怀疑患有投球手拇指病，可采用含有皮质类固醇的局麻药液，对拇指根部尺侧的指神经实施阻滞注射，通常会立即缓解疼痛，虽然可能会出现长时间的麻木。
>
> 　　开始进行诊断性和（或）治疗性指神经阻滞之前，应对所有患者进行认真仔细的神经系统检查，以鉴别出先前存在的神经功能缺损，以免以后这种神经功能缺损会被归因于指神经阻滞所引起。

推荐阅读

Brogan DM, Kakar S: Management of neuromas of the upper extremity, *Hand Clin* 29(3):409–420, 2013.

Dobyns JH, O'Brien ET, Linscheid RL, Farrow GM: Bowler's thumb: diagnosis and treatment. A review of seventeen cases, *J Bone Joint Surg Am* 54:751–755, 1993.

Hug U, Burg D, Baldi SV, Meyer VE: Compression neuropathy of the radial palmar thumb nerve, *Chir Main* 23:49–51, 2004.

Izzi J, Dennison D, Noerdlinger M, et al.: Nerve injuries of the elbow, wrist, and hand in athletes, *Clin Sports Med* 20:203–217, 2001.

Toth C: Peripheral nerve injuries attributable to sport and recreation, *Phys Med Rehabil Clin N Am* 20:77–100, 2009.

Watson J, Gonzalez M, Romero A, Kerns J: Neuromas of the hand and upper extremity, *J Hand Surg Am* 35:499–510, 2010.

94

手指指神经阻滞

孙海燕 译 马骏 校

适应证与临床考虑

指神经阻滞主要用于两种临床情况：（1）为指神经分布区提供手术麻醉，以进行撕裂伤、肌腱以及骨折修复；（2）用于关节置换或手部大手术后，以减轻手术后疼痛。该技术还可用于缓解因过度使用剪刀和钳子而导致的指神经创伤性神经病变、塑料袋麻痹（plastic bag palsy）以及指神经肿瘤等卡压性神经病变引起的疼痛（图94-1）。

肌电图有助于将指神经的神经病变和手部麻木的其他原因区别开来。X线平片适用于所有的指神经病患者，以排除隐匿性的骨骼疾病，如可能压迫指神经的骨刺或囊肿。根据患者的临床表现，选用其他辅助检查，如全血细胞计数、血尿酸、血沉和抗核抗体检测。手部MRI和超声成像检查可用于排除腱鞘囊肿等压迫指神经的软组织肿瘤（图94-2）。后述的注射技术既可用于诊断，也可用于治疗。

塑料袋麻痹是指神经的一种卡压性神经病变，是由

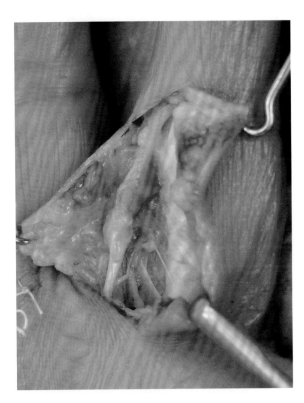

图94-1 左手中指的桡侧指神经的痛性神经瘤（From Thomsen L, Bellemere P, Loubersac T, et al: Treatment by collagen conduit of painful post-traumatic neuromas of the sensitive digital nerve: a retrospective study of 10 cases. Chir Main 29: 255-262, 2010.）

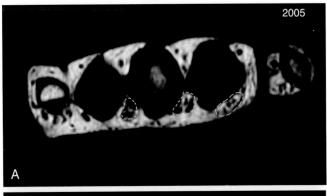
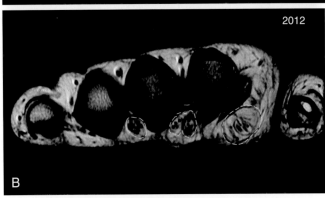

图94-2 磁共振成像显示了手部指神经脂肪瘤。注意从2005年（**A**）到2012年（**B**）的进展（From Mahan MA, Niederhauser BD, Amrami KK, et al: Long-term progression of lipomatosis of nerve. World Neurosurg 82: 492-499, 2014.）

塑料袋提手将指神经勒紧到指骨骨质上引起的。随着商店越来越多地用小塑料袋替换纸袋，塑料袋麻痹以急性或慢性形式发生的概率也增加了。沉重塑料袋提手的压迫是塑料袋麻痹的激发因素（图94-3）。塑料袋麻痹的普遍临床特征是疼痛发生于指神经被塑料袋提手勒紧的位置。偶尔可在一些无家可归的人中看到，因为这些人每天用同一只手拿着装有他们财产的同一个塑料袋，导致受累神经增厚，还会发生神经及其上覆软组织的炎症。除了疼痛，塑料袋麻痹患者也可能会报告，神经受损处以下部位出现感觉异常和麻木。疼痛还会因暴露于寒冷中而加重。

临床相关解剖

指总神经起源于正中神经和尺神经的纤维。拇指还有桡神经浅支的加入。指总神经沿着掌骨走行，并在到达手掌远侧端时分支（图94-4）。指掌侧神经提供手指的大多数感觉神经支配，沿着手指的掌外侧面与指静脉和指动脉并行。较小的指背侧神经纳入了来自尺神经和桡神经的纤维，支配手指背面直至近端关节。

操作技术

体表标志技术

患者处于仰卧位，上臂充分外展，肘部略屈曲，手掌面搭在一个折叠的毛巾卷上。将不含有肾上腺素的局麻药液 3 ml（每个手指的用量）吸入 12 ml 无菌注射器内。

用消毒液对皮肤充分消毒之后，将长为 1.5 英寸的25 G 穿刺针，自指根部的一点，刺入拟阻滞手指骨的两侧（图94-5）。在缓慢注射麻醉药液的同时，将穿刺

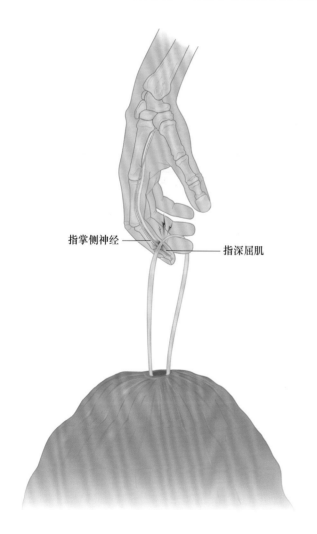

指掌侧神经　　　　指深屈肌

图 94-3　塑料袋麻痹是由指掌侧神经受卡压引起的

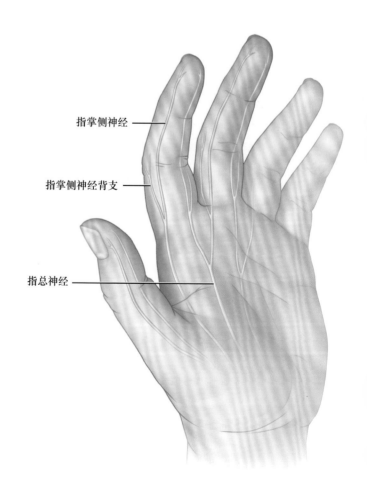

指掌侧神经

指掌侧神经背支

指总神经

图 93-4　指总神经及其分支的解剖

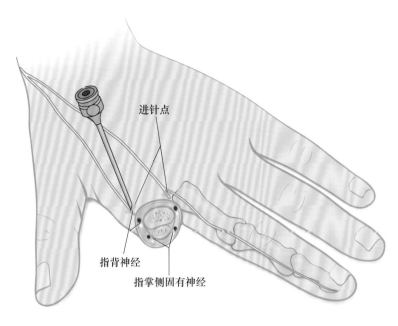

进针点

指背神经

指掌侧固有神经

图 94-5　手指指神经阻滞时穿刺针的正确位置

针从手的背面向掌面推进。阻滞拇指时，可采用同样的操作技术。然后将穿刺针取出，注射部位加压，以避免形成血肿。

超声引导技术

患者处于坐位或仰卧位，上臂充分外展，肘部略屈曲，手掌面朝上，放在一个折叠的毛巾卷上。将不含有肾上腺素的局部麻醉药液 2 ml（每个手指的用量）吸入 12 ml 无菌注射器内。将高频线性超声探头横向放置在受累手指的较远端位置，识别屈肌腱，可以看到指神经位于肌腱的外侧面（图 94-6）。纵向图像可以帮助确认神经的位置，就像使用彩色多普勒识别掌动脉或指动脉一样，它们都位于其相应神经的背侧。确定了神经之后，用消毒液对超声探头下方区域以及受累手指外侧面的皮肤进行充分消毒。采用严格的无菌技术，将 0.25% 无防腐剂的布比卡因和 40 mg 甲泼尼龙吸入 1 ml 无菌注射器内，然后将注射器与长 1.5 英寸的 22 号穿刺针相连接。将穿刺针自超声探头下缘刺入皮肤，采用平面外技术，通过实时超声引导来调整进针轨迹，直至针尖最终刺入指神经附近。当认为针尖位置令人满意，仔细回吸后，在实时超声引导下注入少量局部麻醉药和类固醇，以确认针尖处于正确的位置。确认后，将注射器中剩余的药液缓慢注入。注射时阻力应该很小。

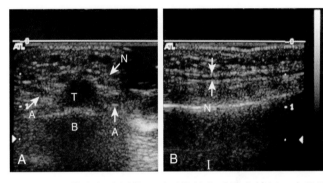

图 94-6　**A**. 横向超声图像显示示指的指动脉和神经。在肌腱（T）和骨骼（B）之间可看到骨骼边缘，两者都稍微偏离垂直方向，以增强较小动脉和神经的视野。**B**. 在矢状面图像上，动脉（在此平面中未显示）具有更加弯曲的构造，并且其搏动在标准 B 型超声图像和彩色多普勒成像中是很明显的。与静脉（未显示）不同，神经（N）是不可压缩的（From Walker FO：Neuromuscular ultrasound. Neurol Clin 22：563-590，2004.）

副作用和并发症

指神经阻滞是一种比较安全的阻滞技术，其主要并发症是将药液误注入血管内，以及穿刺针损伤神经引起的持久性感觉异常。对于使用抗凝剂的患者而言，如果临床情况确定风险-效益比良好，则可采用 25 G 或 27 G 穿刺针安全地实施这种技术，尽管血肿的风险增加。如果在注射后立即对阻滞区域手动加压，这些并发症发生率可降低。阻滞后冰袋冷敷 20 分钟，可降低患者可能会出现的阻滞后疼痛及出血量。在任何情况下，实施指神经阻滞时都不应使用含有肾上腺素的局麻药，因为曾有手指坏疽的报道。

临床要点

　　指神经阻滞是一种安全简单的技术，对于塑料袋麻痹症的治疗非常有用。如果怀疑患有塑料袋麻痹症，可采用含有皮质类固醇的局麻药液，对受累指神经实施阻滞注射，通常会立即缓解疼痛，虽然可能会出现长时间的麻木。

　　开始进行诊断性和（或）治疗性指神经阻滞之前，应对所有患者进行认真仔细的神经系统检查，以鉴别出先前存在的神经功能缺损，以免以后这种神经功能缺损被误认为是由指神经阻滞所引起。

推荐阅读

Cunningham ME, Bueno R, Potter HG, Weiland AJ: Closed partial rupture of a common digital nerve in the palm: a case report, *J Hand Surg* 30:100–104, 2005.

Deniel A, Causeret A, Moser T, et al.: Entrapment and traumatic neuropathies of the elbow and hand: an imaging approach, *Diag Interv Imaging* 96(12):1261–1278, 2015.

Hug U, Burg D, Baldi SV, Meyer VE: Compression neuropathy of the radial palmar thumb nerve, *Chir Main* 23:49–51, 2004.

Izzi J, Dennison D, Noerdlinger M, et al.: Nerve injuries of the elbow, wrist, and hand in athletes, *Clin Sports Med* 20:203–217, 2001.

Spaans F: Neurographic assessment of lesions of single proper digital nerves, *Clin Neurophysiol* 112:2113–2117, 2001.

Waldman SD: Metacarpal and digital nerve block. In *Pain review*, Philadelphia, 2009, Saunders, pp 451–452.

胸锁关节疼痛注射技术

张金华　译　刘国凯　校

适应证与临床考虑

胸锁关节来源的疼痛常与心源性疼痛相似，临床上容易将两者混淆。胸锁关节是真性关节，易受累发展为关节炎，包括骨关节炎、类风湿关节炎、强直性脊柱炎、Reiter 综合征和银屑病性关节炎（图 95-1）。此关节通常在加减速损伤或胸部钝挫伤时遭受创伤。此关节遭受严重创伤时可发生半脱位或脱位（图 95-2）。过度使用或滥用也可引起急性胸锁关节炎，使关节强度减弱。此关节也易受到包括胸腺瘤在内的原发恶性肿瘤或转移癌的侵袭。

体格检查发现，患者僵硬地保持肩关节于中立位置，尽量尝试固定关节从而减少关节活动。肩膀主动伸展、回缩以及手臂完全上抬可出现疼痛，做耸肩动作时也会出现疼痛。胸锁关节急性炎症期触摸时有压痛及感觉到热肿。患者还可主诉关节活动时会出现弹响感。

所有怀疑胸锁关节来源的疼痛患者均应行 X 线平片检查，以排除包括肿瘤在内的隐匿性骨病。根据患者的临床表现，还应进行的实验室检查包括全血细胞计数、血清前列腺特异性抗原、血沉和抗核抗体的检测。若怀疑存在关节不稳定，则应行 MRI 检查。下文介绍的注射技术既可作为一种诊断技术，又可作为治疗手段。

临床相关解剖

胸锁关节是一个具有真实滑膜腔的可双向滑动的关节（图 95-3）。关节的形成包括锁骨的胸骨端、胸骨柄和第一肋软骨。胸骨柄和锁骨被一个关节盘隔开，该关节由胸锁关节韧带从前后进行加固（图 95-4）。肋锁韧带起始于第 1 肋交界处及第 1 肋软骨并终止于锁骨下表面，也对该关节起到额外的支持作用。该关节受锁骨下神经及支配锁骨下肌肉的神经的双重支配。该关节后方存在一些较大的动脉和静脉，包括左侧的左颈总动脉、头臂静脉及右侧的头臂动脉。若进针过深很容易损伤到这些血管。

前锯肌支配胸锁关节的锁骨向前运动，菱形肌和斜

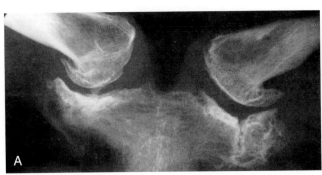
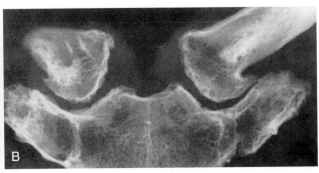

图 95-1　胸锁关节的骨关节炎。两具尸体的胸锁关节 X 线冠状切平片显示骨关节炎的范围。病变包括软骨下骨质不规则、胸骨及锁骨内侧端的骨赘形成。注意一个大的赘生物从锁骨头下方向外侧延伸（From Resnick D: Diagnosis of bone and joint disorders，ed 4，Philadelphia，2002，Saunders.）

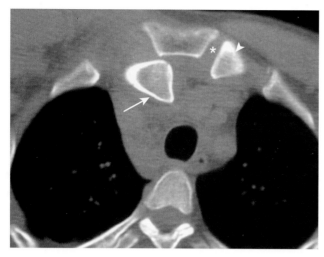

图 95-2　胸部钝性外伤：胸锁关节脱位。对一位撞车后的患者进行轴位 CT 断层扫描，显示右侧锁骨头向后脱位（箭头）。注意左侧锁骨头是正常的位置（箭头的头）和正常的关节腔（星号）（From Yeh DD，Lee J：Trauma and blast injuries. In Broaddus VC，Mason RJ，Ernst JD，et al，editors：Murray and Nadel's textbook of respiratory medicine，ed 6，Philadelphia，2016，Saunders，pp 1354.e4-1366.e4.）

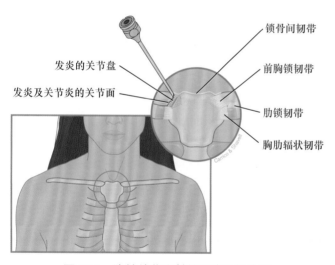

图 95-3　胸锁关节注射的正确进针位置

方肌则使该关节向后运动。胸锁乳突肌、菱形肌及肩胛提肌支配胸锁关节的锁骨的抬高。锁骨压低则由胸小肌和锁骨下肌支配。

操作技术

体表标志技术

　　向患者解释此注射技术的目的。患者仰卧位，对颈根部前方及锁骨近端的皮肤进行消毒。严格无菌技术下

使用 1.5 英寸、25 G 穿刺针抽取 1 ml 含有 40 mg 甲泼尼龙和 0.25% 的不含防腐剂的布比卡因注射液。

　　进行严格的无菌操作，首先确定锁骨的胸骨端位置。很容易摸到胸锁关节，因为胸骨柄和锁骨连接处有一个轻微的凹陷。针尖朝内侧与皮肤成 45° 小心进针，经皮肤、皮下组织及关节囊并进入关节（图 95-3，图 95-4）。若针碰到骨头，则小心将针退至皮下并重新调整进针方向，将针稍偏向内侧进针。确定针进入关节后，轻柔地将注射器内药物推入。由于关节内空间较小且关节囊致密，故推注时应有稍许阻力。如注射时存在明显阻力，则针尖可能位于韧带内，可稍微前进或回撤针头，直到针尖位于关节间隙内，注射阻力变小，再行

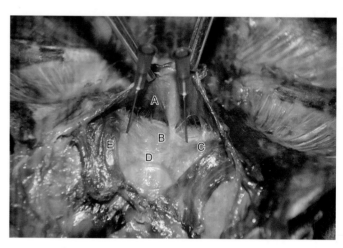

图 95-4　将胸骨甲状肌（A）在胸骨柄（B）后部和锁骨内侧（C）附着处翻起后，从头向尾端俯视胸骨柄的后部。22 G 穿刺针插入双侧胸锁关节囊的后面。也可看到锁骨间韧带（D）和胸骨舌骨肌（E）（From Warth RJ，Lee JT，Millett PJ：Anatomy and biomechanics of the sternoclavicular joint. Oper Tech Sports Med，22［3］：248-252，2014.）

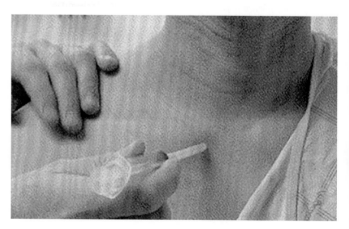

图 95-5　胸锁关节注射的正确进针轨迹（From Stitik TP，Foye PM，Fossati J：Shoulder injections for osteoarthritis and other disorders. Phys Med Rehabil Clin N Am 15［2］：407-446，2004.）

推注药物。注射完毕后将针拔出，进针处使用无菌敷料加压包扎并放置冰袋冷敷。

敷在注射部位。

超声引导技术

实施超声引导下胸锁关节注射术，患者取仰卧位，双手置于身体两侧，肩膀放松。通过触诊确定胸锁关节，将超声高频线性探头置于胸锁关节横断面，胸锁关节表现为一个 "V" 字形低回声缝隙和一个高回声关节盘（图 95-6）。骨质增生可使穿刺变得更困难（图 95-7）。

确定好胸锁关节位置，将肌腱和二头肌肌沟部位的穿刺部位皮肤规范消毒，无菌注射器内含 2 ml 0.25% 不含防腐剂的布比卡因和 40 mg 甲泼尼龙，与 1.5 英寸 25 G 无菌穿刺针连接，穿刺针在超声持续引导下进入关节腔间隙。当针尖进到关节间隙满意的位置，将注射器中的药物缓慢注入。拔针后用无菌加压辅料和冰袋贴

副作用和并发症

该项操作的主要并发症是穿刺时进针过深或太偏向外侧，从而误入胸膜腔而造成的气胸。采用此项技术虽然感染比较罕见，但若未严格执行无菌操作，仍会出现。由于操作部位靠近胸锁关节，仍然存在损伤大动脉及大静脉的可能性；若临床医师在操作时密切注意正确的进针位置，则可大大降低血管损伤的风险。

临床要点

胸锁关节来源的疼痛患者常常将此种疼痛综合征归因于心脏病发作。尽管应当牢记这种肌肉骨骼疼痛综合征和冠状动脉疾病可能同时存在，但让患者重获信心是非常必要的。操作者需严格执行无菌技术以避免发生感染；需遵守普遍的预防措施以规避风险。在注射完成后应立即给予加压包扎，这样可以降低瘀斑和血肿形成的发生率。胸锁关节痛的患者接受治疗后的数天，可以使用物理治疗手段帮助恢复，比如局部热敷和进行轻柔的功能锻炼。剧烈运动应避免，因其可加剧患者的症状。使用该注射技术时可以联合应用普通的镇痛药和非甾体抗炎药。其他关节受累的胸锁关节疼痛患者应行胶原血管病的实验室检查。

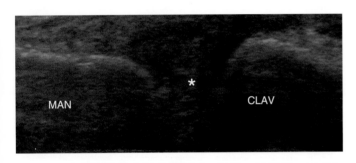

图 95-6　右侧胸锁关节超声横断面。星号，关节盘；CLAV，锁骨；MAN，胸骨柄

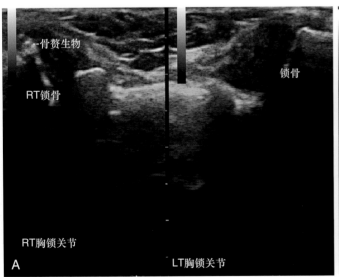
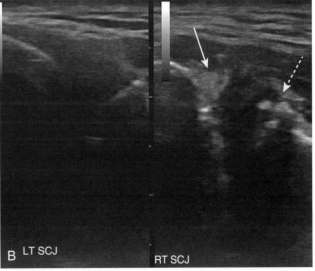

图 95-7　**A**. 右侧胸锁关节骨性关节炎，显示锁骨端的骨赘生物和骨皮质不规则排列（和正常的左侧对照）。**B**. 右侧胸锁关节骨质增生（和左侧正常的对比），关节末端出现骨性增生（实线箭头）和钙沉积（虚线箭头）。LT，左；RT，右；SCJ，胸锁关节（From Mondral S，Ghosh A：Ultrasound in musculoskeletal disorder—a new horizon in rheumatology. Indian J Rheumatol 10 ［2］：78-84，2015.）

推荐阅读

Crisostomo RA, Laskowski ER, Bond JR, Agerter DC: Septic sternoclavicular joint: a case report, *Arch Phys Med Rehabil* 89:895–896, 2008.

Ferrera PC, Wheeling HM: Sternoclavicular joint injuries, *Am J Emerg Med Medicine* 18:58–61, 2000.

Hamilton RJ, Wylie R: Sternoclavicular pyarthrosis, *J Emerg Med* 24:327–328, 2003.

Noble JS: Degenerative sternoclavicular arthritis and hyperostosis, *Clin Sports Med* 22:407–422, 2003.

Waldman SD: Ultrasound-guided intra-articular injection technique for sternoclavicular. In *Comprehensive atlas of ultrasound guided pain management injection techniques*, Philadelphia, 2014, Lippincott, pp 544–549.

Waterman J, Emery R: The diagnosis and treatment of disorders of the sterno-clavicular joint, *Curr Orthop* 16:368–373, 2002.

96

胸长神经阻滞

张金华 译 刘国凯 校

适应证与临床考虑

胸长神经卡压综合征是指胸长神经经过肩胛下肌下方支配前锯肌时遭到挤压或受到拉伸引起的（图96-1）。在这个解剖位置造成胸长神经压迫的最常见原因包括手术过程中对神经造成的直接损伤，如乳腺癌根治术和胸廓出口综合征的手术治疗。重物从架子上掉落造成的直接钝性损伤也可引起胸长神经卡压综合征。也有报道第1肋骨骨折后造成胸长神经损伤。牵拉造成胸长神经的损伤常见于不当背负沉重的背包或长时间繁重体力劳动。

临床上患者存在由于前锯肌无痛性瘫痪造成的经典翼状肩体征（图96-2）。翼状肩是由于前锯肌无力牢固支撑肩胛骨紧靠后胸壁造成的。翼状肩体征可通过使患者做双手按墙外撑动作而确定。临床医师在患者身后观察可发现患者肩胛骨向后突出或从后胸壁呈翼状飞离状（图96-1）。患有胸长神经卡压综合征的患者患肢无法完全伸展过头顶，丧失外展角度的最后25°～30°。

肌电图检查有助于诊断胸长神经卡压综合征。所有患胸长神经卡压综合征的患者均应行X线平片检查，

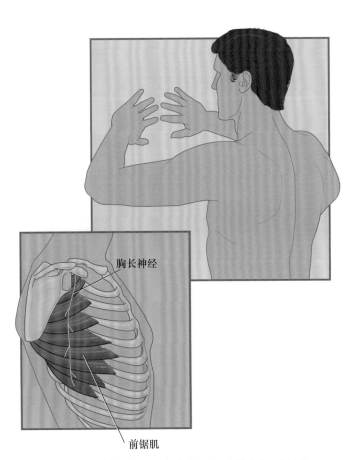

图96-1 翼状肩胛是由胸长神经功能失调引起的

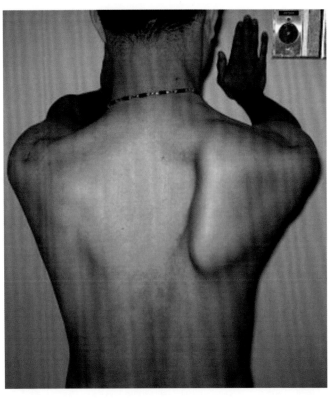

图96-2 照片中患者双臂向前推墙时，右侧肩胛骨呈明显的翼状突起（From Uerpairojkit C，Leechavengvongs S，Witoonchart K，et al：Nerve transfer to serratus anterior muscle using the thoracodorsal nerve for winged scapula in C5 and C6 brachial plexus root avulsions. J Hand Surg Am 34：74-78，2009.）

以排除包括肩胛骨及第 1 肋骨骨折在内的隐匿性骨病。

临床相关解剖

胸长神经由自 C5 ～ C7 脊神经根发出的神经纤维组成（图 96-1），该神经经由第 1 肋外侧缘进入腋窝（图 96-3），在此位置容易受到损伤。胸长神经自腋动脉和臂丛后方穿过，穿出腋窝后下降并走行于它所支配的前锯肌侧面。

操作技术

体表标志技术

患者仰卧位，上肢充分内收于身体一侧。使用 10 ml 注射器抽取含局麻药和 40 mg 甲泼尼龙的混合药液 7 ml。确定锁骨上窝，然后沿锁骨后缘向外侧接近肩部。使用消毒液消毒锁骨上窝最外侧的皮肤。使用 1.5 英寸、25 G 穿刺针垂直锁骨进针（图 96-4）。缓慢进针直到针头刚好越过锁骨下缘。回抽无异常且患者臂丛分布区无持续性感觉异常，则缓慢注入药物，同时密切关注患者是否有局麻药中毒的迹象。如针尖顶到第 1 肋骨骨质，则缓慢回撤针头离开骨膜，回抽无异常后再缓慢注入药物。对于一些困难病例，超声引导可能有帮助（图 96-5）。

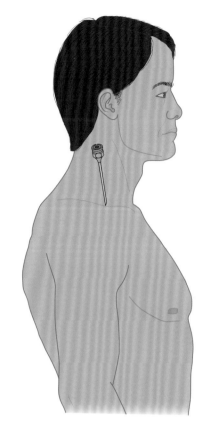

图 96-4 胸长神经注射的正确进针位置

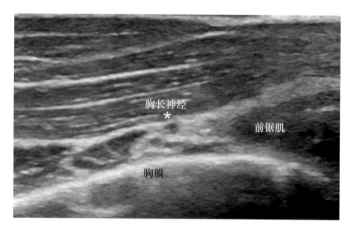

图 96-5 超声影像展示胸长神经与胸膜和前锯肌的关系

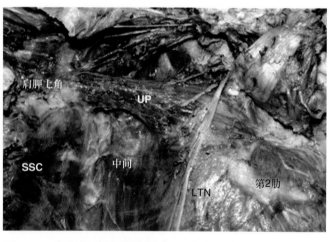

图 96-3 前锯肌及胸长神经（LTN）的上部（UP）解剖图。前锯肌上部是一块巨大而有力的圆筒状肌肉，从连接第 1 肋和第 2 肋处抬高。胸长神经走行并穿过前锯肌上部，并覆盖一层软组织到第 2 肋。SSC，肩胛下肌（From Hamada J, Igarashi E，Akita K，Mochizuki T：A cadaveric study of the serratus anterior muscle and the long thoracic nerve. J Shoulder Elbow Surg 17：790-794，2008.）

副作用和并发症

该项操作的主要并发症是穿刺时进针过深或太偏向内侧，从而误入胸膜腔而造成的气胸。采用此项技术虽然感染比较罕见，但若未严格执行无菌操作，仍会出现。如果穿刺时针头方向过于靠内，则有可能损伤纵隔内组织；若临床医师在操作时密切注意正确的进针位置，则可大大降低这些并发症的风险。

临床要点

　　这种注射技术是一种用于评估与治疗胸长神经卡压综合征的简单、有效方法。在进行胸长神经阻滞操作前，应对所有患者进行仔细的神经功能检查，确定是否原先就存在神经功能缺损从而避免将这些已经存在的缺陷归因于神经阻滞。

推荐阅读

Belsh JM: Thoracic nerve. In Aminoff ME, Doroff RB, editors: *Encyclopedia of the neurological sciences*, ed 2, Waltham, Mass, 2003, Academic Press, pp 524–526.

Hamada J, Igarashi E, Akita K, Mochizuki T: A cadaveric study of the serratus anterior muscle and the long thoracic nerve, *J Shoulder Elbow Surg* 17:790–794, 2008.

Krasna MJ, Forti G: Nerve injury: injury to the recurrent laryngeal, phrenic, vagus, long thoracic, and sympathetic nerves during thoracic surgery, *Thorac Surg Clin* 16:267–275, 2006.

Novak CB, Mackinnon SE: Surgical treatment of a long thoracic nerve palsy, *Ann Thorac Surg* 73:1643–1645, 2002.

Wilbourn AJ, Ferrante MA: Upper limb neuropathies: long thoracic (nerve to the serratus anterior), suprascapular, axillary, musculocutaneous, radial, ulnar, and medial antebrachial cutaneous. In Dyck PJ, Thomas PK, editors: *Peripheral neuropathy*, ed 4, Philadelphia, 2005, Saunders, pp 1463–1486.

97

前锯肌综合征注射技术

张金华　译　刘国凯　校

适应证与临床考虑

前锯肌尤其易于发展为肌筋膜疼痛综合征。这种疼痛大多因为运动使肌肉反复受到轻微损伤所致，如剧烈或长期咳嗽、重复过顶提升重物及长跑。肌肉的钝性损伤也可诱发前锯肌肌筋膜疼痛综合征。

肌筋膜疼痛综合征是一种慢性疼痛综合征，它能影响躯体的局灶或一部分。肌筋膜疼痛综合征的必要条件是查体时发现肌筋膜疼痛触发点。尽管这些触发点一般是局限于躯体的部分区域，但肌筋膜疼痛综合征的疼痛往往牵涉其他解剖区域。这种牵涉痛常常被误诊或是被归因于其他器官系统疾病，从而导致过度评估及治疗无效。前锯肌肌筋膜疼痛综合征的原发性疼痛常常在第5至第7肋骨腋中线部位。可牵涉胸后壁并沿着同侧上肢放射到无名指和小拇指的掌侧。

触发点是肌筋膜疼痛的特征性病变，被认为是肌肉受到轻微创伤引起的。这种病理损伤的特点是受累肌肉存在一个局部剧烈压痛的点。由触摸或拉伸等对触发点造成的机械刺激不仅会引起局部的剧烈疼痛，也会产生牵涉痛。除了这种局部疼痛和牵涉痛，受刺激的肌肉经常会产生不自主的回缩，这种现象称之为"跳跃征"。这种跳跃征也是肌筋膜疼痛综合征的独有特征。前锯肌综合征患者在第5至第7肋腋中线浅层肌肉上会有一个触发点出现（图97-1）。

当触摸到肌筋膜触发点时，就可以鉴别出紧绷的肌纤维带。尽管已提出了许多高深的理论，以及肌筋膜疼痛综合征患者存在一致的物理发现，但是肌筋膜触发点的病理生理学仍然未知。所有这些理论的共同点是坚信触发点是受累肌肉受到轻微创伤的结果。这种微创伤可能是由受累肌肉的单次伤害引起的，或者是由反复的微创伤所引起的，或者肌肉单位激动及拮抗的慢性去适应

的结果。

除了肌肉损伤，其他各种因素似乎也可以使患者患上肌筋膜疼痛综合征。周末运动员的身体遭受不适应的体育活动，也可能会出现肌筋膜疼痛综合征。使用键盘或看电视的不良姿势，也是肌筋膜疼痛综合征的诱发因素。以往的损伤可能导致肌肉功能异常，随后易于发展为肌筋膜疼痛综合征。如果患者营养状态不良及并存包括慢性压力和抑郁在内的心理或行为异常，都可加剧以上的诱发因素。前锯肌肌肉似乎特别容易出现压力引起的肌筋膜疼痛综合征。

僵硬及疲劳通常与肌筋膜疼痛综合征的疼痛并存，这就加剧了这种疾病相关的功能障碍，也使治疗变得更加复杂。肌筋膜疼痛综合征可以原发性疾病状态出现，也可与其他疼痛性疾病呈并发状态，包括神经根性病和慢性局部疼痛综合征。心理或行为异常（包括抑郁）经常与肌筋膜疼痛综合征相关的肌肉异常共存。这些心理和行为异常的治疗是任何成功治疗肌筋膜疼痛综合征中不可分割的组成部分。

临床相关解剖

前锯肌是一块宽阔的薄板状肌肉，主要功能是伸展和外旋肩胛骨。前锯肌前面的形状看起来像锯齿样，因此它名字来自于拉丁文的锯。前锯肌起源于第1至第8肋骨的外侧面，分布于肋骨角与肋软骨之间的肋骨面，或者介于其间的肋间筋膜（见图97-1），肌肉附着在肩胛骨的内侧缘。前锯肌由胸长神经支配。前锯肌容易受到创伤，或由于过度使用、使用不当容易造成劳损和撕裂伤，这些都可能发展成肌筋膜疼痛综合征。如果胸长神经受损，可出现翼状肩（图97-2）。

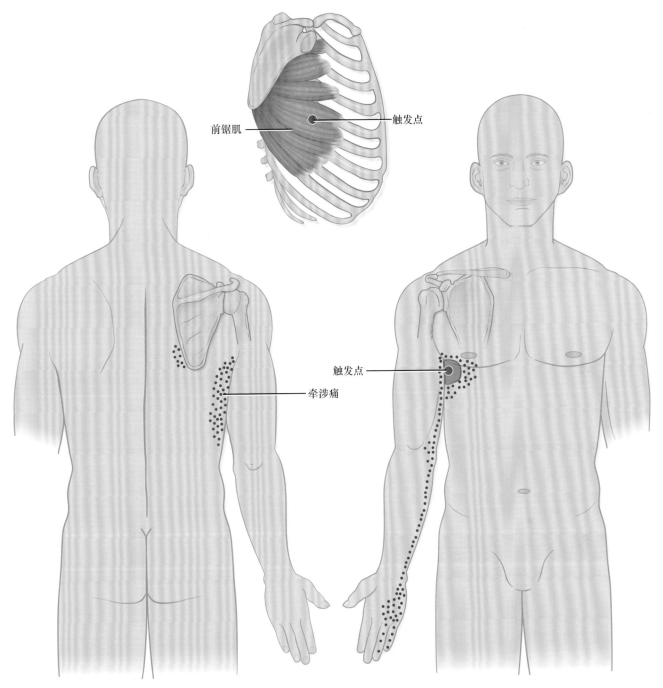

图 97-1　前锯肌综合征患者的触发点位于腋中线第 5 到第 7 肋骨的浅层肌肉上

操作技术

　　在触发点注射前，对患者的精心准备有助于达到最佳治疗效果。触发点的注射是针对原发的触发点，而不是牵涉痛的区域。应向患者解释触发点注射的目的是阻断持续性疼痛，从而期望能够长时间地缓解疼痛。多数肌筋膜疼痛综合征患者想要获得最佳的治疗效果，需要不止一种治疗方式，要患者理解这一点很重要。在确定

和标记触发点及进行触发点注射操作时，患者采用平卧或侧卧位，这样有助于降低血管迷走神经性反应的发生率。注射前应进行该部位的皮肤消毒，以避免感染。

　　向患者说明触发点注射的目的及对患者进行适当的准备后，用戴无菌手套的手指再次确定触发点的位置。用注射器抽取含 40 mg 甲泼尼龙和 0.25% 不含防腐剂的布比卡因 10 ml，将其连接到 25 G 或 27 G 且长度足够达到触发点的穿刺针上。除了腰背部的更深处肌肉，

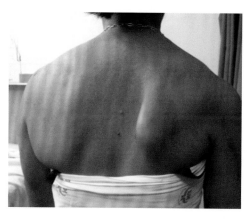

图 97-2　翼状肩（From Leechavengvongs S，Jiamton C，Uerpairojkit C，et al：Polyester tape scapulopexy for chronic upper extremity brachial plexus injury. J Hand Surg 40：1184.e3-1189.e3，2015.）

一般 1.5 英寸长的针头已经足够。然后每个触发点注射 0.5 ～ 1.0 ml 药液（图 97-1）。应该告知患者，要完全去除触发点需 2 ～ 5 个疗程。

副作用和并发症

　　因为与肺部邻近，因此必须由精通局部解剖及具有介入性疼痛治疗经验的医师进行操作。在接受触发点注射术后，许多患者会感到一过性的疼痛增加。

临床要点

　　只要注意注射部位相关的临床解剖，触发点注射是非常安全的。使用此种技术时应注意无菌操作原则以避免感染，操作者应严格采用预防措施避免可能的风险出现。触发点注射术的大部分副作用是穿刺针对进针部位及皮下组织造成的损伤。注射后立即压迫注射部位，可降低瘀斑和血肿形成的发生率。避免使用过长的针，有助于降低深部组织损伤的发生率。前锯肌注射时尤其应该特加小心避免造成肺损伤导致气胸的可能。

　　抗抑郁药是治疗肌筋膜疼痛综合征的主要药物。治疗这类疼痛，三环类抗抑郁药比选择性 5- 羟色胺再摄取抑制剂更加有效。抗抑郁药对肌筋膜疼痛综合征治疗作用的确切机制仍不清楚。一些研究人员认为这类药物的主要作用是治疗患者潜在的抑郁，它存在于许多肌筋膜疼痛综合征患者身上。阿米替林和去甲替林是首选药物，应该给予一次睡前剂量，在副作用允许范围内从 10 ～ 25 mg 逐步递增。普瑞巴林、度洛西汀及米那普仑对治疗肌筋膜疼痛综合征也大有好处。

推荐阅读

Baldry P: Acupuncture treatment of fibromyalgia and myofascial pain syndrome. In Chaitow L, editor: *Fibromyalgia syndrome*, ed 3, London, 2010, Churchill Livingstone, pp 145–159.

Belville RG, Seupaul RA: Winged scapula in the emergency department: a case report and review, *J Emerg Med* 29(3):279–282, 2005.

Hamada J, Igarashi E, Akita K, Mochizuki T: a cadaveric study of the serratus anterior muscle and the long thoracic nerve, *J Shoulder Elbow Surg* 17(5):790–794, 2008.

LeBlanc KE, LeBlanc LL: Musculoskeletal disorders, *Prim Care* 37(2):389–406, 2010.

Partanen JV, Ojala TA, Arokoski JPA: Myofascial syndrome and pain: a neurophysiological approach, *Pathophysiology* 17(1):19–28, 2010.

98

背阔肌注射技术

张全华 译 刘国凯 校

适应证与临床考虑

背阔肌尤其易于发展为肌筋膜疼痛综合征。这种疼痛大多因为运动使肌肉反复受到轻微损伤所致，如应用运动器材剧烈活动或者必须重复向前以及向上的够伸运动，肌肉的钝性损伤也可诱发背阔肌肌筋膜疼痛综合征。

肌筋膜疼痛综合征是一种慢性疼痛综合征，它能影响躯体的局灶或一部分。肌筋膜疼痛综合征的必要条件是查体时发现肌筋膜疼痛的触发点。尽管这些触发点一般是局限于躯体的部分区域，但肌筋膜疼痛综合征的疼痛往往牵涉其他解剖区域。这种牵涉痛常常被误诊或是被归因于其他器官系统疾病，从而导致过度评估及治疗无效。累及背阔肌的肌筋膜疼痛综合征常有肩胛下角的原发性疼痛，牵涉痛可放射到腋窝，同侧上肢背部，以及无名指和小手指的背部。。

触发点是肌筋膜疼痛的特征性病变，被认为是肌肉受到轻微创伤引起的。这种病理损伤的特点是受累肌肉存在一个局部剧烈压痛的点。由触摸或拉伸等对触发点造成的机械刺激不仅会引起局部的剧烈疼痛，也会产生牵涉痛。除了这种局部疼痛和牵涉痛，受刺激的肌肉经常会产生不自主的回缩，这种现象称之为"跳跃征"。这种跳跃征也是肌筋膜疼痛综合征的独有特征。背阔肌综合征患者的触发点出现在腋窝后部肌肉（图98-1）。

当触摸到肌筋膜触发点时，就可以鉴别出紧绷的肌纤维带。尽管已提出了许多高深的理论，以及肌筋膜疼痛综合征患者存在一致的物理发现，但是肌筋膜触发点的病理生理学仍然未知。所有这些理论的共同点是坚信触发点是受累肌肉受到轻微创伤的结果。这种微创伤可能是由受累肌肉的单次伤害引起的，或者是由反复的微创伤所引起的，或者肌肉单位激动及拮抗的慢性去适应的结果。

除了肌肉损伤，其他各种因素似乎也可以使患者患上肌筋膜疼痛综合征。周末运动员的身体遭受不适应的体育活动，也可能会出现肌筋膜疼痛综合征。使用键盘或看电视的不良姿势，也是肌筋膜疼痛综合征的诱发因素。以往的损伤可能导致肌肉功能异常，随后易于发展为肌筋膜疼痛综合征。如果患者营养状态不良及并存包括慢性压力和抑郁在内的心理或行为异常，都可加剧以上的诱发因素。背阔肌似乎特别容易出现压力引起的肌筋膜疼痛综合征。

僵硬及疲劳通常与肌筋膜疼痛综合征的疼痛并存，这就加剧了这种疾病相关的功能障碍，也使治疗变得更加复杂。肌筋膜疼痛综合征可以原发性疾病状态出现，也可与其他疼痛性疾病呈并发状态，包括神经根性病和慢性局部疼痛综合征。心理或行为异常（包括抑郁），经常与肌筋膜疼痛综合征相关的肌肉异常共存。这些心理和行为异常的治疗是任何成功治疗肌筋膜疼痛综合征中不可分割的组成部分。

临床相关解剖

背阔肌是一块宽阔的片状肌肉，它的主要功能是伸展、内收以及内旋手臂，次要功能是辅助深吸气和呼气。背阔肌的起点在T7脊柱，所有下胸椎、腰椎及骶椎的棘突和棘上韧带，腰椎筋膜，髂嵴后1/3、最后4根肋骨，肩胛下角（图98-1）。肌肉附着在肱骨二头肌沟。背阔肌受胸背神经支配，容易受到创伤，或由于过度使用、使用不当容易造成劳损和撕裂伤，这些都可能发展成肌筋膜疼痛综合征。

操作技术

在触发点注射前，对患者的精心准备有助于达到最佳治疗效果。触发点的注射是针对原发触发点，而不是牵涉痛的区域。应向患者解释触发点注射的目的是阻断持续性疼痛，从而期望能够长时间地缓解疼痛。多数肌筋膜疼痛综合征患者想要获得最佳的治疗效果，需要不止一种治疗方式，要患者理解这一点很重要。在确定和标记触发点及进行触发点注射操作时，患者采用平卧或侧卧位，这样有助于降低血管迷走神经性反应的发生率。注射前应进行该部位的皮肤消毒，以避免感染。

向患者说明触发点注射的目的，及对患者进行适当的准备后，用戴无菌手套的手指再次确认触发点的位置。用注射器抽取含 40 mg 甲泼尼龙和 0.25% 不含防腐剂的布比卡因 10 ml，将其连接到 25 G 或 27 G 且长度足够达到触发点的穿刺针上。除了腰背部的更深处肌肉，一般 1.5 英寸长的针头已经足够。然后每个触发点注射 0.5 ～ 1.0 ml 药液（见图 98-1）。应该告知患者，

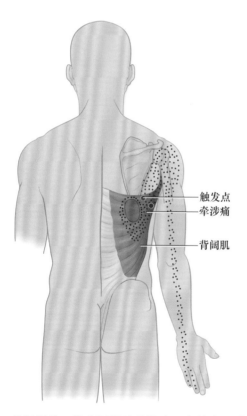

触发点
牵涉痛
背阔肌

图 98-1　背阔肌是一块宽阔的片状肌肉，它的主要功能是伸展、内收以及内旋手臂。这块肌肉易患肌筋膜疼痛综合征，也称之为背阔肌综合征。背阔肌综合征患者的触发点出现在腋窝后部肌肉

要完全去除触发点需 2 ～ 5 个疗程。

副作用和并发症

因为与肺部邻近，因此必须由精通局部解剖及具有介入性疼痛治疗经验的医师进行操作。在接受触发点注射术后，许多患者会感到一过性的疼痛增加。

临床要点

只要注意注射部位相关的临床解剖，触发点注射是非常安全的。使用此种技术时应注意无菌操作原则以避免感染，操作者应严格采用预防措施避免可能的风险出现。触发点注射术的大部分副作用是注射针对进针部位及皮下组织造成的损伤。注射后立即压迫注射部位，可降低瘀斑和血肿形成的发生率。避免使用过长的针，有助于降低深部组织损伤的发生率。背阔肌注射时尤其应该特加小心避免造成肺损伤导致气胸的可能。

抗抑郁药是治疗肌筋膜疼痛综合征的主要药物。治疗这类疼痛，三环类抗抑郁药比选择性 5- 羟色胺再摄取抑制剂更加有效。抗抑郁药对肌筋膜疼痛综合征治疗作用的确切机制仍不清楚。一些研究人员认为这类药物的主要作用是治疗患者潜在的抑郁，它存在于许多肌筋膜疼痛综合征患者身上。阿米替林和去甲替林是首选药物，应该给予一次睡前剂量，在副作用允许的范围内从 10 ～ 25 mg 逐步递增。普瑞巴林、度洛西汀及米那普仑对治疗肌筋膜疼痛综合征也大有好处。

推荐阅读

Baldry P, Yunus MB, Inanici F: The chest wall. In Baldry P, editor: *Myofascial pain and fibromyalgia syndromes: a clinical guide to diagnosis and management*, Edinburgh, 2001, Churchill Livingstone, pp 303–327.

De Filippo M, Albini A, Castaldi V, et al.: MRI findings of Tietze's syndrome mimicking mediastinal malignancy on MDCT, *Eur J Radiol Extra* 65:33–35, 2008.

Stochkendahl MJ, Christensen HW: Chest pain in focal musculoskeletal disorders, *Med Clin N Am* 94:259–273, 2010.

Waldman SD: Tietze's syndrome. In *Pain review*, Philadelphia, 2009, Saunders, p 282.

99

Tietze 综合征的肋胸关节注射技术

张金华　译　刘国凯　校

适应证与临床考虑

多种其他的疼痛性疾病也影响胸肋关节，并且发病频率高于 Tietze 综合征。胸肋关节容易发展为关节炎，包括骨关节炎、类风湿性关节炎、强直性脊柱炎、Reiter 综合征和银屑病关节炎。此关节通常在加减速损伤或胸部及钝挫伤时遭受创伤。此关节遭受严重创伤时可发生半脱位或脱位。过度使用或滥用也可引起急性胸肋关节炎，使关节强度减弱。此关节也易受到包括胸腺瘤在内的原发恶性肿瘤或转移癌的侵袭。

Tietze 综合征（痛性非化脓性肋软骨肿大）不同于胸肋综合征。该综合征于 1921 年第一次被描述，其特点为肋软骨的急性疼痛性肿胀。该综合征最常见的受累部位为第 2 和第 3 肋，与胸肋综合征通常好发于 40 岁以上人群不同，Tietze 综合征好发于 20～30 岁的患者。Tietze 综合征常急性发病，并且通常与病毒性呼吸道感染伴发（图 99-1）。据推测 Tietze 综合征的病因为严重咳嗽或重体力劳动造成的胸肋关节的微损伤。第 2、3

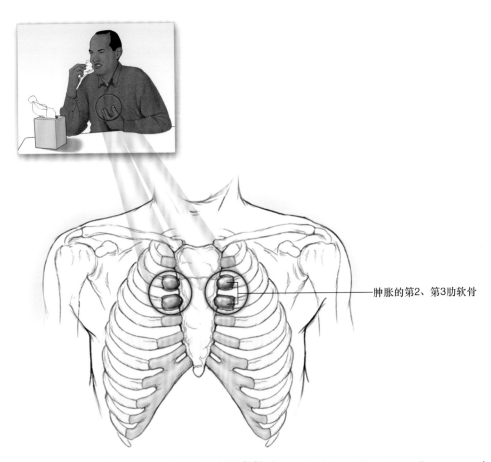

图 99-1　第 2、第 3 肋软骨关节的肿胀是 Tietze 综合征的必要条件（From Waldman SD：Atlas of common pain syndromes, ed 3, Philadelphia，2012，Saunders.）

肋的疼痛性肿胀是诊断该综合征的必要条件（图 99-2）。与 Tietze 综合征不同，胸肋综合征无肋软骨肿胀的临床表现。

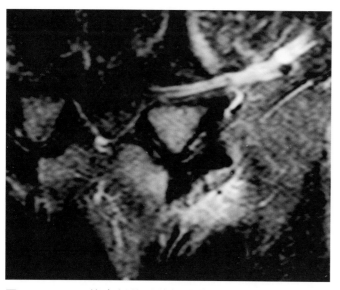

图 99-2　Tietze 综合征的磁共振成像。胸部冠状位压脂成像（STIR）图片，在胸肋关节处显示高强度的信号（From Resnick D，editor：Diagnosis of bone and joint disorders, ed 4, Philadelphia，2002，Saunders，p 2605.）

体格检查发现，Tietze 综合征患者僵硬地保持肩关节于中立位置，尽量尝试固定关节从而减少关节活动。肩膀主动伸展、回缩、深吸气以及手臂完全上抬可出现疼痛。可能存在咳嗽困难，这可导致 Tietze 综合征患者不充分的肺部引流。胸肋关节尤其是第 2、第 3 肋肿胀和存在剧烈的压痛，相邻的肋间肌也可存在压痛。患者也可主诉在关节活动时有弹响感。

所有患胸肋关节疼痛的患者均应行 X 线平片检查，以排除包括肿瘤在内的隐匿性骨性疾病。根据患者的临床表现，还应行化验检查包括全血细胞计数、前列腺特异性抗原、血沉和抗核抗体的检测。若怀疑存在关节不稳定或隐匿性肿物，则应行关节的 MRI 检查。下文介绍的注射技术既可作为一种诊断技术又可作为治疗手段。

临床相关解剖

真肋的软骨与胸骨相连形成胸肋关节（图 99-3）。第 1 肋软骨直接与胸骨柄相连组成一个纤维连接，只能允许有限的滑动。第 2 至第 6 肋软骨则与胸骨体相连组成滑动关节。这些关节被一层薄的关节囊包裹。胸肋关

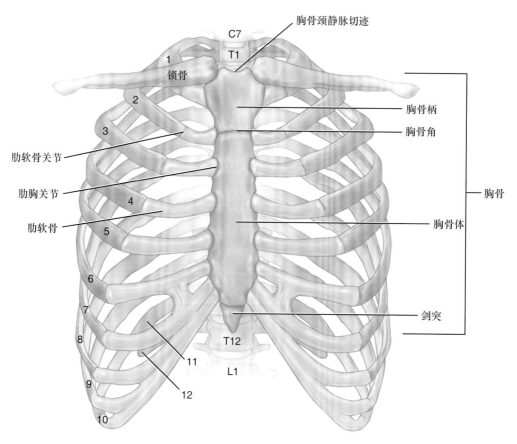

图 99-3　肋胸关节的解剖

节通过韧带加固，但前胸钝挫伤时可发生关节半脱位或脱位。胸肋关节后方为纵隔结构，如进针过深，容易造成这些结构的损伤。若进针过深及太靠外侧，则可进入胸膜腔进而造成气胸。

操作技术

体表标志技术

首先向患者解释注射治疗的目的。患者仰卧位，对受累胸肋关节周围皮肤进行适当消毒。使用无菌注射器抽取 1 ml 不含防腐剂的 0.25% 的布比卡因注射液和 40 mg 甲泼尼龙，连接于 1.5 英寸、25 G 穿刺针上。

严格无菌操作下，确定胸肋关节的位置。很容易触摸到肋骨与胸骨连接处的轻微隆起，也正是在此处肋骨连接到胸骨上。针尖小心刺入皮肤及皮下组织，稍向内侧头侧进入关节近端。若针尖碰到骨质，则小心将针回撤离开骨膜。确定针尖接近关节后，轻轻注入 1 ml 药液。注射时应有轻微阻力。如注射时遇到明显阻力，则小心回撤针尖直到阻力减小后再行推注。在每个关节重复此注射。拔出针头后，注射部位采用无菌加压包扎并放置冰袋冷敷。

超声引导技术

实施超声引导下胸肋关节注射时，患者取仰卧位，双手自然放在身体两侧，通过触诊确定关节，皮肤无菌消毒后，将一个高频线性探头放置在关节的横截面。使用无菌注射器抽取 1 ml 不含防腐剂的 0.25% 的布比卡因注射液和 40 mg 甲泼尼龙，连接于 1.5 英寸、22 G 穿刺针上。沿着肋骨将超声探头缓慢移向胸骨，直到确定关节位置，确定关节腔后，紧挨着探头中点下进针，采用平面外的方式在超声实时引导下调整进针轨迹，进入胸肋关节中心。当针尖进入关节后，将注射器中的药物缓慢注入。

注射阻力应该很小，注射完毕后将针拔出，进针处使用无菌敷料加压包扎并放置冰袋冷敷。

副作用和并发症

该项操作的主要并发症是穿刺时进针过深或太偏向外侧，从而误入胸膜腔而造成的气胸。采用此项技术虽然感染比较罕见，但若未严格执行无菌操作，仍会出现。此操作永远存在对纵隔内容物造成损伤的可能；若临床医师在操作时密切注意正确的进针位置，则可大大降低这些并发症的风险。

临床要点

肋胸关节来源的疼痛患者常常将此种疼痛综合征归因于心脏病发作。尽管应当切记这种肌肉骨骼疼痛综合征和冠状动脉疾病可能同时存在，但让患者重获信心是非常必要的。Tietze 综合征（病毒感染相关的上部肋软骨造成的疼痛性肿大）可与更常发生的胸肋综合征相混淆，尽管二者均适用于此项注射治疗。操作者需严格执行无菌技术以避免发生感染，需遵守普遍的预防措施以规避风险。在注射完成后应立即给予加压包扎，这样可以降低瘀斑和血肿形成的发生率。胸肋关节痛的患者接受治疗后的数天，可以使用物理治疗手段帮助恢复，比如局部热敷和进行轻柔的功能锻炼。剧烈运动应予避免，因其可加剧患者的症状。使用该注射技术时可以联合应用普通的镇痛药和非甾体抗炎药。其他关节受累的胸肋关节疼痛患者应行胶原血管病的实验室检查。

推荐阅读

Baldry P, Yunus MB, Inanici F: The chest wall. In Baldry P, editor: *Myofascial pain and fibromyalgia syndromes: a clinical guide to diagnosis and management*, Edinburgh, 2001, Churchill Livingstone, pp 303–327.

De Filippo M, Albini A, Castaldi V, et al.: MRI findings of Tietze's syndrome mimicking mediastinal malignancy on MDCT, *Eur J Radiol Extra* 65:33–35, 2008.

Stochkendahl MJ, Christensen HW: Chest pain in focal musculoskeletal disorders, *Med Clin N Am* 94:259–273, 2010.

Waldman SD: Tietze's syndrome. In *Pain review*, Philadelphia, 2009, Saunders, p 282.

100

肋椎关节注射

张金华　译　刘国凯　校

适应证与临床考虑

　　肋椎关节源性疼痛常与肺源性疼痛相似。肋椎关节是真性关节，易受累发展为关节炎，包括骨关节炎、类风湿关节炎、银屑病性关节炎及 Reiter 综合征，此外强直性脊柱炎尤其好发于此（图 100-1）。此关节通常在加减速损伤或胸部及背部脊柱钝挫伤时遭受创伤。此关节遭受严重创伤时可发生半脱位或脱位。过度使用或滥用也可引起急性肋椎关节炎，使关节强度减弱。此关节也易受到包括肺癌在内的原发恶性肿瘤或转移癌或感染的侵袭（图 100-2）。

　　体格检查发现，患者通过避免脊柱屈曲、伸展以及侧向弯曲而达到减少背部区域的运动，从而尝试固定患侧以减少关节活动。患者可能会回缩肩胛骨以减轻该关节疼痛。肋椎关节急性炎症期触摸时有压痛及感觉到热

肿。患者还可主诉关节活动时会出现弹响感。

　　所有患肋椎关节疼痛的患者均应行 X 线平片检查，以排除包括肿瘤在内的隐匿性骨性疾病。根据患者的临床表现，还应行化验检查包括全血细胞计数、前列腺特异性抗原、血沉及抗核抗体的测定。若怀疑存在原发性关节病，则应行关节的 MRI 检查（图 100-2，图 100-3）。下文介绍的注射技术既可作为一种诊断技术又可作为治疗手段。

临床相关解剖

　　肋椎关节是具有真正滑膜腔的平面型滑膜关节（图 100-4）。肋骨和椎体之间形成关节，该关节是由与椎体相连的两个部分组成：肋骨头和肋骨横突关节。每个肋骨头与对应的下椎体上表面及上椎体下表面相连接，肋骨头也与介于两个邻近椎体间的椎间盘相连接，这些关节由辐射状韧带与关节内韧带支撑。

　　肋横突关节是由肋骨结节和邻近的椎体相连接而成，该关节被上和外侧肋骨横突韧带支持和加固（图 100-5）。

操作技术

体表标志技术

　　向患者告知这种注射技术的目的。患者取俯卧位，将受累关节部位皮肤消毒。在透视下找到关节及相邻的肋骨，用无菌记号笔标记受累关节临近的肋骨或关节部位的皮肤以便识别。用无菌注射器抽取 1 ml 不含防腐剂的 0.25% 布比卡因和 40 mg 甲泼尼龙，与长 3.5 英寸、25 G 穿刺针相连接。

　　严格遵循无菌操作原则，通过触诊找出与受累关节相邻的肋骨边缘。从关节的外侧、肋骨骨面的中点部位

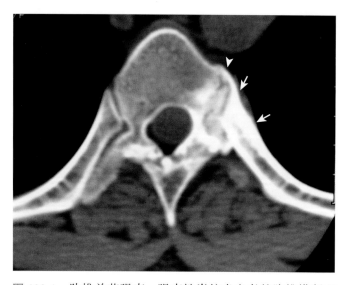

图 100-1　肋椎关节强直。强直性脊柱炎患者的胸椎横断面 CT 扫描图像，显示一侧肋椎关节存在骨质侵蚀以及部分强直（箭头的头），可见同侧肋骨皮质增厚（箭头）（From Resnick D：Diagnosis of bone and joint disorders，ed 4，Philadelphia，2002，Saunders.）

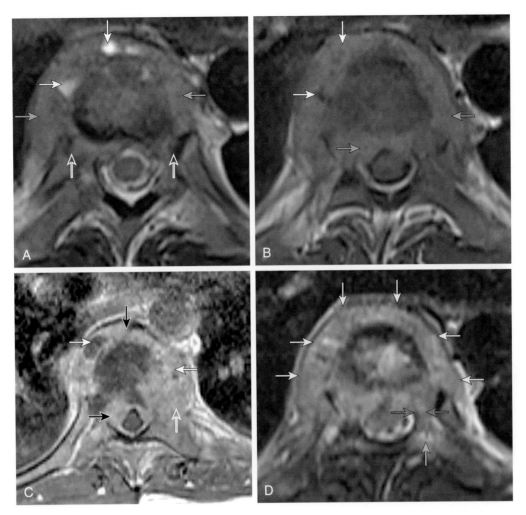

图 100-2　A. T2 加权轴位影像显示的是椎前和椎旁软组织信号，强度由中等到低（粉红色箭头）和里面高信号液性病灶（白色箭头）；注意双侧肋椎关节受累（空心箭头）。B. T1 加权轴位影像显示椎前、椎旁以及硬膜外软组织信号由中到高（粉红色箭头），相对于邻近的椎旁肌肉中液性低回声（白色箭头）。C. T1 加权增强轴向图像显示这些软组织中等均匀的增强（黑色箭头）和没有增强的囊性 / 坏死性病灶（白色箭头），注意左侧肋椎关节区域增强的软组织的扩展（空心箭头）。D. T2 加权轴位压脂技术（STIR）成像显示椎旁软组织低回声薄薄的被膜样结构（黄色箭头），再次注意牵涉到后面的组织（蓝色箭头）和完好的低信号皮质轮廓（褐色箭头）（From Surekaa J，Samuelb S，Keshavaa SN，et al：MRI in patients with tuberculous spondylitis presenting as vertebra plana：a retrospective analysis and review of literature. Clin Radiol 68［1］：e36-e42，2013.）

进针，小心穿过皮肤、皮下组织直到针尖碰到肋骨的骨膜，然后将针尖退出骨膜，并沿着肋骨的走行向内侧进针，直到针尖进入肋椎关节（图 100-4）。进入关节腔后，将注射器中的药物缓慢注入。因为关节腔小，关节囊致密，所以注射时会有一些阻力。如果遇到明显的阻力，针尖有可能是在韧带内，应该向前或后退一点儿，直到进入关节腔内，注射只有轻微的阻力。退针后，将无菌加压辅料以及冰袋放置在注射部位。

副作用和并发症

这种注射方法主要的并发症是因进针太偏向外侧或过深而误入胸膜腔后导致的气胸。尽管很少出现感染，但是如果不遵循严格的无菌原则也会发生。有可能会损伤肋椎关节邻近的大动脉和静脉血管。如果注射医生能够密切关注针尖的准确位置，则出现并发症的风险会大大降低。

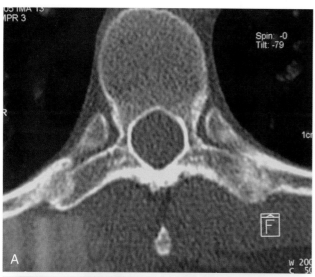

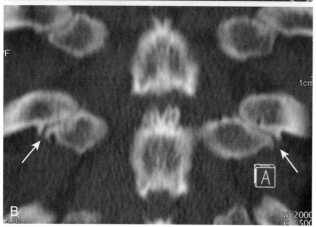

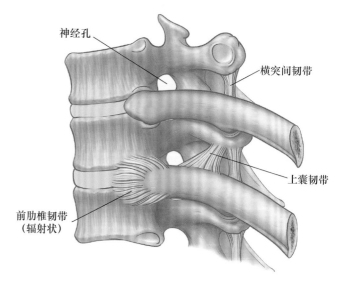

图 100-5   肋横突韧带稳定肋横突关节，尤其是上、后侧肋横突韧带（From Naidu BV，Rajesh PB：Relevant surgical anatomy of the chest wall. Thorac Surg Clin 20［4］：453-463，2010；Fig. 5.）

图 100-3   年轻女性含糊不清的非特异性背部中央疼痛。磁共振成像显示正常，而同位素骨扫描显示脊椎背侧旁矢状面存在少量局部摄取量增加。**A**. 轴向计算机断层扫描显示双侧肋椎关节清晰度降低，并伴轻微硬化。**B**. 冠状位重建影像显示早期骨刺的形成（箭头），与肋椎骨性关节炎一致（From Waldman SD：Costovertebral joint abnormalities. In Waldman SD，Campbell RSD，editors：Imaging of pain，Philadelphia，2011，Saunders，pp 81-82.）

临床要点

肋椎关节来源的疼痛患者常把疼痛归因于肺部疾病。尽管已经熟知这种骨骼肌疼痛综合征和肺部疾病可能共存，仍需排除肺部疾病。注意无菌操作，避免感染；为避免操作者的风险，需采用普遍预防措施。如果注射后立即在注射部位加压，则瘀斑和血肿形成的概率会降低。肋椎关节疼痛注射治疗后几天应进行理疗，包括局部热敷和轻柔功能锻炼。要避免可加重患者症状的剧烈运动。治疗时可以同时应用常用的镇痛药和非甾体抗炎药。肋椎关节疼痛尤其是伴有其他关节发病的患者，应进行实验室评估以排查结缔组织疾病和其他性质的关节疾病，包括强直性脊柱炎。

推荐阅读

Carrier G, Fréchette E, Ugalde P, Deslauriers J: Correlative anatomy for the sternum and ribs, costovertebral angle, chest wall muscles and intercostal spaces, thoracic outlet, *Thorac Surg Clin* 17:521–528, 2007.

Duprey S, Subit D, Guillemot H, Kent RW: Biomechanical properties of the costovertebral joint, *Med Eng Phys* 32:222–227, 2010.

Erwin WM, Jackson PC, Homonko DA: Innervation of the human costovertebral joint: implications for clinical back pain syndromes, *J Manipulative Physiol Ther* 23:395–403, 2000.

Illiasch H, Likar R, Stanton-Hicks M: CT use in pain management, *Tech Reg Anesth Pain Manag* 11:103–112, 2007.

Vallières E: The costovertebral angle, *Thorac Surg Clin* 17:503–510, 2007.

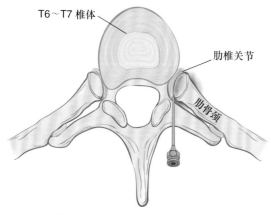

图 100-4   肋椎关节的解剖及肋椎关节关节内注射的正确进针位置

101

胸骨柄胸骨关节注射

张金华 译 刘国凯 校

适应证与临床考虑

胸骨柄胸骨关节来源的疼痛往往与心源性疼痛相似。胸骨柄关节易于罹患关节炎，包括骨关节炎、类风湿性关节炎、强直性脊柱炎、Reiter综合征和银屑病性关节炎（图101-1）。此关节通常在加减速损伤或胸部钝挫伤时遭受创伤。此关节遭受严重创伤时可发生半脱位或脱位（图101-2，图101-3）。过度使用或滥用也可引起急性胸骨柄胸骨关节炎，使关节强度减弱。该关节也易受到包括胸腺瘤在内的原发恶性肿瘤或转移癌的侵袭。胸骨柄胸骨关节发生感染比较罕见（图101-4）。

体格检查发现，患者僵硬地保持肩关节于中立位置，尽量尝试固定关节从而减少关节活动。肩膀主动伸

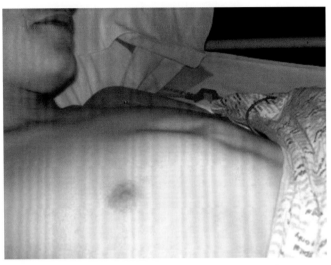

图 101-2　照片显示胸骨柄胸骨脱臼后明显的结构改变（From Lyons I，Saha S，Arulampalam T：Manubriosternal joint dislocation：an unusual risk of trampolining. J Emerg Med 39：596-598，2010.）

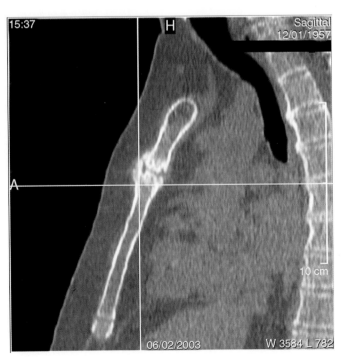

图 101-1　胸骨柄胸骨关节的CT扫描显示骨关节炎的改变（From Al-Dahiri A，Pallister I：Arthrodesis for osteoarthritis of the manubriosternal joint. Eur J Cardiothorac Surg 29：119-121，2006.）

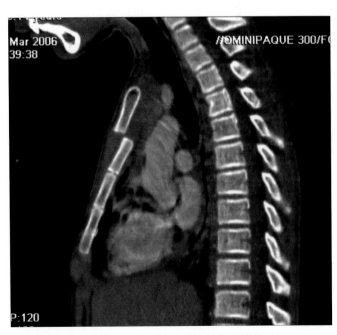

图 101-3　外侧胸壁的CT扫描显示胸骨向后错位（From Lyons I，Saha S，Arulampalam T：Manubriosternal joint dislocation：an unusual risk of trampolining. J Emerg Med 39：596-598，2010.）

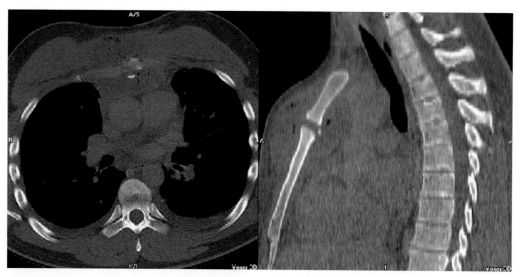

图 101-4 CT 扫描显示集中在胸骨柄胸骨关节的炎性肿物，伴有混合液气密度影。后方的这种软组织集中与骨膜密切相关，向后推纵隔而不是直接浸润（左侧轴向视图）。胸骨柄胸骨关节看起来不规则并增宽，同时伴皮质边缘的不规则以及后方的骨性小斑点（右侧矢状面重建图）（From Peng EW，McKillop G，Prasad S，Walker WS：Septic arthritis of the manubriosternal joint. Ann Thorac Surg 83：1190-1194，2007.）

展、回缩、深吸气以及手臂完全上抬可出现疼痛，做耸肩动作时也会出现疼痛。胸骨柄胸骨关节急性炎症期可有热肿和压痛。患者也主诉胸肋关节活动时会有弹响感。

所有患胸骨柄胸骨关节疼痛的患者均应行 X 线平片检查，以排除包括肿瘤在内的隐匿性骨性疾病。根据患者的临床表现，还应行的化验检查，包括全血细胞计数、前列腺特异性抗原、血沉和抗核抗体的检测。若怀疑存在关节不稳定，则应行关节的 MRI 检查。下文介绍的注射技术既可作为一种诊断技术又可作为治疗手段。

临床相关解剖

胸骨柄与胸骨体连接形成胸骨柄胸骨关节。该关节形成了一个被称作 Louis 角的结构，很容易在体表辨别该关节的位置。该关节是纤维软骨联合或软骨结合，缺乏真正的关节腔。胸骨柄胸骨关节便于胸部进行伸展和收缩（图 101-5）。上方胸骨柄与锁骨的胸骨端和第 1 肋软骨相连。下方胸骨体则与剑突相连。该关节后方为纵隔结构，如进针过深，容易造成这些结构的损伤。若进针过深及太靠外侧，则可进入胸膜腔进而造成气胸。

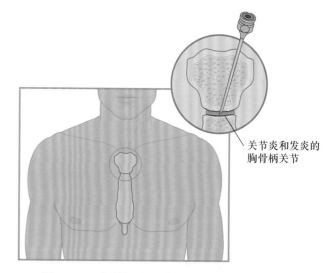

关节炎和发炎的
胸骨柄关节

图 101-5 胸骨柄胸骨关节注射的正确进针位置

操作技术

体表标志技术

向患者解释注射治疗目的。患者仰卧位，对胸骨角周围皮肤进行适当消毒。使用无菌注射器抽取 1 ml 不含防腐剂的 0.25% 的布比卡因和 40 mg 甲泼尼龙，注射器连接于 1.5 英寸、25 G 穿刺针上，整个操作过程严格无菌。

严格无菌条件下确定胸骨角的位置。触诊时胸骨体柄的连接处有一轻微的压痕，在体表很容易触及。针尖小心刺入皮肤及皮下组织，稍向内侧头侧进入关节（见图 101-5）。若针尖碰到骨质，则小心将针回撤离开骨膜并进入皮下组织，重新调整针尖稍向头侧。确定针尖接近关节后，轻轻注入药液。由于关节的纤维软骨特性，注射时应有一些阻力。如注射时遇到明显的阻力，则稍推进或回撤针尖，直到仅存在有限的阻力后再行推注。拔出针头后，注射部位采用无菌加压包扎并放置冰袋冷敷。

超声引导技术

实施超声引导下的胸骨柄胸骨关节注射时，患者取仰卧位，双手自然放在身体的两侧。通过触诊确定胸骨柄胸骨关节，在纵向平面上，将一个高频线性超声探头放置在关节上并截图（图 101-6）。确定关节间隙后，紧挨着探头中点下进针，采用平面外的方式在超声实时引导下调整进针轨迹，到达胸骨柄胸骨关节的中央。当针尖进入关节后，将注射器中的药物缓慢注入。注射阻力应该很小，注射完毕后将针拔出，进针处使用无菌敷料加压包扎并放置冰袋冷敷。

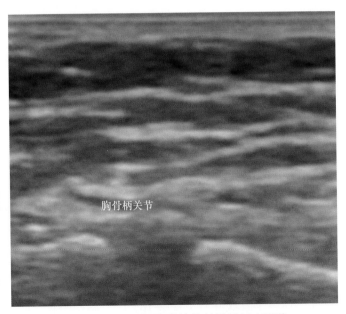

胸骨柄关节

图 101-6　胸骨柄胸骨关节的纵轴超声影像

副作用和并发症

该项操作的主要并发症是穿刺时进针过深或太偏向外侧，从而误入胸膜腔而造成的气胸。采用此项技术虽然感染比较罕见，但若未严格执行无菌操作，仍会出现。此操作永远存在对纵隔内容物造成损伤的可能；若临床医师在操作时密切注意正确的进针位置，则可大大降低这些并发症的风险。

> **临床要点**
>
> 胸骨柄胸骨关节来源的疼痛患者常常将此种疼痛综合征归因于心脏病发作。尽管应当切记这种肌肉骨骼疼痛综合征和冠状动脉疾病可能同时存在，但让患者重获信心是非常必要的。操作者需严格执行无菌技术以避免发生感染，需遵守普遍的预防措施以规避风险。在注射完成后应立即给予加压包扎，这样可以降低瘀斑和血肿形成的发生率。胸骨柄胸骨关节痛的患者接受治疗后的数天，可以使用物理治疗手段帮助恢复，比如局部热敷和进行轻柔的功能锻炼。剧烈运动应予避免，因其可加剧患者的症状。使用该注射技术时可以联合应用普通的镇痛药和非甾体抗炎药。其他关节受累的胸骨柄胸骨关节疼痛患者应行胶原血管病的实验室检查。

推荐阅读

Ellis H: The superior mediastinum, *Anaesth Intensive Care Med* 10:360–361, 2009.

Peng EW, McKillop G, Prasad S, Walker WS: Septic arthritis of the manubriosternal joint, *Ann Thorac Surg* 83:1190–1194, 2007.

Ramamurthy S: Chronic chest wall pain. In Ramamurthy S, Rogers JN, Alanmanou E, editors: *Decision making in pain management*, ed 2, Philadelphia, 2006, Mosby, pp 176–177.

Stochkendahl MJ, Christensen HW: Chest pain in focal musculoskeletal disorders, *Med Clin N Am* 94:259–273, 2010.

Waldman SD: Manubriosternal joint syndrome. In *Pain review*, Philadelphia, 2009, Saunders, pp 247–248.

Waldman SD: Ultrasound-guided intra-articular injection technique for manubriosternal joint pain. In *Comprehensive atlas of ultrasound guided pain management injection techniques*, Philadelphia, 2014, Lippincott, pp 555–559.

102

胸骨肌综合征注射技术

张金华 译 刘国凯 校

适应证与临床考虑

胸骨肌综合征是一组症状的总称，包括中线前胸壁疼痛，可放射到胸骨后方和手臂内侧（图 102-1）。胸骨肌综合征和心肌梗死的疼痛相似，常被误诊为心肌梗死。胸骨肌综合征是一种肌筋膜疼痛综合征，特点是胸骨中部存在触发点。与胸肋综合征不同，胸骨肌综合征的疼痛不会随着胸壁和肩部的运动而加剧。

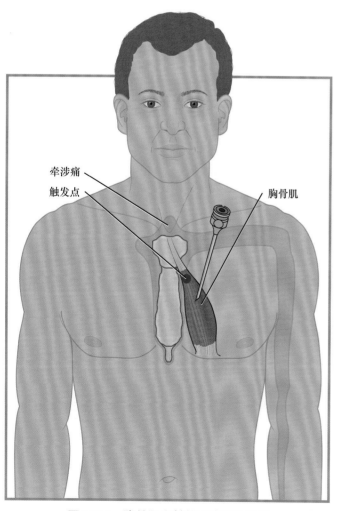

牵涉痛
触发点
胸骨肌

图 102-1 胸骨肌注射的正确进针位置

体格检查显示肌筋膜触发点位于胸骨中线处。偶尔胸肌或胸锁乳突肌胸骨头具有一个共存的触发点。触诊这些触发点可出现疼痛，而胸壁和肩部的运动不产生疼痛。刺激这些触发点出现"跳跃征"阳性。肩胛骨的外侧缘也可存在触发点，并且适合注射治疗。

所有怀疑有胸骨肌综合征的患者均应行 X 线平片检查，以排除包括转移性病灶在内的隐匿性骨性疾病。根据患者的临床表现，还应进行额外的化验检查，包括全血细胞计数、前列腺特异性抗原、血沉和抗核抗体的检测。若怀疑存在胸骨后疾病如胸腺瘤，则应行胸部 MRI 检查。胸骨肌综合征的患者还应行肌电图检查，以排除由于手臂牵涉痛而考虑为神经根型颈椎病或神经丛疾病。下文介绍的注射技术既可作为一种诊断技术又可作为治疗手段。

临床相关解剖

胸骨肌位于胸大肌的胸骨端的前方。胸骨肌平行于胸骨走行，并不是所有人都有胸骨肌。一些解剖学家认为胸骨肌是一种发育上的异常，是胸肌的畸形部分。胸骨肌由胸前神经支配。

操作技术

向患者解释此注射技术的目的。患者仰卧位，双上肢舒适地置于身体两侧（见图 102-1）。确定胸骨中线，然后通过触诊在胸骨肌上找到肌筋膜触发点。当确定触发点时，可以观察到"跳跃征"阳性。用无菌标识笔对每个触发点进行标记。

对触发点周围的皮肤进行消毒。严格遵守无菌操作，使用无菌注射器抽取 1 ml 不含防腐剂的 0.25% 的布比卡因注射液和 40 mg 甲泼尼龙，连接于 1.5 英寸、

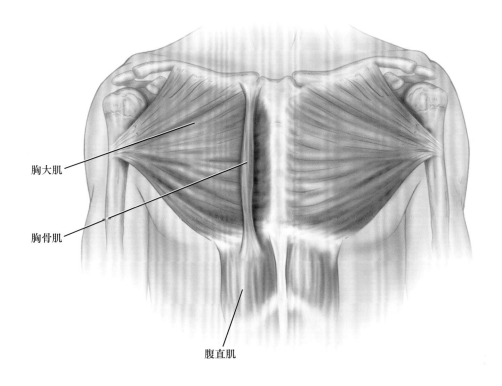

图 102-2　胸骨肌的解剖

胸大肌

胸骨肌

腹直肌

25 G 穿刺针上。戴无菌手套触诊每个之前标记好的点，用手指重新确定触发点。在该点处小心进针，穿过皮肤和皮下组织，进入深层胸骨肌的触发点（见图 102-1）。然后固定穿刺针，轻柔推注药物。推注过程中应存在微小的阻力。注射完成后拔出针头，并在注射部位进行无菌加压包扎并放置冰袋。用同样方式对胸骨外侧缘和胸大肌的触发点进行确定与注射。

副作用和并发症

该项操作的主要并发症是穿刺时进针过深，从而误入胸膜腔而造成的气胸。采用此项技术虽然感染比较罕见，但若未严格执行无菌操作，仍会出现。应该提前告知患者，约 25% 的患者可能出现注射后一过性的疼痛加剧现象。

临床要点

胸骨肌综合征的患者因担心是心脏病发作而常常就诊于急诊科。该综合征也常因存在手臂牵涉痛而被误诊为神经根型颈椎病。肌电图检查有助于判断病因和神经损害的程度。这种注射方法对治疗胸骨肌综合征的疗效十分显著。共存的胸肋关节炎或胸骨柄胸骨关节炎也可能导致关节疼痛，并且可能需要额外的更精准地注射局麻药和长效皮质类固醇制剂。如果仔细关注注射区域的临床相关解剖，这项技术是非常安全的。若使用短针或者进针不太深，则可避免发生气胸。严格遵循无菌操作以防感染；同时采取常规的预防措施来保护操作者。注射后立即加压按压注射位点减少瘀斑和血肿的发生率。患者接受这种治疗几天后，应该辅以物理治疗方法，包括局部热敷和轻柔的功能锻炼。避免剧烈运动防止症状恶化。使用该注射技术时可以联合应用普通的镇痛药和非甾体抗炎药。

推荐阅读

Baldry P: The chest wall. In Baldry P, editor: *Myofascial pain and fibromyalgia syndromes: a clinical guide to diagnosis and management*, London, 2001, Churchill Livingstone, pp 303–327.

Dommerholt J, Issa TS: Differential diagnosis: myofascial pain syndrome. In Chaitow L, editor: *Fibromyalgia syndrome*, ed 2, Oxford, 2003, Churchill Livingstone, pp 149–177.

Rachlin ES: Injection of specific trigger points. In Rachlin ES, Rachlin I, editors: *Myofascial pain and fibromyalgia*, ed 2, St. Louis, 2002, Mosby, pp 259–402.

Simons DG: Fibrositis/fibromyalgia: a form of myofascial trigger points? *Am J Med* 81(3 Suppl 1):93–98, 1986.

103

剑突胸骨关节注射

张金华 译 刘国凯 校

适应证与临床考虑

　　剑突胸骨关节可作为疼痛的一个来源，这种疼痛类似于心脏和上腹部起源的疼痛。剑突胸骨关节容易罹患关节炎，包括骨关节炎、风湿性关节炎、强直性脊柱炎、Reiter 综合征和银屑病性关节炎。此关节通常在加减速损伤或胸部钝挫伤时遭受创伤。此关节遭受严重创伤时可发生骨折、半脱位或脱位（图 103-1）。该关节也易受到包括胸腺瘤在内的原发恶性肿瘤或转移癌的侵袭。剑突胸骨关节似乎还是剑突痛综合征疼痛的病灶。剑突痛综合征是一系列症候群，包括剑突区域的严重的间歇性前胸壁疼痛，并随暴饮暴食、弯腰和俯身可加重疼痛症状（图 103-2 和和 103-3）。患者可主诉伴随剑突

痛综合征疼痛时有恶心感觉。

　　体格检查显示触诊或者牵拉剑突可再现剑突痛综合征的疼痛。可感觉剑突胸骨关节肿胀。弯腰和俯身也可引发疼痛。可存在咳嗽困难，这可导致前胸壁持续性创伤患者的不充分的肺部引流。剑突胸骨关节和相邻的肋间肌也可出现触痛。活动该关节时患者还可感觉到弹响感。

　　所有剑胸关节来源的疼痛患者均应行 X 线平片检查，以排除包括肿瘤在内的隐匿性骨性疾病（见图 103-1 和图 103-2）。根据患者的临床表现，还应进行额外的化验检查，包括全血细胞计数、前列腺特异性抗原、血沉和抗核抗体的检测。若怀疑存在关节不稳定或

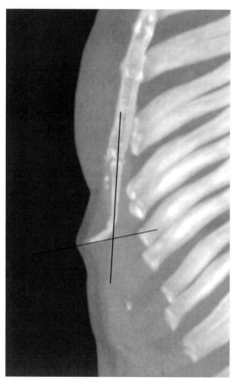

图 103-2　剑突痛患者的 X 线侧位片显示 105° 的异常剑突角（From Maigne JY，Vareli M，Rousset P，Cornelis P：Xiphodynia and prominence of the xiphoid process. Value of xiphosternal angle measurement：three case reports. Joint Bone Spine 77：474-476，2010.）

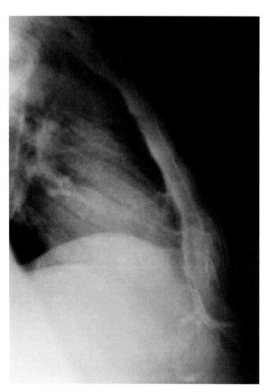

图 103-1　剑突的撕脱性骨折（From Alagha H，Heyes F：Avulsion fracture of xiphoid process. Inj Extra 36：295-296，2005.）

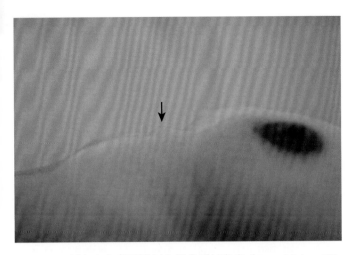

图 103-3　剑突痛患者可见剑突部位明显突出（From Maigne JY，Vareli M，Rousset P，Cornelis P：Xiphodynia and prominence of the xiphoid process. Value of xiphosternal angle measurement：three case reports. Joint Bone Spine 77：474-476，2010.）

隐匿性肿物，则应行关节的 MRI 检查。下文介绍的注射技术既可作为一种诊断技术又可作为治疗手段。

临床相关解剖

剑突与胸骨相连形成剑突胸骨关节（图 103-4）。剑突是一种盘状软骨性骨，并在成年早期钙化。虽然剑突胸骨关节由韧带加固，但前胸壁的钝挫伤仍可造成该关节的半脱位或脱臼。剑突胸骨关节由 T4 ～ T7 肋间神经和膈神经支配。一般认为膈神经的这种支配是剑突

痛综合征相关的牵涉痛的原因。剑突胸骨关节的后方是纵隔结构。如进针过深，容易造成这些结构的损伤。若进针过深及太靠外侧，则可进入胸膜腔进而造成气胸。

操作技术

体表标志技术

向患者解释此注射技术的目的。患者仰卧位，对受累的剑突胸骨关节处的皮肤进行消毒。用无菌注射器抽取 1 ml 不含防腐剂的 0.25% 的布比卡因和 40 mg 甲泼尼龙，使用 1.5 英寸、25 G 的穿刺针，整个操作严格执行无菌原则。

严格遵守无菌技术，确定剑突胸骨关节。剑突胸骨关节在剑突与胸骨体的结合处呈轻微的凹陷，很容易触摸到（见图 103-4）。在剑突胸骨关节的中央小心进针，穿过皮肤和皮下组织，针尖稍向头侧进入关节附近（见图 103-4）。若针尖碰到骨质，则将针回撤离开骨膜。当注射针接近关节后，轻柔地推注 1 ml 的药液。注射时应有轻微的阻力。如果遇到明显的阻力，应该稍往后退针，直到推注过程中只有轻微阻力为止。注射完成后拔出针头，在注射部位给予无菌加压包扎并放置冰袋。

超声引导技术

实施超声引导下的剑突胸骨关节注射时，患者取仰卧位，双手自然放在身体的两侧。通过触诊确定剑突胸

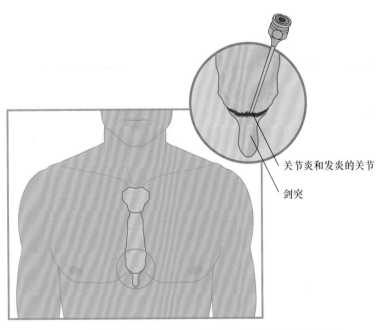

关节炎和发炎的关节

剑突

图 103-4　剑突胸骨关节的关节内注射时正确的进针位置

骨关节，在纵向平面上，将一个高频线性超声探头放置在关节上并截图（见图103-5）。确定关节间隙后，紧挨着探头中点下进针，采用平面外的方式在超声实时引导下调整进针轨迹，到达胸骨柄胸骨关节的中央。当针尖进入关节后，将注射器中的药物缓慢注入。注射阻力应该很小，注射完毕后将针拔出，进针处使用无菌敷料加压包扎并放置冰袋冷敷。

副作用和并发症

该项操作的主要并发症是穿刺时进针过深或太偏向

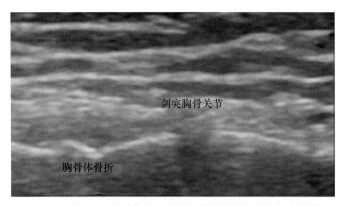

图 103-5　纵向超声图像显示剑突胸骨关节，注意胸骨体骨折。该患者没有系安全带，当他的车从后面被撞时，胸部撞到了方向盘

外侧，从而误入胸膜腔而造成的气胸（图 103-6）。采用此项技术虽然感染比较罕见，但若未严格执行无菌操作，仍会出现。此操作永远存在对纵隔内容物造成损伤的可能；若临床医师在操作时密切注意正确的进针位置，则可大大降低这些并发症的风险。

临床要点

　　剑突胸骨关节来源的疼痛患者常常将此种疼痛综合征归因于心脏病发作或溃疡性疾病。尽管应当切记这种肌肉骨骼疼痛综合征和溃疡性疾病以及冠状动脉疾病可能同时存在，但让患者重获信心是非常必要的。Tietze 综合征（病毒感染相关的上部肋软骨造成的疼痛性肿大）可与此疾病相混淆，尽管二者均适用于此项注射治疗。操作者需严格执行无菌技术以避免发生感染，需遵守普遍的预防措施以规避风险。在注射完成后应立即给予加压包扎，这样可以降低瘀斑和血肿形成的发生率。胸肋关节痛的患者接受治疗后的数天，可以使用物理治疗手段帮助恢复，比如局部热敷和进行轻柔的功能锻炼。剧烈运动应予避免，因其可加剧患者的症状。使用该注射技术时可以联合应用普通的镇痛药和非甾体抗炎药。其他关节受累的剑突胸骨关节疼痛患者应行胶原血管病的实验室检查。

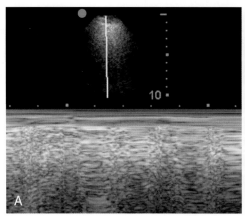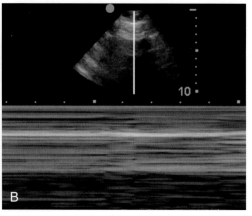

图 103-6　超声图像显示正常肺和气胸的外观。在这些 M 型图像中，可见正常肺显示海滨样征（**A**），气胸为平流层样征（**B**）。海滨样征以颗粒状纹理识别，有别于平流层样征；平流层样征无颗粒状样结构，仅见水平线。顶部是生成 M 模式图像的 B 模式图像（From Anantham D，Ernst A：Ultrasonography. In Broaddus VC，Mason RJ，Ernst JD，et al，editors：Murray and Nadel's textbook of respiratory medicine，ed 6，Philadelphia，2016，Saunders，pp 348.e2-359.e2. ）

推荐阅读

Howell J: Xiphoidynia: an uncommon cause of exertional chest pain, *Am J Emerg Med* 8:176, 1990.

Howell JM: Xiphodynia: a report of three cases, *J Emerg Med* 10:435–438, 1992.

Ramamurthy S: Chronic chest wall pain. In Ramamurthy S, Rogers JN, Alan-manou E, editors: *Decision making in pain management*, ed 2, Philadelphia, 2006, Mosby, pp 176–177.

Stochkendahl MJ, Christensen HW: Chest pain in focal musculoskeletal disorders, *Med Clin N Am* 94:259–273, 2010.

Waldman SD: Costosternal syndrome. In *Pain review*, Philadelphia, 2009, Saunders, pp 246–247.

104

滑动性肋骨综合征注射技术

张金华 译 刘国凯 校

适应证与临床考虑

滑动性肋骨综合征是一系列症候群，包括来源于下部肋软骨的严重刀割样疼痛，其与下部肋软骨前端的运动过度相关。第 10 肋最常受累，也可累及第 8、第 9 肋。这种综合征也叫肋尖（rib-tip）综合征。滑动性肋骨综合征几乎总是与下部肋骨的肋软骨的创伤有关。这些软骨经常在加减速损伤或胸部钝挫伤时遭受创伤。创伤严重时，这些软骨可能会从肋骨半脱位或者脱臼。滑动性肋骨综合征患者在受累的肋骨和相关肋软骨活动时还可感觉到弹响感。

体格检查显示患者极力尝试保持胸腰椎轻微弯曲从而固定受累的肋软骨关节并限制其活动。压迫受累的肋软骨可再现疼痛。滑动性肋骨综合征患者的钩形手法检查（hooking maneuver test）结果为阳性。实施钩形手法检查时患者仰卧位并保持腹肌放松，同时临床医师在胸廓下方将手指弯曲成钩形，轻柔地向外拉浮肋部（图104-1）。受累肋骨和软骨处出现疼痛、弹响感或咔嗒感说明阳性结果。

所有下部肋软骨和肋骨来源的疼痛患者均应行 X 线平片检查，以排除包括肋骨骨折与肿瘤在内的隐匿性骨性疾病。根据患者的临床表现，还应进行额外的化验检查，包括全血细胞计数、前列腺特异性抗原、血沉和抗核抗体的检测。若怀疑存在关节不稳定或隐匿性肿物，则应行受累肋骨和软骨的 MRI 检查（图104-2）。下文介绍的注射技术既可作为一种诊断技术又可作为治疗手段。

临床相关解剖

真肋的软骨部分与胸骨形成胸肋关节（图104-3）。第 1 肋软骨直接与胸骨柄相连组成一个纤维连接，只能允许有限的滑动。第 2 至第 6 肋软骨则与胸骨体相连组成滑动关节。这些关节被一层薄的关节囊包裹。胸肋关节通过韧带加固。第 8、第 9 和第 10 肋直接附着于肋骨的肋软骨上。第 11 和第 12 肋软骨称为浮肋（floating rib），因为它们终止于腹部肌肉（见图104-3）。在进行下面的注射操作时，若穿刺针进入太深或太靠外侧时，则穿刺针可能会进入胸膜腔和腹腔；便可造成气胸或腹腔内脏器的损伤。

操作技术

体表标志技术

向患者解释此注射技术的目的。患者仰卧位，消毒受累肋软骨和肋骨处的皮肤。使用无菌注射器抽取 1 ml 不含防腐剂的 0.25% 的布比卡因以及 40 mg 甲泼尼龙，使用 1.5 英寸、25 G 的穿刺针，整个操作严格执行无菌原则。

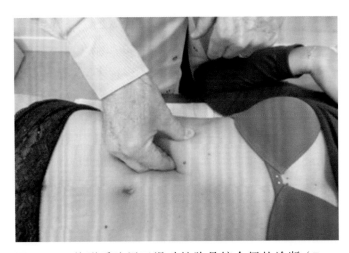

图 104-1　钩形手法用于滑动性肋骨综合征的诊断（From Maigne J-Y: Que sont devenus les syndromes de Cyriax et Tietze et autres xiphodynies? Rev Rhumatis Monogr 82［2］: 117-121，2015.）

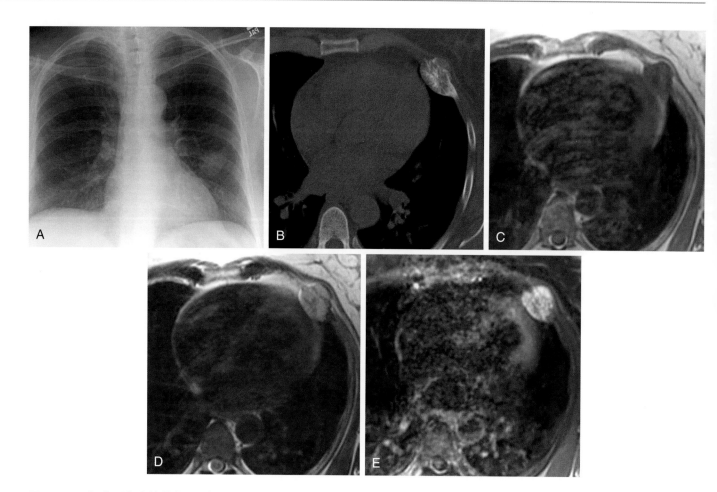

图 104-2　有明显胸壁结节的 50 岁女性患者的肋骨血管瘤。**A**. 正位胸片显示左前第 4 肋的一个硬化性病变；**B**. 轴向胸部 CT 扫描显示一种裂解成分，呈现明显的骨性针状结构并从病变中心呈放射状分布；**C** 为轴向 T1 加权像，**D** 为轴向 T2 加权像，**E** 为对比增强的 T1 加权像，显示 T1 加权像上信号降低，伴混合信号强度（与骨内部相关的中心区域低信号）和强烈的对比增强，后者保留了骨的放射样针状结构（From Lee TJ，Collins J：MR imaging evaluation of disorders of the chest wall. Magn Reson Imaging Clin N Am 16：355-379，2008.）

　　严格遵照无菌操作，确定远端的肋骨和肋软骨。确定每个受累的肋骨远端的下缘，并作无菌标记。在标记点小心进针，穿过皮肤和皮下组织，直到针尖触及下面肋骨的骨膜（见图 104-3）。然后退针到皮下组织，并向下移动离开肋骨下缘。穿刺针应该刚好越过肋缘下，而不能再向前进针，否则可能会导致气胸或腹腔内脏器损伤。仔细回抽注射器，确保针尖不在肋间静脉或动脉后，轻柔地推注 1 ml 药液。注射时有轻微的阻力。如果遇到明显的阻力，应该略往后退针，直到推注过程只有轻微的阻力为止。在每个受累的肋骨及相关软骨处重复该操作。注射完成后将针拔出，在注射部位给予无菌加压包扎并放置冰袋。

副作用和并发症

　　该项操作的主要并发症是穿刺时进针过深或太偏向内侧，从而误入胸膜腔或腹腔造成的气胸或腹腔内脏器的损伤。采用此项技术虽然感染比较罕见，但若未严格执行无菌操作，仍会出现。若临床医师在操作时密切注意正确的进针位置，则可大大降低这些并发症的风险。因为该技术进行相应肋骨注射时阻滞了肋间神经，应该提前告知患者可能会出现胸腹壁的一些短暂的麻木，并且由于阻滞了这些肌肉的运动神经可导致肋缘下区域的腹部膨出。

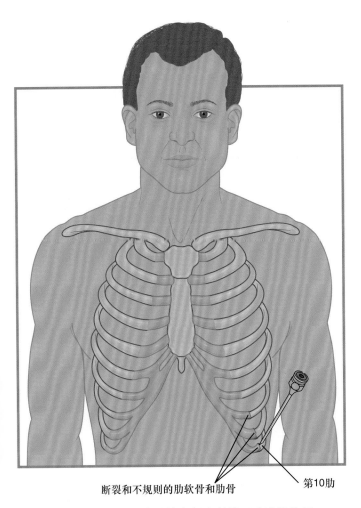

断裂和不规则的肋软骨和肋骨　　　　第10肋

图 104-3　滑动性肋骨综合征注射的正确进针位置

临床要点

　　滑动肋来源的疼痛患者常常将此种疼痛综合征归因于胆囊疾病发作或溃疡性疾病。尽管应当切记这种肌肉骨骼疼痛综合征和腹腔内的疾病可能同时存在，但让患者重获信心是非常必要的。操作者需严格执行无菌技术以避免发生感染，需采取普遍的预防措施以规避风险。在注射完成后应立即给予加压包扎，这样可以降低瘀斑和血肿形成的发生率。滑动性肋骨综合征的患者接受治疗后的数天，可以使用物理治疗手段帮助恢复，比如局部热敷和进行轻柔的功能锻炼。剧烈运动应予避免，因其可加剧患者的症状。使用该注射技术时可以联合应用普通的镇痛药和非甾体抗炎药。其他关节受累的肋软骨疼痛患者应行胶原血管病的实验室检查。

推荐阅读

Baldry P: The anterior abdominal wall and pelvic floor. In Baldry P, editor: *Myofascial pain and fibromyalgia syndromes: a clinical guide to diagnosis and management*, London, 2001, Churchill Livingstone, pp 329–348.

David D: Differential diagnosis of chest pain, *Dis Mon* 4:1–59, 1958.

Griffin JG: Rib dysfunction. In Ramamurthy S, Rogers JN, Alanmanou E, editors: *Decision making in pain management*, ed 2, Philadelphia, 2006, Mosby, pp 182–183.

Stochkendahl MJ, Christensen HW: Chest pain in focal musculoskeletal disorders, *Med Clin N Am* 94:259–273, 2010.

105

皮神经前支阻滞

张金华 译 刘国凯 校

适应证与临床考虑

皮神经前支卡压综合征是一系列症候群，包括来源于前腹壁的重度刀割样疼痛，伴受累的皮神经前支区存在点状压痛。疼痛向内侧放射至腹白线，但几乎所有病例都不会越过中线。皮神经前支卡压综合征最常见于年轻女性。患者常常可将疼痛的来源进行准确的定位，通常指向受累的肋间神经前皮支穿出腹直肌外缘的腹壁筋膜处。正是这个位置，肋间神经前皮支急转向前以提供前壁的神经支配（图105-1）。当皮神经前支穿出筋膜时需通过一个坚固的纤维环，也正是在这一点皮神经前支容易受压。皮神经前支与腹壁动静脉伴行一起通过筋膜。也有可能是少量的腹部脂肪从筋膜环脱出形成嵌

顿，从而造成皮神经前支的进一步受压。腹肌的收缩对皮神经前支产生额外的压力，在受累的皮神经前支支配区域可引起突然的刀割样锐痛。

体格检查显示患者尝试通过使胸腰椎保持轻微弯曲来固定受累的神经，避免增加腹肌的张力。当对受累的肋间神经前皮支穿出腹直肌外缘的腹壁筋膜处施加压力时，可再现疼痛。让患者做仰卧起坐和瓦尔萨尔瓦（Valsalva）动作时也会引发疼痛（图105-2）。

所有下部肋软骨和肋骨来源的疼痛患者均应行X线平片检查，以排除包括肋骨骨折与肿瘤在内的隐匿性骨性疾病。若可疑胆石症，应行胆囊的放射照相评估。根据患者的临床表现，还应进行额外的化验检查，包括全血细胞计数、直肠检查与粪便检查、血沉和抗核抗体

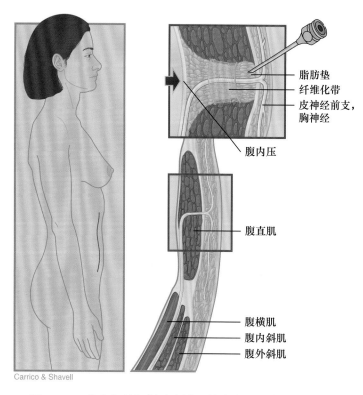

图105-1 临床相关解剖及皮神经前支卡压综合征病理生理

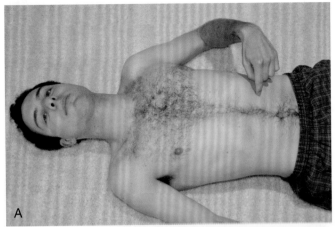

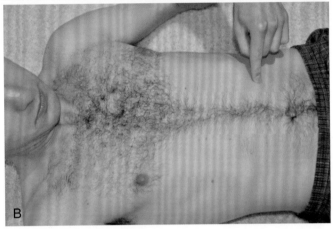

图 105-2　**A**.嘱患者放松腹肌并指出最疼的部位。**B**.嘱患者绷紧腹肌，如果之前找到的最疼部位的疼痛增加则为 Carnett 实验阳性（From Waldman SD：Atlas of uncommon pain syndromes，ed 3，Philadelphia，2014，Saunders.）

表 105-1　皮神经前支卡压综合征的鉴别诊断	
鉴别诊断	检查和特点
皮神经前支卡压综合征	Carnett 试验，局麻药注射
皮神经胸外侧支卡压	临床检查，既往手术史
髂腹股沟神经或髂腹下神经卡压	临床检查，既往腹股沟手术史，局麻药注射
子宫内膜异位症	腹腔镜临床检查，周期性腹痛病史
肌筋膜疼痛综合征	临床检查，肌筋膜受牵拉
滑动肋综合征	临床检查，可动性增加，第八到第十肋骨脱白
糖尿病性神经根病	椎旁肌 EMG，糖尿病患者
腹壁撕裂	与举重或拉伸有关的急性疼痛史，运动员
腹壁或腹直肌鞘血肿	腹部超声或 CT 扫描，腹腔镜后，抗凝患者咳嗽后
带状疱疹	临床检查和病史，皮区
腹壁肿瘤（脂肪瘤、纤维瘤和转移瘤）	临床检查和病史，腹部 CT 扫描
脊神经刺激	胸椎病理状况引起的牵涉痛
疝气	腹部超声，临床检查
牵引性交感炎或耻骨痛	运动员，MRI 或闪烁扫描术的阳性发现

CT，计算机断层扫描；EMG，肌电图；MRI，磁共振成像（From Waldman SD：Atlas of uncommon pain syndromes，ed 3，Philadelphia，2014，Saunders.）

的检测。若怀疑存在腹部疾病或隐匿性包块，则应行腹部的 MRI 检查。下文介绍的注射技术既可作为一种诊断技术又可作为治疗手段。表 105-1 是皮神经前支卡压综合征的鉴别诊断。

临床相关解剖

　　肋间神经起源于胸椎旁神经的前部。一支典型的肋间神经有四大分支。第一分支是灰交通支的无髓鞘神经节后纤维，与交感神经链相接。第二分支是后皮支，支配椎旁区域的肌肉和皮肤。第三分支是外侧皮支，起自腋前线，提供胸壁和腹壁大部分的神经支配（见图 105-1）。第四分支是前皮支，为胸部和腹壁中线提供神经支配。前皮支穿出腹直肌外侧缘的腹壁筋膜（图 105-3）。肋间神经前皮支急转向前以提供前壁的神经支配。当皮神经前支穿出筋膜时需通过一个坚固的纤维环，也正是在这一点皮神经前支容易受压。皮神经前支与腹壁动静脉伴随一起通过筋膜。偶然情况下，某特定肋间神经的末端分支实际上可越过中线，并支配对侧胸腹壁的感觉。第 12 神经被称为肋下神经，它的特别之处是发出一个分支到第一腰椎神经，这样参与了腰丛的构成。

操作技术

体表标志技术

　　向患者解释此注射技术的目的。患者侧卧位，用消毒液对受累肋间神经前皮支处的皮肤进行消毒，通常是在腋前线附近。使用 1 ml 无菌注射器抽取 3 ml

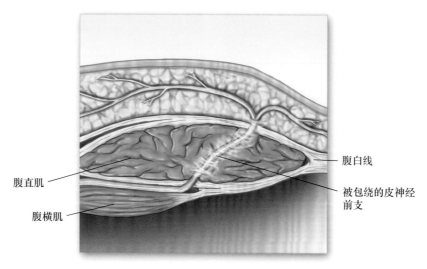

图 105-3　皮神经前支的解剖（From Waldman SD：Atlas of uncommon pain syndromes，ed 3，Philadelphia，2014，Saunders.）

不含防腐剂的 0.25% 的布比卡因以及 40 mg 甲泼尼龙，使用 1.5 英寸、25 G 的穿刺针，整个操作严格执行无菌原则。

严格遵守无菌操作，确定受累肋间神经的肋骨。确定每根受累肋骨的下缘，并进行无菌标记。在标记处小心进针，穿过皮肤和皮下组织，直到针尖触及下面肋骨的骨膜。然后退针到皮下组织，并向下移动离开肋骨下缘（见图 105-1）。穿刺针应该刚好越过肋缘下，而不能再向前进针，否则可能会导致气胸或腹腔内脏器损伤。仔细回抽注射器，确保针尖不在肋间静脉或动脉后，轻柔地推注 1 ml 药液。注射时有轻微的阻力。如果遇到明显的阻力，应该略往后退针，直到推注过程只有轻微的阻力为止。在每个受累的肋骨及相关软骨处重复该操作。注射完成后将针拔出，在注射部位给予无菌加压包扎并放置冰袋。

超声引导技术

患者取仰卧位，双手自然放置在身体两侧，然后让患者指出准确的疼痛部位，并让其收缩腹肌，进一步帮助确定疼痛的定位。将高频超声线性探头放置在已经定位的神经卡压点的上方，横向平面扫描；取超声波扫描图（图 105-4）。确定皮肤、皮下组织和腹直肌以及腹横肌、腹横肌筋膜和皮神经前支的双层（图 105-5）。彩色多普勒能够帮助确定腹壁动脉和静脉，当皮神经前支向前走行时，腹壁动静脉转向上并伴行。

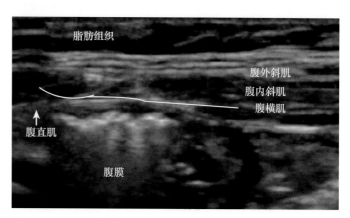

图 105-4　在超声引导下，穿刺针沿前内侧和后外侧方向，在腹内斜肌和腹横肌的腱膜之间，可见局麻药和（或）类固醇的沉积（From Bairdain S，Dinakar P，Mooney DP：Anterior cutaneous nerve entrapment syndrome in children. J Pediatr Surg 50：1177-1179，2015.）

副作用和并发症

该项操作的主要并发症是穿刺时进针过深，从而误入胸膜腔或腹腔造成的气胸或腹腔内脏器的损伤。采用此项技术虽然感染比较罕见，但若未严格执行无菌操作，仍会出现。若临床医师在操作时密切注意正确的进针位置，则可大大降低这些并发症的风险。因为该技术进行相应肋骨注射时阻滞了肋间神经，应该提前告知患者可能会出现胸腹壁的一些短暂的麻木，以及还阻滞了这些肌肉的运动神经从而导致肋缘下区域的腹部膨出。

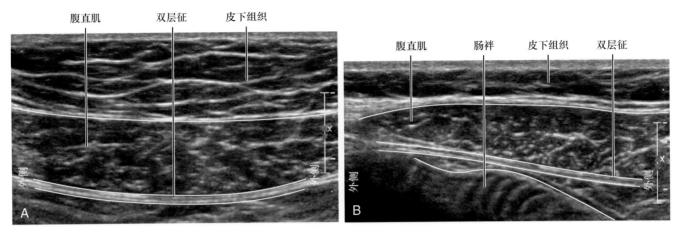

图 105-5　横断面显示双层征，提示存在腹横肌和腹横筋膜的腱膜。**B**. 靠近中线，可见肠袢（From Gray AT：Atlas of ultrasound-guided regional anesthesia，Philadelphia，2009，Elsevier.）

临床要点

　　皮神经前支卡压综合征来源的疼痛患者常常将此种疼痛综合征归因于胆囊疾病发作或溃疡性疾病。尽管应当切记这种肌肉骨骼疼痛综合征和腹腔内的疾病可能同时存在，但让患者重获信心是非常必要的。操作者需严格执行无菌技术以避免发生感染，需遵守普遍的预防措施以规避风险。在注射完成后应立即给予加压包扎，这样可以降低瘀斑和血肿形成的发生率。皮神经前支卡压综合征的患者接受治疗后的数天，可以使用物理治疗手段帮助恢复，比如局部热敷和进行轻柔的功能锻炼。剧烈运动应予避免，因其可加剧患者的症状。使用该注射技术时可以联合应用普通的镇痛药和非甾体抗炎药。若患者伴有不明原因前腹部疼痛，应对腹腔内疾病行影像学评估。

推荐阅读

Ellis H: Anterior abdominal wall, *Anaesth Intensive Care Med* 7:36–37, 2006.

Rahn DD, Phelan JN, Roshanravan SM, et al.: Anterior abdominal wall nerve and vessel anatomy: clinical implications for gynecologic surgery, *Am J Obstet Gynecol* 202:234.e1–234.e5, 2010.

Vishy M: Anatomy of the anterior abdominal wall and groin, *Surgery (Oxford)* 27:251–254, 2009.

Waldman SD: Anterior cutaneous nerve block. In *Pain review*, Philadelphia, 2009, Saunders, pp 497–498.

Waldman SD: Ultrasound-guided intra-articular injection technique for anterior cutaneous nerve block. In *Comprehensive atlas of ultrasound guided pain management injection techniques*, Philadelphia, 2014, Lippincott, pp 621–628.

106

肋间神经阻滞

张金华 译 刘国凯 校

适应证与临床考虑

肋间神经阻滞可用于涉及胸壁和上腹壁疼痛的诊断和治疗。基于胸、腹痛评估的解剖依据，进而行差异性（鉴别性）神经阻滞，局麻药肋间神经阻滞可作为一种诊断工具。如果考虑实施肋间神经毁损，则神经阻滞可作为患者可能罹患的运动和感觉障碍的预后指标。局麻药肋间神经阻滞可缓解突发的急性疼痛，包括肋骨骨折、带状疱疹急性期和癌性疼痛，同时也是等待药理起效、外科手术和抑制增殖有效的等待期间的救急方法（图106-1）。肋间神经阻滞也可用于经皮胸廓造瘘术和肾造瘘置管术置管前的镇痛，局麻药加类固醇行肋间神经阻滞也用于治疗胸廓造瘘术后疼痛、癌性疼痛、肋骨骨折、肝转移性肿瘤以及带状疱疹后遗神经痛。

肋间神经毁损是缓解癌性疼痛的指征，包括肋骨、胸部和上腹壁的侵袭性肿瘤。鉴于许多患有侵袭性恶性肿瘤患者的悲惨状况，并存在凝血障碍或抗凝血的情况，尽管会增加瘀斑和血肿形成的风险，但仍可使用

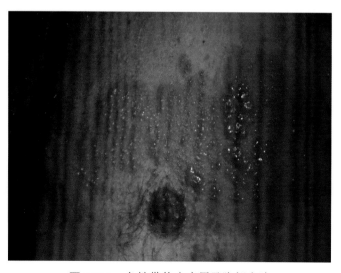

图106-1　急性带状疱疹累及胸部皮肤

25 G 针行肋间神经阻滞。

临床相关解剖

肋间神经起源于胸椎旁神经的前支，典型肋间神经有四个主要分支（图106-2）：第一分支是灰交通支的无髓鞘神经节后纤维，并与交感神经链连接；第二分支是后皮支，支配脊椎旁的肌肉和皮肤；第三分支是外侧皮支，从腋前线发出，提供胸部和腹壁的大部分皮肤神经支配；第四分支是前皮支，为胸部和腹壁中线提供神经支配（见图105-1）。前皮支穿过腹直肌外侧缘的腹壁筋膜（图106-3），神经向前方急转，为前壁提供神经支配，它穿过筋膜后即通过一个致密的纤维环，正是在这个位置神经容易受到卡压。腹腔动、静脉与之伴行并穿过筋膜。有时候某一肋间神经的终末支越过中线，并支配对侧胸腹壁的感觉。第12神经又称肋下神经，它独特之处在于向第一腰神经发出分支，这样参与了腰丛的构成。

操作技术

体表标志技术

患者取俯卧位，双手放松垂在平车一侧，坐位或侧卧位也可完成神经阻滞。沿肋骨走向触摸，在腋后线位置确定被阻滞的肋骨，用示指和中指把住进针部位的肋骨，消毒皮肤，用12 ml注射器连接22 G、1.5英寸穿刺针，由示指和中指之间的肋骨中点垂直进针。针头推进大约0.75英寸时会碰到骨头。触及到骨质后，将针退回到皮下组织，用触诊下方的手指将皮肤和皮下组织拉回，这样针头离开肋骨下缘（图106-4）。一旦骨感消失，再缓慢进针大约2 mm深，这样针头正好处在肋

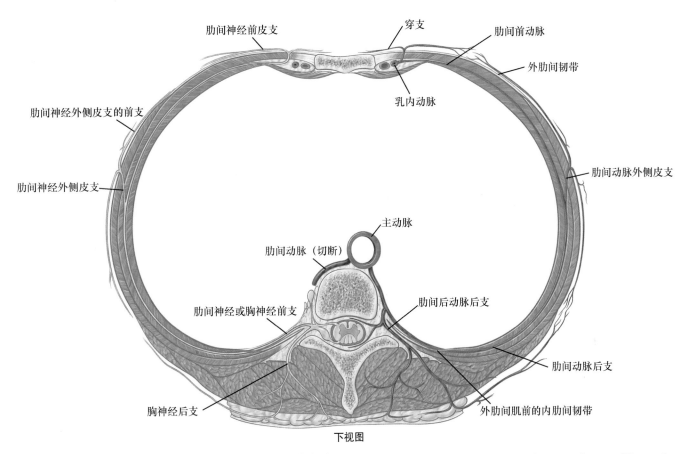

图 106-2　胸壁冠状切面显示的典型的肋间神经 4 个分支（From Rendina EA，Ciccone AM：The intercostal space. Thorac Surg Clin 17：491-501，2007.）

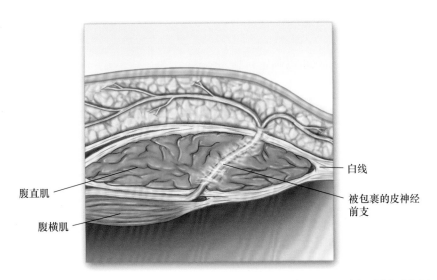

图 106-3　前皮神经解剖（From Waldman SD：Atlas of uncommon pain syndromes，ed 3，Philadelphia，2014，Saunders.）

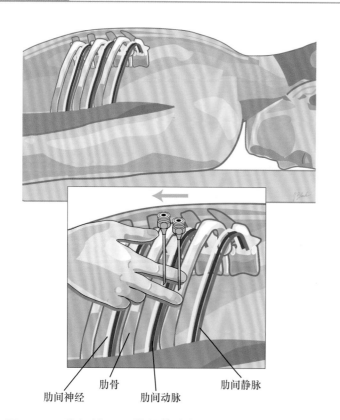

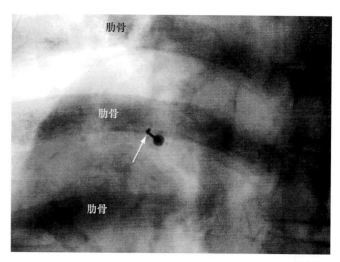

图 106-5　将 22 G、1.5 英寸的穿刺针连接到一个 12 ml 的注射器上，在透视引导下垂直于皮肤进针，目标方向是操作者示指和中指之间的肋骨中间。大约进针 0.75 英寸后触到骨质（From Raj PP, Lou L, Erdine S, et al, editors：Interventional pain management：Image-guided procedures, ed 2, Philadelphia, 2008, Saunders.）

图 106-4　肋间神经阻滞的体表标志技术（From Waldman SD：Atlas of interventional pain management, ed 4, Philadelphia, 2015, Saunders.）

肋间神经　肋骨　肋间动脉　肋间静脉

沟附近，肋间神经以及肋间动脉和静脉都在肋沟里。仔细回抽没有血液和气体，即注入 3 ～ 5 ml 不含防腐剂的 1.0% 利多卡因。如果存在炎性致痛成分，局麻药联合 80 mg 甲泼尼龙，并增加注射剂量。随后每日的阻滞采用相同的方法，改用 40 mg 甲泼尼龙取代首次的 80 mg。因为胸腹壁的神经支配有重叠，疼痛部位的上、下肋间神经都要进行阻滞。如果体表标志难以确定，透视和（或）CT 引导可能会有帮助（图 106-5）。

超声引导技术

实施超声引导下的肋间神经阻滞，患者取坐位，用触诊的方法确定要阻滞的肋骨，然后顺着受累肋骨向后确定向后成角的位置。用 10 ml 无菌注射器抽入总量 5 ml 的局麻药。如果致痛因素中有炎性成分，在局麻药中加入 40 ～ 80 mg 的长效皮质类固醇。将高频超声线性探头纵向平面放置在后肋角的位置，通过侧向旋转超声探头上部大约 15°，位置正好在受累肋骨的成角位置，即得一副超声波图（图 106-6）。辨认出肋骨为一强回声曲线以及其下面的声学阴影（图 106-7）。毗

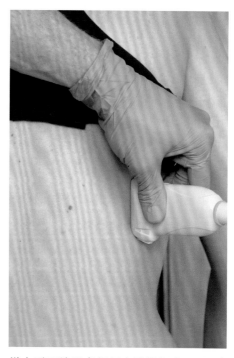

图 106-6　纵向平面放置高频超声线性探头，通过侧向旋转超声探头上部大约 15°，位置正好在受累肋骨上的肋骨后角位置（From Waldman SD：Atlas of interventional pain management, ed 4, Philadelphia, 2015, Saunders.）

邻两个肋骨之间的肋间隙被描述为一个"飞行蝙蝠"征（图 106-8）。相邻肋骨之间的这个空间提供一个完美的声窗，很容易辨别出肋间隙以及之下的胸膜。胸膜表现

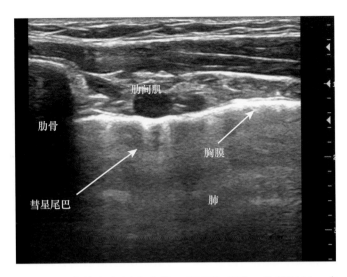

图 106-7　肋骨为高回声曲线，其下为声影。胸膜显示一条明亮的线，下面是肺。肺的超声影像是沙滩上的波浪样。偶尔有类似彗星尾巴样外观的伪影（From Waldman SD：Atlas of interventional pain management，ed 4，Philadelphia，2015，Saunders.）

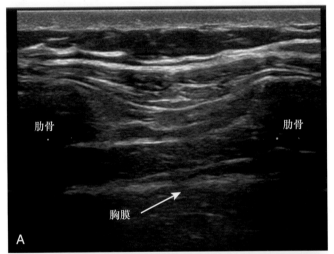

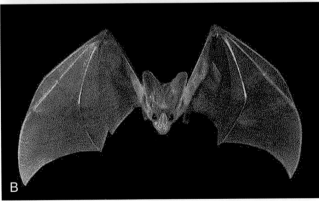

图 106-8　相邻肋骨的肋间隙之间（A）被描述为飞行蝙蝠的外观（B）（From Waldman SD：Atlas of interventional pain management，ed 4，Philadelphia，2015，Saunders.）

为明亮的高回声线，肺居于其下（见图 106-7）。能够看到壁胸膜和脏胸膜在呼吸时前后互相滑动。肺的超声影像像沙滩上的波浪，偶尔有类似彗星尾外观的伪影。可以辨别出毗邻两个肋骨之间的三层肋间肌——外层、内层和最内层（图 106-9）。超声多普勒有助于辨识毗邻的动脉和静脉（图 106-10）。

标记出胸膜的深度。当超声横断面清晰看到这些解剖结构后，消毒皮肤，采用 1.5 英寸、22 G 穿刺针，从探头下边缘，并用平面内进针法在超声实时引导下进

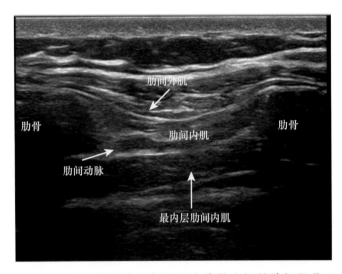

图 106-9　可以辨别出毗邻的两个肋骨之间的肋间肌分三层——外层、内层和最内层（From Waldman SD：Atlas of interventional pain management，ed 4，Philadelphia，2015，Saunders.）

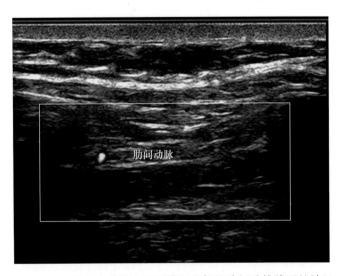

图 106-10　超声多普勒有助于辨识毗邻的肋间动静脉下的神经（From Waldman SD：Atlas of interventional pain management，ed 4，Philadelphia，2015，Saunders.）

针，直至针尖进入肋间肌的内层（图 106-11）。在此，仔细回抽，在超声实时影像下注入少量液体，利用水分离再次确定针尖的位置（图 106-12）。一旦针尖位置确定，小心进针至肋间肌最内层，深度仅比之前标定的胸膜深度稍浅一些。仔细回抽，再次注入少量液体，帮助判定针尖位置，注意明亮高回声胸膜线的相对位置（图 106-13）。仔细回抽后，在注射阻力极小时将剩余的药物缓慢注入，退针并将无菌加压敷料和冰袋放置在注射部位。

副作用和并发症

考虑到邻近胸膜腔，肋间神经阻滞后气胸的可能性很大，该并发症的发生率小于 1%，但在慢性阻塞性肺病患者中发生率更高。由于邻近肋间动脉，疼痛专家应当仔细计算局麻药的总量，因为通过这些血管的摄取量很大。尽管感染不常见，但这种可能性始终存在，尤其是免疫功能低下的肿瘤患者。感染的早期发现至关重要，以避免潜在的威胁生命的后遗症。

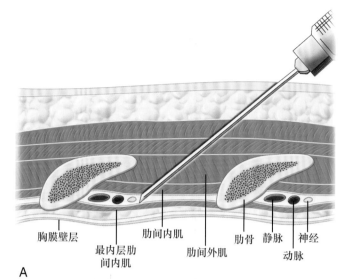

胸膜壁层　　最内层肋　　肋间内肌　　肋骨　静脉　神经
　　　　　间内肌　　　　肋间外肌　　　　　动脉

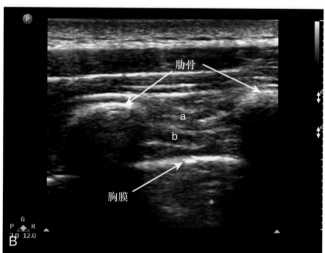

肋骨

胸膜

图 106-12　**A**. 胸壁横断面显示肋间肌和神经血管束。**B**. 图 A 对应的超声图像。星号表示反射伪影。a，肋间外肌；b，肋间内肌（From Seib RK，Peng PWH：Ultrasound-guided peripheral nerve block in chronic pain management. Tech Reg Anesth Pain Manag 13：110-116，2009.）

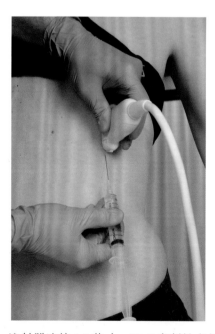

图 106-11　注射器连接 1.5 英寸，22 G 穿刺针在超声探头下缘，用平面内的方法在超声实时引导下进针，直至针尖进入内层肋间肌（From Waldman SD：Atlas of interventional pain management，ed 4，Philadelphia，2015，Saunders.）

临床要点

肋间神经阻滞是一种简单的治疗方法，能够为前面提到的遭受疼痛折磨的患者产生有效的镇痛作用。在放置胸腔引流管前应用局麻药行肋间神经阻滞，可为患者提供很大程度的舒适性，应常规使用。用局麻药和类固醇进行肋间阻滞可缓解继发于肺肿瘤的胸膜痛，以及肝肿瘤刺激壁层腹膜引起的疼痛。用小剂量甘油苯酚进行神经毁损、冷冻神经毁损或射频消融可以长时间缓解开胸术后及与癌症相关的疼痛，这些患者对保守治疗无反应。正如之前所说，由于肋间神经和胸膜腔相毗邻，必须注意安全操作。

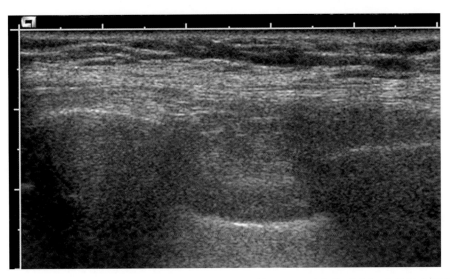

图 106-13　水分离的方法有助于判定针尖准确的位置。目标部位注射 1.5 ml 局麻药后肋间隙的超声影像（From Curatolo M，Eichenberger U：Ultrasound-guided blocks for the treatment of chronic pain. Tech Reg Anesth Pain Manag 11：95-102，2007.）

推荐阅读

Ellis H: Anterior abdominal wall, *Anaesth Intensive Care Med* 7:36–37, 2006.

Rahn DD, Phelan JN, Roshanravan SM, et al.: Anterior abdominal wall nerve and vessel anatomy: clinical implications for gynecologic surgery, *Am J Obstet Gynecol* 202:234.e1–234.e5, 2010.

Vishy M: Anatomy of the anterior abdominal wall and groin, *Surgery (Oxford)* 27:251–254, 2009.

Waldman SD: Anterior cutaneous nerve block. In *Pain review*, Philadelphia, 2009, Saunders, pp 497–498.

Waldman SD: Ultrasound-guided intra-articular injection technique for intercostal nerve block. In *Comprehensive atlas of ultrasound guided pain management injection techniques*, Philadelphia, 2014, Lippincott, pp 598–605.

107

腹横肌平面阻滞

张金华　译　刘国凯　校

适应证与临床考虑

　　腹横肌平面（TAP）阻滞是一种简单直接的技术，可用以诊断和治疗，也为脐下的腹部外科手术提供麻醉。它可以帮助临床医生进行腹部疼痛的鉴别诊断，判定疼痛是来自腹壁还是腹腔内器官。这种方法在处理儿童和成人术后疼痛和创伤后疼痛都有很强的临床实用价值，包括来自于肚脐下腹壁的剖腹产术后疼痛。TAP 阻滞近来已经用于腹腔和盆腔手术的麻醉，包括腹腔镜检查、前列腺癌根治术、腹股沟疝修补术和肾切除术。采用 TAP 阻滞技术，放置导管连续输注局部麻醉药已经成功控制恶性腹壁来源的疼痛（图 107-1）。

临床相关解剖

　　肋间和肋下神经支配皮肤、肌肉、肋骨、壁胸膜以及腹膜壁层。TAP 阻滞的解剖学基础是支配前外侧腹壁的神经是下 6 根肋间神经和第一腰椎神经，这些神经的前支都走行在腹内斜肌和腹横肌的筋膜平面内，使得在这个筋膜平面内注射局麻药容易达到阻滞效果（图 107-2）。在筋膜平面内，不同的肋间神经之间有许多相互联系，这些相互联系形成了假性神经丛，从而促进了这种阻滞的效果（图 107-3）。

操作技术

体表标志技术

　　实施 TAP 阻滞的注射针目标位置是将针尖进到腹内斜肌和腹横肌之间，容易使局麻药聚集于此平面内。实施 TAP 阻滞应用体表标志技术时，患者取仰卧位，双臂交叉过胸，通过触摸和定位肋下缘、髂棘以及背阔肌，确定 Petit 三角（图 107-4）。这些解剖结构构成一个三角形，用于引导并放置钝性 22 G、2 英寸的穿刺针。

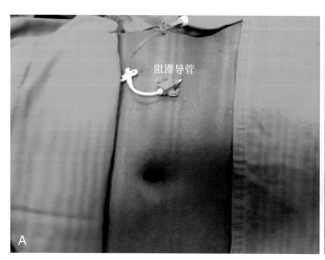
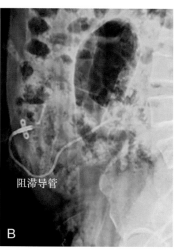

图 107-1　腹横肌平面（TAP）阻滞导管及其相应的 X 线图像。**A**. TAP 阻滞导管固定于皮肤上。**B**. 阻滞导管的连续走向，腹部 X 线确认，侧向视图（From Tammam TF：Transversus abdominis plane block：the analgesic efficacy of a new block catheter insertion method. Egypt J Anaesth 30：39-45，2014.）

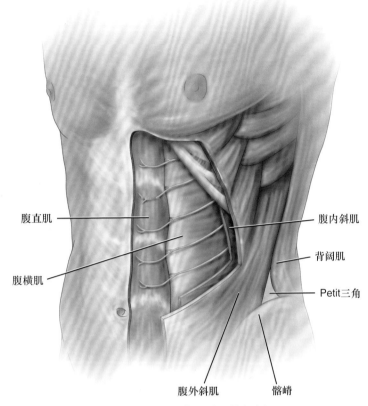

图 107-2　腹横肌平面的解剖

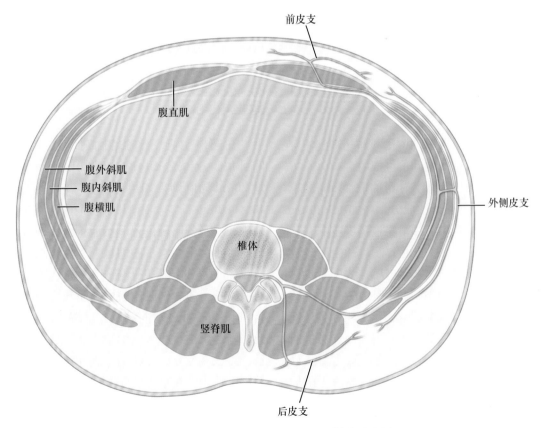

图 107-3　腹横肌平面阻滞的解剖学示意图

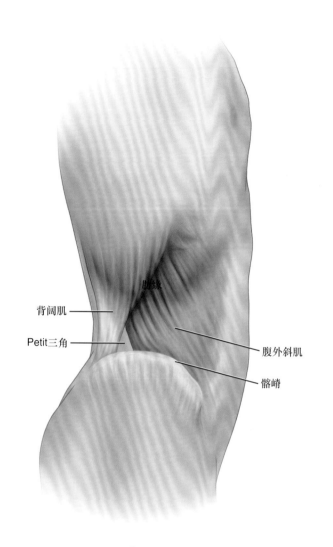

图 107-4　腹横肌平面阻滞的解剖学标志

（背阔肌、Petit三角、肌缘、腹外斜肌、髂嵴）

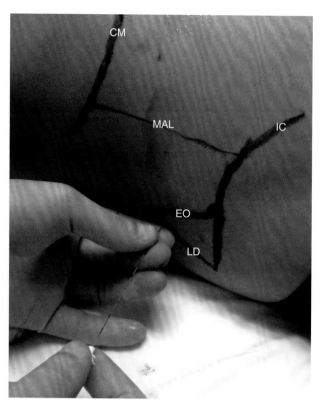

图 107-5　腹横肌平面阻滞的基于 Petit 三角的体表标记。仰卧位，经 Petit 三角［由腹外斜肌（EO）、背阔肌（LD）和髂棘（IC）构成］的顶端，穿刺针与地板平行并垂直皮肤进针。注意腋中线（MAL）和肋缘（CM）的位置（From Lissauer J，Mancuso K，Merritt C，et al：Evolution of the transversus abdominis plane block and its role in postoperative analgesia. Best Pract Res Clin Anaesthesiol 28，117-126，2014.）

钝性针头更易于触觉反馈的灵敏性，更容易感知到（穿刺针进针到腹内斜肌和腹横肌之间的平面时）。

确定 Petit 三角后，用无菌注射器抽取 20 ml 局麻药。如果认为致痛因素中有炎性成分，将 40～80 mg 长效皮质类固醇加入局麻药中。用消毒液消毒皮肤，进针点在 Petit 三角的顶端，髂棘的正上方，针尖通过皮肤后缓慢向前进针，直到有"噗"落空感，表明针尖已经穿透腹外斜肌的深筋膜（图 107-5 和图 107-6）。继续小心向前进针，直到出现第二个落空感，表明针尖已经通过了腹内斜肌筋膜，此时针尖位于腹内斜肌和腹横肌之间的平面（图 107-7）。出现第二个落空感之后，仔细回抽，将注射器中局麻药缓慢注入，并观察患者的局麻药毒性反应（图 107-8）。

超声引导技术

在超声引导下实施腹横肌平面阻滞时，患者取仰卧位，双臂交叉过胸。用 20 ml 无菌注射器抽取总量 20 ml 局麻药，如果致痛因素中含有炎性成分，将 40～80 mg 长效类固醇激素加在局麻药中，触摸确定腋中线水平的髂棘位置。然后将曲线低频超声探头横向平面置于腋中线水平的髂棘上，并将超声探头的内侧指向患者的脐部，并进行超声扫描（图 107-8）。确定三层肌肉——腹外斜肌、腹内斜肌和腹横肌——以及腹内斜肌和腹横肌之间的筋膜层（图 107-8）。当超声横截面清晰地识别这些解剖学结构后，对皮肤进行消毒和准备，将 1.5 英寸、22 G 的穿刺针从超声探头的上方以平面内进针法，在超声引导下从内侧到外侧方向实时调整进针方向，直到针尖进入腹内斜肌。仔细回抽，在超声影像下注入少量液体，用水分离的方法再次确认针尖的

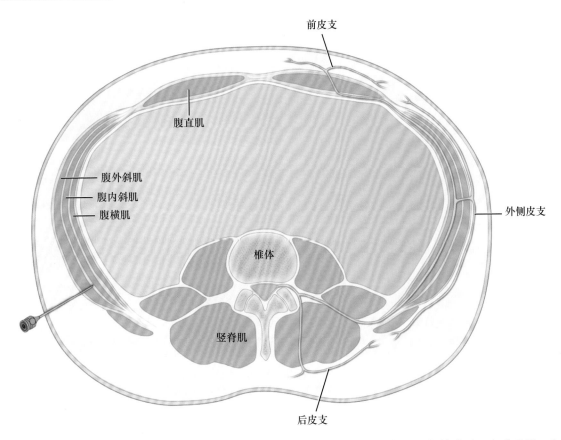

图 107-6　使用体表标志技术进行腹横肌平面阻滞时，当钝针的尖端穿过腹外斜肌的深筋膜时，会感到第一个突破感

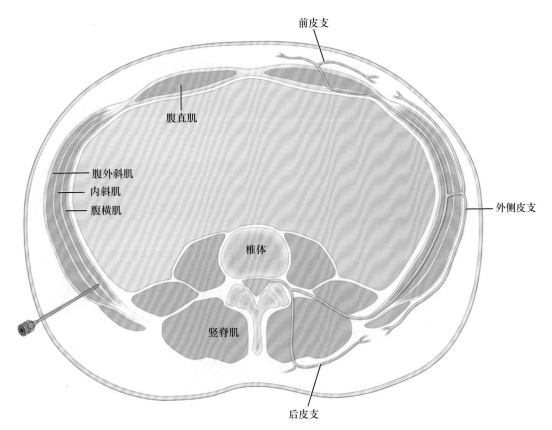

图 107-7　使用体表标志技术进行腹横肌平面阻滞时，当钝针的尖端穿过腹内斜肌的深筋膜，会感觉到第二个突破感，此时针尖位于腹内斜肌和腹横肌之间的平面

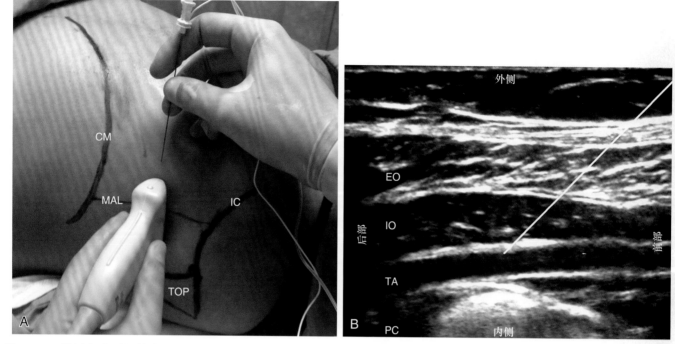

图 107-8　使用超声引导技术进行腹横肌平面阻滞时，患者仰卧位，在肋缘（CM）和髂嵴（IC）之间，采用平面内进针法，从前到后垂直于地板进针。显示腋中线（MAL）供参考。注意与 Petit 三角（TOP）的距离。针穿过腹外斜肌（EO）和腹内斜肌（IO）。注意腹腔（PC）距离腹横肌（TA）的深度（From Lissauer J，Mancuso K，Merritt C，et al：Evolution of the transversus abdominis plane block and its role in postoperative analgesia. Best Pract Res Clin Anaesthesiol 28（2）：117-126，2014；Fig. 2.）

位置。一旦针尖位置确定，小心进针通过腹内斜肌的深筋膜，并进入到腹内斜肌和腹横肌之间的筋膜平面。仔细回抽，再次注入少量液体，帮助确定针尖的准确位置。然后在超声引导下将剩余的溶液缓慢注入，此时显示注射导致腹横肌浅筋膜呈现一个弓形向下弯曲，注射时阻力应当很小。退针后用无菌加压敷料和冰袋置于注射部位。

副作用和并发症

腹横肌位于腹膜腔上方，当行超声引导 TAP 阻滞时，未能准确评估针尖的正确位置，如果针尖无意中进入腹腔，可引起灾难性的结果。采用超声引导下实施 TAP 阻滞可明显降低这种并发症。因为腹壁血运丰富，阻滞后可能会出现瘀斑和血肿，应事先告知患者。操作后用加压敷料和冰袋压迫注射部位，可降低并发症的发生率。如果需要长时间镇痛或麻醉，可将导管置入腹内斜肌和腹横肌筋膜之间的筋膜平面，以便持续注入局部麻醉药（图 107-9）。

临床要点

成功实施超声 TAP 阻滞的关键是正确识别解剖标志和超声下的解剖。解剖标志和超声引导技术都依赖于术者正确识别腋中线处腹壁的三层肌肉的能力。超声引导下任何明显的疼痛或注射阻力的骤然升高，都表明进针位置不正确，应立即停止注射，并重新判定针尖位置。

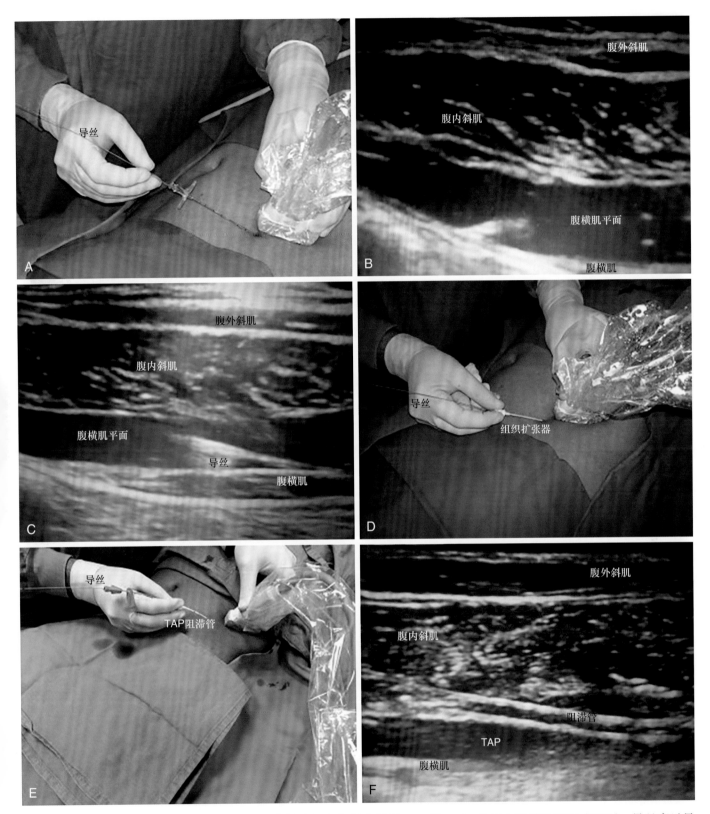

图 107-9　超声引导 Seldinger 导管置管方法的步骤及相应的超声图像。**A**. 将 Tuohy 针插入腹横肌平面（TAP），导丝穿过导针。**B**. 注射盐水后 TAP 扩张的暗影。**C**. 导丝在 TAP 内推进。**D**. 组织扩张器穿过导丝。**E**. 阻滞导管穿过导丝。**F**. 阻滞导管进入 TAP 内（From Tammam TF：Transversus abdominis plane block：the analgesic efficacy of a new block catheter insertion method. Egypt J Anaesth 30（1）：39-45，2014；Fig. 1.）

推荐阅读

Jankovic ZB, Pollard SG, Nachiappan MM: Continuous transversus abdominis plane block for renal transplant recipients, *Anesth Analg* 109: 1710–1711, 2009.

McDonnell JG, O'Donnell B, Curley G, et al.: The analgesic efficacy of transversus abdominis plane block after abdominal surgery: a prospective randomized controlled trial, *Anesth Analg* 104:193–197, 2007.

McDonnell JG, O'Donnell BD, Farrell T, et al.: Transversus abdominis plane block: a cadaveric and radiological evaluation, *Reg Anesth Pain Med* 32:399–404, 2007.

Waldman SD: Ultrasound-guided transversus abdominis plane block. In *Comprehensive atlas of ultrasound guided pain management injection techniques*, Philadelphia, 2014, Lippincott, pp 615–620.

Yarwood J, Berrill A: Nerve blocks of the anterior abdominal wall, *Cont Edu Anaesth Crit Care Pain* 10(6):182–186, 2010.

108

腰肌筋膜疼痛综合征注射技术

张金华　译　刘国凯　校

适应证与临床考虑

背部肌肉尤其易于发展为肌筋膜疼痛综合征。背部的屈曲伸展损伤或继发于不当的提升和弯曲引起的反复性微损伤，均可引起背部肌肉的肌筋膜疼痛。

肌筋膜疼痛综合征是一种慢性疼痛综合征，它能影响躯体的局灶或一部分。肌筋膜疼痛综合征的必要条件是查体时发现肌筋膜疼痛触发点。尽管这些触发点一般是局限于躯体的部分区域，但肌筋膜疼痛综合征的疼痛往往牵涉其他解剖区域。这种牵涉痛常常被误诊或是被归因于其他器官系统疾病，从而导致过度评估及治疗无效。牵涉腰背部肌肉的肌筋膜疼痛综合征患者经常伴有髋部、骶髂关节和臀部的牵涉痛。

触发点是肌筋膜疼痛的特征性病变，被认为是肌肉受到轻微创伤引起的。这种病理损伤的特点是受累肌肉存在一个局部剧烈压痛的点。由触摸或拉伸等对触发点造成的机械刺激不仅会引起局部的剧烈疼痛，也会产生牵涉痛。除了这种局部疼痛和牵涉痛，受刺激的肌肉经常会产生不自主的回缩，这种现象称之为"跳跃征"。这种跳跃征也是肌筋膜疼痛综合征的独有特征。

当触摸到肌筋膜触发点时，就可以鉴别出紧绷的肌纤维带。尽管已提出了许多高深的理论，以及肌筋膜疼痛综合征患者存在一致的物理发现，但是肌筋膜触发点的病理生理学仍然未知。所有这些理论的共同点是坚信触发点是受累肌肉受到轻微创伤的结果。这种微创伤可能是由受累肌肉的单次伤害引起的，或者是由反复的微创伤所引起的，或者肌肉单位激动及拮抗的慢性去适应的结果。

除了肌肉损伤，其他各种因素似乎也可以使患者患上肌筋膜疼痛综合征。周末运动员的身体遭受不适应的体育活动，也可能会出现肌筋膜疼痛综合征。使用键盘或看电视的不良姿势，也是肌筋膜疼痛综合征的诱发因素。以往的损伤可能导致肌肉功能异常，随后易于发展为肌筋膜疼痛综合征。如果患者营养状态不良及并存包括慢性压力和抑郁在内的心理或行为异常，都可加剧以上的诱发因素。下背部的肌肉似乎特别容易出现压力引起的肌筋膜疼痛综合征。

僵硬及疲劳通常与肌筋膜疼痛综合征的疼痛并存，这就加剧了这种疾病相关的功能障碍，也使治疗变得更加复杂。肌筋膜疼痛综合征可以原发性疾病状态出现，也可与其他疼痛性疾病呈并发状态，包括神经根性病和慢性局部疼痛综合征。心理或行为异常（包括抑郁），经常与肌筋膜疼痛综合征相关的肌肉异常并存。这些心理和行为异常的治疗是任何成功治疗肌筋膜疼痛综合征中不可分割的组成部分。

临床相关解剖

背部肌群作为一个功能单元一起工作，起稳定及协调腰背部运动并维持人的直立位置的作用。单块肌肉的创伤会导致整个功能单元的功能障碍。菱形肌、背阔肌、腰髂肋肌、骶棘肌、腰肌和腰方肌都是肌筋膜疼痛综合征的常见部位。这些肌肉的起点和附着点处尤其容易损伤，随后发展成肌筋膜触发点（图108-1）。对这些触发点进行注射既可作为诊断方法也可作为治疗措施。

操作技术

在触发点注射前，对患者的精心准备有助于达到最佳治疗效果。触发点的注射是针对原发触发点，而不是牵涉痛的区域。应向患者解释触发点注射的目的是阻断持续性疼痛，从而期望能够长时间地缓解疼痛。多数肌筋膜疼痛综合征患者想要获得最佳的治疗效果，需要

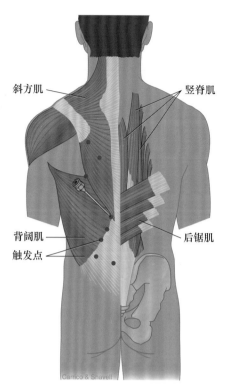

斜方肌

竖脊肌

背阔肌

后锯肌

触发点

Carrico & Shavell

图 108-1　腰肌筋膜疼痛综合征注射的常用注射点

不止一种治疗方式，要患者理解这一点很重要。在确定和标记触发点及进行触发点注射操作时，患者采用平卧或侧卧位，这样有助于降低血管迷走神经性反应的发生率。注射前应进行该部位的皮肤消毒，以避免感染。

向患者说明触发点注射的目的及对患者进行适当的准备后，用戴无菌手套的手指再次确认触发点的位置。用注射器抽取含 40 mg 甲泼尼龙和 0.25% 不含防腐剂的布比卡因 10 ml，将其连接到 25 G 且长度足够达到触发点的穿刺针上。对于腰背部的更深处肌肉，需使用 3.5 英寸长的针头。然后每个触发点注射 0.5 ～ 1.0 ml 药液。应该告知患者，要完全去除触发点需 2 ～ 5 个疗程。

副作用和并发症

由于这种注射方法靠近脊髓及神经根出口，因此必须由精通局部解剖及具有疼痛介入治疗经验的医师进行操作。在接受触发点注射术后，许多患者会感到一过性的疼痛增加。若使用长针时，也可能会发生气胸或损伤包括肾在内的腹膜后器官。

临床要点

只要注意注射部位相关的临床解剖，触发点注射是非常安全的。使用此种技术时应注意无菌操作原则以避免感染，操作者应严格采用预防措施避免可能的风险出现。触发点注射术的大部分副作用是注射针对进针部位及皮下组织造成的损伤。注射后立即压迫注射部位，可降低瘀斑和血肿形成的发生率。避免使用过长的针，有助于降低深部组织损伤的发生率。当触发点注射靠近胸腔底部时，必须特别注意避免引起气胸。

抗抑郁药是治疗肌筋膜疼痛综合征的主要药物。治疗这类疼痛，三环类抗抑郁药比选择性 5- 羟色胺再摄取抑制剂更加有效。抗抑郁药对肌筋膜疼痛综合征治疗作用的确切机制仍不清楚。一些研究人员认为这类药物的主要作用是治疗患者潜在的抑郁，它存在于许多肌筋膜疼痛综合征患者身上。阿米替林和去甲替林是首选药物，应该给予一次睡前剂量，在副作用允许范围内从 10 ～ 25 mg 逐步递增。普瑞巴林、度洛西汀及米那普仑对治疗肌筋膜疼痛综合征也大有好处。

推荐阅读

Baldry P: Acupuncture treatment of fibromyalgia and myofascial pain. In Chaitow L, editor: *Fibromyalgia syndrome*, ed 3, Oxford, 2010, Churchill Livingstone, pp 145–159.

LeBlanc KE, LeBlanc LL: Musculoskeletal disorders, *Prim Care* 37:389–406, 2010.

Marsh W, Milnacipran. In Enna SJ, Bylund DB, editors: *xPharm: the comprehensive pharmacology reference*, Amsterdam, 2008, Elsevier, pp 1–4.

Partanen JV, Ojala TA, Arokoski JP: Myofascial syndrome and pain: a neurophysiological approach, *Pathophysiology* 17:19–28, 2010.

髋关节腔内注射

刘阳 译 刘国凯 校

适应证与临床考虑

多种原因可引起关节软骨损伤，由此引起关节炎，髋关节易于受累而出现髋关节炎。骨关节炎是引起髋关节疼痛最常见的关节炎形式（图109-1）。而风湿性关节炎和创伤性关节炎是仅次于骨关节炎的导致髋关节疼

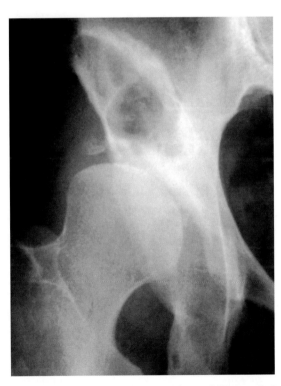

图109-1 髋关节骨性关节炎：上外侧迁移模式。伴有囊肿（或腱鞘囊肿）形成的髋关节发育不良。该40岁女性患者正位X线片显示髋关节发育不良，髋臼扁平垂直倾斜，股骨头侧向移位，骨折，关节间隙消失，以及一个髋臼裂囊肿（或腱鞘囊肿）（From Resnick D：Bone and joint imaging, ed 3, Philadelphia，2005，Saunders.）

痛的常见原因。另一种引起髋关节疼痛的更少见的原因是胶原血管病、感染、绒毛结节性滑膜炎及莱姆病。急性感染性关节炎通常伴随发热、乏力等全身症状，易于及时被临床医师诊断，通常采用细菌培养及抗生素治疗，而不是采用关节腔内注射治疗。尽管继发于胶原血管疾病的髋关节疼痛对下文所述关节腔内注射治疗反应良好，但胶原血管病通常表现为多关节疾病，不仅局限于髋关节。

大多数继发于骨关节炎和创伤性关节炎的髋部疼痛患者，其疼痛定位于臀周和大腿；活动会加剧疼痛，休息及热疗可缓解疼痛；疼痛为持续性，并以酸痛为主要特点，严重时可影响睡眠。一些患者在活动关节后可出现关节弹响，并在体格检查时可出现捻发音。

除了上述疼痛外，髋关节炎的患者都存在髋关节活动度逐渐减少的情况，甚至完成很简单的日常活动如散步、爬楼梯、上下车都很困难。随着持续的关节失用，会出现肌萎缩及由粘连性关节囊炎导致的"冰冻髋"。

髋关节疼痛的所有患者应该进行常规的X线片检查。根据患者的临床表现，还应接受其他检查包括血常规、血沉及抗核抗体的检测。髋关节MRI还可以提示无菌性坏死及隐匿性肿物或肿瘤（图109-2）。

临床相关解剖

髋关节是由股骨的股骨头及深杯状的髋臼连接而成（图109-1）。关节面由易于发生关节炎的透明软骨所覆盖。髋臼的边缘是由纤维软骨组织组成的髋臼唇，在股骨半脱位及脱位时易受损。关节被关节囊所包绕，增加了髋关节的活动度。衬有一层滑膜的髋关节囊可以固定

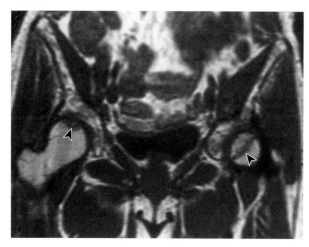

图 109-2　一位 41 岁长期接受糖皮质激素治疗的系统性红斑狼疮患者，双侧股骨头缺血性坏死（AVN）。冠状 T1 加权 MRI 显示双侧股骨头缺血性坏死形成的典型的骨髓信号减少的新月形病灶（箭头的头）（From Haaga JR，Lanzieri CF，Gilkeson RC：CT and MR imaging of the whole body，ed 4，Philadelphia，2002，Mosby.）

关节软骨，滑膜分泌滑膜液，易于出现炎症。支配髋关节的神经有股神经、闭孔神经及坐骨神经。成年人髋关节的韧带包括髂骨韧带、耻骨韧带、坐骨韧带及股骨头韧带，这些韧带对髋关节起加固作用。髋关节的肌肉及附属肌腱容易受损，过度使用或使用不当易于出现磨损及撕裂。

操作技术

体表标志技术

　　向患者解释关节腔内注射的目的。患者取仰卧位，髋关节区皮肤给予消毒液充分消毒，暴露关节间隙。将 4.0 ml 含有 0.25% 无防腐剂的布比卡因和 40 mg 甲泼尼龙的注射器连接到一个 2 英寸、25 G 针头上。识别股动脉位置，穿刺点大约在腹股沟韧带下股动脉外侧 2 英寸的位置，找到髋关节腔的位置，穿刺针小心穿过皮肤及皮下组织通过关节囊进入关节（图 109-3）。如果碰到了骨头，退针到皮下组织中，并稍微向上或向内侧调整进针方向。进入关节腔后，缓慢注射药物。注射时阻力很小，如果遇到阻力，很可能是针头在韧带或肌腱内，继续缓慢进针直至针尖斜面完全进入关节内。注射结束后拔出针头，使用无菌敷料加压包扎并冰敷注射部位。如果安全执行这项技术所必需的解剖标志难以确定时，可以借助透视或超声引导技术。

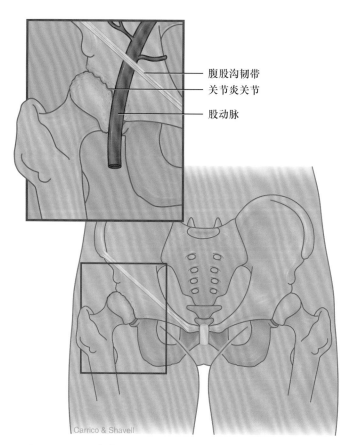

腹股沟韧带
关节炎关节
股动脉

Carrico & Shavell

图 109-3　股动脉、腹股沟韧带和髋关节之间的位置关系

透视引导技术

　　在透视引导下进行髋关节腔内注射时，让患者取仰卧位于透视检查台上，通过透视来确定股骨颈的外侧面。将 4.0 ml 含有 0.25% 无防腐剂的布比卡因和 40 mg 甲泼尼龙的注射器连接到一个 2 英寸、25 G 针头上。在定位好的股骨颈外侧表面皮肤用消毒液做消毒处理。使用脊髓穿刺针穿过皮肤，向内侧倾斜进针，并在透视引导下进针至股骨头颈交界处（图 109-5 和图 109-6）。感觉针头接触到骨膜后，退针离开骨膜，并注入少量碘化造影剂以确认针头是否位于关节囊内（见图 109-6）。确定进针位置恰当后，在透视引导下注入含有局麻药和激素的药液，通过观察造影剂流动情况确认注射情况（图 109-7）。如果注射遇到阻力，可能是由于针头在韧带或肌腱内，可以稍微向前进针以便进入关节间隙内，直到推注时没有明显阻力再继续注射。注射结束后拔出针头，使用无菌敷料加压包扎并冰敷注射部位。

超声引导技术

　　在超声引导下进行髋关节腔内注射时，患者采取仰

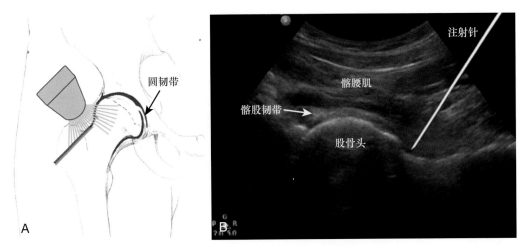

图 109-4　**A**. 髋关节注射：前纵入路。探头平行于股骨颈。**B**. 髋关节注射：前纵入路。超声引导注射针指向股骨颈前滑膜隐窝
（From Cheng PH，Kim HJ，Ottestad E，Narouze S：Ultrasound-guided injections of the knee and hip joints. Tech Reg Anesth Pain Manag 13：191-197，2009.）

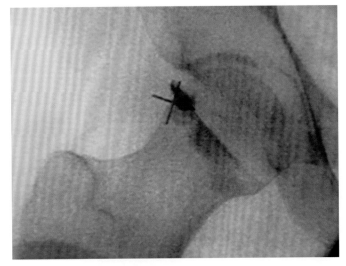

图 109-5　透视引导下髋关节注射。透视引导下前外侧入路定位。注入少量碘造影剂后的图像（From Legré-Boyer V：Viscosupplementation：techniques，indications，results. Orthop Traumatol Surg Res 101：S101-S108，2015.）

卧位并使患肢稍微外旋，用消毒液消毒髋关节区皮肤。将 3.0 ml 含有 0.25% 无防腐剂的布比卡因和 40 mg 甲泼尼龙的注射器连接到一个 3.5 英寸、22 G 脊髓穿刺针上。将高频线性超声探头置于股骨近端横断面上，识别找到股骨倒 U 形高回声边缘。确定股骨位置后，纵向旋转探头，沿高回声边缘向上横向朝股骨头一侧移动，直到股骨颈和股骨头交界处，确定关节间隙（图 109-8）。在股骨头和股骨颈的连接处存在一个 V 型的低回声液性结构区即为髋关节间隙（图 109-9）。确定关节间隙后，在距离超声探头 1 cm 处采用平面内进针法，通过探头引导注射针进入髋关节间隙并缓慢注药（图 109-10）。如果注射遇到阻力，可能是由于针头在韧带或肌腱内，可以稍微向前进针以便进入关节间隙内，直到推注时没有明显阻力再继续注射。注射结束后拔出针头，使用无菌敷料加压包扎并冰敷注射部位。

副作用和并发症

髋关节内注射的主要并发症是感染，在严格执行无菌操作的情况下极其罕见。约有 25% 的患者在关节内注射后出现短暂的疼痛，需要预先告知。

临床要点

这种注射技术对于治疗上述髋关节炎引起的疼痛非常有效。患者并存滑囊炎及肌腱炎也可能导致髋部疼痛，并且可能需要注射更多的局麻药和贮存皮质类固醇制剂（甲泼尼龙）。如果掌握注射区域的临床相关解剖，这种技术是安全的。必须认真使用无菌技术，以避免感染；操作者应严格采用预防措施避免风险出现。注射后立即压迫注射部位，可降低瘀斑和血肿形成的发生率。

接受这种注射技术的髋关节疼痛患者在注射后几天就应进行物理治疗，包括局部热敷和轻柔的关节活动练习。应避免剧烈的运动，因为它可使患者的症状恶化。应用这种注射技术时可同时给予常用的镇痛药和非甾体抗炎药。

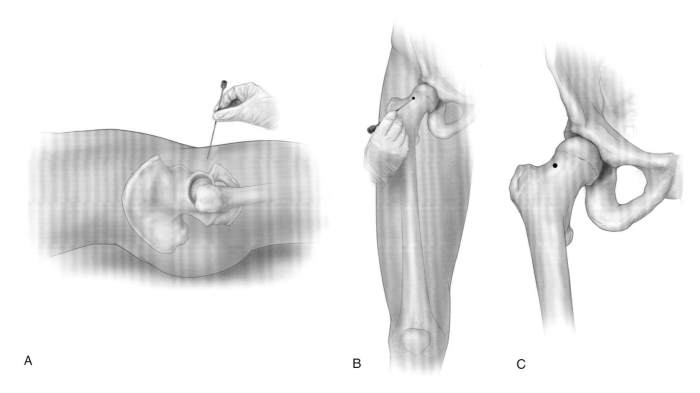

图 109-6　A ～ C 透视引导下关节腔注射技术。需要注意股骨颈前外侧入路位置

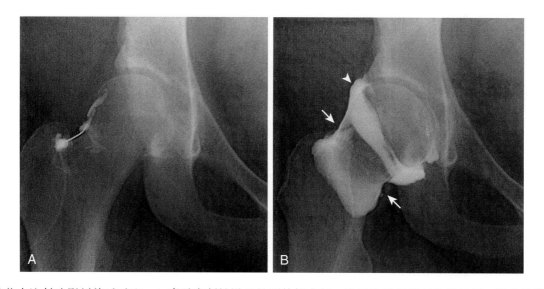

图 109-7　关节内注射造影剂前后对比。**A**. 脊髓穿刺针沿股骨颈外侧走行，通过造影剂填充关节外侧，以确认关节内针的位置。**B**. 关节造影显示骨周沟（箭头的头）和轮匝带（长箭头）（From Byrd JW，Potts EA，Allison RK，Jones KS：Ultrasound-guided hip injections：a comparative study with fluoroscopy-guided injections. Arthroscopy 30 ［1］：42-46，2014.）

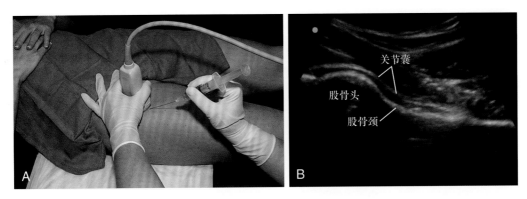

图 109-8　**A**. 将超声探头长轴置于股骨头-颈交界处并略微倾斜，可以清晰显示髋关节结构。将超声探头稍微倾斜一定角度可以腾出侧面进针的位置，同时增加了针和髋关节前面的股神经血管结构之间的距离。皮肤经过消毒处理，同时使用无菌超声凝胶。在注射前使用超声扫描，以确定神经血管束的位置。**B**. 髋关节股骨头颈交界处前面的超声图像（From Byrd JW，Potts EA，Allison RK，Jones KS：Ultrasound-guided hip injections：a comparative study with fluoroscopy-guided injections. Arthroscopy 30［1］：42-46，2014；Fig. 1.）

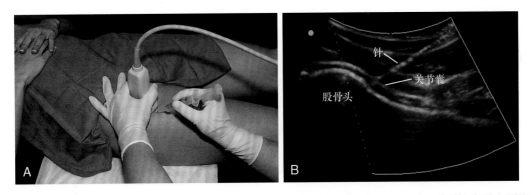

图 109-9　**A**. 采用超声引导下平面内进针可以观察到由皮肤至关节囊的整个进针过程。**B**. 可以看到针头进入了股骨头底部的关节囊（From Byrd JW，Potts EA，Allison RK，Jones KS：Ultrasound-guided hip injections：a comparative study with fluoroscopy-guided injections. Arthroscopy 30［1］：42-46，2014.）

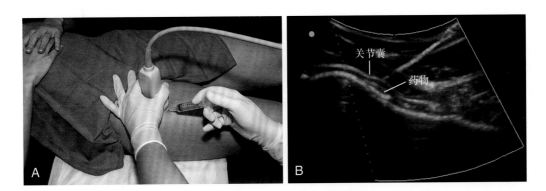

图 109-10　**A**. 在整个注射过程中，保证超声探头在同一平面。**B**. 在超声下观察到药物直接进入关节囊（From Byrd JW，Potts EA，Allison RK，Jones KS：Ultrasound-guided hip injections：a comparative study with fluoroscopy-guided injections. Arthroscopy 30［1］：42-46，2014；Fig. 3.）

推荐阅读

Cheng PH, Kim HJ, Ottestad E, Narouze S: Ultrasound-guided injections of the knee and hip joints, *Tech Reg Anesth Pain Manag* 13:191–197, 2009.

Nallamshetty L, Buchowski JM, Nazarian LA, et al.: Septic arthritis of the hip following cortisone injection: case report and review of the literature, *Clin Imaging* 27:225–228, 2003.

Villoutreix C, Pham T, Tubach F, et al.: Intra-articular glucocorticoid injections in rapidly destructive hip osteoarthritis, *Joint Bone Spine* 73:66–71, 2006.

Waldman SD: Intra-articular injection of the hip joint. In *Pain review*, Philadelphia, 2009, Saunders, pp 546–547.

Waldman SD: Ultrasound-guided intra-articular injection technique for the hip joint. In *Comprehensive atlas of ultrasound guided pain management injection techniques*, Philadelphia, 2014, Lippincott, pp 745–751.

110

股神经阻滞

刘阳 译 刘国凯 校

适应证与临床考虑

股神经阻滞可用于评估和治疗由股神经引起的下肢疼痛。股神经阻滞还可与股外侧皮神经阻滞、坐骨神经阻滞和闭孔神经阻滞或腰丛阻滞联合使用，可用于那些不能忍受蛛网膜下腔阻滞或硬膜外阻滞引起的交感神经变化的患者的下肢手术麻醉。属于局部麻醉的股神经阻滞可用于在解剖学基础上鉴别诊断下肢疼痛的原因。如果考虑存在股神经的损伤，这项技术可以作为评估患者运动和感觉损伤程度的预后指标。属于局部麻醉的股神经阻滞可用于缓解包括股骨颈和股骨干骨折引起的急性疼痛，还可与药物联合用于术后镇痛。通过股神经阻滞技术给予局麻药和类固醇类药物可用于治疗继发于炎症、腹股沟韧带卡压股神经或者糖尿病股神经病变引起的持续性下肢疼痛和运动功能障碍。除此以外，有时通过该技术损毁股神经可用于缓解由股神经介导的侵袭性肿瘤引起的保守治疗方法无效的持续性下肢疼痛。

临床相关解剖

股神经起源于 L2、L3 和 L4 神经根的后支。在腰大肌中融合在一起，走行于腰肌和髂肌之间向外侧下降。进入髂窝，其发出运动纤维到髂肌后穿过腹股沟韧带进入大腿，其支配范围为大腿前部和小腿内侧。股神经位于腹股沟韧带下面并走行于股动脉的外侧，并与股动脉和股静脉一起包裹在股鞘内（图 110-1）。该神经向缝匠肌、股四头肌和耻骨肌发出运动纤维，同时它还为膝关节和大腿前侧的皮肤提供感觉纤维（图 110-2）。该神经穿过股三角时很容易被阻滞。

操作技术

体表标志技术

患者取仰卧位，腿取中立位，在腹股沟韧带下方触及股动脉搏动，然后在股动脉搏动的外侧和腹股沟韧带的下方找到进针点，并消毒皮肤（图 110-3）。然后使用 25 G、1.5 英寸穿刺针，针尖朝向患者头侧缓慢地向前推进，直到引起股神经分布区异感（图 110-4）。在操作前提前告知患者在进针过程中出现感觉异常时提示操作者。通常进针深度达 0.5 ～ 0.75 英寸时可出现异感。如果进针一定深度后未引出异感，应退针并稍微向内侧调整进针角度，直到引出异感。一旦引起股神经分布区感觉异常，将针回撤约 1 mm，观察患者以确定是否仍存在任何持续性感觉异常。如果没有持续的感觉异常，回抽无血后缓慢地注射 15 ～ 18 ml 不含防腐剂的利多卡因。在注射过程中，必须注意避免神经内注射。

如果引起疼痛的原因中有炎症问题，则采取局麻药与 80 mg 的甲泼尼龙混合注射，并逐渐增加剂量。随后每天的神经阻滞治疗也以类似的方式进行，甲泼尼龙剂量使用 40 mg 代替最初的 80 mg。注射结束后拔出针头，使用无菌敷料加压包扎并冰敷注射部位。

超声引导技术

进行超声引导下的股神经阻滞前将患者置于仰卧位，双臂交叉于胸前，在髋部操作部位消毒皮肤。将 6.0 ml 含有 0.25% 无防腐剂的布比卡因和 40 mg 甲泼尼龙的注射器连接到一个 3.5 英寸、22 G 穿刺针上，操作过程注意无菌。高频线性超声探头放置于腹股沟褶皱并与下方的腹股沟韧带的平齐（图 110-5）。在超声下

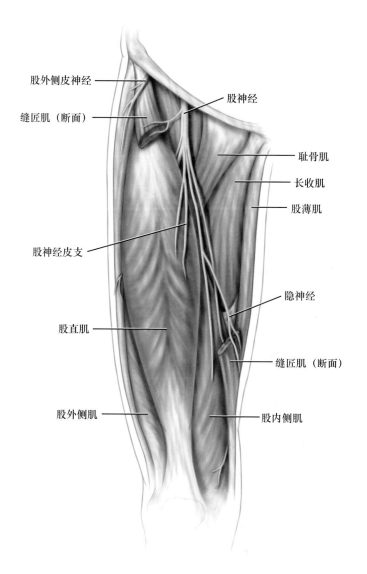

股外侧皮神经

缝匠肌（断面）

股神经

耻骨肌

长收肌

股薄肌

股神经皮支

隐神经

股直肌

缝匠肌（断面）

股外侧肌

股内侧肌

图 110-1　股神经相关解剖结构

可见股神经位于髂肌和搏动的股动脉之间（图 110-6）。股静脉位于股动脉的内侧，用超声探头加压易于压缩。此外还可使用超声彩色多普勒技术用于识别动静脉（图 110-7）。确定股神经和相邻结构后，在距离超声探头 1 cm 处采用平面内进针法，通过超声引导调整进针轨迹直至股神经附近，注意不要刺到股神经。如果注射遇到阻力，可能是由于针头在腹股沟韧带内，可以稍微向前进针以便离开韧带结构，直到推注时没有明显阻力再继续注射。注射结束后拔出针头，使用无菌敷料加压包扎并冰敷注射部位。

副作用和并发症

　　瘀斑和血肿是股神经阻滞的主要并发症，因此如前所述在拔针后应注意注射部位加压包扎。经典股神经阻滞时是通过神经异感来确定注射部位，所以该操作有损伤股神经的可能。通过缓慢推进穿刺针以及在引发异感后稍微将穿刺针回退再注药，可以避免针刺对股神经的损伤。

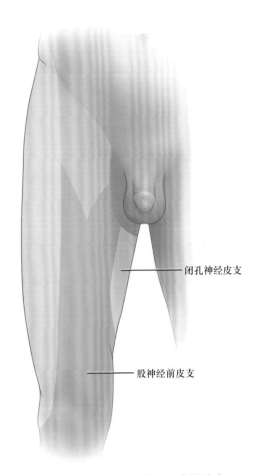

图 110-2 股神经的感觉分布

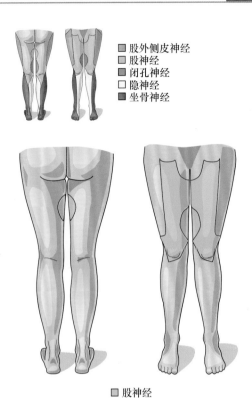

图 110-4 股神经的感觉分布（From Waldman SD：Atlas of interventional pain management，ed 4，Philadelphia，2015，Elsevier.）

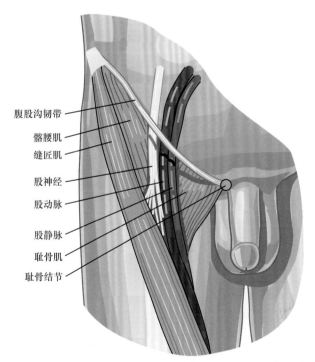

图 110-3 股神经位于股动脉的外侧，其在通过腹股沟韧带下方后与股动脉和股静脉一起被包裹在股鞘内（From Waldman SD：Atlas of interventional pain management，ed 4，Philadelphia，2015，Elsevier.）

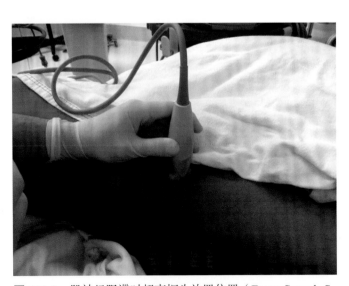

图 110-5 股神经阻滞时超声探头放置位置（From Suresh S，Sawardekar A，Shah R：Ultrasound for regional anesthesia in children. Anesthesiol Clin 32［1］：263-279，2014.）

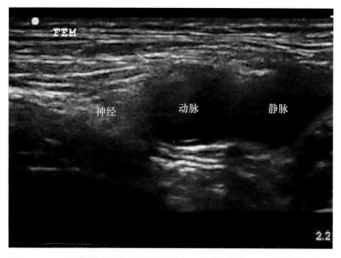

图 110-6　超声图像所显示的股神经与股动脉、股静脉的位置关系（From Hatch N，Wu TS：Advanced ultrasound procedures. Crit Care Clin 30［2］：305-329，2014.）

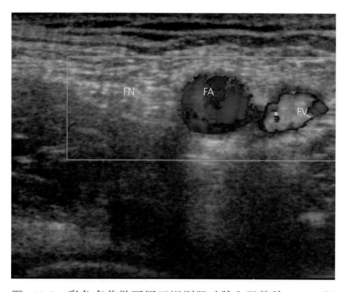

图 110-7　彩色多普勒可用于识别股动脉和股静脉。FA，股动脉；FN，股神经；FV，股静脉（From Harmon D，et al：Peripheral nerve blocks and peri-operative pain relief，ed 2，Philadelphia，2011，Saunders.）

临床要点

　　股神经阻滞是一种简单而有效的缓解前述相关原因疼痛的操作技术。该技术可以迅速缓解患者由股骨颈和股骨干骨折引起的疼痛，因此在急诊科尤其实用。在实施此操作前应对患者股神经是否存在损伤做仔细评估以避免在日后发现存在神经缺损后将病因归于该操作本身。这些评估对于骨盆或下肢遭受创伤的患者或患有糖尿病性股神经病变的患者尤其重要，因为在这些患者中，常采用股神经阻滞用于急性疼痛的控制。

　　我们应该注意，引起下肢疼痛的最常见原因是腰椎间盘突出或脊柱退行性关节炎引起的神经压迫造成的放射性疼痛，而不是股神经本身的病变。肌电图和腰椎磁共振成像检查结合临床病史和体格检查，有助于确定股骨疼痛的病因。

推荐阅读

Beaudoin FL, Nagdev A, Merchant RC, Becker BM: Ultrasound-guided femoral nerve blocks in elderly patients with hip fractures, *Am J Emerg Med* 28(1):76–81, 2010.

Gruber H, Glodny B, Bendix N, et al.: High-resolution ultrasound of peripheral neurogenic tumors, *Eur Radiol* 17:2880–2888, 2007.

Mahadevan V: Anatomy of the anterior abdominal wall and groin, *Surgery (Oxford)* 27(6):251–254, 2009.

Sites B, Brull R, Chan V, et al.: Part I of II: Artifacts and pitfall errors associated with ultrasound guided regional anesthesia: understanding the basic principles of ultrasound physics and machine operations, *Reg Anesth Pain Med* 32:412–418, 2007.

Waldman SD: Femoral nerve block. In *Atlas of interventional pain management*, ed 3, Philadelphia, 2009, Saunders, pp 517–521.

Waldman SD: Femoral neuralgia. In *Atlas of uncommon pain syndromes*, ed 2, Philadelphia, 2008, Saunders, pp 245–247.

Waldman SD: The femoral nerve. In *Pain review*, Philadelphia, 2009, Saunders, pp 121–122.

Waldman SD: Ultrasound-guided femoral nerve block. In *Comprehensive atlas of ultrasound guided pain management injection techniques*, Philadelphia, 2014, Lippincott, pp 752–757.

111

内收肌腱注射

刘阳 译 刘国凯 校

适应证与临床考虑

负责髋关节内收的肌腱很容易因过度使用或拉伸损伤而发展为肌腱炎，原因可能包括过度使用运动器材进行下肢肌肉锻炼和拉伸造成的运动损伤。内收肌腱炎造成的疼痛剧烈，持久而严重，常伴有睡眠障碍。患者可能采用内收肌倾斜的步态试图固定发炎疼痛的肌腱（例如，行走时躯干越过患肢避免患肢受力）。

体格检查时，当触诊内收肌腱的起点，患者会诉疼痛，主动抵抗内收和被动外展都可引起疼痛。内收肌腱炎的患者行 Waldman 膝盖挤压试验结果呈阳性。进行这个试验时，让患者坐在检查台的边缘，测试者在患者双膝之间放置一只网球，嘱患者用膝盖轻压网球，小心保持网球不动（图 111-1，A）；然后指示患者尽可能以

最大的力量迅速用膝盖挤压网球；内收肌腱炎的患者会本能地外展患肢以减缓被迫内收而引起的疼痛，从而导致球掉落在地板上（图 111-1，B）。髋关节肌腱炎常常合并滑囊炎，从而引起其他的疼痛和功能障碍。

除了上述的疼痛以外，内收肌腱炎的患者随着髋关节运动范围的缩小，其功能活动逐渐下降，简单的日常活动如上下车也变得相当困难。髋关节的持续性废用可引起臀部肌肉萎缩和关节腔粘连。

髋关节疼痛的所有患者应该进行 X 线平片检查。根据患者的临床表现，可给予其他检查，包括全血细胞计数、血沉、抗核抗体的检测。若怀疑存在肌腱炎、髋关节无菌性坏死、内收肌撕裂或不明团块，可给予髋关节 MRI 检查（图 111-2 和图 111-3）。下文描述的注射技术既可作为诊断手段又可作为治疗措施。

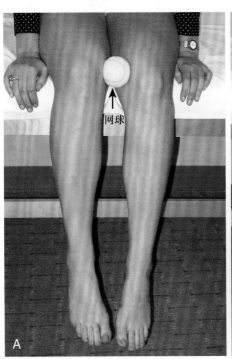 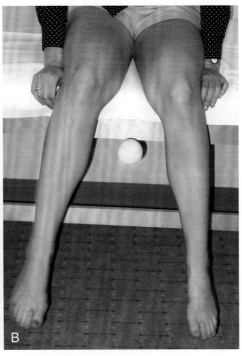

图 111-1　**A** 和 **B**. 内收肌腱炎的 Waldman 膝盖挤压试验（From Waldman SD：Physical diagnosis of pain，Philadelphia，2005，Saunders.）

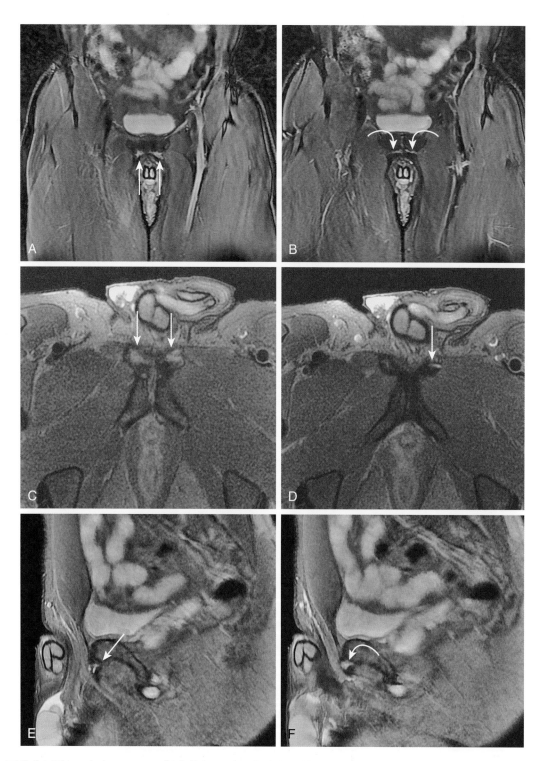

图 111-2   **A**. 冠状位压脂 T2 加权 MRI。双侧内收长肌腱退化变性（箭头）。**B**. 冠状位压脂 T2 加权 MRI。双边二次裂从耻骨联合延伸到内收肌的附件，表明前耻骨腱膜复合组织（弯箭头）的一些断裂。**C**. 轴向压脂 T2 加权 MRI 展示了双侧内收长肌腱变性（箭头）。**D**. 三维轴向压脂 T2 加权 MRI。左内收长肌腱（箭头）的轻微撕裂损伤。**E**. 矢状位压脂 T2 加权 MRI。左侧内收长肌腱（箭头）起源的轻微撕裂损伤。**F**. 矢状位压脂 T2 加权 MRI。此图片显示损伤更严重的内收长肌腱，涉及前耻骨腱膜复合体（弯箭头）（From MacMahon PJ，Hogan BA，Shelly MJ，et al：Imaging of groin pain. Magn Reson Imaging Clin N Am 17：655-666，2009.）

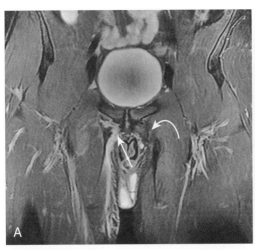 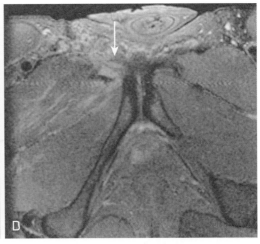

图 111-3　**A**. 冠状位压脂 T2 加权 MRI。急性撕裂的内收长肌腱的异常高信号（直箭头）。左内收长肌的慢性撕裂与肌腱愈合及瘢痕形成显示为低信号（弯箭头）。**B**. 轴向压脂 T2 加权 MRI 显示急性右内收长肌撕裂（箭头）（From MacMahon PJ，Hogan BA，Shelly MJ，et al：Imaging of groin pain. Magn Reson Imaging Clin N Am 17：655-666，2009.）

临床相关解剖

　　髋关节内收肌群包括股薄肌、内收长肌、内收短肌和大内收肌（图 111-4）。这些肌肉的内收功能由闭孔神经支配，闭孔神经易被骨盆骨折损伤或被肿瘤压迫。髋关节内收肌的肌腱沿着耻骨和坐骨支发出，此处为肌腱炎好发部位（图 111-4 和图 111-5）。

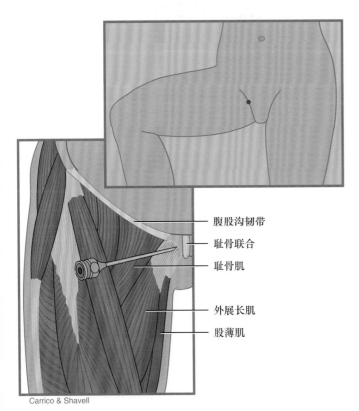

Carrico & Shavell

图 111-4　内收肌腱注射的进针位置

　　腹股沟韧带
　　耻骨联合
　　耻骨肌
　　外展长肌
　　股薄肌

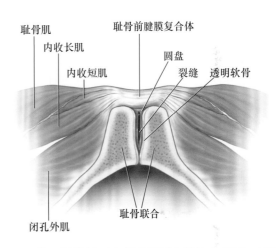

　　耻骨肌　　　耻骨前腱膜复合体
　　内收长肌　　　圆盘
　　内收短肌　　　裂缝　　透明软骨
　　闭孔外肌　　　耻骨联合

图 111-5　位于耻骨嵴下方的耻骨联合的轴向剖面，显示了内收肌的解剖结构。注意这些肌肉的起源来自耻骨前腱膜复合体，这是纤维软骨在耻骨联合的延伸

操作技术

体表标志技术

　　向患者解释该注射技术的目的。患者取仰卧位，腿略微外展和外旋，这种体位易于接近髋关节内收肌腱的起点。如果患者由于内收肌的疼痛和痉挛不能耐受这种体位，有必要阻滞闭孔神经以充分暴露内收肌腱的起点。髋关节的内收肌腱的起点定位在耻骨联合外侧 1.5英寸。

　　定位内收肌腱的起点之后，用消毒液消毒皮肤。将含有 2.0 ml 的 0.25% 无防腐剂的布比卡因和 40 mg 甲泼尼龙的注射器连接到一个 1.5 英寸、25 G 针头上。用戴无菌手套的手指重新定位内收肌腱的起点，然后将针小心垂直于皮肤进针，穿过皮肤和皮下组织直至骨头（见图 111-4）。然后将针从耻骨的骨膜后退 1～2 mm，轻柔缓慢地注入注射器内的药物。在注射过程中可有轻微阻力，如果注射阻力明显，针尖可能在肌腱组织中，应稍前进或后退直至无明显注射阻力。然后将针拔出，用无菌敷料加压包扎并冰敷注射部位。

超声引导技术

为了在超声引导下注射时更接近髋部近端内收肌腱，患者取平卧位，双臂交叉于胸前。当患者处于上述位置时，将高频线性超声探头横向放置于耻骨突起的平面上，耻骨突起位于男性阴茎和女性阴蒂的上方（图111-6）。在超声下耻骨联合结构呈现为由两侧高亮的耻骨体以及中间的低回声耻骨间纤维弹性软骨组成的心形结构，很容易识别（图 111-7）。

确定耻骨联合后，横向放置超声探头并沿着耻骨平面缓慢地向外侧移动，直到确定内收肌注射的进针位置（见图 111-7）。定位内收肌的注射点之后，用消毒液消毒皮肤。将含有 3.0 ml 的 0.25% 无防腐剂的布比卡因和 80 mg 甲泼尼龙的注射器连接到一个 1.5 英寸、22 G 针头上。针头放置距离超声探头约 1 cm 处的皮肤上，然后采用平面外进针方式，在实时超声引导下调整进针轨迹，引导针头靠近注射部位。回抽后缓慢注入药物，选择注射阻力最小的位置注射，某些患者可能在注射期间感到疼痛加剧。

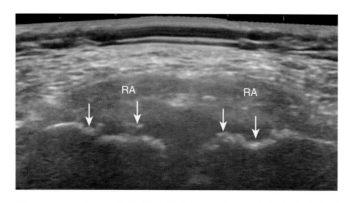

图 111-6　一名 34 岁的男性业余运动员，腹股沟疼痛（诊断为耻骨炎）。耻骨联合的全景超声成像清楚地显示与耻骨炎一致的皮质病变（箭头）。RA，腹直肌（From Özçakar L, Utku B: Ultrasound images of groin pain in the athlete: a pictorial essay. PM R 6［8］: 753-756, 2014.）

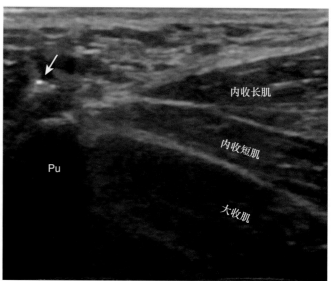

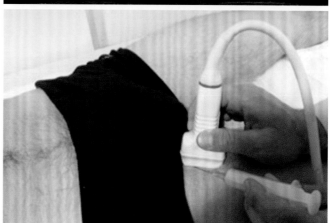

图 111-7　一名 19 岁的男性跑步者，左侧腹股沟疼痛。采用超声引导平面外穿刺，针的尖端（箭头）位于内收肌的起始点附近。图中显示了针在组织内的走行和探头的放置位置。针是否在注射时与传感器接触取决于注射方法和是否使用无菌性凝胶。Pu，耻骨（From Özçakar L, Utku B: Ultrasound images of groin pain in the athlete: a pictorial essay. PM R 6［8］: 753-756, 2014.）

副作用和并发症

这种注射技术主要的并发症是感染，若遵循严格的无菌操作流程，则该并发症极为罕见。注射本身就有造成内收肌腱损伤的可能，如果直接注射入肌腱，严重感染或先前的损伤容易引起肌腱撕裂。如果临床医师操作轻柔，当遇到明显阻力时立即停止注射，则可明显降低这种并发症的风险。需要预先告知约有 25% 的患者在注射后会出现短暂的疼痛加剧。

临床要点

　　这种注射技术对于治疗上述引起髋部疼痛的疾病非常有效。滑囊炎合并关节炎也可能导致髋部疼痛，并且可能需要更为精准地局部注射局麻药和贮存皮质类固醇，如果注意注射区域的临床相关解剖，这种技术是安全的。必须认真使用无菌技术，以避免感染；操作者应严格采用预防措施避免风险出现。注射后立即压迫注射部位，可降低瘀斑和血肿形成的发生率。

　　接受这种注射技术的髋关节疼痛患者在注射后几天就应进行物理治疗，包括局部热敷和轻柔的关节活动练习。应避免剧烈的运动，它可使患者的症状恶化。应用这种注射技术时可同时给予常用的镇痛药和非甾体抗炎药。

推荐阅读

MacMahon PJ, Hogan BA, Shelly MJ, et al.: Imaging of groin pain, *Magn Reson Imaging Clin N Am* 17:655–666, 2009.

Meyers WC, Greenleaf R, Saad A: Anatomic basis for evaluation of abdominal and groin pain in athletes, *Oper Tech Sports Med* 13:55–61, 2005.

Morelli V, Espinoza L: Groin injuries and groin pain in athletes: part 2, *Prim Care* 32:185–200, 2005.

Morelli V, Weaver V: Groin injuries and groin pain in athletes: part 1, *Prim Care* 32:163–183, 2005.

Topol GA, Reeves KD, Hassanein KM: Efficacy of dextrose prolotherapy in elite male kicking-sport athletes with chronic groin pain, *Arch Phys Med Rehabil* 86:697–702, 2005.

Waldman SD: Ultrasound-guided injection technique for adductor tendinitis. In *Comprehensive atlas of ultrasound guided pain management injection techniques*, Philadelphia, 2014, Lippincott, pp 782–787.

112

坐骨滑囊注射

刘阳 译 刘国凯 校

适应证与临床考虑

　　滑囊由滑膜囊组成，滑膜囊的作用是使肌肉和肌腱在重复运动时相互之间易于滑动。这些滑膜囊内衬滑膜，滑膜的血管网可分泌滑液。滑囊的炎症可导致滑液增多而引起关节肿胀。关节的过度使用及使用不当，可使滑囊出现炎症、肿大甚至感染。虽然患者滑囊的数量、大小及部位存在个体差异，但解剖学家还是确认了大量临床相关的解剖，包括坐骨滑囊在内的滑囊，坐骨滑囊位于臀大肌与坐骨结节之间。这些滑囊有的以单个囊腔形式存在，有的以被分隔为多个小囊腔的形式存在。

　　急性损伤及长期的微小创伤都容易造成坐骨滑囊的损伤。急性损伤通常是指臀部受直接外力撞击或过度使用，过度使用是指如长时间骑马、骑车等。在松软的沙子或不平的路面上跑步，也可能引起坐骨滑囊炎，又称"织工臀"。如果坐骨滑囊炎演变成慢性炎症，则有可能发生滑囊钙化。

　　当臀部抵抗下肢拉伸时，坐骨滑囊炎患者常主诉疼痛，疼痛局限于坐骨结节上方，同时伴有腘绳肌的牵涉性疼痛，也可能并发肌腱炎。通常情况下，患者常因患侧臀部在躺下时疼痛无法入睡，髋关节伸展和屈曲时会感到锐痛及"阻滞"的感觉，特别是在刚睡醒的时候。体格检查示坐骨结节上有压痛点。被动直腿抬高和主动抵抗拉伸患肢可引起疼痛。在主动抵抗试验中突然释放可增加疼痛感（图112-1）。

　　髋关节X线片和MRI可显示滑囊钙化以及与慢性炎症一致的结构改变（图112-2）。MRI和超声成像检查也是确定腘绳肌腱单位断裂和诊断坐骨滑囊炎的手段。后面描述的注射技术既可作为诊断手段，又可作为治疗措施，也是治疗腘绳肌腱疾病的方法。

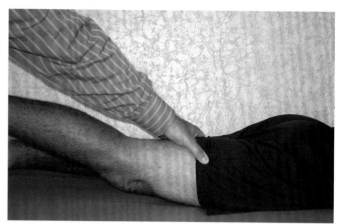

图112-1　坐骨滑囊炎患者抗髋关节伸展试验（From Waldman SD：Physical diagnosis of pain，Philadelphia，2005，Saunders.）

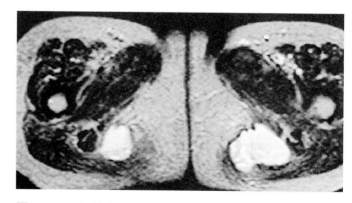

图112-2　坐骨滑囊炎：MRI。T2加权冠状位（TR/TE，1500/90）自旋回波MRI显示双侧坐骨滑囊炎（Courtesy J. Dillard，MD，San Diego，Calif；from Resnick D：Diagnosis of bone and joint disorders，ed 4，Philadelphia，2002，Saunders.）

临床相关解剖

　　坐骨滑囊位于臀大肌和坐骨结节之间；臀大肌的功能包括在骑马时能够通过位于大腿上的躯干屈曲来维持

坐姿，这个动作可以通过反复对坐骨结节增加压力而刺激坐骨滑囊（图 112-3）。腘绳肌起源于坐骨结节，可因过度使用或误用而受到刺激，腘绳肌的主要作用是负责膝部以下肢体的屈曲，在松软或不平的路面上跑步可引起腘绳肌起点的肌腱炎。

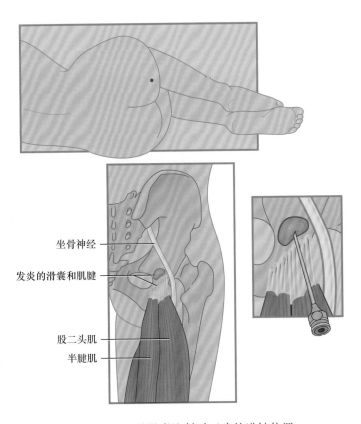

图 112-3　坐骨滑囊注射时正确的进针位置

操作技术

体表标志技术

　　向患者解释注射的目的。患者侧卧位，患侧向上并屈膝，在坐骨结节附近消毒皮肤，铺无菌单。将含有 4.0 ml 的 0.25% 无防腐剂的布比卡因和 40 mg 甲泼尼龙的注射器连接到一个 1.5 英寸、25 G 穿刺针上，戴无菌手套并确定坐骨结节的位置。在进针前，告之患者只要下肢感觉异常即说"就是那里"（"there"），则表明针头碰触到了坐骨神经。一旦出现异感时，应立即退针并向内侧重新定位，然后将针小心地由该进针点推进，通过皮肤、皮下组织、肌肉、肌腱，直至碰触到坐骨结节（见图 112-3）。一定小心并保持针尖在中线位置，不能向侧面进针，否则容易损伤坐骨神经，仔细回抽无异常后，当注射阻力最小时将药物缓慢注入滑膜囊内。

超声引导技术

　　为进行超声引导下的坐骨滑囊注射，将患者置于改良的 Sims 体位。患者置于该体位后，确定髂后上棘和坐骨结节的位置，并在两点之间画一条虚拟的线（图 112-4）。高频线性超声探头被放置在患者尾骨水平的横向平面上，通过其特有的高回声曲线结构可以很容易地识别骶骨的位置。坐骨滑囊位于坐骨前方，臀大肌下方（图 112-5）。无坐骨滑囊炎的患者，坐骨滑囊为位于臀大肌和坐骨结节之间出现的一个薄的、低回声的结构。如果患者患有坐骨滑囊炎，超声下滑

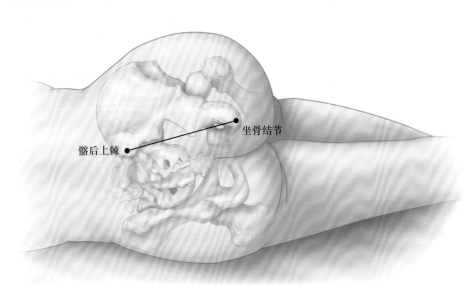

图 112-4　患者采用改良的 Sims 体位，确定髂后上棘（PSIS）和坐骨结节，并在两者之间画一条虚拟的线

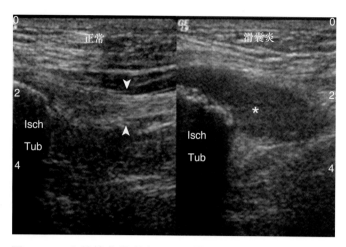

图 112-5　坐骨结节滑囊炎。坐骨结节（Isch Tub）水平的纵向影像。左图显示正常的腘绳肌腱（箭头的头）。右图显示患者症状侧扩张的坐骨滑囊（星号）（From Finlay K，Friedman L：Ultrasonography of the lower extremity. Orthop Clin North Am 37［3］：245-275，2006.）

囊表现为一个大的、有时被分成小腔的、充满液体的囊（图 112-6）。将 3.0 ml 含有 0.25% 无防腐剂的布比卡因和 40 mg 甲泼尼龙的注射器连接到一个 3.5 英寸、22 G 穿刺针上，操作过程注意无菌。进针位置为距离超声探头 1 cm 处的皮肤上，然后采用平面内进针法，在超声引导下调整进针轨迹，使针头进入滑囊内，注射阻力较小时缓慢注入药物。如果被分隔为小囊腔或钙化，可能需要重新定位进针位置，以充分注药和（或）吸引囊液。

副作用及并发症

这种注射技术在坐骨神经附近进行操作，因此只能由精通局部解剖及具有注射技术经验的操作者进行。许多患者在滑囊注射后也会出现一过性疼痛增加。

临床要点

这种注射技术对治疗坐骨滑囊炎和腘绳肌腱炎非常有效。如果掌握注射区域的解剖关系，该技术是安全的。必须严格进行无菌操作，以避免感染；操作者应采用预防常规措施避免风险出现。这种注射技术的大部分副作用是注射针对进针部位及皮下组织造成的损伤。注射后立即压迫注射部位，可降低瘀斑和血肿形成的发生率。避免使用过长注射针有助于降低皮下组织损伤的发生率。必须特别注意避免损伤坐骨神经。尽管坐骨滑囊炎与腘绳肌腱炎的治疗方式是一样的，但两者仍存在区别，坐骨滑囊炎的压痛点在坐骨囊上，而腘绳肌腱炎的压痛点位于腘绳肌腱及上方肌肉处，压痛点也更加弥散。

接受这种注射技术的患者在注射后几天就应进行物理治疗，包括局部热敷和轻柔的关节活动练习。应避免剧烈的运动，因为它可使患者的症状恶化。应用这种注射技术时可同时给予常用的镇痛药、非甾体抗炎药及抗肌肉强直药如替扎尼定。

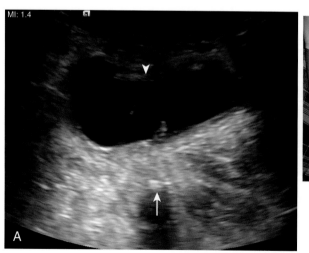
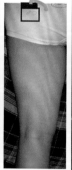
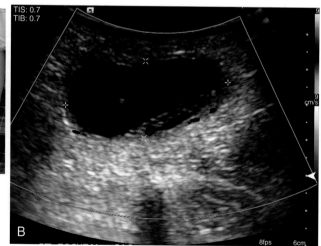

图 112-6　一名 75 岁的男子自诉右臀部有一个疼痛的肿块，甚至不能坐下。A. 超声显示在坐骨结节（箭头的头）区域有一个囊性病变（箭头）。B. 彩色多普勒超声显示囊壁内很少有血管分布；考虑坐骨滑囊炎。采用注射技术治疗该疾病，主要过程包括将囊液抽吸，并将类固醇和利多卡因混合后注入囊内。经此注射治疗后坐骨滑囊炎治愈（From Chiou H-J，Chou Y-H，Wang H-K，Lai Y-C：Chronic musculoskeletal pain：ultrasound guided pain control. Acta Anaesthesiol Taiwan 52［3］：114-133，2014.）

推荐阅读

Arnold ML: Bursitis: lower extremities. In Ramamurthy S, Rogers JN, Alanmanou E, editors: *Decision making in pain management*, ed 2, Philadelphia, 2006, Mosby, pp 210–211.

Hodnett PA, Shelly MJ, MacMahon PJ, et al.: MR imaging of overuse injuries of the hip, *Magn Reson Imaging Clin N Am* 17:667–679, 2009.

Waldman SD: Injection technique for ischial bursitis. In *Pain review*, Philadelphia, 2009, Saunders, pp 547–549.

Waldman SD: The ischial bursa. In *Pain review*, Philadelphia, 2009, Saunders, pp 138–139.

Waldman SD: Ultrasound-guided injection technique for ischial bursitis. In *Comprehensive atlas of ultrasound guided pain management injection techniques*, Philadelphia, 2014, Lippincott, pp 788–794.

Weiss L, Silver JK, Lennard TA, Weiss JM: Bursae. In Weiss L, Silver JK, Lennard TA, Weiss JM, editors: *Easy injections*, Philadelphia, 2007, Butterworth-Heinemann, pp 85–104.

113

臀肌滑囊注射

刘阳 译 刘国凯 校

适应证与临床考虑

　　滑囊是由滑膜囊组成的，滑膜囊的作用是使肌肉和肌腱在重复运动时相互之间易于滑动。这些滑膜囊内衬滑膜，滑膜的血管网可分泌滑液。滑囊的炎症可导致滑液增多而引起关节肿胀。关节的过度使用及使用不当，可使滑囊出现炎症、肿大，甚至感染。虽然患者滑囊的数量、大小及部位存在个体差异，但解剖学家还是确认了大量临床相关的解剖，包括臀肌滑囊在内。臀肌滑囊位于臀大肌、臀中肌和臀小肌之间以及这些肌肉与下面的骨骼之间（图 113-1）。这些滑囊有的以单个囊腔形式存在，而有些患者的滑囊以被分隔为多个小囊腔的形式存在。

　　急性外伤及长期的微小创伤都容易造成臀肌滑囊的损伤。急性损伤通常表现为跌倒导致的臀部损伤、反复肌肉注射造成的损伤，以及过度使用（如长距离跑步，尤其是在柔软或不平整的表面跑步）造成的损伤。如果臀肌滑囊炎演变成慢性炎症，则有可能发生滑囊钙化。

　　臀肌滑囊炎患者在下肢外展和伸展时常诉臀部外上象限区疼痛。疼痛定位在臀部外上象限区，并引起坐骨切迹处的牵涉痛。通常情况下，患者在躺下时无法入睡，髋关节伸展及外展时会感到锐痛及"阻滞"的感觉，特别是在刚睡醒的时候。体格检查显示臀部外上象

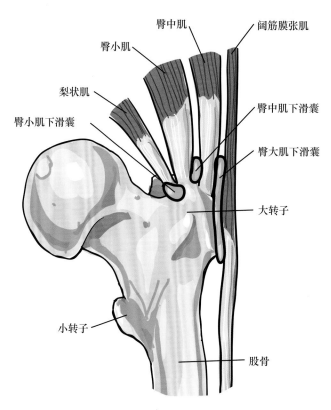

臀中肌
臀小肌
梨状肌
臀小肌下滑囊
阔筋膜张肌
臀中肌下滑囊
臀大肌下滑囊
大转子
小转子
股骨

图 113-1　髋部和大转子疼痛的相关滑囊（From Waldman SD：Pain management，vol. 2，Philadelphia，2008，Saunders.）

限有压痛，下肢被动屈曲、内收、主动抵抗延伸和外展时都会引起疼痛。在主动抵抗试验中突然释放可增加疼痛感（图 113-2）。

髋关节 X 线片可显示滑囊钙化以及与慢性炎症一致的结构改变。如果怀疑髋部肿物或肿瘤可行 MRI 检查。下文描述的注射技术既可作为诊断手段，又可作为治疗措施。

临床相关解剖

患者滑囊的数量、大小及部位存在个体差异（图113-1）。臀肌滑囊位于臀大肌、臀中肌和臀小肌及其下面的骨骼之间。臀大肌的功能包括在骑马时能够通过躯干及大腿的屈伸维持坐位，这个动作以及跑步等重复运动长期累积的损伤均可刺激臀肌滑囊。

操作技术

体表标志技术

向患者解释注射的目的。患者取侧卧位，患侧向上并屈膝。消毒臀部外上象限皮肤，将含有 4.0 ml 的 0.25% 无防腐剂的布比卡因和甲泼尼龙 40 mg 的注射器连接到一个 3.5 英寸、25 G 针头上，确认臀部外上象限的压痛点。

进针前告知患者只要下肢感觉异常即说"就是那里"，表明针尖碰触到了坐骨神经，应立即退针并向内

侧调整位置，针尖垂直于定位点皮肤缓慢进针，直至碰到髂骨翼（图 113-3）。一定要保持针尖偏向患肢内侧，不能偏外侧，否则容易损伤坐骨神经。回抽无异常后，在注射阻力最小时将药物缓慢注入滑膜囊内。

超声引导技术

超声引导下臀肌滑囊注射时的患者体位为改良的 Sims 体位。当患者处于该体位后，通过触诊确定股骨大转子位置，将高频线性超声探头置于大转子上方的横切面上，然后超声扫描确定大转子的高回声边缘和其附着的臀大肌腱，此时纵向旋转超声探头有助于确定臀肌的肌腱（图 113-4）。确定大转子的位置后，横向放置超声探头并缓慢向上移动，直到确定股骨大转子边缘和臀中肌连接处。臀中肌腱内侧为臀小肌，臀肌滑囊位于两者之间。当患者无病变时，臀肌滑囊为臀中肌和臀小肌腱之间的一个薄的、低回声的结构；当患者有臀肌滑囊炎时，滑囊增大且充满囊液。将含有 3.0 ml 的 0.25% 无防腐剂的布比卡因和甲泼尼龙 40 mg 的注射器连接到一个 3.5 英寸、22 G 穿刺针上，注意无菌操作。消毒

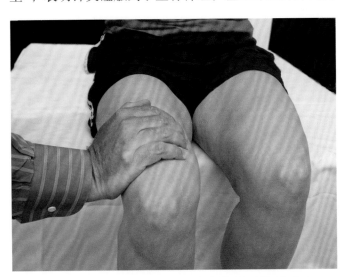

图 113-2　臀肌滑囊炎患者的髋关节外展对抗试验（From Waldman SD：Physical diagnosis of pain，Philadelphia，2005，Saunders.）

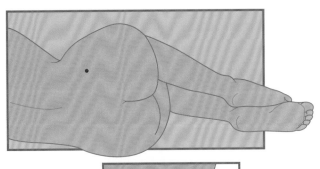

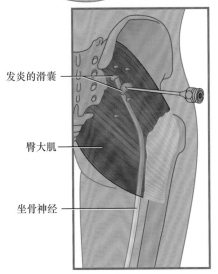

发炎的滑囊

臀大肌

坐骨神经

图 113-3　臀肌滑囊注射时注射针的正确位置，注意坐骨神经的位置

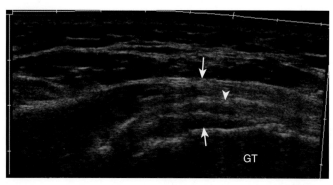

图 113-4　纵向超声图像图示正常大转子（GT）边缘高回声不规则，上面是臀大肌（向下箭头）、臀中肌（箭头的头）、臀中肌腱（向上箭头）（From Robinson P：Musculoskeletal ultrasound of the adult hip and groin. In Allan P，Baxter G，Weston M，editors：Clinical ultrasound，ed 3，Edinburgh，2011，Churchill Livingstone.）

穿刺部位皮肤后，选择距离超声探头 1 cm 处为进针点，然后采用平面内进针法，在超声引导下调整进针方向，使针头进入滑囊内，选择注射阻力最小时缓慢注入药物。如果滑囊被分隔为小囊腔或存在钙化，需要多次调整进针方向，以充分注药和（或）吸引囊液。

副作用和并发症

这种注射技术在坐骨神经附近进行操作，因此只能由精通局部解剖及具有注射技术经验的操作者进行。许多患者臀肌滑囊注射后会出现一过性疼痛加剧。

临床要点

这种注射技术治疗臀肌滑囊炎非常有效。如果精通注射区域的临床相关解剖，这种技术是安全的。必须严格使用无菌技术，以避免感染；操作者应采用常用预防措施以避免自身风险。这种注射技术的大部分副作用是注射针对进针部位及皮下组织造成的损伤。注射后立即压迫注射部位，可降低瘀斑和血肿形成的发生率。避免使用过长注射针有助于降低皮下结构损伤的发生率。必须特别注意避免损伤坐骨神经。

接受这种注射技术的患者在注射几天后就应进行物理治疗，包括局部热敷和轻柔的关节活动练习。应避免剧烈的运动，因为它可使患者的症状恶化。应用这种注射技术时可同时给予常用的镇痛药、非甾体抗炎药及抗肌肉强直药如替扎尼定。

推荐阅读

Arnold ML: Bursitis: lower extremities. In Ramamurthy S, Rogers JN, Alanmanou E, editors: *Decision making in pain management*, ed 2, Philadelphia, 2006, Mosby, pp 210–211.

Hodnett PA, Shelly MJ, MacMahon PJ, et al.: MR imaging of overuse injuries of the hip, *Magn Reson Imaging Clin N Am* 17:667–679, 2009.

Waldman SD: Injection technique for gluteal bursitis. In *Pain review*, Philadelphia, 2009, Saunders, pp 549–551.

Waldman SD: The gluteal bursa. In *Pain review*, Philadelphia, 2009, Saunders, pp 139–140.

Waldman SD: Ultrasound-guided injection technique for gluteal bursitis. In *Comprehensive atlas of ultrasound guided pain management injection techniques*, Philadelphia, 2014, Lippincott, pp 817–823.

114

腰肌滑囊注射

张捷 译 刘国凯 校

适应证与临床考虑

滑囊是由滑膜囊组成的，滑膜囊的作用是使肌肉和肌腱在重复运动时相互之间易于滑动。这些滑膜囊内衬滑膜，滑膜的血管网可分泌滑液。滑囊的炎症可导致滑液增多而引起关节肿胀。关节的过度使用或使用不当，可使滑囊出现炎症、肿大，甚至感染。虽然患者滑囊的数量、大小及部位存在个体差异，但解剖学家还是确认了大量临床相关的解剖，包括腰肌滑囊在内的滑囊。腰肌滑囊位于腰肌腱和股骨颈前方的股三角内侧（图114-1）。这些滑囊有的以单个囊腔形式存在，而有些患者的滑囊以被分隔为多个小囊腔的形式存在。

急性外伤及长期的微小创伤都容易造成腰肌滑囊的损伤。急性损伤通常是指滑囊受到直接外力撞击，如安全带损伤；以及过度使用造成的损伤，比如需要反复髋关节屈曲的标枪和跳芭蕾舞。如果腰肌滑囊炎演变成慢性炎症，则有可能发生滑囊钙化。

腰肌滑囊炎患者常诉腹股沟疼痛。疼痛定位在腹股沟皱褶的正下方，并引起髋关节牵涉痛。通常情况下，患者患侧在下躺下时无法入睡，髋关节各种活动时会感到锐痛及"阻滞"的感觉。

体格检查示腹股沟皱褶正下方压痛，被动屈曲、内收、外展及主动抵抗屈曲和内收都会引起疼痛。在主动抵抗试验中突然释放可增加疼痛感（图114-2）。

X线片、CT、MRI或髋关节和骨盆的超声成像都可以显示滑囊钙化以及与慢性炎症一致的结构改变（图114-3和图114-4）。如果怀疑臀部或腹股沟肿瘤可行MRI和（或）检查。下文描述的注射技术既可作为诊断手段，又可作为治疗措施。

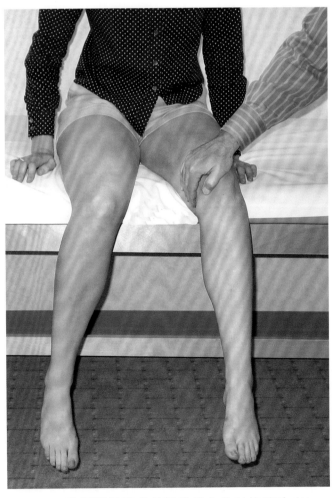

图114-2 髂腰肌滑囊炎的髋关节内收对抗试验（From Waldman SD：Physical diagnosis of pain，Philadelphia，2005，Saunders.）

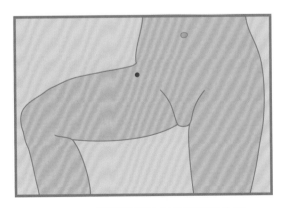

图114-1 腰肌滑囊注射的穿刺针位置

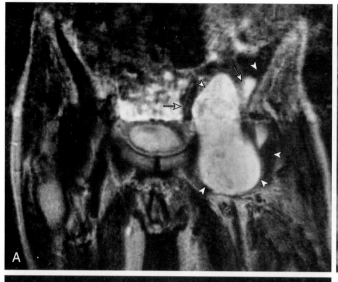

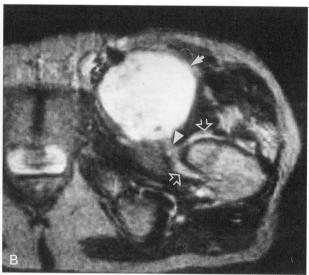

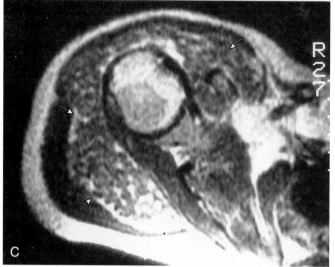

图 114-3 髂腰肌滑囊炎。64 岁的男性长期患风湿性关节炎，左腹股沟区逐渐增大的痛性包块。冠状 T2 加权自旋回波 MRI（TR/TE 2000/90）。**A**. 显示囊肿（箭头），在腰肌内侧（箭头的头）和髂外血管外侧。横断 T2 加权自旋回波 MRI（TR/TE，2000/90）。**B**. 再次揭示了囊肿（实线箭头）的开口（箭头的头）通向充满液体的髋关节（空心箭头）。手术确认了由于慢性滑膜炎症导致严重扩张充满液体的髂腰肌滑囊。**C**. 肩峰下滑囊炎。34 岁的女性，横断 T2 加权自旋回波 MRI（TR/TE，1800/70），显示含有高强度信号液体和低强度信号区域的扩张囊（箭头），提示可能为纤维滑膜结节（A and B from Lupetin AR，Daffner RH：Rheumatoid iliopsoas bursitis：MR findings. J Comput Assist Tomogr 14：1035，1990；C courtesy J. Milsap，Jr，MD，Atlanta，Ga.）

临床相关解剖

腰肌滑囊位于腰肌腱和股骨颈前方之间，以及股动脉、股静脉和股神经的深部。腰肌起源于 T12～L5 横突、椎体和椎间盘，并插入到股骨小转子。腰肌可以使大腿向躯干弯曲，或者大腿固定，可使躯干向大腿弯曲，如从平卧位转为坐位（见图 114-1）。这个动作可以刺激腰肌滑囊，这些重复活动可造成累积损伤，如跑步上楼梯或过度使用增加下肢力量的运动器材。腰大肌由腰丛支配。

操作技术

体表标志技术

向患者解释注射的目的。患者取仰卧位，在腹股沟

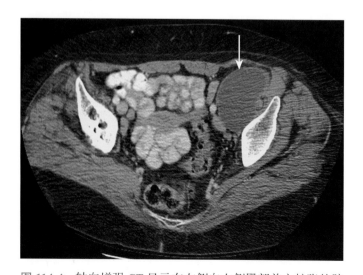

图 114-4 轴向增强 CT 显示在左侧向左侧臀部前方扩张的髂腰肌滑囊（箭头）（From MacMahon PJ，Hogan BA，Shelly MJ，et al：Imaging of groin pain. Magn Reson Imaging Clin N Am 17：655-666，2009.）

韧带中点定位股动脉，在股动脉搏动下方 2.5 英寸并旁开 2.5 英寸，沿着缝匠肌内侧边缘进针。消毒皮肤，将含有 9.0 ml 0.25% 无防腐剂的布比卡因和 40 mg 甲泼尼龙的注射器连接到一个 3.5 英寸、25 G 穿刺针上。

在进针前，告知患者只要下肢感觉异常即说"就是那里"，表明针头碰触到了股神经，出现异感时应立即退针，并调整进针方向，将针小心地通过先前确定的进针点，以 45° 角向内侧和头侧推进，以使针安全通过股动脉、股静脉和股神经的下方。应缓慢进针以免损伤股神经，直至碰触股骨颈（图 114-5）。回抽注射器，如无血液及异感，则在注射阻力最小时将药物缓慢推入囊中。

超声引导技术

进行超声引导下髂腰肌滑囊注射的患者取仰卧位，患侧下肢轻微外旋，在近端股骨的纵向平面上，放置一个低频超声探头，探头与股骨平行。股骨内侧缘会在超声图像上显示为线性高回声结构。超声探头沿着股骨内缘缓慢向上向股骨头移动，直到股骨高回声边缘在股骨颈和股骨头的交界处突然向上摇摆（图 114-6）。位于股骨头内侧的是高回声髂腰肌腱，髂腰肌滑囊位于其下（见图 114-6，图 114-7）。彩色多普勒可能有助于确定邻近的股动脉（图 114-8）。

将含有 3 ml 0.25% 无防腐剂的布比卡因和 40 mg 甲泼尼龙的注射器连接到一个 3.5 英寸、22 G 穿刺针上，操作过程注意无菌原则。消毒皮肤，选择距离超声探头 1 cm 处为进针点，然后采用平面内进针法，在超声引导下调整进针方向，使针头进入滑囊内，选择注射阻力最小时缓慢注入药物。如果被分隔为小囊腔或钙化，需

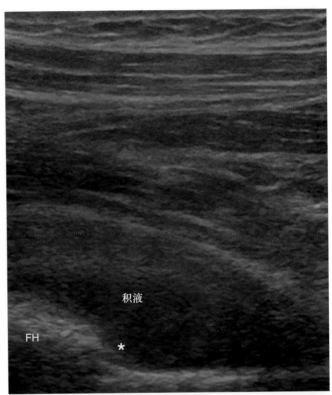

图 114-6　纵向超声图像显示髂腰肌滑囊与股骨颈和股骨头交界处的位置。注意髋关节囊内积液。星号，腰肌滑囊的位置；FH，股骨头

要多次调整进针方向，以充分注药和（或）吸引囊液。

副作用和并发症

腰肌滑囊由于靠近股动脉、股静脉和股神经，因此只能由精通局部解剖及具有注射技术经验的医师进行操作。不少患者在滑囊注射后会出现一过性疼痛加剧。

临床要点

这种注射技术对于治疗腰肌滑囊炎非常有效。如果掌握了注射区域的临床相关解剖，这种技术是安全的。要注意无菌操作，以避免感染；操作者应采用常规预防措施避免自身风险。这种注射技术的大部分副作用是注射针对进针部位及皮下组织造成的损伤。注射后立即压迫注射部位，可降低瘀斑和血肿形成的发生率。必须特别注意避免损伤股神经。

接受这种注射技术的患者在注射后几天就应进行物理治疗，包括局部热敷和轻柔的关节活动练习。应避免剧烈的运动，以避免患者的症状恶化。应用这种注射技术时可同时给予常用的镇痛药及非甾体抗炎药。

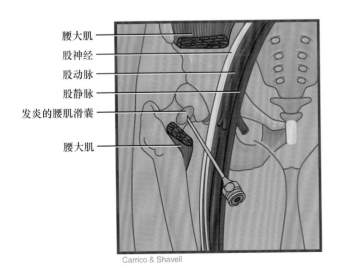

图 114-5　腰肌滑囊注射时穿刺针的位置

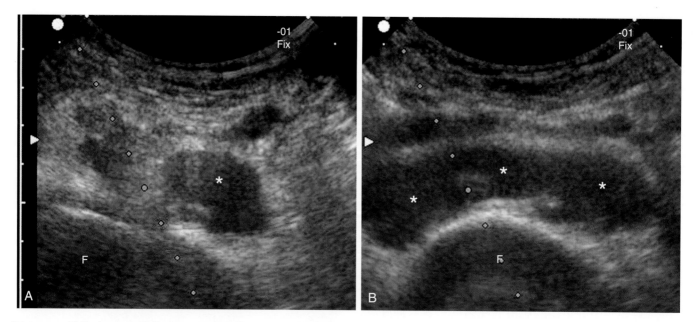

图 114-7　轴位（**A**）和纵位（**B**）超声图像显示严重的髂腰肌滑囊炎（星号）。F，股骨（From Tormenta S，et al：Prevalence study of iliopsoas bursitis in a cohort of 860 patients affected by symptomatic hip osteoarthritis. Ultrasound Med Biol 38〔8〕：1352-1356，2012.）

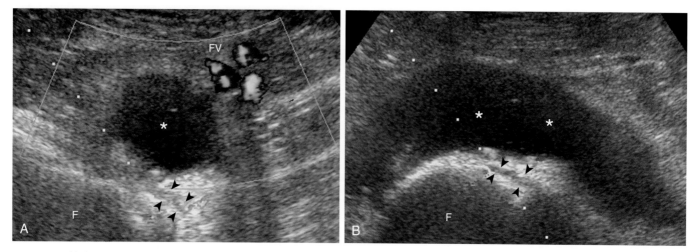

图 114-8　轴向（**A**）彩色多普勒和纵向（**B**）B超显示严重的髂腰肌滑囊炎（星号）。可以看到滑囊和关节间隙（黑箭头）之间的关系。F，股骨；FV，股血管（From Tormenta S，et al：Prevalence study of iliopsoas bursitis in a cohort of 860 patients affected by symptomatic hip osteoarthritis. Ultrasound Med Biol 38〔8〕：1352-1356，2012.）

推荐阅读

Arnold ML: Bursitis: lower extremities. In Ramamurthy S, Rogers JN, Alanmanou E, editors: *Decision making in pain management*, ed 2, Philadelphia, 2006, Mosby, pp 210–211.

Hochman MG, Ramappa AJ, Newman JS, Farraher SW: Imaging of tendons and bursae. In Weissman BN, editor: *Imaging of arthritis and metabolic bone disease*, Philadelphia, 2009, Saunders, pp 196–238.

Hodnett PA, Shelly MJ, MacMahon PJ, et al.: MR imaging of overuse injuries of the hip, *Magn Reson Imaging Clin N Am* 17:667–679, 2009.

MacMahon PJ, Hogan BA, Shelly MJ, et al.: Imaging of groin pain, *Magn Reson Imaging Clin N Am* 17:655–666, 2009.

Shabshin N, Rosenberg ZS, Cavalcanti CF: MR imaging of iliopsoas musculo-tendinous injuries, *Magn Reson Imaging Clin N Am* 13:705–716, 2005.

Waldman SD: Injection technique for psoas bursitis. In *Pain review*, Philadelphia, 2009, Saunders, pp 551–552.

Waldman SD: Ultrasound-guided injection technique for iliopsoas bursitis. In *Comprehensive atlas of ultrasound guided pain management injection techniques*, Philadelphia, 2014, Lippincott, pp 795–801.

Weiss L, Silver JK, Lennard TA, Weiss JM: Bursae. In Weiss L, Silver JK, Lennard TA, Weiss JM, editors: *Easy injections*, Philadelphia, 2007, Butterworth-Heinemann, pp 85–104.

115

髂耻囊注射

张捷　译　刘国凯　校

适应证与临床考虑

滑囊是由滑膜囊形成的，其对肌肉和肌腱在某一区域的往复运动起到润滑作用。滑膜囊的内膜由含有血管丛的滑膜组成，其作用为分泌滑液。滑囊发炎滑液分泌增加会造成滑囊肿胀。过度使用或使用不当会造成滑囊肿胀、发炎，甚至感染。虽然滑囊炎的发病滑囊、大小和数量存在明显不同，但是解剖学家已经确定了一部分与临床相关的滑囊，包括髂耻囊。髂耻囊位于髂肌、腰肌和髂耻隆突之间（图 115-1）。髂耻囊可以作为单个囊腔形式存在，而有些患者的滑囊以被分隔为多个小囊腔的形式存在。

髂耻囊损伤常见于急性创伤和长期累积的轻微损

伤。髂耻囊的急性损伤经常由髋关节损伤直接引起或髂耻囊反复过度使用而造成。如果髂耻囊炎症转为慢性，则可能会发生囊的钙化。

髂耻滑囊炎患者常见疼痛部位位于髋关节前面和腹股沟位置，局部疼痛区域位于腹股沟皱褶前下方，并引起髋关节和骨盆前环处的牵涉痛。通常情况下，患侧臀部在下躺下时患者无法入睡，髋关节各种活动时会感到锐痛及"阻滞"的感觉。髂耻囊炎患者常常合并有髋关节炎。

体格检查发现压痛点位于大腿上部与腹股沟皱褶之间。大腿被动屈曲、内收、外展以及主动抵抗屈曲及内收时会出现疼痛，抵抗动作突然消失时会加剧疼痛。

髋关节 X 线平片可显示滑囊钙化以及与慢性炎症一致的结构改变。MRI 和超声检查也可以帮助确定患者是否患有滑囊炎或其他疼痛性病变（图 115-2）。MRI 可以显示髋关节或腹股沟部是否存在可疑的肿块或肿瘤。下文所述的注射技术既可作为诊断方法也可作为治疗手段。

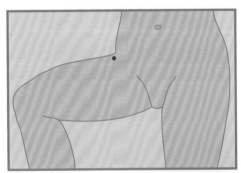

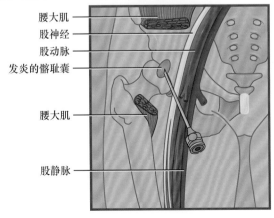

腰大肌
股神经
股动脉
发炎的髂耻囊
腰大肌
股静脉

图 115-1　髂耻囊注射的正确进针位置

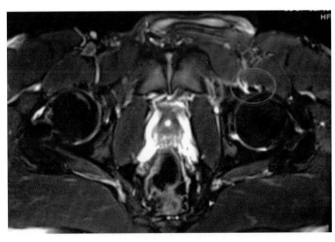

图 115-2　轴向质子密度脂肪饱和序列。左侧髂耻滑囊炎（From Brunot S, et al: Acute inguinal pain associated with iliopectineal bursitis in four professional soccer players. Diagn Interv Imaging 94［1］: 91-94, 2013.）

临床相关解剖

　　髂耻囊位于髂肌、腰肌及髂耻隆突之间。髂耻隆突位于髂骨与耻骨连接处。髂肌与腰大肌在腰大肌外侧方接合，成为髂腰肌。腰大肌和髂肌可以使大腿向躯干弯曲，或者大腿固定，可使躯干向大腿弯曲，如人体从平卧位转为坐位，这个动作可以刺激髂耻囊。重复活动造成累积损伤，如做仰卧起坐或过度使用增加下肢力量的运动器材，也可以刺激髂耻囊。髂肌由股神经支配。

操作技术

体表标志技术

　　向患者解释注射的目的。患者取仰卧位，在腹股沟韧带中点处触及股动脉搏动，注射进针点的位置为搏动点下 2.5 英寸，外侧 3.5 英寸处，进针点位于缝匠肌外侧缘处。消毒皮肤后，将含有 9 ml 0.25% 无防腐剂的布比卡因和 40 mg 甲泼尼龙的注射器连接到一个 3.5 英寸、25 G 穿刺针上。

　　进针前向患者告知，当下肢出现异感时即说"就是那里"！提示针头已触及股神经。如果下肢出现异感，应及时退针，并向外侧重新定位。将针经原先的进针点倾斜 45 度并向头侧进针，使针安全地通过股动脉、股静脉及股神经下方，缓慢进针同时避免损伤股神经，直至触及髂骨与耻骨连接部的骨面（见图 115-1）。接着将针退出骨膜，回抽无回血且没有异感时，在注射阻力最小时将药物缓慢注入囊中。

超声引导技术

　　患者取仰卧位，双侧手臂放于胸前。将高频线性超声探头放在耻骨突的横平面上，通过超声成像，耻骨联合很容易识别为一个心形、低回声的耻骨间纤维弹性软骨，位于两个高回声耻骨体之间（图 115-3）。耻骨联合确定后，横向放置的超声探头缓慢地向侧方移动，向上沿着耻骨上缘向上移动，以满足髂骨朝向有症状的一侧，耻骨上缘光滑，髂耻隆起呈突起状（图 115-4）。当髂耻隆起被确认后，将含有 7 ml 0.25% 无防腐剂的布比卡因和 40 mg 甲泼尼龙的注射器连接到一个 3.5 英寸、22 G 穿刺针上。选择距离超

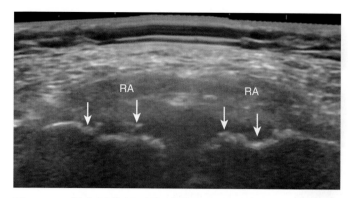

图 115-3　超声图像显示耻骨体和耻骨联合。RA，腹直肌（From Özçakar L，Utku B：Ultrasound images of groin pain in the athlete：a pictorial essay. PM R，6［8］：753-756，2014.）

声探头 1 cm 处为进针点，然后采用平面内进针法，在超声引导下调整进针方向，使针头进入滑囊内，选择注射阻力最小时缓慢注入药物。如果被分隔为小囊腔或钙化，需要多次调整进针方向，以充分注药和（或）吸引囊液。

副作用和并发症

　　由于注射部位靠近股动脉、股静脉和股神经，此种注射技术只能由熟悉局部解剖并有经验的医师进行操作。有些患者注射后会有一过性的疼痛加剧。

临床要点

　　此种注射技术治疗髂耻滑囊炎非常有效。该技术在熟悉局部解剖的情况下进行操作是很安全的，应注意无菌操作以避免感染；操作者应采取常规预防措施以避免自身风险。这种注射技术的大部分副作用是注射针对进针部位及皮下组织造成的损伤，注射后立即压迫注射部位，可降低瘀斑和血肿形成的发生率。注射时应当特别注意不要损伤到股神经。

　　接受这种注射技术的患者在注射后几天就应进行物理治疗，包括局部热敷和轻柔的拉伸活动。应避免剧烈的运动，以防止患者的症状恶化。应用这种注射技术时可同时给予常用的镇痛药及非甾体抗炎药。由于髂耻滑囊炎常合并有髋关节炎，常常需要对患者进行相应的特殊治疗以帮助缓解疼痛和恢复功能。

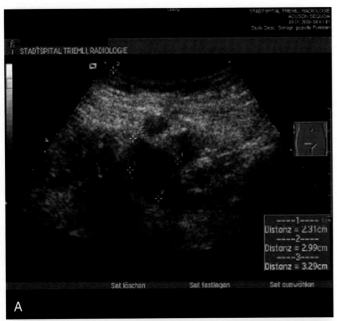

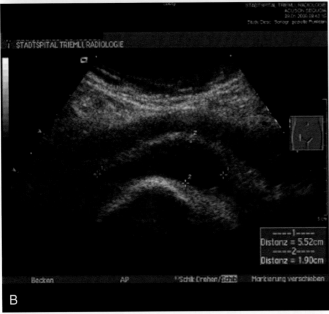

图 115-4   **A** 和 **B** 右侧腹股沟超声检查示大面积髂腹股沟滑囊炎（From Weber M，Prim J，Lüthy R：Inguinal pain with limping: Iliopectineal bursitis as first sign of polymyalgia rheumatica. Joint Bone Spine 75：332-333，2008.）

推荐阅读

Farber AJ, Wilckens JH, Jarvis CG: Pelvic pain in the athlete. In Seidenberg PH, Beutler AI, editors: *The sports medicine resource manual*, Philadelphia, 2008, Saunders, pp 306–327.

Gibbons TL: Common orthopaedic hip dysfunction. In Placzek JD, Boyce DA, editors: *Orthopaedic physical therapy secrets*, ed 2, St. Louis, 2006, Elsevier, pp 523–533.

Murphy SB: Iliopectineal bursitis, *J R Soc Med* 90:359, 1997.

Waldman SD: Injection technique for iliopectineal bursitis. In *Pain review*, Philadelphia, 2009, Saunders, pp 553–554.

Waldman SD: Ultrasound-guided injection technique for iliopectinate bursitis. In *Comprehensive atlas of ultrasound guided pain management injection techniques*, Philadelphia, 2014, Lippincott, pp 802–809.

Weber M, Prim J, Lüthy R: Inguinal pain with limping: iliopectineal bursitis as first sign of polymyalgia rheumatica, *Joint Bone Spine* 75:332–333, 2008.

116

转子囊注射

张捷 译 刘国凯 校

适应证与临床考虑

滑囊是由滑液囊形成的，其对肌肉和肌腱在某一区域的往复运动起到润滑作用。滑液囊的内膜由含有血管丛的滑膜组成，其作用为分泌滑液。滑囊发炎导致的滑液分泌增加会造成滑囊肿胀。过度使用或错误应用会造成滑囊肿胀、发炎，在某些罕见情况下还会造成感染。虽然不同患者的滑囊、尺寸和数量存在明显不同，但是解剖学家已经确定了一部分与临床相关的滑囊，包括转子囊。转子囊位于股骨大转子、臀中肌肌腱和髂胫束之间（图 116-1）。转子囊可以以单个囊腔形式存在，在某些患者也可以被分隔为多个小囊腔的形式存在。

转子囊损伤常见于急性创伤和反复累积的轻微损伤，转子囊急性损伤常见于股骨大转子摔伤或髋关节手术；以及该结构过度使用造成的损伤，此类损伤常见于在柔软或不平整的地面奔跑。如炎症转为慢性，则可能发生囊的钙化。

患者常主诉疼痛位于髋关节外侧，疼痛可沿大腿向下辐射，症状类似于坐骨神经痛。压痛点定位于股骨大转子上。通常情况下，患侧患侧卧位时无法入睡，髋关节各种活动时会有锐痛及"阻滞"的感觉，尤其是第一次站起来时，患者会感觉到爬楼梯越来越困难。转子囊炎患者常合并有髋关节炎、背部和骶髂关节疾病，并伴随步态异常。

体格检查发现压痛点位于股骨大转子上的大腿外侧。患者下肢做被动内收、外展运动以及主动抵抗外

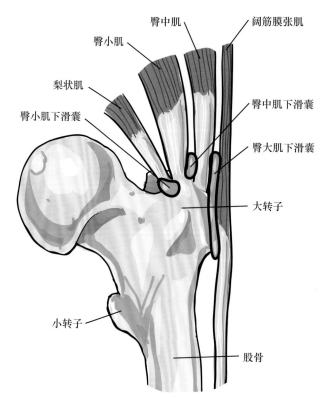

图 116-1　髋关节和转子囊的解剖（From Waldman SD：Pain management，Philadelphia，2008，Saunders.）

展时出现疼痛，外展抵抗突然消失时疼痛会加剧（图116-2）。转子囊炎患者的股外侧皮神经分布区无感觉缺失，而感觉异常性股痛综合征患者存在皮神经分布区的感觉缺失，故容易与转子囊炎相混淆。

髋关节 X 线片、超声成像和 MRI 检查可发现囊钙化以及与慢性炎症一致的结构改变（图116-3 和图116-4）。若怀疑存在髋关节或腹股沟部的肿块、肿瘤，可接受 MRI 检查。肌电图检查能够帮助鉴别滑囊炎、感觉异常性股痛综合征和坐骨神经痛。下面描述的注射技术，既可作为一种诊断手段，也可作为一种治疗技术。

临床相关解剖

该囊位于股骨大转子、臀中肌腱和髂胫束之间。臀中肌起始于髂骨的外表面，肌纤维向下、外侧走行并

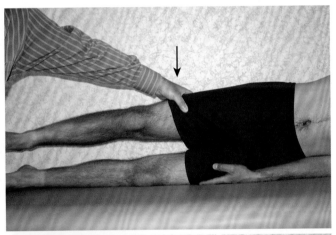

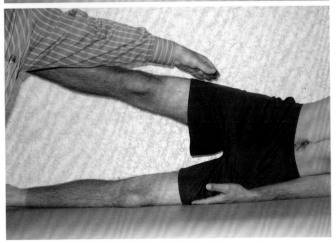

图 116-2　抵抗外展释放试验（From Waldman SD：Physical diagnosis of pain，Philadelphia，2005，Saunders.）

终止于股骨大转子外侧面，臀中肌的功能是在行走和奔跑时将骨盆固定在合适的位置，以下动作可以刺激转子囊，包括在柔软或不平整的地面进行慢跑或使用设备做下肢强化锻炼时（见图116-1），这些动作的重复可造成累积损伤。臀中肌由臀上神经支配。

操作技术

体表标志技术

操作前向患者解释此种技术的目的。患者侧卧位且患侧朝上。确立股骨大转子的中心点，对该点及周围皮肤进行消毒。使用 3.5 英寸、25 G 针头注射器抽取含有 40 mg 甲泼尼龙和 0.25% 不含防腐剂的布比卡因注射液 2 ml。

进针前告知患者，进针后当下肢出现异感时应立即向医师报告。异感表明已触及坐骨神经。当出现异感时应立即回撤针头，并向外侧重新定位。小心将针垂直皮肤向前推进，针尖指向股骨大转子中心点（图116-5）。缓慢进针，避免损伤坐骨神经，直至触及骨面（图116-6）。接着将针退出骨膜，回抽无回血且没有异感时，将药物缓慢注入囊中。如注射部位正确则阻力最小。若患者解剖标志难以定位，超声引导进针会更加安全。

超声引导技术

进行超声引导下的转子囊注射时，患者应取改良的 Sims 体位，患者处于这种体位时，通过触诊来识别大转子，并将一个高频线性超声探头放置在大转子的横切面上，大转子的高回声边缘及其上方的臀大肌腱会在超声波扫描下辨认出来（图116-7）。转子囊位于两者之间。在健康的患者中，转子囊会在臀中肌和臀小肌的肌腱之间形成一个薄薄的、低回声的间隙，如果患者患有转子囊炎，转子囊就会变成一个大的（有时候被分成小腔的）充满液体的囊。使用 3.5 英寸、22 G 穿刺针抽取含有 40 mg 甲泼尼龙和 0.25% 不含防腐剂的布比卡因注射液 3 ml。选择距离超声探头上边缘上 1 cm 处为进针点，然后采用平面内进针法，在超声引导下调整进针方向，使针头进入滑囊内，选择注射阻力最小时缓慢注入药物。如果被分隔为小囊腔或钙化，则需要多次调整进针方向，以充分注药和（或）吸引囊液。

图 116-3　转子囊炎和臀中肌腱撕裂。**A**. 短时反转恢复序列（STIR）冠状面显示股骨大转子局灶性高信号（gt，股骨大转子；大箭头）。图像也显示了撕裂并挛缩的臀中肌腱（小箭头）。**B**. 轴位成像显示了界限清楚的积液，与转子囊炎相一致。臀中肌腱撕裂（箭头）。转子囊炎经常与臀中肌腱撕裂同时出现（From Kaplan PA，Helms CA，Dussault R，et al：Musculoskeletal MRI，Philadelphia，2001，Saunders.）

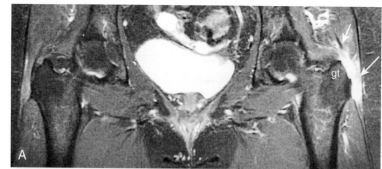

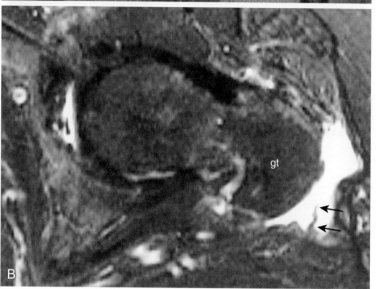

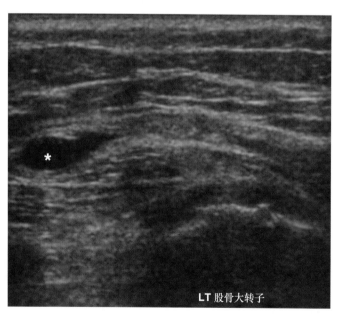

图 116-4　纵向超声图像（LT）提示转子囊积液（星号）（From Malanga GA，Dentico R，Halperin JS：Ultrasonography of the hip and lower extremity. Phys Med Rehabil Clin N Am 21：533-547，2010.）

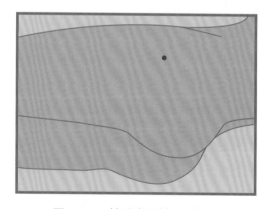

图 116-5　转子囊注射进针位置

副作用和并发症

　　由于注射部位靠近坐骨神经，此种注射技术只能由熟悉局部解剖且富有经验的医师进行操作。许多患者在囊内注射后可出现一过性疼痛增加。进行该项操作虽然感染比较罕见，但仍要严格执行无菌操作技术。

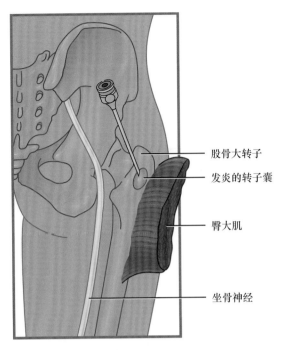

图 116-6　转子囊注射的正确注射位置

股骨大转子
发炎的转子囊
臀大肌
坐骨神经

临床要点

　　这种技术是转子囊炎的有效治疗方法。这种技术在熟悉局部解剖的情况下进行操作是很安全的，使用此种技术时应注意无菌操作原则以避免感染，操作者应严格采用普遍的预防措施避免可能的风险出现。这种注射技术的大部分副作用是穿刺针对进针部位及皮下组织造成的损伤。注射后立即压迫注射部位，可降低瘀斑和血肿形成的发生率。注射时应当特别注意不要损伤到坐骨神经。

　　接受这种注射技术的患者在注射后几天就应进行物理治疗，包括局部热敷和轻柔的拉伸活动。应避免剧烈的运动，因为它可以使患者的症状恶化。应用这种注射技术时可同时给予简单的镇痛药及非甾体抗炎药。由于转子囊炎常合并有髋关节炎，常常需要对患者进行相应的特殊治疗以帮助疼痛缓解和功能恢复。由于疼痛都位于股外侧，有时候转子囊炎可能与感觉异常性股痛综合征相混淆，其鉴别方式是感觉异常性股痛综合征在股骨大转子处无压痛。肌电图可帮助辨别容易混淆的临床表现。

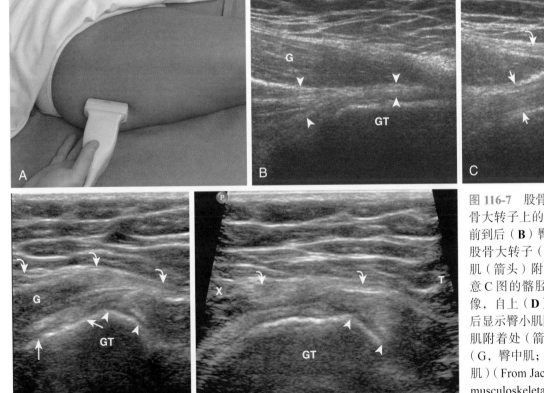

图 116-7　股骨大转子评估分析。A. 经股骨大转子上的斜冠状位成像超声显示由前到后（B）臀小肌（箭头的头）附着于股骨大转子（GT）前面，而（C）臀中肌（箭头）附着于股骨大转子侧面。注意 C 图的髂胫束（弯箭头）。横断面图像，自上（D）而下（E）显示，由前到后显示臀小肌附着处（箭头的头）、臀中肌附着处（箭头）和髂胫束（弯箭头）。（G，臀中肌；T，阔筋膜张肌；X，臀大肌）（From Jacobson JA：Fundamentals of musculoskeletal ultrasound，Philadelphia，2007，Saunders.）

推荐阅读

Segal NA, Felson DT, Torner JC, et al.: Greater trochanteric pain syndrome: epidemiology and associated factors, *Arch Phys Med Rehabil* 88:988–992, 2007.

Tibor LM, Sekiya JK: Differential diagnosis of pain around the hip joint, *Arthroscopy* 24:1407–1421, 2008.

Waldman SD: Injection technique for trochanteric bursitis. In *Pain review*, Philadelphia, 2009, Saunders, pp 554–555.

Waldman SD: The trochanteric bursa. In *Pain review*, Philadelphia, 2009, Saunders, p 140.

Waldman SD: Trochanteric bursitis. In *Pain review*, Philadelphia, 2009, Saunders, p 315.

Waldman SD: Ultrasound-guided injection technique for trochanteric bursitis. In *Comprehensive atlas of ultrasound guided pain management injection techniques*, Philadelphia, 2014, Lippincott, pp 810–816.

117

股骨应力综合征注射技术

张捷　译　刘国凯　校

适应证与临床考虑

大腿内收肌附着股骨的部位由于过度使用或创伤而引起牵拉损伤，由此髋关节的内收肌远端肌腱容易发展为肌腱炎及肌腱病。诱发因素可能包括过度使用设备进行下肢强化训练造成的运动损伤和军事训练引起的急性肌肉拉伤。类似于胫骨疲劳性骨膜炎，股骨应力综合征疼痛点位于大腿内侧及腹股沟处，其疼痛性质为持续、尖锐、剧烈。患者常常自诉由于疼痛造成睡眠障碍。患者可能会采取内收肌蹒跚步态以固定发炎的内收肌腱（即行走时以躯干带动患侧肢体）。

体格检查提示患者内收肌腱附着处疼痛。患者在主动抵抗内收及被动外展时出现疼痛。大腿内收肌腱炎的患者也出现 Waldman 膝挤压试验阳性体征。进行此项

检查时，嘱患者坐于检查台边缘，将一个网球放置于患者膝盖之间并让患者轻轻夹住（图 117-1，A），然后嘱咐患者迅速用双膝用力挤压该球，患有内收肌腱炎的患者会由于患肢疼痛而反射性外展，致使网球掉落（见图 117-1，B）。

股骨应力综合征患者常常伴有髋关节滑囊炎，从而加重疼痛与功能障碍。除了上述疼痛，患者还会由于疼痛而减少髋关节的活动范围，致使日常活动受限，例如上下车。由于活动受限，患者可能出现肌肉萎缩及粘连性髋关节囊炎。

所有髋关节、腹股沟和大腿疼痛患者都应该进行 X 线平片检查，股骨应力综合征的患者表现为骨膜反应，有的可见撕脱性骨折（图 117-2，A）。根据患者的临床表现，还应进行的实验室检查包括全血细胞计数、血

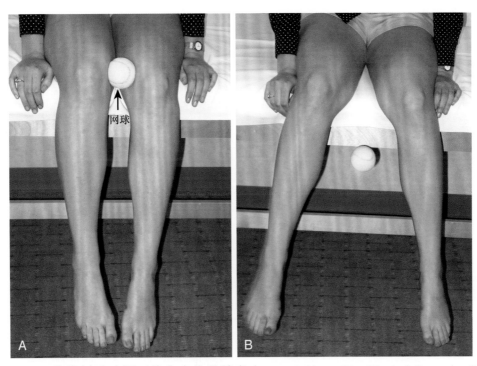

网球

图 117-1　**A** 和 **B**. Waldman 膝挤压试验用于检查内收肌腱炎（From Waldman SD：Physical diagnosis of pain，Philadelphia，2005，Saunders.）

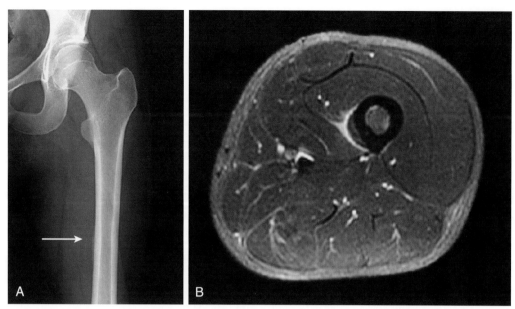

图 117-2　大腿中段疼痛的 19 岁足球运动员患内收肌止点撕脱征。**A**. 正位 X 线平片显示沿左股骨中段内侧的局灶性骨膜反应（箭头）。**B**. 轴位 T2 加权像显示在内收肌止点处的骨膜炎，伴随有边缘的薄层高密度影。图中无伴随的皮质异常信号（From Nelson EN，Kassarjian A，Palmer WE：MR imaging of sports-related groin pain. Magn Reson Imaging Clin N Am 13：727-742，2005.）

沉及抗核抗体的检测。若怀疑存在肌腱炎、髋关节无菌性坏死、内收肌断裂或撕脱以及其他隐匿性肿物，可行髋关节、腹股沟和股骨的 MRI 检查（图 117-2，B 和图 117-3）。股骨应力综合征患者 MRI 提示股骨近端和中段的信号增强，以及短时反转恢复序列（STIR）显示骨膜及骨内膜表面信号增强（图 117-4），同时该区域超声成像显示骨膜水肿。放射性核素扫描显示内收肌附着股骨处摄取增加。

　　下面描述的注射技术既可作为该疾病的诊断方法，又可作为治疗措施。

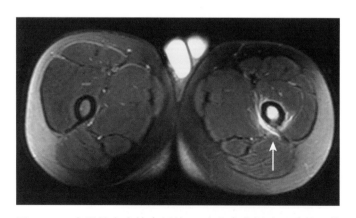

图 117-3　患股骨应力综合征的 26 岁业余曲棍球运动员，其轴向流敏感图像显示异常水肿和骨皮质破坏。该患者休息 8 周后损伤没有改善，随后证明是淋巴瘤（From Armfield DR，Kim DH，Towers JD，et al：Sports-related muscle injury in the lower extremity. Clin Sports Med 25：803-842，2006.）

临床相关解剖

　　髋关节内收肌群包括股薄肌、长、短内收肌和大收肌（图 117-5）。此肌群的内收功能由闭孔神经支配，当肿瘤压迫或骨盆骨折时，容易造成闭孔神经损伤。内收肌腱起源于耻骨坐骨支，止于股骨中段后方（见图 111-4）。内收肌腱止点处可因为牵拉发生损伤，进而出现肌腱病和骨膜炎。

操作技术

体表标志技术

　　向患者解释采取注射技术的目的。将患者置于 Sims 体位，且使患肢充分伸展（图 117-6）。这种体位容易定位患者髋关节内收肌腱在股骨上的止点。如果患者由于疼痛和肌肉痉挛无法忍受此种体位，可行闭孔神经阻滞以暴露内收肌腱的起点。这样内收肌腱在股骨上的止点可通过沿股骨中段后侧方的触摸来确定。

　　确定压痛最重处，消毒皮肤。用 1.5 英寸、25 G 针头注射器抽取含有 40 mg 甲泼尼龙和 0.25% 不含防腐剂的布比卡因注射液 2 ml。用手指重新确定疼痛的内收肌腱止点处。垂直于皮肤进针，小心穿过皮肤与皮下组织直达骨质。然后将针回撤 1～2 mm，退出股骨骨膜，

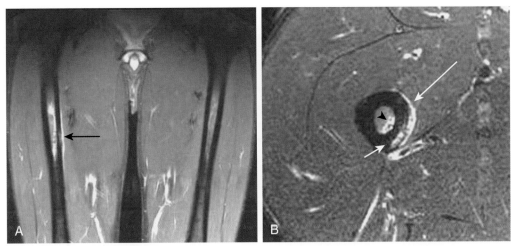

图 117-4　股骨应力综合征。**A.** 大腿短时反转恢复序列（STIR）冠状位图像。股骨干近端存在细长的信号强度（箭头）。**B.** 右侧大腿 STIR 轴位图像。沿股骨骨膜（长箭头）和股内膜（长箭头）存在异常增强信号，后内侧的骨皮质（短箭头）也存在异常增强信号。结果与进展中的应力性骨折相一致（From Helms CA，Major NM，Anderson MW，et al：Musculoskeletal MRI，ed 2，Philadelphia，2009，Saunders.）

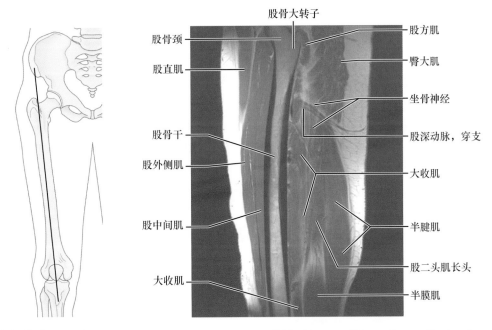

图 117-5　大腿的矢状位 MRI（From El-Khoury GY，Montgomery WJ，Bergman RA，editors：Sectional anatomy by MRI and CT，ed 3，Philadelphia，2007，Churchill Livingstone.）

轻轻注入药物。注射时存在轻微阻力。如果注射时存在明显阻力，则提示针尖位于肌腱组织，可略微前进或后退针尖，直至阻力变小再行注射。注射完毕后无菌加压包扎，并将冰袋置于注射部位。

副作用和并发症

这种注射技术的并发症主要是感染，如严格进行无菌操作，则感染的发生极为罕见。注射部位内收肌腱损伤的可能性是经常存在的。如果穿刺针直接注入严重感染或先前受过损伤的肌腱，则肌腱容易出现断裂。如果医师采用轻柔的操作技术，注射时若遇到明显的阻力立即停止注射，能够大幅度地降低这种并发症的发生率。约 25% 的患者可能出现注射后短暂的疼痛加剧现象，应提醒患者。

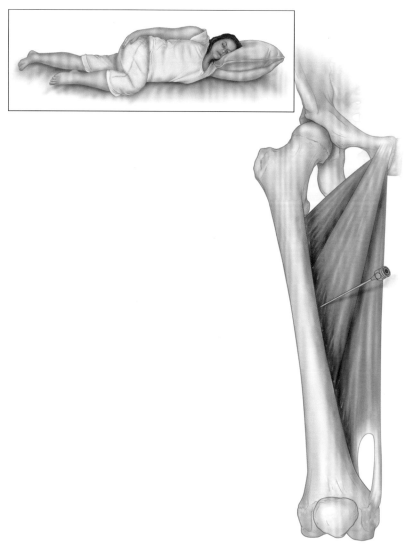

图 117-6 股应力综合征患者注射进针点的定位

临床要点

这种注射技术是治疗继发于上述原因引起的髋关节疼痛的有效手段，髋关节疼痛患者可能同时患有关节炎和滑囊炎，因此可能还需额外的更为精准的局麻药注射和长效皮质类固激素。如果非常注意注射部位的临床相关解剖，该技术是安全的。使用此种技术时应注意无菌操作原则以避免感染，操作者应严格采用普遍的预防措施避免可能的风险出现。注射后立即压迫注射部位，可降低瘀斑和血肿形成的发生率。

接受这种注射技术的患者在注射后几天就应进行物理治疗，包括局部热敷和轻柔的功能锻炼。应避免剧烈的运动，因为它可使患者的症状恶化。应用这种注射技术时可同时给予简单的镇痛药及非甾体抗炎药。

推荐阅读

Anderson M, Kaplan P, Dussault R: Adductor insertion avulsion syndrome (thigh splints), *Am J Roentgenol* 177:673–675, 2001.

MacMahon PJ, Hogan BA, Shelly MJ, et al.: Imaging of groin pain, *Magn Reson Imaging Clin N Am* 17:655–666, 2009.

Meyers WC, Greenleaf R, Saad A: Anatomic basis for evaluation of abdominal and groin pain in athletes, *Oper Tech Sports Med* 13:55–61, 2005.

Morelli V, Espinoza L: Groin injuries and groin pain in athletes: part 2, *Prim Care* 32:185–200, 2005.

Morelli V, Weaver V: Groin injuries and groin pain in athletes: part 1, *Prim Care* 32:163–183, 2005.

Nelson EN, Kassarjian A, Palmer WE: MR imaging of sports-related groin pain, *Magn Reson Imaging Clin N Am* 13:727–742, 2005.

Sofka M, Marx R, Adler RS: Utility of sonography for the diagnosis of adductor avulsion injury ("thigh splints"), *J Ultrasound Med* 25:913–916, 2006.

Weaver JS, Jacobson JA, Jamadar DA, Hayes CW: Sonographic findings of adductor insertion avulsion syndrome with magnetic resonance imaging correlation, *J Ultrasound Med* 22:403–407, 2003.

118

弹响髋综合征注射技术

张捷 译 刘国凯 校

适应证与临床考虑

弹响髋综合征是一系列的症候群，包括髋关节外侧的弹响感，并伴随大转子区突发性锐痛。弹响感和疼痛是由于髂腰肌腱在股骨大转子或髂耻隆起处半脱位引起（图 118-1）。弹响髋综合征的症状通常见于患者由坐位变为立位或快步走时。该疾病患者还常常伴有滑囊炎，这加重了患者的疼痛和功能障碍。髂胫束也可能产生弹响感，这是由于它在髋关节屈曲过程中强有力地向前穿过大转子而引起（图 118-2）。

体格检查显示患者由坐位变为立位或内收髋关节时可重现弹响和疼痛症状（图 118-3）。如压痛点位于转子囊则表明同时患有滑囊炎。

所有髋关节疼痛患者应该进行 X 线平片检查，目的是帮助排除隐匿性骨性疾病和肿瘤。根据患者的临床表现，还应进行的实验室检查包括全血细胞计数、血沉、前列腺特异性抗原及抗核抗体的检测。髋关节 MRI 检查可帮助明确诊断，同时可排除髋关节的隐匿性肿物和无菌坏死（图 118-4）。超声成像也可为诊断提供帮助（图 118-5）。下文介绍的注射技术既可作为一种诊断手段，又可作为治疗方法。

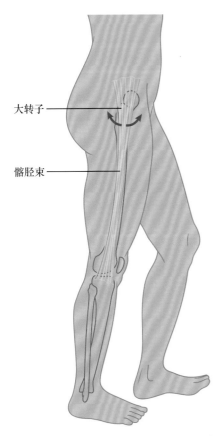

图 118-1 髂胫束和股骨大转子之间的关系

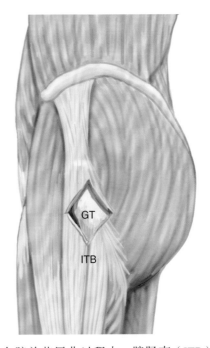

图 118-2 在髋关节屈曲过程中，髂胫束（ITB）强有力地向前穿过大转子（GT）可能引起髋关节的侧向弹响（From Fantino O，Borne J，Bordet B：Conflicts，snapping，and instability of the tendons. In AANA advanced arthroscopy：the hip. Philadelphia，2010，Saunders，pp 133-142.）

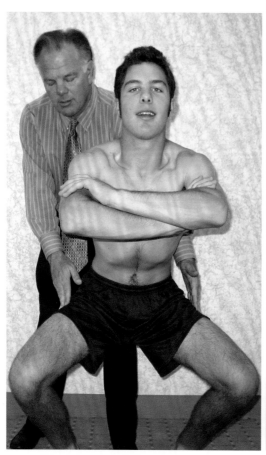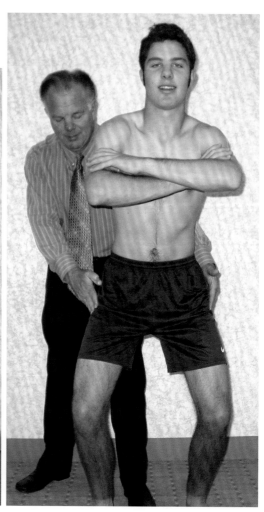

图 118-3   引发弹响征的动作（From Waldman SD：Physical diagnosis of pain，Philadelphia，2005，Saunders.）

临床相关解剖

转子囊位于股骨大转子、臀中肌腱及髂胫束之间（图 118-6）。臀中肌起源于髂骨外侧面，肌纤维向下走行，侧向连接于股骨大转子外侧面。行走和奔跑时，臀中肌起固定骨盆的作用。臀中肌由臀上神经支配。髂耻隆起是髂骨和耻骨融合的地方。髂肌和腰大肌在腰侧方连接在一起，这些结合在一起的肌肉纤维就是我们常说的髂腰肌。髂肌像腰大肌一样可使大腿向躯干屈曲，或者大腿固定，可使躯干向大腿屈曲，如人体从平卧位转为坐位。

操作技术

体表标志技术

向患者解释注射技术的目的。患者侧卧位，患侧向上。确定股骨大转子的中点，消毒此点周围皮肤。用 3.5 英寸、25 G 穿刺针注射器抽取含有 40 mg 甲泼尼龙和 0.25% 不含防腐剂的布比卡因注射液 2 ml。

进针前告知患者，当有异感时应立即向医师报告"有！"表明已触及坐骨神经。当触及异感时，应立即回撤针头，并向外侧重新定位。小心将针垂直皮肤向前推进，针尖指向股骨大转子中心点。缓慢进针，避免损伤坐骨神经，直至触及骨面（见图 118-1），接着将针退出骨膜，回抽无回血且没有异感时，将药物缓慢注入囊中。如注射部位正确则阻力很小。

超声引导技术

行超声引导注射治疗弹响髋综合征时，患者取改良 Sims 体位，该体位可以触诊到股动脉。将一个高频线性超声探头放置在大转子的冠状位上，对大转子、转子囊、臀大肌腱及其上方髂胫束的高回声边缘进行超声

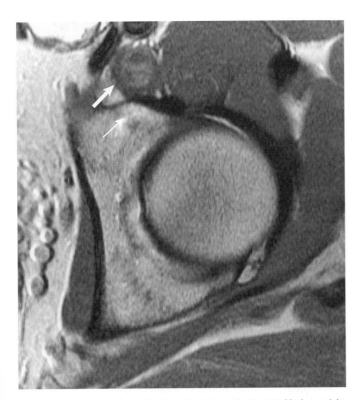

图 118-4 轴向 T1 加权像显示前面骨性突起（细箭头）引起髂腰肌腱的腱内高强度信号（腱鞘炎）（粗箭头），这就是我们所说的内部弹响髋综合征（From Hodnett PA, Shelly MJ, MacMahon PJ, et al: MR imaging of overuse injuries of the hip. Magn Reson Imaging Clin N Am 17: 667-679, 2009.）

扫描，转子囊位于这两个结构之间。在健康的患者中，转子囊会在臀中肌和臀小肌的肌腱之间，呈现为一个薄薄的、低回声的间隙。如果患者患有股骨转子囊炎，股骨转子囊就会变成一个大的，有时候被分成小腔的，充满液体的囊。用 3.5 英寸、22 G 穿刺针注射器抽取含有 40 mg 甲泼尼龙和 0.25% 不含防腐剂的布比卡因注射液 3 ml。选择距离超声探头 1 cm 处为进针点，然后采用平面内进针法，在超声引导下调整进针方向，使针头进入滑囊内，选择注射阻力最小时缓慢注入药物。如果被分隔为小囊腔或钙化，则需要多次调整进针方向，以充分注药和（或）吸引囊液。如果怀疑弹响髋症状的病因是髂腰肌腱在髂腰肌隆起处的弹响，则超声探头沿着骨盆内侧曲线向内向上移动，直到髂腰肌隆起被确认（图 118-7）。这将作为进针点。

副作用和并发症

由于注射部位靠近坐骨神经，此种注射技术只能由熟悉局部解剖结构且富有经验的医师进行操作。许多患者在囊内注射后可出现一过性的疼痛增加。进行该项操作虽然感染比较罕见，但仍要注意严格执行无菌操作技术。

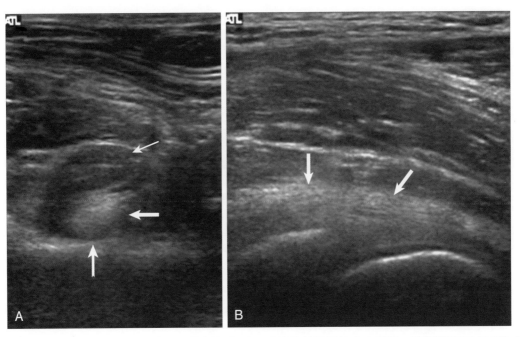

图 118-5 正常的髂腰肌腱。A. 在髋臼缘水平的横断超声可显示最佳的肌腱接合点图像。髂腰肌腱回声正常（大箭头）；髂腰肌回声正常（小箭头）；髋臼边缘可见回声线（底部箭头）。B. 髂腰肌腱的纵向超声图像（箭头）。注意均匀的肌腱回声（From Blankenbaker DG, De Smet AA: The role of ultrasound in the evaluation of sports injuries of the lower extremities. Clin Sports Med 25: 867-897, 2006.）

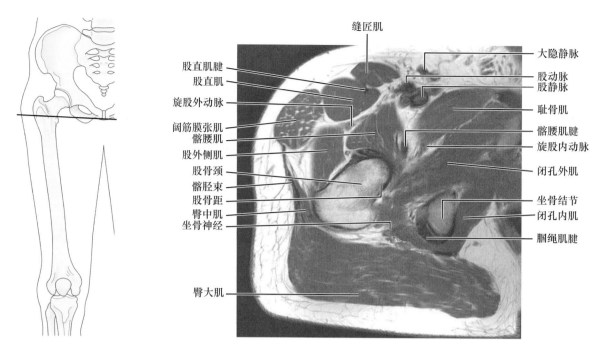

缝匠肌
股直肌腱
股直肌
旋股外动脉
阔筋膜张肌
髂腰肌
股外侧肌
股骨颈
髂胫束
股骨距
臀中肌
坐骨神经
臀大肌

大隐静脉
股动脉
股静脉
耻骨肌
髂腰肌腱
旋股内动脉
闭孔外肌
坐骨结节
闭孔内肌
腘绳肌腱

图 118-6　轴向髋关节 MRI（From El-Khoury GY，Montgomery WJ，Bergman RA，editors：Sectional anatomy by MRI and CT，ed 3，Philadelphia，2007，Churchill Livingstone.）

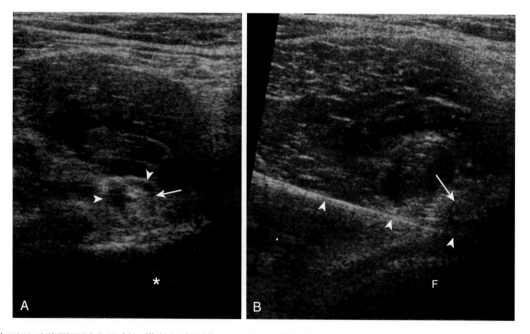

图 118-7　超声下显示髂腰肌腱和注射。横断超声图像显示：（A）髂耻隆起（星号），髂腰肌腱（箭头）和水肿（箭头的头）；（B）穿刺针（箭头的头）置于肌腱深处的水肿腱鞘（箭头）。F，股骨头（From Robinson P：Musculoskeletal ultrasound of the adult hip and groin. In Allan PL，Baxter GM，Weston MJ：Clinical ultrasound，ed 3，Edinburgh，2011，Churchill Livingstone，pp 1069-1083.）

临床要点

这种注射技术是治疗弹响髋综合征的有效手段。在熟悉局部解剖结构的情况下进行操作是很安全的。使用此种技术时应注意无菌操作原则以避免感染，操作者应严格采用预防措施避免可能的风险出现。这种注射技术的大部分副作用是穿刺针对进针部位及皮下组织造成的损伤。注射后立即压迫注射部位，可降低瘀斑和血肿形成的发生率，注射时应当特别注意不要损伤到坐骨神经。

接受这种注射技术的患者在注射后几天就应进行物理治疗，包括局部热敷和轻柔的拉伸活动。应避免剧烈的运动，因为它可使患者的症状恶化。应用这种注射技术时可同时给予简单的镇痛药、非甾体抗炎药及抗肌肉强直药如替扎尼定。由于弹响髋综合征常合并有滑囊炎，常常需要对患者进行相应的特殊治疗以帮助疼痛缓解和功能恢复。由于疼痛都位于股外侧，有时候该病可能与感觉异常性股痛综合征相混淆。其鉴别方式是感觉异常性股痛综合征在股骨大转子处无压痛。肌电图可帮助辨别容易混淆的临床表现。

推荐阅读

Bureau NJ, Cardinal E: Ultrasound examination of the musculoskeletal system: the snapping syndromes, *Ultrasound Med Biol* 29(5 Suppl 1):S5–S6, 2003.

Byrd JWT: Snapping hip, *Oper Tech Sports Med* 13:46–54, 2005.

Hodnett PA, Shelly MJ, MacMahon PJ, et al.: MR imaging of overuse injuries of the hip, *Magn Reson Imaging Clin N Am* 17:667–679, 2009.

Tibor LM, Sekiya JK: Differential diagnosis of pain around the hip joint, *Arthroscopy* 24:1407–1421, 2008.

119

骶髂关节注射

郭滢 译 刘国凯 校

适应证与临床考虑

由于各种原因造成骶髂关节的关节软骨损伤时，易发展为骶髂关节炎。骶髂关节也容易由创伤或使用不当而造成拉伤。关节的骨性关节炎是关节炎最常见的类型，进而出现骶髂关节疼痛。而类风湿关节炎和创伤性关节炎也是导致骶髂关节疼痛的常见原因（图119-1）。关节炎诱发的骶髂关节疼痛的不常见原因包括胶原血管性疾病、强直性脊柱炎、感染和莱姆病。急性感染性关节炎常常伴有明显的全身症状，如发热、全身不适，因而机敏的临床医师很容易做出诊断，应采用细菌培养及给予抗生素等治疗方法，而不是注射治疗。尽管继发于胶原血管病如强直性脊柱炎引起的骶髂关节痛，治疗上采用下述的关节内注射效果良好，但是此类疾病常常涉及多个关节病变，而不是单个关节，不会仅局限于骶髂关节。临床医师偶尔可能会遇到脊柱融合术过度植骨造成的医源性骶髂关节功能障碍。

继发于拉伤或关节炎的骶髂关节疼痛的大多数患者主诉其疼痛定位于骶髂关节和大腿上部。关节炎或拉伤造成的骶髂关节疼痛可放射至后臀部和大腿后面。此种疼痛不会放射至膝以下。活动时会使疼痛加重，休息或热敷则会减轻疼痛。疼痛性质为持续性钝痛。疼痛可能会影响睡眠。体格检查触诊骶髂关节部位有压痛。患者常为照顾患侧肢体，进而对健侧肢体产生一系列影响。由于存在腰椎椎旁肌肉的痉挛，因而限制了患者直立体位腰椎的活动范围。疼痛来自骶髂关节的患者骨盆

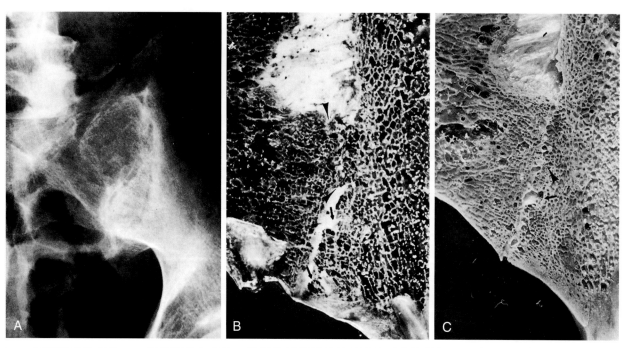

图119-1 骶髂关节的异常。**A**. 类风湿关节炎的 X 线平片显示局灶性侵蚀和反应性硬化，骶髂关节的髂骨面尤其严重。关节间隙变窄。这些变化可分布在单侧或双侧关节。这个类风湿关节炎病例存在如此程度的骨质象牙化也比较罕见。**B** 和 **C**. 两具患有类风湿关节炎的尸体的骶髂关节冠状位切片显示存在骨的侵蚀，尤其是髂骨（长箭头），以及节段关节骨性融合（箭头的头）（From Resnick D：Diagnosis of bone and joint disorders，ed 4，Philadelphia，2002，Saunders.）

摇摆试验为阳性。骨盆摇摆试验是将双手置于髂嵴同时双手拇指置于髂前上棘处，用力将骨盆向中线挤压（图119-2）。当患者骶髂关节周围出现疼痛时，表示结果为阳性，

所有骶髂关节疼痛患者都应进行 X 线平片检查。根据患者的临床表现，还应进行的实验室检查包括全血细胞计数、血沉、人白细胞抗原 B27（HLA-B27）以及抗核抗体的检测。

临床相关解剖

骶髂关节由骶骨和髂骨的关节面相对而形成（图119-3）。由于二者的关节面存在相应的隆起和凹陷，因而在 X 线成像上外形不规则。骶髂关节的强度主要由后骨间韧带所决定，而不由骨性关节本身决定。骶髂关节起到承重躯干的作用，因此容易出现拉伤和关节炎。随着关节老化，关节腔逐渐变窄，使得关节内注射更具有挑战性。骶髂关节及其韧带接受 L3 ～ S3 神经根的神经支配，其中主要是 L4 和 L5。支配神经的多样性就可以解释骶髂关节疼痛性质不明确的原因了。骶髂关节的活动范围非常有限，其活动是通过姿势和关节负荷的变化，从而引起施加在关节上力量的改变而实现的。

操作技术

体表标志技术

注射前向患者解释操作目的。患者仰卧位，消毒骶髂关节周围皮肤。用 3.5 英寸、25 G 穿刺针抽取含有 40 mg 甲泼尼龙和 0.25% 不含防腐剂的布比卡因注射液 4 ml。严格无菌操作，确定髂后上棘为注射点。将针与

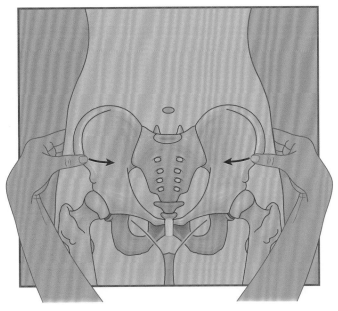

图 119-2　骨盆摇摆试验是将双手置于髂嵴，同时双手拇指置于髂前上棘处，用力将骨盆向中线挤压

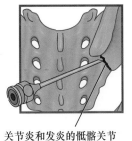

关节炎和发炎的骶髂关节

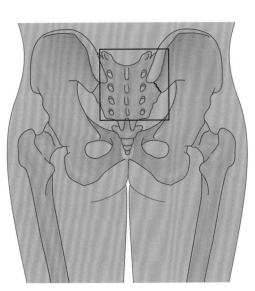

图 119-3　骶髂关节内注射时穿刺针的正确位置

皮肤呈 45 度角指向骶髂关节穿刺，小心通过皮肤及皮下组织（见图 119-3）。如针顶到骨面，将针回退至皮下，向上并稍向外侧重新定位。感觉针进入关节腔时，轻轻注入药物。如位置正确，则注射阻力较小。如注射遇到阻力，则可能针尖位于韧带，可稍向前推进，进入关节腔，直到阻力变小再予注射。注射完毕后移出穿刺针，无菌敷料包扎，并在注射部位放置冰袋。如医师操作时难以将针穿刺入骶髂关节，可在 X 线、CT 或超声引导下进行穿刺（图 119-4）。

透视引导技术

患者仰卧位，消毒骶髂关节周围皮肤。用无菌注射器抽取 40 mg 甲泼尼龙和 0.25% 不含防腐剂的布比卡因注射液共 4 ml，再用另一无菌注射器抽取 0.2 ml 碘化造影剂备用。透视镜在头侧面倾斜 15° ～ 20°，角度向左或向右；直到背侧和腹侧关节线在下极重叠，即可见患侧下骶髂关节的下侧面（图 119-5）。如果关节线不能重叠，将透视镜慢慢向尾侧倾斜，直到关节线重叠为止。

一旦关节线重叠，用一根 22 号、3.5 英寸的腰穿针刺入关节腔，在透视引导下观察进针深度，弯曲穿刺针，使其旋转进入关节腔。当针进入关节时，操作者经常感觉到突破感。在注射造影剂之前，最好倾斜透视光束观察到针尖在关节腔内，从而来确定穿刺针在关节内的位置（图 119-6）。确定关节内穿刺针的位置后，在透视引导下，将造影剂缓慢注入到关节腔内（图 119-7）。在评估关节硬化、关节炎和其他异常情况后，再注射局部麻醉药和类固醇。然后撤出穿刺针，在注射部位放置无菌敷料。

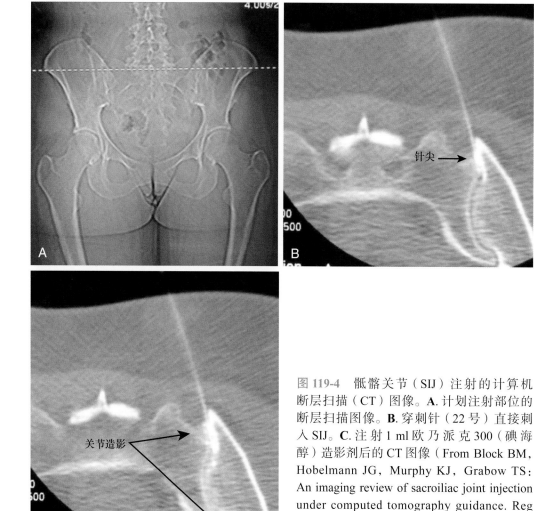

图 119-4　骶髂关节（SIJ）注射的计算机断层扫描（CT）图像。**A.** 计划注射部位的断层扫描图像。**B.** 穿刺针（22 号）直接刺入 SIJ。**C.** 注射 1 ml 欧乃派克 300（碘海醇）造影剂后的 CT 图像（From Block BM, Hobelmann JG, Murphy KJ, Grabow TS: An imaging review of sacroiliac joint injection under computed tomography guidance. Reg Anesth Pain Med 30：295-298，2005.）

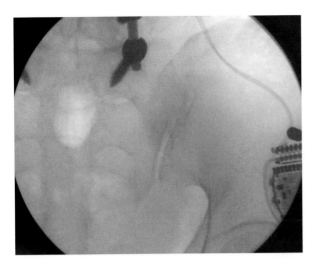

图 119-5 骶髂关节（SIJ）注射的前后（AP）视图。轻微的头侧倾斜 AP 视图显示了 SIJ 的下侧面，可见腹侧和背侧关节线重叠。可见脊髓系统的植入式脉冲发生器和之前腰椎后路椎间融合的内置物（From Mitchell B，Vivian DG：Sacroiliac joint pain：procedures for diagnosis and treatment. In Lennard TA，Walkowski S，Singla AK，Vivian DG，editors：Pain procedures in clinical practice，ed 3，St. Louis，2011，Hanley & Belfus，pp 391-405.）

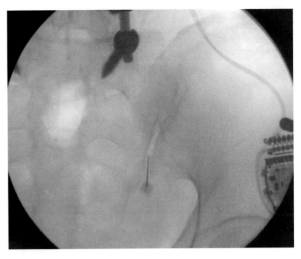

图 119-6 骶髂关节注射：穿刺针入路。针接近关节线"下光束"，然后向上方滑入关节腔（From Mitchell B，Vivian DG：Sacroiliac joint pain：procedures for diagnosis and treatment. In Lennard TA，Walkowski S，Singla AK，Vivian DG，editors：Pain procedures in clinical practice，ed 3，St. Louis，2011，Hanley & Belfus，pp 391-405.）

超声引导技术

行超声引导下骶髂关节注射时，患者俯卧位，在臀部下方放置一个薄枕头，消毒骶髂关节周围皮肤。使用严格的无菌技术，用 3.5 英寸、22 G 针头抽取含有 2 ml 0.25% 无防腐剂布比卡因和 40 mg 甲泼尼龙。将曲线低频超声探头放置在骶骨背内侧嵴的横断面上（图 119-8）。在确定骶骨的背中嵴后，将超声探头缓慢地向受影响的关节横向移动，直到看到髂骨的内侧缘为止（图 119-9）。骶髂关节位于骶骨内侧缘和髂骨外侧缘之间。在确定关节间隙后，在超声探头中心下方约 1 cm 处，将针头穿过皮肤，并倾斜约 25°，然后采用平面外方法向关节推进，针头轨迹在实时超声引导下进行调整，以进入骶髂关节。当针尖处于关节间隙内时，在实时超声引导下注射少量局部麻醉药和类固醇，以确定针尖在关节内的位置。确定关节内针尖位置后，缓慢注入注射器内剩余药物。注射阻力应最小。可能需要重新调整穿刺针的位置，以确保整个关节腔得到治疗。然后撤出针头，在注射部位放置无菌敷料和冰袋。

副作用和并发症

骶髂关节内注射的主要并发症是感染，如严格行无菌操作规范，则发生感染极为罕见。应提前告知患者，大约有 25% 的患者骶髂关节内注射后出现一过性疼痛增加。注意进针不要太偏外侧，否则可能会损伤坐骨神经。

临床要点

这种注射技术是前文提到的各种原因造成的骶髂关节疼痛的有效治疗手段。骶髂关节疼痛患者可能同时患有滑囊炎和腱鞘炎，因此可能还需额外的更为精准的局麻药注射和长效皮质类类固激素治疗。如果注意注射部位的临床相关解剖，该技术是安全的。使用此种技术时应注意无菌操作原则以避免感染，操作者应严格采用预防措施避免可能的风险出现。注射后立即压迫注射部位，可降低瘀斑和血肿形成的发生率。接受这种注射技术的患者在注射后几天就应进行物理治疗，包括局部热敷和轻柔的功能锻炼。应避免剧烈的运动，因为它可使患者的症状恶化。应用这种注射技术时可同时给予简单的镇痛药及非甾体抗炎药。

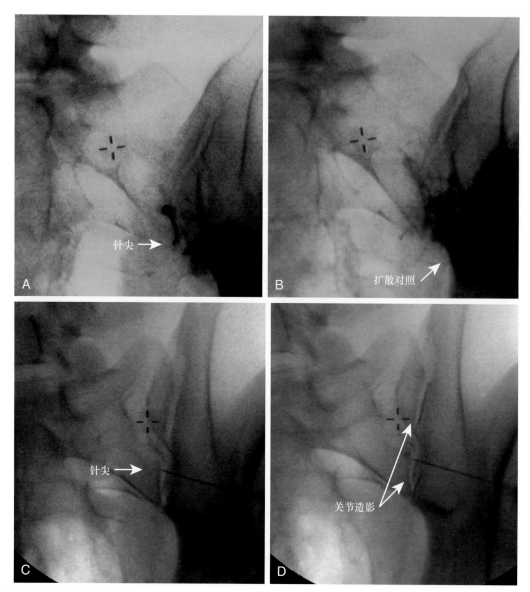

图 119-7　骶髂关节（SIJ）注射的荧光透视图像。**A**. 穿刺针（22 G）的位置。**B**. 注射 0.5 ml 欧乃派克 300（碘海醇）造影剂后 SIJ 的 X 线透视图像。**C**. 穿刺针（22 G）的位置（第二位患者）。**D**. 注射 0.5 ml 欧乃派克 300（碘海醇）造影剂后关节 X 透视图像（第二位患者）（From Block BM，Hobelmann JG，Murphy KJ，Grabow TS：An imaging review of sacroiliac joint injection under computed tomography guidance. Reg Anesth Pain Med 30：295-298，2005.）

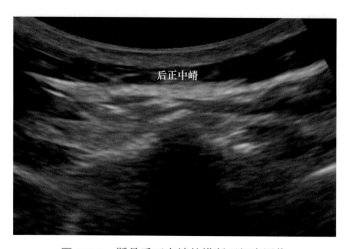

图 119-8　骶骨后正中嵴的横断面超声图像

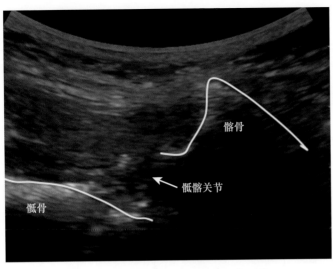

图 119-9　骶髂关节的横断面超声图像

推荐阅读

Block BM, Hobelmann JG, Murphy KJ, Grabow TS: An imaging review of sacroiliac joint injection under computed tomography guidance, *Reg Anesth Pain Med* 30:295–298, 2005.

Vydyanathan A, Narouze S: Ultrasound-guided caudal and sacroiliac joint injections, *Tech Reg Anesth Pain Manag* 13:157–160, 2009.

Waldman SD: Functional anatomy of the sacroiliac joint. In *Pain review*, Philadelphia, 2009, Saunders, pp 141–144.

Waldman SD: Sacroiliac joint injection. In *Pain review*, Philadelphia, 2009, Saunders, pp 544–545.

Waldman SD: Sacroiliac joint pain. In *Pain review*, Philadelphia, 2009, Saunders, pp 251–252.

Waldman SD: Ultrasound-guided sacroiliac joint. In *Comprehensive atlas of ultrasound guided pain management injection techniques*, Philadelphia, 2014, Lippincott, pp 881–887.

120

臀大肌综合征注射技术

郭滢 译 刘国凯 校

适应证与临床考虑

臀大肌易发生肌筋膜疼痛综合征。累积的肌肉微小损伤通常可以导致这种疼痛的出现，例如在松软的地面跑步、过度使用运动器材或其他需要髋关节伸展的活动。肌肉钝性损伤也可能引起臀大肌肌筋膜疼痛综合征。

肌筋膜疼痛综合征是一种慢性疼痛综合征，它能影响躯体的部分区域。肌筋膜疼痛综合征的必要条件是查体时发现肌筋膜疼痛触发点。尽管这些触发点一般是局限于躯体的部分区域，但肌筋膜疼痛综合征的疼痛往往牵涉其他解剖区域。这种牵涉痛常常被误诊或是被归因于其他器官系统疾病，从而导致过度评估及治疗无效。涉及臀大肌的肌筋膜疼痛综合征患者经常存在原发性疼痛，原发疼痛位于跨过臀部和进入尾骨区域的肌肉的内侧及底部（图 120-1）。

触发点是肌筋膜疼痛的特征性病变，被认为是肌肉受到轻微损伤引起的，这种病理损伤的特点是受累肌肉存在一个局部剧烈压痛的点。由触摸或拉伸等对触发点造成的机械刺激不仅会引起局部的剧烈疼痛，也会产生牵涉痛。除了这种局部疼痛和牵涉痛，受刺激的肌肉经常会产生不自主的回缩，这种现象称之为"跳跃征"。这种跳跃征也是肌筋膜疼痛综合征的独有特征。臀大肌综合征的患者会在肌肉的上、中、下部位存在触发点（图 120-1）。

当触摸到肌筋膜触发点时，就可以鉴别出紧绷的肌纤维带。尽管已提出了许多高深的理论，并且肌筋膜疼痛综合征患者存在一致的躯体表现，但是肌筋膜触发点的病理生理学仍然未知。所有这些理论的共同点是坚信触发点是受累肌肉受到轻微损伤的结果。这种微损伤可能是由受累肌肉的单次伤害引起，或者是由反复的微损伤所引起，或者是肌肉单位激动或拮抗

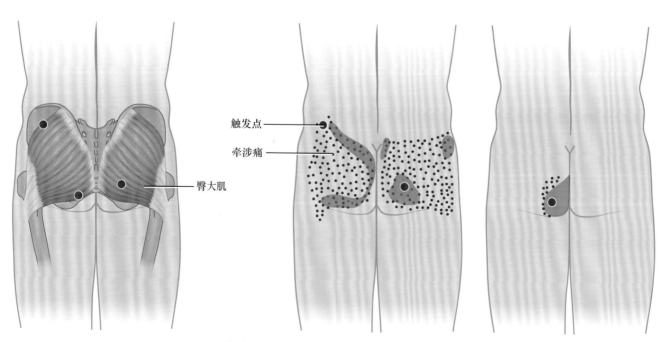

触发点

牵涉痛

臀大肌

图 120-1　臀大肌综合征患者的肌筋膜触发点及牵涉痛的定位

慢适应的结果。

除了肌肉损伤，其他各种因素似乎也可以使患者患上肌筋膜疼痛综合征。周末运动员的身体遭受不适应的体育活动，也可能会出现肌筋膜疼痛综合征，使用键盘或看电视的不良姿势，也是肌筋膜疼痛综合征的诱发因素，初期的损伤可能导致肌肉功能异常，随后易于发展为肌筋膜疼痛综合征。如果患者营养状态不良及并存包括慢性压力和抑郁在内的心理或行为异常，都可加剧以上的诱发因素。臀大肌似乎特别容易出现压力引起的肌筋膜疼痛综合征。

僵硬及疲劳通常与肌筋膜疼痛综合征的疼痛并存，这就加剧了这种疾病相关的功能障碍，也使治疗变得更加复杂。肌筋膜疼痛综合征可以原发性疾病状态出现，也可与其他疼痛性疾病呈并发状态，包括神经根性病和慢性局部疼痛综合征。肌筋膜疼痛综合征相关的肌肉异常还经常与心理或行为异常（包括抑郁）并存，这些心理和行为异常的治疗是任何成功治疗肌筋膜疼痛综合征中的不可分割的组成部分。

临床相关解剖

臀大肌的主要功能是伸展髋关节。臀大肌起源于背侧髂骨的后部、髂后上嵴、骶尾骨的后下方以及骶结节韧带（图 120-1）。肌束插入髂胫束及臀肌股骨粗隆的阔筋膜。臀大肌由臀下神经支配，臀大肌易受创伤，以及由于过度使用或错误使用而造成磨损，都可发展为肌筋膜疼痛综合征，这也可能与臀肌的滑囊炎有关。

操作技术

体表标志技术

在触发点注射前，对患者的精心准备有助于达到最佳治疗效果。触发点的注射是针对原发触发点，而不是牵涉痛的区域。应向患者解释触发点注射的目的是阻断持续性疼痛，从而期望能够长时间的缓解疼痛。多数肌筋膜疼痛综合征患者想要获得最佳的治疗效果，需要不止一种治疗方式，要患者理解这一点很重要。在确定和标记触发点及进行触发点注射操作时，患者采用平卧或侧卧位，这样有助于降低血管迷走神经性反应的发生率。注射前应进行该部位的皮肤消毒，以避免感染。

向患者说明触发点注射的目的，对患者进行适当的准备后，带无菌手套，再次确认触发点的位置。用注射器抽取含 40 mg 甲泼尼龙的 0.25% 不含防腐剂的布比卡因 10 ml，将其连接到 25 G 或 27 G 且长度足够达到触发点的穿刺针上。除了腰部肌肉，进针 1.5 英寸就足够了，每个触发点注射 0.5 ～ 1 ml 的药液（图 120-1）。应该告知患者，要完全去除触发点引起的持续性疼痛需 2 ～ 5 个疗程。超声引导有助于识别解剖标志（图 120-2）。

副作用和并发症

由于触发点临近包括正中神经、尺神经和尺侧返动脉前支在内的神经血管等结构，因此必须由精通局部解剖及具有介入性疼痛治疗经验的医师进行操作。在接受臀大肌触发点注射术后，有些患者会感到一过性的疼痛加剧。

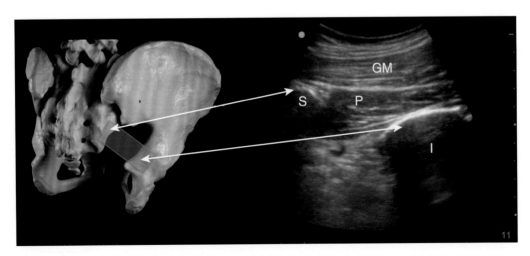

图 120-2　臀大肌外观超声图示。左图，解剖图显示从骶骨外侧缘到大转子的虚拟线上的斜横探头位置（蓝色矩形）。右图，超声图像与探头位置相对应，显示梨状肌（P）、臀大肌（GM）、骶骨（S）和髂骨（I）（From Domingo-Rufes T, Bong DA, Mayoral V, et al: Ultrasound-guided pain interventions in the pelvis and the sacral spine. Tech Reg Anesth Pain Manage 17［3］: 107-130, 2013.）

临床要点

只要注意注射部位的临床相关解剖，触发点注射是非常安全的。使用此种技术时应注意无菌操作原则以避免感染，操作者应严格采用预防措施避免可能的风险出现。触发点注射的大部分副作用是注射针对进针部位及皮下组织造成的损伤，注射后立即压迫注射部位，可降低瘀斑和血肿形成的发生率。避免使用过长的针，有助于降低深部组织损伤的发生率。进行臀大肌注射时，必须特别注意避免损伤包括坐骨神经在内的神经血管结构。

抗抑郁药是治疗肌筋膜疼痛综合征的主要药物，治疗这类疼痛，三环类抗抑郁药比选择性 5- 羟色胺再摄取抑制剂更加有效。抗抑郁药对肌筋膜疼痛综合征治疗作用的确切机制仍不清楚。一些研究人员认为这类药物的主要作用是治疗患者潜在的抑郁，它存在于许多肌筋膜疼痛综合征患者身上。阿米替林和去甲替林是首选药物，应该给予一次睡前剂量，在副作用允许范围内从 10 ～ 25 mg 逐步递增。普瑞巴林、度洛西汀及米那普仑对治疗肌筋膜疼痛综合征也有很大作用。

推荐阅读

Baldry P: Acupuncture treatment of fibromyalgia and myofascial pain. In Chaitow L, editor: *Fibromyalgia syndrome*, ed 3, Oxford, 2010, Churchill Livingstone, pp 145–159.

LeBlanc KE, LeBlanc LL: Musculoskeletal disorders, *Prim Care* 37:389–406, 2010.

Marsh W: Milnacipran. In Enna SJ, Bylund DB, editors: *xPharm: the comprehensive pharmacology reference*, St. Louis, 2008, Mosby, pp 1–4.

Partanen JV, Ojala TA, Arokoski JP: Myofascial syndrome and pain: a neurophysiological approach, *Pathophysiology* 17:19–28, 2010.

121

臀中肌综合征注射技术

郭滢 译 刘国凯 校

适应证与临床考虑

臀中肌易发生肌筋膜疼痛综合征。在松软的地面上跑步、过度使用运动器材或其他需要反复髋关节外展的运动都可以导致肌肉重复性的轻微创伤，这些创伤都可引起肌肉疼痛。钝器伤也可引起臀中肌肌筋膜疼痛综合征。

肌筋膜疼痛综合征是一种慢性疼痛综合征，它能影响躯体的局部区域。诊断肌筋膜疼痛综合征的必要条件是查体时发现肌筋膜疼痛触发点，尽管这些触发点一般是局限于躯体的部分区域，但肌筋膜疼痛综合征的疼痛往往牵涉到身体其他区域。这种牵涉痛常常被误诊或是被归因于其他器官系统疾病，从而导致过度评估或者治疗无效。涉及臀中肌的肌筋膜疼痛综合征患者经常存在

原发性疼痛，这种疼痛沿着髂后上嵴及臀部向下穿过骶髂关节进入下肢部（图121-1）。

触发点是肌筋膜疼痛的特征性病变，被认为是肌肉受到轻微创伤引起的。这种病理损伤的特点是受累肌肉存在一个局部剧烈压痛的点。由触摸或拉伸等对触发点造成的机械刺激不仅会引起局部的剧烈疼痛，也会产生牵涉痛。除了这种局部疼痛和牵涉痛，受刺激的肌肉经常会产生不自主的回缩，这种现象称之为"跳跃征"。这种跳跃征也是肌筋膜疼痛综合征的独有特征。患有臀中肌综合征的患者会表现出一个沿着髂后嵴走行的触发点（图121-1）。

当触摸到肌筋膜触发点时，就可以辨别出紧绷的肌纤维带。尽管已提出了许多高深的理论，并且肌筋膜疼痛综合征患者存在一致的躯体表现，但是肌筋膜

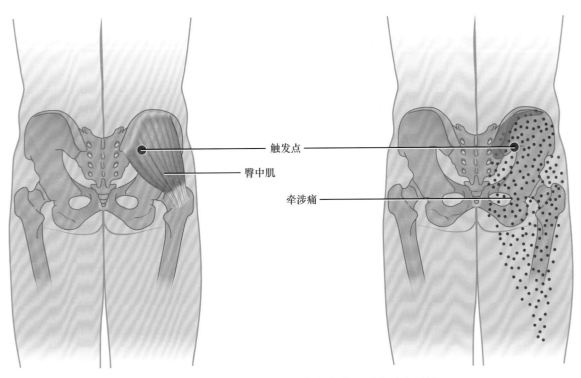

图 121-1 臀中肌综合征患者触发点位置及牵涉痛区域

触发点

臀中肌

牵涉痛

触发点的病理生理学仍然未知。所有这些理论的共同点是坚信触发点是受累肌肉受到轻微创伤的结果。这种微创伤可能是由受累肌肉的单次伤害引起的，或者是由反复的微创伤所引起的，或者肌肉单位激动及拮抗的慢适应的结果。

除了肌肉损伤，其他各种因素似乎也可使患者患上肌筋膜疼痛综合征，例如周末运动员的身体遭受不适应的体育活动，也可能会出现肌筋膜疼痛综合征。使用键盘或看电视的不良姿势，也是肌筋膜疼痛综合征的诱发因素。以往的损伤可能导致肌肉功能异常，随后易于发展为肌筋膜疼痛综合征。患者营养状态不良及并存包括慢性压力和抑郁在内的心理或行为异常，都可加剧以上的诱发因素。臀中肌似乎特别容易出现压力引起的肌筋膜疼痛综合征。

僵硬及疲劳通常与肌筋膜疼痛综合征的疼痛并存，这就加剧了这种疾病相关的功能障碍，也使治疗变得更加复杂。肌筋膜疼痛综合征可以原发性疾病状态出现，也可与其他疼痛性疾病呈并发状态，包括神经根性病和慢性局部疼痛综合征。肌筋膜疼痛综合征相关的肌肉异常还经常与心理或行为异常（包括抑郁）并存，这些心理和行为异常的治疗是成功治疗肌筋膜疼痛综合征中的不可分割的组成部分。

临床相关解剖

臀中肌的主要功能是使髋外展，也辅助髋的向内和向外旋转。臀中肌起源于髂嵴下方的背侧髂骨（图121-1），止于股骨大转子，由臀上神经支配。臀中肌易受损伤，也易由于过度使用或错误使用而造成磨损，从而发展为肌筋膜疼痛综合征，这也可能与臀肌的滑囊炎有关。

操作技术

体表标志技术

在触发点注射前，对患者的精心准备有助于达到最佳治疗效果。触发点的注射是针对原发触发点，而不是牵涉痛的区域。应向患者解释触发点注射的目的是阻断持续性疼痛，从而期望能够长时间地缓解疼痛。多数肌筋膜疼痛综合征患者想要获得最佳的治疗效果，需要不止一种治疗方式，要患者理解这一点很重要。在确定和标记触发点及进行触发点注射操作时，患者采用平卧或侧卧位，这样有助于降低血管迷走神经性反应的发生率，注射前应进行该部位的皮肤消毒，以避免感染。

向患者说明触发点注射的目的，对患者进行适当的准备后，戴无菌手套，再次确认触发点的位置。用注射器抽取含 40 mg 甲泼尼龙的 0.25% 不含防腐剂的布比卡因 10 ml，将其连接到 25 G 或 27 G 且长度足够达到触发点的穿刺针上。除了腰部肌肉及特别肥胖的患者，2 英寸的进针就足够了。每个触发点注射 0.5 ~ 1 ml 的药液（见图121-1）。应该告知患者，要完全去除触发点引起的持续性疼痛可能需 2 ~ 5 个疗程。

超声引导技术

在超声引导下进行臀中肌注射时，将患者置于俯卧位，将超声探头置于髂后上棘的纵向平面，探头顶部刚好位于髂嵴上方。当确定髂后上棘和髂嵴时，超声探头缓慢地侧向移动，直到看到臀中肌的起点（图121-2）。在确定肌肉起点后，使用严格的无菌技术将含有 3.0 ml 0.25% 无防腐剂布比卡因和 40 mg 甲泼尼龙的无菌注射器连接到 3.5 英寸 22 号穿刺针上，并消毒髂腰肌皮肤。将针头刺入探头下缘下方约 1 cm 处的皮肤，然后使用平面内方法推进，在实时超声引导下调整针头轨迹，使针头靠近臀中肌的起点。在超声引导下，当针尖处于满意位置时，在注射阻力最小时沿肌肉附着点注入药物。

副作用和并发症

由于触发点临近包括正中神经、尺神经和尺侧返动脉前支在内的神经血管等结构，因此必须由精通局部解剖及具有介入性疼痛治疗经验的医师进行操作。在接受臀大肌触发点注射术后，有些患者会感到疼痛一过性加剧。

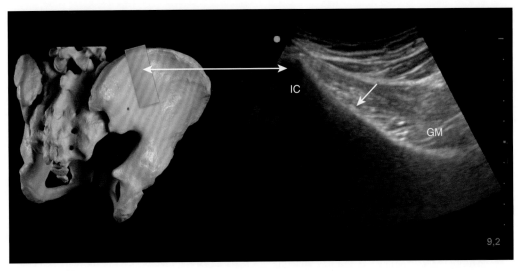

图 121-2   臀中肌浸润。左图，显示后纵探头位置的解剖图像（蓝色矩形）。右图，左图中相应探头位置的超声视图，显示髂嵴（IC）和髂骨的声学影、臀中肌（GM）的广泛起源以及注射针轨迹（箭头）。圆点位于髂嵴上方（From Domingo-Rufes T，Bong DA，Mayoral V，et al：Ultrasound-guided pain interventions in the pelvis and the sacral spine. Tech Region Anesth Pain Manage 17：107-130，2013.）

临床要点

只要注意注射部位相关的临床解剖，触发点注射是非常安全的。使用此种技术时应注意无菌操作原则以避免感染；操作者应严格采用预防措施避免自身风险。触发点注射术的大部分副作用是注射针对进针部位及皮下组织造成的损伤，注射后立即压迫注射部位，可降低瘀斑和血肿形成的发生率。避免使用过长的针，有助于降低深部组织损伤的发生率。进行臀大肌注射时，必须特别注意避免损伤包括坐骨神经在内的神经血管结构。

抗抑郁药是治疗肌筋膜疼痛综合征的主要药物。治疗这类疼痛，三环类抗抑郁药比选择性 5- 羟色胺再摄取抑制剂更加有效。抗抑郁药对肌筋膜疼痛综合征治疗作用的确切机制仍不清楚，一些研究人员认为这类药物的主要作用是治疗患者潜在的抑郁，它存在于许多肌筋膜疼痛综合征患者身上。阿米替林和去甲替林是首选药物，应该给予单次睡前剂量，在副作用允许范围内从 10 ～ 25 mg 逐步递增。普瑞巴林、度洛西汀及米那普仑对治疗肌筋膜疼痛综合征也有效果。

推荐阅读

Baldry P: Acupuncture treatment of fibromyalgia and myofascial pain. In Chaitow L, editor: *Fibromyalgia syndrome*, ed 3, Oxford, 2010, Churchill Livingstone, pp 145–159.

LeBlanc KE, LeBlanc LL: Musculoskeletal disorders, *Prim Care* 37:389–406, 2010.

Marsh W: Milnacipran. In Enna SJ, Bylund DB, editors: *xPharm: the comprehensive pharmacology reference*, Philadelphia, 2008, Churchill Livingstone.

Partanen JV, Ojala TA, Arokoski JP: Myofascial syndrome and pain: a neurophysiological approach, *Pathophysiology* 17:19–28, 2010.

122

肛提肌疼痛综合征注射技术

郭滢 译 刘国凯 校

适应证与临床考虑

肛提肌易发生肌筋膜疼痛综合征。这样的疼痛多是由于肌肉遭受重复的轻微损伤（像骑山地自行车、骑马等运动）以及分娩造成的肌肉损伤所引起的。肌肉挫伤也可引发肛提肌肌筋膜疼痛综合征。

肌筋膜疼痛综合征是一种慢性疼痛综合征，它能影响躯体的局部区域。诊断肌筋膜疼痛综合征的必要条件是查体时发现肌筋膜疼痛触发点。尽管这些触发点一般是局限于躯体的部分区域，但肌筋膜疼痛综合征的疼痛往往牵涉其他解剖区域。这种牵涉痛常常被误诊或是被归因于其他器官系统疾病，从而导致过度评估或治疗无效。肛提肌的肌筋膜疼痛综合征患者原发性疼痛经常位于骨盆底，可能涉及后臀部和下肢后部（图 122-1）。

触发点是肌筋膜疼痛的特征性病变，被认为是肌肉受到轻微损伤引起，这种病理损伤的特点是受累肌肉存在一个局部剧烈压痛点。由触摸或拉伸等对触发点造成的机械刺激不仅会引起局部的剧烈疼痛，也会产生牵涉痛。除了这种局部疼痛和牵涉痛，受刺激的肌肉经常会产生不自主的回缩，这种现象称之为"跳跃征"。这种跳跃征也是肌筋膜疼痛综合征的独有特征。患有肛提肌综合征的患者会表现出一个沿着直肠或会阴走行的触发

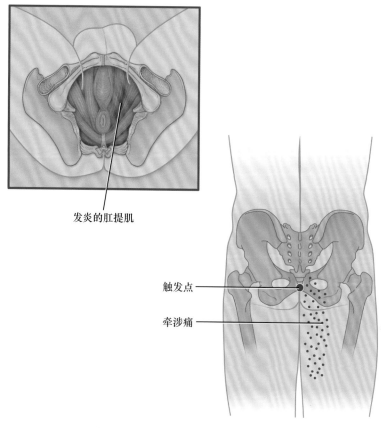

发炎的肛提肌

触发点

牵涉痛

图 122-1 肛提肌疼痛综合征患者的触发点位置及牵涉痛区域

点（见图 122-1）。

当触摸到肌筋膜触发点时，就可以辨识出紧绷的肌纤维带。尽管已提出了许多高深的理论，并且肌筋膜疼痛综合征患者存在一致的躯体表现，但是肌筋膜触发点的病理生理学仍然未知。所有这些理论的共同点是坚信触发点是受累肌肉受到轻微损伤的结果。这种微损伤可能是由受累肌肉的单次伤害引起的，或者是由反复的微损伤所引起的，或者肌肉单位激动及拮抗慢性失调的结果。

除了肌肉损伤，其他各种因素似乎也可以使患者患上肌筋膜疼痛综合征。周末运动员的身体遭受不适应的体育活动，也可能会出现肌筋膜疼痛综合征；使用键盘或看电视的不良姿势，也是肌筋膜疼痛综合征的诱发因素。以往的损伤可能导致肌肉功能异常，随后易于发展为肌筋膜疼痛综合征。如果患者营养状态不良及并存包

括慢性压力和抑郁在内的心理或行为异常，都可加剧以上的诱发因素。肛提肌似乎特别容易出现压力引起的肌筋膜疼痛综合征。

僵硬及疲劳通常与肌筋膜疼痛综合征的疼痛并存，这就加剧了这种疾病相关的功能障碍，也使治疗变得更加复杂。肌筋膜疼痛综合征可以原发性疾病状态出现，也可与其他疼痛性疾病呈并发状态，包括神经根性病和慢性局部疼痛综合征。肌筋膜疼痛综合征相关的肌肉异常还经常与心理或行为异常（包括抑郁）并存，这些心理和行为异常的治疗是成功治疗肌筋膜疼痛综合征中的不可分割的组成部分。

临床相关解剖

肛提肌由耻尾肌和髂尾肌共同组成（图 122-2）。

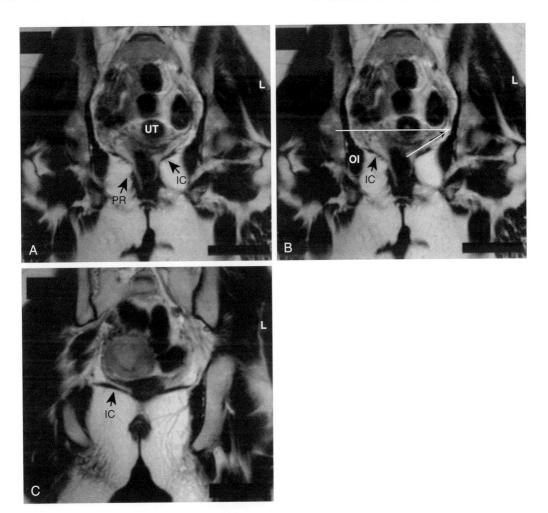

图 122-2　**A**. 中骨盆冠状切面显示髂尾肌起源于闭孔肌筋膜。注意肌肉起点的位置的不同。耻骨直肠肌位于一个较低的层面。**B**. 髂尾骨角的测量，由黑色箭头所示，显示为髂尾肌和骨盆水平面所形成的角。**C**. 髂尾肌的斜率呈从前向后下降，并具有水平向后的构造。IC，髂尾肌；L，肛提肌；OI，闭孔内肌；PR，耻骨直肠肌；UT，子宫（From Singh K，Reid WM，Berger LA：Magnetic resonance imaging of normal levator ani anatomy and function. Obstet Gynecol 99：433-438，2002.）

肛提肌的主要功能是支持盆腔内容物和压缩尿道及阴道，这一功能是通过提升盆底和向前牵拉肛门直肠交界处以维持生理性肛门直肠角来实现的。肛提肌起源于耻骨体的后表面、闭孔内肌筋膜和坐骨棘（见图 122-1）。肌肉止于肛尾缝和尾骨间。受 S3 ～ S4 脊神经的腹侧主支的分支支配。肛提肌易受损伤，也易由于过度使用或错误使用而造成磨损，从而发展为肌筋膜疼痛综合征，这也与臀部滑囊炎和尾骨痛相关，从而更易混淆其临床表现。

操作技术

体表标志技术

在触发点注射前，对患者的精心准备有助于达到最佳治疗效果。触发点的注射是针对原发触发点，而不是牵涉痛的区域。应向患者解释触发点注射的目的是阻断持续性疼痛，从而期望能够长时间地缓解疼痛。多数肌筋膜疼痛综合征患者想要获得最佳的治疗效果，需要不止一种治疗方式，要患者理解这一点很重要。在确定和标记触发点及进行触发点注射操作时，患者采用平卧或侧卧位，这样有助于降低血管迷走神经性反应的发生率。注射前应进行该部位的皮肤消毒，以避免感染。

向患者说明触发点注射的目的，对患者进行适当的准备后，戴无菌手套，再次确认触发点的位置。用注射器抽取含 40 mg 甲泼尼龙的 0.25% 不含防腐剂的布比卡因 10 ml，将其连接到 25 G 或 27 G 且长度足够达到触发点的穿刺针上。除了腰部肌肉及特别肥胖的患者，2 英寸的进针就足够了。每个触发点注射 0.5 ～ 1 ml 的药液（见图 122-1）。应该告知患者，要完全去除触发点引发的疼痛需 2 ～ 5 个疗程。超声引导有助于识别解剖标志（图 122-3）。

副作用和并发症

由于触发点靠近骨盆和直肠的神经血管结构，因此必须由精通局部解剖及具有介入性疼痛治疗经验的医师进行操作。在接受肛提肌触发点注射术后，许多患者会感到一过性的疼痛增加。

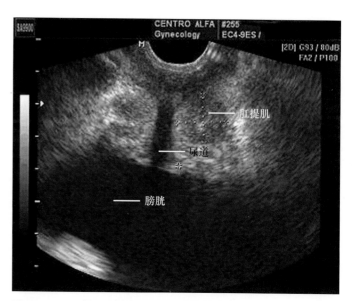

图 122-3　肛提肌横断面超声图像（From Noguti AS，et al：Ultr-asonographic and Doppler velocimetric evaluation of the levator ani muscle according to the hormonal status. Eur J Obstet Gynecol Reprod Biol 141：183-185，2008.）

临床要点

如果注意注射部位的临床相关解剖，触发点注射是非常安全的。使用此种技术时应注意无菌操作原则以避免感染，操作者应严格采用预防措施避免自身风险。触发点注射术的大部分副作用是注射针对进针部位及皮下组织造成的损伤。注射后立即压迫注射部位，可降低瘀斑和血肿形成的发生率。避免使用过长的针，有助于降低深部组织损伤的发生率。进行肛提肌注射时，必须特别注意避免损伤包括坐骨神经在内的神经血管结构。在确定患者的疼痛症状是由于肌筋膜病引起之前，排除肛门直肠疼痛的其他原因是很重要的（图 122-4）。

抗抑郁药是治疗肌筋膜疼痛综合征的主要药物。治疗这类疼痛，三环类抗抑郁药比选择性 5- 羟色胺再摄取抑制剂更加有效。抗抑郁药对肌筋膜疼痛综合征治疗作用的确切机制仍不清。一些研究人员认为这类药物的主要作用是治疗患者潜在的抑郁，它存在于许多肌筋膜疼痛综合征患者身上。阿米替林和去甲替林是首选药物，应该给予单次睡前剂量，在副作用允许范围内从 10 ～ 25 mg 逐步递增。普瑞巴林、度洛西汀及米那普仑对治疗肌筋膜疼痛综合征也有效果。许多骨盆疼痛综合征患者具有心理因素成分，不能充分认识及治疗这些行为问题，最终会导致治疗效果欠佳。

推荐阅读

Baldry P: Acupuncture treatment of fibromyalgia and myofascial pain. In Chaitow L, editor: *Fibromyalgia syndrome*, ed 3, Oxford, 2010, Churchill Livingstone, pp 145–159.

LeBlanc KE, LeBlanc LL: Musculoskeletal disorders, *Prim Care* 37:389–406, 2010.

Marsh W: Milnacipran. In Enna SJ, Bylund DB, editors: *xPharm: the comprehensive pharmacology reference*, Philadelphia, 2008, Churchill Livingstone.

Partanen JV, Ojala TA, Arokoski JP: Myofascial syndrome and pain: a neurophysiological approach, *Pathophysiology* 17:19–28, 2010.

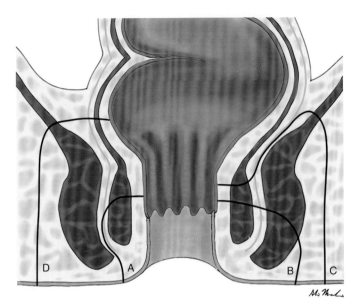

图 122-4　肛周瘘的分类。棘间瘘管（A）穿过棘间隙，不累及外括约肌。经括约肌瘘（B）横穿坐骨窝内的外括约肌和内括约肌，在耻骨直肠肌下方行进。括约肌上瘘（C）走行于耻骨直肠肌上，不累及外括约肌。括约肌外瘘（D）横穿肛提肌，不累及外括约肌或内括约肌（From Uyeda JW: Ileal pouch-anal anastomosis surgery: anatomy, postoperative complications, and image-guided intervention. Semin Ultrasound, CT MRI 34：299-310，2013.）

123

闭孔神经阻滞

郭滢 译 刘国凯 校

适应证与临床考虑

闭孔神经卡压综合征是由于闭孔神经在通过闭膜管的上部时，神经受卡压而造成的（图123-1和图123-2）。闭孔神经在这个解剖部位受卡压最常见的原因都涉及创伤，包括枪伤、骨盆骨折、全髋关节置换术后的骨水泥痂、子宫内膜异位症、肿瘤以及少数情况下也可由产伤引起。闭孔神经卡压主要表现为大腿内侧的感觉异常、疼痛以及偶尔伴有麻木感，疼痛很少放射到膝部以下；当患者下肢受到牵拉或做横向运动时，因闭孔神经受到牵拉而加重疼痛。如治疗不及时，由于不能维持髋关节的稳定性，可出现进展性运动功能缺陷（包括髋内收肌肌力减弱），可导致明显的功能障碍。功能失常使患者呈现宽基步态，而髋关节完全处于外展体位。

体格检查可发现大腿内侧闭孔神经支配区域的感觉障碍（图123-3）。也可能存在髋内收肌的肌力减弱。

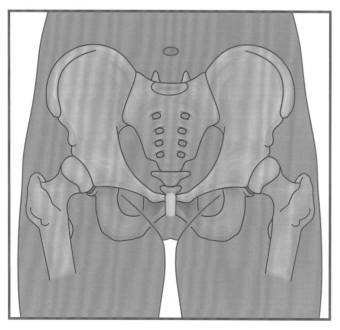

图 123-1　骨性骨盆的解剖

晚期病例可出现上述宽基步态，预示髋内收肌萎缩。创伤、血肿、肿瘤、糖尿病神经病变或炎症引起的腰丛神经病变，较单纯的闭孔神经损伤更易发生大腿内侧疼痛和髋内收肌肌力减弱。

肌电图有助于鉴别闭孔神经卡压综合征与腰丛神经病变、腰部脊神经根病变及糖尿病多发神经病变的诊断。怀疑闭孔神经卡压综合征的患者均需行髋部和骨盆的X线平片，以排除隐匿性骨科疾病。根据患者的临床表现，辅助一些实验室检查，包括血常规、尿酸、血沉和抗核抗体的检测。若怀疑可能存在肿物、肿瘤或血肿，可行腰丛和骨盆的MRI检查（图123-4）。随后将要介绍的闭孔神经阻滞技术既是治疗方法，也有诊断的作用。

临床相关解剖

闭孔神经提供了髋关节的大多数神经支配，它起源于L2、L3和L4脊神经的后股，神经离开腰大肌内侧缘，向下通过骨盆，在此与闭孔血管汇合，经闭膜管进入大腿（见图123-1、图123-2，图123-5）。经闭膜管处也是闭孔神经卡压最常出现的部位。穿出闭膜管后，闭孔神经分为前支和后支。其中前支分为关节支，提供髋关节的感觉支配；运动支，支配浅层髋内收肌；皮支，支配大腿远端皮肤的感觉。而后支分为支配髋内收肌群深层的运动支和支配膝关节后部感觉的关节支。

操作技术

体表标志技术

患者取仰卧位，并将双腿轻微外展，经触诊确定患侧耻骨结节的位置，耻骨结节向外向下各1英寸作为穿刺点，常规消毒铺巾。使用3英寸、22G穿刺针垂直皮肤缓慢进针，直到感觉针尖触及耻骨上支（见图

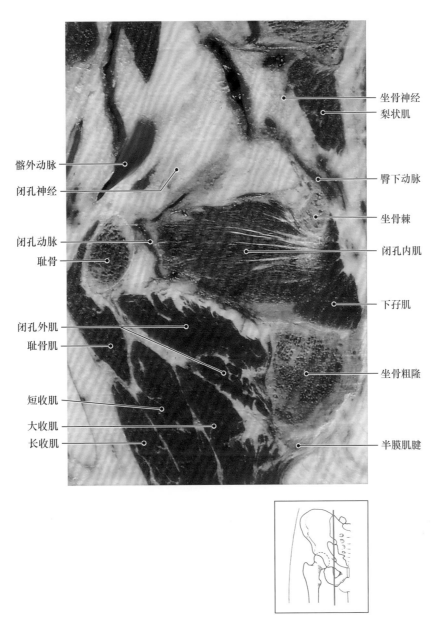

坐骨神经
梨状肌
髂外动脉
闭孔神经
臀下动脉
坐骨棘
闭孔动脉
耻骨
闭孔内肌
下孖肌
闭孔外肌
耻骨肌
坐骨粗隆
短收肌
大收肌
长收肌
半膜肌腱

图 123-2 闭孔神经的解剖（From Kang HS，Ahn JM，Resnick D：MRI of the extremities：an anatomic atlas，ed 2，Philadelphia，2002，Saunders.）

123-1）。记录进针深度；将穿刺针后退，略向外下方重新进针，当进针深度超过 3/4 ～ 1 英寸时，针尖即抵达闭膜管。有时可引发闭孔神经支配区的感觉异常。经仔细回抽无回血后，注射含 40 mg 甲泼尼龙的 1.0% 不含防腐剂的利多卡因 10 ml 混合液。必须小心注射针勿入闭孔动脉或静脉。对于解剖标志不清楚的患者，可使用超声定位引导穿刺针的准确进针位置。注射后立即压迫注射部位，可降低瘀斑和血肿形成的发生率。

超声引导技术

在超声引导下进行闭孔神经阻滞，患者呈仰卧位，双臂交叉放于胸前。消毒腹股沟皱褶处皮肤，在确保严格无菌的条件下，将含有 3 ml 0.25% 无防腐剂布比卡因和 40 mg 甲泼尼龙的无菌注射器固定在 3.5 英寸、22 G 的穿刺针上。将高频线性超声探头置于腹股沟皱褶上方的斜面上，腹股沟韧带位于其下方。股神经位于肌肉和搏动性的股动脉之间，髂肌可借此识别（图 123-6）。股静脉位于股动脉内侧，易被超声探头压缩。彩色多普勒可以用来帮助识别股动脉和静脉（图 123-7）。在识别出股神经和邻近血管后，探头移过耻骨肌的内侧，直到看到长收肌、短收肌和最深的大收肌为止（图 123-8）。在这一点上可以看到闭孔神经（图 123-9）分为后支和

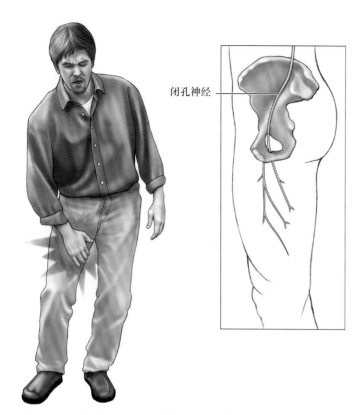

图 123-3　闭孔神经卡压综合征患者的疼痛模式（From Waldman SD：Atlas of uncommon pain syndromes，ed 2，Philadelphia，2008，Saunders.）

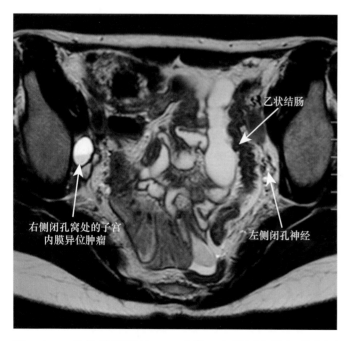

图 123-4　骨盆横断面的 MRI 成像，右侧闭孔神经受卡压（From Langebrekke A，Qvigstad E：Endometriosis entrapment of the obturator nerve after previous cervical cancer surgery. Fertil Steril 91：622-623，2009.）

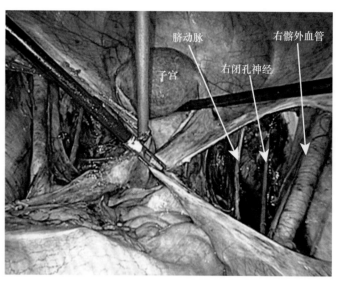

图 123-5　腹腔镜下淋巴结清扫术后的盆腔图像（From Langebrekke A，Qvigstad E：Endometriosis entrapment of the obturator nerve after previous cervical cancer surgery. Fertil Steril 91：622-623，2009.）

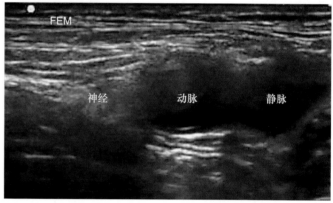

图 123-6　显示股神经（FEM）与股动脉和股静脉关系的超声图像（From Hatch N，Wu TS：Advanced ultrasound procedures. Crit Care Clin 30［2］：305-329，2014.）

前支。确认闭孔神经后，在距离探头约 1 cm 处进针，然后使用平面内进针法，在实时超声引导下调整针尖轨迹，将针尖置于闭孔神经附近，而不是神经内。回抽后，在注射阻力最小时缓慢注入注射器内的药物。然后拔针，在注射部位放置无菌压力敷料和冰袋。

副作用和并发症

闭孔神经阻滞的主要副作用是阻滞后的瘀斑和血肿。因为非常接近闭孔静脉和动脉，血管内注射的可能

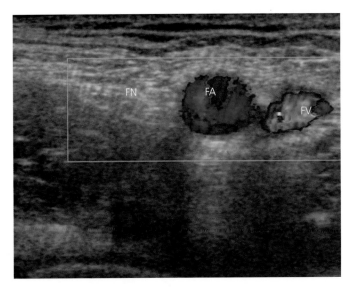

图 123-7　彩色多普勒可用于股动脉和股静脉的鉴别（From Harmon D：Peripheral nerve blocks and peri-operative pain relief，ed 2，Philadelphia，2010，Saunders.）

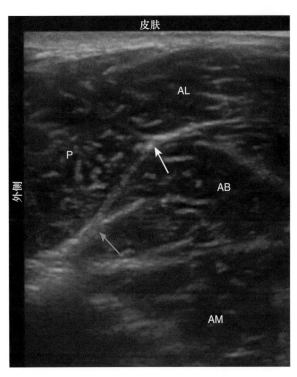

图 123-9　闭孔神经的超声扫描。闭孔神经分为前后两个部分，这些分支位于伸入短收肌的筋膜平面内。白色箭头，闭孔神经前段；灰色箭头，闭孔神经后段；P，耻骨肌；AL，长收肌；AB，短收肌；AM，大收肌（From Perlas A，Factor D，Candido KD，Benzon HT：Blocks of the lumbar plexus and its branches. In Benzon HT，Raja SN，Liu SS，et al，editors：Essentials of pain medicine，ed 3，St. Louis，2011，Saunders，pp 595-606.）

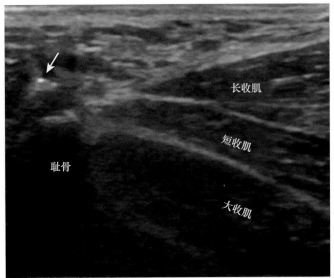

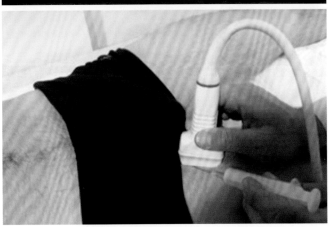

图 123-8　内收肌群的超声图像。箭头，肌肉附着点（From Özçakar L，Utku B：Ultrasound images of groin pain in the athlete：a pictorial essay. PM R 6：753-756，2014.）

性永远存在。如前所述，阻滞后按压穿刺点，避免淤血和血肿的形成。

临床要点

　　闭孔神经阻滞操作简便，可有效缓解闭孔神经卡压综合征患者的临床症状。可使用射频消融法毁损闭孔神经来缓解由脊髓损伤或脑卒中引起的髋内收肌痉挛的症状，髋内收肌痉挛影响会阴护理、性生活及导尿。肉毒杆菌毒素可能会减少这方面的副作用。

　　如果患者经过闭孔神经阻滞治疗后，疼痛并没有得到缓解，应考虑诊断腰丛神经近段损伤或 L2、L3、L4 脊神经根病变。这些患者经过硬膜外激素阻滞通常有反应，腰丛的肌电图和 MRI 检查有助于排除髋部疼的其他病因，包括恶性肿瘤侵犯腰丛、硬膜外腔或脊柱转移性疾病。髋部 X 线平片也有助于排除局部病灶。

推荐阅读

Cardosi RJ, Cox CS, Hoffman MS: Postoperative neuropathies after major pelvic surgery, *Obstet Gynecol* 100:240–244, 2002.

Langebrekke A, Qvigstad E: Endometriosis entrapment of the obturator nerve after previous cervical cancer surgery, *Fertil Steril* 91:622–623, 2009.

Toth C: Peripheral nerve injuries attributable to sport and recreation, *Phys Med Rehabil Clin N Am* 20:77–100, 2009.

Toussaint CP, Perry EC 3rd, Pisansky MT, Anderson DE: What's new in the diagnosis and treatment of peripheral nerve entrapment neuropathies, *Neurol Clin* 28:979–1004, 2010.

Waldman SD: Obturator nerve block. In *Pain review*. Philadelphia, 2009, Saunders, pp 565–566.

Waldman SD: Ultrasound-guided obturator nerve block. In *Comprehensive atlas of ultrasound guided pain management injection techniques*. Philadelphia, 2014, Lippincott, pp 766–774.

124

股外侧皮神经阻滞

昝京伟 译 刘国凯 校

适应证与临床考虑

感觉异常性股痛由股外侧皮神经穿过腹股沟韧带下方时，受腹股沟韧带压迫所引起（图 124-1）。这种压迫性神经病变表现为股外侧皮神经支配区域的疼痛、麻木和感觉异常，症状最开始表现为大腿外侧的灼痛并伴皮肤感觉过敏。感觉异常性股痛患者通常因坐、下蹲、系宽腰带或穿着低腰裤时，压迫股外侧皮神经而引起症状或症状加重。通常认为股外侧皮神经病变最早由创伤因素引起，但多数患者没有明确的相关外伤史。

体格检查可发现位于腹股沟韧带髂前上棘侧与股外侧皮神经交叉点有压痛，同时该点可引出 Tinel 征阳性。股外侧皮神经支配的大腿外侧区域皮肤感觉减退（图 124-2），但无运动功能减退。坐位、使用紧腰带（特别是系宽腰带或穿低腰裤）压迫股外侧皮神经时，会加重感觉异常性股痛的症状（图 124-3）。

感觉异常性股痛经常误诊为腰神经根病变、大转子滑囊炎及原发性髋关节疾病。髋部 X 线平片和肌电图有助于鉴别感觉异常性股痛和腰神经根疼痛或源于髋关节的疼痛。腰神经根病变的患者多数伴有反射性背痛、运动和感觉功能异常以及下肢疼痛，而感觉异常性股痛患者则无上述症状。感觉异常性股痛的感觉功能改变局限于股外侧皮神经支配的区域，不会延伸到膝部以下部位。腰神经根病变会与股外侧皮神经卡压同时存在，称为"双卡综合征"。有时候糖尿病性股神经病变可引起大腿前方疼痛，也需诊断鉴别。

肌电图检查有助于感觉异常性股痛与腰神经根病变、糖尿病性股神经病变的鉴别诊断。所有感觉异常性股痛患者均应行腰部、髋部和骨盆的 X 线平片检查，以排除隐匿性骨病。根据患者的临床表现，辅助实验室

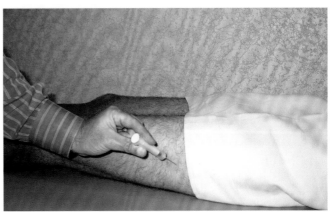

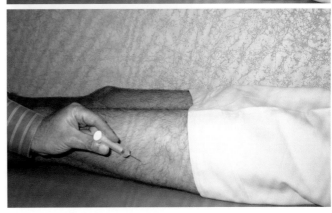

图 124-2　引出感觉异常性股痛伴随的特征性感觉缺失（From Waldman SD：Physical diagnosis of pain，Philadelphia，2005，Saunders.）

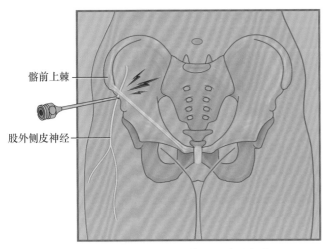

髂前上棘

股外侧皮神经

图 124-1　股外侧皮神经阻滞的正确进针位置

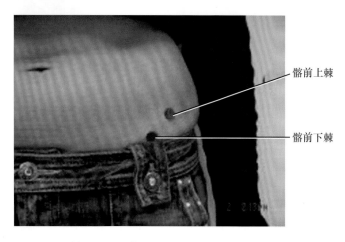

髂前上棘

髂前下棘

图 124-3　低腰（"迷你"）时尚裤的腰带造成的股外侧皮神经的直接压迫（From Moucharafieh R，Wehbe J，Maalouf G：Meralgia paresthetica：a result of tight new trendy low cut trousers ["taille basse"]. Int J Surg 6：164-168，2008.）

检查，包括血常规、尿酸、血沉、抗核抗体的检测。若怀疑腰椎间盘突出、椎管狭窄或占位性病变，应行脊柱 MRI 检查。MRI 和骨盆超声亦有助于股外侧皮神经的评估（图 124-4）。下面介绍股外侧皮神经阻滞用于感觉异常性股痛的诊断和治疗。

临床相关解剖

　　股外侧皮神经由 L2 和 L3 脊神经的后股组成。当神经离开腰大肌后，向外下方走行，经过髂腹股沟神经下方到达髂前上棘水平（见图 124-4）。神经穿过腹股沟韧带下方，后走行于阔筋膜下，并分为前支和后支。前支支配大腿前外侧的皮肤感觉（见图 124-1），后支支配大腿外侧从大转子到膝的皮肤感觉。

操作技术

体表标志技术

　　患者取仰卧位，膝盖下面垫枕头，如果双腿伸直平躺，会增加患者的膝盖疼痛，因为神经受到了牵拉。通过触诊先确定髂前上棘的位置，然后在髂前上棘内侧和腹股沟韧带下 1 英寸处确定穿刺点，消毒穿刺部位（见图 124-1）。用 1.5 英寸、25 G 穿刺针垂直于皮肤缓慢进针，直到感觉针"刺穿"筋膜，这时候会有异感引出。仔细回抽后，将总量 5～7 ml 不含防腐剂的 1% 利多卡因与 40 mg 甲泼尼龙呈扇形注入外斜肌筋膜。要注意针头不要刺得太深，以免进入腹腔或者刺破腹腔脏器。注射后立即压迫注射部位，以降低瘀斑和血肿形成的发生率，对于接受抗凝的患者应该特别注意。对解剖标志不清楚的患者在超声引导下进行穿刺比较安全有益。

超声引导技术

　　超声引导下股外侧皮神经阻滞，患者取仰卧位，双臂自然交叉置于胸前。严格按照无菌操作原则，将 0.25% 不含防腐剂的布比卡因溶液 3 ml 混合 40 mg 甲泼尼龙，连接在 3.5 英寸、22 G 腰穿针上。触诊髂前上棘和腹股沟韧带的位置，将高频线阵探头置于髂前上棘，探头下方指向耻骨联合，这时可看到髂前上棘的高回声影，沿着腹股沟韧带缓慢向中下方移动探头，直到看到股外侧皮神经呈现高回声蜂窝状声影，其上可见阔韧带，其下可见缝匠肌（图 124-5）。股外侧皮神经内侧依次为股神经、股动脉和股静脉，通过彩色多普勒可确定血管位置。当确定股外侧皮神经和周围的神经血管后，在探头外侧 1 cm 处，采用平面内进针，超声引

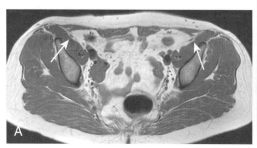

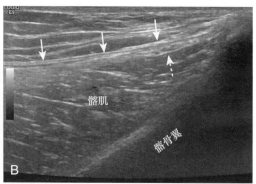

髂肌

髂骨翼

图 124-4　A. 轴向 T1 加权 MRI 显示双侧股外侧皮神经（白色箭头），位于髂肌表面靠近腹股沟韧带水平。B. 倾斜位超声影像显示圆形神经（白虚线箭头）位于髂肌表面及强回声的腹股沟韧带（白色箭头）深部（From Waldman SD，Campbell RSD：Imaging of pain，Philadelphia，2011，Saunders.）

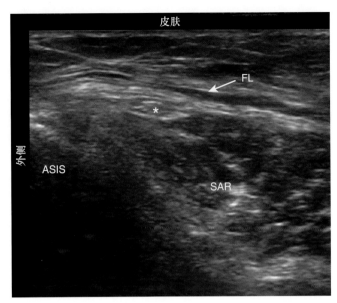

图 124-5　股外侧皮神经的超声影像。星号，股外侧皮神经；ASIS，腹股沟韧带；FL，髂筋膜；SAR，缝匠肌（From Perlas A，Factor D，Candido KD，Benzon HT：Blocks of the lumbar plexus and its branches. In Benzon HT，Raja SN，Liu SS，et al，editors：Essentials of pain medicine，ed 3，St. Louis，2011，Saunders，pp 595-606.）

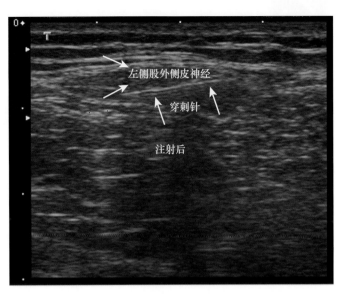

图 124-6　注射 2 ml 局部麻醉药后的股外侧皮神经的超声影像。能够看到局麻药在神经周围扩散（箭头），可看到神经深部呈线性强回声的注射针（From Hurdle MF，Weingarten TN，Crisostomo RA，et al：Ultrasound-guided blockade of the lateral femoral cutaneous nerve：technical description and review of 10 cases. Arch Phys Med Rehabil 88：1362-1364，2007.）

导下将针尖推进至股外侧皮神经附近，注意针尖不要刺入神经，回抽后缓慢注入药液（图 124-6）。注射过程中阻力比较小，如果阻力较大针尖可能在腹股沟韧带内。药液注射完毕后贴无菌敷料，穿刺点放置冰袋。

副作用及并发症

股外侧皮神经阻滞最主要的并发症是阻滞后的瘀斑和血肿。若进针过深进入腹膜腔，刺破结肠则会形成腹腔内脓肿和瘘管。感染的早期检测至关重要，否则可出现潜在的危及生命的严重后遗症。若进针过于偏内侧，可出现股神经阻滞，患者会出现行走困难。

临床要点

股外侧皮神经阻滞操作简便，可有效缓解感觉异常性股痛患者的临床症状。如前所述，注射后立即压迫注射部位，避免阻滞后瘀斑和血肿的形成。

股外侧皮神经痛的患者经股外侧皮神经阻滞治疗后，如果疼痛不能有效缓解，则应考虑病变部位可能更接近于腰丛或存在 L2～L3 神经根病变。这些患者用硬膜外激素阻滞通常有反应。腰丛的肌电图和 MRI 检查有助于排除股外侧皮神经痛的其他病因，包括恶性肿瘤侵犯腰丛、硬膜外腔或 L2～L3 椎体。

推荐阅读

Moucharafieh R, Wehbe J, Maalouf G: Meralgia paresthetica: a result of tight new trendy low cut trousers ("taille basse"), *Int J Surg* 6:164–168, 2008.

Shapiro BE, Preston DC: Entrapment and compressive neuropathies, *Med Clin North Am* 93:285–315, 2009.

Trummer M, Flaschka G, Unger F, Eustacchio S: Lumbar disc herniation mimicking meralgia paresthetica: case report, *Surg Neurol* 54:80–81, 2000.

Waldman SD: Injection technique for meralgia paresthetica. In *Pain review*. Philadelphia, 2009, Saunders, pp 556–557.

Waldman SD: Meralgia paresthetica. In *Pain review*. Philadelphia, 2009, Saunders, p 301.

Waldman SD: Ultrasound-guided lateral femoral nerve block. In *Comprehensive atlas of ultrasound guided pain management injection techniques*, Philadelphia, 2014, Lippincott, pp 758–765.

125

梨状肌综合征注射技术及坐骨神经阻滞

昝京伟 译 刘国凯 校

适应证与临床考虑

梨状肌综合征是由于坐骨神经在通过坐骨切迹时受到梨状肌的压迫而引起的（图 125-1）。这种神经嵌压症临床表现为坐骨神经分布区域的疼痛、麻木、感觉异常以及肌无力。这些症状通常最先出现的是重度臀部疼痛，并放射到下肢和足部。梨状肌综合征患者可能会发展到步态改变，步态改变反过来又会引起骶髂关节、背部和臀部的疼痛，进一步混淆临床表现。如果这种状况不予治疗，将会出现臀肌和下肢的进展性运动障碍。梨状肌综合征的症状通常出现于骶髂关节和臀区的直接创伤之后，偶尔也由臀部和下肢的重复运动导致梨状肌和下方的坐骨神经受到反复的压迫引起。该解剖区域的隐匿肿瘤也能对通过坐骨切迹的坐骨神经造成压迫，从而产生与梨状肌综合征相同的症状，但这种情况很罕见（图 125-2）。异常梨状肌也能压迫坐骨神经，当神经通过肌肉时也同样会对神经产生急性损伤（图 125-3）。

体格检查发现包括坐骨切迹处的压痛。当坐骨神经穿过梨状肌下方时，常存在坐骨神经处的 Tinel 征阳性。直腿抬高试验阳性提示有坐骨神经嵌压，这种嵌压可能是由梨状肌综合征引起的。触诊梨状肌时会发现有压痛及肿胀、肌腹硬化。大多数梨状肌综合征的患者在提重物或弯腰部和臀部时会加重疼痛的症状。未经治疗的梨状肌综合征患者晚期通常出现患侧的臀肌及下肢肌无力，最终出现肌肉萎缩。

梨状肌综合征常被误诊为腰部神经根病变或者归于原发性臀部疾病。臀部的 X 线平片和肌电图检查有助于区分来自臀部的疼痛是由梨状肌综合征还是腰部神经根病变引起。大部分腰部神经根病变的患者存在有与反射、运动及感觉改变相关的的背部疼痛，也可能伴随颈部疼痛；而梨状肌综合征患者仅仅存在继发性背部疼痛但无反射改变。梨状肌综合征患者的运动和感觉改变仅限于坐骨切迹以下的坐骨神经分布区域。腰部神经根病变和坐骨神经压迫也可能同时存在，即所谓的双卡综合征。

肌电图检查有助于区分腰部神经根病变和梨状肌综合征。所有梨状肌综合征的患者应行背部、臀部和骨盆的 X 线平片检查，以排除隐匿性骨病。根据患者的临床表现，并辅助实验室检查，包括全血细胞计数、尿酸、血沉、抗核抗体的检测。若怀疑存在椎间盘突出、椎管狭窄或者占位性疾病，可行背部 MRI 检查。下面介绍的注射技术可以同时用作诊断方法和治疗措施。

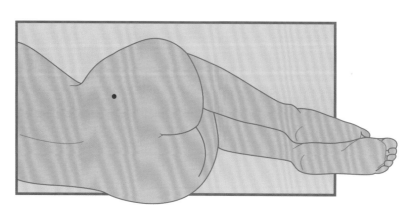

图 125-1 梨状肌综合征治疗时行坐骨神经阻滞的合适体位

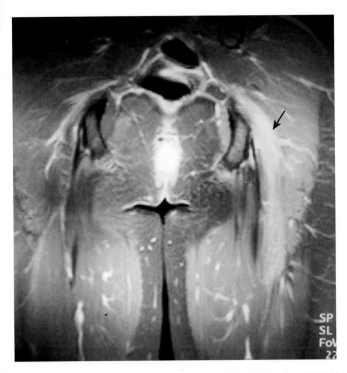

图 125-2　受累的坐骨神经：可能是纤维脂肪错构瘤。给予静脉钆后的冠状位脂肪抑制 T1 加权（TR/TE，735/17）自旋回波 MRI 显示左侧坐骨神经严重肿大及信号增强（箭头）。尽管也考虑蔓状神经纤维瘤，但横向 MRI（图中未显示）提示为纤维脂肪错构瘤（Courtesy C. Petersilge，MD，Cleveland，Ohio；from Resnick D：Diagnosis of bone and joint disorders，ed 4，Philadelphia，2002，Saunders.）

临床相关解剖

　　梨状肌起源于骶骨前部。它从坐骨大孔的侧面穿过，止于股骨大转子上缘。梨状肌的主要功能是协助髋关节使股骨向外旋转。梨状肌受骶丛神经支配。当股骨向内旋转时，造成肌腱插入及肌腹彭隆，即可压迫坐骨神经，若这种压迫持续存在，则会引起坐骨神经嵌压。

　　除了小腿和足部的内侧面是由隐神经提供神经支配外，坐骨神经提供下肢远端和足部的神经支配。坐骨神经是人体最大的神经，起源于 L4、L5、S1 ～ S3 神经根。这些神经根在梨状肌前表面，并于骶骨外侧面的前方融合。坐骨神经向下走行，在梨状肌经过坐骨切迹的正下方离开骨盆（图 125-4）。坐骨神经的正下方是闭孔内肌。坐骨神经位于臀大肌的前方；在臀大肌的下缘，坐骨神经在大转子和坐骨结节之间只走行到中途，坐骨神经继续向下，穿过小转子走行于股骨的后内侧，在大腿中部坐骨神经发出分支支配腿后肌群和大内收肌。尽管一些患者的坐骨神经可以在整个行程中保持单根神经状态，但大多数患者的坐骨神经在腘窝上部就分成胫神经和腓总神经。胫神经继续向下走行，提供下肢远端的神经支配，而腓总神经经外侧走行，提供部分膝关节的神经支配；腓总神经外侧皮支提供小腿上部后外侧的感觉支配。

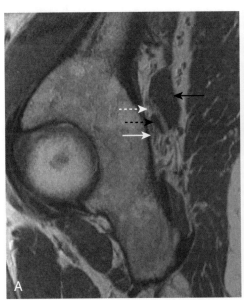
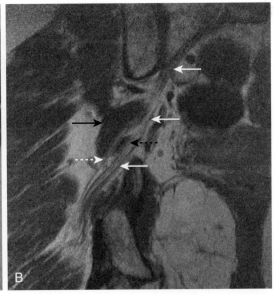

图 125-3　伴有坐骨神经压迫症状患者的矢状面（A）和冠状面（B）T1 加权 MRI。显示的梨状肌（黑色箭头）和坐骨神经（白色箭头）。坐骨神经中的单独神经纤维束（白色虚线箭头）在梨状肌的异常条片（黑色虚线箭头）和主要肌腹之间穿过（From Waldman SD，Campbell RSD：Imaging of pain，Philadelphia，2011，Saunders.）

操作技术

体表标志技术

　　患者半俯卧位，将上侧大腿屈曲。触诊定位患侧的大转子和坐骨结节，坐骨神经位于这两个骨性标志的中间（见图 125-4）。这个中点即为穿刺点，并行皮肤消毒。用 3.5 英寸、25 G 的穿刺针垂直于皮肤缓慢进针，直到引出感觉异常。事先告诉患者穿刺过程中会出现感觉异常，一旦出现异感应立即告诉医师"就是那儿"。感觉异常通常在进针深度为 2.5～3 英寸时被引出。如果感觉针尖触到坐骨切迹骨面，则退针并向外侧或稍微向上调整方向，直到引出感觉异常。一旦在坐骨神经分布区域引出感觉异常，则退针 1 mm，观察患者确定其无任何持续性感觉异常，若无持续性感觉异常并仔细回抽无回血后，缓慢注入总量 8 ml 包含 40 mg 甲泼尼龙的 1.0% 不含防腐剂的利多卡因药液。注射过程中必须小心，避免针尖进入神经组织而将药液注入神经内，注射后立即压迫注射部位，可降低瘀斑和血肿形成的发生率。对于解剖标志不清楚的患者，可使用超声定位并引导穿刺针的准确进针位置（图 125-5）。

超声引导技术

　　行超声引导下梨状肌综合征注射术，患者采用俯

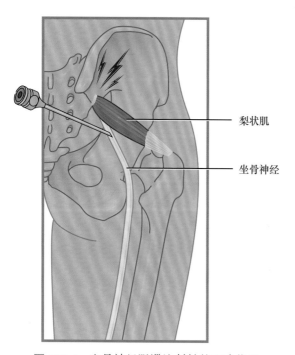

梨状肌

坐骨神经

图 125-4　坐骨神经阻滞注射针的正确位置

卧位，触诊定位髂后上棘。将低频凹阵探头横向置于髂后上棘，向侧方缓慢移动超声探头直到看到髂骨边缘的强回声影（图 125-6）。一旦确定髂骨边缘，将横置的超声探头逆时针旋转 25° 左右，和梨状肌平行。梨状肌起于骶骨前部沿着坐骨切迹附于股骨粗隆大转子（图 125-6）。

　　尾向缓慢移动超声探头定位坐骨结节，然后依次定位双层的臀大肌、梨状肌和坐骨神经（图 125-7）。屈曲患侧膝关节，同时向内和向外做旋髋动作，有助于梨状肌的精确定位。坐骨神经在超声下显示高回声扁圆结构，可位于梨状肌内或紧贴梨状肌上方或下方（图 125-7）。如果坐骨神经难以定位，可先用彩色多普勒定位阴部动脉，阴部动脉位于坐骨神经内侧。

　　定位坐骨神经和伴行血管后，使用平面内进针法，在探头内侧缘 1 cm 处进针，超声引导下调整穿刺针位置，使针尖接近坐骨神经，注意不要刺入坐骨神经。回抽无血后，将注射器内的药物缓慢注入。推注阻力应该比较小。如果阻力较大，针尖可能位于坐骨神经鞘内，应调整针的位置。退出针后，在穿刺点放置无菌压力敷料和冰袋。

副作用和并发症

　　该注射技术的主要副作用是阻滞后瘀斑和血肿的形成。如上所述，神经阻滞后应该在注射部位给予持续的压力，以避免瘀斑和血肿的形成。因为该技术需要引出感觉异常，所以针尖造成坐骨神经损伤的可能性仍然存在。通过缓慢进针和退针使针尖稍微离开神经，针尖造成的坐骨神经损伤是可以避免的。

临床要点

　　上述注射技术是一种简单的技术，可有效缓解梨状肌综合征患者的临床症状。文献指出当伴随由此产生的持续感觉异常时，坐骨神经比其他周围神经更易于出现针尖造成的损伤。这是真实的还是单纯猜测，还有待观察。无论如何，神经阻滞前进行仔细的神经学评估非常重要，这样可避免神经阻滞后将早已存在的神经缺失归因于坐骨神经阻滞操作，这些评估对那些存在易受损神经的患者尤为重要，如糖尿病患者。注射操作后几天就可以进行步态训练和轻柔的功能锻炼。

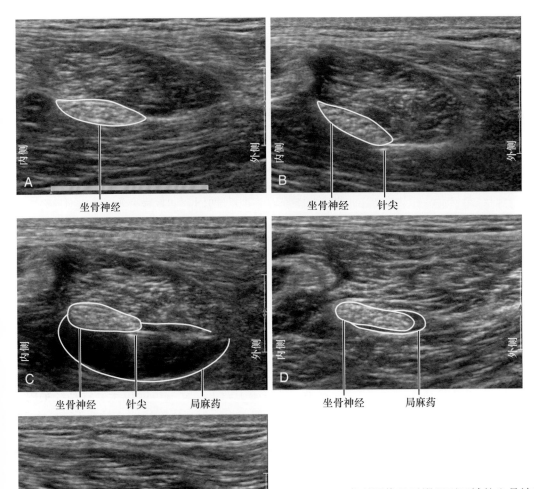

图 125-5　序列图像显示臀肌下区域的坐骨神经阻滞。显示的是进针前坐骨神经短轴成像（**A**）。显示的是从大腿外侧平面入路，针尖位置在神经的外侧角（**B**）和局麻药的注射（**C**）。注射后局麻药分布在坐骨神经周围（**D**）并有围绕神经分布的轨迹（**E**）。注意臀肌下区域包绕坐骨神经的筋膜增厚。若期望达到手术麻醉的效果，细致评估局麻药的分布是必要的（From Gray AT：Atlas of ultrasound-guided regional anesthesia，Philadelphia，2009，Elsevier.）

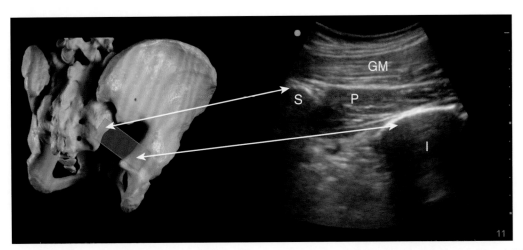

图 125-6　梨状肌浸润。左图：解剖图显示斜横的虚拟探头位置（蓝色矩形）为骶骨外侧缘和大转子之间。右图：左图探头位置的超声影像，显示梨状肌（P）、臀大肌（GM）、骶骨（S）和髂骨（I）（From Domingo-Rufes T，Bong DA，Mayoral V，et al：Ultrasound-guided pain interventions in the pelvis and the sacral spine. Tech Reg Anesth Pain Manage 17：107-130，2013.）

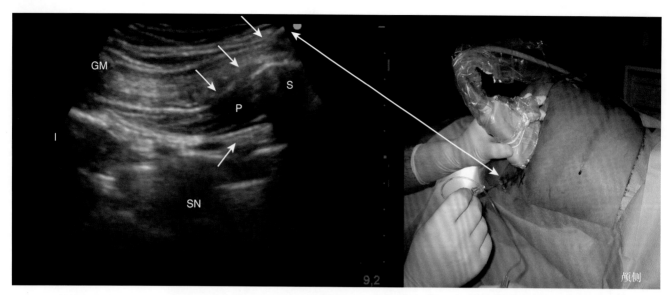

图 125-7　梨状肌浸润。左图：超声显示梨状肌（P）斜横断面的低回声影、覆盖其上的臀大肌（GM）、其下高回声的坐骨神经（SN）。穿刺针（箭头）由内侧向外侧推进，经骶骨（S）上进入梨状肌。绿点指示图像的躯干内侧面。I，髂骨。右图：临床图像显示平面内由内向外进针（From Domingo-Rufes T，Bong DA，Mayoral V，et al：Ultrasound-guided pain interventions in the pelvis and the sacral spine. Tech Reg Anesth Pain Manage 17：107-130，2013.）

推荐阅读

Ruiz-Arranz JL, Alfonso-Venzalá I, Villalón-Ogayar J: Piriformis muscle syndrome. Diagnosis and treatment. Presentation of 14 cases, *Rev Eesp Cir Traumatol Ortop* 52:359–365, 2008.

Tiel RL: Piriformis and related entrapment syndromes: myth and fallacy, *Neurosurg Clin N Am* 19:623–627, 2008.

Waldman SD: Injection technique for piriformis syndrome. In *Pain review.* Philadelphia, 2009, Saunders, pp 558–559.

Waldman SD: Piriformis syndrome. In *Pain review.* Philadelphia, 2009, Saunders, p 310.

Waldman SD: The femoral nerve. In *Pain review,* Philadelphia, 2009, Saunders, pp 121–122.

Waldman SD: Ultrasound-guided injection technique for piriformis syndrome. In *Comprehensive atlas of ultrasound guided pain management injection techniques.* Philadelphia, 2014, Lippincott, pp 824–834.

126

耻骨骨炎综合征注射技术

昝京伟　译　刘国凯　校

适应证与临床考虑

耻骨骨炎是包括耻骨联合的局部压痛、大腿内侧放射痛以及鸭步态的一系列症状。影像学改变为特征性耻骨联合的侵蚀、硬化和变宽，这也是确诊耻骨骨炎的影像学特点（图 126-1）。耻骨骨炎病程可达 20 ～ 40 年，女性发病率高于男性。耻骨骨炎常常发生在膀胱、腹股沟、前列腺手术后，通常是感染经由血液播散到血管较少的耻骨联合而引起。也可在无明显的诱发因素或感染因素的情况下发生。临床上类似于耻骨骨炎的疼痛综合征可见于类风湿性关节炎和强直性脊柱炎患者，但无耻骨骨炎的特征性影像学改变。

体格检查显示患者的耻骨联合上存在压痛点。患者可出现骨盆前侧的压痛，以及触诊耻骨联合时出现大腿内侧的放射痛。患者可能采用一种鸭步态来避免耻骨联合的运动。这种功能失常的步态会引起下肢滑囊炎及肌腱炎，这可能会混淆临床表现，并进一步增加患者的疼痛和残疾。

所有疼痛源自耻骨联合的患者都应该进行 X 线平片检查，以排除隐匿性骨病和肿瘤。根据患者的临床表现，还应进行的实验室检查包括全血细胞计数、前列腺特异性抗原检查、血沉和抗核抗体的检测。若怀疑有隐匿性肿物或肿瘤时，可行骨盆 MRI 检查以确定诊断（图 126-2）。放射性核素骨扫描可用于排除 X 线平片上看不见的应力性骨折以明确诊断（图 126-3）。下面介绍的注射技术既可作为诊断方法也可作为治疗措施。

临床相关解剖

耻骨联合是提供两侧耻骨之间连接的软骨性关节，耻骨间的弹性纤维软骨将两侧相对的耻骨关节面连接在一起（图 126-4）。这些关节面附有薄层关节软骨，容易受损害或发炎。耻骨联合关节血管较少，这也是耻骨联合关节腔隙感染治疗困难的原因所在。此关节被一系列韧带加固，包括连接关节顶部的耻骨上韧带和从底部加强关节的弓状韧带。这些韧带易于受到骨盆钝挫伤而断裂，包括安全带损伤。

操作技术

体表标志技术

操作前向患者说明注射的目的。患者取仰卧位，触诊定位耻骨和耻骨联合的中点为穿刺点，用消毒液对穿刺点周围皮肤消毒。用连接 3.5 英寸、25 G 穿刺针的注射器抽取 2.0 ml 含 40 mg 甲泼尼龙的 0.25% 不含防腐剂的布比卡因溶液。

在之前定位的穿刺点处小心进针，与皮肤垂直，针

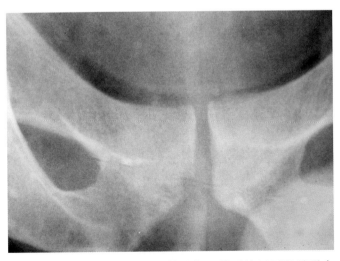

图 126-1　耻骨骨炎。骨盆的前后位 X 线平片显示耻骨联合变宽和右耻骨支的下部骨骼被侵蚀（From Crisp AJ：Osteitis pubis. In Klippel JH, Dieppe PA, editors：Rheumatology, ed 2, London, 1998, Mosby.）

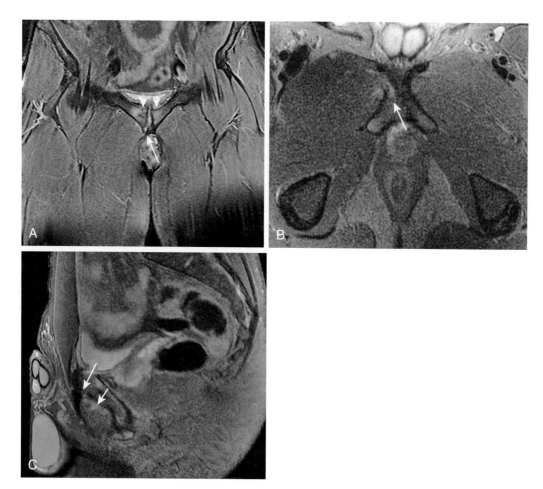

图 126-2   **A**. 冠状面脂肪饱和 T2 加权 MRI。双侧的耻骨骨炎，右侧比左侧重，特点是骨髓高信号（箭头的头），伴随沿着内侧右闭孔外肌附着处的轻微撕裂和耻骨前腱膜复合体的断裂而导致继发性裂缝形成（箭头）。**B**. 轴向饱和脂肪 T2 加权 MRI 显示内长收肌后方的右闭孔外肌附着处的轻微撕裂，伴随继发性骨的应力反应（箭头）。**C**. 矢状面饱和脂肪 T2 加权 MRI。内长、短收肌后方的闭孔外肌起点处的水肿和轻微撕裂（短箭头），延伸到源于耻骨前腱膜复合体的内长收肌后方（长箭头）（From MacMahon PJ，Hogan BA，Shelly MJ，et al：Imaging of groin pain. Magn Reson Imaging Clin N Am 17：655-666，2009.）

尖指向耻骨联合的中心。缓慢进针，直到针尖触到关节的纤维弹性软骨（见图 126-4）。然后将针稍稍退出关节，回抽无血，同时无感觉异常，则将注射器中的药物轻轻注入，推注时阻力应该很小。如果患者的解剖标志定位比较困难，用荧光镜或超声成像辅助定位（图 126-5 和图 126-6）。

超声引导技术

超声引导下耻骨骨炎注射术的患者取仰卧位，双臂自然交叉放于胸前。将高频线性超声探头横断面方向置于耻骨隆起处，耻骨联合的超声影像显示心形低回声影，为耻骨间弹性纤维软骨组织，两侧高回声区为耻骨骨质（图 126-7）。确定耻骨联合后，用连接 3.5 英寸、22 G 穿刺针的注射器抽取 2.0 ml 含 40 mg 甲泼尼龙的 0.25% 不含防腐剂的布比卡因溶液，耻骨联合处皮肤常规消毒，将针置于超声探头下缘下方 1 cm 处皮肤，应用平面内进针技术进针，超声引导下随时调整进针轨迹，直到针尖接近耻骨联合。当针尖抵达满意位置，将注射器内药物缓慢注入，注射时阻力应该非常小。

副作用和并发症

由于这项操作靠近盆腔的内容物，所以必须由对局部解剖非常熟悉并且熟练掌握穿刺技术的医师来实施。许多患者在接受上述的穿刺操作后感觉到一过性的疼痛增加。操作过程中必须执行严格的无菌技术，因为潜在的感染再发的情况虽然少见，但仍可能会发生。

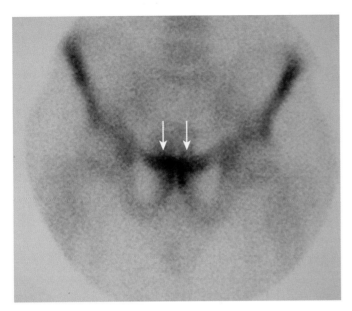

图 126-3　27 岁患耻骨骨炎的足球运动员的同位素骨扫描显示患者耻骨联合处放射性示踪剂活度集中，伴随边缘成骨活性的增加（箭头）（From MacMahon PJ，Hogan BA，Shelly MJ，et al：Imaging of groin pain. Magn Reson Imaging Clin N Am 17：655-666，2009.）

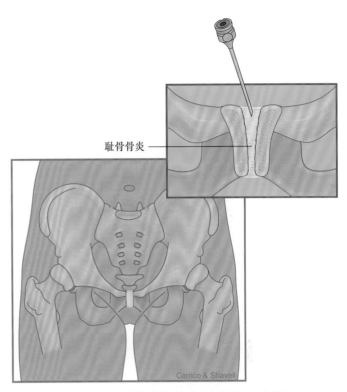

耻骨骨炎

图 126-4　耻骨骨炎注射时穿刺针的正确位置

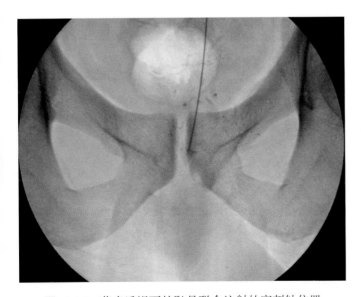

图 126-5　荧光透视下的耻骨联合注射的穿刺针位置

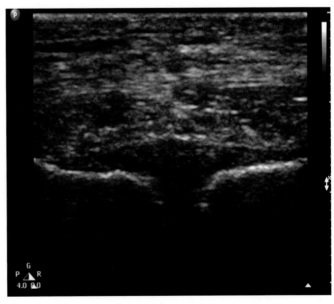

图 126-6　耻骨骨炎患者的耻骨联合超声波成像

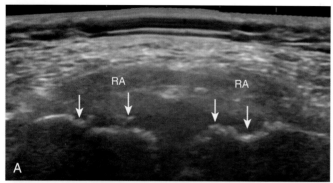

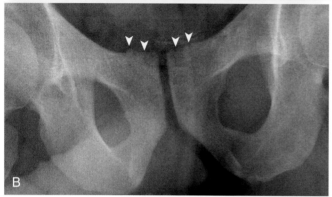

图 126-7　一个 34 岁男性退役运动员腹股沟疼痛（诊断为耻骨骨炎）。**A**. 全景超声图像超声测距显示骨皮质损伤的细节（箭头）。**B**. 骨盆前后位 X 线可见小的不规则改变（箭头的头）也支持诊断。RA，腹直肌（From Özçakar L，Utku B：Ultrasound images of groin pain in the athlete：a pictorial essay. PM R 6：753-756，2014.）

临床要点

　　该注射技术治疗耻骨骨炎是非常有效的。只要仔细注意注射部位相关的临床相关解剖，这种注射是非常安全的。使用此种技术时应注意无菌操作原则以避免感染，操作者应严格采用预防措施避免可能的风险出现。此注射术的大部分副作用是注射针对进针部位及皮下组织造成的损伤。注射后立即压迫注射部位，可降低瘀斑和血肿形成的发生率。

　　接受该注射技术的患者在注射后几天就应进行物理治疗，包括局部热敷和轻柔的伸展锻炼。应避免剧烈运动，因为它会加重患者的症状。应用这种注射技术时可同时给予常用的镇痛药、非甾体抗炎药及抗肌肉强直药如替扎尼定。

推荐阅读

Garcia-Porrua C, Picallo JA, Gonzalez-Gay MA: Osteitis pubis after Marshall-Marchetti-Krantz urethropexy, *Joint Bone Spine* 70:61–63, 2003.

Kai B, Lee KD, Andrews G, et al.: Puck to pubalgia: imaging of groin pain in professional hockey players, *Can Assoc Radiol J* 61:74–79, 2010.

MacMahon PJ, Hogan BA, Shelly MJ, et al.: Imaging of groin pain, *Magn Reson Imaging Clin N Am* 17:655–666, 2009.

Mandelbaum B, Mora SA: Osteitis pubis, *Oper Tech Sports Med* 13:62–67, 2005.

Morelli V, Espinoza L: Groin injuries and groin pain in athletes: part 2, *Prim Care* 32:185–200, 2005.

Waldman SD: Osteitis pubis. In *Pain review*. Philadelphia, 2009, Saunders, p 309.

127

髂腹股沟神经阻滞

昝京伟　译　刘国凯　校

适应证与临床考虑

髂腹股沟神经嵌压综合征是由于髂腹股沟神经在髂前上棘水平处穿过腹横肌时受到压迫而引起的（图127-1）。在这个解剖位置上髂腹股沟神经受压迫的常见原因是创伤引起的神经损伤，包括神经的直接钝挫伤以及腹股沟疝修补术和盆腔手术造成的神经损伤，偶尔也有自发性髂腹股沟神经嵌压综合征。髂腹股沟神经嵌压综合征临床表现为下腹处的感觉异常、灼痛及偶有麻木，并放射到阴囊或阴唇，有时放射到大腿上段内侧。放射痛不会到达膝关节以下。伸展腰椎时牵拉髂腹股沟神经会加重髂腹股沟神经嵌压综合征的疼痛症状。髂腹股沟神经嵌压综合征患者常会呈现一种弯腰向前的滑雪新手姿势。这种情况若不及时治疗，可出现伴前腹壁肌肉膨出的进行性运动障碍。这种膨出会和腹股沟疝混淆。

体格检查发现包括髂腹股沟神经分布区域的大腿内侧、阴囊或阴唇的感觉缺失，可存在前腹壁肌无力

症状。敲击髂腹股沟神经穿过腹横肌的位点可引出Tinel征。如上所述，患者可呈现一种弯腰向前的滑雪新手姿势（图127-2）。鉴别诊断应包括创伤、血肿、肿瘤、糖尿病神经病变或炎症引起的腰丛病变，因为其产生的疼痛、麻木和无力症状与髂腹股沟神经痛相似。

肌电图检查有助于髂腹股沟神经嵌压与腰丛病变、腰神经根病变和多发性糖尿病神经病变的鉴别。所有髂腹股沟神经嵌压综合征的患者都应行臀部和骨盆的X

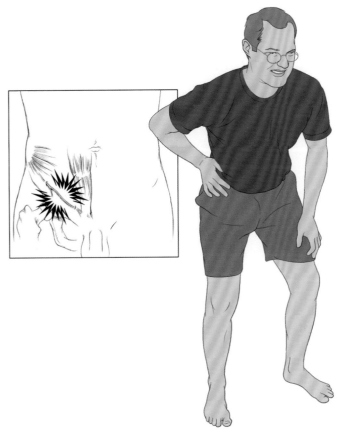

图127-2　髂腹股沟神经痛患者经常向前弯腰（滑雪新手姿势）来缓解疼痛（From Waldman SD：Atlas of common pain syndromes，Philadelphia，2002，Saunders.）

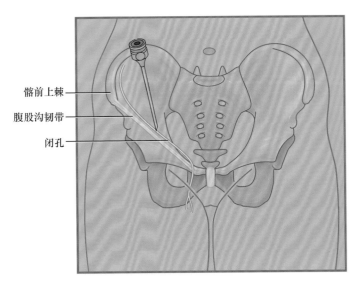

髂前上棘

腹股沟韧带

闭孔

图127-1　髂腹股沟神经阻滞注射针的正确位置

线平片检查，以排除隐匿性骨病。根据患者的临床表现，还应进行的实验室检查包括全血细胞计数、尿酸、血沉和抗核抗体的检测。若怀疑有肿物或血肿，可行腰丛的 MRI 检查。下面介绍的注射技术既可作为诊断方法又可作为治疗措施。

临床相关解剖

髂腹股沟神经是 L1 神经根的分支，部分患者的髂腹股沟神经还接受 T12 神经分支。髂腹股沟神经离开 L1 起点（偶尔 T12 躯体神经）沿髂骨内侧凹面，呈曲线走行，继续向前，在髂前上棘水平穿出腹横肌。髂腹股沟神继续向内向下沿着它的走向，并与精索伴行，穿过腹股沟环并进入腹股沟管，在此处可能与髂腹下神经互联（图 127-3）。因为髂腹股沟神经可能与髂腹下神经有相当大的重叠，所以髂腹股沟神经的感觉神经支配在不同患者之间因人而异。总的来说，髂腹股沟神经提供大腿内侧上部皮肤的感觉支配，男性支配阴茎根部和阴囊上部，女性则支配阴阜和阴唇（见图 127-1）。

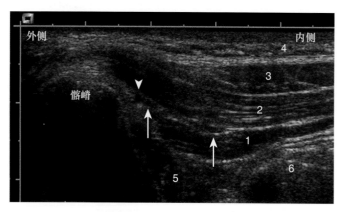

图 127-3　腹股沟的超声解剖图像。外侧箭头指向髂腹股沟神经。内侧箭头指向髂腹下神经。两根神经都位于（1）腹横肌和（2）腹内斜肌之间。箭头的头指向靠近髂腹股沟神经的一根小血管。与神经对比，血管看起来是全黑的（低回声），神经显示为白色边界包裹带有白色斑点的黑色区域（典型外周神经超声显影）。3，腹外斜肌；4，皮下组织；5，髂肌；6，腹腔（From Curatolo M，Eichenberger U：Ultrasound-guided blocks for the treatment of chronic pain. Tech Reg Anesth Pain Manage 11：95-102，2007.）

操作技术

体表标志技术

患者取仰卧位，若大腿伸展会牵拉神经增加患者的疼痛，则可在膝关节下垫一枕头。触诊定位髂前上棘，髂前上棘的内侧及下方各 2 英寸处为穿刺点，并行皮肤消毒。在穿刺点处用 1.5 英寸、25 G 的穿刺针以一定倾斜的角度朝向耻骨联合进针（见图 127-1），当针尖刺穿腹外斜肌的筋膜后，将注射器中 5 ~ 7 ml 含 40 mg 甲泼尼龙的 1.0% 不含防腐剂的利多卡因药液进行扇形注射。必须注意不能进针太深，否则会进入腹腔引起腹腔内脏器穿孔。解剖定位遇到困难时，超声引导下进行穿刺更加安全。因为髂腹股沟神经和髂腹下神经的神经支配有重叠，所以在进行髂腹股沟神经阻滞时，常会将两个神经分支同时阻滞。注射完成后，在注射部位加压可以降低阻滞后瘀斑和血肿形成的发生率，尤其是行抗凝治疗的患者。

超声引导技术

超声引导下行髂腹股沟神经阻滞术，患者取仰卧位，双手自然放置于身体两侧。消毒髋关节穿刺部位皮肤。用无菌注射器抽取 3 ml 含 40 mg 甲泼尼龙的 0.25% 不含防腐剂的布比卡因药液，无菌操作下连接 1.5 英寸穿刺针。通过观察和触诊确定脐部、髂前上嵴和腹股沟韧带，在髂前上嵴和脐部之间画一条假想的线（图 127-4）。将高频线阵探头交叉放置于腹股沟韧带，探头下端跨越髂前上棘，探头上端指向脐部（图 127-5）。先确定高回声伴声影的髂前上棘，然后可见腹外斜肌、腹内斜肌、腹横肌由此向外延出（图 127-6）。在腹内斜肌与腹横肌之间的筋膜层靠近髂前上棘处，可见髂腹股沟神经，显示为被高回声神经鞘膜包绕的卵圆形低回声影（图 127-7）。在同一筋膜层内也可看到髂腹下神经，位于髂腹股沟神经内侧。彩色多普勒有助于明确腹内斜肌与腹横肌之间的筋膜层，该层有旋髂深动脉走行。当超声扫描确定上述解剖结构后，将穿刺针从探头外侧面 1 cm 处进针，应用平面内技术，超声引导调整针头轨迹，直到针尖抵达髂腹股沟神经附近，注意不要刺入神经内。回抽后，将注射器内药物缓慢注入（图 127-8）。注射阻力应该比较小，如果阻力较大，针尖可能位于腹股沟韧带内。退出针头，贴无菌敷料，冰块压

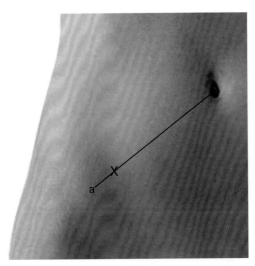

图 127-4　髂前上棘（ASIS）体表解剖图像。髂腹股沟神经阻滞和髂腹下神经阻滞的进针点位置（X），位于髂前上棘内上方 2 cm 处（From Chandran S，Antony AK：Ilioinguinal and iliohypogastric neural blockade. In Lennard T，Walkowski SA，Singla AK，Vivian D，editors：Pain procedures in clinical practice，ed 3，Philadelphia，2011，Saunders，pp 285-288.）

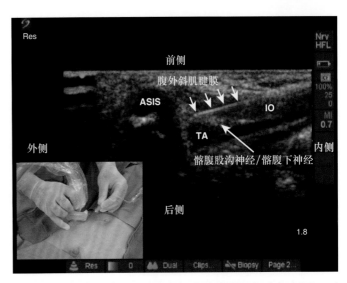

图 127-6　髂腹股沟神经/髂腹下神经阻滞的超声解剖图。平面内进针技术。ASIS，髂前上棘；IO，腹内斜肌；TA，腹横肌（From Karmakar MK，Kwok WH：Ultrasound-guided regional anesthesia. In Coté CJ，Lerman J，Todres ID，editors：A practice of anesthesia for infants and children，ed 4，Philadelphia，2009，Saunders，pp 911-938.）

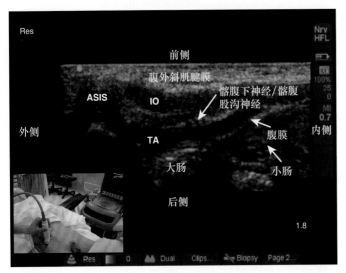

图 127-5　腹股沟区域超声横断面显示髂腹股沟神经和髂腹下神经以及相关腹部肌肉组织。ASIS，髂前上棘；IO，腹内斜肌；TA，腹横肌（From Karmakar MK，Kwok WH：Ultrasound-guided regional anesthesia. In Coté CJ，Lerman J，Todres ID，editors：A practice of anesthesia for infants and children，ed 4，Philadelphia，2009，Saunders，pp 911-938.）

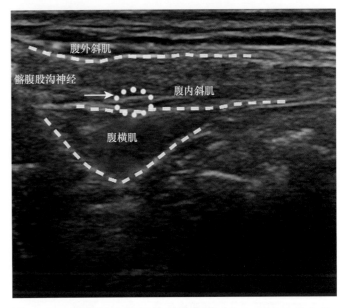

图 127-7　髂腹股沟神经的超声影像（From Rahangdale R，Tureanu L，Molloy RE：Truncal blocks：intercostal，paravertebral，interpleural，suprascapular，ilioinguinal，and iliohypogastric nerve blocks. In Benzon HT，Raja SN，Liu SS，et al，editors：Essentials of pain medicine，ed 3，St. Louis，2011，Saunders，pp 587-594.）

迫穿刺点。

副作用和并发症

　　髂腹股沟神经阻滞的主要副作用是神经阻滞后瘀斑和血肿的形成。如果进针太深，针尖进入腹腔，若结肠穿孔可形成腹腔脓肿和瘘。早期发现感染至关重要，可避免出现潜在致命的后果。

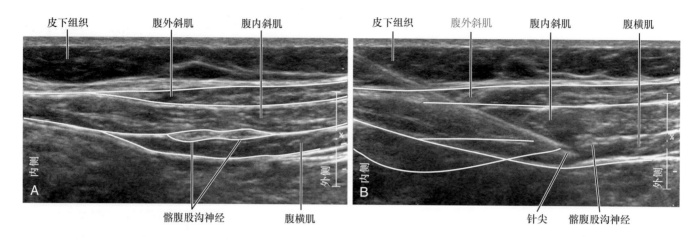

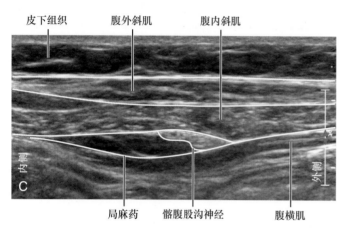

图 127-8　序列图像显示髂腹股沟神经的阻滞。**A**. 注射针穿刺前超声图像显示的髂腹股沟神经。**B**. 平面内入路显示针尖位于临近神经的腹内斜肌和腹横肌之间的筋膜层中。**C**. 注射后，局麻药层紧邻髂腹股沟神经（From Gray AT：Atlas of ultrasound-guided regional anesthesia，Philadelphia，2009，Elsevier.）

临床要点

　　髂腹股沟神经阻滞是一种简单的技术，可有效缓解髂腹股沟神经嵌压综合征患者的临床症状。如上所述，神经阻滞后应该在注射部位给予持续的压力，以避免瘀斑和血肿的形成。

　　若患者主诉的疼痛提示是髂腹股沟神经痛，但对髂腹股沟神经阻滞无反应，应该考虑诊断为更接近腰丛或 L1 神经根病变的疾病。这些患者常对硬膜外注射类固醇药物有反应。腰丛肌电图和 MRI 检查是这类患者的适应证，用于排除髂腹股沟疼痛的其他原因，包括恶性肿瘤侵犯腰丛或 T12～L1 硬膜外或椎体的转移性疾病。

推荐阅读

Ellis H: Anatomy of the anterior abdominal wall and inguinal canal, *Anaesth Intensive Care Med* 10:315–317, 2009.

Morelli V, Weaver V: Groin injuries and groin pain in athletes: part 1, *Prim Care* 32:163–183, 2005.

Waldman SD: Ilioinguinal nerve block. In *Pain review*, Philadelphia, 2009, Saunders, pp 510–511.

Waldman SD: Ilioinguinal neuralgia. In *Pain review*, Philadelphia, 2009, Saunders, pp 298–299.

128

髂腹下神经阻滞

昝京伟　译　刘国凯　校

适应证与临床考虑

　　髂腹下神经阻滞用于评估和治疗与髂腹下神经相关的腹股沟区疼痛，包括髂腹下神经的病理性神经痛。该技术亦可用于腹股沟区手术的外科麻醉，联合髂腹股沟神经阻滞和生殖股神经阻滞，可用于腹股沟疝修补术。当评估周围神经卡压和腰椎神经根病时，依据解剖学基础，进行差异性神经阻滞，局麻药髂腹下神经阻滞可用于诊断性评估。当髂腹下神经受损时，该技术可作为预后指标用于评估运动和感觉功能受损的程度。用局麻药进行髂腹下神经阻滞也可用于缓解急性疼痛，包括缓解止痛药起效前的术后疼痛。用局麻药复合类固醇激素进行髂腹下神经阻滞可用于腹股沟手术或腹股沟外伤后的慢性疼痛，这种慢性疼痛继发于炎症或髂腹下神经的卡压。

　　髂腹下神经损毁术偶尔会用于治疗腹股沟开放外伤或钝挫伤引起的腹股沟顽固性疼痛，或是腹股沟及下腹部手术伤及髂腹下神经导致的顽固性疼痛。对于凝血障碍或是应用抗凝剂的患者，会增加皮下瘀斑和血肿形成的风险，可使用 25 G 穿刺针行髂腹下神经阻滞。

临床相关解剖

　　髂腹下神经是 L1 神经根的分支，部分患者有 T12 神经分支加入（图 128-1）。髂腹下神经离开 L1 起点（偶尔 T12 躯体神经）沿髂骨内侧凹面，呈曲线走行（图 128-2），继续向前，穿出腹横肌，走行于腹横肌与腹外斜肌之间（图 128-3）。髂腹下神经在此处分为前支和后支，后支提供臀部后外侧皮肤的感觉支配，前支穿出腹外斜肌，离开髂前上棘提供耻骨上区域腹部皮肤感觉的神经支配（见图 128-3）。因为髂腹下神经与髂腹股沟神经的走行有很大的重叠，导致髂腹下神经与髂腹股沟神经的感觉神经支配产生很多变异。

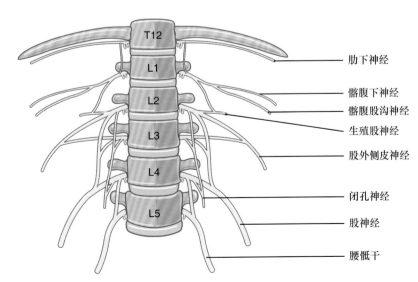

图 128-1　髂腹下神经是 L1 神经根的分支，部分患者有 T12 神经分支加入（From Waldman SD：Atlas of interventional pain management，ed 4，Philadelphia，2015，Saunders，p 436.）

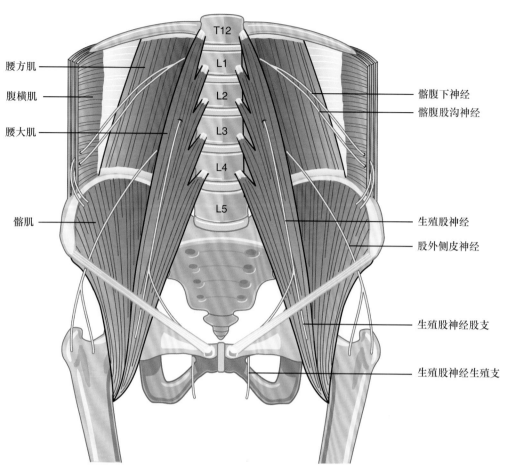

腰方肌

腹横肌

腰大肌

髂肌

T12

L1

L2

L3

L4

L5

髂腹下神经

髂腹股沟神经

生殖股神经

股外侧皮神经

生殖股神经股支

生殖股神经生殖支

图 128-2　髂腹下神经离开 L1 起点（偶尔 T12 躯体神经）沿髂骨内侧凹面，呈曲线走行（From Waldman SD：Atlas of interventional pain management，ed 4，Philadelphia，2015，Saunders，p 437.）

操作技术

体表标志技术

　　患者取仰卧位，若大腿伸展会牵拉神经增加患者的疼痛，则在膝关节下垫一枕头。触诊定位髂前上棘。在髂前上棘的内侧及下方各 2 英寸处为穿刺点，并行皮肤消毒。在穿刺点处用 1.5 英寸、25 G 的穿刺针以一定倾斜的角度朝向耻骨联合进针（图 128-4），当针尖刺穿腹外斜肌的筋膜后，将注射器中 5 ～ 7 ml 含 40 mg 甲泼尼龙的 1.0% 不含防腐剂的利多卡因药液进行扇形注射。必须注意不能进针太深，否则会进入腹腔引起腹腔内脏器穿孔。解剖定位遇到困难时，超声引导下进行穿刺更加安全。因为髂腹股沟神经和髂腹下神经的神经支配有重叠，所以在进行髂腹下神经阻滞时，常会将两个神经同时阻滞。注射完成后，在注射部位加压可以降低阻滞后瘀斑和血肿形成的发生率，尤其是行抗凝治疗的患者。

超声引导技术

　　超声引导下行髂腹下神经阻滞术，患者取仰卧位，手臂自然放置于身体两侧。消毒髋关节穿刺部位皮肤。用无菌注射器抽取 3 ml 含 40 mg 甲泼尼龙的 0.25% 不含防腐剂的布比卡因药液，无菌操作下连接 1.5 英寸穿刺针。通过望诊和触诊确定脐部、髂前上嵴和腹股沟韧带，在髂前上嵴和脐部之间画一条假想的线（图 128-5）。将高频线阵探头交叉放置于腹股沟韧带，探头下端跨越髂前上棘，探头上端指向脐部（图 128-6）。先确定高回声伴声影的髂前上棘，然后可见腹外斜肌、腹内斜肌、腹横肌由此向外延出（图 128-7）。在腹内斜肌与腹横肌之间的筋膜层靠近髂前上棘处，可见髂腹股沟神经，显示为被高回声神经鞘膜包绕的卵圆形低回声影（图 128-8）。在同一筋膜层内可看到髂腹下神经，位于髂腹股沟神经内侧。彩色多普勒有助于明确腹内斜肌与腹横肌之间的筋膜层，该层有旋髂深动脉走行。当超声扫描确定上述解剖结构后，将穿刺针从探头外侧面 1 cm 处

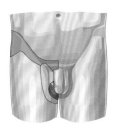

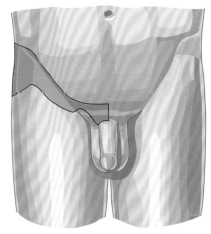

■ 髂腹下神经
□ 髂腹股沟神经
■ 生殖股神经

■ 髂腹下神经

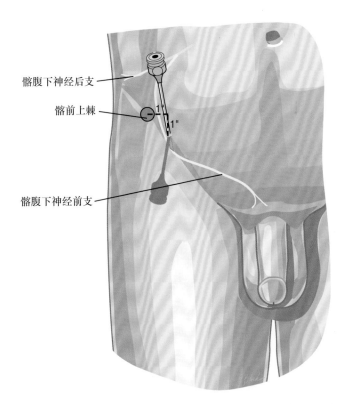

髂腹下神经后支

髂前上棘

髂腹下神经前支

图 128-3　髂腹下神经分为前支和后支。后支提供臀部后外侧皮肤的感觉支配，前支穿出腹外斜肌，离开髂前上棘提供耻骨上区域腹部皮肤感觉的神经支配（From Waldman SD：Atlas of interventional pain management，ed 4，Philadelphia，2015，Saunders，p 437.）

图 128-4　髂前上棘的内侧及下方各 1 英寸处为穿刺点。在穿刺点处用 1.5 英寸、25 G 的穿刺针以一定倾斜的角度朝向耻骨联合进针（From Waldman SD：Atlas of interventional pain management，ed 4，Philadelphia，2015，Saunders，p 437.）

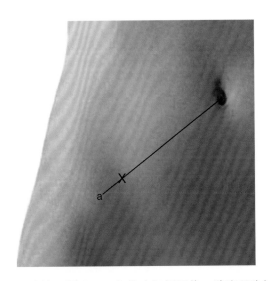

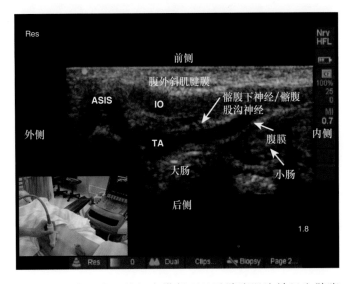

图 128-5　髂前上棘（ASIS）体表解剖图像。髂腹股沟神经阻滞和髂腹下神经阻滞的进针点位置（X），位于髂前上棘内上方 2 cm 处（From Chandran S，Antony AK：Ilioinguinal and iliohypogastric neural blockade. In Lennard TA，Walkowski S，Singla AK，Vivian DG，editors：Pain procedures in clinical practice，ed 3，Philadelphia，2011，Saunders，pp 285-288.）

图 128-6　腹股沟区域超声横断面显示髂腹股沟神经和髂腹下神经以及相关腹部肌肉组织。ASIS，髂前上棘；IO，腹内斜肌；TA，腹横肌（From Karmakar MK，Kwok WH：Ultrasound-guided regional anesthesia. In Coté CJ，Lerman J，Todres，ID，editors：A practice of anesthesia for infants and children，ed 4，Philadelphia，2009，Saunders，pp 911-938.）

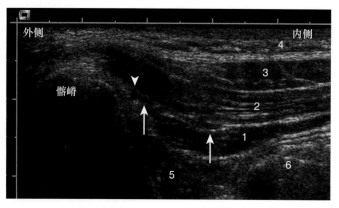

外侧　　　　　　　　　　　内侧

髂嵴

图 128-7 腹股沟的超声解剖图像。外侧箭头指向髂腹股沟神经。内侧箭头指向髂腹下神经。两根神经都位于（1）腹横肌和（2）腹内斜肌。箭头的头指向靠近髂腹股沟神经的一根小血管。与神经对比，血管看起来是全黑的（低回声），神经显示为白色边界包裹带有白色斑点的黑色区域（典型外周神经超声显影）。3，腹外斜肌；4，皮下组织；5，髂肌；6，腹 腔（From Curatolo M，Eichenberger U：Ultrasound-guided blocks for the treatment of chronic pain. Tech Reg Anesth Pain Manage 11：95-102，2007.）

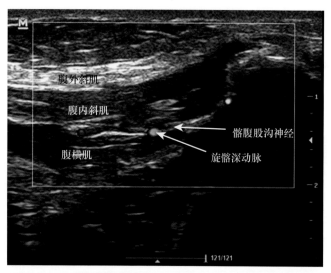

腹外斜肌

腹内斜肌

腹横肌

髂腹股沟神经

旋髂深动脉

图 128-8 髂腹股沟神经超声显影。彩色多普勒有助于明确腹内斜肌与腹横肌之间的筋膜层，髂腹下神经和髂腹股沟神经位于此筋膜层，旋髂深动脉在该层走行（From Waldman SD：Atlas of interventional pain management，ed 4，Philadelphia，2015，Saunders，p 441.）

进针，应用平面内技术，超声引导调整针头轨迹，直到针尖抵达髂腹下神经附近，注意不要刺入神经内。回抽后，将注射器内药物缓慢注入。注射阻力应该比较小，如果阻力较大，针尖可能位于腹股沟韧带内。退出针头，贴无菌敷料，冰块压迫穿刺点。

副作用和并发症

髂腹下神经阻滞的主要副作用是神经阻滞后瘀斑和血肿的形成。如果进针太深，针尖进入腹腔，若结肠穿孔可形成腹腔脓肿和瘘。早期发现感染至关重要，可避免出现潜在致命的后果。

临床要点

髂腹下神经阻滞是一种简单的技术，可有效缓患者的临床症状。如上所述，神经阻滞后应该在注射部位给予持续的压力，以避免瘀斑和血肿的形成。

若患者主诉的疼痛提示是髂腹下神经痛，但对髂腹下神经阻滞无反应，应该考虑诊断为更接近腰丛或L1神经根病变的疾病。这些患者常对硬膜外注射类固醇药物有反应。腰丛肌电图和MRI检查是这类患者的适应证，用于排除髂腹股沟疼痛的其他原因，包括恶性肿瘤侵犯腰丛或T12～L1硬膜外或椎体的转移性疾病。

推荐阅读

Ellis H: Anatomy of the anterior abdominal wall and inguinal canal, *Anaesth Intensive Care Med* 10:315–317, 2009.

Morelli V, Weaver V: Groin injuries and groin pain in athletes: part 1, *Prim Care* 32:163–183, 2005.

Waldman SD: Iliohypogastric nerve block. In *Atlas of interventional pain management*, ed 4, Philadelphia, 2015, Saunders, pp 435–441.

Waldman SD: Iliohypogastric nerve block. In *Pain review*, Philadelphia, 2009, Saunders, pp 512–513.

Waldman SD: Iliohypogastric neuralgia. In *Pain review*, Philadelphia, 2009, Saunders, pp 299–300.

129

生殖股神经阻滞

肖赛松 译 刘国凯 校

适应证与临床考虑

生殖股神经痛是临床中下腹部和骨盆疼痛最常见的原因之一，这可能是由于生殖股神经在走行中的任何部位受压迫或损伤而引起。生殖股神经痛最常见的原因是创伤引起的神经损伤，包括神经的直接钝挫伤以及腹股沟疝修补术和盆腔手术造成的损伤。自发性生殖股神经痛比较罕见。

生殖股神经痛的临床表现为感觉异常、灼痛，偶尔也会有下腹部麻木，这种麻木可放射到男性和女性的大腿内侧，也可放射到女性的大阴唇，男性的阴囊底部和提睾肌。膝关节以下无放射痛。伸展腰椎时牵拉生殖股神经会加重疼痛症状，生殖股神经痛患者常会呈现一种弯腰向前的滑雪新手姿势。

体格检查发现有生殖股神经分布区域的大腿内侧、阴囊底部或大阴唇的感觉缺失，偶尔会出现前腹壁肌肌无力。轻叩腹股沟韧带下方的耻骨神经处可引出 Tinel 征。如上所诉，患者会呈现一种弯腰向前的滑雪新手姿势。

临床相关解剖

生殖股神经起源于 L1 和 L2 神经根的神经纤维。生殖股神经穿过腰大肌，在此分为生殖支和股支（图 129-1）。股支伴随股动脉从腹股沟韧带下方穿过，为大腿内侧的一小块皮肤提供感觉神经支配（图 129-2）。女性的生殖支穿过腹股沟管，提供子宫圆韧带和大阴唇的神经支配。男性的生殖支与精索一起走行，支配提睾肌并提供阴囊底部的感觉神经支配。

操作技术

体表标志技术

患者取仰卧位，若双腿伸展牵拉神经增加患者的疼

痛，则在膝关节下垫一枕头。触诊定位耻骨结节，耻骨结节的稍外侧定位为穿刺点，并行皮肤消毒。在穿刺点处用 1.5 英寸、25 G 穿刺针以一定角度朝向耻骨联合进针（图 129-3）。当针尖刺穿腹股沟韧带后，将注射器中 3 ～ 5 ml 1.0% 不含防腐剂的利多卡因与 80 mg 甲泼尼龙的药液行扇形注射。必须注意不能进针太深，否则会进入腹腔并引起腹腔内脏器穿孔。

取腹股沟韧带的中间三分之一为穿刺点进行生殖股神经股支阻滞。进行皮肤消毒后，用 3 ～ 5 ml 的 1.0% 利多卡因在韧带下方进行皮下浸润（见图 129-1）。必须注意不要穿到股动脉或股静脉，或者意外造成股神经阻滞，针尖必须保持在皮下位置，因为进针太深可能会进入腹腔而造成腹腔脏器穿孔。如果疼痛伴有炎症成分，局麻药可混合 80 mg 甲泼尼龙，并增加注射剂量。随后的每日神经阻滞以同样的方式进行，但需用 40 mg

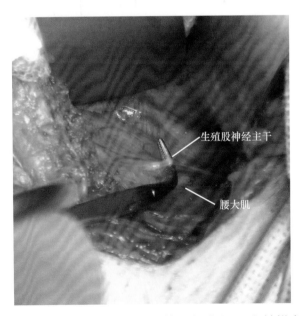

图 129-1 在腰大肌上的生殖股神经主干（GFN）被钳尖抬高（From Amid PK，Chen DC：Surgical treatment of chronic groin and testicular pain after laparoscopic and open preperitoneal inguinal hernia repair. J Am Coll Surg 213：531-536，2011.）

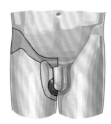

- 髂腹下神经
- 髂腹股沟神经
- 生殖股神经

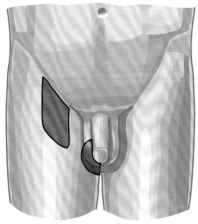

■生殖股神经

图 129-2　股支伴随股动脉从腹股沟韧带下方穿过，为大腿内侧的一小块皮肤提供感觉神经支配（From Waldman SD: Atlas of interventional pain management, ed 4, Philadelphia, 2015, Saunders.）

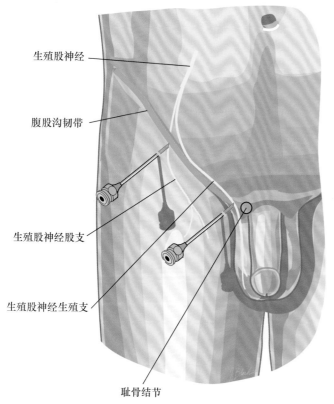

生殖股神经

腹股沟韧带

生殖股神经股支

生殖股神经生殖支

耻骨结节

图 129-3　生殖股神经阻滞时穿刺针的位置（From Waldman SD: Atlas of interventional pain management, ed 2, Philadelphia, 2004, Saunders, p 305.）

甲泼尼龙替代首剂的 80 mg 用量。当解剖定位遇到困难时，超声引导下进行穿刺更为有利。由于髂腹股沟神经和髂腹下神经的重叠支配，在进行生殖股神经阻滞时，阻滞每根神经的分支并不罕见。注射完后，对注射部位加压以降低阻滞后瘀斑和血肿形成的发生率，尤其对抗凝治疗的患者，效果非常显著。

超声引导技术

　　患者取仰卧位，双臂置于身体两侧，可以进行超声引导下的生殖股神经生殖支阻滞。用 12 ml 的无菌注射器抽取 6 ml 局麻药，如果正在治疗的疼痛被认为有炎症成分，则在局麻药中添加 40 ~ 80 mg 类固醇。触诊定位股动脉，将高频线性超声探头放在已确定的股动脉长轴上，进行超声扫描，沿着股动脉向头侧缓慢移动超声探头，直到股动脉经腹股沟韧带下方进入腹腔，成为髂外动脉。彩色多普勒有助于识别股动脉和髂外动脉之间的过渡点，当确定该过渡点时，应能在髂外动脉上方看到腹股沟管，呈卵圆形结构，其中男性为精索，女性为圆韧带（图 129-4）。当超声成像确定腹股沟管及其内容物后，局麻药准备皮肤，用 3.5 英寸、22 G 穿刺针进行穿刺，在超声探头实时引导下确定穿刺轨迹，使用平面外技术经超声探头外侧缘进

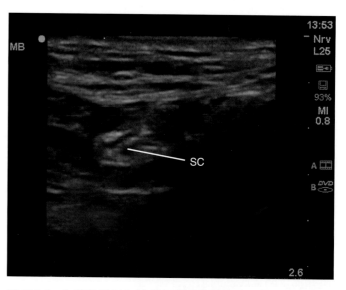

图 129-4　生殖股神经与精索相伴或在精索内，位于腹股沟折痕的近端。SC，精索（From Walega DR, Chung B: Chronic postherniorrhaphy pain following inguinal hernia surgery: etiology, risk factors, anatomy, and treatment options. Tech Reg Anesth Pain Manage 15: 104-109, 2011; Buvanendran A, DeLeon, A: Persistent postsurgical pain syndromes. Tech Reg Anesth Pain Manage 15: 81-82, 2011.）

针，直到针尖进入腹股沟管后暂停。如患者为女性，仔细回抽后，将局麻药注射到圆韧带周围；如患者为男性，仔细回抽后，避开睾丸动脉将 4 ml 局麻药注射在精索内，从精索退针，回抽后，在精索外腹股沟管内注入 4 ml 局麻药（图 129-5）。彩色多普勒有助于识别精索内的血管。退针后，在注射部位放置无菌压力敷料和冰袋。

副作用和并发症

生殖股神经阻滞的主要副作用是神经阻滞后瘀斑和血肿的形成。如果进针太深，针尖进入腹腔，若结肠穿孔可形成腹腔脓肿和瘘。早期发现感染至关重要，可避免出现潜在致命的后果。

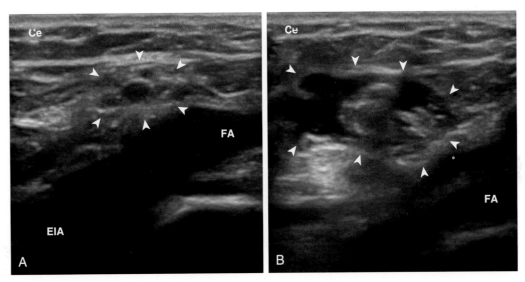

图 129-5　**A**. 腹股沟管内精索的超声图像（箭头的头围绕处）。**B**. 注射后的精索内和周围超声图像。Ce，头侧；EIA，髂外动脉；FA，股动脉（From Bellingham GA，Peng PWH：Ultrasound-guided interventional procedures for chronic pelvic pain. Tech Reg Anesth Pain Manage 13：171-178，2009.）

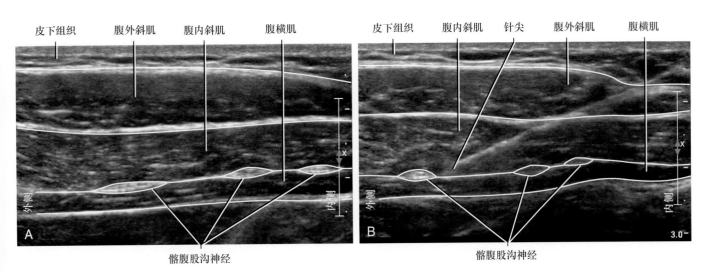

图 129-6　在极少数患者中，可识别出腹内斜肌和腹横肌之间的三根神经（这里统称为髂腹股沟神经）（**A**）。区域阻滞时相应的超音图像（**B**）。针尖位于标示的神经之间的筋膜层（From Gray AT：Atlas of ultrasound-guided regional anesthesia，Philadelphia，2009，Elsevier.）

临床要点

　　生殖股神经痛是下腹部和骨盆疼痛的常见原因。生殖股神经阻滞是一种简单的技术，可有效缓解生殖股神经痛患者的临床症状。如上所述，神经阻滞后应该在注射部位给予持续的压力，以避免瘀斑和血肿的形成。对于那些行生殖股神经阻滞后不能迅速起效的患者，可以考虑给予 L1～L2 节段的硬膜外类固醇注射。

　　若患者主诉的疼痛提示是生殖股神经痛，但对生殖股神经阻滞无反应，应该考虑诊断为更接近腰丛或 L1 神经根病变的疾病，这些患者常对硬膜外注射类固醇药物有反应。这类患者应进行腰丛肌电图和 MRI 检查，用于排除生殖股疼痛的其他原因，包括恶性肿瘤侵犯腰丛或 T12～L1 硬膜外或椎体的转移性疾病。值得注意的是，生殖股神经、髂腹股沟神经和髂腹下神经的解剖结构有时存在显著的变异（图 129-6）。

推荐阅读

Ferzli GS, Edwards E, Al-Khoury G, Hardin R: Postherniorrhaphy groin pain and how to avoid it, *Surg Clin North Am* 88:203–216, 2008.

Morelli V, Weaver V: Groin injuries and groin pain in athletes: part 1, *Prim Care* 32:163–183, 2005.

Ramamurthy S: Groin pain. In Ramamurthy S, Rogers JN, Alanmanou E, editors: *Decision making in pain management*, ed 2, Philadelphia, 2006, Mosby, pp 118–119.

Waldman SD: Genitofemoral nerve block. In *Atlas of interventional pain management*, ed 4, Philadelphia, 2015, Saunders, pp 340–342.

Waldman SD: Genitofemoral nerve block. In *Pain review*, Philadelphia, 2009, Saunders, pp 513–514.

Waldman SD: Genitofemoral neuralgia. In *Pain review*, Philadelphia, 2009, Saunders, pp 299–300.

130

骶神经阻滞

肖赛松 译 刘国凯 校

适应证与临床考虑

骶神经阻滞可用于评估和治疗那些被认为是由骶神经支配的神经根痛和会阴疼痛。当前部尾侧或硬膜外阻滞效果不确切时，该技术也可作为手术麻醉的辅助手段。

当进行特异的神经阻滞时，经骶管入路给局部麻醉剂的骶神经阻滞可作为在解剖学基础上评估神经根或会阴疼痛的诊断工具。如果考虑到骶神经的破坏，这项技术可作为预测患者可能经历的运动和感觉障碍程度的指标。经骶管入路给局部麻醉剂的骶神经阻滞可用于缓解急性疼痛，包括缓解那些不能忍受硬膜外麻醉引起的交感神经阻滞的患者经会阴和膀胱手术后的疼痛。如果认为疼痛是继发于炎症或怀疑有骶神经卡压时，经骶管入路给局部麻醉剂和类固醇的骶神经阻滞偶尔用于治疗骶神经根疼痛或会阴部疼痛。经骶管入路给局部麻醉剂和类固醇的骶神经阻滞也可缓解糖尿病神经病变引起的疼痛，对马尾神经损伤后膀胱功能障碍的治疗也有帮助。经骶管入路骶神经损毁术，有时被用于缓解对保守治疗没有反应的继发于侵袭性肿瘤或由骶神经介导的膀胱功能障碍的持续性会阴疼痛。

临床相关解剖

骶骨的凸面有一个不规则的表面，这是由于骶骨成分的融合造成的。在背侧，有一中线嵴称为骶中嵴（图130-1）。8个骶后孔允许4对骶神经根的主要背支通过

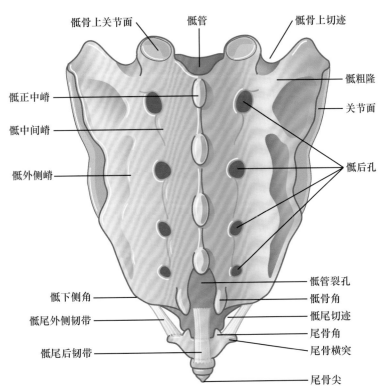

图 130-1　骶骨和尾骨的背面解剖（From Waldman SD：Atlas of interventional pain management, ed 4, Philadelphia, 2015, Saunders, p 578.）

（图 130-2），骶后孔比前孔小。经后神经孔注射到骶神经的药物渗漏，可通过骶棘肌和多裂肌有效防止。第五骶神经经骶裂孔离开骶管。骶神经为肛肠区提供感觉神经支配，并为肛门外括约肌和肛提肌提供运动神经支配。第二至第四骶神经是膀胱、尿道和外生殖器的主要支配神经（图 130-3）。

操作技术

体表标志技术

经骶管入路骶神经阻滞可采用俯卧位或侧卧位，每个体位都有其优点和缺点。俯卧位对疼痛医师来说更容易，但由于患者无法充分地放松他 / 她的腹部，或由于结肠造口和回肠造口袋等造口器具的存在，其使用可能受到限制。此外，当患者俯卧位时，如果出现意外情况，不容易保护气道，侧卧位可以更好地保护气道，但在阻滞技术上要求更高。与尾神经阻滞一样，识别骶裂孔对于成功实施骶神经阻滞是至关重要的。

在手术开始前，将 18 ml 1.0% 无防腐剂利多卡因抽到 20 ml 无菌注射器中。当治疗被认为是继发于

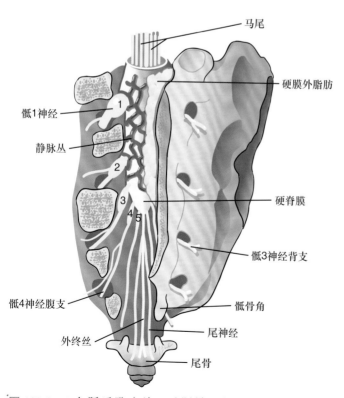

图 130-2　8 个骶后孔允许 4 对骶神经根的主要背支通过（From Waldman SD：Atlas of interventional pain management, ed 4, Philadelphia, 2015, Saunders, p 578. ）

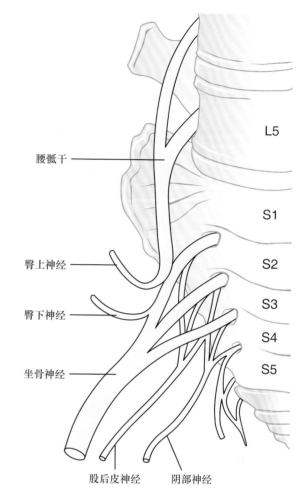

图 130-3　骶丛及其神经分支示意图。骶丛的主要分支是坐骨神经，它支配膝盖以下除了隐神经的所有神经（From Deschner B, Robards C, Xu D, Hadzic A：Lower extremity peripheral nerve blocks. In Benzon HT, Rathmell JP, Wu CL, et al, editors：Raj's practical management of pain, ed 4, Philadelphia, 2008, Mosby, pp 889-903. ）

炎症的疼痛时，在第一次阻滞时，向局麻药中添加 80 mg 长效类固醇，在随后的阻滞中，添加 40 mg 长效类固醇。

患者取俯卧位。用消毒液行大范围的皮肤消毒，以便能在无菌条件下触诊所有的骨性标志。铺上无菌孔巾，避免触诊时污染手指。将非优势手的中指通过有孔无菌巾置于臀沟处，指尖位于尾骨的顶端（图 130-4）。这个动作可以很容易地确定骶骨中线，在侧卧位时尤为重要。确定中线后，就可以找到近端指间关节下的区域，然后将中指移到原来位于近端指间关节下方的位置，用中指侧摇法来触诊此点，确定骶角（见图 130-4）。虽然骶骨和骶骨裂孔通常有显著的解剖变异，但尾骨尖端和骶骨裂孔之间的空间关系保持不变。

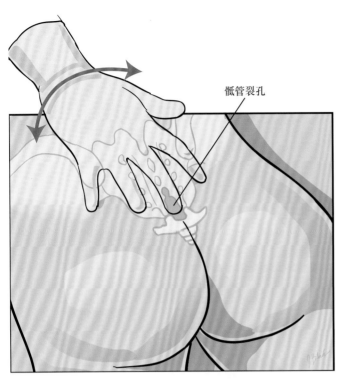

图 130-4　将非优势手的中指通过无菌洞巾置于臀沟上，指尖位于尾骨的顶端。术者中指移到原来位于近端指间关节下方的位置。用侧摇法触诊此点，以确定骶骨角（From Waldman SD: Atlas of interventional pain management, ed 4, Philadelphia, 2015, Saunders, p 579.）

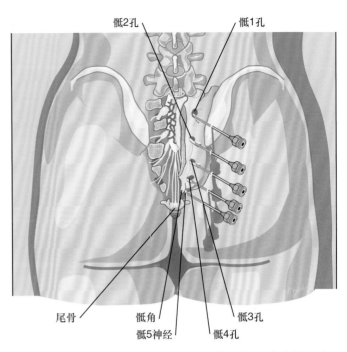

图 130-5　S5 骶神经在穿出骶孔时可被阻断。确定骶骨角，并在其下缘内侧的一个点上，将 25 G、1.5 英寸穿刺针伸进骶骨角，注射 2 ～ 3 ml 的溶液（From Waldman SD: Atlas of interventional pain management, ed 4, Philadelphia, 2015, Saunders, p 580.）

　　S5 骶神经在穿出骶孔时可被阻断。确定骶骨角，在其下缘内侧的点上，将 1.5 英寸、25 G 穿刺针伸进骶骨角，注射 2 ～ 3 ml 的溶液（图 130-5）。

　　然后在 S4 孔上方约 1/2 英寸和外侧约 1/2 英寸处确定 S3 孔，针头穿刺和注射的操作类似于前述 S5 神经阻滞。重复这个操作阻滞 S2 神经，S2 孔位于 S3 孔上方 1/2 英寸和外侧 1/2 英寸。阻滞 S1 神经以类似的方式重复上述操作，S1 孔位于 S2 孔上方 1/2 英寸和外侧 1/2 英寸（见图 130-5）。

　　如果需要选择性地破坏性阻滞某一骶神经，在首先确认疼痛缓解程度和局部麻醉阻滞的潜在副作用后，可以增加 0.1 ml 6.5% 的苯酚注射剂到甘油或酒精中使总量达 1 ml。由于注射的药物可能会经骶骨入路扩散到其他骶神经上，因此逐步增加给药剂量至关重要，可以避免意外将神经溶解液应用到错误的骶神经上。射频损毁或冷冻神经松解可以帮助避免这个问题。

透视引导技术

　　患者取俯卧位。头枕枕头，偏向避开疼痛医生的

一侧。将腿和脚后跟外展，以防止臀肌收紧，臀肌收紧会使骶管裂孔的定位更加困难。用消毒液行大范围的皮肤消毒，以便能在无菌条件下触诊所有的骨性标志。铺上无菌孔巾，避免触诊时污染手指。将非优势手的中指通过有孔无菌巾置于臀沟处，指尖位于尾骨的顶端（见图 130-4）。这个动作可以很容易地确定骶骨中线。确认中线后，找到近端指间关节下的区域，然后将中指移到近端指间关节下方的位置，用侧摇法触诊该部位以识别骶骨角，骶骨裂孔位于角之间（见图 130-4）。确定骶骨裂孔后，获得已事先确定的骶骨裂孔为中心的骶骨透视图，确定骶骨孔位置（图 130-6，A）。然后将透视管移至同侧，以优化要阻滞的骶骨孔成像（图 130-6，B）。要阻滞的骶骨孔成像完成优化后，在透视引导下，将 22 G、3.5 英寸穿刺针推进至椎间孔（图 130-6，C）。当认为针被最佳地放置在骶孔内时，可获得侧位透视图以确定针尖的深度（图 130-6，D）。然后慢慢进针，直到患者感觉异常或到骶骨背缘外 4 ～ 5 mm 的深度（图 130-6，E）。当针到位时，轻柔抽吸确定脑脊液或血液。如果抽吸试验为阴性，将 2 ～ 3 ml 适合鞘内注射的造影剂缓慢注入骶管（图 130-6，F）。随后可获得侧面透视图，以确定针的位置。通过观察对比勾勒出神经根

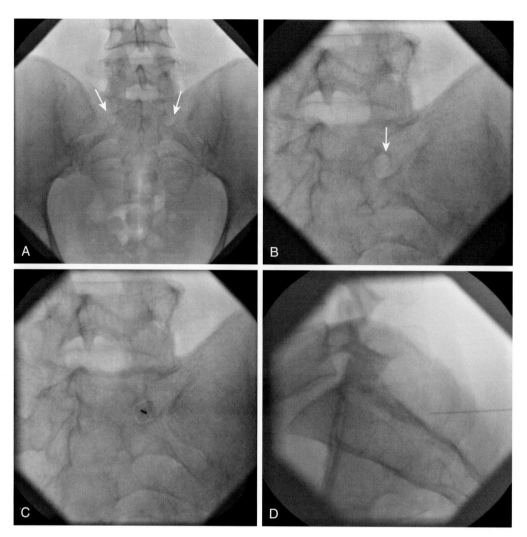

图 130-6 骶 1 神经根阻滞。**A.**最初的正位透视图像显示双侧 S1 神经孔（白色箭头）。**B.**透视管向同侧倾斜，可见目标 S1 神经孔（箭头）。间歇性透视引导下，将针推进至 S1 神经孔。**D.**应经常使用侧位片来确定合适的进针深度

（图 130-6，G）。

用注射器抽取 1.0% 不含防腐剂的利多卡因 2 ~ 3 ml。当治疗被认为是继发于炎症的疼痛时，在第一次阻滞时，向局麻药中添加 80 mg 长效类固醇，在随后的阻滞中，添加 40 mg 长效类固醇。如果要阻滞其他的骶神经，则重复此技术（图 130-7）。

虽然很少见，但如果不慎将针插入扩张的神经根或 Tarlov 囊肿，就会刺破硬脊膜，因此必须仔细观察脑脊液（图 130-8）。回抽见血更为常见，其原因可能是在将针插入尾管时对静脉造成的损伤，也可能是针穿到静脉内造成的，这种情况较少见。如果脑脊液或血液的回抽试验呈阳性，则重新穿刺并重复抽吸试验。如果试验结果为阴性，则可随后注射 0.5 ml 局麻药。在注射过程中和注射后仔细观察局麻药毒性反应或局麻药蛛网膜下腔扩散的迹象。临床经验表明，在不影响骶神经阻滞效果的情况下，可以使用小剂量的局麻药。使用小剂量的局麻药明显减少了局部麻醉相关的副作用。

CT 引导技术

使用计算机断层扫描（CT）引导的骶神经阻滞，患者准备方法类似于前面提到的技术。在 CT 床上正确定位后，可获得一层探查片以确定骶骨。然后通过骶骨孔区域进行 CT 扫描来阻滞（图 130-9）。扫描检查骶骨孔相对于骶骨体的位置，以及肿瘤、既往手术或先天性异常（如隐性脊柱裂）所导致的解剖变异（图 130-10）。在患者皮肤上识别阻滞骶神经的位置，用龙胆紫标记，用消毒剂消毒皮肤，在标记点旁边将皮肤、皮下组

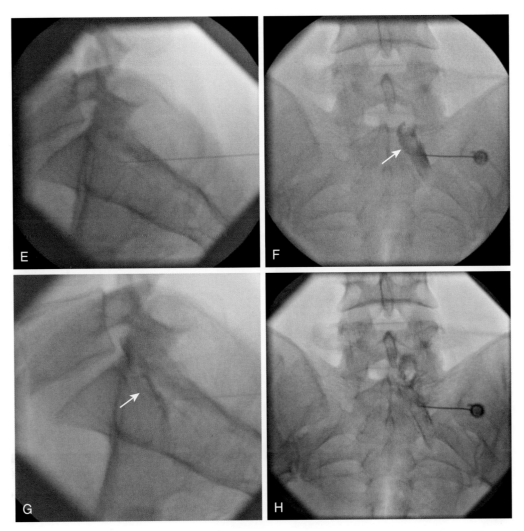

图 130-6（续）　E. 进针直到患者感觉异常或针尖位于骶骨后缘前方 4 ～ 5 mm 处。F. 注射造影剂确认位置。通过对比显示 S1 神经根（箭头）。G. 侧位片显示针尖的适当位置，显示出 S1 神经根（箭头）。H. 最后的斑点图像显示了药物注射后造影剂的稀释（From Blankenbaker DG，Davis KW，Choi JJ：Selective nerve root blocks. Semin Roentgenol 39 [1]：24-36，2004. ）

织和肌肉用 1.0% 利多卡因麻醉。用 22 G、3.5 英寸的穿刺针经麻醉区向骶骨孔进针，当针尖接近选定的骶孔时，通过针进行 CT 扫描，以确认针尖的确切位置。针尖定位后，进针至选定的骶孔。再次对针水平进行 CT 扫描。检查所选骶骨孔内针的位置（图 130-11）。仔细回抽无血液和脑脊液后，给予少量造影剂。可以看到造影剂在骶神经根周围自由流动。一旦针就位，仔细回抽无血液或脑脊液，将装有 2 ～ 3 ml 药液的注射器小心地接在针头上。对于诊断性阻滞，1.0% 不含防腐剂的利多卡因是一种合适的局麻药。对于治疗性阻滞，用 0.25% 不含防腐剂的布比卡因与 80 mg 的长效甲泼尼龙联合注射。随后的神经阻滞以类似的方式进行，用 40 mg 甲泼尼龙代替最初 80 mg 的剂量。治疗上述急性疼痛可能需要用局部麻醉药或类固醇每日

进行骶神经阻滞，造成重复 CT 引导相关的大量辐射剂量。慢性疾病的治疗是每两天到一周一次或根据临床情况而定。

超声引导技术

超声引导下行骶神经阻滞，患者取俯卧位。头枕枕头上，偏向避开疼痛医生的一侧。将腿和脚后跟外展，以防止臀肌收紧，臀肌收紧会使骶管裂孔的定位更加困难。用消毒液行大范围的皮肤消毒，以便能在无菌条件下触诊所有的骨性标志，触诊确定骶正中嵴，摇摆运动有助于识别这个重要的解剖标志。然后，将低频超声探头放置在之前确定的骶正中嵴并进行扫描。骶骨正中背嵴是一条向下弯曲的高回声线，它向骶孔弯曲，形状

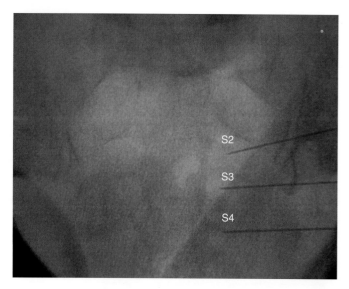

图 130-7　骶骨的前后透视图像。针指示 S2 ～ S4 神经孔（From Cok OY, Evren Eker H, Cok T, et al: Transsacral S2-S4 nerve block for vaginal pain due to pudendal neuralgia. J Minim Invasive Gynecol 18（3）: 401-404, 2011.）

让人想起拳击手 John. L. Sullivan 著名的胡子。在横断面超声扫描确定骶正中嵴后，超声探头沿骶尾部和外侧缓慢移动到要阻滞的骶神经的骶后孔（图 130-12）。由于骶外侧动脉的椎间孔支位于骶骨孔下外侧，彩色多普勒可帮助识别骶骨孔。一旦确定了所需的背侧骶骨孔，用 22 G 或 25 G、3.5 英寸穿刺针在距离探头内侧缘约 1 cm 处皮肤进行穿刺，用平面内入路，在实时超声引导下进入骶后孔的内侧，直到整个针尖位于韧带后方的尾管内。由于骶外侧动脉的椎间孔分支位于每个骶后孔的下外侧，所以首选在孔内侧放置针尖。当覆盖在背孔的韧带被穿透时，会感到"嘭"的一下。如果触到骶管内骨壁，应稍微退针，使针尖离开骨膜。当轻柔回抽脑脊液和血液阴性后，注射 2 ml 溶液。取针并加压于注射部位，以避免血肿形成。每次注射骶神经根时都可以重复这个过程。

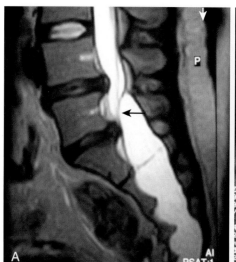

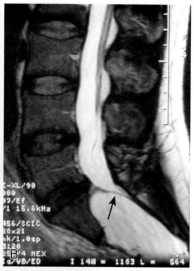

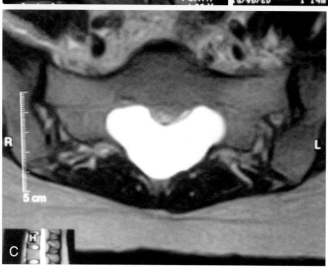

图 130-8　这个大的脑膜憩室不仅充满骶骨，而且向上扩展到下腰椎管。值得注意的是，囊肿使硬膜囊的顶端向前侧移位（箭头），位于硬膜囊和神经根的后方或背侧。**B**. 作为比较，另一种脑膜憩室使硬膜囊向后移位，提示囊肿位于硬膜囊和神经根的腹侧。注意骶骨椎骨的广泛侵蚀。**C**. 囊肿充满整个骶骨椎管，导致广泛的椎板变薄（From Feigenbaum F, Henderson F: Surgical management of meningeal cysts, including perineural［Tarlov］cysts and meningeal diverticula. Semin Spine Surg 18: 154-160, 2006.）

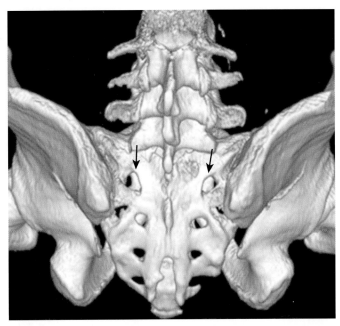

图 130-9 骶骨后方三维 CT 图像显示 S1 骶骨孔（黑色箭头），是 S1 选择性神经根阻滞的目标（From Blankenbaker DG，Davis KW，Choi JJ：Selective nerve root blocks. Semin Roentgenol 39［1］：24-36，2004.）

副作用和并发症

只要小心注意注射的药液有扩散到非治疗神经的可能性，骶神经阻滞是一种简单而安全的手术，这一点在使用神经溶解剂时尤为重要。

该解剖区域的血管比较丰富，因此，当用该技术阻滞多个骶神经时，血管内摄取局麻药的可能性是很大的。仔细的回抽和逐步增加局麻药的剂量对于早期发现局麻药毒性是很重要的。注射期间和注射后必须仔细观察患者。

硬膜外静脉丛一般止于 S4，但在一些患者中可下行至整个椎管，针刺伤此静脉丛可导致出血，引起术后疼痛。骨膜下注射药物也可能导致出血，并伴有注射期间和注射后的剧烈疼痛。这两种并发症，以及注射部位瘀斑的发生率，都可以通过使用短而小规格的针头来减少。在骶骨阻滞后，继发血肿引起神经功能障碍的发生率是非常罕见的。

感染虽然不常见，但仍然存在可能，特别是在获得性免疫缺陷综合征或癌症患者。早期发现感染至关重要，以避免潜在的危及生命的后果。

局部麻醉应用于骶神经根可导致膀胱功能障碍的发生率增加，这种骶神经阻滞的副作用在老年男性和经产

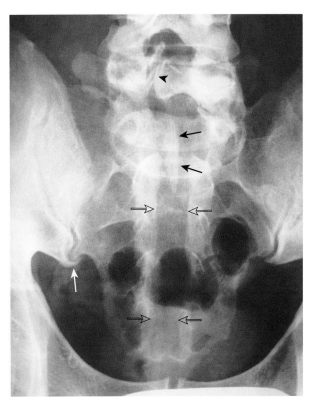

图 130-10 隐性脊柱裂。在每个骶骨节段可见一条长长的中线缺损（空心箭头）。这一缺陷表现为所有骶弓骨化失败，被称为骶裂孔，是一种无害的变异，在 1% ～ 7% 的正常人群中发现。在 S1 水平中线裂隙内可见明显的不完全骨化垂直区（黑色箭头）。L5 神经弓也异常，在中线接触，但未见融合迹象（箭头的头）。骨赘横跨下骶髂关节（白色箭头）（From Taylor JAM，Hughes TH，Resnick D：Sacrococcygeal spine and sacroiliac joints. In Skeletal imaging，ed 2，St. Louis，2010，Saunders，pp 345-376.）

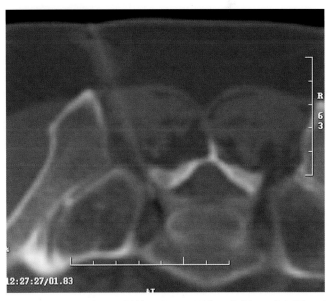

图 130-11 CT 引导经骶神经根 S1 阻滞。在骶 S1（和骶 S2）水平，经骶后孔进针。患者为俯卧位或侧卧位（From Illiasch H，Likar R，Stanton-Hicks M：CT use in pain management. Tech Reg Anesth Pain Manage 11：103-112，2007）

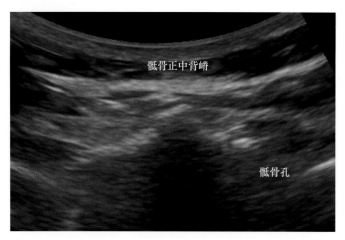

骶骨正中背嵴

骶骨孔

图 130-12　骶骨正中背嵴横断面超声图像显示骶骨孔

女性以及腹股沟会阴手术后更为常见。如果不能排尿或没有使用导尿管，充溢性尿失禁或滴尿可能发生在该人群中。建议所有接受骶神经阻滞的患者在骶神经阻滞作用消失后才离开疼痛中心。

推荐阅读

Ferzli GS, Edwards E, Al-Khoury G, Hardin R: Postherniorrhaphy groin pain and how to avoid it, *Surg Clin North Am* 88:203–216, 2008.

Morelli V, Weaver V: Groin injuries and groin pain in athletes: part 1, *Prim Care* 32:163–183, 2005.

Ramamurthy S: Groin pain. In Ramamurthy S, Rogers JN, Alanmanou E, editors: *Decision making in pain management*, ed 2, Philadelphia, 2006, Mosby, pp 118–119.

Waldman SD: Genitofemoral nerve block. In *Atlas of interventional pain management*, ed 4, Philadelphia, 2015, Saunders, pp 340–342.

Waldman SD: Genitofemoral nerve block. In *Pain review*, Philadelphia, 2009, Saunders, pp 513–514.

Waldman SD: Genitofemoral neuralgia. In *Pain review*, Philadelphia, 2009, Saunders, pp 299–300.

131

骶尾关节注射

肖赛松 译 刘国凯 校

适应证与临床考虑

尾骨痛是一种常见疼痛综合征，特点为尾骨局部的疼痛，并放射到骶骨下方和会阴。尾骨痛影响女性的频繁程度要高于男性，尾骨痛大多发生于尾骨的直接损伤之后，比如踢伤或直接坠落撞击尾骨。困难阴道分娩后也会出现尾骨痛，尾骨痛被认为是骶尾韧带过度牵拉的结果，或者偶尔也由尾骨骨折引起。骶尾关节关节炎导致尾骨痛的情况一般不常见。

体格检查时患者主诉有尾骨处压痛，并且这种疼痛随着尾骨的活动而加强。尾骨的活动也可引起直肠内剧烈的感觉异常，这使患者感觉非常痛苦。直肠检查时，感觉到肛提肌、梨状肌及尾骨肌变硬，触诊这些肌肉可能会诱发严重的痉挛。向下坐的动作可能会加剧尾骨痛的疼痛程度，所以患者会尝试一侧屁股坐下，以避免尾骨受压。

所有尾骨处疼痛的患者应行 X 线平片检查，以排除骨折、隐匿性骨病和肿瘤（图 131-1）。根据患者的临床表现，还应该进行的实验室检查包括全血细胞计数、前列腺特异性抗原检查、血沉和抗核抗体的检测。若怀疑有隐匿性肿物或肿瘤，还应行骨盆 MRI 检查（图 131-2）。放射性核素骨扫描可以用来排除 X 线平片上看不到的应力性骨折。下面介绍的注射技术既可作为诊断方法又可作为治疗措施。

临床相关解剖

骶骨三角由 5 块融合的向背侧凸起的骶椎骨组成。骶骨以楔状的方式插入两侧髂骨，向上与第 5 腰椎及向下与尾骨形成关节（图 131-3）。骶骨的前方凹面有 4 对未封口的骶前孔，允许上面的 4 根骶神经的前支通过。骶后孔要小于对应的骶前孔。下关节突残留的遗迹向下突出于骶管裂孔的两侧。这些骨性突起叫骶角，是

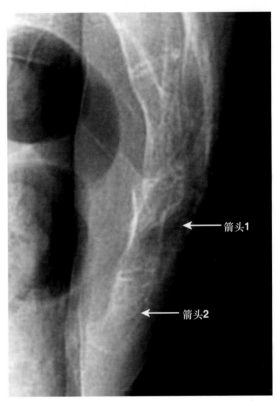

图 131-1 MRI 可见相应骨折的 X 线平片。箭头 1 指向一处明显的已断裂的尾骨骨折。箭头 2 显示一处隐性无移位的骨折

行骶管硬膜外神经阻滞的重要临床标志。

尾骨三角由 3～5 块残留的椎骨构成，尾骨三角的上表面与骶骨的下关节面形成关节。骶裂孔是由 S4 椎骨的下部分和整个 S5 椎骨的后面部分在中线处的不完全融合形成的。U 型间隙由连接骶骨和尾骨的骶尾韧带从后方覆盖形成。

操作技术

体表标志技术

患者取俯卧位，头枕枕头，偏向避开医生的一侧。

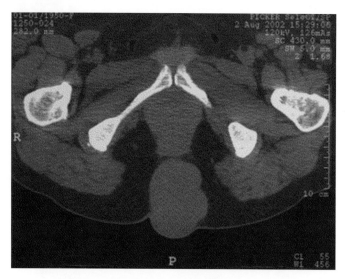

图 131-2　轴向 CT 显示会阴区后方的一个大的分叶状的肿物（From Kendi ATK，Kendi M，Muhtesem A，Yilmaz S：MR imaging findings of a large epidermal cyst. Eur J Radiol Extra 53：7-9，2005.）

将腿和脚踝外展以防止臀肌收紧，臀肌收紧会使骶尾关节的定位更加困难（图 131-4）。

用消毒液行大范围的皮肤消毒，以便能在无菌条件下触诊所有的骨性标志。铺上无菌孔巾，避免触诊时污染手指，用非优势手的中指通过有孔无菌巾置于臀沟处，用手指在骶骨基底处触诊骶尾关节。定位骶尾关节后，用 1.5 英寸、25 G 的穿刺针以 45° 角穿入皮肤，并进入骶尾关节和骶尾韧带区域（见图 131-4）。长针的使用会增加并发症的发生率，包括血管内注射、意外的骶管硬膜外阻滞和穿破硬膜，但并不增加该技术的整体成功率。

若穿透骶尾韧带，将会感到"嘭"一下，这时注射针应经韧带退回，若触到骶骨的骨壁，应稍微退针，使针尖离开骨膜，当注射针的位置感到满意时，接上含 5 ml 1.0% 不含防腐剂的利多卡因和 40 mg 甲泼尼龙的注射器。

轻轻回抽注射器以确定有无脑脊液或血液。意外穿破硬膜的情况尽管很少见，但也可能发生，所以必须仔细观察有无脑脊液抽出。回抽见血的情况比较常见，这可能是因为穿刺针进入骶管位置太深而意外损伤静脉，也可能是因为穿刺针直接穿进静脉，后一种情况一般较少见。不管是脑脊液还是血液，只要回抽结果阳性，应该立即停止注射，并且至少 24 小时内不许再次尝试。如果回抽结果是阴性，则可将注射器内药液缓慢注入，注射过程中阻力很小。注射中出现任何明显的疼痛或者

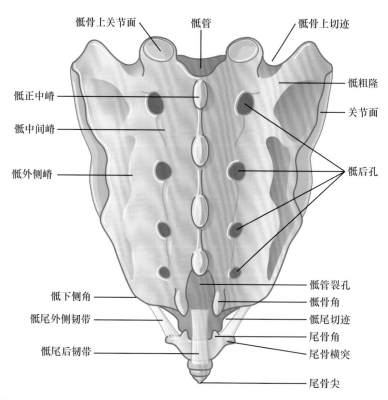

图 131-3　骶骨和尾骨背面的解剖。注意骶裂孔上缘与骶孔 S3 和骶孔 S4 的关系（From Waldman SD：Atlas of interventional pain management，ed 4，Philadelphia，2015，Saunders，p 591.）

注射器抽取 1 ml 的局麻药和 40～80 mg 的长效类固醇。将腿和脚踝外展，以防止臀肌收紧，臀肌收紧会使骶管裂孔的定位更加困难。用消毒液行大范围的皮肤消毒，以便能在无菌条件下触诊所有的骨性标志。确定臀裂，然后将曲线线性低频超声探头放置在臀裂的纵平面上（图 131-5）。探头沿着尾端方向缓慢移动，直到确定骶尾关节（图 131-6）。一旦确定出关节，将探头置于关节中心，用 22 G 或 25 G、3.5 英寸穿刺针在距离传感器内侧缘中点处约 1 cm 处皮肤进行穿刺，用平面外入路，在实时超声引导下进入关节，直到整个针尖位于关节间隙内。当轻柔回抽脑脊液和血液阴性后，注射 2 ml 药液。取针并加压于注射部位，以避免血肿的形成。每次注射骶神经根时都可以重复这个过程。

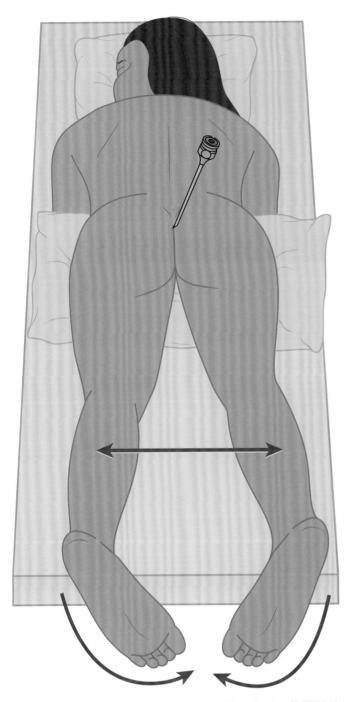

图 131-4　保持腿和脚踝的外展可防止臀肌收紧，使骶尾关节的定位更容易

阻力突然增加，都表明注射针的位置不正确，医师应立即停止注射，重新判断针尖的位置。注射完后退出注射针，在注射部位予无菌加压包扎并放置冰袋。

超声引导技术

进行超声引导下骶尾关节注射，患者取俯卧位。头枕枕头上，偏向避开疼痛医生的一侧。用 12 ml 的无菌

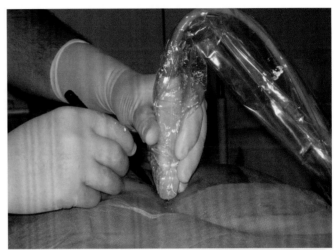

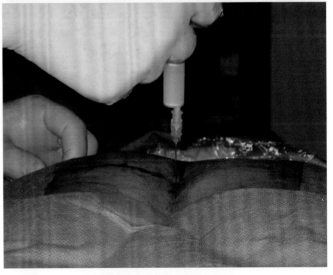

图 131-5　上图，骶尾骨关节注射的超声探头的正确位置。下图，针进入骶尾骨关节的临床图片（From Domingo-Rufes T，Bong DA，Mayoral V，et al：Ultrasound-guided pain interventions in the pelvis and the sacral spine. Tech Reg Anesth Pain Manage 17：107-130，2013.）

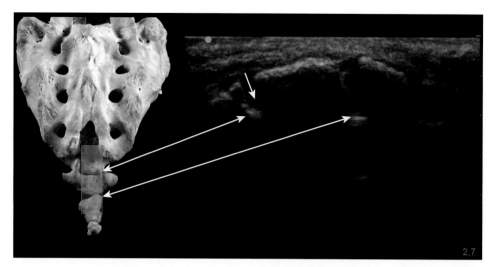

图 131-6　左侧解剖图显示探头位于骶尾骨和第一尾骨关节的纵向位置（蓝色矩形）。右侧超声纵断面图与左侧图像中探头位置对应。骶尾骨关节（垂直箭头）和第一尾骨与它们在左侧解剖图像上的位置相连（From Domingo-Rufes T，Bong DA，Mayoral V，et al：Ultrasound-guided pain interventions in the pelvis and the sacral spine. Tech Reg Anesth Pain Manage 17：107-130，2013.）

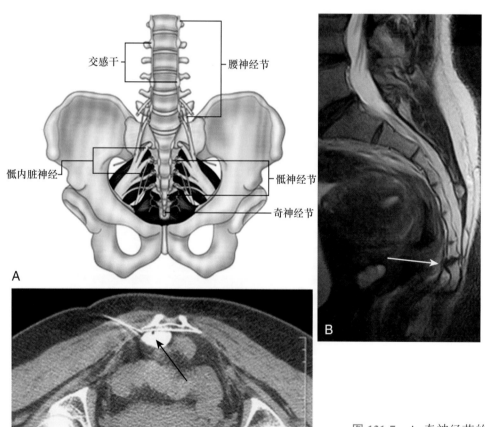

交感干

腰神经节

骶内脏神经

骶神经节

奇神经节

A

B

C

图 131-7　A. 奇神经节的解剖位置。奇神经节是椎旁交感链的末端在骶尾水平汇聚形成的。B. 矢状面 T2 加权 MRI 显示奇神经节是在骶尾水平前方的一个小的等强度信号结构（白色箭头）。C. 奇神经节的造影成像显示在对比池中的充盈缺损（黑色箭头）（From Datir A，Connell D：CT-guided injection for ganglion impar blockade：a radiological approach to the management of coccydynia. Clin Radiol 65：21-25，2010.）

副作用和并发症

该注射技术的主要并发症是因邻近直肠而引起的感染。若遵循严格的无菌技术，这种并发症应该极其罕见。在注射前提醒患者，大约有 25% 的患者在注射完成后主诉有一过性的疼痛加剧。必须注意避免进针太深，或者意外经骶管硬膜外给予局麻药和皮质类固醇，会导致伴随的感觉和运动神经阻滞。

临床要点

该注射技术是治疗尾骨痛非常有效的方法。对一些患者，需行奇神经节阻滞以提供长期的症状缓解（图131-7）。同时患有骶髂关节炎可加重尾骨疼痛，则需要额外的治疗，包括局部注射更多的局麻药和长效皮质类固醇药物。如果对注射区域的临床相关解剖了解得足够仔细，则这项技术是安全的。使用此种技术时应注意无菌操作原则以避免感染，操作者应严格采用预防措施避免可能的风险出现。注射后立即压迫注射部位，可降低瘀斑和血肿形成的发生率。接受该注射技术的患者在注射后几天就应进行物理治疗，包括局部热敷、轻柔的功能锻炼和受影响肌肉的直肠按摩。注意避免剧烈运动，因为它会加重患者的症状。应用这种注射技术时可同时给予常用的镇痛药及非甾体抗炎药。

推荐阅读

Datir A, Connell D: CT-guided injection for ganglion impar blockade: a radiological approach to the management of coccydynia, *Clin Radiol* 65:21–25, 2010.

Foye PM: Reasons to delay or avoid coccygectomy for coccyx pain, *Injury* 38:1328–1329, 2007.

Hodges SD, Eck JC, Humphreys SC: A treatment and outcomes analysis of patients with coccydynia, *Spine J* 4:138–140, 2004.

Oyelowo T: Coccydynia. In *Mosby's guide to women's health: a handbook for health professionals*, St. Louis, 2007, Mosby, pp 62–64.

Waldman SD: Coccydynia. In *Pain review*, Philadelphia, 2009, Saunders, pp 252–253.

膝关节腔内注射

魏敏　译　唐帅　校

适应证与临床考虑

　　膝关节易受多种因素影响而导致关节炎，其共同特征是关节软骨的破坏。骨关节炎是导致膝关节痛的最常见的关节炎形式（图 132-1）。风湿性关节炎和创伤后关节炎也是关节炎后关节痛的常见形式。关节炎引起的膝关节痛的罕见病因包括胶原血管病、感染、绒毛结节性滑膜炎和莱姆病。急性感染性关节炎通常伴随着严重的全身症状，包括发热和乏力，细心的临床医师很容易

做出诊断，并通过细菌培养和抗生素给予恰当的治疗，而非注射治疗。胶原血管病通常表现为多关节病而非局限于膝关节的单关节病，但后述的关节腔内注射技术对继发于胶原血管病的膝关节痛疗效很好。

　　继发于骨关节炎和创伤性关节炎的膝关节痛患者，大多数主诉疼痛位于膝关节周围和股骨远端。活动加剧疼痛，休息和热敷可缓解疼痛。疼痛呈持续性，特征为酸痛；疼痛可影响睡眠。一些患者诉活动膝关节时有磨碎声或者爆裂感，查体可能触及骨擦音。

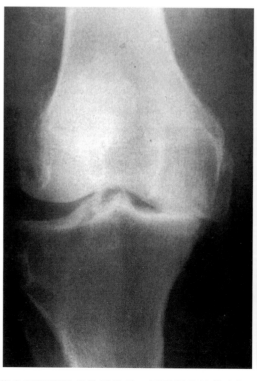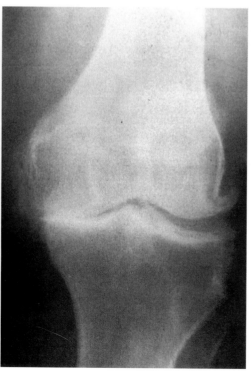

图 132-1　骨关节炎双侧膝关节前后位片。图示胫股关节内侧室狭窄，伴轻度胫骨侧方半脱位（From Brower AC，Flemming DJ：Arthritis in black and white，ed 2，Philadelphia，1997，Saunders.）

除上述关节疼痛外，膝关节炎患者因膝关节活动范围减小导致运动功能逐渐下降，使得走路、上楼、进出轿车等简单的日常工作变得很困难。晨僵和久坐后僵直常在膝关节炎的患者中出现。随着长期失用，股四头肌会出现肌无力和肌肉萎缩，失去肌肉和韧带的支撑，最终可导致膝关节不稳。当患者在不平的路面走路或上楼时，关节不稳的表现尤为明显。

所有膝关节疼痛的患者都应行 X 线片检查。根据患者临床表现，还可进行的化验检查包括全血细胞计数、血沉和抗核抗体的检测。若可疑关节内紊乱或隐匿性肿块或肿瘤，则可行 MRI 检查（图 132-2）。

临床相关解剖

圆形的股骨髁与下方的胫骨髁及前方的髌骨形成关节（图 132-3）。关节表面覆盖着透明软骨，易罹患关节炎。关节侧方和后方被关节囊包绕，关节囊前方缺如，取而代之的是髌上囊和髌下囊。关节内外侧被肌腱及股外侧肌和内侧肌所加固。关节后方由腘斜韧带加固。一系列囊外韧带同样起到加固关节的作用，包括内侧副韧带、外侧副韧带以及前方的髌韧带和后方的腘斜韧带。关节囊内同样由一系列韧带起到加固关节的作

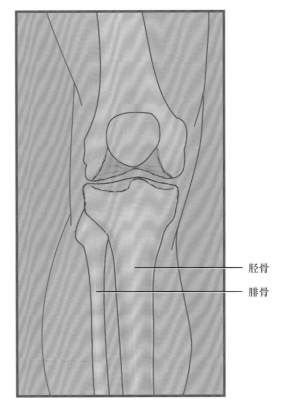

图 132-3　膝关节关节腔解剖

用，如前、后交叉韧带。

关节囊内衬一层附着于关节软骨的滑膜，并形成髌上囊和髌下囊。膝关节由股神经、闭孔神经、腓总神经和胫神经支配。除了关节炎，膝关节易受到腱鞘炎、滑囊炎、韧带、软骨、肌腱断裂的侵扰。

操作技术

体表标志技术

向患者告知注射治疗的目的。患者仰卧位，膝下垫圈毯，关节轻微屈曲。消毒膝关节内侧的皮肤后，将含 5.0 ml 的 0.25% 无防腐剂的布比卡因和 40 mg 甲泼尼龙的无菌注射器连接至 1.5 英寸、25 G 穿刺针上。在严格遵守无菌操作原则的前提下，定位关节腔。操作者将拇指置于髌骨外侧缘将其推向内侧，在髌骨内侧缘的中点，将穿刺针于髌骨和股骨髁之间穿入。进一步将穿刺针向前推进，穿过皮肤和皮下组织，通过关节囊到达关节（图 132-4）。若穿刺遇骨，将针退至皮下，向上改变穿刺方向重新穿刺。进入关节腔后，将注射器内药物轻轻注入。注射过程中应几乎无阻力，如果遇到阻力，

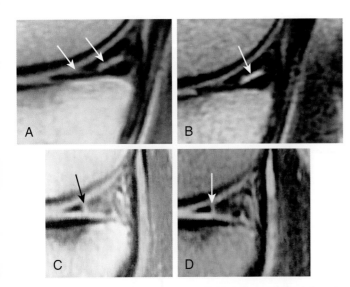

图 132-2　半月板撕裂：半月板内信号强度及结构异常。矢状面中间加权（TR/TE，2200/20）自旋回声磁共振（**A** 和 **C**）及矢状面 T2 加权（TR/TE，2200/60）自旋回声磁共振（**B** 和 **D**）。A 和 B，内侧半月板后脚。注意半月板内信号强度 3 度（箭头）。**B** 图中信号进一步增强。半月板上部分不规则。**C** 和 **D**，内侧半月板后脚，半月板内信号强度 3 度（箭头），**D** 图中信号进一步增强（From Resnick D：Diagnosis of bone and joint disorders, ed 4, Philadelphia, 2002, Saunders.）

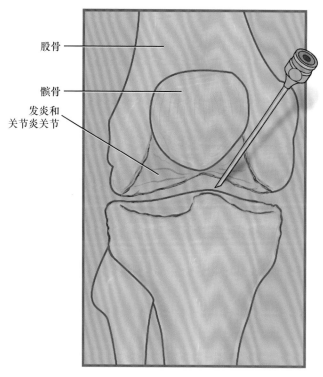

股骨

髌骨

发炎和
关节炎关节

图 132-4　关节内间隙的正确进针位置

可能是由于针头置入韧带或肌腱内，应轻微前进针头到达关节腔，直到注射过程无明显阻力。注射完毕后退出针头，注射部位放置无菌加压敷料和冰袋处理。超声引导下穿刺可能对于解剖标志难以定位的患者有益（图132-5）。

荧光镜透视技术

行荧光透视引导的关节内注射时，患者在放射台采用改良的 Sims 体位，利用荧光透视法定位关节腔。将含 3.0 ml 的 0.25% 无防腐剂的布比卡因和 40 mg 甲泼尼龙的无菌注射器连接至 2 英寸、25 G 穿刺针上。第二个注射器内装 2 ml 碘化造影剂。消毒先前定好位的穿刺部位的皮肤。穿刺针斜面朝向内侧，在射线引导下进入关节腔。针尖碰触骨膜后，退出骨膜，注入少量造影剂，以确认针尖在关节腔内（图 132-6）。针尖位置确认后，将局部麻醉药和激素在透视引导下注入关节腔内，观察造影剂在关节腔内的流动。注射过程中应几乎无阻力，如果遇到阻力，可能是由于穿刺针置入韧带或肌腱内，应轻微向前推进穿刺针到达关节腔，直到注射过程无明显阻力。注射完毕后退出穿刺针，注射部位放置无菌加压敷料和冰袋处理。

超声引导技术

在超声引导下进行膝关节关节腔内注射时，患者取仰卧位，下肢轻微外旋。穿刺部位常规皮肤消毒处理。将含 3.0 ml 的 0.25% 无防腐剂的布比卡因和 40 mg 甲泼尼龙的无菌注射器连接至 3.5 英寸、22 G 穿刺针上。将高频线性超声探头置于膝关节内侧矢状面，以定位股

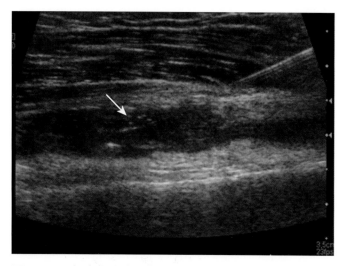

图 132-5　皮质类固醇（曲安西龙）注射——患者患有未分化关节炎。超声显示穿刺针进入髌上囊和注射药物时产生的气泡（箭头）（From Gonçalves B, Ambrosio C, Serra S, et al: US-guided interventional joint procedures in patients with rheumatic diseases—when and how we do it? Eur J Radiol 79: 407-414，2010.）

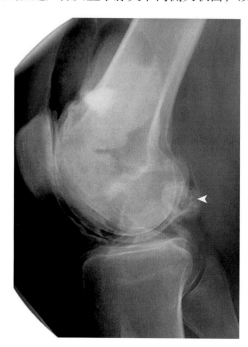

图 132-6　双对比膝关节造影。关节造影可见较大的后骨软骨体（箭头的头），确定位于关节腔内（From Peterson JJ, Bancroft LW: History of arthrography. Radiol Clin North Am 47: 373-386，2009.）

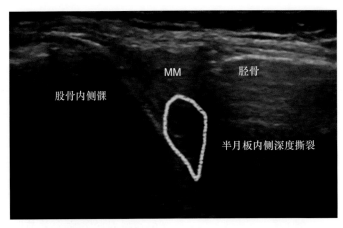

图 132-7　膝关节内侧关节的纵向超声图像。注意三角形内侧半月板（MM）的深度撕裂

临床要点

　　该注射技术对于上述原因导致的关节炎所继发的膝关节疼痛的治疗效果良好。并存滑囊炎及肌腱炎也可能导致膝关节疼痛，这时需要增加更为精准地注射局麻药和长效皮质醇制剂。若对注射部位临床相关解剖给予足够重视，该技术应是一种较安全的操作。为了避免感染，应在操作中注意无菌。应采取普遍预防措施以避免穿刺对操作者的风险。注射后立即压迫注射部位可减少瘀斑和血肿的形成。进行该操作后数日应辅以物理治疗，包括局部热敷和轻柔的关节活动练习。要避免剧烈运动，因为这样会使症状恶化。可以同时应用简单的镇痛药和非甾体抗炎药。

骨和胫骨内侧缘的三角形骨轮廓（图 132-7）。在超声引导下，通过该三角间隙可以顺利到达关节腔位置。内侧半月板是一个三角形高回声结构，位于股骨和胫骨的骨内侧边缘（图 132-7）。

　　在确定内侧关节腔间隙后，穿刺针在超声探头上方 1 cm 刺入皮肤，按照平面外方式进针，在超声实时引导下调整进针方向，通过股骨和胫骨内侧的三角间隙进入膝关节腔（图 132-5）。

副作用和并发症

　　膝关节内注射的主要并发症是膝关节腔内感染，若严格无菌操作，其发生率很低。近 25% 的患者称膝关节内注射后发生一过性疼痛加剧，应在操作前告知患者。

推荐阅读

Albert C, Brocq O, Gerard D, et al.: Septic knee arthritis after intra-articular hyaluronate injection: two case reports, *Joint Bone Spine* 73:205–207, 2006.

Qvistgaard E, Kristoffersen H, Terslev L, et al.: Guidance by ultrasound of intra-articular injections in the knee and hip joints, *Osteoarthritis Cartilage* 9:512–517, 2001.

Schumacher HR, Chen LX: Injectable corticosteroids in treatment of arthritis of the knee, *Am J Med* 118:1208–1214, 2005.

Waldman SD: Functional anatomy of the knee. In *Pain review*, Philadelphia, 2009, Saunders, pp 144–149.

Waldman SD: Intra-articular injection of the knee. In *Pain review*, Philadelphia, 2009, Saunders, pp 583–584.

Waldman SD: Ultrasound-guided injection technique for intra-articular injection of the knee joint. In *Comprehensive atlas of ultrasound guided pain management injection techniques*. Philadelphia 2014. Lippincott, pp 897–902.

133

上胫腓关节注射

丘玥　译　唐帅　校

适应证与临床考虑

　　胫腓关节易受多种因素影响而导致关节炎，其共同特征是关节软骨的破坏。骨关节炎是导致胫腓关节痛的最常见的关节炎形式。然而风湿性关节炎和创伤后关节炎也是关节炎后关节痛的常见形式。关节炎引起的胫腓关节痛的罕见病因包括胶原血管病、感染、绒毛结节性滑膜炎和莱姆病。急性感染性关节炎通常伴随着严重的系统症状，包括发热和不适感，细心的临床医师很容易做出诊断，并通过细菌培养和抗生素给予恰当的治疗，而非注射治疗。胶原血管病通常表现为多关节病而非局限于胫腓关节的单关节病，但后述的关节腔内注射技术对继发于胶原血管病的胫腓关节痛疗效很好。此外，腱鞘囊肿和肿瘤也可累及该关节（图 133-1）。

　　继发于骨关节炎和创伤性关节炎的胫腓关节痛患者，大多数主诉疼痛位于胫腓关节周围和膝外侧。活动（特别是膝关节的屈曲和内旋）加剧疼痛，休息和热敷可缓解疼痛。疼痛呈持续性，特征为酸痛；疼痛可影响睡眠。一些患者诉活动膝关节时有磨碎声或者爆裂感，查体可能触及骨擦音。

　　除上述关节疼痛外，胫腓关节炎患者因胫腓关节活动范围减小导致运动功能逐渐下降，使得走路、上楼、进出轿车等简单的日常工作变得很困难。晨僵和久坐后僵直常在胫腓关节炎的患者中出现。随着长期废用，会出现肌无力和肌肉萎缩，失去肌肉和韧带的支撑，最终可导致关节不稳。当患者在不平的路面走路或上楼时，关节不稳的表现尤为明显。

　　所有胫腓关节疼痛的患者都应行 X 线片检查。根据患者临床表现，还可进行的化验检查包括全血细胞计数、血沉和抗核抗体的检测。若可疑关节内紊乱或隐匿性肿块或肿瘤，则可行 MRI 检查（图 133-2）。骨扫描可能对鉴别关节内隐匿性应力性骨折有帮助，特别是对于遭受创伤的患者。

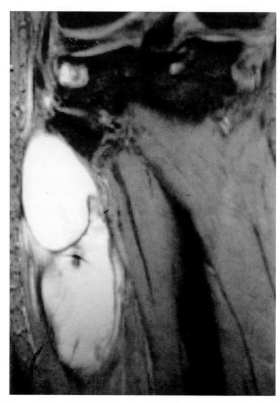

图 133-1　MRI（冠状位 T2 加权梯度回波序列）显示起源于胫腓关节近端的双叶囊肿压迫了腓总神经（From Kapoor V，Theruvil B，Britton JM：Excision arthroplasty of superior tibiofibular joint for recurrent proximal tibiofibular cyst. A report of two cases. Joint Bone Spine 71：427-429，2004.）

临床相关解剖

　　胫骨外侧髁和腓骨头组成上胫腓关节（图 133-3）。平整的关节面上覆盖着透明软骨，透明软骨易受关节炎的侵袭。关节被关节囊包绕，其可为关节提供支撑。前后韧带进一步加强关节。关节囊内衬一层附着于关节软骨的滑膜，并形成滑囊。胫腓关节由腓总神经支配（图133-4）。除了关节炎，胫腓关节还易受腱鞘炎、滑囊炎，以及韧带、软骨和肌腱断裂的侵扰。

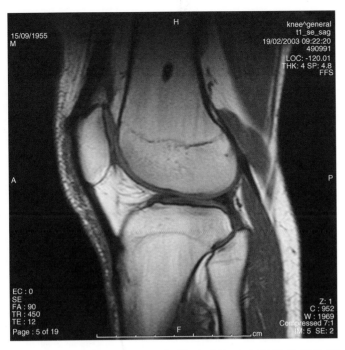

图 133-2　左膝矢状面 MRI 扫描显示位于上胫腓关节的液体（From Rethnam U，Sinha A：Instability of the proximal tibiofibular joint：an unusual cause for knee pain. Inj Extra 37：190-192，2006.）

操作技术

体表标志技术

　　告知注射治疗的目标后，患者仰卧位，膝下垫圈毯，关节轻微屈曲。消毒胫腓关节外侧的皮肤后，用含 2.0 ml 的 0.25% 无防腐剂布比卡因和 40 mg 甲泼尼龙的无菌注射器连接到 1.5 英寸、25 G 穿刺针上。在严格遵守无菌操作原则前提下，定位胫骨头，关节腔即在胫骨头内侧。在关节腔中心，将穿刺针沿斜方置入。进一步将针向前推进，穿过皮肤和皮下组织，通过关节囊到达关节（图 133-5）。若穿刺遇骨，将针退至皮下，向外侧改变穿刺方向。进入关节腔后，将注射器内药物轻轻注入。注射过程中应几乎无阻力，如果遇到阻力，可能是由于针头置入韧带或肌腱内，应轻微前进针头到达关节腔，直到注射过程无明显阻力。注射完毕后退出针头，注射部位放置无菌加压敷料及冰袋处理。

超声引导技术

　　实施超声引导下上胫腓关节关节内注射，患者取屈曲侧卧位，上胫腓关节朝向天花板，膝部弯曲 30° 以放

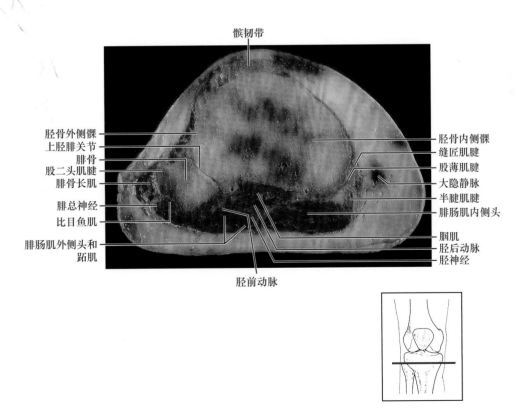

髌韧带

胫骨外侧髁
上胫腓关节
腓骨
股二头肌腱
腓骨长肌

腓总神经
比目鱼肌

腓肠肌外侧头和
跖肌

胫前动脉

胫骨内侧髁
缝匠肌腱
股薄肌腱
大隐静脉
半腱肌腱
腓肠肌内侧头

腘肌
胫后动脉
胫神经

图 133-3　膝关节解剖（From Kang HS，Ahn JM，Resnick D：MRI of the extremities：an anatomic atlas，ed 2，Philadelphia，2002，Saunders.）

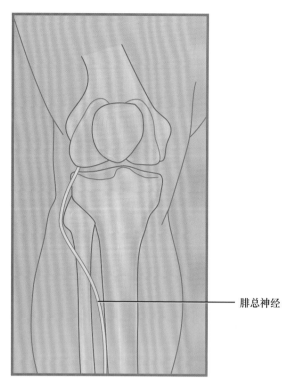

图 133-4　腓总神经与上胫腓关节的关系

腓总神经

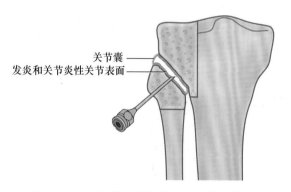

关节囊
发炎和关节炎性关节表面

图 133-5　上胫腓关节注射的正确进针位置

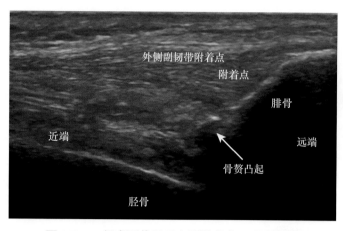

图 133-6　超声图像显示上胫腓关节。注意骨赘

外侧副韧带附着点
附着点
腓骨
近端
远端
骨赘凸起
胫骨

松腓侧副韧带和股二头肌腱，从而打开上胫腓关节。消毒受累关节区域的皮肤。用含 3.0 ml 的 0.25% 无防腐剂布比卡因和 40 mg 甲泼尼龙的无菌注射器连接到 3.5 英寸、22 G 穿刺针上，严格遵循无菌操作原则。将高频线性超声探头调节至斜纵切面，探头下缘置于腓骨头上，探头上部指向髌骨下缘。厚实的胫腓上韧带可辅助识别上胫腓关节。顺时针和逆时针旋转超声探头可辅助优化视野（图 133-6）。

确定关节腔后，于超声探头正中上方约 1 cm 位置进针，采用平面外的方式在超声实时引导下调整进针轨迹，经过股骨内侧与胫骨之间的三角形区域（图 133-6），并进入膝关节中央。确认针尖位置后，缓慢注入注射器内药物。理想情况下可观察到胫腓前上韧带凸起。退出穿刺针，注射部位放置无菌加压敷料以及冰袋。

副作用和并发症

关节内注射的主要并发症是关节内感染，若严格无菌操作，其发生率很低。近 25% 的患者称胫腓关节内注射后发生一过性疼痛加剧，应在操作前告知患者。穿刺针位置应避免过于偏后，否则可能损伤腓总神经。

临床要点

该注射技术对于上述原因导致的关节炎所继发的胫腓关节疼痛的治疗效果良好。并存滑囊炎及肌腱炎也可能导致膝关节疼痛，并且可能需要额外的更为精准地注射局麻药和长效皮质类固醇制剂。若对注射部位临床相关解剖给予足够重视，该技术应是一种较安全的操作。临床中需特别注意胫腓关节与腓总神经的关系。为了避免感染，应在操作中注意无菌。应采取普遍预防措施以避免穿刺对操作者的风险。注射后立即压迫注射部位可减少瘀斑和血肿的形成。进行该操作后数日应辅以物理治疗，包括局部热敷和轻柔的关节活动练习。剧烈运动会使症状恶化，应注意避免。可以同时应用简单的镇痛药和非甾体抗炎药。

推荐阅读

Bellemans J: Biomechanics of anterior knee pain, *Knee* 10:123–126, 2003.

Crema MD, Roemer FW, Marra MD, Guermazi A: Magnetic resonance imaging assessment of subchondral bone and soft tissues in knee osteoarthritis, *Rheum Dis Clin North Am* 35(3):557–577, 2009.

Kesson M, Atkins E: The knee. In *Orthopaedic medicine: a practical approach*, ed 2, Oxford, 2005, Butterworth-Heinemann, pp 403–452.

Rethnam U, Sinha A: Instability of the proximal tibiofibular joint: an unusual cause for knee pain, *Inj Extra* 37:190–192, 2006.

Waldman SD: Functional anatomy of the knee. In *Pain review*. Philadelphia, 2009, Saunders, pp 144–149.

134

膝神经阻滞

张欣 译 唐帅 校

适应证与临床考虑

大约1亿美国人在日常生活中遭受慢性疼痛的影响。膝关节慢性疼痛是仅次于腰痛的第二大最常见疼痛主诉。很多因素都可导致膝关节软骨受损进而引发关节炎，关节骨关节炎是导致膝关节疼痛的最常见的关节炎形式。另外，风湿性关节炎和创伤性关节炎也是膝关节疼痛的常见原因，仅次于骨关节炎。关节炎引起的膝痛的不太常见的原因，包括胶原血管病、结晶性关节病、感染、绒毛结节性关节炎和莱姆病（图134-1）。急性感染性关节炎经常伴随显著的系统性症状，包括发热和不适，有经验的临床医生很容易识别，并根据培养结果合理地使用抗生素治疗，而不是使用注射疗法。胶原血管病是一种多关节受累的疾病，而不仅限于膝关节，尽管继于胶原血管疾病的膝痛对保守治疗效果都非常好，包括休息、冷和热理疗、抗炎药物、物理疗法和关节内注射局麻药和类固醇等保守治疗方法治疗。但对于这些治疗模式无效的患者，膝神经阻滞能使患者的症状长期缓解并且不影响患者的运动功能。

临床相关解剖

"Genicular"这个单词的含义是："与膝盖相关的"，是一组小神经的名称，这些神经都为关节囊和膝关节内、外韧带提供感觉神经支配。膝上内侧神经和膝下内侧神经以及膝中间神经是胫神经的感觉分支。膝上外侧神经和膝下外侧神经是腓总神经的感觉分支。这些小神经是根据它们在经过膝关节途中伴行的动脉来命名的（图134-2）。用超声对各种膝神经做神经阻滞时，这些动脉是重要的超声标记。

膝上内侧神经和膝下内侧神经从腘窝后部发出。膝上内侧神经途经股骨内侧髁外缘走行至膝关节内侧的前部，可在此进行神经阻滞（图134-3和图134-4）。膝下内侧神经途经胫骨内侧髁边缘走行至膝关节内侧的前部，可在此进行神经阻滞（图134-3和图134-4）。膝上外侧神经在经过股骨外侧髁走行至膝关节外侧前方，可在此行神经阻滞（图134-5）。膝下外侧神经在经过腓骨外侧髁走行至膝关节外侧前方，可在此行神经阻滞（图134-5）。

操作技术

荧光镜透视技术

患者取仰卧位，膝下垫一卷曲的毯子让膝关节轻度屈曲。整个膝关节用抗菌溶液消毒。将含8.0 ml的0.25%无防腐剂布比卡因和80 mg甲泼尼龙的无菌注射器连接到1.5英寸、22 G穿刺针上，整个过程严格遵守无菌技术。确定胫腓关节，即通过辨别关节腔隙宽度双侧相等方法，来调整荧光镜束以提供真实的关节后侧图像。

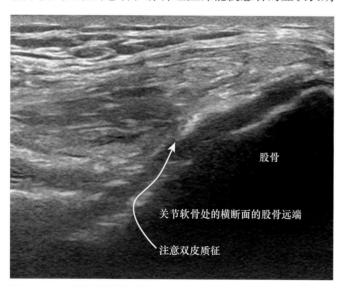

股骨

关节软骨处的横断面的股骨远端

注意双皮质征

图 134-1 痛风膝关节病的超声影像。注意双皮质征，这是结晶性关节病的特征

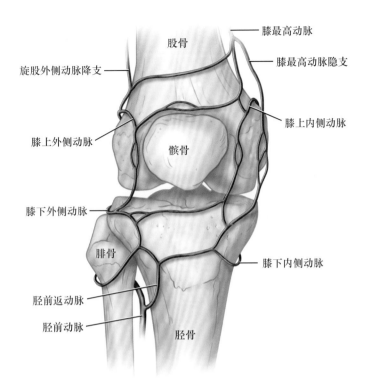

图 134-2　膝关节的动脉

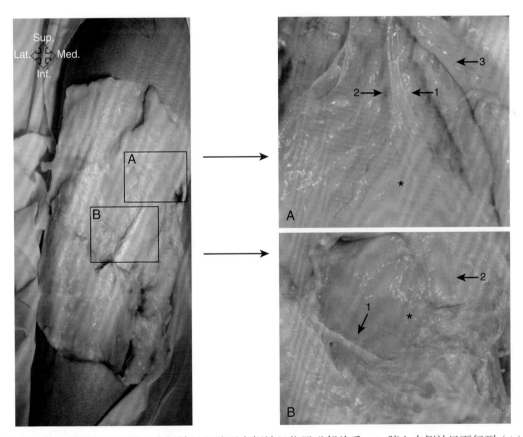

图 134-3　右膝关节的前内侧视图显示膝上内侧神经和膝下内侧神经位置毗邻关系。A. 膝上内侧神经下行到（1）股骨内侧髁的上部（星号），并与膝血管伴行（2）。大收肌（3）止于股骨内侧髁的收肌结节。B. 膝下内侧神经（1）行经胫骨内侧髁（星号）的下部。胫侧副韧带（2）附着于胫骨内侧髁。Inf.，下；Lat.，外；Med.，内；Sup.，上（From Choi WJ et al: Radiofrequency treatment relieves chronic knee osteoarthritis pain: a double-blind randomized controlled trial. Pain 152: 481-487, 2011.）

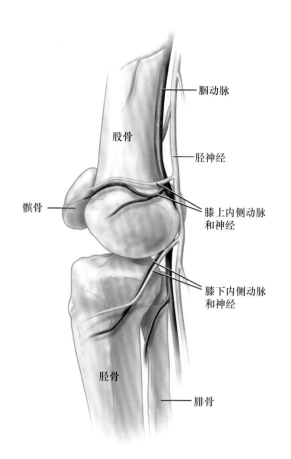

图 134-4 膝关节的内侧视图显示膝上内侧神经和膝下内侧神经位置毗邻以及相应的关节动脉

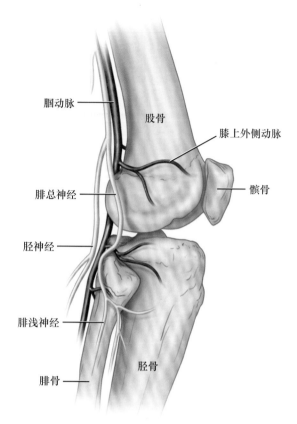

图 134-5 膝关节的内侧视图显示膝上外侧神经和膝下外侧神经位置毗邻及相应的关节动脉

膝上内侧神经阻滞

定位股骨内髁，采用严格的无菌操作技术，在透视机的引导下，针尖经过皮肤和皮下组织，小心推进穿刺针，使针尖碰到股骨干和股骨外侧髁相交处的骨膜（图 134-6 和图 134-7）。此时针尖接近膝上内侧神经。通过横向视图确认针的位置。当针尖到达目标位置后，轻轻地回抽，随后注入 2 ml 液体。注射时应有轻微的阻力。如果阻力较大，可能是因为针尖触碰到了韧带或者肌腱，此时应轻柔地重新定位，直到没有明显的注射阻力。注射完毕后，拔出穿刺针，用无菌敷料和冰袋加压包扎。

膝下内侧神经阻滞

定位出胫骨内侧髁，采用严格的无菌操作技术，在透视机的引导下，针尖经过皮肤和皮下组织，小心推进穿刺针，使针尖碰到股骨干和胫骨内侧髁相交处的骨膜（图 134-6 和图 134-7）。此时针尖接近膝下内侧神经，通过横向视图确认针的位置。当针尖到达目标位置后，轻轻地回抽，随后注入 2 ml 液体。注射时应有轻微的阻力。

阻力。如果阻力较大，可能是因为针尖触碰到了韧带或者肌腱，此时应轻柔地重新定位，直到没有明显的注射阻力。注射完毕后，拔出穿刺针，用无菌敷料和冰袋加压包扎。

膝上外侧神经阻滞

定位出股骨外侧髁，采用严格的无菌操作技术，在透视机的引导下，针尖经过皮肤和皮下组织，小心推进穿刺针，使针尖碰到股骨干和股骨外侧髁相交处的骨膜（图 134-6 和图 134-7）。此时针尖接近膝上外侧神经。通过横向视图确认针的位置。当针尖到达目标位置后，轻轻地回抽，随后注入 2 ml 液体。注射时应有轻微的阻力。如果阻力较大，可能是因为针尖触碰到了韧带或者肌腱，此时应轻柔地重新定位，直到没有明显的注射阻力。注射完毕后，拔出穿刺针，用无菌敷料和冰袋加压包扎。

膝下外侧神经阻滞

定位出胫骨外侧髁，采用严格的无菌操作技术，在

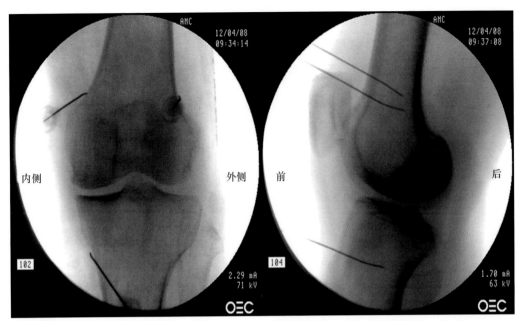

图 134-6　左膝关节前后位和横向位的荧光镜学图像。射频电极的针尖置于临近的骨膜区域（连接股骨干与双侧上髁和胫骨干与内侧上髁的骨膜区域）。这将使针尖靠近膝上内侧神经、膝上外侧神经和膝下内侧神经的附近（From Choi WJ et al：Radiofrequency treatment relieves chronic knee osteoarthritis pain：a double-blind randomized controlled trial. Pain 152：481-487，2011.）

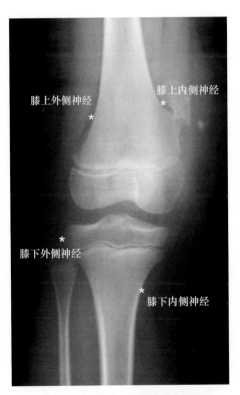

图 134-7　膝神经阻滞的注射点

透视机的引导下，针尖经过皮肤和皮下组织，小心推进穿刺针，使针尖碰到胫骨外侧髁中间骨膜处（见图134-6 和图 134-7）。此时针尖接近膝下外侧神经。通过横向视图确认针的位置。当针尖到达目标位置后，轻

轻地回抽，随后注入 2 ml 液体。注射时应有轻微的阻力。如果阻力较大，可能是因为针尖触碰到了韧带或者肌腱，此时应轻柔地重新定位，直到没有明显的注射阻力。注射完毕后，拔出穿刺针，用无菌敷料和冰袋加压包扎。

超声引导技术

行超声引导膝上内、膝下内神经的关节腔内注射时，患者取改良的 Sims 体位，用超声获取内侧膝关节的影像。

超声引导下膝上内侧神经阻滞

在行膝上内侧神经阻滞之前，应用抗菌溶液对膝关节内侧进行完善的消毒。用带有 1.5 英寸、22 G 穿刺针的无菌注射器抽取 2 ml 无防腐剂浓度为 0.25% 的布比卡因以及 20 mg 甲泼尼龙，整个过程严格遵守无菌技术。将高频线性超声探头纵向置于膝关节内侧。超声探头沿着股骨内侧缘的高强度回声向上移动，定位出股骨内侧髁和股骨干的交界处（图 134-8）。用彩色多普勒显示膝上内侧动脉，作为膝上内侧神经的标记（图134-9）。如果无法探测到动脉，股骨主干与股骨髁的交汇处作为注射的靶点。确定注射靶点后，从探头中间的后侧进针，使用平面外进针的方法，针尖在实时超声的

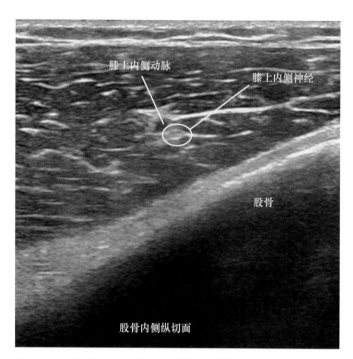

图 134-8　超声引导下膝上内侧神经阻滞。膝上内侧神经靠近膝上内侧动脉。注意在多普勒超声下看到的动脉位置关系以及股骨干和内侧髁转接处的股骨皮质表面

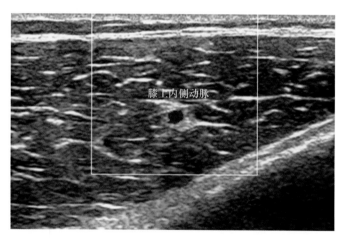

图 134-9　多普勒图像显示膝上内侧动脉，该动脉是膝上内侧神经的标记

引导下逐渐接近注射靶点。针尖到达目标后，轻轻回抽注射器，然后将注射器药物缓慢注入。注射完毕后，拔出穿刺针，用无菌敷料和冰袋加压包扎。

超声引导下膝下内侧神经阻滞

行膝下内侧神经阻滞时，应用抗菌溶液对膝关节内侧进行完善的消毒。用带有 1.5 英寸、22 G 穿刺针的无菌注射器抽取 2 ml 无防腐剂的浓度为 0.25% 的布比卡因以及 20 mg 甲泼尼龙，整个过程严格遵守无菌技术。将高频线性超声探头纵向面放置于膝关节内侧。定位出

胫骨，将超声探头向下移动，定位出胫骨内侧髁与胫骨骨干的交汇处（图 134-10）。彩色多普勒超声可以显示出膝下内侧动脉，可作为膝下内侧神经标记（图 134-11）。若无法看清动脉，股骨干和胫骨髁交汇处可作为注射靶点。确定注射靶点后，从探头中间的后侧进针，使用平面外进针的方法，针尖在实时超声的引导下逐渐接近注射靶点，针尖到达目标后，轻轻回抽注射器，然后将药液缓慢注入。注射完毕后，拔出穿刺针，用无菌纱布和冰袋加压包扎。

行超声引导下膝上外侧神经和膝下外侧神经的关节腔内注射时，患者被放置在蜷缩的一侧，这样外侧膝关节利于获取超声影像。

超声引导下膝上外侧神经阻滞

行膝上外侧神经阻滞之前，用抗菌溶液对膝关节外侧进行完善的消毒。用带有 1.5 英寸、22 G 穿刺针的无菌注射器抽取 2 ml 无防腐剂浓度为 0.25% 的布比卡因以及 20 mg 甲泼尼龙，整个过程严格遵守无菌技术。将高频线性超声探头纵向面置于膝关节外侧。将超声探头

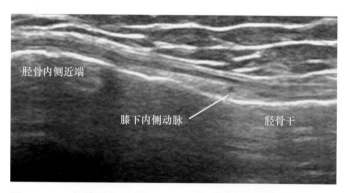

图 134-10　超声纵切面图显示膝下内侧神经阻滞的注射位置

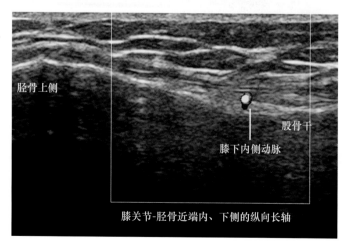

图 134-11　超声多普勒图像显示膝下内侧动脉，该动脉是膝下内侧神经的标记

沿着股骨外侧的高回声边缘向下移动，定位出股骨外侧髁与股骨骨干的交汇处（图 134-12）。彩色超声多普勒可显示膝上外侧动脉，可作为膝上外侧神经的标记（图 134-13）。若无法见到动脉，股骨干和股骨外侧髁的交汇处可作为注射靶点。确定注射靶点后，从探头中间的后侧进针，使用平面外进针的方法，针尖在实时超声的引导下逐渐接近注射靶点。针尖到达目标后，轻轻回抽注射器，然后将注射器药物缓慢注入。注射完毕后，拔出穿刺针，用无菌敷料和冰袋加压包扎。

超声引导下膝下外侧神经阻滞

行膝下外侧神经阻滞时，用抗菌溶液对膝关节外侧进行完善的消毒。用带有 1.5 英寸、22 G 穿刺针的无菌注射器抽取 2 ml 无防腐剂浓度为 0.25% 的布比卡因以及 20 mg 甲泼尼龙，整个过程严格遵守无菌技术。将高频线性超声探头纵向置于膝关节外侧。定位出胫骨外侧髁，将超声探头向下移动，定位出胫骨外侧髁的中间（图 134-14）。可以用彩色多普勒识别膝下外侧动脉，作为膝下外侧神经的标记（图 134-15）。若无法看清动脉，可以将股骨主干和胫骨髁相交汇处作为注射靶点。确定注射靶点后，从探头中间的后侧进针，使用平面外进针的方法，针尖在实时超声的引导下逐渐接近注射靶点。针尖到达目标后，轻轻回撤注射器，然后将注射器药物缓慢注入。注射完毕后，拔出穿刺针，用无菌敷料和冰袋加压包扎。

副作用和并发症

膝神经阻滞的主要并发症是感染，若遵循严格的无菌技术，感染非常罕见。近 25% 的患者主诉称注射后有一过性疼痛加剧，应在操作前告知患者。应注意进针方向不要太靠后，避免损伤腓神经。

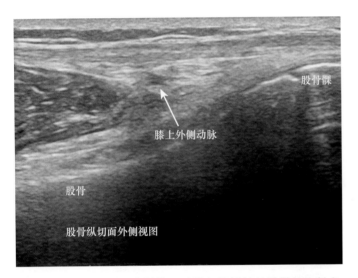

图 134-12　纵切面超声图像显示膝上外侧神经阻滞的注射点

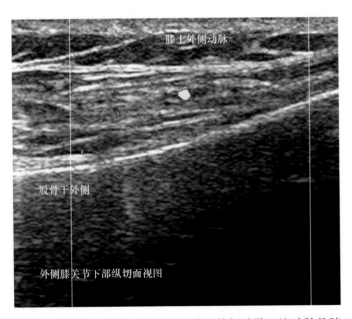

图 134-13　多普勒超声图像显示膝上外侧动脉，该动脉是膝上外侧神经的标记

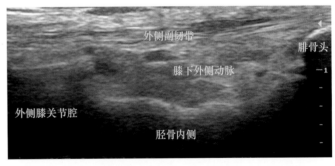

图 134-14　超声纵切面图显示膝下外侧神经的注射点

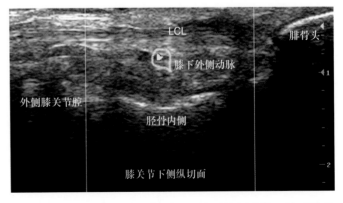

图 134-15　彩色多普勒超声图显示膝下外侧动脉，该动脉是膝下外侧神经的标记

临床要点

　　该注射技术对治疗继发于上述病因导致的疼痛十分有效。若并存滑囊炎和腱鞘炎也可能引起关节疼痛，则需要局部注射更多的局麻药和长效皮质类固醇制剂。若操作中小心注意注射区域相关解剖结构，此操作是安全的。要特别注意膝神经和相关动脉解剖毗邻关系。一定要注意无菌操作技术以避免感染。为避免操作者的风险，需采取普遍预防措施。若在注射后立即对于注射处加压，可减少瘀斑及血肿的发生率。在患者的胫腓骨疼痛减轻后的几天可进行局部热疗或者轻柔的活动。应避免剧烈运动，以防加重患者的症状。在行神经阻滞的同时可使用简单的镇痛药和非甾体抗炎药。

推荐阅读

Bellemans J: Biomechanics of anterior knee pain, *Knee* 10:123–126, 2003.

Choi WJ, Hwang SJ, Song JG, et al.: Radiofrequency treatment relieves chronic knee osteoarthritis pain: A double-blind randomized controlled trial, *Pain* 152:481–487, 2011.

Crema MD, Roemer FW, Marra MD, Guermazi A: Magnetic resonance imaging assessment of subchondral bone and soft tissues in knee osteoarthritis, *Rheum Dis Clin North Am* 35:557–577, 2009.

Kesson M, Atkins E: The knee. In *Orthopaedic medicine: a practical approach*, ed 2, Oxford, 2005, Butterworth-Heinemann, pp 403–452.

Manzano D, Jimenez F, Blasi M: Ultrasound-guided pain interventions in the knee region, *Tech Reg Anesth Pain Manage* 17:131–139, 2013.

Waldman SD: Functional anatomy of the knee. In *Pain review*. Philadelphia, 2009, Saunders, pp 144–149.

135

半膜肌插入综合征注射技术

汪一 译 唐帅 校

适应证与临床考虑

半膜肌插入综合征主要表现为正中膝关节后部的局限性压痛等一系列症状，触及患者半膜肌位于胫骨后内侧髁的附着点会引起严重疼痛（图 135-1 和图 135-2）。它常见于膝关节过度使用或使用不当之后，如过度激烈的锻炼之后。足球运动中蹬踢及阻截等动作对膝关节后部造成直接损伤，同样可导致半膜肌插入综合征的发

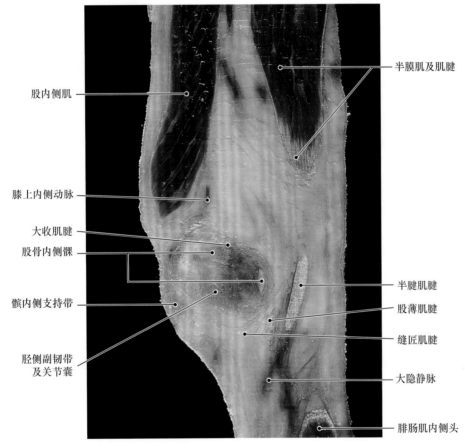

股内侧肌

膝上内侧动脉

大收肌腱
股骨内侧髁

髌内侧支持带

胫侧副韧带
及关节囊

半膜肌及肌腱

半腱肌腱

股薄肌腱

缝匠肌腱

大隐静脉

腓肠肌内侧头

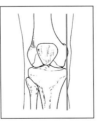

图 135-1　半膜肌腱的解剖结构（From Kang HS，Ahn JM，Resnick D：MRI of the extremities：an anatomic atlas，ed 2，Philadelphia，2002，Saunders.）

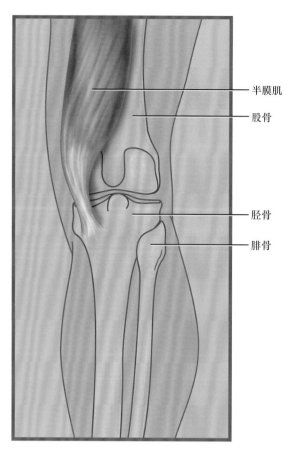

图 135-2　半膜肌插入综合征注射的临床相关解剖

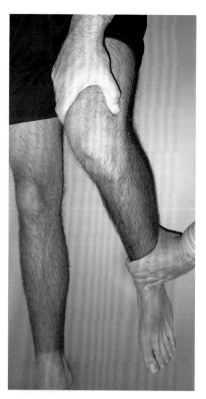

图 135-3　半膜肌插入综合征的扭转试验（From Waldman SD：Physical diagnosis of pain，Philadelphia，2005，Saunders.）

生。而共存的半膜肌滑囊炎症，可能进一步加重半膜肌插入综合征的疼痛。半膜肌滑囊位于腓肠肌内侧头、股骨内上髁、半膜肌腱之间。

体格检查可发现患者在半膜肌附着点胫骨后内侧髁处存在压痛点。患者同时可存在膝关节后部的压痛，且半膜肌插入综合征扭转试验为阳性（图 135-3）。进行扭转实验时，将患者膝关节置于 20° 屈曲状态，并被动旋转屈曲的膝关节。若患者出现疼痛，视为扭转试验阳性。同时，鉴于患者可能同时存在膝关节内部结构紊乱，在进行体格检查时需同时检查是否存在关节内结构紊乱的体征。

对于所有疑似存在半膜肌插入综合征引起的疼痛的患者均应行关节的 X 线平片检查，以除外骨骼隐性疾病，包括胫骨平台骨折、肿瘤等。根据患者临床表现，可能还需要进行的检查包括全血细胞计数、前列腺特异性抗原、血细胞比容及抗核抗体的检测。若怀疑患者存在关节内部结构紊乱、隐匿性包块、肿瘤，则需行膝关节的 MRI 检查。骨放射性核素扫描有助于排除 X 光片无法识别的应力性骨折。下面叙述的注射技术既是诊断手段也是治疗方法。

临床相关解剖

半膜肌起源于坐骨结节，止于胫骨内侧髁内侧面的沟槽内（图 135-4）。半膜肌可屈曲并内旋膝关节水平的小腿，同时伸展髋关节水平的大腿。同时半膜肌向外向上延伸出部分纤维，形成腘斜韧带（oblique popliteal ligament），以支持膝关节后部。腘斜韧带以及半膜肌肌腱附着处在过度使用、使用不当以及外伤时，均易发生炎症。半膜肌受坐骨神经胫骨支支配。腓总神经靠近半膜肌附着处，而胫神经位于腓总神经内侧。腘动静脉同样位于关节中央位置。同时，位于腓肠肌内侧头、股骨内上髁、半膜肌腱之间的半膜肌滑囊，也是膝关节后部疼痛的来源之一。

操作技术

体表标志技术

向患者解释注射目的。患者俯卧位，膝关节微屈曲，踝关节下垫折叠巾。定位胫骨内侧髁，胫骨内侧髁

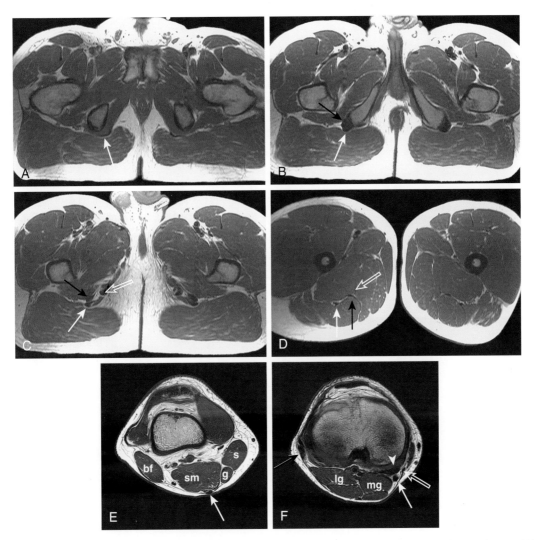

图 135-4　**A**. 近端大腿 T1 加权轴位像。请注意 T1 加权像可更加清晰地显示肌肉脂肪层。此图像平面位于坐骨结节近端，并显示出半膜肌腱（白色箭头）附着于结节处。**B**. 结节中间层面图像显示半膜肌附着点（黑色箭头）及股二头肌及半腱肌融合肌腱的后部（白色箭头）。**C**. 坐骨结节下部图像显示半膜肌（黑色箭头）与融合肌腱分离（白色箭头）。请注意前方的大收肌起源处（空心箭头）。**D**. 三个肌腱继续彼此分离。**E**. 远端半腱肌腱较长（箭头），位于半膜肌后方。**F**. 膝关节后方肌腱：半膜肌（箭头的头）、半腱肌（白色箭头）、股薄肌（空心箭头）、股二头肌（黑色箭头）。Bf, 股二头肌；g, 股薄肌；lg, 外侧腓肠肌；mg, 内侧腓肠肌；s, 缝匠肌；sm, 半膜肌（From Armfield DR, Kim DH, Towers JD, et al: Sports-related muscle injury in the lower extremity. Clin Sports Med 25：803-842，2006.）

位于内侧关节线下 2 cm 处，正是半膜肌的附着点。对此部位的皮肤进行消毒。于注射器内抽取 2.0 ml 0.25% 不含防腐剂的布比卡因及 40 mg 甲泼尼龙，并接上 3.5 英寸、25 G 穿刺针。

而后，小心地将注射器针头刺入之前确定的位置，并保持穿刺针角度指向半膜肌注射位点。缓慢地推进穿刺针，直至穿刺针碰到胫骨内侧髁（图 135-5）。而后稍稍退后穿刺针，使之离开胫骨骨膜。小心回抽确认无血，并确认患者无腓总神经或胫神经分布区域的麻木后，轻柔地推注药物。推注过程阻力应非常小。

超声引导技术

行超声引导下半膜肌附着点注射时，患者取仰卧位。位于斜纵轴位，将高频线阵超声探头放置于半膜肌内侧附着点的关节处，探头的上部向髌骨旋转 20°。超声扫描将显示内侧关节间隙的特征性外观，股骨和胫骨的内侧边缘有高回声，内侧副韧带厚厚的丝状高回声覆盖在三角形内侧半月板和半膜肌肌腱上（图 135-6）。

然后，应仔细评估半膜肌腱和肌肉的出血、肌腱病变、撕裂、钙化和破裂（图 135-7）。如果发现肌腱

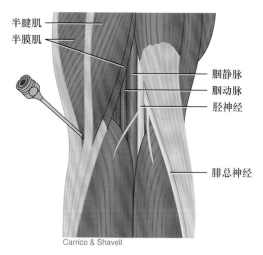

图 135-5　半膜肌插入综合征注射时正确的进行位置

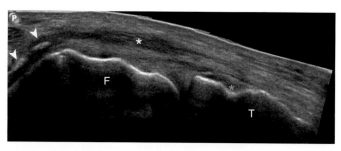

图 135-6　43 岁女性，沿溪徒步后发生膝内侧疼痛。超声图像显示内侧副韧带浅层出现低回声增厚（星号）。在其近端的股骨（F）附着点处发现撕脱骨折（箭头的头）。T，胫骨。橙色星号，半膜肌腱（From Chiang Y-P，Wang T-G，Hsieh S-F：Application of ultrasound in sports injury. J Med Ultrasound 21［1］: 1-8，2013.)

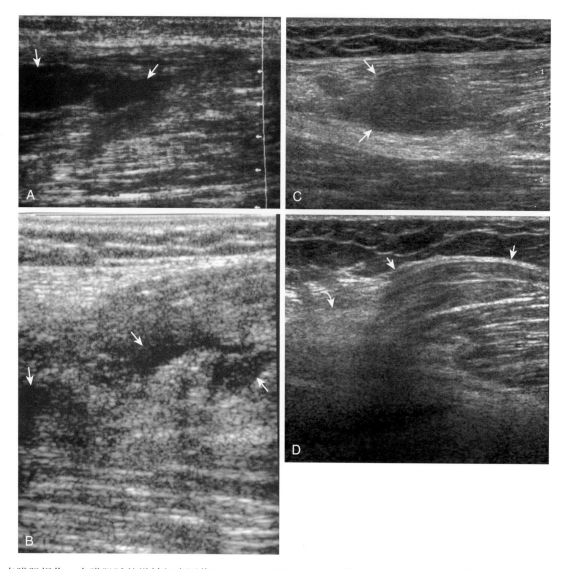

图 135-7　半膜肌损伤。半膜肌腱的纵轴超声图像显示（A）无回声出血（箭头），（B）低回声部分纤维断裂（箭头），（C）亚急性全层撕裂和回缩（箭头），以及（D）慢性撕裂，肌肉收缩处出现假性肿块（箭头）和邻近的高回声瘢痕组织（弧形箭头）（From Jacobson J：Fundamentals of musculoskeletal ultrasound，Philadelphia，2007，Saunders.)

明显撕裂，应特别注意不要注入肌腱实质，以避免肌腱断裂。在确定半膜肌腱后，对膝内侧皮肤进行适当的消毒。使用严格的无菌技术，将含有 3 ml 0.25% 无防腐剂的布比卡因和 40 mg 甲泼尼龙的无菌注射器连接到 1.5 英寸、25 G 穿刺针上。然后在连续超声引导下将穿刺针推进，直到穿刺针靠近肌腱，但不在肌腱内。缓慢地进行注射，注射阻力应该较小。然后取出穿刺针，在注射部位放置无菌压力敷料和冰袋。

副作用和并发症

由于注射区域临近腓总神经、胫神经以及胭动静脉，因此操作需由熟悉局部解剖结构并在注射技术方面经验丰富的医师进行。很多患者在上述注射后出现短暂的疼痛加剧。感染尽管罕见，若不仔细遵守无菌操作技术，仍可能会发生。

临床要点

此注射技术对于治疗半膜肌插入综合征极为有效。若操作中小心注意注射区域相关解剖结构，此操作是安全的。一定要注意无菌操作技术以避免感染。为避免操作者的风险，需采取普遍预防措施。此注射技术相关的并发症均与穿刺针位置不当及内部组织损伤有关。若在注射后立即对于注射处加压，可减少瘀斑及血肿的发生率。

在患者进行注射治疗后几天，应进行物理治疗，包括局部热疗及轻柔的伸展练习等。要避免剧烈运动，这样会使症状恶化。注射同时可应用简单的镇痛药、非甾体抗炎药及治疗肌肉强直的药物替扎尼定。

推荐阅读

Boutin RD, Fritz RC, Steinbach LS: Imaging of sports-related muscle injuries, *Magn Reson Imaging Clin N Am* 11:341–371, 2003.

Brockmeier SF, Klimkiewicz JJ: Overuse injuries. In Johnson DL, Mair SD, editors: *Clinical sports medicine*, St. Louis, 2006, Mosby, pp 625–630.

Waldman SD: Functional anatomy of the knee. In *Pain review*. Philadelphia, 2009, Saunders, pp 144–149.

136

冠状韧带注射

汪一 译 唐帅 校

适应证与临床考虑

冠状韧带是将内侧半月板固定在胫骨平台上的薄带状纤维组织，冠状韧带是关节囊的延伸（图136-1）。膝关节强制旋转造成的创伤易引起冠状韧带断裂。其中，最常见的损伤部位为韧带内侧。冠状韧带综合征患者会出现关节内侧疼痛，并在膝关节被动外旋时加剧疼痛。运动会导致疼痛加剧，其中膝关节伸展及屈曲动作导致的疼痛尤为严重，而休息及热疗可在一定程度上缓解症状。疼痛为持续性，特性为酸痛，并可影响睡眠。在膝关节外伤后并存的滑囊炎、肌腱炎、关节炎及膝关节内部结构紊乱（尤其是内侧半月板）可能会进一步混淆患者的临床征象。

对于所有存在冠状韧带综合征疼痛的患者，均应行X线平片检查。根据患者的临床表现，可能还需进行的检查有全血细胞计数、血沉、抗核抗体的检测。若怀疑

患者存在关节内部结构紊乱、隐匿性肿块或肿瘤，则应行膝关节MRI检查，同时MRI检查也可用于确诊冠状韧带综合征（图136-2）。骨扫描可能对鉴别关节内隐匿性应力性骨折有帮助，特别是对于遭受创伤的患者。

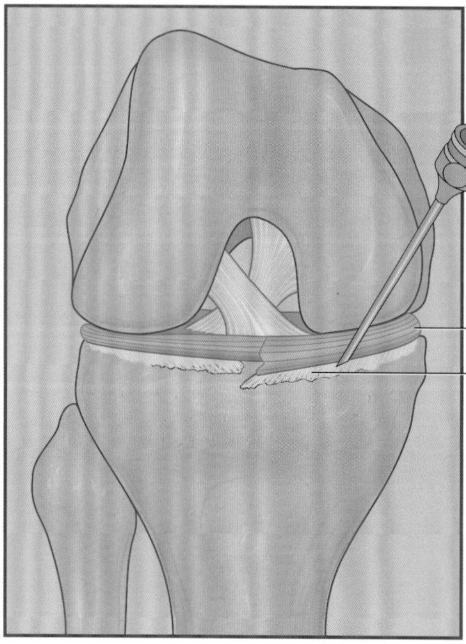

临床相关解剖

圆形的股骨髁与下方的胫骨髁及前方的髌骨形成关节。关节面由透明软骨覆盖，而透明软骨易发生关节炎。关节外侧及后面有关节囊包裹，为关节提供支持。冠状韧带为关节囊延伸出的薄带状纤维组织，并将内侧半月板固定于胫骨平台（图136-3，见图136-1）。膝关节前方无关节囊，而在此位置的是髌骨上及髌骨下滑囊。关节外侧及内侧分别有股外侧肌和股内侧肌腱的支持。而关节后侧有腘斜韧带支持。同时诸多关节外韧带

图 136-1 膝关节冠状韧带注射时穿刺针的正确位置

内侧半月板

撕裂及发炎的
冠状韧带

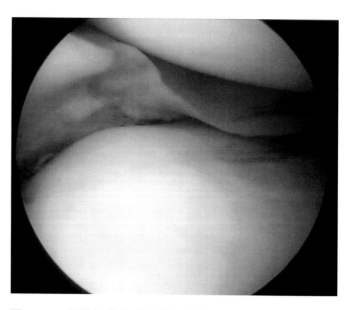

图 136-2 冠状韧带撕裂导致的内侧半月板相对于胫骨平台处于非正常的抬高位置（From Lougher L，Southgate CR，Holt MD：Coronary ligament rupture as a cause of medial knee pain. Arthroscopy 19：e157-e158，2003.）

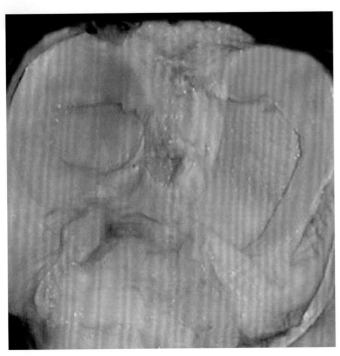

图 136-3　大体左膝解剖显示内侧和外侧半月板及其附件。外侧半月板大于内侧半月板。半月板通过冠状韧带附着在关节囊和胫骨上（From Baxter WR：Meniscal injuries in children and adolescents. Oper Tech Sports Med 14：197-202，2006.）

均对关节有支持作用，包括内外侧的内、外侧副韧带、前方的髌韧带及后方的腘斜韧带。而在关节囊内部同样有诸多韧带支持膝关节，包括前后交叉韧带。

关节囊内关节软骨附着有滑膜，滑膜进而产生多个滑囊，包括髌上及髌下滑囊。膝关节由股神经、闭孔神经、腓总神经及胫神经支配。除关节炎外，膝关节同时易发生肌腱炎、滑囊炎以及韧带、软骨及肌腱的侵扰。

操作技术

体表标志技术

向患者解释该注射技术的目的。患者仰卧位，屈曲膝关节并足掌紧紧固定在操作台上。而后尽最大可能地外旋足部，并定位胫骨平台。对膝关节内侧皮肤进行消毒。用无菌注射器抽取 1.5 ml 0.25% 不含防腐剂的布比卡因及 40 mg 甲泼尼龙，并严格按无菌操作连接 1.5 英寸、25 G 穿刺针。严格按照无菌操作技术触诊胫骨平台的压痛区域。垂直进针，穿过皮肤、皮下组织及关节囊，直至针尖触及髌骨平台（图 136-1）。稍退穿刺针，以退出骨膜，而后轻柔地进行推注。推注过程中阻力应极小。若推注过程中发现阻力，很可能是针尖处于韧带或肌腱内，应稍推进或退出穿刺针，直至再次注射无明显阻力。而后退出穿刺针，并于注射后进行无菌加压包扎及冰袋冷敷。

副作用和并发症

该注射技术主要的并发症为感染，但若严格遵守无菌操作技术，其发生率应极低。约 25% 的患者在膝关节冠状韧带注射后出现一过性疼痛加重，应提前告知患者。

临床要点

该注射对于治疗上述原因导致的冠状韧带综合征的疼痛极为有效。同时并存的滑囊炎、肌腱炎、关节炎及膝关节内部结构紊乱可能同样引起患者疼痛，需要额外的更为精准的局部麻醉剂及长效皮质类固醇的注射治疗。若仔细注意注射区域相关解剖结构，此注射是安全的。操作过程中应注意无菌操作技术，以避免感染，为避免操作者的风险，需采取普遍预防措施。若在注射后立即对注射处加压，可减少瘀斑及血肿的发生率。

在患者进行治疗胫腓骨疼痛的注射治疗后几天，应进行物理治疗，包括局部热疗及轻柔的功能锻炼。要避免剧烈运动，这样会使症状恶化。可以同时应用简单的镇痛药和非甾体抗炎药。

推荐阅读

Aichroth P: Degenerative meniscal tears, *Knee* 1:181–182, 1994.

Colletti JE, Kilgore KP, Derrick J: Traumatic knee pain, *Ann Emerg Med* 53:403–409, 2009.

Drosos GI, Pozo JL: The causes and mechanisms of meniscal injuries in the sporting and non-sporting environment in an unselected population, *Knee* 11:143–149, 2004.

Loudon JK: Meniscal injuries. In Placzek JD, Boyce DA, editors: *Orthopaedic physical therapy secrets*, ed 2, St. Louis, 2006, Elsevier, pp 564–569.

137

内侧副韧带注射治疗

张羽冠 译 唐帅 校

适应证与临床考虑

内侧副韧带损伤综合征的特征是膝关节内侧疼痛。这通常是滑雪事故坠落中腿外翻与外旋导致内侧副韧带损伤的结果（图 137-1）。内侧副韧带是起于股骨内侧髁止在胫骨内侧面的一个宽平的带状韧带，恰好在半膜肌附着处的沟槽上方。它也附着在内侧半月板的边缘。该韧带易于在关节线处受到拉伸或起止点处撕裂。

内侧副韧带综合征患者感觉膝关节内侧疼痛，并在被动外翻或外旋膝关节时疼痛加剧。膝关节活动，特别是屈曲或外旋均会加剧疼痛，休息和热敷可以缓解疼痛。疼痛是持续的酸痛，有时也会影响睡眠。在膝关节外伤后并存的滑囊炎、肌腱炎、关节炎及膝关节内部结

构紊乱可能会进一步混淆患者的临床征象。

所有内侧副韧带疼痛的患者均应行 X 线平片检查。根据患者的临床表现，还需进行的化验检查包括全血细胞计数、血沉及抗核抗体的检测。若可疑膝关节内结构紊乱或隐匿性肿物或肿瘤的患者，应行膝关节 MRI 和（或）超声成像检查，同时也可用于确定可疑的内侧副韧带损伤的诊断（图 137-2）。骨扫描可能对鉴别关节内隐匿性应力性骨折有帮助，特别是对于遭受创伤的患者。

临床相关解剖

内侧副韧带是一个宽平的带状韧带，起于股骨内侧髁，止于胫骨内侧面，恰好位于半膜肌附着的沟槽上方（图 137-3）。它也附着在内侧半月板的边缘。内侧副韧带在缝匠肌、股薄肌和半腱肌的肌腱下部交叉。滑囊位于这些肌腱和内侧副韧带之间，若韧带或肌腱受到创伤，则易于产生炎症。

操作技术

体表标志技术

向患者解释该注射技术的目的。患者采取仰卧位，将垫子放在膝下使膝关节微曲。对膝关节外侧皮肤进行消毒。在严格无菌操作原则下，用含有 2 ml 0.25% 无防腐剂的布比卡因及 40 mg 甲泼尼龙连接 1.5 英寸、25 G 穿刺针进行操作。在严格无菌操作下，确定韧带最软的地方为进针点，将穿刺针与该点皮肤形成 45° 角进针。小心进针，通过皮肤和皮下组织后接近内侧副韧带位置（图 137-4）。如果遇到骨头，回针到皮下调整方向后再次进针。缓慢注入药物，注射过程阻力应较小。若遇到较大阻力，针尖可能顶在肌腱或韧带处，应进一步进针

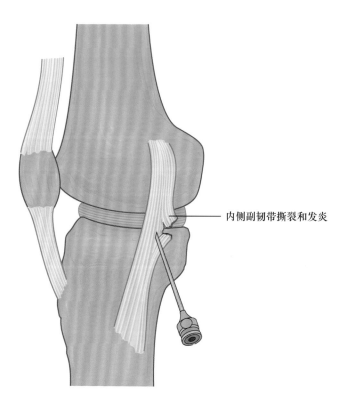

内侧副韧带撕裂和发炎

图 137-1 内侧副韧带注射时穿刺针的正确位置

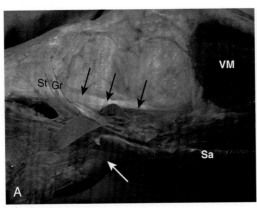
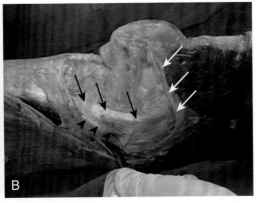

图 137-2　**A**. 膝关节大体图像的内侧观可见后斜韧带（POL）（蓝色条带在其下侧通过将其分离）、内侧副韧带（MCL）（黑色箭头）、腓肠肌内侧头（白色箭头）、半腱肌（St）、股薄肌（Gr）、缝匠肌（Sa）以及股内侧肌（VM）。**B**. 膝关节大体图像的内侧观可见 POL（黑色箭头的头）、MCL（黑色箭头）以及内侧髌股韧带（白色箭头）（From Beall DP，Googe JD，Moss JT，et al：Magnetic resonance imaging of the collateral ligaments and the anatomic quadrants of the knee. Radiol Clin North Am 45：983-1002，2007.）

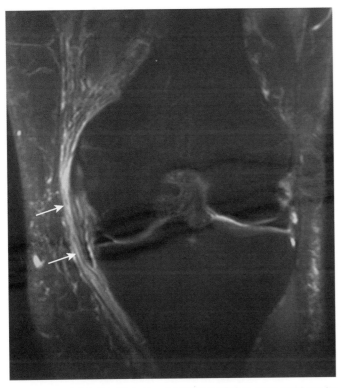

图 137-3　内侧副韧带急性二级撕裂的冠状位脂肪抑制 T2 加权 MRI 显示，韧带纤维界限不清伴有周围软组织水肿（白色箭头）（From Waldman SD，Campbell RSD：Imaging of pain，Philadelphia，2011，Saunders.）

或稍退针至无明显阻力下继续注射。注射完毕，拔出穿刺针，将无菌冰袋按压在注射处。

超声引导技术

　　行超声引导下内侧副韧带注射时，患者取仰卧位，

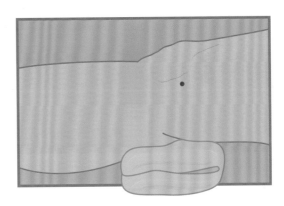

图 137-4　内侧副韧带注射的进针点

　　将高频线阵超声探头放置于内侧关节部位，取斜纵向平面，将超声探头的上部向膝盖骨方向旋转 20° 角（图137-5）。超声下可见内侧关节空间内的特征表现，股骨、胫骨内侧缘呈高回声，以及在三角形内侧半月板和半膜肌腱上方内侧副韧带的高回声纤维影（图 137-6）。确定了内侧副韧带位置以后，对膝内侧关节皮肤进行消毒及操作相关准备。在严格无菌操作下，用含有 3 ml 0.25% 无防腐剂的布比卡因及 40 mg 甲泼尼龙连接 1.5英寸、25 G 穿刺针进行操作。在连续超声引导下进针，直到针尖临近但是未进入肌腱的位置，缓慢注入药物。注射过程阻力应较小。注射完毕，拔出穿刺针，将无菌冰袋按压在注射处。

副作用和并发症

　　该注射技术的主要并发症是感染，但在严格无菌操

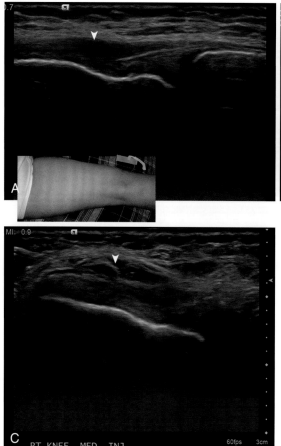

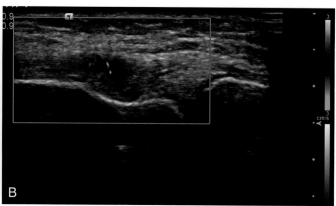

图 137-5　内侧副韧带的纵向超声影像。49 岁女性患者主诉右膝内侧疼痛。**A**. 内侧副韧带附着股骨（箭头的头）区域的上方，超声图像显示回声减弱。**B**. 彩色多普勒超声显示肌腱起止点炎症区域的血管容量增加。**C**. 超声引导下，在肌腱起止点上反复穿刺，并在起止点炎症区域的周围注射激素（箭头的头）（From Chiou HJ，Chou YI，Wang HK，Lai YC：Chronic musculoskeletal pain：ultrasound guided pain control. Acta Anaesthesiol Taiwan 52：114-133，2014.）

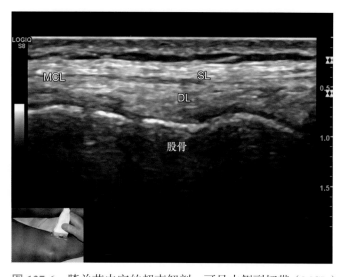

图 137-6　膝关节内室的超声解剖。可见内侧副韧带（MCL）的浅层（SL）和深层（DL），并被一薄层无回声腔隙隔开，对应的是疏松结缔组织（From Manzano D，Jimenez F，Blasi M：Ultrasound-guided pain interventions in the knee region. Tech Reg Anesth Pain Manage 17：131-139，2013.）

作下，该并发症也极为少见。约 25% 的患者在膝关节内侧副韧带注射后有一过性疼痛加剧的现象，应提前告知患者。

临床要点

这种注射技术对于上述内侧副韧带综合征引起的疼痛的治疗非常有效。同时存在的滑囊炎、腱鞘炎、关节炎和膝关节内结构紊乱也增加疼痛，这种情况需要额外的更为精准的局麻药和长效皮质类固醇激素的注射治疗。在熟悉注射部位的临床相关解剖结构的前提下，该注射技术还是十分安全的。若在注射后立即对注射处加压，可减少瘀斑及血肿的发生率。

在对患者进行胫腓骨疼痛的注射治疗几天后，应进行物理治疗，包括局部热疗及轻柔的功能锻炼。要避免剧烈运动，这样会使症状恶化。可以同时应用简单的镇痛药和非甾体抗炎药。

推荐阅读

Colletti JE, Kilgore KP, Derrick J: Traumatic knee pain, *Ann Emerg Med* 53:403–409, 2009.

Kastelein M, Wagemakers HP, Luijsterburg PA, et al.: Assessing medial collateral ligament knee lesions in general practice, *Am J Med* 121:982.e2–988.e2, 2008.

Waldman SD: Functional anatomy of the knee. In *Pain review*. Philadelphia, 2009, Saunders.

Waldman SD: Ultrasound-guided intra-articular injection technique of the medial collateral ligament. In *Comprehensive atlas of ultrasound guided pain management injection techniques*, Philadelphia, 2014, Lippincott, pp 922–927.

Wen DY, Propeck T, Kane SM, et al.: MRI description of knee medial collateral ligament abnormalities in the absence of trauma: edema related to osteoarthritis and medial meniscal tears, *Magn Reson Imaging* 25:209–214, 2007.

138

股四头肌扩张综合征注射技术

张羽冠 译 唐帅 校

适应证与临床考虑

　　股四头肌扩张综合征的特征性表现是髌骨上极的疼痛。该损伤通常是膝关节过度活动或误用的结果，如在马拉松比赛中跑步或在足球比赛中头部顶球或蹬踢造成的股四头肌腱的直接损伤。股四头肌腱也易罹患急性钙化性肌腱炎，也可与急性拉伤共存。钙化性肌腱炎的股四头肌在影像学的特征表现为前上髌骨的"胡须"征。

　　股四头肌扩张综合征患者存在籽骨上极（尤其是内侧面）的疼痛。在下楼或是走下坡路时这种疼痛加剧。膝关节活动会加剧疼痛，休息和热敷会缓解疼痛。疼痛表现为持续性酸痛，有时会干扰睡眠。体格检查发现在髌骨上缘的下方存在压痛，通常出现在内侧面。膝关节的主动抵抗伸展也会引发疼痛（图138-1）。膝关节创伤后共存的髌上及髌下滑囊炎、肌腱炎、关节炎或膝关节内结构紊乱会混淆临床征象。

　　所有股四头肌韧带疼痛的患者均应行X线平片检查。根据患者临床表现，可能需要的其他化验检查包括全血细胞计数、血沉和抗核抗体的检测。若可疑膝关节内结构紊乱、股四头肌腱完全断裂或隐匿性肿物或肿瘤，则可行膝关节MRI和超声检查（图138-2和图138-3）。骨扫描可能对鉴别关节内隐匿性应力性骨折有帮助，特别是对于遭受创伤的患者。

临床相关解剖

　　股四头肌腱是由构成股四头肌的四块肌肉的纤维组成，这四块肌肉是：股外侧肌、股中间肌、股内侧肌以及股直肌。这些肌肉是膝关节主管下肢的主要伸肌。这些肌肉的肌腱汇集并形成一块单一的非常强壮的肌腱（图138-4）。在股四头肌腱内作为一个籽骨的髌骨的功能为：肌腱纤维在髌骨周围扩展并形成内侧及外侧髌骨

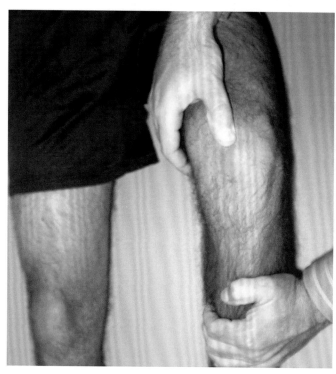

图138-1　股四头肌扩张综合征的膝关节伸展试验（From Waldman SD：Physical diagnosis of pain, Philadelphia, 2005, Saunders.）

韧带，从而帮助加强了膝关节。这些纤维就是所谓的扩张部，并且易于劳损，正常肌腱也易于罹患腱炎。髌上囊、髌下囊及髌前囊也可同时发炎并伴股四头肌的肌腱功能障碍。

操作技术

体表标志技术

　　向患者解释该注射技术的目的。患者仰卧位，用垫子放在膝下使膝关节微屈。对膝关节内侧皮肤进行消毒。在严格无菌操作原则下，用含有2 ml的0.25%无

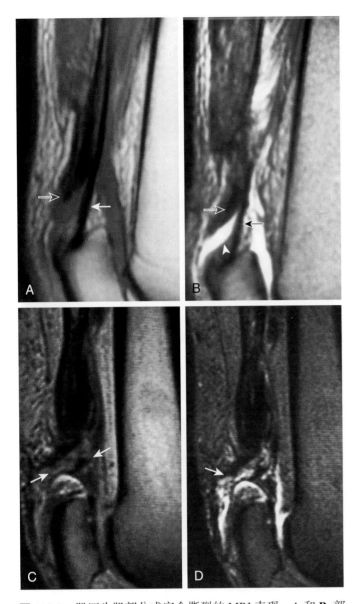

图 138-2　股四头肌部分或完全撕裂的 MRI 表现。**A** 和 **B**. 部分撕裂。矢状面中间加权（TR/TE，2500/20）（**A**）和 T2 加权（TR/TE，2500/80）（**B**）自旋回波 MRI 显示股四头肌腱正常的三层结构出现断裂。股中间肌腱（实心箭头）显示完好无损。而其他肌腱已缩回（空心箭头）。注意 **B**、**C** 和 **D** 撕裂部位的高强度信号（箭头的头）以及软组织和肌肉，呈现完全撕裂。矢状面中间加权（TR/TE，2500/30）（**C**）和 T2 加权（TR/TE，2500/80）（**D**）自旋回波 MRI 显示在腱骨交界处的股四头肌腱完全撕裂（箭头）。注意 **D** 图中撕裂部位的高强度信号。髌骨向下方移位（From Resnick D：Diagnosis of bone and joint disorders，ed 4，Philadelphia，2002，Saunders.）

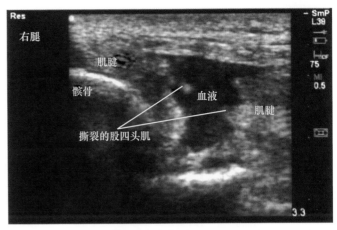

图 138-3　二维超声显示患者右膝股四头肌腱断裂和急性出血（From LaRocco BG，Zlupko G，Sierzenski P：Ultrasound diagnosis of quadriceps tendon rupture. J Emerg Med 35：293-295，2008.）

织后接近髌骨内侧缘位置（图 138-6）。稍退针到髌骨骨膜外，缓慢注入药物。注射过程阻力较小。若遇到较大阻力，针头可能在肌腱或韧带内，应稍进针或稍退针，在无明显阻力的情况下继续注射。注射完毕，拔出针头，并于注射后进行无菌加压包扎及冰袋冷敷。

超声引导技术

行超声引导下股四头肌扩张综合征注射时，患者取仰卧位，并将下肢置于中立位。对膝关节内侧皮肤进行消毒。在严格无菌操作原则下，用含有 4 ml 的 0.25% 无防腐剂的布比卡因及 40 mg 甲泼尼龙连接 1.5 英寸、22 G 穿刺针进行操作。将高频线阵超声探头横向放置于髌骨的中央，可见四头肌腱纤维的特征外观，即四头肌腱的纤维越过并止于高回声的圆拱形髌骨的前缘（图 138-7）。将超声探头逐渐向中线移动来确认髌骨内侧缘，股四头肌扩张位置与其相邻。当确认内侧股四头肌扩张的位置后，在纵向放置的超声探头引导下，穿刺针距离传感器中间约 1 cm 的位置，穿过皮肤，然后在实时超声引导下调整穿刺针轨迹，采用平面外进路，将穿刺针靠近股四头肌扩张处。当针尖到达理想位置，缓慢注入药物。如果患者存在侧方疼痛，则在髌骨侧方重复以上操作。注射完毕，拔出针头，并于注射后进行无菌加压包扎及冰袋冷敷。

副作用和并发症

该注射技术的主要并发症是感染，若遵守严格的无

防腐剂的布比卡因及 40 mg 甲泼尼龙的注射器连接到 1.5 英寸、25 G 穿刺针上。在严格无菌操作下，确认髌骨上方内侧边缘为进针点（图 138-5）。确定进针点后，在髌骨内侧缘水平进针。小心进针，通过皮肤和皮下组

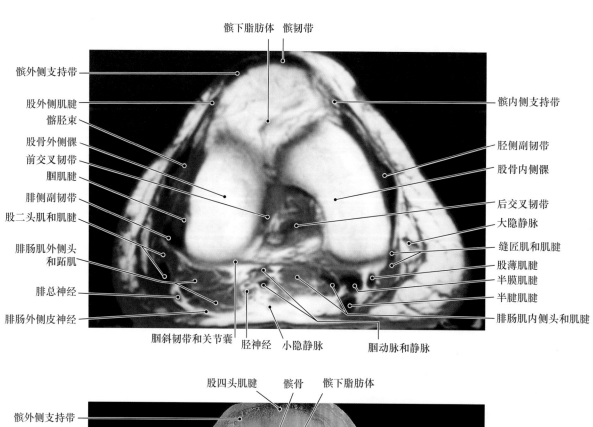

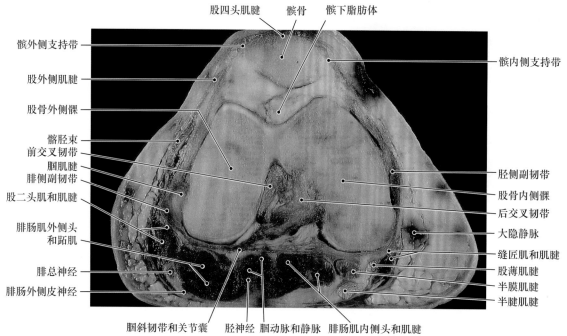

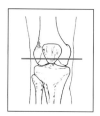

图 138-4 股四头肌腱解剖及相关结构（From Kang HS，Ahn JM，Resnick D：MRI of the extremities：an anatomic atlas，ed 2，Philadelphia，2002，Saunders.）

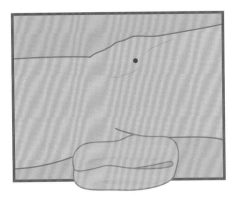

图 138-5　股四头肌扩张综合征注射进针点

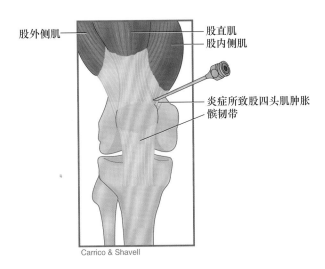

Carrico & Shavell

图 138-6　股四头肌扩张综合征的正确进针位置

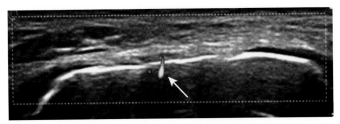

图 138-7　超声图像显示髌骨上的股四头肌腱纤维（From Sicaud A，Le Goff B，Gilson M，Gaudin P：Place de l'échographie dans les spondyloarthrites. Rev Rhum Monogr 81：258-262，2014.）

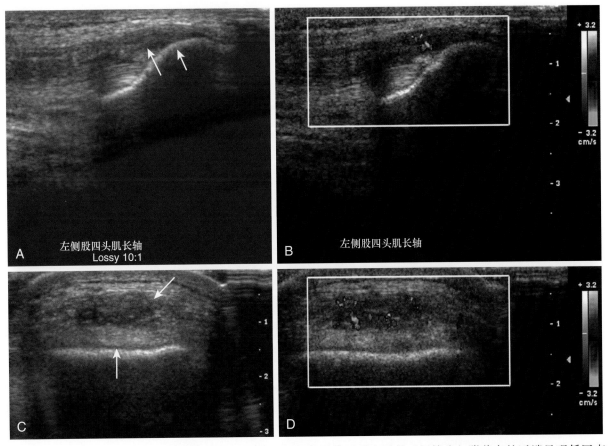

图 138-8　股四头肌腱的肌腱病。**A**. 股四头肌腱远端的纵向超声图像显示在髌骨（短箭头）附着点的近端呈现低回声（长箭头）。**B**. 彩色多普勒影像，与 A 相同，显示肌腱内部的血流增加。**C**. 横断面影像清晰地显示了异常的低回声区和四头肌腱的扩张（箭头），明确的血管增生（**D**）与严重的插入性肌腱病变一致（From Blankenbaker DG，De Smet AA：The role of ultrasound in the evaluation of sports injuries of the lower extremities. Clin Sports Med 25：867-897，2006.）

菌操作，则该并发症也极为罕见。约 25% 的患者在膝关节内侧副韧带注射后有一过性疼痛加剧的现象，应提前告知患者。

临床要点

　　这种注射技术对于上述股四头肌扩张综合征引起的疼痛的治疗非常有效。同时存在的滑囊炎、腱鞘炎、关节炎和膝关节内结构紊乱也增加疼痛，这种情况需要额外的更为精准的局麻药和长效皮质类固醇激素的注射治疗（图 138-8 ）。在熟悉注射部位的临床相关解剖结构的前提下，该注射技术还是十分安全的。若在注射后立即对注射处加压，可减少瘀斑及血肿的发生率。

　　在患者进行注射治疗几天后，应进行物理治疗，包括局部热疗及轻柔的功能锻炼。要避免剧烈运动，这样会使症状恶化。可以同时应用简单的镇痛药和非甾体抗炎药。

推荐阅读

Colletti JE, Kilgore KP, Derrick J: Traumatic knee pain, *Ann Emerg Med* 53:403–409, 2009.

Kesson M, Atkins E: The knee. In *Orthopaedic medicine: a practical approach*, ed 2, Oxford, 2005, Butterworth-Heinemann, pp 403–452.

LaRocco BG, Zlupko G, Sierzenski P: Ultrasound diagnosis of quadriceps tendon rupture, *J Emerg Med* 35:293–295, 2008.

Waldman SD: Functional anatomy of the knee. In *Pain review*. Philadelphia, 2009, Saunders, pp 144–149.

139

股四头肌腱注射

袁青 译 唐帅 校

适应证与临床考虑

跳跃者膝的特点是髌骨下极或上极的疼痛，高达20%的跳跃运动员可在其运动生涯中遇到这种情况。跳跃者膝可累及单膝或双膝，而累及单膝时男性发病率为女性的两倍。其病因多为过度使用或使用不当，例如在硬地上跑步、跳跃或过度训练，股四头肌或髌骨肌腱的直接创伤，及踢足球或拳击时被踢伤或被头部撞伤。股四头肌及股后肌群力量及柔韧性不足、膝盖先天解剖异常（例如高位或低位髌骨）以及两腿长短不一也被认为是跳跃者膝的危险因素。应当注意的是跳跃者膝是一种累积性应激障碍，会导致股四头肌和髌腱肌腱变性，是一种不同于股四头肌腱或髌腱肌腱炎或股四头肌扩张综合征的临床综合征，这些疾病可与跳跃者膝共存，从而混淆临床征象（见第138章）。有趣的是，有假说认为跳跃者膝的诱因是跳跃落地时股四头肌过强的同心收缩而非跳跃本身。

股四头肌腱也易于罹患急性钙化性肌腱炎，也可与跳跃者膝的急性拉伤以及更多的慢性改变共存。钙化性肌腱炎的股四头肌在影像学的特征表现为前上髌骨的"胡须"征。

跳跃者膝的患者均主诉髌骨上极和（或）下极的疼痛；与股四头肌扩张综合征好发于髌骨上极内侧不同，跳跃者膝可累及股四头肌腱和髌腱的内侧和外侧。患者在走上坡路和下楼梯时疼痛加重。使用膝盖的活动（尤其是跳跃）会加重疼痛；休息和热敷可缓解疼痛。疼痛呈持续性，特点为酸痛，可影响睡眠。查体时股四头肌腱和（或）髌腱可有压痛，也可有关节积液。膝盖的主动对抗运动可诱发疼痛。膝关节创伤后共存的髌上及髌下滑囊炎、肌腱炎、关节炎或膝关节内结构紊乱会混淆临床征象。

膝关节疼痛的患者都应接受X线检查。根据患者的临床表现，可能需要的其他化验检查包括全血细胞计数、血沉和抗核抗体的检测。若提示跳跃者膝，则应行MRI和（或）超声检查，因为这些检查可轻易发现这种常见疼痛综合征的股四头肌腱和（或）髌腱的肌腱变性（图139-1和图139-2）。骨扫描可能对鉴别关节内隐匿性应力性骨折有帮助，特别是对于遭受创伤的患者。

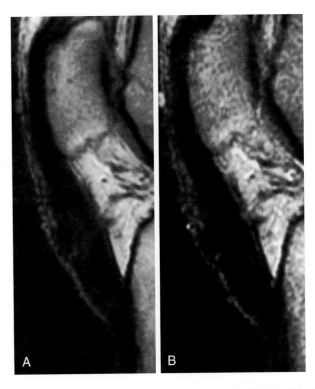

图139-1 慢性髌骨肌腱变性的MRI表现。矢状位中度加权像（TR/TE，2200/30（**A**）和T2加权像（TR/TE，2200/80）（**B**）显示整个髌腱明显增厚，中段和远段增厚更明显，髌腱前缘模糊。**B**图中髌腱内部信号强度未见增加（Courtesy J. Yu，MD，Columbus，Ohio；from Resnick D：Diagnosis of bone and joint disorders，ed 4，Philadelphia，2002，Saunders.）

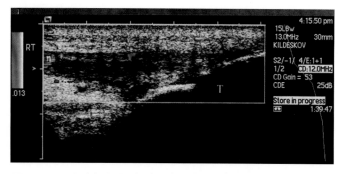

图 139-2　髌腱与胫骨附着处的纵向 B 超图像。低回声区改变并混杂有高回声区域，并占据了附着处的大部分。正常肌腱用字母 n 标出。能量多普勒信号表明肌腱内部及其周围有流动。T，胫骨（From Terslev L，Qvistgaard E，Torp-Pedersen S，et al：Ultrasound and power Doppler findings in jumper's knee—preliminary observations. Eur J Ultrasound 13：183-189，2001.）

临床相关解剖

　　四头肌腱是由构成股四头肌的四块肌肉的纤维组成，这四块肌肉是：股外侧肌、股中间肌、股内侧肌以及股直肌。这些肌肉是膝关节主管下肢的主要伸肌。这些肌肉的肌腱汇集并形成一块单一的非常强壮的肌腱（图 139-3 和图 139-4）。在四头肌腱内作为一个籽骨的髌骨的功能为：肌腱纤维在髌骨周围扩展并形成内侧及外侧髌骨韧带，从而帮助加强了膝关节。这些纤维就是所谓的扩张部，并且易于劳损；肌腱容易罹患肌腱炎。髌上囊、髌下囊及髌前囊也可同时发炎并伴股四头肌的肌腱功能障碍。髌腱由髌骨延伸至胫骨粗隆，也被称作髌韧带（图 139-3 和图 139-4）。

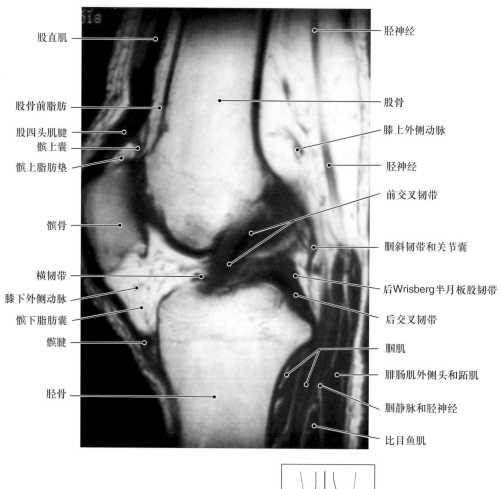

股直肌	胫神经
股骨前脂肪	股骨
股四头肌腱	膝上外侧动脉
髌上囊	
髌上脂肪垫	胫神经
髌骨	前交叉韧带
	腘斜韧带和关节囊
横韧带	后Wrisberg半月板股韧带
膝下外侧动脉	后交叉韧带
髌下脂肪囊	腘肌
髌腱	腓肠肌外侧头和跖肌
胫骨	腘静脉和胫神经
	比目鱼肌

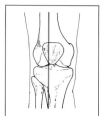

图 139-3　膝关节的影像解剖（From Kang HS，Ahn JM，Resnick D：MRI of the extremities：an anatomic atlas，ed 2，Philadelphia，2002，Saunders.）

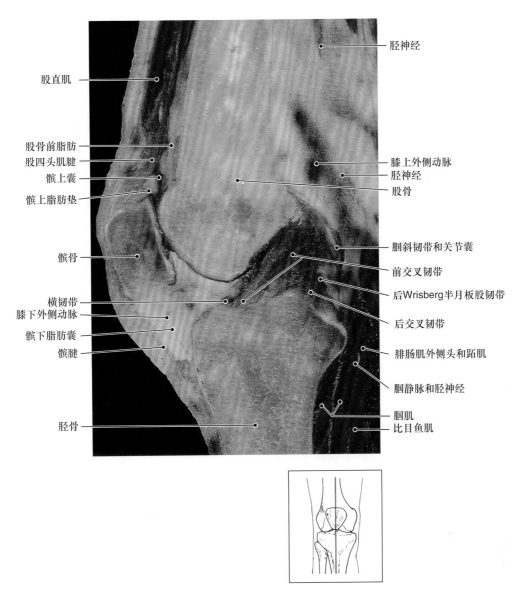

股直肌

股骨前脂肪
股四头肌腱
髌上囊
髌上脂肪垫

髌骨

横韧带
膝下外侧动脉
髌下脂肪囊
髌腱

胫骨

胫神经

膝上外侧动脉
胫神经
股骨

腘斜韧带和关节囊
前交叉韧带
后Wrisberg半月板股韧带
后交叉韧带
腓肠肌外侧头和跖肌
腘静脉和胫神经
腘肌
比目鱼肌

图 139-4　膝关节的解剖（From Kang HS，Ahn JM，Resnick D：MRI of the extremities：an anatomic atlas，ed 2，Philadelphia，2002，Saunders.）

操作技术

体表标志技术

　　向患者解释股四头肌腱注射术的目的。患者仰卧位，将一块毯子卷起置于患者膝下，使膝关节轻弯曲。如果仅有股四头肌受累，则消毒膝关节内侧皮肤。严格遵循无菌操作原则，使用无菌注射器和 1.5 英寸、25 G穿刺针，抽取 2.0 ml 的 0.25% 布比卡因及 40 mg 甲泼尼龙。严格无菌操作，定位髌骨内上缘（图 139-5），将针头水平刺入，并滑向股四头肌腱正下方（图 139-6）。如果针头触及股骨，将针头轻轻回撤，并调整方向，向前方重新刺入。当针头位于股四头肌腱正下方，将注射

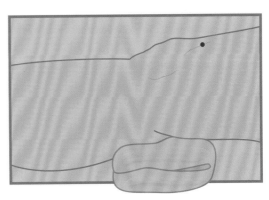

图 139-5　股四头肌注射的进针点

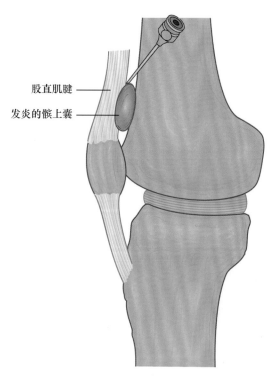

股直肌腱

发炎的髌上囊

图 139-6   股四头肌腱注射的正确进针位置

器内溶液轻轻推入。注射时应阻力很小。如果遇到阻力，可能针头位于韧带或肌腱之中，此时应轻轻前推或后撤针头，直到注射时没有明显阻力。注射结束后，将针头拔出，并将无菌压力绷带和冰袋置于注射点。

如果仅有髌腱受累，则消毒髌骨下缘内侧的皮肤。严格遵循无菌操作原则，使用无菌注射器和 1.5 英寸、25 G 穿刺针，抽取 2.0 ml 的 0.25% 布比卡因及 40 mg 甲泼尼龙。严格无菌操作，定位髌骨内下缘（图 139-7）。在此位置下方，垂直髌骨将针头刺入，并滑向髌韧带下方，刺入髌下深囊（图 139-8）。如果针头触及髌骨，将针头轻轻回撤，并调整方向，向下方重新刺入。当针头位于髌下深囊的位置，将注射器内溶液轻轻推入。注

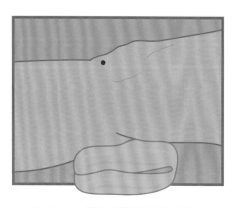

图 139-7   跳跃者膝注射的进针点

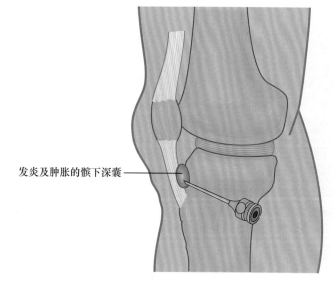

发炎及肿胀的髌下深囊

图 139-8   跳跃者膝注射的正确进针位置

射时应阻力很小。如果遇到阻力，可能针头位于韧带或肌腱之中，此时应该轻轻前推或后撤针头，直到注射时没有明显阻力。注射结束后，将针头拔出，并将无菌压力绷带和冰袋置于注射点。如果股四头肌和髌腱均受累，则这两种注射术都应进行。

超声引导技术

进行超声引导下股四头肌肌腱注射术时，将患者置于仰卧位，下肢处于中立位。用消毒液消毒髌骨上方的皮肤。使用无菌注射器和 1.5 英寸、22 G 穿刺针，抽取 3 ml 0.25% 布比卡因及 40 mg 甲泼尼龙。触诊定位髌骨上极，将高频线阵超声探头纵向放置于高回声的髌骨上缘，其下方即为股四头肌腱和髌上囊（图 139-9）。识别腓骨股四头肌腱，使用平面外法进针，穿刺针在探头中点外侧 1 cm 处进针，在超声实时引导下将针尖放置在股四头肌腱旁进行注射，然后拔出针，将无菌压力绷带和冰袋置于注射点。

副作用和并发症

股四头肌腱注射术的主要并发症是感染，但如果严格遵循无菌操作原则，这一并发症应该非常罕见。由于跳跃者膝是慢性损伤和肌腱退化的结果，操作时应注意避免将药物注射入肌腱，以避免肌腱断裂。约 25% 的患者在注射术后有一过性的疼痛加重，应提前告知患者。

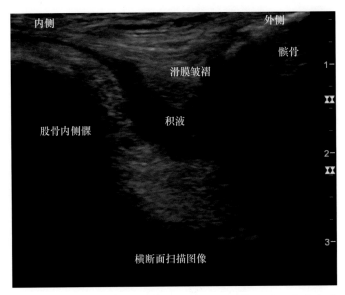

内侧　　　　　　　　　　外侧

髌骨

滑膜皱褶

积液

股骨内侧髁

横断面扫描图像

图 139-9　经胫骨髌骨窗的横断面超声波图像显示：中度积液和滑膜皱褶，与跳跃者膝相符

推荐阅读

Benjamin M, Kumai T, Milz S, et al.: The skeletal attachment of tendons—tendon "enthuses." *Comp Biochem Physiol A Mol Integr Physiol* 133:931–945, 2002.

Draghi F, Danesino GM, Coscia D, et al.: Overload syndromes of the knee in adolescents: sonographic findings, *J Ultrasound* 11:151–157, 2008.

Kon E, Filardo G, Delcogliano M, et al.: Platelet-rich plasma: new clinical application: a pilot study for treatment of jumper's knee, *Injury* 40: 598–603, 2009.

O'Keeffe SA, Hogan BA, Eustace SJ, Kavanagh EC: Overuse injuries of the knee, *Magn Reson Imaging Clin N Am* 17:725–739, 2009.

Terslev L, Qvistgaard E, Torp-Pedersen S, et al.: Ultrasound and power Doppler findings in jumper's knee—preliminary observations, *Eur J Ultrasound* 13:183–189, 2001.

临床要点

　　这种注射技术对于上述原因引起的疼痛的治疗非常有效。对于同时存在的滑囊炎、腱鞘炎、关节炎和膝关节内结构紊乱也增加疼痛，这种情况需要额外的更为精准的局麻药和长效皮质类固醇激素的注射治疗。在熟悉注射部位的临床相关解剖结构的前提下，该注射技术还是十分安全的。操作过程中应注意无菌操作技术，以避免感染。为避免操作者的风险，需采取普遍预防措施。若在注射后立即对注射处加压，可减少瘀斑及血肿的发生率。

　　在患者进行治疗胫腓骨疼痛的注射治疗几天后，应进行物理治疗，包括局部热疗及轻柔的功能锻炼。要避免剧烈运动，这样会使症状恶化。可以同时应用简单的镇痛药和非甾体抗炎药。

140

髌上囊内注射

王维嘉 译 唐帅 校

适应证与临床考虑

滑囊是由滑液囊组成的,滑囊的作用是使肌肉和肌腱在重复运动时相互之间易于滑动。这些滑液囊内衬滑膜,滑膜的血管网可分泌滑液。滑囊的炎症可导致滑液增多而引起关节肿胀。关节的过度使用及使用不当,滑囊可出现炎症、肿大以及罕见的情况下出现感染。虽然患者滑囊的数量、大小及部位个体间存在显著变异,但解剖学家还是确认了大量临床相关的包括髌上囊在内的滑囊的解剖。髌上囊从髌骨下向上延伸至股四头肌下方(图 140-1 和图 140-2),为单一的关节囊,但在部分患者中也可以分隔成多个囊腔。

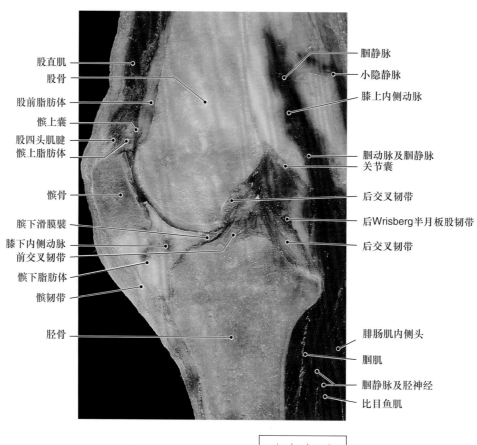

股直肌
股骨
股前脂肪体
髌上囊
股四头肌腱
髌上脂肪体
髌骨
膑下滑膜襞
膝下内侧动脉
前交叉韧带
髌下脂肪体
髌韧带
胫骨

腘静脉
小隐静脉
膝上内侧动脉
腘动脉及腘静脉
关节囊
后交叉韧带
后Wrisberg半月板股韧带
后交叉韧带
腓肠肌内侧头
腘肌
腘静脉及胫神经
比目鱼肌

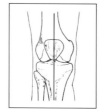

图 140-1 髌上囊及相关结构的解剖(From Kang HS,Ahn JM,Resnick D:MRI of the extremities:an anatomic atlas,ed 2,Philadelphia,2002,Saunders.)

急性外伤及重复累积的微小创伤都容易造成髌上囊的损伤。急性创伤及反复微小创伤均易累及髌上囊。急性外伤会直接损伤关节囊，包括跌落直接撞击膝盖、髌骨骨折以及过劳性损伤（如在较软或不平的路面跑步或铺地毯一类需要跪地爬行的工作）。如果髌上囊炎症迁延为慢性，则会出现关节囊钙化。

髌上囊炎患者通常主诉髌骨上膝关节前部的疼痛，可向上放射至远端大腿前部。不能屈膝或下楼梯。在膝关节活动过程中，尤其是刚活动时，患者可能会出现锐痛及"阻滞"感。髌上囊炎通常合并膝关节的关节炎和腱鞘炎，这些其他的病理过程可混淆临床征象。

体格检查可发现髌骨上膝关节前部的压痛点。膝关节的被动屈曲以及主动抵抗伸展均可引发疼痛，抵抗突然释放会使疼痛明显加重。髌上区域肿胀，触诊有"泥泞"感。偶尔感染会累及髌上囊，表现有全身症状，如发热、乏力，同时合并关节红、痛等局部症状。

膝关节 X 线平片可表现为关节囊及相关结构钙化（包括股四头肌腱），与关节囊慢性炎症一致。若可疑膝关节内结构紊乱或隐匿性肿物或肿瘤的患者，应行膝关节 MRI 和（或）超声成像检查，同时也可用于确定髌上囊炎的临床诊断（图 140-3）。肌电图可帮助将髌上囊炎与股神经病变、腰部神经根病变和神经丛病变相鉴别。下面介绍的注射技术既可作为诊断方法也可作为治疗措施。

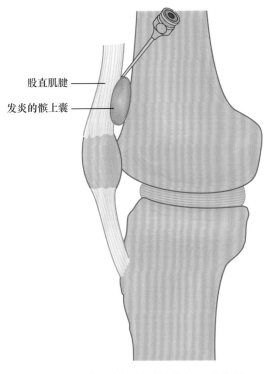

图 140-2　髌上囊注射时针头的正确位置

股直肌腱

发炎的髌上囊

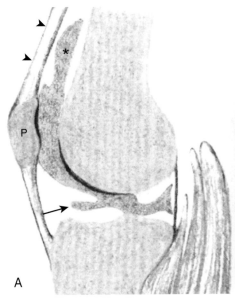
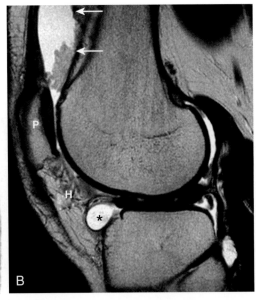

图 140-3　**A**. 髌上囊的示意图。矢状位视髌上囊（＊）位于股四头肌腱（箭头的头）后方及髌骨（P）上方。通常与膝关节相互交通。注意 Hoffa 下隐窝（箭头）。**B**. 矢状位 T2 的 MRI 显示髌上囊内流体信号强度（箭头）。注意充满液体的 Hoffa 下隐窝（＊）。H，Hoffa 脂肪垫；P，髌骨（From Marra MD，Crema MD，Chung M，et al：MRI features of cystic lesions around the knee. Knee 15：423-438，2008. ）

临床相关解剖

　　髌上囊位于股四头肌及其肌腱下方，并从上向下延伸至髌骨（见图 140-1，图 140-2）。股中间肌，又称膝关节肌，其部分肌肉组织将髌上囊的位置固定。膝关节过度、不当活动及直接外伤引起的关节炎症可累及股四头肌腱及髌上囊。股外侧肌、股中间肌、股内侧肌及股直肌共同构成股四头肌，为下肢的主要伸肌，其肌腱相互融合后形成强劲有力的股四头肌腱。髌骨为股四头肌腱内的籽骨，肌腱纤维在其周围形成内侧及外侧支持韧带，增强膝关节强度。这些纤维被称为所谓的扩张部（"expansions"）并承受拉伸，肌腱容易罹患肌腱炎。髌上囊、髌下囊及髌前囊也可同时发炎并伴股四头肌的肌腱功能障碍。

操作技术

体表标志技术

　　向患者告知操作的目的。患者仰卧位，将一个卷起的毯子放在膝关节下，使关节稍屈曲，将膝关节内侧皮肤消毒。用注射器抽取 2.0 ml 的 0.25% 无防腐剂的布比卡因及 40 mg 甲泼尼龙，接 1.5 英寸、25 G 穿刺针，操作过程严格遵守无菌原则。无菌条件下确认髌骨内侧上缘（图 140-4）。穿刺点位于此点稍上，水平进针滑至股四头肌腱下方（图 140-1）。如果针头触及股骨，需稍退针，调整进针方向，稍向前方。当针头到达股四头肌腱下，将注射器内药物轻轻注入。注射过程中不应有明显阻力，否则针头可能位于韧带和肌腱内，应稍进

针或退针至注射过程无明显阻力。完成给药后退针，注射部位无菌加压包扎并予冰袋冰敷。部分患者体表解剖标志难以确定，操作安全性无法保证时，可用超声引导，确定穿刺针位置。

超声引导技术

　　进行超声引导下髌上囊注射时，患者采取仰卧位，将一个卷起的毯子放在膝关节下，使关节稍屈曲。对髌骨上区域皮肤消毒。用无菌注射器抽取 3.0 ml 0.25% 无防腐剂的布比卡因及 40 mg 甲泼尼龙，接 1.5 英寸、22 G 穿刺针，操作过程严格无菌。无菌条件下，将高频线阵超声探头纵向置于髌骨上缘，可辨认髌骨上缘高回声边界，以及其下的股四头肌腱和髌上囊（图 140-5）。辨认髌上囊肌腱后，进针点位于纵向放置的探头中线旁开 1 cm 处，采用平面外法进针，在超声实时引导下调整进针轨迹，至针尖进入滑膜囊内。完成给药后退针，注射部位无菌加压包扎并予冰袋冰敷。

副作用和并发症

　　感染是髌上囊内注射的主要并发症，但严格无菌操作下，极少出现感染。约 25% 的患者在髌上囊内注射后出现一过性的疼痛加重，应提前告知患者。

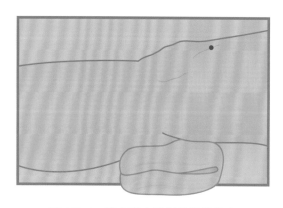

图 140-4　髌上囊内注射的进针位点

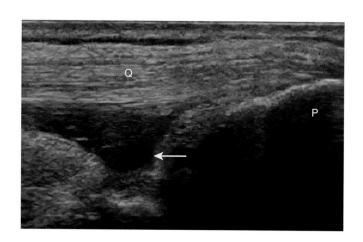

图 140-5　髌上滑膜炎。髌上滑膜超声下表现为股四头肌腱下的低回声病变，与髌上滑膜炎一致（From Hsiao YF, Wei SC, Lu CH, et al: Patients with inflammatory bowel disease have higher sonographic enthesitis scores than normal individuals: Pilot study in Taiwan. J Med Ultrasound 22: 194-199, 2014.）

临床要点

　　这种注射技术对于髌上囊炎引起的疼痛的治疗非常有效。并存的滑囊炎、腱鞘炎、关节炎和膝关节内结构紊乱也增加疼痛，这种情况需要额外的更为精准的局麻药和长效皮质类固醇激素的注射治疗。在熟悉注射部位的临床相关解剖结构的前提下，该注射技术还是十分安全的。操作过程中应注意无菌操作技术，以避免感染；为避免操作者的风险，需采取普遍预防措施。若在注射后立即对注射处加压，可减少瘀斑及血肿的发生率。

　　髌上囊炎患者经囊内注射治疗几天后，应进行物理治疗，包括局部热疗及轻柔的功能锻炼。要避免剧烈运动，这样会使症状恶化。可以同时应用简单的镇痛药和非甾体抗炎药。

推荐阅读

Marra MD, Crema MD, Chung M, et al.: MRI features of cystic lesions around the knee, *Knee* 15:423–438, 2008.

O'Keeffe SA, Hogan BA, Eustace SJ, Kavanagh EC: Overuse injuries of the knee, *Magn Reson Imaging Clin N Am* 17:725–739, 2009.

Waldman SD: Bursitis syndromes of the knee. In *Pain review*. Philadelphia, 2009, Saunders, pp 318–322.

Waldman SD: Injection technique for suprapatellar bursitis. In *Pain review*. Philadelphia, 2009, Saunders, pp 584–585.

Waldman SD: Ultrasound-guided injection technique for suprapatellar bursitis. In *Comprehensive atlas of ultrasound guided pain management injection techniques*. Philadelphia, 2014, Lippincott, pp 942–947.

Yamamoto T, Akisue T, Marui T, et al.: Isolated suprapatellar bursitis: computed tomographic and arthroscopic findings, *Arthroscopy* 19:10, 2003.

141

髌前滑囊注射

袁堂谧　译　唐帅　校

适应证与临床考虑

　　滑囊是由滑液囊组成的，滑液囊的作用是使肌肉和肌腱在重复运动时相互之间易于滑动。这些滑液囊内衬滑膜，滑膜的血管网可分泌滑液。滑囊的炎症可导致滑液增多而引起关节肿胀。关节的过度使用及使用不当，滑囊可出现炎症、肿大以及罕见的情况下出现感染。虽然患者滑囊的数量、大小及部位个体间存在显著变异，但解剖学家还是确认了大量临床相关的包括髌前滑囊在内的滑囊的解剖。髌前滑囊位于皮下组织和髌骨之间（图 141-1），为单一的关节囊，但在部分患者中也可以分隔成多个囊腔。

　　急性外伤及重复累积的微小创伤都容易造成髌前囊的损伤。急性外伤会直接损伤关节囊，包括跌落直接撞击膝盖、髌骨骨折以及过劳性损伤（如在较软或不平的路面跑步）。髌前滑囊炎也可由一些需要爬或跪的工作造成，比如铺设地毯或擦地板；因此又被称作"女仆的膝盖"。如果髌前滑囊的炎症进展为慢性，可能会出现囊的钙化。

　　患髌前滑囊炎的患者通常以髌骨上方膝前区的疼痛和肿胀为特征，可向上和向下扩散到膝关节周围的区域。患者通常不能跪或下楼。在膝关节活动过程中，尤其是刚活动时，患者可能会出现锐痛及"阻滞"感。髌前滑囊炎往往与膝关节的关节炎和肌腱炎同时存在，其病理过程可能会混淆其临床表现。

　　查体可发现髌骨上方的膝前区压痛点。髌骨周围的肿胀和积液也是常见体征。膝关节的被动屈曲以及主动抵抗伸展均可引发疼痛，抵抗突然释放会使疼痛明显加重。感染会累及髌前滑囊，表现全身症状，如发热、乏力，同时合并关节红、痛等局部症状。

　　膝关节 X 线平片可表现为关节囊及相关结构钙化（包括股四头肌腱），与关节囊慢性炎症一致。若可疑膝关节滑囊炎、内结构紊乱或隐匿性肿物或肿瘤的患者，应行膝关节 MRI 和（或）超声成像检查（图 141-2）。肌电图可帮助将髌前滑囊炎与股神经病变、腰部神经根病变和神经丛病变相鉴别。下面介绍的注射技术既可作为诊断方法也可作为治疗措施。

临床相关解剖

　　髌前滑囊位于皮下组织和髌骨之间（见图 141-1）。髌韧带使滑囊保持在相应的位置上。股四头肌韧带和髌前滑囊均易因过度使用、使用不当或直接创伤而罹患炎症。股外侧肌、股中间肌、股内侧肌及股直肌共同构成股四头肌，为下肢的主要伸肌，其肌腱相互融合后形成强劲有力的股四头肌腱。髌骨为股四头肌腱内的籽骨，肌腱纤维在其周围形成内侧及外侧支持韧带，增强膝关节强度。这些纤维被称为所谓的扩张并承受拉伸，肌腱

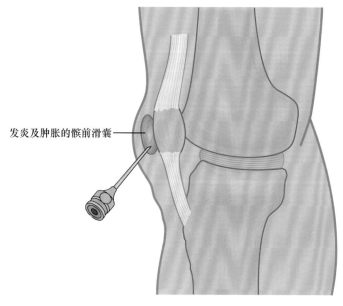

发炎及肿胀的髌前滑囊 ——

图 141-1　髌前滑囊注射针尖的正确位置

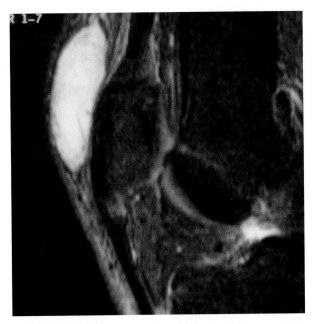

图 141-2　髌前滑囊炎。短时反转恢复序列（STIR）（TR/TE 5300/30，翻转时间 150 ms）矢状面 MRI 显示髌前滑囊中的液体和滑膜组织（From Resnick D：Diagnosis of bone and joint disorders，ed 4，Philadelphia，2002，Saunders.）

容易罹患肌腱炎。髌上囊、髌下囊及髌前囊也可同时发炎并伴股四头肌的肌腱功能障碍。

操作技术

体表标志技术

　　向患者解释该注射的目的。患者仰卧位，将毯子折叠置于膝关节下方使关节略微屈曲。消毒髌骨上方的皮肤。严格无菌操作下，用无菌注射器吸入不含防腐剂的 2 ml 的 0.25% 布比卡因和 40 mg 甲泼尼龙，接上 1.5 英寸、25 G 穿刺针。严格无菌操作下找到髌骨内侧的中心（图 141-3）。在这一点上方，水平进针皮下滑入髌前滑囊（见图 141-1）。如果针头碰到髌骨，轻微退针，并重新调整方向，可略微靠前。当针头在靠近髌前滑囊的位置时，轻轻注入注射器内药液。注射的阻力应当很小。如果阻力很大，针头可能在韧带或者肌腱中，应当稍微向前或回撤针头，直到注射过程没有明显的阻力。注射后退出针头，无菌加压包扎并在注射部位放置冰袋。解剖标志难以辨认的患者，超声引导有助于医师进行安全的操作。

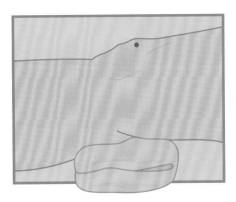

图 141-3　髌前滑囊注射的进针点

超声引导技术

　　实施超声引导下髌前滑囊注射时，患者取仰卧位，膝关节略微屈曲，由一卷毛巾将其支撑。消毒液处理膝关节区域皮肤。严格无菌操作下，无菌注射器吸入不含防腐剂的 3 ml 0.25% 布比卡因和 40 mg 甲泼尼龙，接上 1.5 英寸、22 G 穿刺针。触及髌骨，高频线阵探头纵向放置于此处，髌骨的强回声边缘和髌前滑囊就在探头下方（图 141-4）。确定髌前滑囊肌腱后，距纵向放置的超声探头中点约 1 cm 处皮肤进针，采用平面外方法进针，在实时超声引导下调整进针轨迹，使针尖进入滑囊腔内（图 141-5）。退出穿刺针，注射部位无菌加压包扎，并放置冰袋。

副作用和并发症

　　这项注射技术的主要并发症是感染，如果严格执行无菌操作，感染发生率极低。在膝关节髌前滑囊注射术后接近 25% 的患者主诉有一过性的疼痛加重，应提前告知患者。

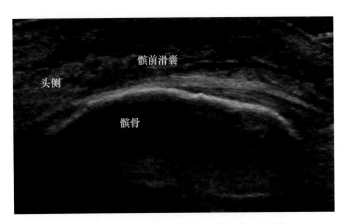

图 141-4　髌骨和髌前滑囊的纵向超声图像

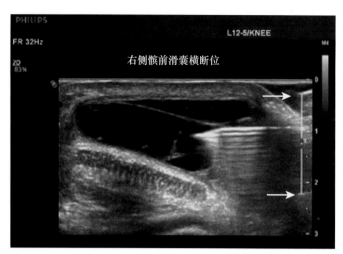

图 141-5　复杂性髌前滑囊炎超声引导下穿刺的横断位（轴位）图像。18 G 穿刺针从膝关节内侧缘进针（屏幕左侧为外侧，屏幕右侧为内侧，屏幕上方为表层，屏幕下方为深层）（From Smith J，Finnoff JT：Diagnostic and interventional musculoskeletal ultrasound：part 1. Fundamentals. PM R 1：64-75，2009.）

髌前滑囊炎患者经囊内注射治疗几天后，应进行物理治疗，包括局部热疗及轻柔的功能锻炼。要避免剧烈运动，这样会使症状恶化。可以同时应用简单的镇痛药和非甾体抗炎药。

推荐阅读

Marra MD, Crema MD, Chung M, et al.: MRI features of cystic lesions around the knee, *Knee* 15:423–438, 2008.

O'Keeffe SA, Hogan BA, Eustace SJ, Kavanagh EC: Overuse injuries of the knee, *Magn Reson Imaging Clin N Am* 17:725–739, 2009.

Waldman SD: Bursitis syndromes of the knee. In *Pain review*, Philadelphia, 2009, Saunders.

Waldman SD: Prepatellar bursitis. In *Pain review*, Philadelphia, 2009, Saunders.

Waldman SD: Ultrasound-guided injection technique for prepatellar bursitis. In *Comprehensive atlas of ultrasound guided pain management injection techniques*, Philadelphia, 2014, Lippincott, pp 948–953.

Wasserman AR, Melville LD, Birkhahn RH: Septic bursitis: a case report and primer for the emergency clinician, *J Emerg Med* 37:269–272, 2009.

临床要点

这种注射技术对于髌前滑囊炎引起的疼痛的治疗非常有效。并存的滑囊炎、腱鞘炎、关节炎和膝关节内结构紊乱也增加疼痛，这种情况需要额外的更为精准的局麻药和长效皮质类固醇激素的注射治疗。在熟悉注射部位的临床相关解剖结构的前提下，该注射技术还是十分安全的。操作过程中应注意无菌操作技术，以避免感染；为避免操作者的风险，需采取普遍预防措施。若在注射后立即对注射处加压，可减少瘀斑及血肿的发生率。

142

髌下浅囊注射

李锐 译 唐帅 校

适应证与临床考虑

滑囊是由滑液囊组成的，滑液囊的作用是使肌肉和肌腱在重复运动时相互之间易于滑动。这些滑液囊内衬滑膜，滑膜的血管网可分泌滑液。滑囊的炎症可导致滑液增多而引起关节肿胀。关节的过度使用及使用不当，滑囊可出现炎症、肿大以及罕见的情况下出现感染。虽然患者滑囊的数量、大小及部位个体间存在显著变异，但解剖学家还是确认了大量临床相关的包括髌下浅囊和深囊在内的滑囊的解剖，髌下浅囊位于皮下组织和髌韧带上部之间（图 142-1）。髌下深囊位于髌韧带和胫骨之间。这些滑囊可以以单一的关节囊存在，但在部分患者中也可以分隔成多个囊腔。

急性外伤及重复累积的微小创伤都容易造成这两个髌下滑囊的损伤。急性外伤会直接损伤关节囊，包括跌落直接撞击膝盖、髌骨骨折以及过劳性损伤（长距离跑步）。髌下滑囊炎也可由一些需要爬或跪的工作造成，比如铺设地毯或擦地板。如果髌下滑囊的炎症进展为慢性，可能会出现囊的钙化。

髌下滑囊炎患者通常主诉髌骨下膝前的疼痛和肿胀，可向下放射至膝关节周围区域。患者往往不能屈膝或下楼梯。在膝关节活动过程中，尤其是刚活动时，患者可出现锐痛及"阻滞"感。髌下滑囊炎经常合并膝关节关节炎和肌腱炎，而这些不同的病理过程可能混淆临床表现。

体格检查时可在髌骨下膝前发现压痛点。肿胀和液体积聚常环绕髌骨下方。膝关节的被动屈曲以及主动抵抗伸展均可引发疼痛，抵抗突然释放会使疼痛明显加重。感染会累及髌下浅囊，表现全身症状，如发热、乏力，同时合并关节红、痛等局部症状。

膝关节 X 线平片可表现为关节囊及相关结构钙化（包括股四头肌腱），与关节囊慢性炎症一致。若可疑膝关节滑囊炎、内结构紊乱或隐匿性肿物或肿瘤的患者，应行膝关节 MRI 和（或）超声成像检查（图 142-2）。肌电图可帮助将髌下滑囊炎与股神经病变、腰部神经根病变和神经丛病变相鉴别。下面介绍的注射技术既可作为诊断方法也可作为治疗措施。

临床相关解剖

髌下浅囊位于皮下组织和髌韧带之间（见图 142-1）。髌韧带固定滑囊。髌韧带和髌下浅囊在受到过度使用、使用不当或直接创伤时容易罹患炎症。髌韧带向上附着至髌骨下方，向下附着至胫骨。组成髌韧带的纤维是股四头肌腱的延续。股外侧肌、股中间肌、股内侧肌及股直肌共同构成股四头肌，为下肢的主要伸肌，其肌腱相互融合后形成强劲有力的股四头肌腱。这些肌肉的肌腱聚集并形成一个单个的强壮的肌腱。髌骨在四头肌腱内的功能是籽骨，肌腱纤维环绕髌骨扩展，因此形成利于加强膝关节的内侧和外侧髌骨韧带。这些纤维被称为所谓的扩张部并承受拉伸，肌腱容易罹患肌腱炎。

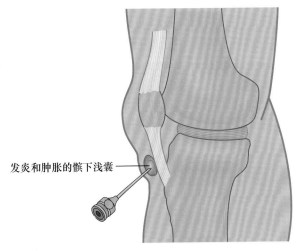

发炎和肿胀的髌下浅囊

图 142-1　髌下浅囊注射的正确进针位置

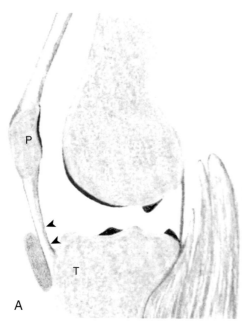
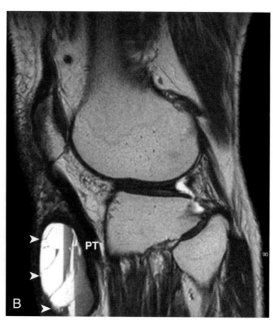

图 142-2　**A**. 髌下浅囊炎的示意图。矢状位显示髌下浅囊内液体汇集（蓝色），位于髌韧带远端部分的前方（箭头的头），接近胫骨附着处（T）。**B**. 矢状位 T2 加权 MRI 成像显示髌骨肌腱（PT）远端前方的汇集与髌下浅囊炎一致（箭头的头）。注意汇集处液体-液体水平与出血一致。P，髌骨（From Marra MD，Crema MD，Chung M，et al：MRI features of cystic lesions around the knee. Knee 15：423-438，2008.）

操作技术

体表标志技术

向患者解释注射技术的目的。患者仰卧位，将毯子折叠置于膝下使膝关节轻屈。消毒髌骨上方皮肤。用无菌注射器抽取 2 ml 不含防腐剂 0.25% 的布比卡因和 40 mg 甲泼尼龙，连接 1.5 英寸、25 G 穿刺针，严格无菌操作。采用无菌操作技术确认髌骨下极的中心（图 142-3）。略低于该点，以 45° 角进针，从皮下滑入髌下浅囊（见图 142-1）。假如针碰到髌骨，稍退针并调整方向，使针头稍向下方进入。当针头处于接近髌下浅囊的位置，轻轻注射药物。注射几乎没有阻力。假如遇到

阻力，针头可能在韧带或肌腱内，应稍进针或稍退针直到注射没有明显阻力。然后退出针头，用无菌敷料加压包扎并在注射位置放置冰袋。

超声引导技术

在超声引导下实施髌下浅囊注射时，患者取仰卧位，膝关节轻微弯曲，用卷起的毛巾支撑。对髌下区域皮肤进行消毒。在严格的无菌技术下用无菌注射器抽取不含防腐剂的 0.25% 布比卡因 3 ml 和甲泼尼龙 40 mg，接 1.5 英寸、22 G 的穿刺针。通过触诊确定髌骨的下极，高频线阵超声探头放在该点的长轴平面，可见髌骨下极的高回声边缘、髌腱和其上的髌骨下浅囊（图 142-4 和图 142-5）。确定髌下浅囊后，在距长轴放置的超声探头中点大约 1 cm 处进针，采用平面外技术，在超声实时引导下调整进针轨迹，使针尖进入滑囊腔。然后拔出穿刺针，在注射部位放置无菌压力敷料和冰袋。

副作用和并发症

此注射技术的主要并发症是感染，如果严格执行无菌操作，感染是非常罕见的。大约 25% 的患者报告在髌下浅囊注射后出现一过性的疼痛加重，应提前告知患者。

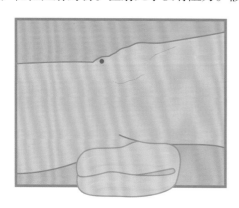

图 142-3　髌下浅囊注射的进针位置

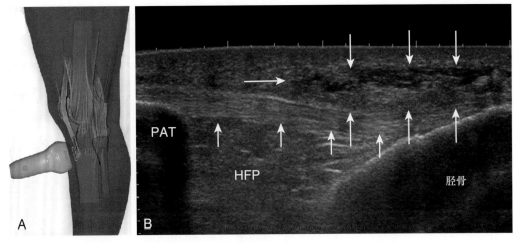

图 142-4　髌下浅囊炎。**A**. 用于髌下浅囊和髌下深囊的超声探头的正常位置。**B**. 长轴图像显示髌下浅囊（长箭头）肿胀。注意正常的髌腱（短箭头）。HFP，Hoffa 脂肪垫；PAT，髌骨（From Craig JG，ChB MB，Fessell D：Ultrasound of the knee. Ultrasound Clin 7：475-486，2012.）

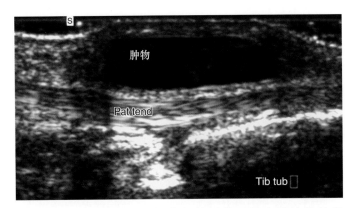

图 142-5　髌下浅囊炎。超声长轴图像显示充满液体的肿物，在髌腱（Pat tend）远端的表浅面，与髌下浅囊炎一致。Pat tend，髌腱；S，浅；Tib tub，胫骨管（From Finlay K，Friedman L：Ultrasonography of the lower extremity. Orthop Clin North Am 37：245-275，2006.）

髌下浅囊炎患者经囊内注射治疗几天后，应进行物理治疗，包括局部热疗及轻柔的功能锻炼。要避免剧烈运动，这样会使症状恶化。可以同时应用简单的镇痛药和非甾体抗炎药。

推荐阅读

Marra MD, Crema MD, Chung M, et al.: MRI features of cystic lesions around the knee, *Knee* 15:423–438, 2008.

O'Keeffe SA, Hogan BA, Eustace SJ, Kavanagh EC: Overuse injuries of the knee, *Magn Reson Imaging Clin N Am* 17:725–739, 2009.

Waldman SD: Bursitis syndromes of the knee. In *Pain review*, Philadelphia, 2009, Saunders.

Waldman SD: Injection technique for superficial infrapatellar bursitis. In *Pain review*, Philadelphia, 2009, Saunders.

Wasserman AR, Melville LD, Birkhahn RH: Septic bursitis: a case report and primer for the emergency clinician, *J Emerg Med* 37:269–272, 2009.

临床要点

这种注射技术对于髌下浅囊炎引起的疼痛的治疗非常有效。同时存在的滑囊炎、腱鞘炎、关节炎和膝关节内结构紊乱也增加疼痛，这种情况需要额外的更为精准的局麻药和长效皮质类固醇激素的注射治疗。在熟悉注射部位的临床相关解剖结构的前提下，该注射技术还是十分安全的。操作过程中应注意无菌操作技术，以避免感染。为避免操作者的风险，需采取普遍预防措施。若在注射后立即对注射处加压，可减少瘀斑及血肿的发生率。

143

髌下深囊注射

李锐 译 唐帅 校

适应证与临床考虑

滑囊是由滑液囊组成的，滑液囊的作用是使肌肉和肌腱在重复运动时相互之间易于滑动。这些滑液囊内衬滑膜，滑膜的血管网可分泌滑液。滑囊的炎症可导致滑液增多而引起关节肿胀。关节的过度使用及使用不当，滑囊可出现炎症、肿大以及罕见的情况下出现感染。虽然患者滑囊的数量、大小及部位个体间存在显著变异，但解剖学家还是确认了大量临床相关的包括髌下浅囊和深囊在内的滑囊的解剖。髌下浅囊位于皮下组织和髌韧带上部之间（图 143-1）。髌下深囊位于髌韧带和胫骨之间。这些滑囊可以以单一的关节囊存在，但在部分患者中也可以分隔成多个囊腔。

急性外伤及重复累积的微小创伤都容易造成这两个髌下滑囊的损伤。急性外伤会直接损伤关节囊，包括跌落直接撞击膝盖、髌骨骨折以及过劳性损伤（长距离跑步）。髌下滑囊炎也可由一些需要爬或跪的工作造成，比如铺设地毯或擦地板。如果髌下滑囊的炎症进展为慢性，可能会出现囊的钙化。

髌下深囊炎患者常主诉髌骨下膝前的疼痛和肿胀，并向下放射至膝关节周围区域。患者往往不能屈膝或下楼梯。在膝关节活动过程中，尤其是刚活动时，患者可能会出现锐痛及"阻滞"感。髌下滑囊炎经常合并膝关节关节炎和肌腱炎，而这些不同的病理过程可能混淆临床表现。

体格检查时可在髌骨下膝前发现压痛点。肿胀和液体积聚常围绕髌骨下方。膝关节的被动屈曲以及主动抵抗伸展均可引发疼痛，抵抗突然释放会使疼痛明显加重。感染会累及髌下浅囊，表现全身症状，如发热、乏力，同时合并关节红、痛等局部症状。

膝关节 X 线平片可表现为关节囊及相关结构钙化（包括股四头肌腱），与关节囊慢性炎症一致。若可疑膝关节滑囊炎、内结构紊乱或隐匿性肿物或肿瘤的患者，应行膝关节 MRI 和（或）超声成像检查（图 143-2）。肌电图可帮助将髌下滑囊炎与股神经病变、腰部神经根病变和神经丛病变相鉴别。下面介绍的注射技术既可作为诊断方法也可作为治疗措施。

临床相关解剖

髌下深囊位于髌韧带和胫骨之间（见图 143-1）。髌韧带固定滑囊。髌韧带和髌下深囊在过度使用、使用不当或直接创伤后容易罹患炎症。髌韧带向上附着至髌骨下方，向下附着至胫骨。组成髌韧带的纤维是股四头肌腱的延续。股外侧肌、股中间肌、股内侧肌及股直肌共同构成股四头肌，为下肢的主要伸肌，其肌腱相互融合后形成强劲有力的股四头肌腱。这些肌肉的肌腱聚集并形成一个单个的强壮的肌腱。髌骨在四头肌腱内的功能是籽骨，肌腱纤维环绕髌骨扩展，因此形成利于加强膝关节的内侧和外侧髌骨韧带。这些纤维被称为所谓的扩张部并承受拉伸，肌腱容易罹患肌腱炎。

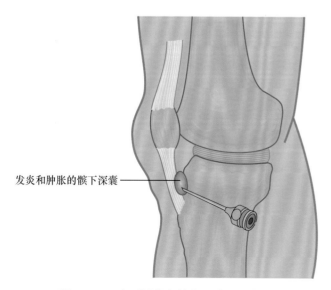

发炎和肿胀的髌下深囊 ——

图 143-1 髌下深囊注射的正确进针位置

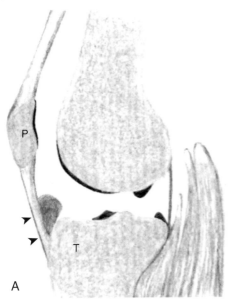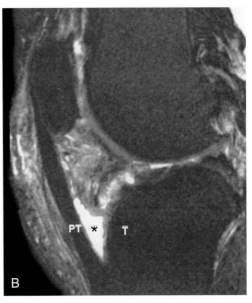

图 143-2　**A**. 髌下深囊炎的示意图。矢状位显示髌下深囊内液体汇集（蓝色），位于髌韧带远端部分的后方（箭头的头），胫骨（T）前侧的前面。**B**. 矢状位质子密度（PD）-脂肪抑制加权 MRI 显示髌韧带（PT）远端和胫骨（T）之间液体汇集（*），与髌下深囊炎一致。P，髌骨（From Marra MD，Crema MD，Chung M，et al：MRI features of cystic lesions around the knee. Knee 15：423-438，2008.）

操作技术

体表标志技术

向患者解释此注射技术的目的。患者仰卧位，将毯子折叠置于膝下使膝关节轻屈。消毒髌骨下缘内侧上方的皮肤，用无菌注射器抽取 2 ml 不含防腐剂 0.25% 的布比卡因和 40 mg 甲泼尼龙，连接 1.5 英寸、25 G 穿刺针，严格无菌操作。采用无菌操作技术确认髌骨下缘内侧（图 143-3）。略低于该点，直角进针到髌骨，在髌韧带下滑入髌下深囊（见图 143-1）。假如针碰到髌骨，稍退针并调整方向，使针头稍向下方进入。当针头接近髌下深囊的位置，轻轻注射药物。注射几乎没有阻力。

假如遇到阻力，针头可能在韧带或肌腱内，应稍进针或退针直到注射没有明显阻力。然后退出针头，用无菌敷料加压包扎并在注射位置放置冰袋。

超声引导技术

在超声引导下实施髌下深囊注射时，患者取仰卧位，膝关节轻微弯曲，用卷起的毛巾支撑。对髌下区域皮肤进行消毒。在严格的无菌技术下用无菌注射器抽取不含防腐剂的 0.25% 布比卡因 3 ml 和甲泼尼龙 40 mg，接 1.5 英寸、22 G 的穿刺针。通过触诊确定髌骨的下极，高频线阵超声探头放在该点的长轴平面，可见髌骨下极的高回声边缘、髌腱和其下的髌骨下深囊（图 143-4）。

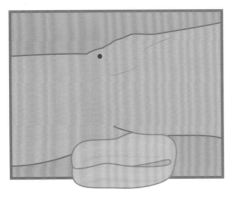

图 143-3　髌下深囊注射的进针位置

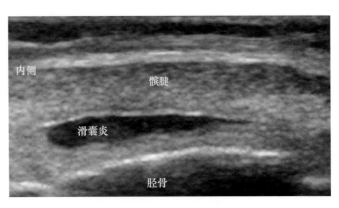

图 143-4　超声图示髌下深囊中度积液

确定髌下深囊后，在距长轴放置的超声探头中点大约1 cm处进针。然后采用平面外技术，在超声实时引导下调整进针轨迹，使针尖进入滑囊腔。然后退出穿刺针，在注射部位放置无菌压力敷料和冰袋。

副作用和并发症

此注射技术的主要并发症是感染，如果严格执行无菌操作，感染是非常罕见的。大约 25% 的患者在髌下深囊注射后出现一过性的疼痛加重，应提前告知患者。

临床要点

这种注射技术对于髌下深囊炎引起的疼痛的治疗非常有效。同时存在的膝滑囊炎、腱鞘炎、关节炎和膝关节内结构紊乱也增加疼痛，这种情况需要额外的更为精准的局麻药和长效皮质类固醇激素的注射治疗。在熟悉注射部位的临床相关解剖结构的前提下，该注射技术还是十分安全的。操作过程中应注意无菌操作技术，以避免感染。为避免操作者的风险，需采取普遍预防措施。若在注射后立即对注射处加压，可减少瘀斑及血肿的发生率。

深层滑囊炎疼痛的患者经囊内注射治疗几天后，应进行物理治疗，包括局部热疗及轻柔的功能锻炼。要避免剧烈运动，这样会使症状恶化。可以同时应用简单的镇痛药和非甾体抗炎药。

推荐阅读

Marra MD, Crema MD, Chung M, et al.: MRI features of cystic lesions around the knee, *Knee* 15:423–438, 2008.

O'Keeffe SA, Hogan BA, Eustace SJ, Kavanagh EC: Overuse injuries of the knee, *Magn Reson Imaging Clin N Am* 17:725–739, 2009.

Waldman SD: Bursitis syndromes of the knee. In *Pain review*, Philadelphia, 2009, Saunders.

Waldman SD: Ultrasound-guided injection technique for deep infrapatellar bursitis. In *Comprehensive atlas of ultrasound guided pain management injection techniques*, Philadelphia, 2014, Lippincott, pp 960–965.

Wasserman AR, Melville LD, Birkhahn RH: Septic bursitis: a case report and primer for the emergency clinician, *J Emerg Med* 37:269–272, 2009.

144

鹅足滑囊注射

赵欣 译 唐帅 校

适应证与临床考虑

滑囊是由滑液囊组成的，滑液囊的作用是使肌肉和肌腱在重复运动时相互之间易于滑动。这些滑液囊内衬滑膜，滑膜的血管网可分泌滑液。滑囊的炎症可导致滑液增多而引起关节肿胀。关节的过度使用及使用不当，滑囊可出现炎症、肿大以及罕见的情况下出现感染。虽然患者滑囊的数量、大小及部位个体间存在显著变异，但解剖学家还是确认了大量临床相关的包括鹅足囊在内的滑囊的解剖。鹅足囊位于鹅足肌腱下方，缝匠肌、股薄肌、半腱肌三块肌肉的肌腱与胫骨近段内侧的附着处（图144-1）。鹅足囊可以单个存在，也可分隔成多个囊腔。

鹅足滑囊炎的患者可出现膝关节内侧的疼痛，被动外翻、外旋膝部的动作可加剧疼痛。活动（尤其是屈膝及外旋膝部）可使疼痛更严重；休息和热敷可减轻疼痛。患者经常不能屈膝或下楼梯。并且疼痛呈持续性，特性为酸痛，疼痛可影响睡眠。膝关节创伤后经常合并膝关节滑囊炎、腱鞘炎、关节炎、关节内紊乱，可混淆临床征象。如果患者关节内侧持续受到创伤，则内侧副韧带通常也会受累。如果鹅足滑囊炎进展为慢性，可能会出现囊的钙化。

体格检查时可发现膝关节内侧下方的前膝处也正是鹅足肌腱的附着点处存在压痛点，肿胀和液体积聚常围绕滑囊。膝关节的被动屈曲以及主动抵抗伸展均可引发疼痛，抵抗突然释放会使疼痛明显加重。但是鹅足囊很

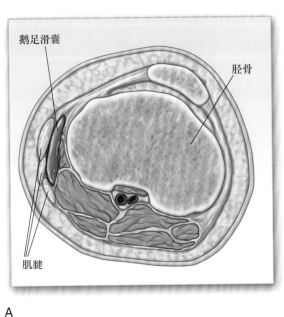

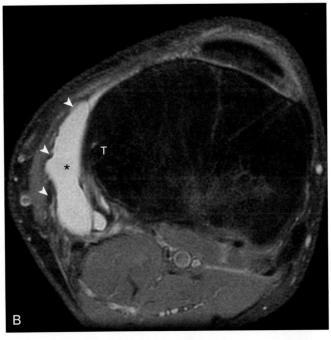

图 144-1 A. 鹅足滑囊图示：该横断面显示了鹅足滑囊（蓝色）位于胫骨内侧和形成鹅足滑囊的肌腱之间（从前到后：缝匠肌、股薄肌和半腱肌腱）。B. 具有脂肪抑制作用的轴向质子密度加权图像显示：在鹅足滑囊（箭头的头）和胫骨内侧髁（T）表面之间有积液（星号），符合鹅足滑囊炎表现（From Waldman SD, editor: Pes anserine bursitis. In Atlas of uncommon pain syndromes, ed 3, Philadelphia, 2014, Saunders, pp 320-323.）

少像髌前滑囊炎那样容易发生感染。

　　膝关节 X 线平片可表现为关节囊及相关结构钙化（包括股四头肌腱），与关节囊慢性炎症一致。若可疑膝关节滑囊炎、内结构紊乱或隐匿性肿物或肿瘤的患者，应行膝关节 MRI 和（或）超声成像检查（图 144-2）。肌电图可帮助将鹅足滑囊炎与股神经病变、腰部神经根病变和神经丛病变相鉴别。下面介绍的注射技术既可作为诊断方法也可作为治疗措施。

临床相关解剖

　　鹅足滑囊位于缝匠肌、股薄肌和半腱肌三块肌肉的肌腱附着点与胫骨近段内侧之间（见图 144-1）。在过度使用、不当使用或直接损伤后，该囊易于形成炎症。若膝部内侧遭受创伤，则内侧副韧带也通常会受累。内侧副韧带扁宽并呈带状，起于股骨内侧髁，止于胫骨干内侧面，附着处也正好位于半膜肌沟的上方；也附着于内侧半月板边缘。缝匠肌腱、股薄肌腱和半腱肌腱正好越过内侧副韧带的下方。

操作技术

体表标志技术

　　向患者解释该注射技术的目的。患者仰卧位，将

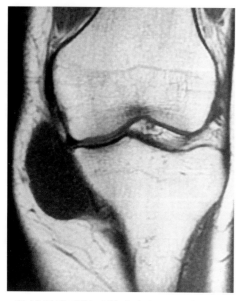

图 144-2　鹅足滑囊囊肿（滑囊炎）。MRI 提示一较大的囊性肿物，与胫骨前内侧邻近（From Resnick D：Diagnosis of bone and joint disorders，ed 4，Philadelphia，2002，Saunders.）

卷好的毯子垫在膝下，以便膝关节屈曲。消毒膝关节内侧皮肤，无菌注射器中抽取 2.0 ml 0.25% 无防腐剂的布比卡因和 40 mg 甲泼尼龙，连接 1.5 英寸、25 G 穿刺针，注意严格无菌。辨别鹅足肌腱，嘱患者做对抗外界阻力的屈腿动作。内侧关节间隙的远端，鹅足肌腱附着于胫骨处即为鹅足囊的位置（图 144-3）。鹅足囊通常通过该点处有压痛感来定位。在穿刺点以 45° 角朝向胫骨进针，穿破皮肤、皮下组织和髂胫束，进入鹅足囊（图 144-4）。若针头碰到胫骨，则轻微回退，即可进入囊内。当针尖定位于鹅足囊，此时可轻轻注射药物。注

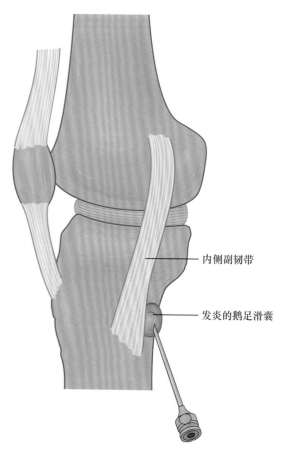

图 144-3　鹅足滑囊与内侧副韧带的相对关系

内侧副韧带

发炎的鹅足滑囊

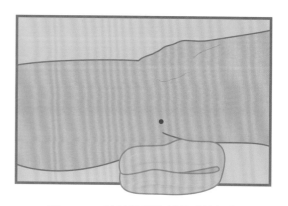

图 144-4　鹅足滑囊注射的进针部位

射几乎没有阻力，若遇到阻力，针头可能在韧带或肌腱里，应该轻轻前进或回退直至注射过程没有明显阻力。然后退出针头，在注射部位覆盖无菌加压敷料和冰袋。

超声引导技术

进行超声引导下鹅足滑囊注射时，患者取仰卧位，膝盖略弯曲，并用卷好的毯子支撑。消毒膝盖和胫骨近端内侧的皮肤。将装有 2.0 ml 0.25% 无防腐剂的布比卡因和 40 mg 甲泼尼龙的无菌注射器，连接 1.5 英寸、22 G 的穿刺针。通过触诊找到膝盖的内侧关节间隙，将高频线性超声探头斜纵方向放在该处，探头上部向髌骨方向倾斜约 20°。可见内侧关节腔，其由股骨和胫骨的高回声内侧缘，及覆盖在三角状内侧半月板上的内侧副韧带高回声影像组成。右膝成像时，超声探头缓慢下移的同

时，探头上缘沿顺时针方向旋转；左膝内侧成像时，则同时沿逆时针方向旋转，直至绕过内侧副韧带，看到鹅足肌腱（图 144-5）。鹅足腱滑囊即位于该水平的鹅足肌腱下方（图 144-6）。当识别出鹅足肌腱和鹅足滑囊时，从距纵向放置的探头的中部约 1 cm 处皮肤进针，然后使用平面外法，推进并调整穿刺针轨迹，在实时超声引导下，将针尖穿入囊腔（图 144-7）。然后退出穿刺针，在注射部位放置无菌压力敷料和冰袋。

副作用和并发症

该注射技术的主要并发症是感染，如果严格执行无菌操作，则感染发生率极低。约 25% 患者诉在膝部鹅足囊注射后会出现一过性的疼痛加重，应提前告知患者。

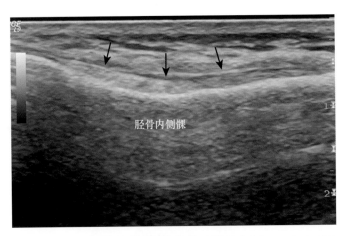

图 144-5　正常鹅足肌腱附着处（箭头）（From Craig JG, ChB MB, Fessell D：Ultrasound of the knee. Ultrasound Clin 7：475-486，2012.）

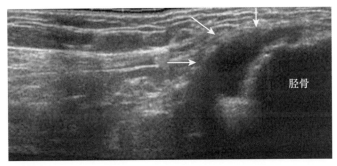

图 144-6　鹅足滑囊炎。沿鹅足肌腱进行超声长轴扫描；滑囊清晰可见，并伴有低回声（箭头）；在生理条件下，超声检查无法检测到鹅足滑囊结构（From Draghi F，Danesino GM，Coscia D，et al：Overload syndromes of the knee in adolescents：sonographic findings. J Ultrasound 11：151-157，2008.）

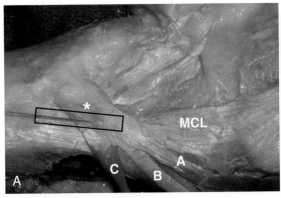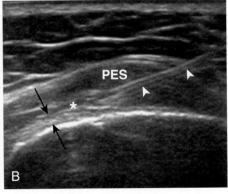

图 144-7　A. 膝关节内侧解剖，显露鹅足（星号）、内侧副韧带（MCL）、缝匠肌（A）、股薄肌（B）、半腱肌（C）肌腱，穿刺针置于鹅足滑囊内。穿刺针处的黑色长框表示 B 图对应的探头位置。左，远端；右，近端；上，前方；底，后方。B. 穿刺针在 MCL（黑色箭头）与鹅足（PES）之间的鹅足滑囊（星号）中的斜冠状位超声影像（白色箭头的头）。左，近端；右，远端；上，表面；底，深部（From Finnoff JT，Nutz DJ，Henning PT，et al：Accuracy of ultrasound-guided versus unguided pes anserinus bursa injections. PM R 2：732-739，2010.）

临床要点

　　这种注射技术对于鹅足滑囊炎引起的疼痛的治疗非常有效。同时存在的膝滑囊炎、腱鞘炎、关节炎和膝关节内结构紊乱（如内侧副韧带损伤）也增加疼痛，这种情况需要额外的更为精准的局麻药和长效皮质类固醇激素的注射治疗。在熟悉注射部位的临床相关解剖结构的前提下，该注射技术还是十分安全的。操作过程中应注意无菌操作技术，以避免感染。为避免操作者的风险，需采取普遍预防措施。若在注射后立即对注射处加压，可减少瘀斑及血肿的发生率。鹅足滑囊炎疼痛的患者注射治疗几天后，应进行物理治疗，包括局部热疗及轻柔的功能锻炼。要避免剧烈运动，这样会使症状恶化。可以同时应用简单的镇痛药和非甾体抗炎药。

推荐阅读

Marra MD, Crema MD, Chung M, et al.: MRI features of cystic lesions around the knee, *Knee* 15:423–438, 2008.

O'Keeffe SA, Hogan BA, Eustace SJ, Kavanagh EC: Overuse injuries of the knee, *Magn Reson Imaging Clin N Am* 17:725–739, 2009.

Waldman SD: Bursitis syndromes of the knee. In *Pain review*, Philadelphia, 2009, Saunders.

Waldman SD: Ultrasound-guided injection technique for pes anserine bursitis. In *Comprehensive atlas of ultrasound guided pain management injection techniques*, Philadelphia, 2014, Lippincott, pp 966–972.

Wasserman AR, Melville LD, Birkhahn RH: Septic bursitis: a case report and primer for the emergency clinician, *J Emerg Med* 37:269–272, 2009.

145

髂胫束滑囊注射

赵欣 译 唐帅 校

适应证与临床考虑

滑囊是由滑液囊组成的，滑液囊的作用是使肌肉和肌腱在重复运动时相互之间易于滑动。这些滑液囊内衬滑膜，滑膜的血管网可分泌滑液。滑囊的炎症可导致滑液增多而引起关节肿胀。关节的过度使用及使用不当，滑囊可出现炎症、肿大以及罕见的情况下出现感染。虽然患者滑囊的数量、大小及部位个体间存在显著变异，但解剖学家还是确认了大量临床相关的包括髂胫束囊在内的滑囊的解剖。髂胫束囊位于髂胫束腱下方，是大腿深筋膜的延续，止于胫骨外侧髁（图145-1至图145-3）。在跑步或骑车时，髂胫束可前后摩擦股骨外侧髁，可导致髂胫束囊或髂胫束的炎症（图145-4和图145-5）。髂胫束囊可以单个囊的形式存在，也可分隔为多个囊腔。

髂胫束滑囊炎的患者可出现股骨远端外侧即股骨外侧髁处的疼痛。髂胫束滑囊炎常发生在远距离骑车或远足时，鞋子被穿破并缺乏适当的缓冲。活动（尤其是下肢抵抗外展或被动外展时）可使疼痛加重；休息和热敷可减轻疼痛。很多髂胫束滑囊炎患者屈曲受损膝部也能产生疼痛。患者经常不能屈膝或下楼梯。并且疼痛呈持续性，性质为酸痛，疼痛可影响睡眠。膝关节创伤后经常合并膝关节滑囊炎、腱鞘炎、关节炎、关节内紊乱，可混淆临床征象。如果髂胫束囊炎转为慢性炎症，则可出现关节囊钙化。

体格检查可发现股骨外侧髁即髂胫束肌腱附着点正上方有压痛（图145-6）。肿胀和液体积聚常围绕滑囊。嘱患者屈曲和伸展患膝，同时触诊该部位会有嘎吱声或"阻滞"感。主动抵抗外展下肢可诱发疼痛，抵抗突然消失会明显加重疼痛。嘱患者站立，全部重心位于患侧肢体，然后屈曲患侧膝部30°～40°，疼痛也可加重。

膝关节X线平片可表现为关节囊及相关结构钙化（包括髂胫束肌腱），与慢性炎症一致。若可疑膝关节

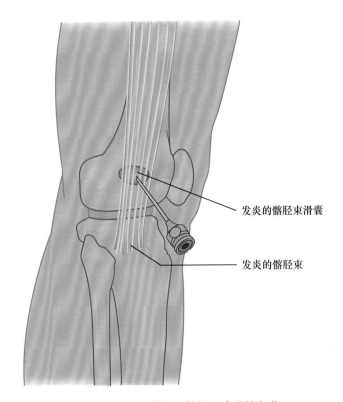

发炎的髂胫束滑囊

发炎的髂胫束

图 145-1 髂胫束囊注射的正确进针部位

滑囊炎、内结构紊乱或隐匿性肿物或肿瘤的患者，应行膝关节 MRI 和（或）超声成像检查。肌电图可帮助将髂胫束滑囊炎与神经病变、腰部神经根病变和神经丛病变相鉴别。下面介绍的注射技术既可作为诊断方法也可作为治疗措施。

临床相关解剖

髂胫束囊位于髂胫束和股骨外侧髁之间。髂胫束是阔筋膜的延续，后者止于胫骨外侧髁。髂胫束可前后摩擦股骨外上髁，从而损伤其下方的髂胫束囊（见图145-1至图145-3）。在过度使用、不当使用或直接损伤

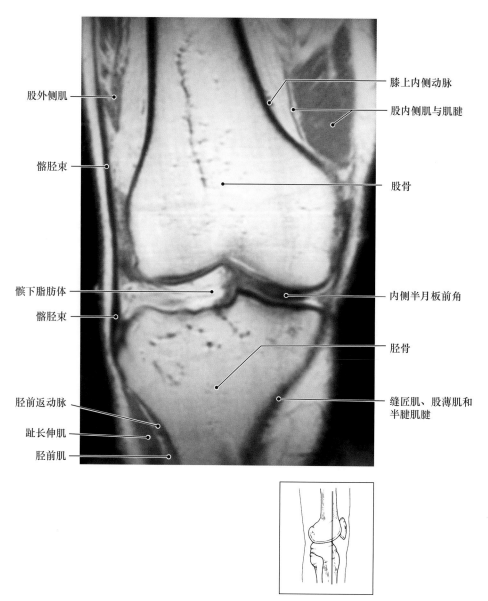

图 145-2　髂胫束和周围结构的解剖关系（From Kang HS，Ahn JM，Resnick D：MRI of the extremities：an anatomic atlas，ed 2，Philadelphia，2002，Saunders.）

后，髂胫束囊易于形成炎症。

操作技术

体表标志技术

　　向患者解释该注射技术的目的。患者仰卧位，将卷好的毯子垫在膝下，以便膝关节屈曲。消毒股骨外上髁部位的皮肤，无菌注射器中预先抽好 2 ml 0.25% 无防腐剂的布比卡因和 40 mg 甲泼尼龙，连接 1.5 英寸、25 G

穿刺针，注意严格无菌。髂胫束囊位于股骨外侧髁最明显的压痛处（见图 145-6）。髂胫束囊通常在该点处有压痛感。以朝向股骨髁 45° 角进针，穿破皮肤、皮下组织和髂胫束，进入髂胫束囊（见图 145-1；图 145-7）。若针头碰到股骨，则轻微回退，即可进入囊内。当针尖定于髂胫束囊，此时可以轻轻注射药物。注射几乎没有阻力，若遇到阻力，针头可能在韧带或肌腱里，应该轻轻前进或回退直至注射过程没有明显阻力。然后退出针头，在注射部位覆盖无菌加压敷料和放置冰袋。当解剖标志难以识别或诊断不明确时，可以超声引导辅助定位。

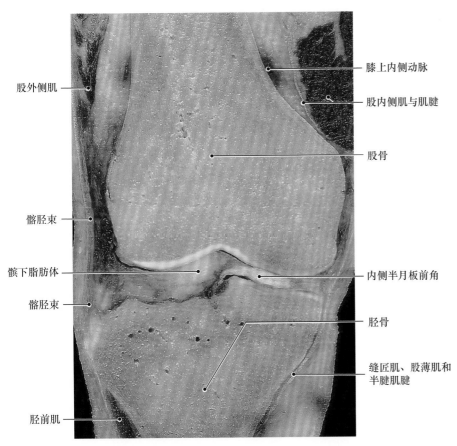

股外侧肌

髂胫束

髌下脂肪体

髂胫束

胫前肌

膝上内侧动脉

股内侧肌与肌腱

股骨

内侧半月板前角

胫骨

缝匠肌、股薄肌和
半腱肌腱

图 145-3　髂胫束和周围结构的解剖关系（From Kang HS，Ahn JM，Resnick D：MRI of the extremities：an anatomic atlas，ed 2，Philadelphia，2002，Saunders.）

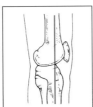

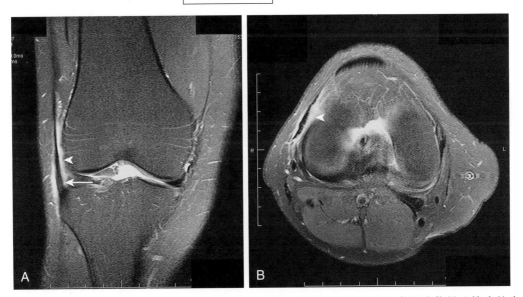

图 145-4　髂胫束摩擦综合征。**A**. 冠状位 T2 脂肪饱和成像显示髂胫束深部脂肪组织呈高强度信号（箭头的头），而丧失了正常的低强度信号带的清晰度（箭头）。**B**. 轴位 T2 脂肪饱和成像显示髂胫束深部脂肪组织呈高强度信号（箭头的头），与被炎性组织代替一致（From O'Keeffe SA，Hogan BA，Eustace SJ，Kavanagh EC：Overuse injuries of the knee. Magn Reson Imaging Clin N Am 17：725-739，2009.）

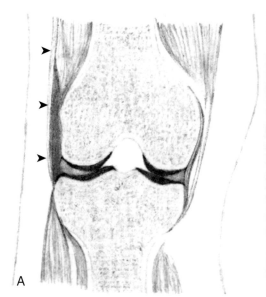 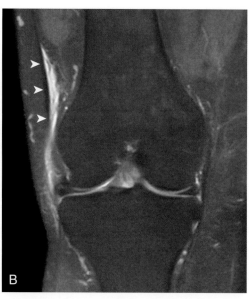

图 145-5 A．髂胫束滑囊炎的示意图。该冠状位显示髂胫束积液（蓝色）位于髂胫束内侧（箭头的头）。B．冠状位质子密度（PD）-加权脂肪抑制成像显示髂胫束滑囊炎，并且髂胫束远端内侧有积液（箭头的头）（From Marra MD，Crema MD，Chung M，et al：MRI features of cystic lesions around the knee. Knee 15：423-438，2008.）

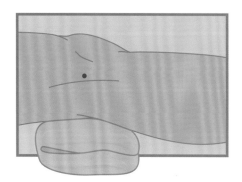

图 145-6 髂胫束囊注射的进针位置

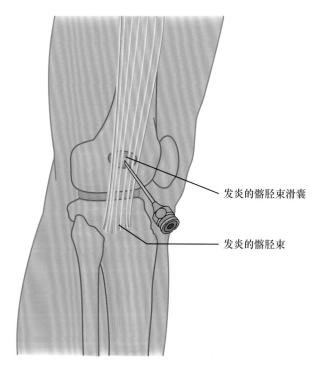

发炎的髂胫束滑囊

发炎的髂胫束

图 145-7 缓解髂胫束滑囊炎继发性疼痛的注射技术（From Waldman SD，editor：Iliotibial band bursitis. In Atlas of uncommon pain syndromes，ed 3，Philadelphia，2014，Saunders，pp 313-314.）

副作用和并发症

　　该注射技术的主要并发症是感染，如果严格执行无菌操作，则感染发生率极低。约 25% 的患者在膝部髂胫束囊注射后会出现一过性的疼痛加重，应提前告知患者。

> ### 临床要点
>
> 　　这种注射技术对于髂胫束滑囊炎引起的疼痛的治疗非常有效。同时存在的膝滑囊炎、腱鞘炎、关节炎和膝关节内结构紊乱（如内侧副韧带损伤）也增加疼痛，这种情况需要额外的更为精准的局麻药和长效皮质类固醇激素的注射治疗。在熟悉注射部位的临床相关解剖结构的前提下，该注射技术还是十分安全的。操作过程中应注意无菌操作技术，以避免感染。为避免操作者的风险，需采取普遍预防措施。若在注射后立即对注射处加压，可减少瘀斑及血肿的发生率。髂胫束滑囊炎疼痛的患者注射治疗几天后，应进行物理治疗，包括局部热疗及轻柔的功能锻炼。要避免剧烈运动，这样会使症状恶化。可以同时应用简单的镇痛药和非甾体抗炎药。

推荐阅读

Draghi F, Danesino GM, Coscia D, et al.: Overload syndromes of the knee in adolescents: sonographic findings, *J Ultrasound* 11:151–157, 2008.

Ellis R, Hing W, Reid D: Iliotibial band friction syndrome—a systematic review, *Man Ther* 12:200–208, 2007.

Marra MD, Crema MD, Chung M, et al.: MRI features of cystic lesions around the knee, *Knee* 15:423–438, 2008.

O'Keeffe SA, Hogan BA, Eustace SJ, Kavanagh EC: Overuse injuries of the knee, *Magn Reson Imaging Clin N Am* 17:725–739, 2009.

Waldman SD: The iliotibial band bursa. In *Pain review*, Philadelphia, 2009, Saunders, pp 154–155.

146

内侧副韧带滑囊注射

赵娜 译 唐帅 校

适应证与临床考虑

滑囊是由滑液囊组成的，滑液囊的作用是使肌肉和肌腱在重复运动时相互之间易于滑动。这些滑液囊内衬滑膜，滑膜的血管网可分泌滑液。滑囊的炎症可导致滑液增多而引起关节肿胀。关节的过度使用及使用不当，滑囊可出现炎症、肿大以及罕见的情况下出现感染。虽然患者滑囊的数量、大小及部位个体间存在显著变异，但解剖学家还是确认了大量临床相关的包括内侧副韧带滑囊在内的滑囊的解剖。内侧副韧带是一条宽的、扁平及条带状韧带；起自股骨内侧髁，止于胫骨内侧髁，刚好在半膜肌附着沟处的上方（图146-1）；而内侧副韧带滑囊就位于内侧副韧带下方。内侧副韧带（也被称为胫侧副韧带）同时连接于内侧半月板的边缘（图146-2）。在跑步和骑自行车时，内侧副韧带和股骨内侧髁接触面来回摩擦，可能会导致内侧副韧带滑囊的炎症。滑囊在不同的患者体内有不同的存在形式，可以是单一囊，也可以分隔为多个囊腔。

内侧副韧带滑囊炎患者感觉到股骨内侧髁上方的远端股骨内侧的疼痛。此类炎症常发生在远距离骑车或远足时，鞋子被穿破并缺乏适当的缓冲。活动（尤其是下肢抵抗内收或被动外展时）可使疼痛加重；休息和热敷可减轻疼痛。另外，如果弯曲患侧膝关节也会加重疼痛。患者经常不能屈膝或下楼梯。并且疼痛呈持续性，性质为酸痛，疼痛可影响睡眠。膝关节创伤后经常合并膝关节滑囊炎、腱鞘炎、关节炎、关节内紊乱，可混淆临床征象。如果内侧副韧带滑囊炎转为慢性炎症，则可出现关节囊钙化。

体格检查时常会发现在股骨内侧髁即内侧副韧带肌腱附着处上方有压痛点（见图146-1）。滑囊周围有肿

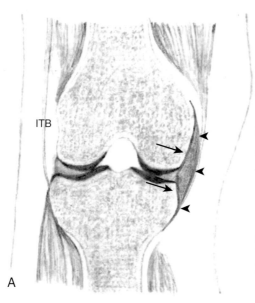
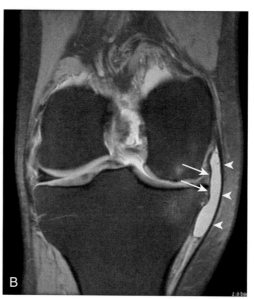

图 146-1　**A**. 内侧副韧带（MCL）滑囊炎的示意图。该冠状图显示 MCL 浅层（箭头的头）和深层（箭头）之间的积液（蓝色）。**B**. 冠状位的质子密度（PD）加权脂肪抑制 MRI 证实了 MCL 浅层（箭头的头）和深层（箭头）之间的积液（蓝色），与 MCL 滑囊炎一致。ITB，髂胫束（From Marra MD, Crema MD, Chung M, et al: MRI features of cystic lesions around the knee. Knee 15: 423-438, 2008.）

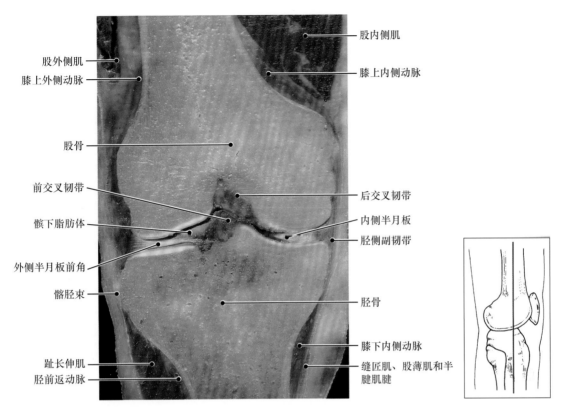

图 146-2　内侧副韧带及邻近结构的解剖（From Kang HS, Ahn JM, Resnick D: MRI of the extremities: an anatomic atlas, ed 2, Philadelphia, 2002, Saunders.）

胀和积液。触诊的同时让患者做屈膝伸膝运动，可能会产生弹响或"阻滞"感。下肢主动抵抗性内收和被动性外展都会产生疼痛；在此过程中如果突然撤掉抵抗，会使疼痛明显加剧。让患者将所有重心转移至患侧下肢并保持站立，然后弯曲膝盖30°～40°，则会使疼痛明显加重。

　　膝关节 X 线平片可表现为关节囊及相关结构（包括内侧副韧带肌腱）钙化，与慢性炎症一致。若可疑膝关节滑囊炎、内结构紊乱或隐匿性肿物或肿瘤的患者，应行膝关节 MRI 和（或）超声成像检查（见图 146-1）。肌电图可帮助将内侧副韧带滑囊炎与神经病变、腰部神经根病变和神经丛病变相鉴别。下面介绍的注射技术既可作为诊断方法也可作为治疗措施。

临床相关解剖

　　内侧副韧带滑囊位于内侧副韧带和股骨内侧髁之间。内侧副韧带是一条宽的、扁平及条带状韧带；起自股骨内侧髁，止于胫骨内侧髁，刚好在半膜肌附着沟处的上方。内侧副韧带（也被称为胫侧副韧带）同时连接

于内侧半月板的边缘。内侧副韧带在股骨内上髁上方来回摩擦，会刺激到其下方的髂胫滑囊（见图 146-1 和图 146-2；图 146-3）。关节的过度使用、使用不当或者直接创伤易使内侧副韧带滑囊形成炎症。

操作技术

体表标志技术

　　向患者解释进行囊内注射的目的。患者仰卧位，将毯子折叠垫于患者膝下，轻微弯曲膝关节。消毒股骨内上髁处皮肤。采用长 1.5 英寸、25 G 无菌针头，注射器内抽入 2 ml 的 0.25% 无防腐剂布比卡因及 40 mg 甲泼尼龙。严格无菌操作下，触诊股骨内侧髁上方压痛最明显处，定位为内侧副韧带滑囊（图 146-4）。滑囊通常就是压痛区域中最明显处。在此点，针尖与股骨髁呈 45° 角刺入皮肤，经过皮下组织和内侧副韧带，到达内侧副韧带滑囊。如针尖碰到股骨，轻微后退再进入滑囊。当针尖到达正确位置，接近内侧副韧带滑囊，将注射器内药物轻柔推入；此时应该会感到轻微的阻力。如

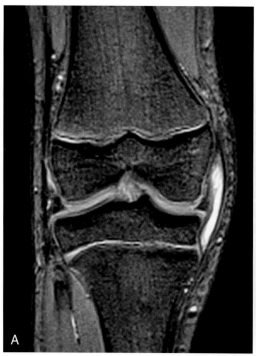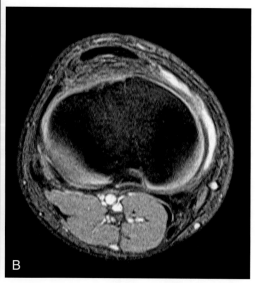

图 146-3　**A**. 右膝冠状位 T2 加权像显示关节囊和内侧副韧带（MCL）之间存在信号增强的条带（液体）。**B**. 轴向 T2 加权像显示关节囊和内侧副韧带（MCL）之间的高信号（流体）（From Barclay C，Springgay G，van Beek EJR，Rolf CG：Medial collateral ligament bursitis in a 12-year-old girl. Arthroscopy 21：759.e1-759.e3，2005.）

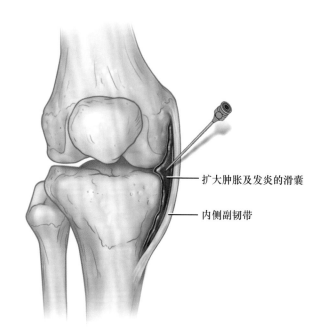

扩大肿胀及发炎的滑囊

内侧副韧带

图 146-4　内侧副韧带滑囊炎的注射操作

果阻力很大，很有可能是针尖位于韧带或肌腱内，此时应稍微前进或后退针尖，直到无明显的阻力。注药后退出针头，将无菌压力敷料及冰袋置于注射处。对于某些解剖标志难以辨识的患者，可在超声引导下进行操作，有助于提高安全性。

副作用和并发症

注射操作主要并发症是感染。在严格无菌操作条件下，发生感染的情况非常罕见。大约有 25% 的患者在内侧副韧带滑囊注射后会有一过性的疼痛加重，应提前告知患者。

临床要点

这种注射技术对于内侧副韧带滑囊炎引起的疼痛的治疗非常有效。同时存在的膝滑囊炎、内侧副韧带附着点腱鞘炎、关节炎和膝关节内结构紊乱也增加疼痛，这种情况需要额外的更为精准的局麻药和长效皮质类固醇激素的注射治疗。在熟悉注射部位的临床相关解剖结构的前提下，该注射技术还是十分安全的。操作过程中应注意无菌操作技术，以避免感染。为避免操作者的风险，需采取普遍预防措施。若在注射后立即对注射处加压，可减少瘀斑及血肿的发生率。内侧副韧带滑囊炎疼痛的患者注射治疗几天后，应进行物理治疗，包括局部热疗及轻柔的功能锻炼。要避免剧烈运动，这样会使症状恶化。可以同时应用简单的镇痛药和非甾体抗炎药。

推荐阅读

Marra MD, Crema MD, Chung M, et al.: MRI features of cystic lesions around the knee, *Knee* 15:423–438, 2008.

O'Keeffe SA, Hogan BA, Eustace SJ, Kavanagh EC: Overuse injuries of the knee, *Magn Reson Imaging Clin N Am* 17:725–739, 2009.

Waldman SD: Bursitis syndromes of the knee. In *Pain review*. Philadelphia, 2009, Saunders.

Wasserman AR, Melville LD, Birkhahn RH: Septic bursitis: a case report and primer for the emergency clinician, *J Emerg Med* 37:269–272, 2009.

147

针对跑步膝的髂胫束注射

赵娜 译 唐帅 校

适应证与临床考虑

跑步膝是临床上膝关节外侧疼痛的一种常见原因。跑步膝，也被称为髂胫束摩擦综合征，是因为在跑步过程中，髂胫束来回摩擦股骨外上髁带来的摩擦损伤而导致的过度使用综合征（图147-1和图147-2）。尽管跑步膝与髂胫滑囊炎经常同时发生，但跑步膝是完全不同于髂胫滑囊炎的临床综合征。虽然破旧运动鞋也在此病发生过程中起到一定作用，但跑步膝更常发生于膝内翻和扁平足的患者。

跑步膝的患者会有股骨远端外侧即股骨外侧髁上的疼痛。与髂胫滑囊炎导致的疼痛相比，跑步膝的疼痛定位相对不那么局限精准，并且很少会出现髂胫滑囊炎中出现的积液。跑步膝的发作常发生于人们穿着没有保护垫的破旧运动鞋进行长距离的自行车骑行或慢跑时。尤其做下肢抵抗性外展和被动性内收运动时，常会加重疼痛；而休息和热敷会减轻疼痛。另外，如果弯曲患病一侧的膝关节也会加重疼痛。通常患者难以屈膝或下楼梯。疼痛呈持续性，性质为酸痛，且会影响患者睡眠。膝关节创伤之后并发的滑囊炎、肌腱炎、关节炎及膝关

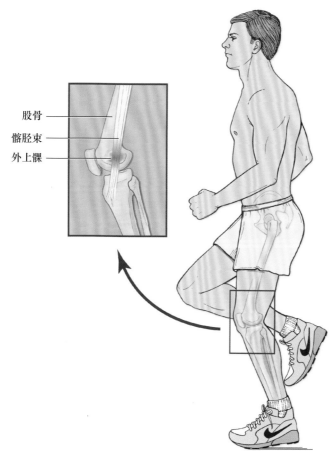

股骨

髂胫束

外上髁

图 147-1　髂胫束综合征的病理生理

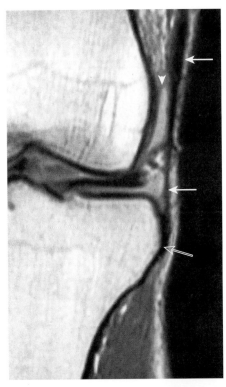

图 147-2　正常髂胫束 MRI。冠状位的中间加权（TR/TE，2000/20）自旋回波 MRI 图像显示髂胫束（实心箭头）附着于胫骨的 Gerdy 结节（空心箭头）；少量关节积液位于髂胫束内侧（箭头的头）（From Resnick D：Diagnosis of bone and joint disorders，ed 4，Philadelphia，2002，Saunders.）

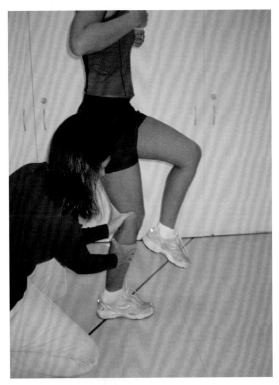

图 147-3　跑步膝的改良 Noble 挤压测试（From Plastaras CT，Rittenberg JD，Rittenberg KE，et al：Comprehensive functional evaluation of the injured runner. Phys Med Rehabil Clin N Am 16：623-649，2005.）

节结构紊乱，可能会混淆临床诊断。如果髂胫束的炎症转为慢性，则可发生钙化。

　　体格检查时常会发现在股骨外上髁即髂胫束肌腱附着处上方存在压痛点（见图 147-1）。如果并发有髂胫滑囊炎，滑囊周围常有肿胀和积液。触诊的同时让患者做屈膝伸膝运动，可产生弹响或"阻滞"感。下肢主动对抗性外展和被动性内收都会产生疼痛；在此过程中如果突然撤掉阻力，会使疼痛明显加剧。让患者将所有重心转移至患侧下肢并保持站立，然后屈膝 30°～40°，则疼痛明显加重。跑步膝患者通常有 Noble 挤压测试阳性（图 147-3）。

　　膝关节 X 线平片可表现为关节囊及相关结构钙化（包括髂胫束肌腱），与慢性炎症一致。若可疑髂胫滑囊炎、膝关节内结构紊乱或隐匿性肿物或肿瘤的患者，应行膝关节 MRI 和超声成像检查（图 147-4）。肌电图可帮助将髂胫束滑囊炎与神经病变、腰部神经根病变和神经丛病变相鉴别。下面介绍的注射技术既可作为诊断方法也可作为治疗措施。

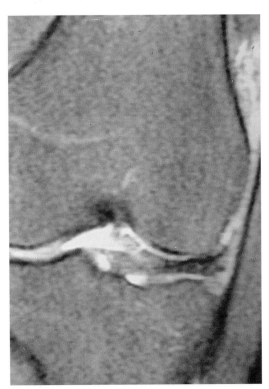

图 147-4　髂胫束综合征：MRI 显像。冠状位脂肪抑制快速自旋回波（TR/TE，2500/40）MRI 显示髂胫束深层存在异常的边界不清的高强度信号区（From Resnick D：Diagnosis of bone and joint disorders，ed 4，Philadelphia，2002，Saunders.）

临床相关解剖

　　髂胫束滑囊位于髂胫束和股骨外侧髁之间。髂胫束是阔筋膜的延续，止于胫骨外侧髁（见图 147-1～图 147-5）。髂胫束来回摩擦股骨外上髁，则可引发炎症（见图 147-5）。这种摩擦也可刺激其下方的髂胫滑囊。关节的过度使用、使用不当或者直接创伤，则髂胫滑囊易于形成炎症。

操作技术

　　向患者解释进行囊内注射的目的。患者仰卧位，将毯子折叠垫于患者膝下，轻微弯曲膝关节。消毒股骨外上髁处的皮肤。采用长 1.5 英寸、25 G 无菌针头，注射器内抽入 2 ml 的 0.25% 无防腐剂布比卡因及 40 mg 甲泼尼龙。严格无菌操作下，触诊股骨外侧髁上方压痛最明显处，定位为髂胫滑囊（图 147-6）。滑囊通常就是压痛区域中最明显的一点。在此点，针尖与股骨髁成 45° 角刺入皮肤，经过皮下组织和髂胫束，到达髂胫束

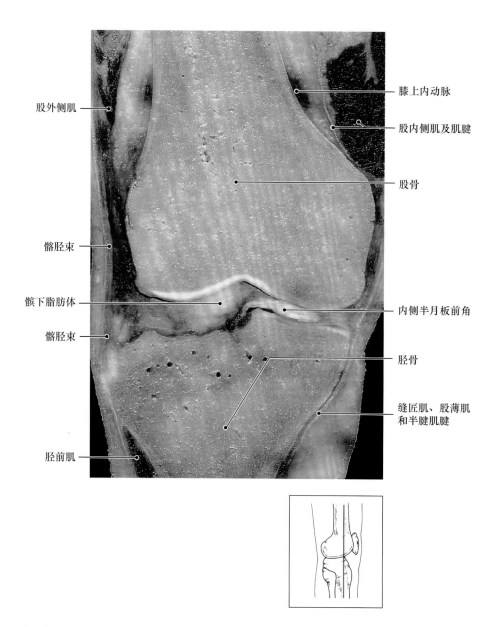

股外侧肌

膝上内动脉

股内侧肌及肌腱

股骨

髂胫束

髌下脂肪体

内侧半月板前角

髂胫束

胫骨

缝匠肌、股薄肌和半腱肌腱

胫前肌

图 147-5　髂胫束及邻近结构解剖（From Kang HS，Ahn JM，Resnick D：MRI of the extremities：an anatomic atlas，ed 2，Philadelphia，2002，Saunders.）

穿刺针，将无菌压力敷料及冰袋置于注射处。当解剖定位困难时，超声引导也许会有帮助。

副作用和并发症

注射操作主要并发症是感染。在严格无菌操作条件下，发生感染的情况非常罕见。大约有 25% 的患者在内侧副韧带滑囊注射后会有一过性的疼痛加重；应提前告知患者。

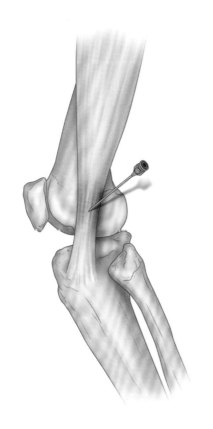

图 147-6　跑步膝的注射操作示意图

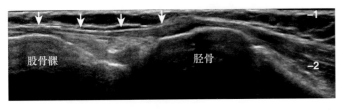

图 147-7　髂胫束综合征。沿髂胫束（箭头）的宽纵向超声扫描显示髂胫束深面的软组织水肿性肿胀，髂胫束的纤维并未显示任何改变（From Draghi F，Danesino GM，Coscia D，et al：Overload syndromes of the knee in adolescents：sonographic findings，J Ultrasound 11：151-157，2008.）

滑囊（见图 147-6）。如针尖碰到股骨，轻微后退再进入滑囊。当针尖到达正确位置，接近髂胫束滑囊，将注射器内药物轻柔推入；此时应该会感到轻微的阻力。如果阻力很大，很可能是针尖位于韧带或肌腱内，此时应稍微前进或后退针尖，直到无明显的阻力。注药后移走

> **临床要点**
>
> 　　这种注射技术对于跑步膝引起的疼痛的治疗非常有效。同时存在的滑囊炎、髂胫束附着处的肌腱炎、关节炎和膝关节内结构紊乱也增加疼痛，这种情况需要额外的更为精准的局麻药和长效皮质类固醇激素的注射治疗。在熟悉注射部位的临床相关解剖结构的前提下，该注射技术还是十分安全的。操作过程中应注意无菌操作技术，以避免感染。为避免操作者的风险，需采取普遍预防措施。若在注射后立即对注射处加压，可减少瘀斑及血肿的发生率。跑步膝引起的疼痛患者注射治疗几天后，应进行物理治疗，包括局部热疗及轻柔的功能锻炼。要避免剧烈运动，这样会使症状恶化。可以同时应用简单的镇痛药和非甾体抗炎药。

推荐阅读

Costa ML, Marshall T, Donell ST, Phillips H: Knee synovial cyst presenting as iliotibial band friction syndrome, *Knee* 11:247–248, 2004.

Ellis R, Hing W, Reid D: Iliotibial band friction syndrome—a systematic review, *Man Ther* 12:200–208, 2007.

Farrell KC, Reisinger KD, Tillman MD: Force and repetition in cycling: possible implications for iliotibial band friction syndrome, *Knee* 10:103–109, 2003.

Rosen AL, Scuderi GR, McCann PD: Running injuries. In Scuderi GR, McCann PD, editors: *Sports medicine: a comprehensive approach*, St. Louis, 2004, Mosby, pp 550–556.

Schueller-Weidekamm C, Schueller G, Uffmann M, Bader T: Incidence of chronic knee lesions in long-distance runners based on training level: findings at MRI, *Eur J Radiol* 58:286–293, 2006.

Strakowski JA, Jamil T: Management of common running injuries, *Phys Med Rehabil Clin N Am* 17:537–552, 2006.

148

腘绳肌腱注射

王之遥　译　唐帅　校

适应证与临床考虑

有两大原因可导致腘绳肌群的肌腱附着端易罹患肌腱炎。第一，膝关节总是在负重的情况下承受重大的重复运动；第二，肌腱的血供较差，从而使微小创伤的愈合困难。如果炎症继续发展，钙沉积在肌腱周围，会使后续的治疗更加复杂。腘绳肌腱炎合并膝关节相关滑囊的滑囊炎可增加额外的疼痛并可导致功能丧失。

腘绳肌腱炎起病急，通常发生在肌群运动过度或是运动不当之后。诱因可包括长跑、跳舞损伤或者过度使用下肢拉伸的健身器材。疼痛呈重度持续性疼痛，可影响睡眠。患者通过保持膝关节于轻微屈曲位置，从而尝试固定发炎的肌腱，并呈现倾斜式的止痛步态。触诊患者患侧肌腱止点表现为剧烈疼痛。相比外侧部，肌腱内侧更易受累。弯曲患膝可发现骨擦音或"吱吱"声。

除了上述疼痛之外，腘绳肌腱炎患者通常表现为随着膝关节活动度的下降，逐渐出现关节功能丧失，致使一些简单的日常运动（如走路、爬楼梯、上车）也变得非常困难。若持续运动不当，可发展为肌肉萎缩及膝关节僵直。

所有后膝关节疼痛的患者都应该进行 X 线平片检查。根据患者临床表现，还应进行的化验检查包括全血细胞计数、血沉和抗核抗体的检测。若可疑膝关节内结构紊乱、隐匿性肿物或部分肌腱撕裂患者，应行膝关节 MRI 成像检查。下面介绍的注射技术既可作为诊断方法也可作为治疗措施。

临床相关解剖

腘绳肌群主要由大腿后筋膜室肌肉组成：股二头肌、半腱肌、半膜肌及小部分的大收肌。这些肌肉是主要的屈膝肌，肌腱止于胫腓骨，易于罹患肌腱炎（图148-2 和图 148-3）。若这些肌肉肌腱炎症发展为慢性，一旦在运动或注射过程中突发损伤即可发生肌腱断裂。腘绳肌群主要由坐骨神经支配，与腘绳肌群关系密切的是膝关节周围附着的大量滑囊，这些滑囊也易罹患炎症，这些因素连同腘绳肌腱炎一起成为膝关节痛的共存因素。

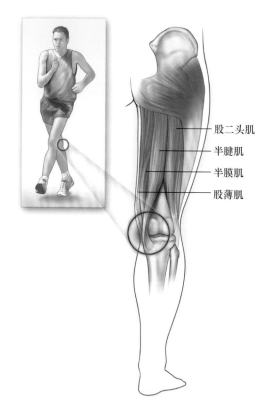

股二头肌
半腱肌
半膜肌
股薄肌

图 148-1　腘绳肌腱炎患者在触诊患侧肌腱时表现为剧烈疼痛，肌腱内侧相比外侧更易受累（From Waldman SD，editor: Hamstring tendinitis. Atlas of uncommon pain syndromes，ed 3，Philadelphia，2014，Saunders，pp 318-319.）

操作技术

体表标志技术

向患者告知操作的目的。患者俯卧位，取一折叠毛巾垫于踝关节下方，保持膝关节轻度弯曲。通过对抗阻力弯曲患侧膝盖来定位腘绳肌腱。肌腱向下走行至关节

线下方并止于其附着点。用消毒液消毒皮肤。用含 2.0 ml 的 0.25% 无防腐剂布比卡因和 40 mg 甲泼尼龙的无菌注射器连接 2 英寸、25 G 穿刺针。

经先前确定的穿刺点，朝向受累腘窝肌腱附着端并垂直皮肤进针。缓慢进针直至碰到骨质（见图 148-1），略微退针到骨膜外。回抽无血并且确认腓总神经和胫神经分布区域无感觉异常后，轻柔推注，注射过程中阻力很小。当解剖定位困难时，可在超声引导下操作。

副作用和并发症

由于解剖位置临近腓总神经、胫神经及腘动、静脉，因此需由精通局部解剖和熟练掌握注射技术的医师完成操作。注射操作本身可能对腘绳肌腱造成损伤。直接注射严重感染或者先前受损的肌腱，可发生肌腱断裂。轻柔操作或者操作过程中遇阻力后立即停止注射可避免此类并发症的发生。许多患者会在注射之后出现一过性的疼痛加剧，应提前告知患者。尽管感染罕见，但若不遵守无菌技术仍可出现感染。

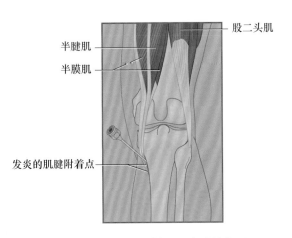

图 148-2 腘绳肌腱注射的正确进针位置

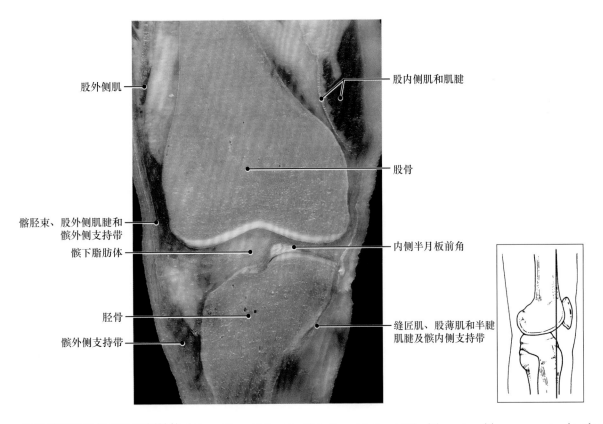

图 148-3 腘绳肌腱注射的相关解剖结构（From Kang HS，Ahn JM，Resnick D：MRI of the extremities：an anatomic atlas，ed 2，Philadelphia，2002，Saunders.）

临床要点

　　这种注射技术对于腘绳肌腱炎继发疼痛的治疗非常有效。同时存在的滑囊炎及关节炎也增加膝关节疼痛，这种情况需要额外的更为精准的局麻药和长效皮质类固醇激素的注射治疗。在熟悉注射部位的临床相关解剖结构的前提下，该注射技术还是十分安全的。操作过程中应注意无菌操作技术，以避免感染。为避免操作者的风险，需采取普遍预防措施。若在注射后立即对注射处加压，可减少瘀斑及血肿的发生率。腘绳肌腱炎引起的疼痛患者注射治疗几天后，应进行物理治疗，包括局部热疗及轻柔的功能锻炼。要避免剧烈运动，这样会使症状恶化。可以同时应用简单的镇痛药和非甾体抗炎药。

推荐阅读

Donatelli RA: Overuse injury and muscle damage. In *Sports-specific rehabilitation*, St. Louis, 2006, Churchill Livingstone, pp 97–103.

Hoskins W, Pollard H: The management of hamstring injury—part 1: issues in diagnosis, *Man Ther* 10:96–107, 2005.

Miller TT: Common tendon and muscle injuries: lower extremity, *Ultrasound Clin* 2:595–615, 2007.

O'Keeffe SA, Hogan BA, Eustace SJ, Kavanagh EC: Overuse injuries of the knee, *Magn Reson Imaging Clin N Am* 17:725–739, 2009.

149

腘窝囊肿注射技术

王之遥 译 唐帅 校

适应证与临床考虑

腘窝囊肿是由于腘窝内侧滑膜液的异常集聚造成的。膝关节的滑膜液产生过多导致囊肿性囊的形成（图149-1和图149-2）。该囊通常与膝关节相通，由于开口为单向活瓣作用，可导致液囊逐渐扩张。内侧半月板撕裂或者内侧腘绳肌腱炎通常是罹患腘窝囊肿的诱因（图149-3）。风湿性关节炎患者尤其容易罹患腘窝囊肿（图149-4）。

腘窝囊肿患者常诉膝盖后方饱满感。患者通常注意到膝关节后方有一肿块，且在弯曲膝关节时尤为明显。囊肿可继续扩大并且可向下分离并进入腓肠肌。风湿性关节炎患者更易于出现这种现象，并且由此引发的疼痛常与血栓性静脉炎及不恰当的抗凝治疗相混淆（图149-5）。腘窝囊肿偶尔会自发破裂，通常发生在频繁下蹲运动之后。

体格检查时患者腘窝内侧面可见一囊性肿胀（图149-6）。腘窝囊肿可体积很大，尤其见于风湿性关节炎

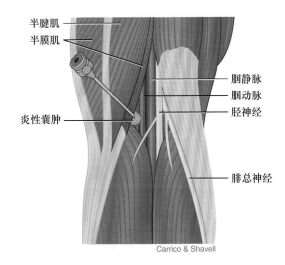

图 149-1 腘窝囊肿注射的正确进针位置

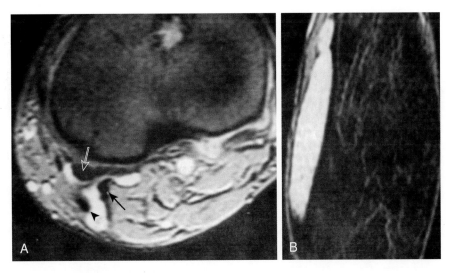

图 149-2 滑膜囊肿：膝关节。**A**. 轴向多平面梯度回波（TR/TE：500/15；反转角：20°）MRI 显示滑膜囊肿的起源位置。注意高信号强度的液体，向后通过半膜肌腱（空心箭头），向内通过腓肠肌内侧头肌腱（实心箭头）及向外侧通过半腱肌腱（箭头的头）。**B**. 冠状 T2 加权（TR/TE：2000/80）自旋回波 MRI 显示与 **A** 图相同位置的滑膜囊肿的更远端范围，正好位于腓肠肌内侧头的表层（From Resnick D：Diagnosis of bone and joint disorders，ed 4，Philadelphia，2002，Saunders.）

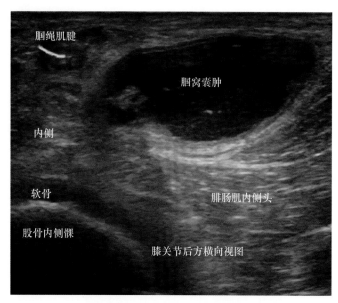

图 149-3 超声横断面图像证实了巨大腘窝囊肿与关节间隙和周围结构的关系

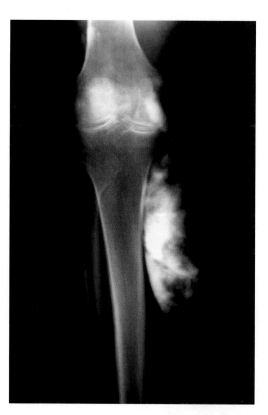

图 149-5 初诊为血栓性静脉炎患者的腘窝囊肿破裂（From Torreggiani WC，Al-Ismail K，Munk PL，et al：The imaging spectrum of Baker's［popliteal］cysts. Clin Radiol 57：681-691，2002.）

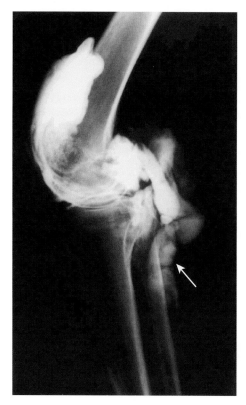

图 149-4 风湿性关节炎患者膝关节 X 线平片显示滑膜腔与腘窝囊肿相交通（箭头）（From Torreggiani WC，Al-Ismail K，Munk PL，et al：The imaging spectrum of Baker's［popliteal］cysts. Clin Radiol 57：681-691，2002.）

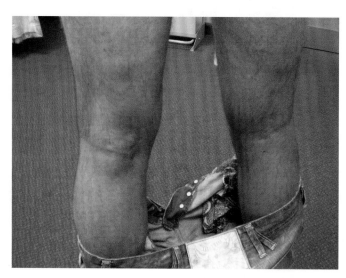

图 149-6 左侧的腘窝囊肿（From Ali F：Clinical examination of the knee. Orthop Trauma 27：50-55，2013.）

患者。下蹲或者行走可加剧疼痛，休息或者热敷可一定程度缓解疼痛。疼痛呈持续性，性质为酸痛，并可影响睡眠。囊肿可自发性破裂，且腓肠肌显示为红色，与血栓性静脉炎相似（图 149-7）。直腿伸踝试验（Homans sign，霍曼斯征）为阴性，未触摸到条索。有时也会与内侧腘绳肌腱炎相混淆。

所有腘窝囊肿的患者都应行 X 线平片检查。根据患者的临床表现，还应进行的化验检查包括全血细胞计数、血沉和抗核抗体的检测。若可疑关节内紊乱或隐匿性肿物或肿瘤，则可行 MRI 和超声检查，这些检查也是证实腘窝囊肿存在的有用手段（图 149-2，图 149-8）

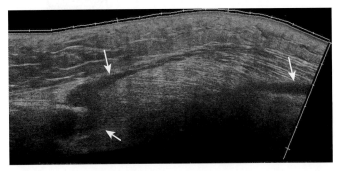

图 149-7 破裂的腘窝囊肿（短箭头）。液体（长箭头）渗入腓肠肌内侧头的深部和表面（From Beggs I：Ultrasound of the knee. In Allan PL，Baxter GM，Weston，MJ，editors：Clinical ultrasound，ed 3，Edinburgh，2011，Churchill Livingstone，pp 1084-1092.）

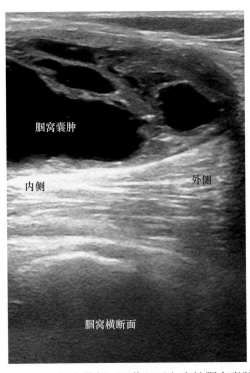

图 149-8 超声横断面图像显示包裹性腘窝囊肿

临床相关解剖

腘窝位于膝关节后方，其内包含腘窝动脉、腘窝静脉、腓总神经、胫神经及半膜肌滑液囊。关节腔内衬一层滑膜，而滑膜附着于关节软骨并形成大量的滑液囊，包括髌上囊、髌前囊、髌下囊和半膜肌滑液囊。当滑液囊发生炎症时，会产生大量滑液。由于单向活瓣作用，这些滑囊可陷入囊状囊肿的困境。这种现象常出现于腘窝内侧（图 149-1）。

操作技术

体表标志技术

向患者告知操作的目的。患者俯卧位，取一折叠毛巾垫于踝关节下方，并保持膝关节轻度弯曲。定位腘窝中心，穿刺点位于腘窝褶皱向内、向下各两横指处，消毒皮肤。用含 2.0 ml 的 0.25% 无防腐剂布比卡因和 40 mg 甲泼尼龙的无菌注射器连接 2 英寸、22 G 穿刺针。

针头经上述穿刺点与腘窝内侧缘呈 45° 角直接朝腘窝囊肿方向小心进针。缓慢进针且不断回抽可避免胫神经、腘动脉或腘静脉的损伤。进入囊肿后立即抽吸滑膜液，若无腓总神经和胫神经分布区的感觉异常，则轻轻注射药物（见图 149-1）。注射过程几乎无阻力。注射完成后将加压敷料放置在囊肿上以防止液体再次聚集。

超声引导技术

行超声引导下腘窝囊肿注射时，嘱患者俯卧位。消毒膝内侧和胫骨近端内侧的皮肤。在严格的无菌操作下将含 5 ml 0.25% 无防腐剂的布比卡因和 80 mg 甲泼尼龙的无菌注射器连接 1.5 英寸、22 G 的穿刺针。识别腘窝皮褶的内侧，并将高频线性超声探头横向平面放置在该点上。

位于腓肠肌和半膜肌之间的特征性囊性低回声区即为腘窝囊肿（图 149-9）。

定位腘窝囊肿后，在距横向放置的超声探头上面中线约 1 cm 处进针，穿过皮肤，使用平面外技术进针，并实时调整穿刺针轨迹，将针尖进入囊肿中（图 149-10）。如果存在包裹性腔隙，则必须调整位置，重新进针以处理整个囊肿（见图 149-9）。然后拔除穿刺针，在注射部位放置无菌压力敷料和冰袋。

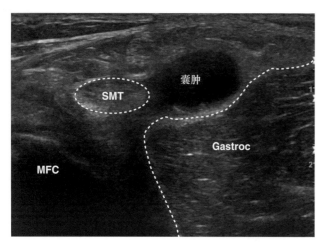

图 149-9   超声图像显示产生于膝关节的腘窝囊肿，正位于腓肠肌（Gastroc）内侧头和半膜肌腱（SMT）之间。囊肿无回声，与单纯液体一致。可见股骨内侧髁（MFC）的后部（From Waldman SD，Campbell RSD：Baker cyst. In Imaging of pain，Philadelphia，2011，Saunders，pp 413-414.）

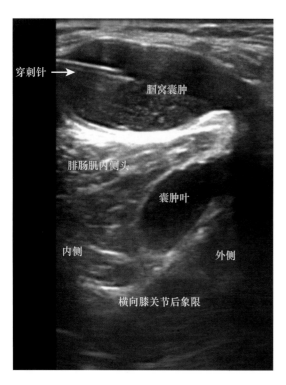

图 149-10   超声横断面图像显示穿刺针位于一个中等大小的腘窝囊肿内

副作用和并发症

由于解剖位置临近腓总神经、胫神经及腘动、静脉，因此需由精通局部解剖和熟练掌握注射技术的医师完成操作。许多患者会在注射后出现一过性的疼痛加剧，应提前告知患者。尽管感染罕见，但若不遵守无菌技术仍可出现感染。

临床要点

这种注射技术对于腘窝囊肿引起的疼痛的治疗非常有效。同时存在的半膜肌滑囊炎及内侧腘绳肌腱炎或膝关节内部病变也可增加膝关节疼痛，这种情况需要额外的更为精准的局麻药和长效皮质类固醇激素的注射治疗。在熟悉注射部位的临床相关解剖结构的前提下，该注射技术还是十分安全的。操作过程中应注意无菌操作技术，以避免感染。为避免操作者的风险，需采取普遍预防措施。若在注射后立即对注射处加压，可减少瘀斑及血肿的发生率，还可避免腘窝囊肿的液体重新积聚。腘窝囊肿引起的疼痛患者注射治疗几天后，应进行物理治疗，包括局部热疗及轻柔的功能锻炼。要避免剧烈运动，这样会使症状恶化。可以同时应用简单的镇痛药和非甾体抗炎药。

推荐阅读

Lowe G, Tait C: Limb pain and swelling, *Medicine* 37:96–99, 2009.

Ozgocmen S, Kaya A, Kocakoc E, et al.: Rupture of Baker's cyst producing pseudothrombophlebitis in a patient with Reiter's syndrome, *Kaohsiung J Med Sci* 20:600–603, 2004.

Sansone V, Sosio C, da Gama Malchér M, de Ponti A: Two cases of tibial nerve compression caused by uncommon popliteal cysts, *Arthroscopy* 18:8, 2002.

Waldman SD: Baker's cyst of the knee In *Pain review*. Philadelphia, 2009, Saunders, p 317.

Waldman SD: Ultrasound-guided injection technique for Baker's cyst. In *Comprehensive atlas of ultrasound guided pain management injection techniques*, Philadelphia, 2014, Lippincott, pp 1004–1010.

Waldman SD, Campbell RSD: Baker cyst. In *Imaging of pain*. Philadelphia, 2011, Saunders, p 413.

150

腓肠豆骨注射

薛照静 译 唐帅 校

适应证与临床考虑

膝关节副骨较为常见，文献报道腓肠豆骨的发生率大约为25%。腓肠豆骨，拉丁语中意为"小扁豆"，绝大多数患者无症状。但是有些患者由于腓肠豆骨与股骨后外侧髁的重复摩擦可引起疼痛。

由于位于腓肠肌外侧头之间，腓肠豆骨常被误认为是关节鼠或骨赘，或仅在膝关节成像中被偶然发现（图150-1）。可能是单侧或双侧，可能两块或三块，因此进一步增加临床医师的困惑。腓肠豆骨常为无症状的游离骨或因临床症状而发现其存在。曾有研究报道腓肠豆

骨的骨折、移位及这块副骨肥大引起腓神经的受压（图150-2）。由于腓肠豆骨被透明软骨所覆盖，便于与股骨髁形成关节，因此也易于出现软骨软化症及发展为骨关节炎。

继发于腓肠豆骨的膝盖疼痛以膝关节后外侧的压痛和疼痛为特点。患者经常会感到膝盖的沙砾感，主诉膝盖活动范围内有严重的磨碎感。当膝盖需要重复弯曲或伸展活动时，腓肠豆骨的疼痛会加剧。腓肠豆骨可与膝关节腱鞘炎及滑囊炎并存。

体格检查中按压患者腓肠豆骨可诱发疼痛。检查者会发现明显的咯吱声及摩擦感，膝关节活动时偶尔存在

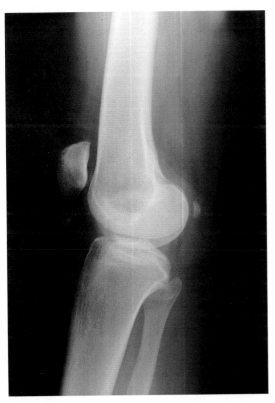

图150-1 右膝X线平片（侧位）（侧位）（From Robertson A，Jones SCE，Paes R，Chakrabarty G：The fabella：a forgotten source of knee pain？ Knee 11：243-245，2004.）

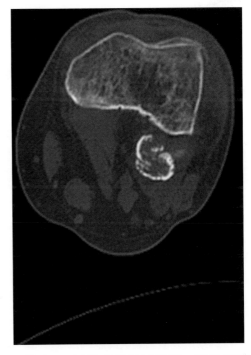

图150-2 轴向CT扫描成像显示肥厚、脱位的腓肠豆骨（From Franceschi F，Longo UG，Ruzzini L，et al：Dislocation of an enlarged fabella as uncommon cause of knee pain：a case report. Knee 14：330-332，2007.）

锁住或卡住现象。

所有腓肠豆骨患者均需拍 X 线平片以排除骨折以及确定其他跗骨及炎症的存在（见图 150-1）。X 线平片通常也能确定是否存在游离关节体或关节鼠。根据患者临床表现，还应进行的化验检查包括全血细胞计数、血沉及抗核抗体的检测。若可疑滑囊炎、腱鞘炎、腘窝囊肿、关节不稳定、隐匿性包块或肿瘤时，则可行膝关节 MRI 及超声检查（图 150-3 和图 150-4）。放射性核素骨成像对于确定 X 线平片可能漏诊的膝关节应力性骨折或肿瘤有帮助。若可疑化脓性关节炎或结晶性关节炎，则可行膝关节穿刺术。

综合病史、体格检查、X 线平片、超声、放射性核素成像及 MRI 检查，即可临床确诊为腓肠豆骨疼痛综合征。与腓肠豆骨疼痛综合征相似的疼痛综合征包括膝关节原发疾病，比如痛风、隐匿性骨折、膝盖的腱鞘炎、滑囊炎，后两者均可与腓肠豆骨并存。腘窝囊肿破裂与腓肠豆骨相关疼痛相似。膝关节原发及转移肿瘤也可与继发于腓肠豆骨综合征的膝关节疼痛相似。

临床相关解剖

腘窝位于膝关节后方，其内包含腘窝动脉、腘窝静脉、腓总神经、胫神经及半膜肌滑液囊。关节腔内衬一层滑膜，而滑膜附着于关节软骨并形成大量的滑液囊，包括髌上囊、髌前囊、髌下囊和半膜肌滑液囊。当滑液囊发生炎症时，会产生大量滑液。由于单向活瓣作用，这些滑囊可陷入囊状囊肿的困境。这种现象常出现于腘

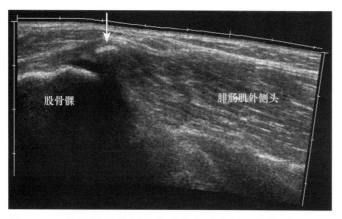

图 150-3　沿腓肠肌外侧的宽纵向超声扫描。超声确定腓肠豆骨，正是腓肠豆骨可引起典型的疼痛综合征（From Draghi F，Danesino GM，Coscia D，et al：Overload syndromes of the knee in adolescents：sonographic findings. J Ultrasound 11：151-157，2008.）

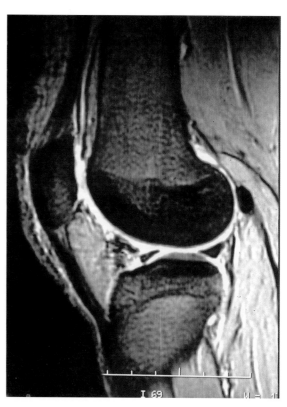

图 150-4　右膝（矢状位）T2 加权 MRI。正常腓肠豆骨位于股骨髁后侧（From Robertson A，Jones SCE，Paes R，Chakrabarty G：The fabella：a forgotten source of knee pain? Knee 11：243-245，2004.）

窝处。

腓肠肌有两个头，外侧头起于股骨外侧髁，内侧头起于股骨内侧髁。腓肠豆骨位于腓肠肌外侧部。腓肠肌与比目鱼肌合并，形成共同的肌腱，称为跟腱，跟腱附着于跟骨。

操作技术

体表标志技术

向患者说明此注射的目的。患者取卧位，取一折叠毛巾垫于踝关节下方，并保持膝关节轻度弯曲。确定腘窝位置，穿刺点位于腘窝褶皱向内、向下各两横指处，消毒皮肤。戴无菌手套，触诊腓肠肌外侧头，找到最大压痛点。用注射器抽取 2 ml 0.25% 不含防腐剂的布比卡因和 40 mg 甲泼尼龙，连接 2 英寸、22 G 穿刺针。

在之前确认的穿刺点处小心进针，与腘窝内侧界呈 45° 角进针，直接朝向包含腓肠豆骨的疼痛区域。持续吸引，缓慢进针防止损伤腓神经、腘动脉或静脉。当针

头接触到腓肠豆骨时，确认腓总神经和胫神经分布区域无异感，轻柔注药（图 150-5）。注射过程几乎无阻力。注射完成后将加压敷料放置在囊肿上以防止液体再次集聚。偶尔需行腓肠豆骨手术切除以达到长期持久的疼痛缓解（图 150-6）。

超声引导技术

行超声引导下腓肠豆骨注射时，患者取俯卧位。取内侧膝和内侧胫骨近端行皮肤消毒。无菌注射器内含有 5 ml 0.25% 不含防腐剂的布比卡因和甲泼尼龙 80 mg，接 1.5 英寸、22 G 的穿刺针，严格无菌操作。通过内侧触诊和纵行放置的高频线阵超声探头，识别膝关节外侧间隙。通过腓肠肌外侧头下的腓肠豆骨的位置确认股骨外侧髁和腓肠肌的止点（见图 150-3）。腓肠豆骨为卵形、平滑的高回声团块，很容易被识别（图 150-7）。腓肠豆骨确认后，穿刺针距离超声探头纵向正中约 1 cm

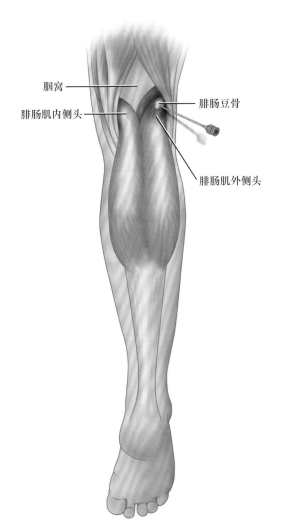

图 150-5　疼痛性腓肠豆骨的注射技术

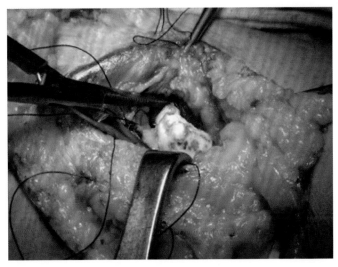

图 150-6　腓肠豆骨的手术切除（From Franceschi F, Longo UG, Ruzzini L, et al: Dislocation of an enlarged fabella as uncommon cause of knee pain: a case report, Knee 14: 330-332, 2007.）

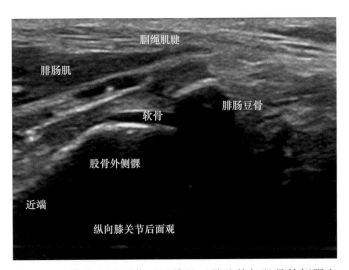

图 150-7　纵向超声图像显示腓肠豆骨及其与股骨外侧髁和腓肠肌外侧头的关系

处，经皮肤进针，然后使用超声引导下平面外穿刺技术，实时调整针尖使其接近腓肠豆骨。之后退出穿刺针，在注射部位放置无菌压力敷料和冰袋。

副作用和并发症

由于解剖位置临近腓总神经、胫神经及腘动、静脉，因此需由精通局部解剖和熟练掌握注射技术的医师完成操作。许多患者会在注射后出现一过性的疼痛加剧，应提前告知患者。尽管感染罕见，但若不遵守无菌技术仍可出现感染。

临床要点

　　来自膝部的疼痛是临床工作中遇到的普遍问题。腓肠豆骨疼痛综合征需与其他导致膝盖疼痛的常见病因相鉴别，包括腘窝囊肿、腱鞘炎、滑囊炎、滑膜炎。仔细的鉴别诊断将有助于将有症状的腓肠豆骨与膝盖疼痛的其他原因相鉴别。

推荐阅读

Clark AM, Matthews GJ: Osteoarthritis of the fabella: a fourth knee compartment?, *J R Coll Surg Edinb* 36:58, 1991.

Franceschi F, Longo UG, Ruzzini L, et al.: Dislocation of an enlarged fabella as uncommon cause of knee pain: a case report, *Knee* 14:330–332, 2007.

Kuur E: Painful fabella: a case report with review of the literature, *Acta Orthop Scand* 57:453–454, 1986.

Robertson A, Jones SCE, Paes R, Chakrabarty G: The fabella: a forgotten source of knee pain?, *Knee* 11:243–245, 2004.

Weiner DS, McNab I: The "fabella syndrome": an update, *J Pediatr Orthop* 2:405–408, 1982.

151

阔筋膜注射

薛照静 译 唐帅 校

适应证与临床考虑

阔筋膜过度使用或使用不当引起的阔筋膜炎症是引起阔筋膜筋膜炎综合征的原因。其特点为臀部外侧的钝痛及酸痛，并向大腿外侧放射。大腿抬高时疼痛加重。刚开始活动时疼痛减轻，持续活动疼痛则加重，以至于行走变得极其困难。患有阔筋膜筋膜炎综合征的患者也可感觉患侧腰背部髂嵴和臀部处的疼痛，是由肌痉挛引起的。体格检查时发现阔筋膜外侧存在弥漫性压痛。沿着阔筋膜走向在特定区域会出现压痛点（图 151-1）。皮下组织与阔筋膜粘连形成的凹陷会经常存在。患者患肢位于检查桌边缘，患肢在上并抵抗外展患肢，则最容易识别凹陷（图 151-2）。转子及髂胫束滑囊炎也可与阔筋膜筋膜炎综合征并存，容易混淆临床征象。

臀部及膝关节 X 线平片可显示转子、髂胫束滑囊的钙化及相关结构（包括髂胫束肌腱），与慢性炎症一致。若可疑臀部或膝关节内紊乱、隐匿性包块及肿瘤，则可行 MRI 检查。肌电图检查有助于将阔筋膜筋膜炎综合征与糖尿病性神经病变、感觉异常性股痛、腰椎神经根及神经丛病相鉴别。后面描述的注射技术既可作为诊断方法也可作为治疗的手段。

临床相关解剖

阔筋膜（或大腿深筋膜）附着于髂嵴，并覆盖臀中肌。阔筋膜持续向下延续，并包裹大腿（图 151-3）。阔筋膜向外侧变厚，形成髂胫束，附着于胫骨外侧髁（见图 151-1）。髂胫束形成阔筋膜张肌的肌鞘。髂胫束囊位于髂胫束与股骨外侧髁之间。髂胫束向后或向前摩擦股骨外上髁并发炎，也能刺激下方的髂胫束囊。

正如覆盖股骨大转子的转子间囊一样，髂胫束囊由于过度使用、使用不当或直接创伤易于罹患炎症。

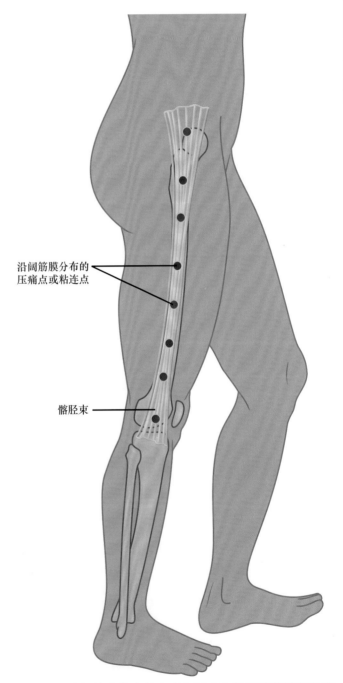

沿阔筋膜分布的压痛点或粘连点

髂胫束

图 151-1 沿阔筋膜分布的疼痛和压痛点是阔筋膜筋膜炎综合征的特征

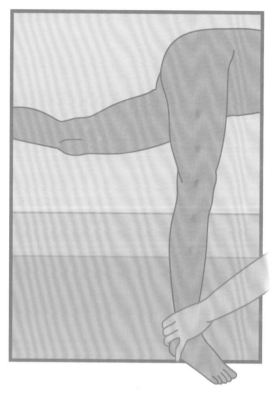

图 151-2　阔筋膜筋膜炎综合征患者在外展抵抗阻力时阔筋膜呈现的凹陷征

操作技术

体表标志技术

　　向患者告知此注射技术的目的。患者侧卧位，患侧肢体在上。患者外展腿部并抵抗阻力，临床触诊阔筋膜的长度，沿其走行确定最大压痛点及同时存在的滑囊炎。无菌标记这些压痛点及滑囊。消毒压痛点的皮肤。严格无菌操作，用无菌注射器抽取 6 ml 0.25% 无防腐剂的布比卡因和 40 mg 甲泼尼龙，连接 1.5 英寸、25 G 穿刺针。再次确认每一个先前标记的点。严格无菌操作，缓慢注射 1 ml 药液（见图 151-1）。若针头触到股骨，缓慢退出。注射过程几乎无阻力。若遇到阻力，可能是针头位于韧带或肌腱内，应轻微前进或后退针头，直到无明显阻力时进行注射。然后拔出针头，在注射部位给予无菌加压敷料及放置冰袋。当体表解剖标志难以识别时，使用超声引导可能获益（图 151-4）。

副作用和并发症

　　注射操作主要并发症是感染。在严格无菌操作条件下，发生感染的情况非常罕见。大约有 25% 的患者在阔筋膜及相关炎性滑囊注射后会有一过性的疼痛加重，应提前告知患者。

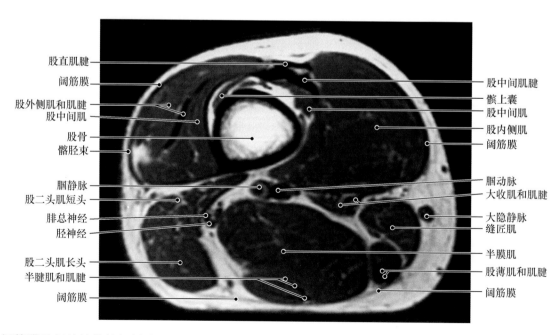

图 151-3　阔筋膜及相关结构的解剖（From Kang HS，Ahn JM，Resnick D：MRI of the extremities：an anatomic atlas，ed 2，Philadelphia，2002，Saunders.）

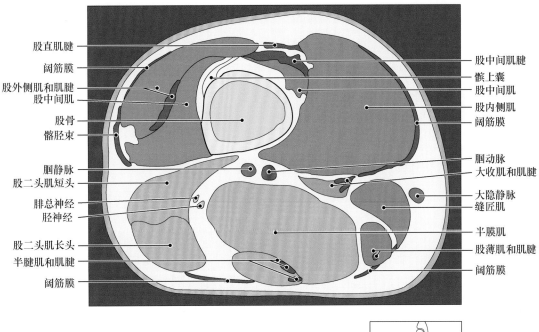

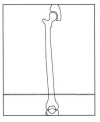

图 151-3（续）

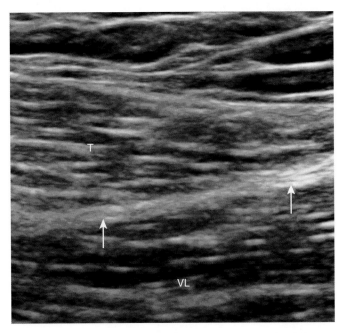

图 151-4　超声成像显示阔筋膜张肌（T）移行为覆盖于股外侧肌（VL）上的阔筋膜肌腱（箭头）（From Pinchcofsky H，Khin-Lin Wansaicheong G：Ultrasonography of the hip and groin：sports injuries and hernias. Ultrasound Clin 7：457-473，2012.）

临床要点

　　此操作技术对治疗阔筋膜筋膜炎引起的疼痛极其有效。同时存在的滑囊炎、嵌入髂胫束附着点腱鞘炎、关节炎、膝关节内紊乱也增加疼痛，这种情况需要额外的更为精准的局麻药和长效皮质类固醇激素的注射治疗。在熟悉注射部位的临床相关解剖结构的前提下，该注射技术还是十分安全的。操作过程中应注意无菌操作技术，以避免感染。为避免操作者的风险，需采取普遍预防措施。若在注射后立即对注射处加压，可减少瘀斑及血肿的发生率。阔筋膜筋膜炎疼痛注射治疗几天后，应进行物理治疗，包括局部热疗及轻柔的功能锻炼。要避免剧烈运动，这样会使症状恶化。可以同时应用简单的镇痛药和非甾体抗炎药。

推荐阅读

Magrum E, Wilder RP: Evaluation of the injured runner, *Clin Sports Med* 29:331–345, 2010.

Miller TT: Common tendon and muscle injuries: lower extremity, *Ultrasound Clin* 2:595–615, 2007.

Plastaras CT, Rittenberg JD, Rittenberg KE, et al.: Comprehensive functional evaluation of the injured runner, *Phys Med Rehabil Clin N Am* 16:623–649, 2005.

Strakowski JA, Jamil T: Management of common running injuries, *Phys Med Rehabil Clin N Am* 17:537–552, 2006.

152

隐神经阻滞

袁青 译 唐帅 校

适应证与临床考虑

隐神经痛是由隐神经穿过收肌管及股骨内侧髁时受到缝匠肌、长收肌及大收肌压迫引起的（图152-1）。这种嵌压性神经病变表现为隐神经支配区域的疼痛、麻木和感觉异常。这些症状最初可仅表现为膝盖内侧的烧灼痛。隐神经痛的患者发现经常坐着或蹲着可加重隐神经痛的症状。尽管用于冠状动脉旁路移植术的大隐静脉剥除术和采集术对隐神经的损伤与隐神经痛的发作相关，

但大多数隐神经痛的患者并无明显的隐神经外伤史。

隐神经痛的查体特点包括大腿中部中线的内侧隐神经支配区的压痛。隐神经穿过股骨内侧髁处可存在Tinel征阳性。大腿内侧的隐神经支配区域可有感觉障碍，应无运动障碍。坐下或蹲下会压迫隐神经，因此可加重隐神经痛的症状。

隐神经痛常常被误诊为腰部神经根病变或原发性膝关节疾病。膝关节影像学检查和肌电图有助于将隐神经痛与神经根疾病或来源于膝关节的疼痛相鉴别。大多数腰部神经根病变的患者都有背痛且伴随反射、运动及感觉的改变，以及并存的颈部疼痛，而隐神经痛的患者则无背痛和运动或反射的改变。隐神经痛的感觉障碍也仅局限于隐神经的支配区域。腰部神经根病变及隐神经嵌压症可同时存在，即所谓的双卡综合征。偶尔糖尿病性股神经病变可引起大腿前侧的疼痛，可能会混淆诊断。

肌电图有助于将隐神经痛与腰部神经根病变及糖尿病性股神经病变相鉴别。所有隐神经痛的患者都应行背部、臀部及骨盆X线平片检查，以排除隐匿性骨科疾病。根据患者的临床表现，还需要进行其他的检查包括全血细胞计数、尿酸、血沉和抗核抗体的检测。若可疑椎间盘突出、椎管狭窄或占位性病变，则可行MRI检查。隐神经阻滞术对于隐神经痛既是治疗手段，也是诊断措施。

临床相关解剖

隐神经是股神经的最大感觉支。隐神经提供内踝、小腿内侧及足弓内侧一部分的感觉支配。隐神经主要由L3及L4神经根的纤维构成（图152-2）。隐神经伴行股动脉，通过收肌管，并在接近膝盖处行至浅表部位。其通过股骨内侧髁后即分为终末感觉支（图152-3，见图152-1）。隐神经在其走行处易受到外伤和挤压。隐

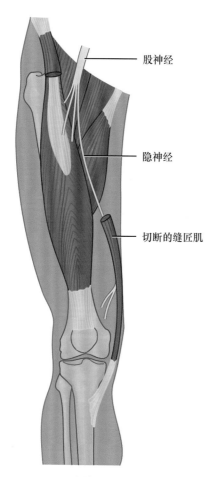

图152-1 隐神经与周围肌肉的关系

股神经

隐神经

切断的缝匠肌

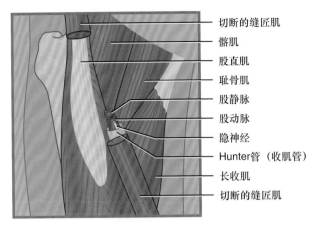

图 152-2　隐神经和股动脉、静脉的关系

神经常受到冠状动脉旁路移植时大隐静脉采集术的损伤。隐神经经过股骨内侧髁时也常受到压迫。

操作技术

体表标志技术

患者侧卧位，下肢稍屈曲，触诊股骨内侧髁，其后缘的前面为进针点，将局部皮肤消毒后，取 1/2 英寸、25 G 穿刺针经此点向股骨内侧髁缓慢进针，直至隐神经分布区域出现异感（图 152-4）。需告知患者操作过程中会出现异感，并应该提醒患者一旦出现，立即告知医师。通常在进针 1/4 到 1/2 英寸时即可引出异感；若未引出异感，则应退针少许，将进针方向调整为略向前方并再次进针。一旦在隐神经分布区域出现异感，退针 1 mm，并观察确保患者无持续的感觉异常存在，将准备好的 5 ml 的 1.0% 不含防腐剂的利多卡因和 40 mg 甲泼尼龙缓慢推注。注射过程中，需注意不可进针至神经组织内，以免发生神经内注射。部分患者体表解剖标志难以确定，可使用超声引导。阻滞后应予以压迫止血，降低瘀斑及血肿形成的发生率。

超声引导技术

患者采取仰卧位，双手自然抱胸，患肢外旋。使用 12 ml 无菌注射器抽取 8 ml 局麻药物。如果怀疑隐神经炎症，可在局麻药中加入 40 ～ 80 mg 激素。触诊定位髌骨上方 5 cm 的股骨前内侧，将高频线阵探头水平放置于此处并获得超声图像，可以看到高回声的股骨前

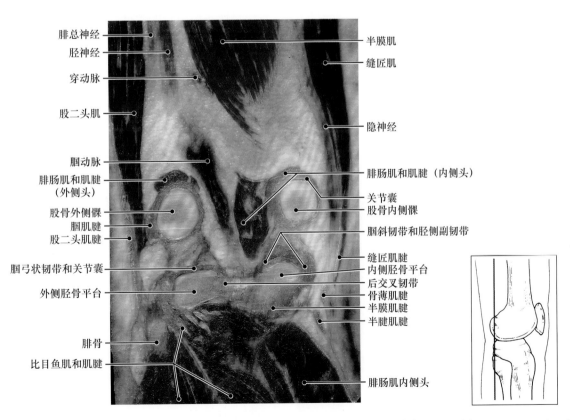

图 152-3　显示隐神经的膝关节解剖（From Kang HS，Ahn JM，Resnick D：MRI of the extremities：an anatomic atlas，ed 2，Philadelphia，2002，Saunders.）

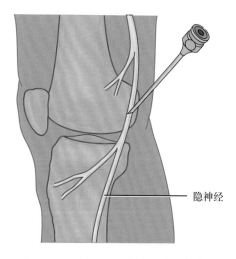

图 152-4　隐神经阻滞的正确进针位置

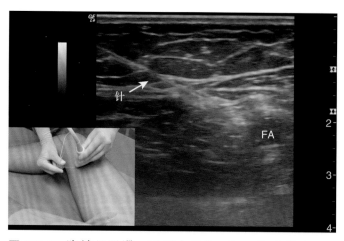

图 152-6　隐神经阻滞。平面内进针。FA，股动脉（From Manzano D，Jimenez F，Blasi M：Ultrasound-guided pain interventions in the knee region. Tech Reg Anesth Pain Manage 17：131-139，2013.）

内侧缘及其前内侧的股内侧肌。然后将超声探头向内侧缓慢移动，直至看见股内侧肌后内侧的缝匠肌（图152-5）。隐神经位于缝匠肌下方的筋膜平面内。在超声图像上识别出缝匠肌下方的筋膜平面内后，对皮肤进行表面麻醉，然后在超声实时引导下将 1.5 英寸、22 G 的穿刺针从超声探头外侧缘进针，采用平面内法进针，在实时超声引导下，调整进针轨迹，直至针尖接近位于缝匠肌下方的筋膜平面内的隐神经（图152-6）。当针尖位置满意后，在超声实时引导下注射少量局麻药和激素，以确定针尖位置是正确的。注射时的阻力应很小。确定针尖位置以后，将剩余的药物缓慢注射。然后将针拔出，在注射点予以压迫止血及冰敷。

副作用和并发症

　　因为隐神经与大隐动脉靠得很近，故膝部隐神经阻滞的主要副作用是阻滞后的瘀斑及血肿的形成。如前所述，阻滞后应对注射部位持续压迫，以避免瘀斑及血肿的形成。由于此操作过程中会引出异感，故存在注射针引起隐神经损伤的可能。通过缓慢进针及随后稍退针远离神经，则可避免注射针引起的隐神经损伤。

临床要点

　　膝部隐神经阻滞是可显著缓解患者隐神经痛的一项简单技术。仔细的阻滞前神经病学评估非常重要，可避免把预先存在的神经缺陷归咎于隐神经阻滞的并发症。这些评估对于有股骨远端持续创伤、有下肢血管手术史或有糖尿病神经病变的患者尤其重要，这些患者膝部隐神经阻滞可用于急性疼痛的控制。膝关节处隐神经的压迫性神经病变有时可见于演奏大提琴的音乐家；这种疼痛综合征被称为提琴感觉异常。

　　放射到下肢的疼痛的最常见原因是腰椎间盘突出症，或继发于脊柱退行性关节炎的神经卡压，而不是隐神经本身的病变。其他可能会混淆隐神经卡压症的疼痛综合征包括隐神经起点以上的病变（如股神经病变）以及踝关节处隐神经病变。肌电图和腰椎的 MRI 检查并结合临床病史以及体格检查，则有助于梳理出下肢远端疼痛的病因。

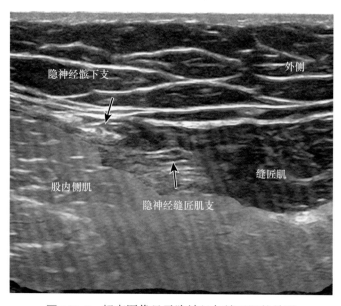

图 152-5　超声图像显示隐神经与缝匠肌的关系

推荐阅读

Candido KD, Benzon HT: Lumbar plexus, femoral, lateral femoral cutaneous, obturator, saphenous, and fascia iliaca blocks. In Benzon HT, Raja SN, Molloy RE, et al., editors: *Essentials of pain medicine and regional anesthesia*, ed 2, Philadelphia, 2004, Churchill Livingstone, pp 645–658.

Dayan V, Cura L, Cubas S, Carriquiry G: Surgical anatomy of the saphenous nerve, *Ann Thorac Surg* 85:896–900, 2008.

Iizuka M, Yao R, Wainapel S: Saphenous nerve injury following medial knee joint injection: a case report, *Arch Phys Med Rehabil* 86:2062–2065, 2005.

Moawad MR, Masannat YA, Alhamdani A, Gibbons CP: Nerve injury in lower limb vascular surgery, *Surgeon* 6:32–35, 2008.

Toussaint CP, Perry EC III, Pisansky MT, Anderson DE: What's new in the diagnosis and treatment of peripheral nerve entrapment neuropathies, *Neurol Clin* 28:979–1004, 2010.

Waldman SD: Saphenous nerve block at the knee. In *Pain review*. Philadelphia, 2009, Saunders, pp 573–574.

153

膝部坐骨神经阻滞

张欣 译 唐帅 校

适应证与临床考虑

膝部坐骨神经阻滞对评估和治疗坐骨神经引起的下肢远端疼痛很有帮助。该项技术联合股外侧皮神经、股神经、闭孔神经或腰丛阻滞可以提供下肢远端的外科手术的麻醉。该技术主要适用于不能耐受蛛网膜下腔麻醉（腰麻）或者硬膜外麻醉导致的交感系统变化的患者，或需要接受下肢远端截肢或清创术的患者。

依据解剖学基础，进行差异性神经阻滞，局麻药坐骨神经阻滞可用于临床诊断并评估下肢远端的疼痛。若考虑坐骨神经损伤，该项技术可用来预测患者既有的运动和感觉损伤程度，并作为一项预后指标。在患者等待药物方法起效的过程中，局麻药坐骨神经阻滞可缓解疼痛急性发作，包括下肢远端骨折和术后疼痛。当疼痛被认为是继发于炎症或者怀疑梨状肌卡压坐骨神经的情况

下，局麻药坐骨神经阻滞和类固醇偶尔也用于治疗持续性下肢远端的疼痛。坐骨神经毁损偶尔也用于缓解继发于侵犯性恶性肿瘤且保守治疗无效的下肢远端疼痛。

临床相关解剖

坐骨神经支配下肢远端和足部，但小腿和足的内侧是由隐神经支配。坐骨神经是人体最粗大的神经，起源于 L4、L5、S1～S3 神经根。这些神经根在梨状肌前表面的外侧骶骨前表面的前方融合在一起（图 153-1）。坐骨神经向下移行，在梨状肌下缘经由坐骨切迹离开盆骨。坐骨神经位于臀大肌前方，也正是在臀大肌的下方边缘，其位于股骨大转子和坐骨粗隆的中间。坐骨神经向下经过股骨小转子，到达股骨的后内侧方。在大腿中部，坐骨神经发出分支支配腘绳肌和大收肌。大部分患

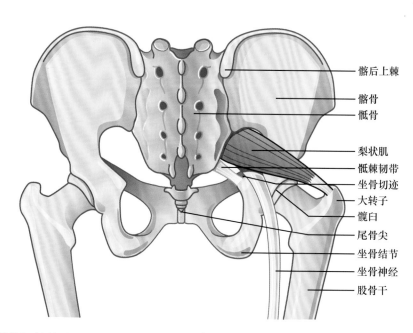

髂后上棘
髂骨
骶骨
梨状肌
骶棘韧带
坐骨切迹
大转子
髋臼
尾骨尖
坐骨结节
坐骨神经
股骨干

图 153-1　坐骨神经与梨状肌的关系（From Waldman SD：Atlas of interventional pain management，ed 4，Philadelphia，2015，Saunders，p 727.）

者的坐骨神经在腘窝上部分出胫神经和腓总神经，少部分患者这两个神经在整个过程中保持分离（图 153-2）。胫神经向下移行，发出分支支配下肢远端，而腓总神经在外侧下行，发出分支支配部分膝关节，并发出外侧皮支支配小腿上部的后侧和外侧的感觉（图 153-3）。

操作技术

体表标志技术

患者取仰卧位，下肢轻度屈曲。在股骨外侧髁上方 10 cm 处，定位出股外侧肌和股二头肌边缘之间的沟槽（图 153-4）。识别患者在抵抗下屈曲大腿，很容易识别出这些肌肉的边缘。用抗菌溶液在此处皮肤进行严格的消毒。在此点用 25 G、长 3.5 英寸的穿刺针垂直于皮肤，缓慢朝股骨的方向进针（图 153-5）。缓慢进针至针尖抵达股骨干的外侧面（见图 153-5）。记录此时的进针深度。将针尖退到皮下组织，然后将针尖向后倾斜 30° 角再进针大约 2 cm 深度，针尖刚好滑至股骨下方

（图 153-6）。朝着坐骨神经的方向缓慢进针，直到其支配的区域有异感。应该提前告知患者操作时会有异感，在有异感时应该及时告知操作者。一般在进针 2 cm 时会引出异感，若超出这个深度，针尖可能一开始就碰到了股骨。若没有引出异感，则退针将进针方向稍向前移，直到引出异感。一旦引出坐骨神经支配区域的异感，将针尖后退 1 mm，患者应不再有持续的异感。若无持续异感存在，小心回抽注射器，缓慢注射无防腐剂的 1.0% 利多卡因 18 ml。在注射过程中，应注意避免针尖进入到神经实质，避免溶液注射到神经内。由于接近表浅的股动脉和股静脉，仍存在不当操作导致血管内注射的可能性。

若疼痛存在炎症成分，局麻药应复合 80 mg 甲泼尼龙，并增加注射剂量。随后每日的神经阻滞都采用同样的方法，甲泼尼龙的剂量由开始的 80 mg 改为 40 mg。注射完药剂后，应按压穿刺处，降低阻滞后瘀斑和血肿的发生率。用神经刺激仪能使进针的定位更加精准。当针尖接近坐骨神经时，0.2 至 0.5 mA 的电流刺激可见脚趾和足部的颤搐。超声技术在穿刺遇到困难时可以提供

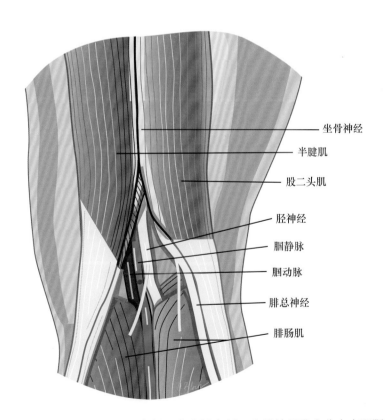

图 153-2　坐骨神经下行经过小转子，位于股骨后、内侧。在大腿中部，坐骨神经发出分支支配腘绳肌和大收肌。大多数患者的坐骨神经在腘窝上部分成胫神经和腓总神经，有时这两支神经全程都是分开的（From Waldman SD: Atlas of interventional pain management, ed 4, Philadelphia, 2015, Saunders, p 728.）

坐骨神经
半腱肌
股二头肌
胫神经
腘静脉
腘动脉
腓总神经
腓肠肌

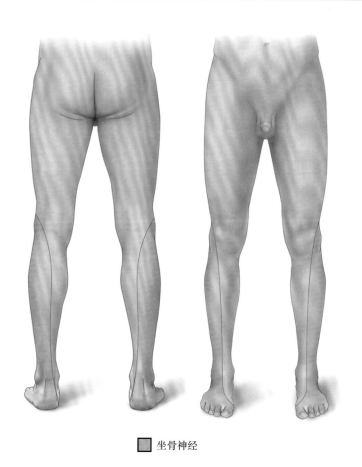

坐骨神经

图 153-3　大多数患者的坐骨神经在腘窝上部分成胫神经和腓总神经，有时这两支神经全程都是分开的。胫神经下行支配下肢远端，腓总神经在外侧下行支配部分膝关节，发出皮支支配小腿的背侧、外侧的感觉

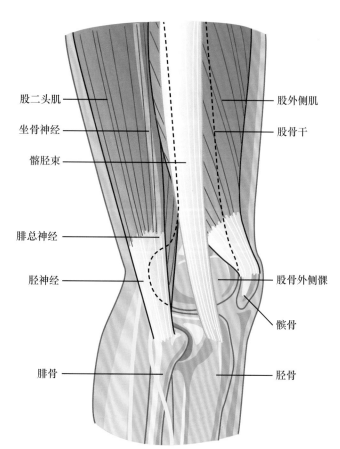

股二头肌　坐骨神经　髂胫束　腓总神经　胫神经　腓骨　股外侧肌　股骨干　股骨外侧髁　髌骨　胫骨

图 153-4　侧入路行股骨处坐骨神经阻滞时的解剖标志：股骨外侧髁、股骨干、股外侧肌与股二头肌之间的沟槽和坐骨神经（From Waldman SD：Atlas of interventional pain management，ed 4，Philadelphia，2015，Saunders，p. 728.）

帮助。

超声引导技术

　　超声引导下膝关节处坐骨神经阻滞采用侧入路，嘱患者取仰卧位，将受累下肢屈曲，足部平放在检查桌或者由助手抬起（图 153-7）。将超声探头横向置于腘窝处，定位出胫动脉、腘静脉、腓神经和胫神经（图 153-8）。定位出胫动脉、腘静脉和胫神经后，将横向放置的超声探头向臀部方向缓慢移动，追踪胫神经到其起点即坐骨神经分叉处。继续向上追踪至坐骨神经至胫神经和腓神经分叉处之上的一点（图 153-9）。

　　定位出最接近分叉的坐骨神经后，在实时超声引导下，采用平面内进针的方法将 25 G、长 3.5 英寸的针垂直于皮肤缓慢进针（图 153-9）。针尖的方向朝向坐骨

神经，直到针尖几乎到达坐骨神经。小心回抽后，注入少量液体确认针尖的位置。确认好针尖位置后，轻轻回抽，然后将 18 ml 无防腐剂的 1% 浓度的利多卡因缓慢注入。要避免将针尖刺入神经实质，避免药液注入神经组织内。由于股动脉和股静脉的位置较为表浅，不当的操作可能导致药液注入血管中。

　　若疼痛存在炎症成分，局麻药应复合 80 mg 甲泼尼龙，并增加注射剂量。。随后每日的神经阻滞都采用同样的方法，甲泼尼龙的剂量由开始的 80 mg 改为 40 mg。注射完药剂后，应按压穿刺处，降低阻滞后瘀斑和血肿的发生率。神用神经刺激仪能使进针的定位更加精准。当针尖接近坐骨神经时，0.2 至 0.5 mA 的电流刺激可见脚趾和足部的颤搐。如果需要长期的麻醉和缓解疼痛，则可置入导管持续注射局麻药（图 153-10）。

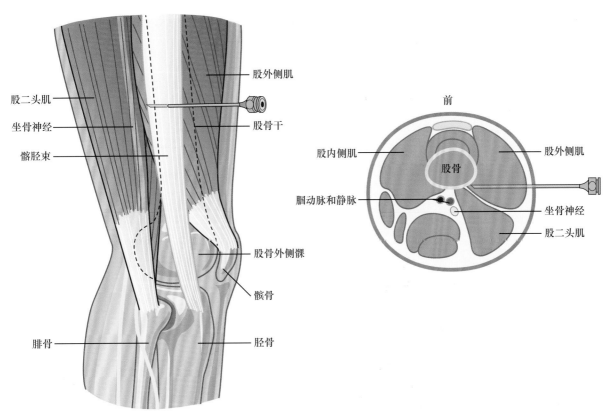

图 153-5　针尖置于先前定位好的股外侧肌和股二头肌之间的沟槽内，缓慢进针至针尖顶到股骨干的外侧面（From Waldman SD：Atlas of interventional pain management，ed 4，Philadelphia，2015，Saunders，p 729.）

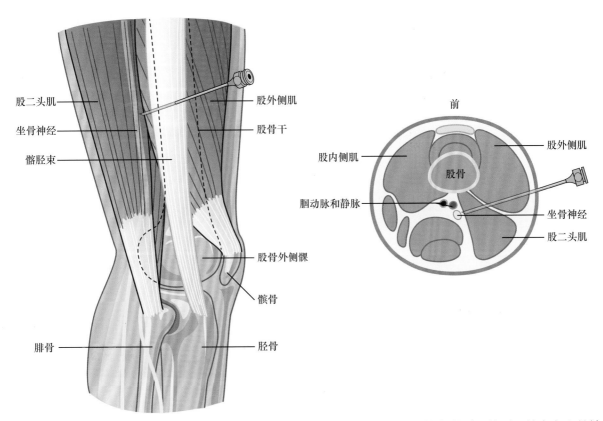

图 153-6　针尖与股骨干外侧接触后，将针尖退到皮下，向后倾斜 30° 进针 2 cm，针尖滑到股骨下。针尖向坐骨神经缓慢进针，直到引出坐骨神经支配区域的异感（From Waldman SD：Atlas of interventional pain management，ed 4，Philadelphia，2015，Saunders，p 729.）

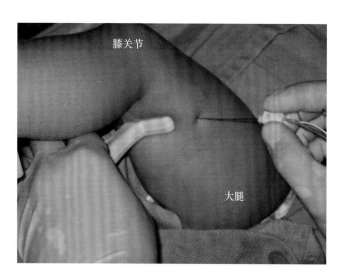

图 153-7 外侧入路股骨处行坐骨神经阻滞，患者取仰卧位，将受累下肢屈曲，足部平放在检查桌或者由助手抬起（From Kinder Ross A，Bryskin RB：Regional anesthesia. In Smith's anesthesia for infants and children，ed 8，Philadelphia，2011，Mosby，pp 452-510.）

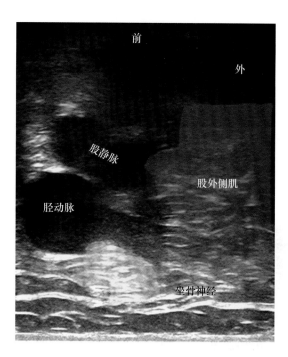

图 153-9 坐骨神经分叉处的超声横断面影像

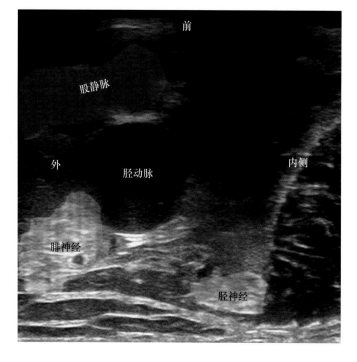

图 153-8 腘窝处超声横断面影像，包括胫动脉、腘静脉和腓总神经

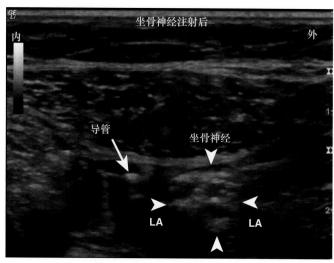

图 153-10 若需要较长时间的麻醉和持久止痛，可以置入导管持续输注局麻药（From Kinder Ross A，Bryskin RB：Regional anesthesia. In Smith's anesthesia for infants and children，ed 8，Philadelphia，2011，Mosby，pp 452-510.）

副作用和并发症

在股骨用侧入法行坐骨神经阻滞最主要的并发症是阻滞后瘀斑和血肿。如前所述，穿刺后在穿刺点持续加压可以预防瘀斑和血肿的形成。因为该操作会引出异感，针尖仍有可能导致坐骨神经损伤。缓慢进针并且将针尖稍远离神经，可以避免针尖导致的坐骨神经损伤（图 153-11）。

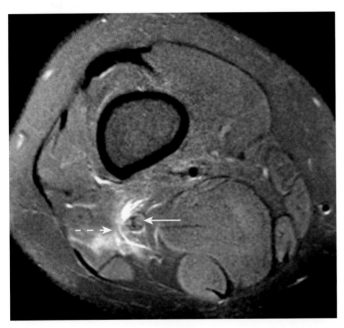

图 153-11　用神经刺激仪在腘窝处行外侧坐骨神经阻滞后 48 h 的磁共振影像。虚线箭头代表神经外的局麻药，实线箭头代表神经外膜下局麻药蓄积导致的神经内"水肿"。采用的是 T2 压脂序列（重复时间 2000 ms，回波时间 200 ms，视场 17 cm）（From Benhamou D，Blonski E，Lévy P，et al：Ultra-long duration of a peripheral nerve block：a possible consequence of intraneural（subepineural）local anaesthetic injection. Ann Fr Anesth Reanim 29：589-591，2010.）

临床要点

坐骨神经阻滞是一种简单的操作技术，可以缓解前述的各种病因导致的疼痛。文献报道坐骨神经相对于其他外周神经更容易发生穿刺针引起的损伤，并导致持续的感觉异感。的确如此还是仅为猜测仍需研究。无论如何，在操作之前进行神经系统的评估是非常重要的，以避免已存的神经系统缺陷被误认为是神经阻滞造成的并发症。对于有盆骨或下肢持续性创伤而要采用坐骨神经阻滞控制急性疼痛的患者，这些神经系统的评估尤其重要。对于这些患者，摆出 Sims 体位可能有难度，采用前入路或侧入路进行神经阻滞是更好的选择。

需要牢记的是，坐骨神经痛最常见的原因是腰椎间盘突出和腰椎的退行性关节炎，而不是由于坐骨神经本身发生了病变。腰椎肌电图和磁共振成像并结合病史和体格检查中获取的信息，将有助于确定坐骨神经痛的病因。

推荐阅读

Dayan V, Cura L, Cubas S, Carriquiry G: Surgical anatomy of the saphenous nerve, *Ann Thorac Surg* 85:896–900, 2008.

Gautier P, Vandepitte C, Sala-Blanch X, et al.: Principles of major nerve blockade for the perioperative clinician: indications, common side effects, and complications. In Tubbs RS, Rizk E, Shoja MM, et al, editors: *Nerves and nerve injuries*, San Diego, 2015, Academic Press, pp 153–165.

Moawad MR, Masannat YA, Alhamdani A, Gibbons CP: Nerve injury in lower limb vascular surgery, *Surgeon* 6:32–35, 2008.

Murray JM, Derbyshire S, Shields MO: Lower limb blocks, *Anaesthesia* 65(Suppl 1):57–66, 2010.

Tagariello V: Sciatic nerve blocks: approaches, techniques, local anaesthetics and manipulations, *Anaesthesia* 53(Suppl 2):15–17, 1998.

Toussaint CP, Perry EC III, Pisansky MT, Anderson DE: What's new in the diagnosis and treatment of peripheral nerve entrapment neuropathies? *Neurol Clin* 28:979–1004, 2010.

Waldman SD: Saphenous nerve block at the knee. In *Pain review*. Philadelphia, 2009, Saunders, pp 573–574.

154

膝关节胫神经阻滞

吴树彬　译　唐帅　校

适应证与临床考虑

　　足、踝部受胫神经支配，因此膝关节胫神经阻滞可用于评估和治疗足部和踝关节的疼痛。该技术还可结合腓总神经和隐神经阻滞或腰丛神经阻滞，为下肢远端提供手术麻醉。该技术主要适用于不能耐受腰麻或者硬膜外麻醉导致的交感系统变化的患者，比如需要接受下肢远端截肢或清创术的患者。

　　依据解剖学基础，进行差异性神经阻滞，局麻药膝关节胫神经阻滞可用于临床诊断并评估下肢远端的疼痛。若考虑坐骨神经损伤，该项技术可用来预测患者既有的运动和感觉损伤程度，并作为一项预后指标。在患者等待药物方法起效的过程中，膝关节胫神经阻滞可缓解疼痛急性发作，包括踝关节和足部的骨折。当疼痛被认为是继发于炎症或者怀疑胫神经卡压的情况下，局麻药胫神经阻滞和类固醇偶尔也用于治疗持续性踝关节和足部的疼痛。该技术还可用于缓解糖尿病神经病变引起的疼痛和运动功能障碍。膝关节胫神经毁损偶尔也用于缓解继发于侵犯性恶性肿瘤且保守治疗无效的下肢远端疼痛。

临床相关解剖

　　胫神经是坐骨神经的两个主要分支之一，另外一个主要分支是腓总神经。胫神经提供小腿后部、足跟和足底内侧面的感觉神经支配。胫神经在腘窝上缘处由坐骨神经分出，沿腘窝偏内侧下行（图 154-1）。膝关节处的胫神经位于腘窝筋膜下，很容易被阻滞。胫神经继续下行，在腓肠肌的两头之间走行，深入到比目鱼肌。在跟腱和内踝的之间偏内侧走行，在此处胫神经分出内侧和外侧足底神经，为足跟和足底内侧表面提供感觉神经支配（图 154-2 和图 154-3）。胫神经偶尔会在此点受到压迫，即所谓的跗骨后隧道综合征。

操作技术

体表标志技术

　　患者取俯卧位，大腿微屈。触诊膝关节皮肤皱褶和腘窝上部半腱肌及股二头肌的边缘。通过让患者在抵抗下弯曲腿部，可以更容易识别这些肌肉的边缘。半腱肌及股二头肌交汇处的顶点和皮肤褶皱处的基底部，可构成一个想象中的三角形（图 154-4）。在这个假想的顶

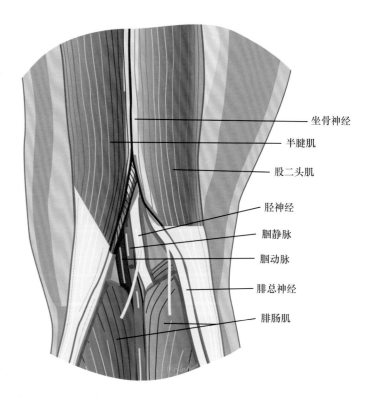

坐骨神经
半腱肌
股二头肌
胫神经
腘静脉
腘动脉
腓总神经
腓肠肌

图 154-1　腘窝胫神经的解剖（From Waldman SD：Atlas of interventional pain management，ed 4，Philadelphia，2015，Saunders，p 733.）

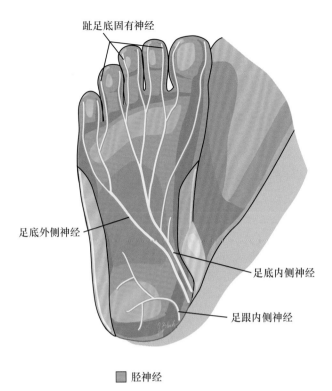

图 154-2　胫神经分支穿过足底表面的分布（From Waldman SD：Atlas of interventional pain management，ed 4，Philadelphia，2015，Saunders，p 733.）

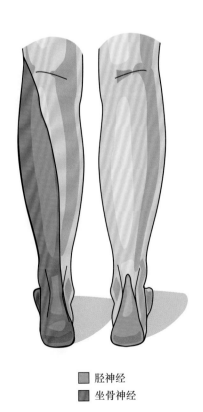

图 154-3　胫神经的感觉分布（From Waldman SD：Atlas of interventional pain management，ed 4，Philadelphia，2015，Saunders，p 733.）

点的中心点，用消毒液消毒皮肤。然后用 25 G、1.5 英寸的穿刺针垂直于皮肤，通过这个点向胫神经方向缓慢推进，直到在胫神经的分布处引起感觉异常（见图 154-5）。一旦有感觉异常，应提醒患者注意，并告知患者说"有！"。通常在 1/2 ～ 3/4 英寸的深度时，会诱发感觉异常。若无感觉异常，则应将穿刺针拔出，并稍微向内侧重新定向，直到有感觉异常。一旦在胫神经的分布处出现麻木感，将穿刺针拔出 1 mm，观察患者，以排除持续麻木感。如无持续性麻木，仔细回抽后，缓慢注射 8 ml 不含防腐剂的 1.0% 利多卡因。必须注意，要避免将针尖刺入神经实质，避免药液注入神经组织内。因为与腓总神经相邻，在膝关节处进行胫神经阻滞时，该神经也可能被阻断（见图 154-4）。如果疼痛有炎症因素，则联用局部麻醉剂与 80 mg 甲泼尼龙，并增加注射剂量。其后的每日神经阻滞以类似的方式进行，用 40 mg 的甲泼尼龙代替最初的 80 mg 剂量。注射药液后，按压注射部位以减少阻滞后瘀斑和血肿形成的发生率。使用神经刺激器可能有助于更精准的穿刺。当针尖接近坐骨神经时，使用 0.2 至 0.5 mA 的电流刺激，可出现脚趾和脚抽搐的现象。如果遇到困难时，超声引导可能有助于穿刺。

超声引导技术

　　行超声引导下膝关节胫神经阻滞术时，患者取俯卧位，双臂舒适地置于身体两侧。用 12 ml 的无菌注射器抽取 8 ml 的局部麻醉剂。若所治疗的疼痛具有炎症因素，则在局部麻醉剂中加入 40 ～ 80 mg 的长效皮质类固醇。将高频线性超声探头放置于腘窝皱褶 8 cm 以上的横断面上，得到一次超声波测量扫描。在朝向图像的底部应看到搏动的腘动脉，腘静脉就在动脉外侧。腘静脉的浅表偏外侧就是坐骨神经，显示为一个明亮的高回声结构（图 154-6）。使用超声换能器压迫腘静脉，有助于识别坐骨神经，而坐骨神经就位于静脉的表层。彩色多普勒可用来帮助鉴别腘动脉和静脉。采用超声成像识别坐骨神经时，可将超声探头沿坐骨神经的走行缓慢下移，直到胫神经和腓总神经的分叉出现（图 154-7）。沿胫神经下行，直至它与腓总神经彻底分开。当确定胫神经满意后，用局麻药局部麻醉穿刺点，采用 3.5 英寸、22 G 穿刺针，从超声探头下缘的中点处进针，用平面外的方法推进，并在实时超声引导下调整轨迹，直到针尖靠近胫神经（图 154-8）。当穿刺针到达满意的

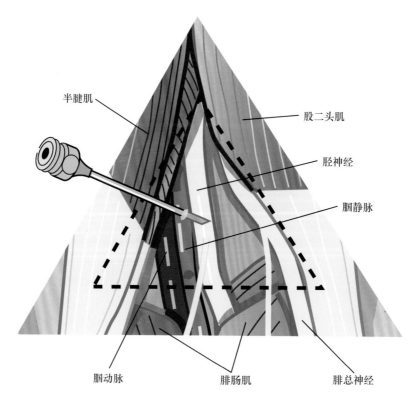

图 154-4　假想的三角形，由半腱肌及股二头肌交汇处的顶点和皮肤褶皱处的基底部构成。在这个假想的顶点的中心点，用消毒液消毒皮肤。然后用 25 G、1.5 英寸的穿刺针垂直于皮肤，通过这个点向胫神经方向缓慢推进，直到在胫神经的分布处引起感觉异常（From Waldman SD：Atlas of interventional pain management，ed 4，Philadelphia，2015，Saunders，p 734.）

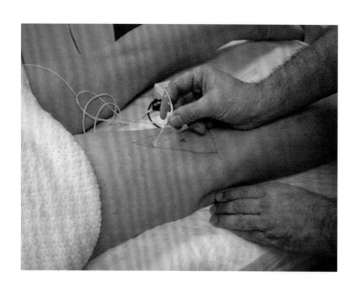

图 154-5　腘窝处胫神经阻滞（后路）（From Nicholls B：Lower limb nerve blocks. Anaesth Intensive Care Med 8：132-136，2007.）

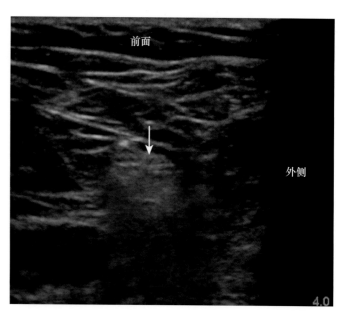

图 154-6　横断面超声图像显示坐骨神经就在分叉上方分为胫神经和腓总神经（箭头）（From Herring AA，et al：Ultrasound-guided distal popliteal sciatic nerve block for ED anesthesia. Am J Emerg Med 29：697.e3-697.e5，2011.）

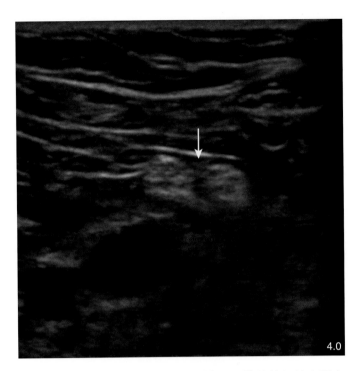

图 154-7　横断面超声图像显示胫神经和腓总神经就在腘窝坐骨神经分叉的下方（From Herring AA，et al：Ultrasound-guided distal popliteal sciatic nerve block for ED anesthesia. Am J Emerg Med 29：697.e3-697.e5，2011.）

位置时，在实时超声引导下注入少量的局部麻醉剂和类固醇，以确认穿刺针接近胫神经，但未在神经内。注射时阻力应较小。确认针尖位置后，可缓慢注入注射器内剩余的药液。然后拔出穿刺针，并在注射部位放置无菌压力敷料和冰袋。

副作用和并发症

膝关节胫神经阻滞的主要副作用是阻滞后瘀血和血肿。如前所述，在阻滞后应持续按压注射部位，以避免瘀血和血肿的形成。由于这种技术会引起感觉异常，因此穿刺针导致的胫神经损伤仍存在可能性。通过缓慢进针，并在注射前回撤穿刺针，使针尖稍微远离神经，可以避免穿刺针引起的胫神经损伤。

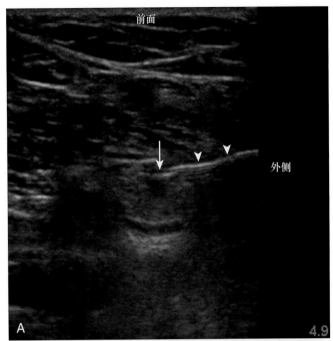

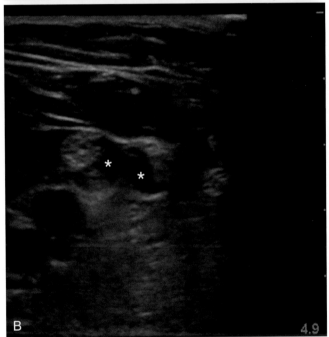

图 154-8　超声引导下胫神经阻滞。**A**. 局部麻醉药注射时的针体（箭头的头）和针尖（箭头），可见针尖邻近坐骨神经。**B**. 环绕胫神经和腓总神经的低回声局麻药（星号）（From Herring AA，et al：Ultrasound-guided distal popliteal sciatic nerve block for ED anesthesia. Am J Emerg Med 29：697.e3-697.e5，2011.）

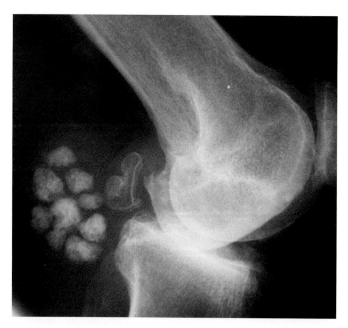

图 154-9　Baker 囊肿内大量的骨软骨体（From Boles CA, Lee JA：The knee：breaking the MR reflex. Semin Roentgenol 40：338-357，2005.）

推荐阅读

Gautier P, Vandepitte C, Sala-Blanch X, et al.: Principles of major nerve blockade for the perioperative clinician: indications, common side effects, and complications. In Tubbs RS, Rizk E, Shoja MM, et al, editors: *Nerves and nerve injuries*, San Diego, 2015, Academic Press, pp 154–165.

Moawad MR, Masannat YA, Alhamdani A, Gibbons CP: Nerve injury in lower limb vascular surgery, *Surgeon* 6:32–35, 2008.

Murray JM, Derbyshire S, Shields MO: Lower limb blocks, *Anaesthesia* 65(Suppl 1):57–66, 2010.

Tagariello V: Sciatic nerve blocks: approaches, techniques, local anaesthetics and manipulations, *Anaesthesia* 53(Suppl 2):15–17, 1998.

Toussaint CP, Perry EC III, Pisansky MT, Anderson DE: What's new in the diagnosis and treatment of peripheral nerve entrapment neuropathies? *Neurol Clin* 28:979–1004, 2010.

Waldman SD: Tibial nerve block at the knee. In *Pain review*. Philadelphia, 2009, Saunders, pp 582–585.

Waldman SD: Tibial nerve block at the knee. In *Atlas of interventional pain management*, ed 4, Philadelphia, 2015, Saunders, pp 732–736.

临床要点

　　膝关节胫神经阻滞术是一种简单的操作技术，可以缓解前述的各种病因导致的疼痛。操作之前进行神经系统的评估是非常重要的，以避免已存的神经系统缺陷被误认为是神经阻滞造成的并发症。对于有足部或踝关节持续外伤和糖尿病神经病变，而要采用膝关节胫神经阻滞控制急性疼痛的患者，这些神经系统的评估尤其重要。

　　需要牢记的是，下肢的放射痛最常见的原因是腰椎间盘突出和继发于脊柱退行性关节炎的神经压迫，而不是由于胫神经本身发生了病变。其他可能与胫神经受压相混淆的疼痛综合征还包括胫神经原发部位以上的病变，如坐骨神经的病变，以及胫神经分叉以下的病变，如后跗骨隧道综合征。腘窝囊肿也可能压迫腘窝处的胫神经（图 154-9）。腰椎肌电图和 MRI 并结合病史和体格检查中获取的信息，将有助于确定远端下肢神经痛的病因。

155

膝关节腓总神经阻滞

吴树彬 译 唐帅 校

适应证与临床考虑

下肢远端受腓总神经支配，因此膝关节腓总神经阻滞可用于评估和治疗下肢远端的疼痛。该技术还可结合胫神经和隐神经阻滞或腰丛神经阻滞，为下肢远端提供手术麻醉。该技术主要适用于不能耐受腰麻或者硬膜外麻醉导致的交感系统变化的患者，比如需要接受下肢远端截肢或清创术的患者。

依据解剖学基础，进行差异性神经阻滞，局麻药膝关节腓总神经阻滞可用于临床诊断并评估下肢远端的疼痛。若考虑腓总神经损伤，该项技术可用来预测患者既有的运动和感觉损伤程度，并作为一项预后指标。在患者等待药物方法起效的过程中，膝关节腓总神经阻滞可缓解疼痛急性发作，包括下肢远端骨折和术后止痛。当疼痛被认为是继发于炎症或者怀疑腓总神经在穿行腘窝

或腓骨头时受到压迫的情况下（图155-1），局麻药腓总神经阻滞和类固醇偶尔也用于治疗下肢远端持续性疼痛。该技术还可用于缓解糖尿病神经病变引起的疼痛和运动功能障碍。膝关节腓总神经毁损偶尔也用于缓解继发于侵犯性恶性肿瘤且保守治疗无效的下肢远端疼痛。膝关节腓总神经外侧入路的优点是患者可在仰卧位甚至坐位下完成神经阻滞。

临床相关解剖

腓总神经是坐骨神经的两大连续性分支之一，另一个是胫神经。腓总神经为膝关节下部、小腿上段的后方和外侧提供感觉神经支配（图155-2）。腓总神经来源于L4、L5后支和S1和S2神经根。腓总神经在腘窝上缘处由坐骨神经分出，向外侧下行至腓骨头后方（图

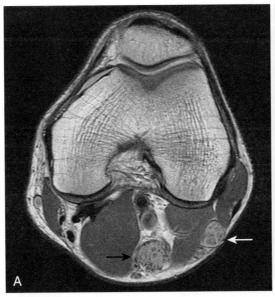
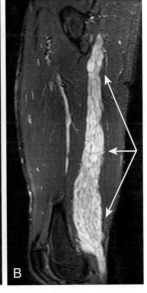

图 155-1　**A**.轴位质子密度加权图像显示：由丛状神经纤维腺瘤造成的明显增粗的胫神经束（黑色箭头）和腓总神经束（白色箭头）。**B**.同一患者矢状位脂肪抑制 T2 加权的大视野图像显示：坐骨神经全长分布广泛的丛状神经纤维瘤（箭头）（From Allen JM，Greer BJ，Sorge DG，Campbell SE：MR imaging of neuropathies of the leg，ankle，and foot. Magn Reson Imaging Clin N Am 16：117-131，2008.）

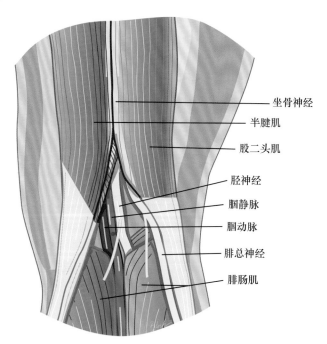

图 155-2　腓总神经在腘窝处的解剖（From Waldman SD: Atlas of interventional pain management, ed 4, Philadelphia, 2015, Saunders, p 733.）

155-3）。腓总神经在这一点上容易受到压迫，比如肿瘤、动脉瘤、不适当的石膏固定和止血带或长期交叉腿等因素。由于腓总神经继续沿外侧下行，通过腓管（由

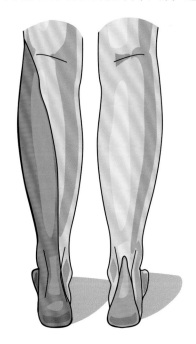

■ 胫神经
■ 坐骨神经

图 155-3　胫骨神经的感觉分布（From Waldman SD: Atlas of interventional pain management, ed 4, Philadelphia, 2015, Saunders, p 738.）

腓骨长肌腱止点的后缘和腓骨组成）并环绕腓骨，在此处也容易受到压迫。就在腓管远端，腓总神经分为两个末端分支：腓浅神经和腓深神经及其分支（图 155-4 和图 155-5）。每个分支都易于受到损伤，而每个分支单独阻滞都可作为诊断和治疗的手段。

操作技术

体表标志技术

患者取仰卧位，腿部微弯曲。确定髌骨上缘，并设想一条直线横向延伸到一个点，此点位于股外侧肌和股二头肌边缘之间的凹槽上（图 155-6）。让患者在抵抗下弯曲腿部，这些肌肉的边缘更容易识别，消毒该点上的皮肤，然后将一根 25 G、3.5 英寸的穿刺针垂直于皮肤，通过此点慢慢推向位于下肢外侧的腓总神经（图 155-7）。穿刺针缓慢向腓总神经推进，直到腓总神经的分布区产生一种感觉异常（图 155-8）。一旦出现感觉异常，应提醒患者注意，并告知患者此时说"有！"。

一旦引出腓总神经分布区的感觉异常，则将穿刺针回撤 1 mm，观察患者，以排除任何感觉异常。若无持续性感觉异常，仔细回吸后，缓慢注入 18 ml 不含防腐剂的 1% 利多卡因。必须注意，在注射过程中切勿将针尖进入到神经实质，并避免药液注入神经组织内。考虑到腓总神经临近股浅动脉和静脉，意外血管内注射的可能性一直存在。

如果疼痛有炎症因素，则联用局部麻醉剂与 80 mg 甲泼尼龙，并以增加注射剂量。其后的每日神经阻滞以类似的方式进行，用 40 mg 的甲泼尼龙代替最初的 80 mg 剂量。注射药液后，按压注射部位以减少阻滞后瘀斑和血肿形成的发生率。使用神经刺激器可能有助于更精准的穿刺。当针尖接近坐骨神经时，使用 0.2 至 0.5 mA 的电流刺激，可出现脚趾和脚抽搐的现象（图 155-9）。如果遇到困难时，超声引导可能有助于穿刺。

超声引导技术

使用侧路法行膝关节腓总神经阻滞时，患者取仰卧位，患侧下肢膝关节屈曲，脚平放在检查台上或由助手抬高。将超声探头横向放置在腘窝，辨识胫动脉、腘静脉、腓总神经和胫神经（图 155-10）。在确认上述结构后，将 25 G、3.5 英寸的穿刺针垂直于皮肤，以平面内的方式，在连续超声引导下向位于更外侧的腓骨总神经

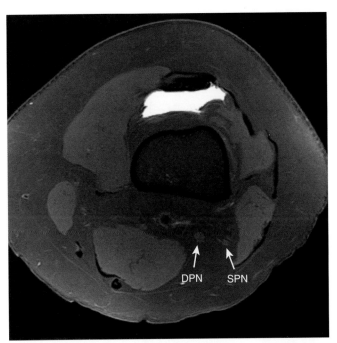

图 155-4　左膝轴向磁共振血管造影图像（T1 脂肪抑制）：腓总神经刚刚越过分叉处（分叉处下方）发出腓深神经（DPN）与腓浅神经（SPN）。这是脂肪瘤的近似位置，图像上看不到。唯一明显的异常是髌骨骨性关节炎以及存在一个小的、稳定的、部分破裂的腘窝囊肿（From Vasudevan JM，Freedman MK，Beredjiklian PK，et al：Common peroneal entrapment neuropathy secondary to a popliteal lipoma：ultrasound superior to magnetic resonance imaging for diagnosis. PM R 3：274-279，2011.）

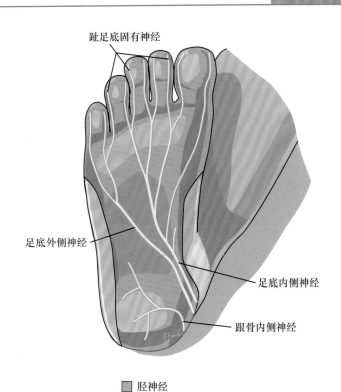

图 155-5　胫神经穿过足底面的分支分布（From Waldman SD：Atlas of interventional pain management，ed 4，Philadelphia，2015，Saunders，p 738.）

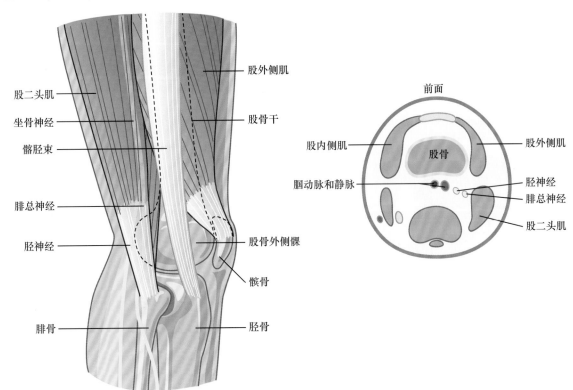

图 155-6　膝关节胫神经神经阻滞外侧入路的解剖学标志是髌骨上缘以及股外侧肌和股二头肌之间的沟槽（From Waldman SD：Atlas of interventional pain management，ed 4，Philadelphia，2015，Saunders，p 739.）

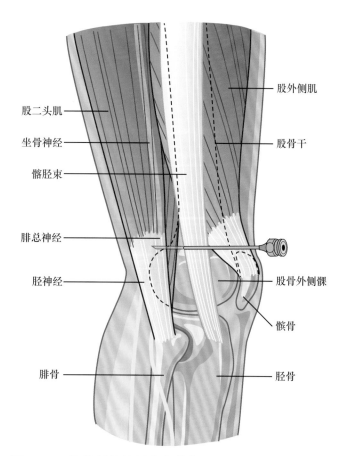

图 155-7 将穿刺针放置在股外侧肌和股二头肌之间的凹槽内，并缓慢推进，直到接近胫神经（From Waldman SD: Atlas of interventional pain management, ed 4, Philadelphia, 2015, Saunders, p 740.）

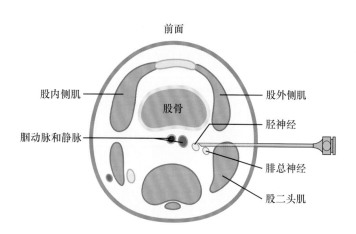

图 155-8 穿刺针位置的横断面视图（放置于先前确定的股外侧肌和股二头肌之间的凹槽内）。缓慢推进穿刺针，避过腓总神经，直到接近胫神经为止（From Waldman SD: Atlas of interventional pain management, ed 4, Philadelphia, 2015, Saunders, p 740.）

缓慢推进（见图 155-10）。缓慢向腓总神经进针，直到针尖接近腓总神经（图 155-11）。仔细回吸后，注入少量药液，以确认针尖的位置。在确定针尖位于满意的位置后，仔细回吸，缓慢逐渐增加剂量注入 8 ml 不含防腐剂的 1% 利多卡因。必须注意，在注射过程中切勿将针尖进入到神经实质，并避免药液注入神经组织内。考虑到腓总神经临近股浅动脉和静脉，若有不慎，血管内

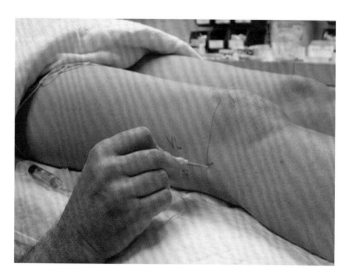

图 155-9 确定髌骨上缘，一条假想直线横向延伸到一个点（即股外侧肌和股二头肌之间凹槽上的一个点）。使用神经刺激器便于腓总神经的定位（From Nicholls B: Lower limb nerve blocks. Anaesth Intensive Care Med 8: 132-136, 2007.）

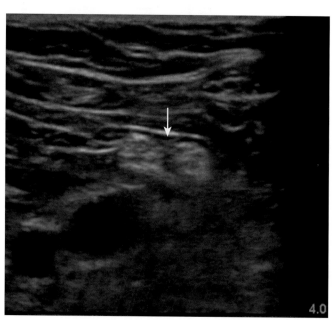

图 155-10 横断面超声图像显示腘窝坐骨神经在分叉下方分为胫神经和腓总神经（箭头）（From Herring AA, et al: Ultrasound-guided distal popliteal sciatic nerve block for ED anesthesia. Am J Emerg Med 29: 697.e3-697.e5, 2011.）

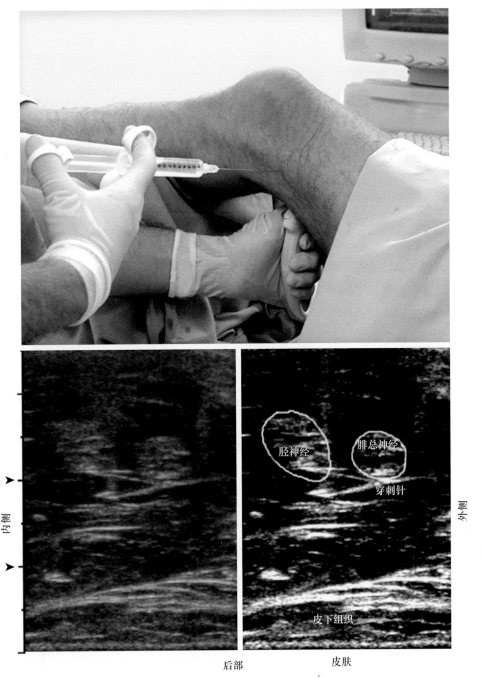

图 155-11　超声引导下外侧入路腘窝坐骨神经阻滞术的照片（上图）和超声图像（下图）。上图显示的是超声探头位于大腿后方和注射针的外侧进针点。下图为超声图像（左）和相应的标记图像（右）。在短轴（横断面）视图中可见胫神经和腓总神经。阻滞针位于神经后面的平面内。大的刻度线相隔 10 mm（From Gray AT，Huczko EL，Schafhalter-Zoppoth I：Lateral popliteal nerve block with ultrasound guidance. Reg Anesth Pain Med 29：507-509，2004.）

注射仍有可能发生。

　　如果疼痛有炎症因素，则联用局部麻醉剂与 80 mg 甲泼尼龙，并增加注射剂量。其后的每日神经阻滞以类似的方式进行，用 40 mg 的甲泼尼龙代替最初的 80 mg 剂量。注射药液后，按压注射部位以减少阻滞后瘀斑和血肿形成的发生率。

副作用和并发症

　　膝关节腓总神经阻滞的主要副作用是阻滞后淤血和血肿。如前所述，在阻滞后应持续按压注射部位，以避免淤血和血肿的形成。由于这种技术会引起感觉异常，因此穿刺针导致的胫神经损伤仍存在可能性。通过缓慢进针，并在注射前回撤穿刺针，使针尖稍微远离神经，可以避免穿刺针引起的腓总神经损伤。

临床要点

膝关节腓总神经阻滞术是一种简单的操作技术，可以缓解前述的各种病因导致的疼痛。文献报道坐骨神经相对于其他外周神经更容易发生穿刺针引起的损伤，并导致持续的感觉异常。的确如此还是仅为猜测仍需研究。无论如何，在操作之前进行神经系统的评估是非常重要的，以避免已存的神经系统缺陷被误认为是坐骨神经及其分支阻滞造成的。对于有盆骨或下肢持续性创伤而要采用坐骨神经阻滞控制急性疼痛的患者，这些神经系统的评估尤其重要。对于这些患者，摆出 Sims 体位可能有难度，采用前入或侧入路进行神经阻滞是更好的选择。

需要牢记的是，坐骨神经痛最常见的原因是腰椎间盘突出和腰椎的退行性关节炎，而不是由于坐骨神经本身发生了病变。腰椎肌电图和 MRI 并结合病史和体格检查中获取的信息，将有助于确定坐骨神经疼痛的病因。

推荐阅读

Gautier P, Vandepitte C, Sala-Blanch X, et al: Principles of major nerve blockade for the perioperative clinician: indications, common side effects, and complications. In Tubbs RS, Rizk E, Mohammadali MS, et al, editors: *Nerves and nerve injuries*, San Diego, 2015, Academic Press, pp 155–165.

Moawad MR, Masannat YA, Alhamdani A, Gibbons CP: Nerve injury in lower limb vascular surgery, *Surgeon* 6:32–35, 2008.

Murray JM, Derbyshire S, Shields MO: Lower limb blocks, *Anaesthesia* 65(Suppl 1):57–66, 2010.

Tagariello V: Sciatic nerve blocks: approaches, techniques, local anaesthetics and manipulations, *Anaesthesia* 53(Suppl 2):15–17, 1998.

Toussaint CP, Perry III EC, Pisansky MT, Anderson DE: What's new in the diagnosis and treatment of peripheral nerve entrapment neuropathies, *Neurol Clin* 28:979–1004, 2010.

Waldman SD: Common peroneal nerve block at the knee. In *Atlas of interventional pain management*, ed 4, Philadelphia, 2015, Saunders, pp 737–741.

Waldman SD: Common peroneal nerve block at the knee. In *Pain review*, Philadelphia, 2009, Saunders, pp 586–588.

踝关节关节腔内注射

包萌萌 译 王晖 吴安石 校

适应证与临床考虑

多种原因可引起关节软骨损伤，由此引起关节炎。踝关节更易于受累出现关节炎。骨关节炎是最常见的关节炎形式，并可以导致踝关节痛。继发于关节炎的关节痛也常见于类风湿关节炎和创伤后关节炎（图 156-1）。

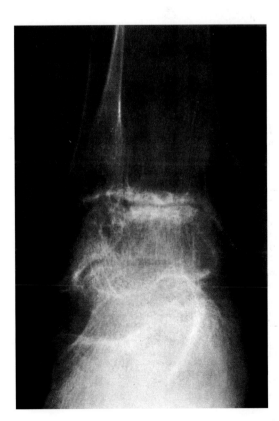

图 156-1 类风湿关节炎踝关节正位片显示关节腔隙均匀变窄，伴随周围骨组织的严重骨质疏松（From Brower AC, Flemming DJ: Arthritis in black and white, ed 2, Philadelphia, 1997, Saunders.）

不常见的关节炎性踝部痛的病因包括胶原血管病、感染、绒毛结节性滑膜炎和莱姆病。急性感染性关节炎通常伴有明显的全身症状，包括发热和不适，很容易由细心的临床医师诊断出来，并做相应的微生物培养及给予适当的抗生素，而不是注射治疗。继发于胶原血管病的关节痛对关节腔内注射治疗反应很好，但是胶原血管疾病通常累及多关节而非单一踝关节。

多数继发于骨关节炎和创伤后关节炎的踝关节痛患者的疼痛局限于踝周围和小腿远端。活动时尤其是背伸运动会使疼痛加重；休息和热疗可使疼痛缓解。疼痛的特点是持续性的隐痛，并会影响睡眠。一些患者活动关节时可有摩擦感和爆裂感，体检时可触及捻发音。

除了刚刚提到的疼痛，关节炎患者随着踝部活动范围的减少会发觉自己生活能力逐渐下降，一些日常生活比如步行或者上楼梯变得非常困难。同时随着踝关节活动的减少，还会发生肌肉萎缩，并且由于粘连性关节囊炎导致的"冰冻踝"也可逐步发生发展。

所有踝关节痛患者都应进行 X 线检查（见图 156-1）。根据患者的临床表现，还需进行的化验检查包括全血细胞计数、血沉和抗核抗体的检测。若怀疑存在踝关节不稳、隐匿性肿物或肿瘤，应行 MRI 检查。

临床相关解剖

踝关节是处于胫骨远端、内踝和距骨之间的铰链型关节（图 156-2 和图 156-3）。关节面覆有透明软骨，此部位容易发生关节炎。关节周围被致密的关节囊包裹，帮助加强踝关节。关节囊内衬滑膜，滑膜附着于关节软骨。踝关节由腓深神经和胫神经支配。主要韧带包括三

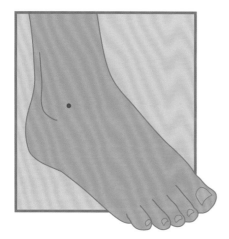

图 156-2　踝关节腔内注射的正确进针位置

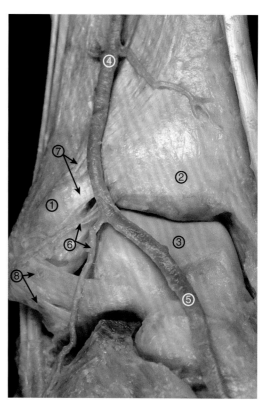

图 156-4　胫前动脉的解剖走行：1，外踝；2，胫骨；3，距骨；4，胫前动脉；5，足背动脉；6，外踝前动脉；7，胫腓前韧带；8，距腓前韧带（From Golanó P，Vega J，Pérez-Carro L，Götzens V：Ankle anatomy for the arthroscopist. Part I：the portals. Foot Ankle Clin 11：253-273，2006.）

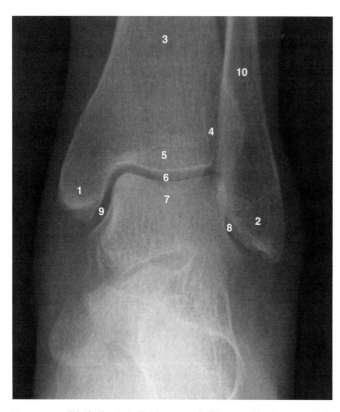

图 156-3　踝关节正后位片：1，内踝；2，外踝；3，胫骨干；4，下胫腓联合；5，前胫骨远端；6，踝关节腔；7，距骨圆顶；8，外侧沟；9，内侧沟；10，腓骨骨干（From Waldman SD，Campbell RSD：Anatomy：special imaging considerations of the ankle and foot. In Imaging of pain，Philadelphia，2011，Saunders.）

操作技术

体表标志技术

　　向患者解释注射的目的。患者仰卧位，对踝关节的皮肤进行适当的消毒。用连接 1.5 英寸、25 G 无菌针头的注射器抽取含有 40 mg 甲泼尼龙和 0.25% 不含防腐剂的布比卡因 2.0 ml。严格消毒后把脚放在正中位置，注射部位在距骨之上胫腓骨的连接处。在此处的三角形凹口处可触及关节间隙。使针头穿过皮肤和皮下组织并通过关节囊，进入关节（图 156-4）。如果碰到骨质，那么针头退到皮下重新定位，并稍稍偏向内侧。进入关节间隙后，药物可缓慢注射。注射过程会有轻微阻力。如果阻力过大，说明针头也许在韧带或肌腱中，此时应该轻微前进到关节间隙直至阻力不明显。当患者的解剖标志不清很难定位时，超声可帮助我们使进针更安全容易。注射完毕后无菌加压包扎，并将冰袋冷敷注射部位。

角韧带、距腓前韧带、跟腓和距腓后韧带。这些韧带是踝关节的主要力量来源。踝关节的肌肉和肌腱很容易损伤，在过度或者不当活动时会发生撕伤。此处有很多动脉血管横穿关节，关节腔内注射时可能会造成出血（图156-4）。

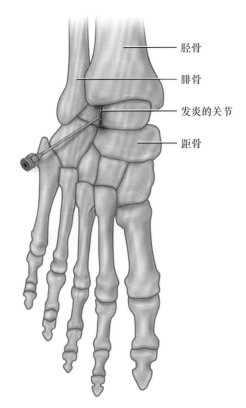

图 156-5　踝关节关节腔内注射的正确进针位置

（图中标注，自上而下）
胫骨
腓骨
发炎的关节
距骨

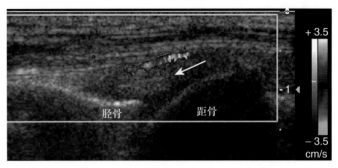

图 156-6　踝关节彩色超声多普勒成像。踝关节滑膜炎。纵向踝关节的超声图像可将滑膜炎（箭头）描述为踝关节内低回声或碎屑。彩色多普勒会帮助诊断（From Blankenbaker DG, De Smet AA: The role of ultrasound in the evaluation of sports injuries of the lower extremities. Clin Sports Med 25：867-897，2006.）

（图中标注）胫骨　距骨

超声引导技术

穿刺时患者仰卧位，患侧屈膝，脚舒适地放在检查台上。严格无菌消毒，用 1.5 英寸、22 G 针头抽取 1 ml 0.25% 不含防腐剂的布比卡因和 40 mg 甲泼尼龙。高频线性超声探头横向放置在踝关节的前部。超声图像会显示为特征性的 V 形的胫距前关节（图 156-6）。当关节间隙确定后，将针头于探头末端横向 1 cm 处穿过皮肤，调整进针轨迹使用平面内方法在实时超声引导下进入踝关节腔缓慢注入药物。注射时阻力较小。如果遇到阻力较大，针可能位于韧带或肌腱中，稍微进针到关节间隙，直到注射阻力降低。注射结束后撤出穿刺针，在注射部位放置无菌压力敷料和冰袋。

副作用和并发症

踝关节腔内注射最主要的并发症是感染，因此需全程严格遵循无菌操作。约 25% 的患者可能出现注射后一过性的疼痛增加，应提前告知患者。

临床要点

这种注射方法对治疗继发于上文提到的关节炎性踝关节痛的十分有效。并存的滑囊炎及肌腱炎也可能导致关节疼痛，并且可能需要更精准地注射局麻药和皮质醇制剂。如果非常注意注射部位的临床相关解剖，该技术是安全的。使用此种技术时应注意无菌操作原则以避免感染。操作者应严格采用常规的预防措施避免可能的风险出现。注射后立即局部加压可以减少瘀斑和血肿的发生率。患者接受这种治疗几天后，应该辅以物理治疗方法，包括局部热敷和轻柔的关节活动练习。要避免剧烈运动，这样会使症状恶化。还可合用简单的镇痛药和非甾体抗炎药。

推荐阅读

Waldman SD: Functional anatomy of the ankle and foot. In *Pain review*, Philadelphia, 2009, Saunders, pp 155–156.

Waldman SD: Intra-articular injection of the ankle joint. In *Pain review*, Philadelphia, 2009, Saunders, pp 590–591.

Waldman SD: Ultrasound guided injection technique for intra-articular injection of the ankle joint. In *Comprehensive atlas of ultrasound guided pain management injection techniques*, Philadelphia, 2014, Wolters Kluwer, pp 1019–1024.

Waldman SD, Campbell RSD: Anatomy: special imaging considerations of the ankle and foot, In *Imaging of pain*, Philadelphia, 2011, Saunders, pp 417–419.

Ward ST, Williams PL, Purkayastha S: Intra-articular corticosteroid injections in the foot and ankle: a prospective 1-year follow-up investigation, *J Foot Ankle Surg* 47:138–144, 2008.

157

距下关节关节腔内注射

包萌萌 译 王晖 吴安石 校

适应证与临床考虑

多种原因可引起关节软骨损伤，由此引起关节炎。距下关节更易于受累出现关节炎。骨关节炎是最常见的关节炎形式，可以导致距下关节痛。继发于关节炎的关节痛也常见于类风湿关节炎和创伤后关节炎。不常见的关节炎性疼痛的病因包括胶原血管病、感染、绒毛结节性滑膜炎和莱姆病。急性感染性关节炎通常伴有明显的全身症状，包括发热和不适，很容易由细心的临床医师诊断出来，并做相应的微生物培养，给予适当的抗生素，而不是采用注射治疗。胶原血管疾病通常累及多关节而非单一距下关节，继发于胶原血管病的关节痛对关节腔内注射治疗反应很好。

多数继发于骨关节炎和创伤后关节炎的距下关节痛患者，其疼痛局限于足跟深部。活动时尤其是内收跟骨的动作会使疼痛加重；休息和热疗可使疼痛缓解。疼痛是持续性的隐痛，并会影响到睡眠。一些患者活动关节时可有摩擦感和爆裂感，体格检查时可触及捻发音。

除了上面提到的疼痛，关节炎患者随着距下关节活动范围的减少而引起活动能力逐渐降低，这使得一些日常生活比如步行或者上楼梯变得非常困难。随着距下关节活动的持续性减少，可进展为肌肉萎缩，并可出现由粘连性囊炎导致的"冰冻距下关节"。

所有距下关节痛患者都应进行X线平片检查。根据患者的临床表现，还需行其他化验检查，包括全血细胞计数、血沉和抗核抗体的检测。若怀疑存在踝关节不稳、隐匿性肿物或肿瘤，应行MRI检查。

临床相关解剖

距下关节是位于距骨和跟骨之间的滑膜平面型关节（图157-1）。关节面覆有透明软骨，这里容易发生关节炎。关节周围被致密的关节囊包裹，有利于巩固距下关节。关节囊内衬滑膜，滑膜附着于关节软骨。距下关节的主要韧带包括距跟内侧、外侧韧带和骨间韧带。这些韧带是距下关节的主要力量来源（图157-2）。过度使用或者使用不当，距下关节的肌肉和肌腱很容易损伤、磨损及撕伤。

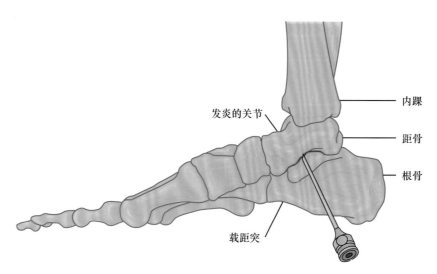

发炎的关节
内踝
距骨
根骨
载距突

图 157-1 距下关节的解剖

操作技术

体表标志技术

　　向患者解释注射的目的。患者仰卧位，对距下关节的皮肤进行适当的消毒。用连接 1.5 英寸、25 G 无菌穿刺针的注射器抽取 0.25% 不含防腐剂的布比卡因 2.0 ml 及甲泼尼龙 40 mg。严格消毒，下肢轻度外展，内踝下 1 英寸处有一个骨性突起称为载距突。载距突正上方稍向后侧便是距下关节。在这个位点针头小心地与踝成直角进针，穿过皮肤和皮下组织，通过关节囊，进入关节（见图 157-1）。如果碰到骨质，那么针头退到皮下组织重新定位，向上并略微向前。进入关节间隙后缓慢注射药物。注射过程会有轻微阻力。如果阻力过大，说明针头可能在韧带或肌腱中，此时应轻微前进到关节间隙，直至阻力不明显。注射完毕后无菌加压包扎，并将冰袋置于注射部位。当患者的解剖标志很难定位时，超声和数字成像技术可以帮助我们使进针更安全容易（图157-3）。

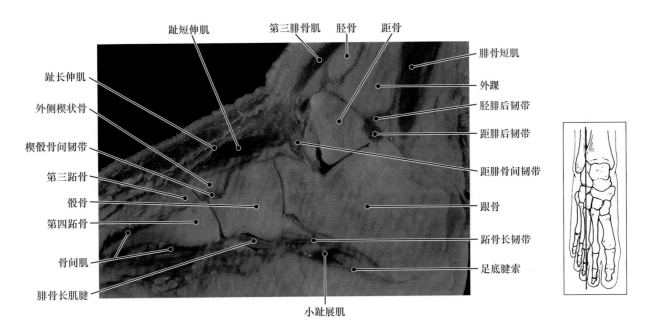

图 157-2　足和踝的解剖（From Kang HS，Ahn JM，Resnick D：MRI of the extremities：an anatomic atlas，ed 2，Philadelphia，2002，Saunders.）

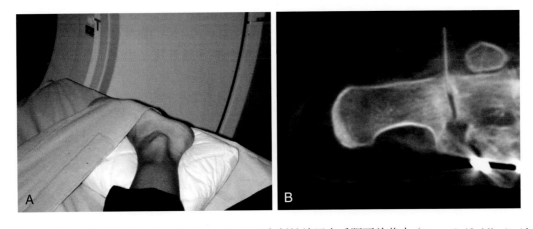

图 157-3　**A**. 外侧入路进入后距下关节的足的体位。**B**. CT 显示穿刺针放置在后距下关节内（From Saifuddin A，Abdus-Samee M，Mann C，et al：CT guided diagnostic foot injections. Clin Radiol 60：191-195，2005.）

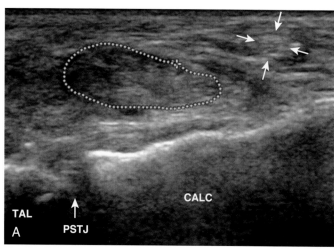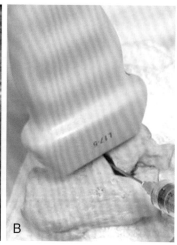

图 157-4　**A**. 前外侧入路超声视图。圆圈内是腓骨肌腱。箭头环绕指向的是腓肠神经。左，头侧；右，尾侧；上，浅表；下，深层。**B**. 相对于外后侧入路，后距下关节（PSTJ）的前外侧入路的探头和针的位置。左，后侧；右，前侧；上，头侧；下，尾侧。CALC，跟骨；PSTJ（箭头），后距下关节；TAL，距骨（From Henning T，Finnoff JT，Smith J: Sonographically guided posterior subtalar joint injections：anatomic study and validation of 3 approaches. PM R 1：925-931，2009.）

超声引导技术

患者采取蜷缩的侧卧位，患侧脚踝放置在卷起的毛巾上，使得距下关节外翻。对注射部位的皮肤进行消毒。抽取 1 ml 0.25% 不含防腐剂的布比卡因和 40 mg 甲泼尼龙，使用 1.5 英寸、22 G 穿刺针以严格的无菌技术进行注射。高频线性超声探头放置在内踝上方距下骨的中间联合的纵向平面上。超声图像会显示中间面距下关节（图 157-4）。确定关节空间后，针从探头的侧方穿过皮肤约 1 cm，使用平面内方法实时超声引导进入关节，缓慢注射药物。注射阻力应该很小。如果阻力大，针可能处在韧带或肌腱中，应继续进针进入关节间隙，直到阻力下降。注射完毕在注射部位放置无菌压力敷料和冰袋。

副作用和并发症

距下关节关节腔内注射最主要的并发症是感染，但若严格遵循无菌操作感染极少发生。约 25% 的患者可能出现注射后一过性的疼痛加剧现象，应提前告知患者。

临床要点

这种注射方法对治疗继发于上文提到的关节炎性距下关节痛十分有效。并存滑囊炎及肌腱炎也可能导致关节疼痛，并且可能需要更精准地注射局麻药和长效皮质类固醇制剂。如果非常注意注射部位的临床相关解剖，该技术是安全的。使用此种技术时应注意无菌操作原则以避免感染。操作者应严格采用常规预防措施避免可能的风险出现。注射后立即加压按压注射位点可减少瘀斑和血肿的发生率。患者接受这种治疗几天后，应该辅以物理治疗方法，包括局部热敷和轻柔的关节活动练习。避免剧烈运动防止症状恶化。接受这种治疗的患者可合用简单的镇痛药和非甾体抗炎药。

推荐阅读

Henning T, Finnoff JT, Smith J: Sonographically guided posterior subtalar joint injections: anatomic study and validation of 3 approaches, *PM R* 1:925–931, 2009.

Waldman SD: Functional anatomy of the ankle and foot. In *Pain review*, Philadelphia, 2009, Saunders, pp 155–156.

Waldman SD, Campbell RSD: Anatomy: special imaging considerations of the ankle and foot. In *Imaging of pain*, Philadelphia, 2011, Saunders, pp 417–149.

Ward ST, Williams PL, Purkayastha S: Intra-articular corticosteroid injections in the foot and ankle: a prospective 1-year follow-up investigation, *J Foot Ankle Surg* 47:138–144, 2008.

158

跗中关节关节腔内注射

包萌萌 译 王晖 吴安石 校

适应证与临床考虑

多种原因可引起关节软骨损伤，由此引起关节炎，跗中关节（midtarsal joint）易于受累出现关节炎。骨关节炎就是最常见的关节炎形式，并可以导致跗中关节痛。继发于关节炎的关节痛也常见于类风湿关节炎和创伤后关节炎（图158-1）。不常见的关节炎性跗中关节痛的病因包括胶原血管病、感染、绒毛结节性滑膜炎和莱姆病。急性感染性关节炎通常伴有明显的全身症状，包括发热和不适，很容易由细心的临床医师诊断出来，并做相应的微生物培养，给予适当的抗生素，而不是注射治疗。胶原血管疾病通常累及多关节而非单一跗中关节，但是继发于胶原血管病的关节痛对关节腔内注射治疗反应很好。

多数继发于骨关节炎和创伤后关节炎的跗中关节痛患者，其疼痛局限于足背。活动尤其是内翻和内收关节的运动会使疼痛加重；休息和热疗可使疼痛缓解。疼痛是持续性的隐痛，并且会影响到睡眠。一些患者活动关节时可有摩擦感和爆裂感，体格检查时可触及捻发音。除了上面提到的疼痛，关节炎患者随着跗中关节活动范围的减少会引起活动能力逐渐降低，这使得一些日常生活比如步行或者上楼梯变得非常困难。

所有跗中关节痛患者都应进行 X 线平片检查。根据患者的临床表现，还需行其他的化验检查，包括全血细胞计数、血沉和抗核抗体的检测。若怀疑存在踝关节不稳、隐匿性肿物或肿瘤，应行 MRI、CT 和超声检查。

临床相关解剖

每个跗中关节都有其自己的关节囊（图158-2）。这些关节面覆有透明软骨，容易发生关节炎。关节囊内衬滑膜，滑膜附着于关节软骨，并使关节可以进行滑动

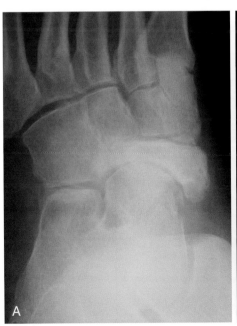
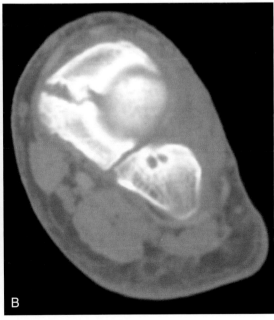

图 158-1 未确诊的舟骨损伤在 2 年后发生创伤后缺血性坏死和骨关节炎（From Makwana NK，van Liefland MR：Injuries of the midfoot. Curr Orthop 19：231-242，2005.）

运动。多种韧带为跗中关节提供活动力量。过度使用或者使用不当，跗中关节的肌肉和肌腱很容易损伤、磨损及撕伤。

操作技术

体表标志技术

向患者解释注射的目的。患者仰卧位，并对跗中关节的皮肤进行适当的消毒。用连接 1.5 英寸、25 G

无菌穿刺针的注射器抽取 0.25% 不含防腐剂的布比卡因 2.0 ml 和 40 mg 甲泼尼龙。严格消毒，定位患侧关节间隙（图 158-3）。在这个位点针头小心地以直角向踝背侧进针，穿过皮肤和皮下组织，通过关节囊，进入关节（见图 158-2）。如果碰到骨质，那么针头退到皮下组织重新定位。进入关节间隙后，药物可缓慢注射。注射过程会有轻微阻力。如果阻力过大，说明针头可能在韧带或肌腱中，此时应该轻微前进到关节间隙，直至阻力不明显。注射完毕后无菌加压包扎，并将冰袋置于注射部位。当患者的解剖标志很难定位时，透视、超声或者 CT 可帮助我们使进针更安全、容易（图 158-4）。

超声引导技术

在超声引导下进行跗中关节注射时，患者仰卧位下肢膝盖处弯曲，使脚舒适地在检查台上呈休息位。消毒范围覆盖操作部位。使用带 1.5 英寸、22 G 穿刺针的无菌注射器抽取含有 1 ml 0.25% 不含防腐剂的布比卡因

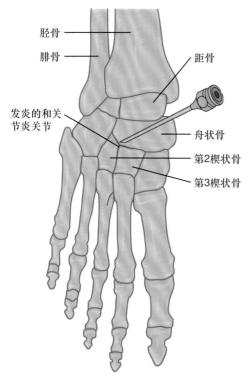

图 158-2　跗中关节关节腔内注射的正确进针位置

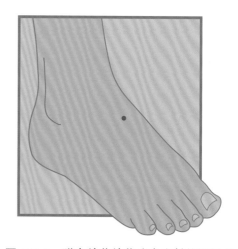

图 158-3　跗中关节关节腔内注射的进针点

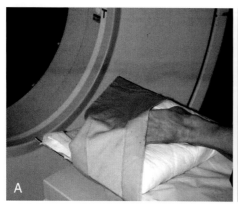
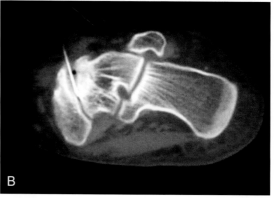

图 158-4　**A**. 中足关节外侧入路的足的体位。**B**. CT 显示针位于严重退化的距舟关节内（From Saifuddin A，Abdus-Samee M，Mann C，et al：CT guided diagnostic foot injections. Clin Radiol 60：191-195，2005.）

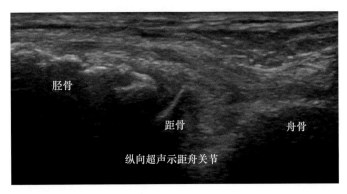

图 158-5　纵向超声图像显示距舟关节。结果与无血管性坏死一致

和 40 mg 甲泼尼龙。高频线性超声探头放置在踝关节前内侧的纵向平面。超声图像会显示典型的 V 形跗中关节（图 158-5）。确定关节间隙后将针穿过探头末端下方约 1 cm 处的皮肤，使用平面内方法在实时超声引导下进入关节腔，缓慢注射药物。注射阻力应该很小。如果遇到阻力，针可能在韧带或肌腱中，应稍微推进至关节腔内，直到注射时没有明显阻力。注射完成后撤出穿刺针，在注射部位放置无菌压力敷料和冰袋。

副作用和并发症

跗中关节关节腔内注射最主要的并发症是感染，但若严格遵循无菌操作此并发症极少发生。约 25% 的患者可能出现注射后一过性的疼痛加剧现象，应提前告知患者。

临床要点

跗中关节疼痛常见于足球运动员或者芭蕾舞演员，这些人都用力点压脚趾。这种注射方法对治疗继发于上文提到的关节炎性跗中关节痛十分有效。并存滑囊炎及肌腱炎也可能导致关节疼痛，并且可能需要额外的更精准地注射局麻药和长效皮质类固醇。如果非常注意注射部位的临床相关解剖，该技术是安全的。使用此种技术时应注意无菌操作原则以避免感染。操作者应严格采用常规预防措施避免可能的风险出现。注射后立即按压注射位点可以减少瘀斑和血肿的发生率。患者接受这种治疗几天后，应该辅以物理治疗方法，包括局部热敷和轻柔的关节活动练习。剧烈运动要避免，因为会使症状恶化。接受这种治疗的患者可合用简单的镇痛药和非甾体抗炎药。

推荐阅读

Reid JJ, Pinney SJ: Midfoot injuries in athletes: fundamentals of examination and treatment, *Oper Tech Sports Med* 18:46–49, 2010.

Saifuddin A, Abdus-Samee M, Mann C, et al.: CT guided diagnostic foot injections, *Clin Radiol* 60:191–195, 2005.

Waldman SD: Functional anatomy of the ankle and foot. In *Pain review*, Philadelphia, 2009, Saunders, pp 155–156.

Waldman SD, Campbell RSD: Anatomy: special imaging considerations of the ankle and foot. In *Imaging of pain*, Philadelphia, 2011, Saunders, pp 417–419.

Ward ST, Williams PL, Purkayastha S: Intra-articular corticosteroid injections in the foot and ankle: a prospective 1-year follow-up investigation, *J Foot Ankle Surg* 47:138–144, 2008.

159

跖趾关节的关节内注射

时蓉 译 吴安石 校

适应证与临床考虑

跖趾关节易受多种因素的影响发展形成关节炎，从而对关节软骨造成损害。骨关节炎是导致跖趾关节疼痛最常见的关节炎类型。另外，类风湿关节炎和创伤后关节炎也是引起跖趾关节痛的常见原因。引起跖趾关节痛的不太常见的原因包括胶原血管疾病、感染、绒毛结节性滑膜炎和莱姆病（图159-1）。急性感染性关节炎通常伴有明显的全身性症状，包括发热和不适，容易被有经验的临床医生鉴别，并使用细菌培养和抗生素进行治疗，而不是采用注射治疗。胶原血管疾病通常表现为多关节病变，而不是局限于跖趾关节的单一关节病变，尽管继发于胶原血管疾病的跖趾关节疼痛对接下来描述的关节内注射技术反应非常好。

大多数继发于骨关节炎和创伤后关节炎的跖趾关节

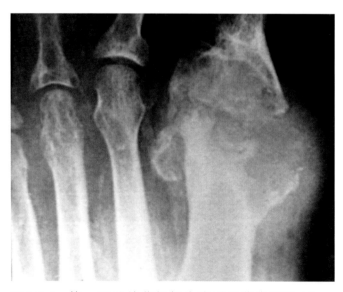

图 159-1 第一跖趾关节毁损为孢子丝菌病所致（From Laxer RM，Wright J，Lindsley CB：Infectious arthritis and osteomyelitis. In Petty RE，Laxer RM，Lindsley CB，Wedderburn LR，editors：Textbook of pediatric rheumatology，ed 7，Philadelphia，2016，Saunders，pp 533-550.e8.）

疼痛的患者，其疼痛局限于足背。活动会使疼痛加重，特别是跖趾关节的内翻和内收；休息和热敷会使疼痛减轻。疼痛是持续性酸痛，并可能影响睡眠。有些患者在活动关节时会有摩擦或弹响的感觉，体格检查时可能会出现捻发音。除了前面描述的疼痛，跖趾关节关节炎患者经常会随着跖趾关节活动范围的缩小而导致功能能力的逐渐下降，使得行走、爬楼梯等简单的日常活动变得相当困难。

所有跖趾关节疼痛的患者均需进行 X 线平片检查。根据患者的临床表现，可能需要进行其他的化验检查，包括全血细胞计数、血沉和抗核抗体检测。如果出现关节不稳定、隐匿性肿块或肿瘤，则建议对跖趾关节进行计算机断层扫描（CT）、磁共振成像和超声成像检查。

临床相关解剖

中跗骨的每个关节都有自己的关节囊（图 159-2）。这些关节的关节表面覆盖着易患关节炎的透明软骨。跖趾关节囊内衬滑膜，滑膜附着在关节软骨上，允许关节滑动。各种韧带为跖趾关节提供了大部分的力量支持。跖趾关节上的肌肉及其附着的肌腱容易受到损伤，也容易因过度使用和使用不当而发生磨损和撕裂。

操作技术

体表标志技术

向患者解释该注射技术的目的。患者取仰卧位，消毒跖趾关节上的皮肤。按照严格的无菌技术，用一个 2 ml 注射器抽取 0.25% 不含防腐剂的布比卡因和 40 mg 甲泼尼龙，连接 5/8 英寸、25 G 穿刺针。采用严格的无菌技术，确定受影响的关节间隙，定位穿刺点。在此点

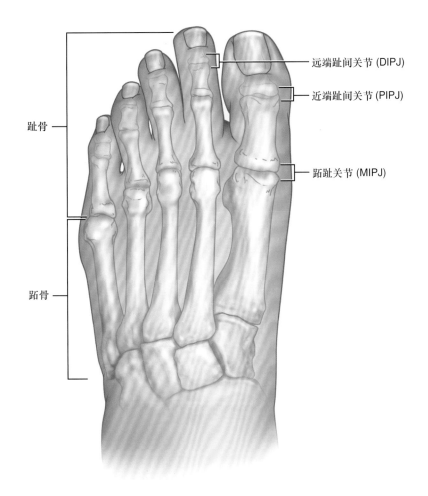

图 159-2 跖趾关节解剖

上，以直角进针穿过皮肤和皮下组织，穿过关节囊，进入关节的背部（图 159-3）。如果碰到了骨质，退针到皮下并重新进针。进入关节间隙后，轻轻将注射器内药物注入。注射时应无阻力。如果遇到阻力，针头很可能在韧带或肌腱上，应该稍稍向前进针进入关节间隙，直到注射过程中没有明显的阻力。然后拔针，在注射部位进行无菌敷料加压包扎并放置冰袋。当解剖标志难以识别时，透视、超声或 CT 引导可能有帮助（图 159-4）。

超声引导技术

在超声引导下对跖趾关节进行注射时，患者取仰卧位，患肢膝关节屈曲，使足部舒适地置于检查台上。用消毒液对覆盖的皮肤进行正确的消毒准备。采用严格的无菌操作，将包含 1 ml 的 0.25% 不含防腐剂的布比卡因和 40 mg 甲泼尼龙的无菌注射器连接 1.5 英寸、22 G 穿刺针。将高频线性超声探头纵向置于受影响关节的背侧。低回声关节间隙位于跖骨头和近端指骨基底之间（图 159-5）。识别关节间隙后，穿刺针进入皮肤到达超声探头下方约 1 cm 处，然后采用平面内操作技术，在超声实时引导下对穿刺针轨迹进行调整进入关节间隙并

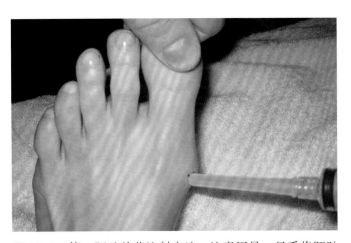

图 159-3 第一跖趾关节注射方法。注意用另一只手将跖趾关节分离（From Gross CE，Lin J：Injection therapy in the management of musculoskeletal injuries：foot and ankle. Oper Tech Sports Med 20：185-191，2012.）

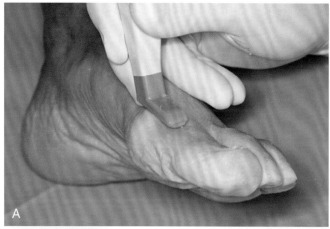

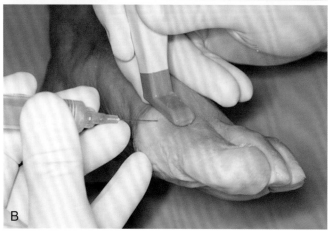

图 159-4　**A**. 在新鲜大体标本上进行超声引导下左侧第一跖趾关节注射。将 15 ～ 7 MHz 高频线性小脚印探头纵向放置于受影响关节的背内侧。**B**. 与（A）中所示相同的标本。使用 25 G、38 mm 不锈钢针采用由内向外的平面外入路，并进入第一跖趾关节的背内侧面（From Wempe MK, Sellon JL, Sayeed YA, Smith J：Feasibility of first metatarsophalangeal joint injections for sesamoid disorders：a cadaveric investigation. PM R 4：556-560，2012.）

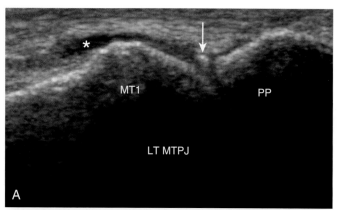

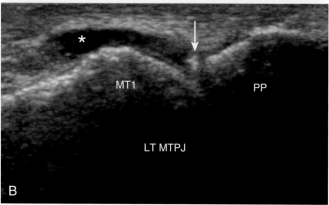

图 159-5　大体标本中左侧第一跖趾关节（LT MTPJ）注射时的超声图像。采用平面外由内向外入路，将 25 G、38 mm 不锈钢针向前并进入第一跖趾关节的背内侧面。针尖（箭头）在平面外视图中显示为第一跖骨头（MT1）和近节指骨（PP）之间的一个回声点。在背侧隐窝处有少量液体（星号）。由于稀释的乳胶注射剂的黏度增加（注射麻醉剂和皮质类固醇时可以使用更小的针头进行注射），所以在本次注射中使用了 25 G 针头。左，近端；右，远端；上，表面；底，深面。**B**，与（A）相同的标本，乳胶注射后。注意针（箭头）的明显增大和背侧隐窝的扩张（星号）。标签和方向与（A）相同（From Wempe MK, Sellon JL, Sayeed YA, Smith J：Feasibility of first metatarsophalangeal joint injections for sesamoid disorders：a cadaveric investigation. PM R 4：556-560，2012，Fig. 3.）

缓慢注入药物。注射时应无阻力。如果遇到阻力，针头很可能在韧带或肌腱上，应该稍微向前进入关节间隙，直到注射过程中没有明显的阻力。然后退出针头，在注射部位进行无菌敷料加压包扎并放置冰袋。

副作用和并发症

　　跖趾关节关节内注射的主要并发症是感染，如果进行严格的无菌操作，此并发症极少发生。约 25% 的患者可能出现跖趾关节内注射后一过性的疼痛加重，应提前告知患者。

临床要点

　　跖趾关节疼痛常见于足球迷和芭蕾舞者，两者都是脚趾用力。该注射技术能非常有效地治疗上述的跖趾关节关节炎疼痛。同时存在的滑囊炎和肌腱炎也可能导致跖趾关节疼痛，可能需要额外局部注射局麻药和皮质类固醇制剂治疗。如果十分熟悉注射部位的临床相关解剖，则该注射技术是安全的。必须严格使用无菌技术以避免感染；同时采取全面的预防措施，以避免对操作者造成风险。如果注射后立即在注射部位施加压力，可以减少血肿和瘀斑的形成。跖趾关节疼痛患者在接受该注射技术后几天，应该辅以物理治疗，包括局部热敷和轻柔的关节活动练习。应避免剧烈运动，因为它会加重患者的症状。简单的镇痛药和非甾体抗炎药可与该注射技术同时使用。

推荐阅读

Ashman CJ, Klecker RJ, Yu JS: Forefoot pain involving the metatarsal region: differential diagnosis with MR imaging, *Radiographics* 21:1425–1440, 2001.

Conejero Olesti A, Carbo S, Blancas C, et al.: Metatarsalgia. A practical approach. Poster presentation, *C-1983 European Congress of Radiology (ECR) 2012*, March 1–5, 2012, Vienna, Austria.

Koulouris G, Morrison WB: Foot and ankle disorders: radiographic signs, *Semin Roentgenol* 40:358–379, 2005.

Reid JJ, Pinney SJ: Midfoot injuries in athletes: fundamentals of examination and treatment, *Oper Tech Sports Med* 18:46–49, 2010.

Resnick DL: Ankle and foot. In *Internal derangements of joints*, ed 2, Philadelphia, 2006, Saunders, pp 1345–1548.

Saifuddin A, Abdus-Samee M, Mann C, et al.: CT guided diagnostic foot injections, *Clin Radiol* 60:191–195, 2005.

Turner DE, Hyslop E, Barn R, et al.: Metatarsophalangeal joint pain in psoriatic arthritis: a cross-sectional study, *Rheumatology* 53:737–740, 2013.

Waldman SD: Functional anatomy of the ankle and foot. In *Pain review*, Philadelphia, 2009, Saunders, pp 155–156.

Waldman SD, Campbell RSD: Anatomy: special imaging considerations of the ankle and foot. In *Imaging of pain, Philadelphia*, 2011, Saunders, pp 417–419.

Ward ST, Williams PL, Purkayastha S: Intra-articular corticosteroid injections in the foot and ankle: a prospective 1-year follow-up investigation, *J Foot Ankle Surg* 47: 138–144, 2008.

160

趾间关节的关节内注射

时蓉 译 吴安石 校

适应证与临床考虑

趾间关节易受多种因素的影响形成关节炎，从而对关节软骨造成损害。骨关节炎是导致趾间关节疼痛的最常见的关节炎。另外，类风湿关节炎和创伤后关节炎也是引起趾间关节疼痛的常见原因。引起趾间关节疼痛不太常见的原因包括胶原血管疾病、痛风、银屑病性关节炎、感染和莱姆病（图 160-1）。急性感染性关节炎通常伴有明显的全身性症状，包括发热和不适，容易被有经验的临床医生鉴别，并使用细菌培养和抗生素进行治疗，而不是采用注射治疗。胶原血管疾病通常表现为多关节病变，而不是局限于趾间关节的单一关节病变，尽管继发于胶原血管疾病的脚趾关节疼痛对下述的关节内注射技术反应非常好。

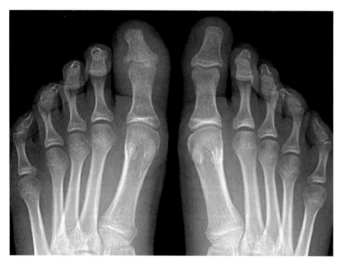

图 160-1 银屑病性关节炎患儿左侧蹬趾炎。表现为足趾弥漫性软组织肿胀，伴第一跖趾、趾间关节狭窄。末节趾骨基底部不规则（From Doria AS，Roth J，Babyn PS：Imaging in pediatric rheumatic diseases. In Petty RE，Laxer RM，Lindsley CB，Wedderburn LR：Textbook of pediatric rheumatology，ed 7，Philadelphia，2016，Saunders，pp. 95-116.e2.）

大多数继发于骨关节炎和创伤后关节炎的趾间关节疼痛患者，其疼痛局限于足部受影响的关节。大脚趾最容易受累。活动，特别是趾间关节的弯曲会使疼痛加重；休息和热敷会使疼痛减轻。疼痛是持续性酸痛，并可能影响睡眠。有些患者在活动关节时会有摩擦感或弹响，查体时可能会出现捻发音。除了前面描述的疼痛，趾间关节关节炎患者经常会随着跖趾关节活动范围的缩小而导致功能能力的逐渐下降，使得行走、踮脚尖、爬楼梯等简单的日常活动变得相当困难。

所有趾间关节疼痛的患者均需进行 X 线平片检查。根据患者的临床表现，可能需要进行其他的化验检查，包括全血细胞计数、血沉和抗核抗体检测。如果出现关节不稳定、隐匿性肿块或肿瘤，则建议对趾间关节进行计算机断层扫描（CT）、磁共振成像和超声成像检查。

临床相关解剖

每个趾间关节都有自己的关节囊（图 160-2 和图 160-3）。这些关节的关节表面覆盖着透明软骨，易患关节炎。趾间关节囊内衬滑膜，滑膜附着在关节软骨上。深层横向韧带连接五个趾间关节并为其提供大部分力量。趾间关节的肌肉及其附着的肌腱容易受到损伤，也容易因过度使用或使用不当而发生磨损和撕裂。

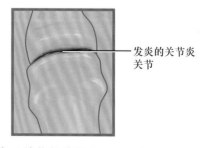

发炎的关节炎关节

图 160-2 脚趾关节的关节炎引起的疼痛对脚趾关节的关节内注射治疗有效

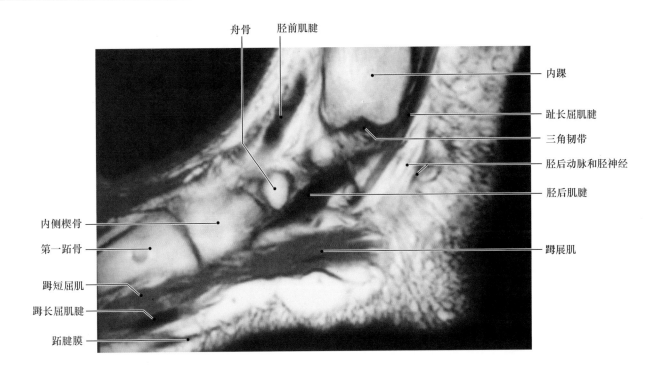

舟骨　胫前肌腱

内踝

趾长屈肌腱

三角韧带

胫后动脉和胫神经

胫后肌腱

内侧楔骨

第一跖骨

跨展肌

跨短屈肌

跨长屈肌腱

跖腱膜

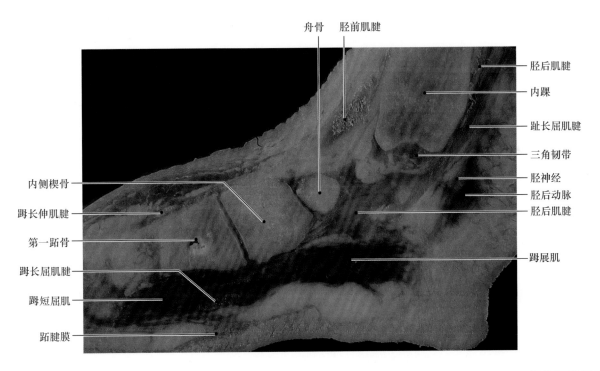

舟骨　胫前肌腱

胫后肌腱

内踝

趾长屈肌腱

三角韧带

胫神经

胫后动脉

胫后肌腱

内侧楔骨

跨展肌

跨长伸肌腱

第一跖骨

跨长屈肌腱

跨短屈肌

跖腱膜

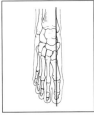

图 160-3　脚踝和足，矢状位（From Kang HS，Ahn，JM，Resnick，D：MRI imaging of the extremities：an anatomic atlas，ed 2，Philadelphia，2002，Saunders，p 441.）

操作技术

体表标志技术

　　向患者解释该注射治疗的目的。患者取仰卧位，消毒趾间关节上的皮肤。按照严格的无菌技术，用注射器抽取 1.5 ml 0.25% 不含防腐剂的布比卡因和 40 mg 甲泼尼龙，连接 1.5 英寸、25 G 穿刺针。采用严格的无菌技术使趾间关节分离以打开关节间隙。确定受影响的关节间隙，定位穿刺点。在此点上，小心地在紧邻伸肌腱的关节间隙垂直进针，穿过皮肤和皮下组织，穿过关节囊，进入关节（图 160-4）。如果碰到了骨质，退针至

皮下，并重新定位。进入关节间隙后，轻轻地将注射器内药物注入。注射时应无阻力。如果遇到阻力，针头很可能在韧带或肌腱上，应该稍微向前伸入关节间隙，直到注射过程中没有明显的阻力。然后退针，在注射部位进行无菌敷料加压包扎并放置冰袋。

超声引导技术

　　在超声引导下进行趾间关节注射时，患者取仰卧位，患肢膝关节屈曲，足部舒适地置于检查台上。用消毒液对覆盖的皮肤进行正确的消毒准备。采用严格的无菌操作，将包含 1 ml 0.25% 不含防腐剂的布比卡因和 40 mg 甲泼尼龙的无菌注射器与 1.5 英寸长、22 G 穿刺针连接。将高频线性超声探头纵向置于患侧关节的背侧。低回声关节间隙位于近节趾骨和远节趾骨之间（图 160-5）。识别关节间隙后，穿刺针在超声探头下方约 1 cm 处进入皮肤，然后采用平面内技术，在超声实时引导下对穿刺针轨迹进行调整，进入关节间隙并缓慢注入药物。注射时应无阻力。如果遇到阻力，针头很可能在韧带或肌腱上，应该稍微向前进入关节间隙，直到注射过程中没有明显的阻力。然后退出针头，在注射部位用无菌敷料加压包扎并放置冰袋。

副作用和并发症

　　趾间关节内注射的主要并发症是感染，如果进行严格的无菌操作，此并发症极少发生。约 25% 的患者可能出现趾间关节内注射后一过性的疼痛加重，应提前告知患者。

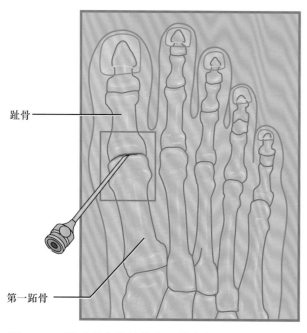

趾骨

第一跖骨

图 160-4　脚趾关节的关节内注射治疗的正确进针位置

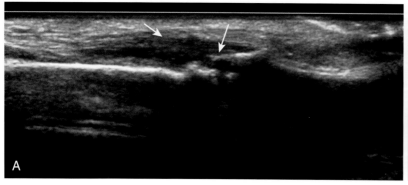
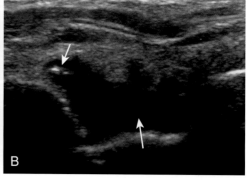

图 160-5　银屑病关节炎患者第一脚趾趾间关节的超声图像。**A**. 第一脚趾间关节表面破坏（长箭头）和伸肌腱腱鞘炎（短箭头）。**B**. 骨增生性病变（短箭头）和胫跗前关节处的积液（长箭头）（From Gaitini D：Joint ultrasound. Ultrasound Clin 9：513-524，2014.）

临床要点

　　脚趾关节的疼痛通常发生在脚趾受伤之后。该注射技术能非常有效地治疗继发于脚趾关节关节炎引起的疼痛。同时存在的滑囊炎和肌腱炎也可能导致趾间关节疼痛，可能需要注射更多的局部麻醉药和皮质类固醇制剂来治疗。如果十分熟悉注射部位的临床相关解剖，该注射技术是安全的。必须严格使用无菌技术以避免感染；同时采取全面的预防措施，以避免对操作者的风险。如果注射后立即在注射部位施加压力，可以减少血肿和瘀斑的形成。跖趾关节疼痛患者在接受该注射技术后几天，应该辅以物理治疗，包括局部热敷和轻柔的关节活动练习。应避免剧烈运动，因为它会加重患者的症状。简单的镇痛药和非甾体抗炎药可与该注射技术同时使用。

推荐阅读

Waldman SD: Functional anatomy of the ankle and foot. In *Pain review*, Philadelphia, 2009, Saunders, pp 155–156.

Waldman SD: Intra-articular injection of the toe joints. In *Pain review*, Philadelphia, 2009, Saunders, pp 591–592.

Waldman SD, Campbell RSD: Anatomy: special imaging considerations of the ankle and foot. In *Imaging of pain*, Philadelphia, 2011, Saunders, pp 417–419.

Ward ST, Williams PL, Purkayastha S: Intra-articular corticosteroid injections in the foot and ankle: a prospective 1-year follow-up investigation, *J Foot Ankle Surg* 47:138–144, 2008.

161

三角韧带注射

时蓉 译 吴安石 校

适应证与临床考虑

三角韧带容易被拉伤，足踝的突然过度内翻引起的急性损伤或韧带的过度使用或使用不当引起微小损伤的重复累积，如在软的或不均匀的地面上长跑。三角韧带拉伤时患者的疼痛在内踝下方。跖屈和踝关节外翻会加剧疼痛。查体时发现内踝有压痛点。急性损伤时，韧带周围可见瘀斑。被动外翻转和踝关节跖屈会加剧疼痛。滑囊炎以及踝关节和距下关节的关节炎也可能存在，其症状在临床上容易混淆。

所有脚踝疼痛的患者都应进行 X 线平片检查（图 161-1）。根据患者的临床表现，还需进行其他的检查，包括全血细胞计数、血沉和抗核抗体的检测。若怀疑存在三角韧带撕裂、踝关节不稳、隐匿性肿物或肿瘤，建议行踝部 MRI 和（或）超声检查（图 161-2）。

临床相关解剖

踝关节是由胫骨远端和内踝、外踝关节以及距骨滑车组成的铰链型关节。关节表面覆盖有透明软骨，非常容易患关节炎。关节被致密关节囊包绕，帮助增加踝关节的力量。关节囊内衬有滑膜，附着在关节软骨上。踝关节由腓深神经和胫神经支配。

踝关节的主要韧带主要包括三角韧带、前距腓韧带、跟腓韧带和后距腓韧带，这些韧带为踝关节提供大部分的力量支持（图 161-3）。三角韧带异常强劲，不像距腓韧带那样容易拉伤，并且它有两层（图 161-4）。两层均附着于内踝上（图 161-5）。深层走行于距骨体内侧的下方，其表面纤维附着于内踝、跟骨载距突和舟骨结节上。

操作技术

体表标志技术

向患者解释该注射技术的目的。患者取仰卧位，消毒内踝关节上的皮肤。按照严格的无菌技术，用注射器抽取 2 ml 0.25% 不含防腐剂的布比卡因和 40 mg 甲泼尼龙，连接 1.5 英寸、25 G 穿刺针。采用严格的无菌技术使患者的下肢稍稍外展，确定内踝的下缘，定位穿刺

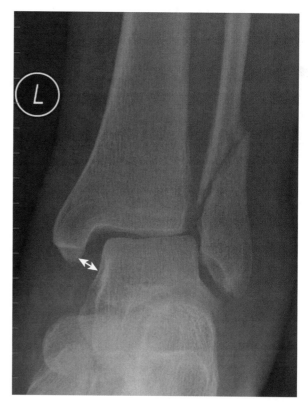

图 161-1 严重急性脚踝外翻损伤的正位 X 线片：显示腓骨远端的斜形骨折。伴内侧关节线（双向箭头）加宽的踝关节损伤预示存在三角韧带撕裂。与保持韧带完好的整个内踝的撕脱性骨折相比，这种损伤形式并不常见（From Waldman SD，Campbell RSD: Deltoid ligament tear. In Imaging of pain，Philadelphia，2011，Saunders.）

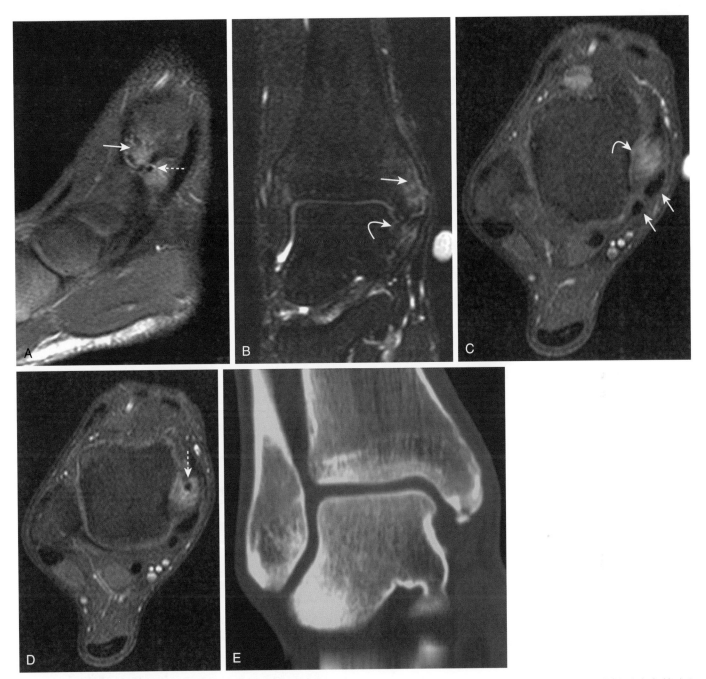

图 161-2　**A**. 某运动员亚急性脚踝外翻损伤的快速旋转磁共振 T2 加权矢状位图像，显示为内踝尖端的骨髓水肿（白色箭头）和一个可能的小的骨性撕脱伤（白色虚线箭头）。**B**. 快速旋转磁共振 T2 加权冠状位图像也显示骨髓水肿（白色箭头），同时三角韧带内高信号强度（弯曲白箭头）提示存在部分撕裂。**C** 和 **D**，连续轴向快速旋转磁共振 T2 加权图像更清晰地显示屈肌腱（白色箭头）前方的三角韧带水肿（弯曲白色箭头）。**E**. 冠状 CT 扫描证实存在内踝尖的撕脱性骨折（From Waldman SD，Campbell RSD：Deltoid ligament tear. In Imaging of pain，Philadelphia，2011，Saunders.）

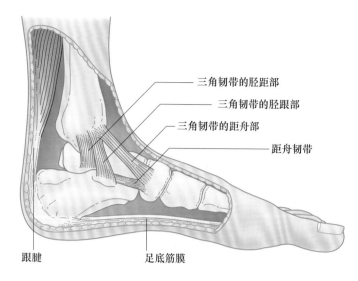

图 161-3　脚踝内侧韧带的解剖（From Wilson，D，Allen G：Ultrasound of the ankle and foot. In Allan，PL，Baxter GM，Weston MJ，editors：Clinical ultrasound，ed 3，Edinburgh，2011，Churchill Livingstone，pp 1093-1108.）

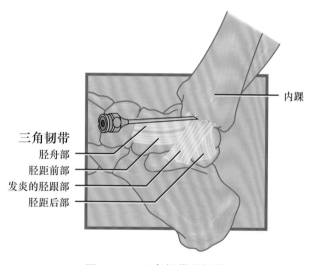

图 161-4　三角韧带的解剖

点（图 161-6）。在此点上，针与踝关节成 30° 角缓缓进针，穿过皮肤和皮下组织，针尖碰到内踝下缘（见图 161-4）。然后稍稍退针，注入药物。注射时会有轻微阻力。如果遇到明显的阻力，可能是针尖在韧带内，应该稍退针，直到注射过程中没有明显的阻力。然后拔针，在注射部位进行无菌敷料加压包扎并放置冰袋。

超声引导技术

在超声引导下进行三角韧带注射时，患者处于蜷缩的侧卧位，患肢外侧面向下，将踝关节放在卷起的毛巾上。用消毒液对表面的皮肤进行正确的消毒准备。采用严格的无菌操作，用注射器抽取 1 ml 0.25% 不含防腐剂的布比卡因和 40 mg 甲泼尼龙，连接 1.5 英寸长、22 G 穿刺针。将高频线性超声探头纵向放置，探头的上侧面刚好位于内踝中心，然后朝向跟腱旋转（图 161-7）。三角形的三角韧带位于内踝和距骨之间（见图 161-7）。确定三角韧带后，在超声探头下方约 1 cm 处刺入皮肤，采用平面外操作技术，在超声实时引导下对穿刺针轨迹进行调整，进入三角韧带的近端而不是韧带内。针尖到位满意后，轻轻注入药物。注射时应无阻力。如果遇到阻力，针可能在韧带或邻近肌腱内，应重新定位，直到注射过程中没有明显的阻力。然后拔针，在注射部位进行无菌敷料加压包扎并放置冰袋。

副作用和并发症

该注射技术的主要并发症是感染，如果进行严格的无菌操作，此并发症极少发生。约 25% 的患者可能出现注射后一过性的疼痛加重，应提前告知患者。在撕裂韧带的周围注射时，应当轻柔操作以避免对已经受损的韧带造成进一步损伤。

临床要点

该注射技术对于治疗三角韧带拉伤引起的疼痛是非常有效的。同时存在的关节炎、滑囊炎和肌腱炎也可能导致踝关节内侧疼痛，可能需要更多的局部麻醉和皮质类固醇制剂的局部注射治疗。如果十分熟悉注射部位的临床相关解剖，该技术是安全的。必须注意无菌原则以避免感染，同时采取全面的预防措施，以避免对操作者造成风险。如果注射后立即在注射部位施加压力，可以减少血肿和瘀斑的形成。在患者接受该注射技术治疗踝关节疼痛几天后，应该辅以物理治疗，包括局部热敷和轻柔的关节活动练习。简单的镇痛药和非甾体抗炎药可与该注射技术同时使用。

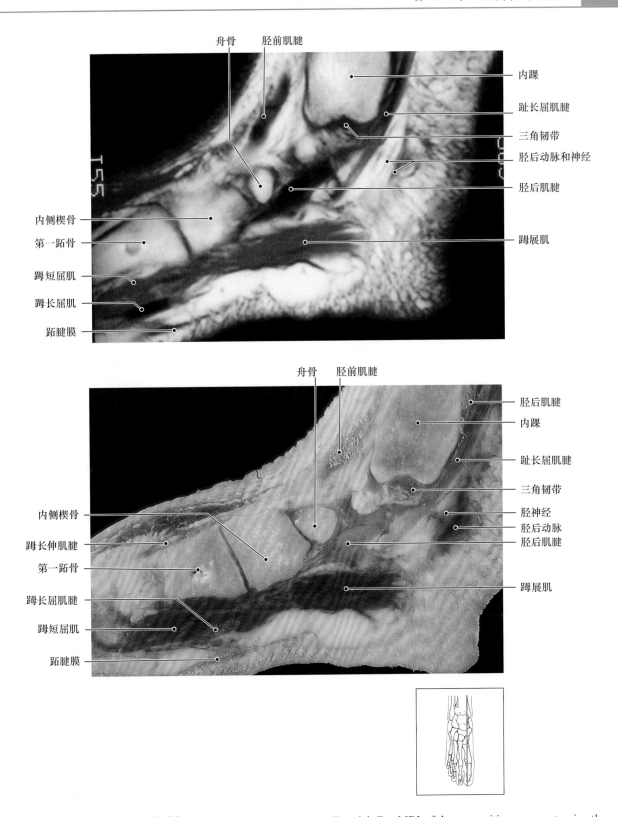

图 161-5　三角韧带及相关结构的解剖（From Kang HS，Ahn JM，Resnick D：MRI of the extremities：an anatomic atlas，ed 2，Philadelphia，2002，Saunders.）

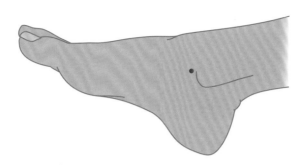

图 161-6　三角韧带注射治疗进针点

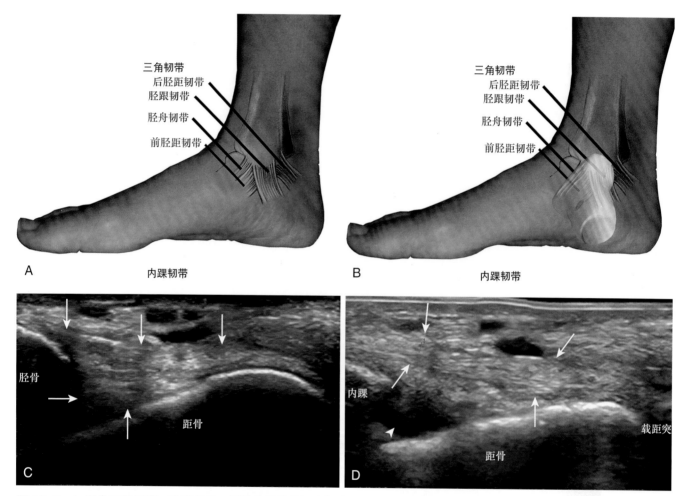

图 161-7　**A**. 正常三角韧带。注意舟骨、距骨和跟骨的组成部分。**B**. 三角韧带胫距前部超声定位。**C**. 正常的胫距前三角韧带（箭头所指）。注意韧带的三角形回声。**D**，三角韧带正常的胫跟部分。注意从内踝到距骨载距突的高回声胫距韧带（箭头所指）。注意踝关节（箭头的头）有少量积液（From Craig JG：Ultrasound of ligaments and bone. Ultrasound Clin 2：617-637，2007.）

推荐阅读

Beals TC, Crim J, Nickisch F: Deltoid ligament injuries in athletes: techniques of repair and reconstruction, *Oper Tech Sports Med* 18:11–17, 2010.

Ganjianpour M: Deltoid ligament: a review of normal anatomy with magnetic resonance imaging and arthroscopic correlation (SS-61), *Arthroscopy* 18(5 Suppl 1):48–49, 2002.

Hintermann B, Knupp M, Pagenstert GI: Deltoid ligament injuries: diagnosis and management, *Foot Ankle Clin* 11:625–637, 2006.

Waldman SD: Functional anatomy of the ankle and foot. In *Pain review*, Philadelphia, 2009, Saunders, pp 155–156.

Waldman SD: The deltoid ligament. In *Pain review*, Philadelphia, 2009, Saunders, p 157.

Waldman SD, Campbell RSD: Deltoid ligament tear. In *Imaging of pain*, Philadelphia, 2011, Saunders, pp 439–442.

162

距腓前韧带注射

时蓉 译 吴安石 校

适应证与临床考虑

距腓前韧带容易被拉伤，原因是足踝的突然内翻引起的急性损伤或韧带的过度使用或使用不当引起微小损伤的重复累积，如在软的或不平的地面上长跑。距腓前韧带受损患者的疼痛在外踝下方，踝关节外翻会加剧疼痛。体格检查时发现外踝下方有压痛点。急性损伤时，韧带周围可见瘀斑。由于并存踝关节及距下关节积液，关节周围滑膜囊肿，常常会与临床上其他症状混淆。

所有足部和踝关节疼痛的患者都应进行 X 线平片检查。根据患者的临床表现，还需进行其他的检查，包括全血细胞计数、血沉和抗核抗体的检测。若怀疑存在距

腓前韧带撕裂、踝关节不稳、隐匿性肿物或肿瘤，建议行踝部 MRI 和（或）超声检查（图 162-1）。

临床相关解剖

踝关节是由胫骨远端、内踝、外踝关节以及距骨滑车组成的铰链型关节。关节表面覆盖有透明软骨，非常容易患关节炎。关节被致密关节囊包绕，帮助增加踝关节的力量。关节囊内衬有滑膜，附着在关节软骨上。踝关节由腓深神经和胫神经支配。

踝关节的主要韧带包括三角韧带、前距腓韧带、跟腓韧带和后距腓韧带，这些韧带为踝关节提供大部分的

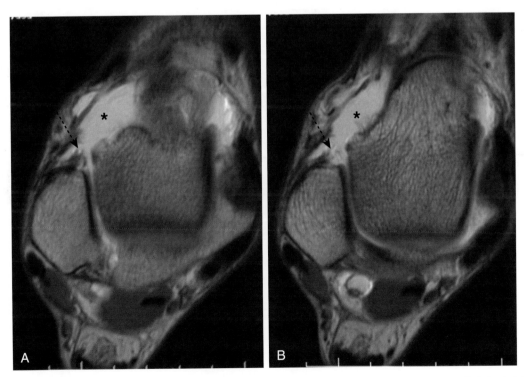

图 162-1　A 和 B，连续轴向 T1 加权磁共振关节造影图像显示距腓韧带完全断裂，仅有一小部分近端残余（虚线箭头）。高信号强度的液体已溢出正常的关节腔（星号）（From Waldman SD，Campbell RSD：Anterior talofibular ligament tear. In Imaging of pain，Philadelphia，2012，Saunders.）

力量支持（图162-2）。距腓韧带并不像三角韧带那样牢固，容易被拉伤。距腓韧带起于外踝的前边界，向距骨的外侧面走行（图162-3，参见图162-2）。

操作技术

体表标志技术

向患者解释注射治疗的目的。患者仰卧位，用消毒液对外踝关节上的皮肤进行消毒。按照严格的无菌技术，用注射器抽取 2 ml 0.25% 不含防腐剂的布比卡因和 40 mg 甲泼尼龙，连接 1.5 英寸、25 G 穿刺针。采用严格的无菌技术使患者的下肢稍稍内收，确定外踝的下缘，定位穿刺点（图162-4）。在此点上，穿刺针与踝关节成 30° 角缓缓进针，穿过皮肤和皮下组织，针尖

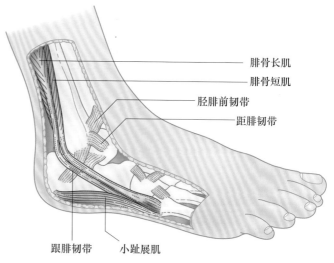

图 162-2　外踝解剖（From Wilson，D，Allen G：Ultrasound of the ankle and foot. In Allan PL，Baxter GM，Weston MJ，editors：Clinical ultrasound，ed 3，Edinburgh，2011，Churchill Livingstone，pp 1093-1108.）

图 162-3　踝关节解剖显示距腓前韧带的位置（From Kang HS，Ahn JM，Resnick D：MRI of the extremities：an anatomic atlas，ed 2，Philadelphia，2002，Saunders.）

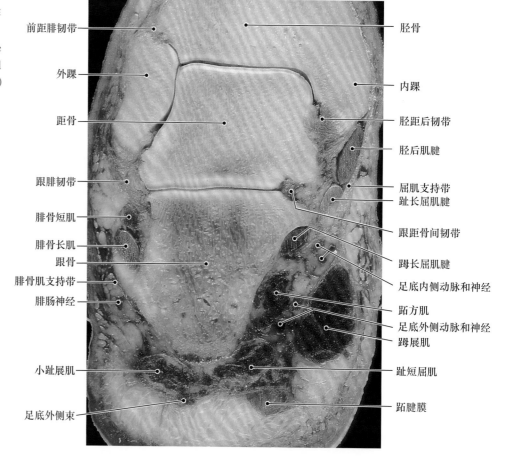

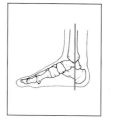

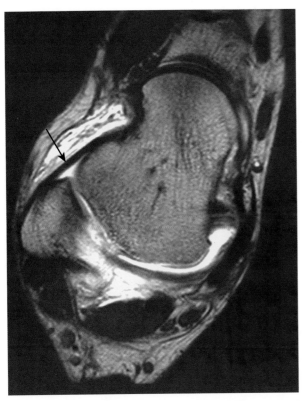

图 162-4　加权磁共振轴位 T1 关节造影图像显示正常低信号的距腓前韧带（箭头）（From Waldman SD，Campbell RSD：Anterior talofibular ligament tear. In Imaging of pain，Philadelphia，2011，Saunders. ）

碰到外踝下缘（图 162-5）。然后稍稍退针，注入药物。注射时会有轻微阻力。如果遇到明显的阻力，可能是针尖在韧带内，应该稍退针，直到注射过程中没有明显的阻力。然后拔针，在注射部位用无菌敷料加压包扎并放置冰袋。

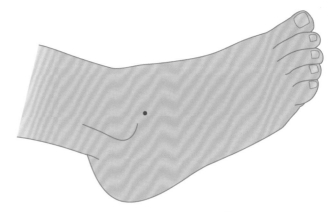

图 162-5　距腓前韧带的注射位置

超声引导技术

　　超声引导下进行距腓前韧带注射时，患者处于蜷缩的侧卧位，患肢外侧面向上，将踝关节放在卷起的毛巾上。用消毒液对表面的皮肤进行正确的消毒。采用严格的无菌操作，用注射器抽取 1 ml 0.25% 不含防腐剂的布比卡因和 40 mg 甲泼尼龙，连接 1.5 英寸长、22 G 穿刺针。将高频线性超声探头纵向放置，探头的上侧面刚好位于外踝下方（图 162-6）。高回声的纤维状距腓前韧带从距骨延伸至腓骨外踝（图 162-7；参见图 162-6）。确定距腓前韧带后，在超声探头下方约 1 cm 处刺入皮肤，然后采用平面外操作技术，在超声实时引导下对穿刺针轨迹进行调整，进入距腓前韧带的近端而不是韧带内。

　　针尖到位满意后，轻轻注入药物。注射时应无阻力。如果遇到阻力，针可能在韧带或邻近肌腱内，应重新定位，直到注射过程中没有明显的阻力。然后拔针，在注射部位进行无菌敷料加压包扎并放置冰袋。

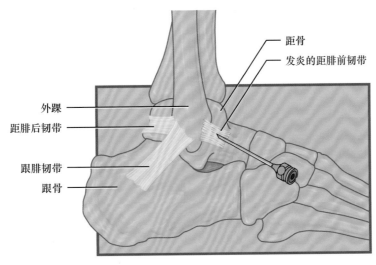

图 162-6　距腓前韧带注射治疗的正确进针位置

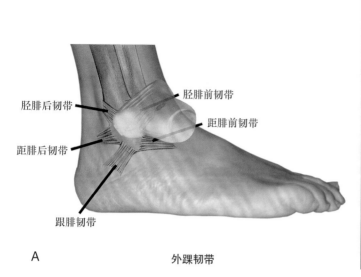

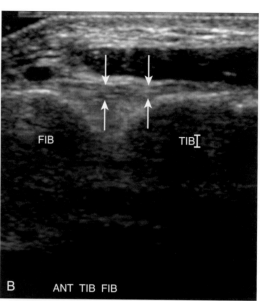

图 162-7　**A**. 胫腓前韧带超声探头的位置。**B**. 超声下正常的胫腓前韧带（箭头所指）。FIB，腓骨；TIB，胫骨（From Craig JG：Ultrasound of ligaments and bone. Ultrasound Clin 2：617-637，2007.）

副作用和并发症

　　该注射技术的主要并发症是感染，如果进行严格的无菌操作，此并发症极少发生。约 25% 的患者可能出现注射后一过性的疼痛加重，应提前告知患者。在拉伤韧带周围注射时，应当轻柔操作以避免对已经受损的韧带造成进一步损伤。

临床要点

　　该注射技术对于治疗距腓韧带拉伤引起的疼痛是非常有效的。同时存在的关节炎、滑囊炎和肌腱炎也可能导致踝关节外侧疼痛，可能需要更多的局麻药和长效皮质类固醇制剂的局部注射治疗。如果十分熟悉注射部位的临床相关解剖，该注射技术是安全的。必须注意无菌原则以避免感染；同时采取全面的预防措施，以避免对操作者造成风险。注射后立即在注射部位施加压力，可以减少血肿和瘀斑的形成。在患者接受注射技术治疗踝关节疼痛几天后，应该辅以物理治疗，包括局部热敷和轻柔的关节活动练习。简单的镇痛药和非甾体抗炎药可与该注射技术同时使用。

推荐阅读

Bonnel F, Toullec E, Mabit C, et al.: Chronic ankle instability: biomechanics and pathomechanics of ligaments injury and associated lesions, *Orthop Traumatol Surg Res* 96:424–432, 2010.

Haller J, Bernt R, Seeger T, et al.: MR-imaging of anterior tibiotalar impingement syndrome: agreement, sensitivity and specificity of MR-imaging and indirect MR-arthrography, *Eur J Radiol* 58:450–460, 2006.

Waldman SD: Functional anatomy of the ankle and foot. In *Pain review*, Philadelphia, 2009, Saunders, pp 155–156.

Waldman SD: The anterior talofibular ligament. In *Pain review*, Philadelphia, 2009, Saunders, p 158.

Waldman SD, Campbell RSD: Anterior talofibular ligament tear. In *Imaging of pain*, Philadelphia, 2011, Saunders, pp 437–438.

163

踝部腓深神经阻滞

周然 译 吴安石 校

适应证与临床考虑

前跗管综合征是由于腓深神经经过踝浅筋膜下方时受压所致（图163-1和图163-2）。在此解剖位置，腓深神经受压的最常见原因是足背受伤。严重的急性足底跖屈与前跗管综合征有关，例如穿过紧的鞋或种花时下蹲弯腰。任何可能压迫腓深神经的情况，例如肿瘤、骨刺、腱鞘囊肿和滑膜炎，都可能导致前跗管综合征（图163-3）。前跗管综合征比后跗管综合征少见。

这种神经卡压症状主要表现为足背部的疼痛、麻木和感觉异常，并放射到足背第一趾蹼。这些症状也可能从卡压的近端放射到脚踝前方。除非累及腓深神经的远端侧支，否则不会涉及运动损伤。通常会出现类似于腕管综合征的夜间疼痛。患者主诉当足外翻时可减轻前跗管综合征的疼痛和感觉异常。

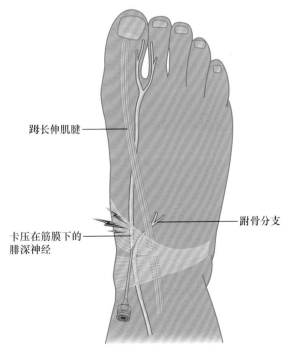

图163-1 腓深神经阻滞的正确进针点

蹈长伸肌腱

跖骨分支

卡压在筋膜下的腓深神经

体格检查时发现包括足背部腓深神经压痛。当腓深神经在筋膜卜走行，在神经上方的足背动脉的内侧经常出现Tinel征阳性。主动跖屈通常会产生前跗管综合征的症状。若腓深神经的侧支受到影响，可能会出现趾短伸肌无力。

前跗管综合征通常被误诊为踝关节炎、腰部神经根病或糖尿病多发性神经病变。踝关节炎患者有关节炎的影像学证据。大多数患有腰椎神经根病的患者存在与背部疼痛相关的反射、运动和感觉改变，而前跗管综合征的患者则没有反射改变，并且运动和感觉改变仅限于远端腓深神经。糖尿病性多发性神经病通常表现为整个足部的对称感觉缺失，而不仅限于腓深神经支配的区域。腰部神经根病和腓深神经的压迫症状可能并存，称为双卡综合征。此外，因前跗管综合征可见于糖尿病患者中，所以糖尿病多发性神经病变通常存在于患前跗管综合征的糖尿病患者中也不足为奇。

肌电图有助于将腰部神经根病和糖尿病多发性神经病与前跗管综合征鉴别开。所有患有前跗管综合征的患者均应行X线平片检查，以排除隐匿性骨疾病。根据患者的临床表现，可能需要进行其他检查，包括完整的血细胞计数、尿酸、血沉和抗核抗体检查。若怀疑关节不稳或占位性病变，还应行踝和足的MRI和（或）超声检查（图163-4）。下面描述的注射技术既可作为诊断手段，也可作为治疗策略。

临床相关解剖

腓总神经是坐骨神经两个主要分支之一，另一分支是胫神经。腓总神经支配膝关节下方和小腿上段后面和侧面皮肤的感觉。腓总神经源自L4、L5、S1和S2神经根的后支。腓总神经于腘窝上缘从坐骨神经分出，在腓骨头后沿外侧向下走行。在这一位置，腓总神经会因

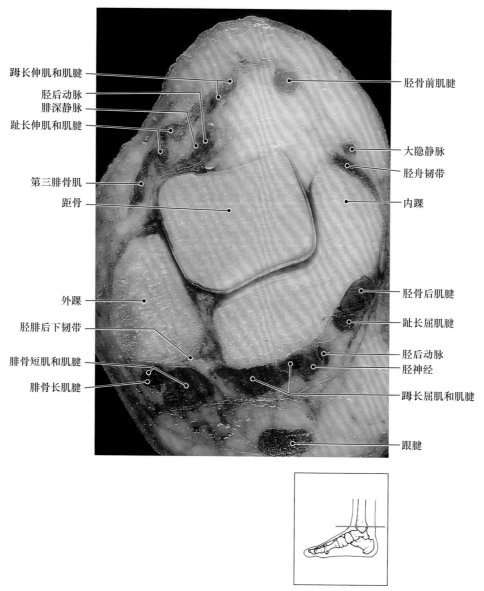

图 163-2　腓深神经和相关结构的解剖（From Kang HS，Ahn JM，Resnick D：MRI of the extremities：an anatomic atlas，ed 2，Philadelphia，2002，Saunders.）

不正确使用石膏和止血带而受压。腓总神经在绕过腓骨经腓管的外侧下行途中也容易受到卡压。腓管由腓骨长肌腱止点的后方和腓骨本身组成。在腓管的远端，腓总神经分为腓浅神经和腓深神经两个终末分支。这两条分支都易受到外伤，分别对它们进行阻滞是常见的诊断和治疗手段。

腓深神经继续沿着腿部向下走行，并与胫动脉和胫静脉伴行，支配第一和第二脚趾的趾蹼以及相邻足背部的感觉（见图 163-1）。虽然这些部位的感觉神经纤维的分布很少，但该部位通常是 Morton 神经瘤手术部位，因此这些部位对于区域麻醉医师来说也很重要。腓深神经支配所有趾伸肌的运动。腓深神经在踝关节密集的浅

筋膜下走行，此处易受到卡压。

操作技术

体表标志技术

患者仰卧位，伸直大腿。通过让患者抵抗阻力来伸展第一足趾，确定踇长伸肌腱。确定踝关节皮肤皱褶处肌腱稍内侧点，消毒皮肤。将 1.5 英寸、25 G 的穿刺针非常缓慢地朝着胫骨进针，直到引出第一和第二脚趾趾蹼部位的感觉异常（见图 163-1）。患者在阻滞前应被告知会有感觉异常，并在感觉异常时及时说"有！"。

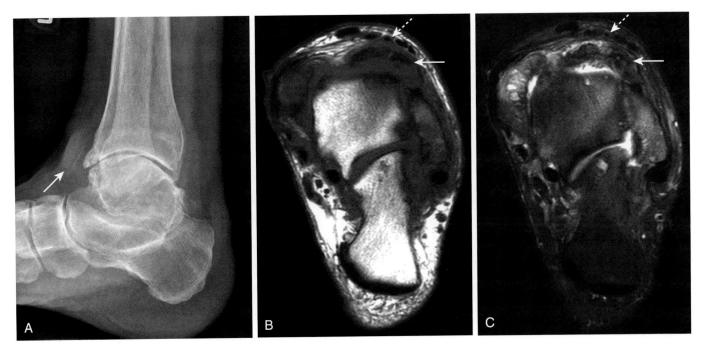

图 163-3　（A）一位患踝关节和距下关节骨关节炎患者的 X 线侧位片。在关节前部有明显的前部骨刺形成，伴软组织阴影（白色箭头）。轴向 T1 加权像（B）和采用脂肪抑制技术的 T2 加权像（C）MRI 可见前面的骨赘病和相关的滑膜炎（白色箭头），并已侵犯了趾伸肌腱。处于趾伸肌腱之间的胫骨前动脉向前移位（虚线白色箭头）。看不到腓深神经（From Waldman SD，Campbell RSD：Anterior tarsal tunnel syndrome. In Imaging of pain，Philadelphia，2011，Saunders.）

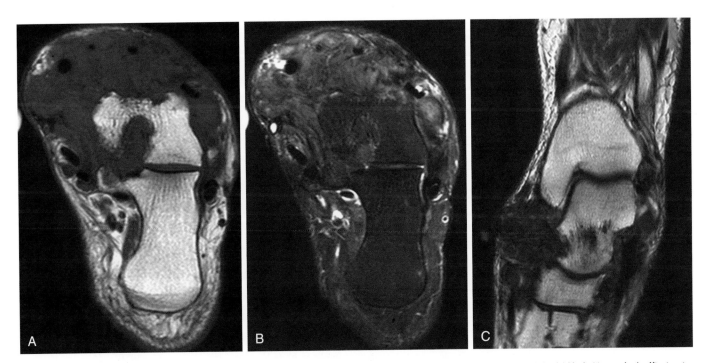

图 163-4　一位患有踝关节疼痛和足背面以上感觉异常的患者的轴向 T1 加权像（A）和采用脂肪抑制技术的 T2 加权像（B）。来自于踝关节的大量滑膜炎组织包绕趾伸肌腱和前神经血管束。滑膜在以上轴向 T1 和 T2 以及冠状面 T2 加权像 MRI（C）都显示为中等强度信号。同时也有骨质侵蚀。这些表现都是经典的色素沉着绒毛结节性滑膜炎的典型特征（From Waldman SD，Campbell RSD：Anterior tarsal tunnel syndrome. In Imaging of pain，Philadelphia，2011，Saunders.）

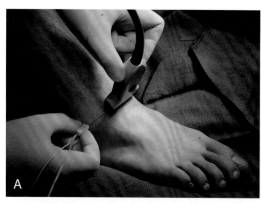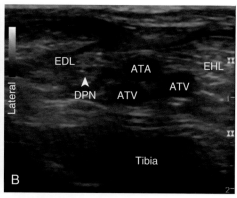

图 163-5　**A**. 超声引导的腓深神经阻滞。换能器放在足背动脉上。**B**. 超声图像。ATA，胫前动脉；ATV，胫前静脉；DPN，腓深神经；EDL，趾长伸肌腱；EHL，姆长伸肌腱（From Shastri U，Kwofie K，Salviz EA，et al：Lower extremity nerve blocks. In Benzon HT，Rathmell JP，Wu CL，et al，editors：Practical management of pain，ed 5，Philadelphia，2014，Mosby，pp 732-744.e2. ）

通常在进针 0.25 ～ 0.5 英寸时可以引出感觉异常。若未引出感觉异常，将针头拔出，并稍向后重新定位，直到引出感觉异常。一旦腓深神经支配区域感觉异常，退针 1 mm，并观察患者没有任何持续的感觉异常。若没有持续的感觉异常，仔细抽吸后，缓慢注入总计 6 ml 的 1.0% 不含防腐剂的利多卡因和 40 mg 甲泼尼龙。在注射过程中必须小心，不要将针头刺入神经组织实质内，造成神经内注射。注射后，向注射部位施压，以减少瘀斑和血肿的发生率。

超声引导技术

在超声引导下进行腓深神经阻滞时，患者仰卧位，下肢置于舒适的位置。皮肤消毒应覆盖足踝。使用严格的无菌技术，将一个装有 1 ml 0.25% 不含防腐剂的布比卡因和 40 mg 甲泼尼龙的无菌注射器连接到 1.5 英寸、22 G 的穿刺针上。将高频线性超声探头放置在足踝前皱褶的横切面上。腓深神经位于胫前动脉的外侧（图 163-5）。识别腓深神经后，使用平面内方法将针从超声探头的侧面进针，并在实时超声引导下调整轨迹，直到针尖停在腓深神经附近。针头放置满意后，将注射器中的药物轻轻注入。注射的抵抗力应该很小。若遇到阻力，则针头可能在韧带或相邻的肌腱中，应略微进入关节腔，直到注射时无明显阻力为止。然后退出针头，在注射部位放置无菌压力敷料和冰袋。

副作用和并发症

腓深神经阻滞的主要副作用是形成瘀斑和血肿。如

前所述，阻滞后在注射部位持续加压，可避免瘀斑和血肿的形成。由于这种阻滞技术会引起感觉异常，所以针刺可能会损伤腓深神经。通过缓慢进针，然后稍微退针，可以避免穿刺针对腓深神经造成损伤。

临床要点

腓深神经阻滞是一种简单的阻滞技术，对于治疗前跗管综合征很有效。前跗管综合征以足背持续疼痛为特征，有时合并足趾伸肌无力。疼痛通常在夜间加重，可使患者从睡眠中惊醒。活动受累的踝关节和足趾可以缓解这种情况。长时间保持像种花时下蹲同时身体前倾的动作可能会导致前跗管综合征。患有糖尿病或神经脆弱综合征的患者可能更容易患上该综合征。多数前跗管综合征患者可以采用局麻药和皮质类固醇药物，结合避免损伤的技术来阻滞腓深神经进行治疗。

神经阻滞前仔细的神经病学评估非常重要，可以避免把已经存在的神经功能损伤归咎于腓深神经阻滞。这些评估对于踝关节或足受到持续损伤的患者以及糖尿病性神经病变的患者尤其重要，腓深神经阻滞用于这些患者急性疼痛的控制。

放射到下肢的疼痛最常见的原因是腰椎间盘突出或继发于脊椎退行性关节炎的神经压迫，而不是腓总神经或腓深神经本身的疾病。其他可能与腓深神经压迫导致疼痛混淆的综合征包括腓总神经起点上方的病变，例如坐骨神经的病变，或腓总神经绕腓骨头部位的病变。通过肌电图描记和腰椎的 MRI，结合临床病史和体格检查，有助于辨别下肢远端和足部疼痛的病因。

推荐阅读

DiDomenico LA, Masternick EB: Anterior tarsal tunnel syndrome, *Clin Podiatr Med Surg* 23:611–620, 2006.

Kennedy JG, Baxter DE: Nerve disorders in dancers, *Clin Sports Med* 27:329–334, 2008.

Waldman SD: Anterior tarsal tunnel syndrome. In *Pain review*, Philadelphia, 2009, Saunders, pp 322–323.

Waldman SD: Functional anatomy of the ankle and foot. In *Pain review*, Philadelphia, 2009, Saunders, pp 155–156.

Waldman SD, Campbell RSD: Anterior tarsal tunnel syndrome. In *Imaging of pain*, Philadelphia, 2011, Saunders, pp 421–423.

164

踝部腓浅神经阻滞

周然 译 吴安石 校

适应证与临床考虑

腓浅神经阻滞可用于评估和管理由腓浅神经引起的足部疼痛。当与腓深神经、胫神经和隐神经阻滞或腰丛神经阻滞联合使用时，该技术还可用于足部手术麻醉。此适应证主要用于不能耐受脊柱或硬膜外麻醉引起的交感神经变化，且需要行足部手术的患者，如行清创、Morton 神经瘤切除或脚趾或前脚截肢术（图164-1）。

依据解剖学基础，进行差异性神经阻滞，局麻药腓浅神经阻滞可用于临床诊断并评估下肢远端的疼痛。若考虑腓浅神经损毁，该技术可用于预测患者已有的运动和感觉损伤程度，并作为一项预后指标。在等待药物方法起效时，腓浅神经阻滞与前述的神经阻滞联合使用，可用于缓解急性疼痛，包括足部骨折和缓解术后疼痛。对于炎症引起的疼痛，或者怀疑腓浅神经经过踝部致密筋膜下方被卡压时，有时可用局麻药和类固醇药行腓浅神经阻滞来治疗持续性足部疼痛。用局麻药和类固醇药物阻滞腓浅神经还可以缓解与糖尿病神经病变相关的疼痛和运动功能障碍。损毁腓浅神经有时被用于减轻继发于肿瘤的由腓浅神经导致的持续性足部疼痛，保守治疗对这种疼痛无效。

临床相关解剖

腓总神经是坐骨神经两个主要分支之一，另一分支是胫神经（图 164-2）。腓总神经支配膝关节下方和小腿上段后面和侧面皮肤的感觉神经。腓总神经源自L4、L5、S1 和 S2 神经根的后支。腓总神经于腘窝上缘从坐骨神经分出，在腓骨头后沿外侧向下走行。在这一位置，腓骨总神经会因诸如不正确使用石膏和止血带而受压。腓总神经在绕过腓骨经腓管的外侧下行途中也容易受到卡压，腓管由腓骨长肌腱止点的后方和腓骨本身组成。在腓管的远端，腓总神经分为腓浅神经和腓深神经两个终末分支（图 164-3）。这两条分支都易受到外伤，分别对它们进行阻滞是常见的诊断和治疗手段。腓深神经继续沿着腿部向下走行，并与胫动脉和胫静脉伴行，支配第一和第二脚趾的趾蹼以及相邻足背部的感觉（图 164-4）。虽然这些部位的感觉神经纤维的分布很少，但该部位通常是 Morton 神经瘤手术部位，因此这些部位对于区域麻醉医师来说也很重要。腓深神经支配所有趾伸肌和胫前肌的运动。腓深神经在踝关节致密的浅筋膜下走行，此处易受到卡压，称为前跗管综合征。腓浅神经支配足背大部分皮肤的感觉，但姆趾和第二足趾之间的趾蹼由腓深神经支配，腓深神经还支配小腿前外侧三分之一的感觉（图 164-5 和图 164-6）。

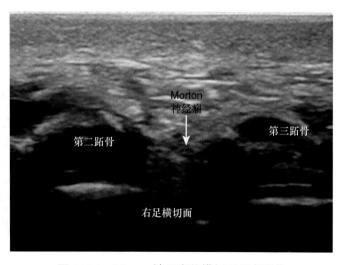

图 164-1 Morton 神经瘤的横切面超声图像

（图中标注：Morton 神经瘤、第二跖骨、第三跖骨、右足横切面）

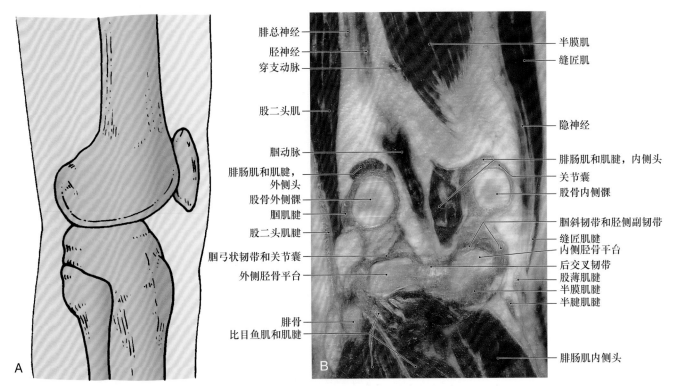

图 164-2　**A** 和 **B**，腓浅神经及其相关结构的解剖（From Kang HS，Ahn JM，Resnick D：MRI of the extremities：an anatomic atlas，ed 2，Philadelphia，2002，Saunders.）

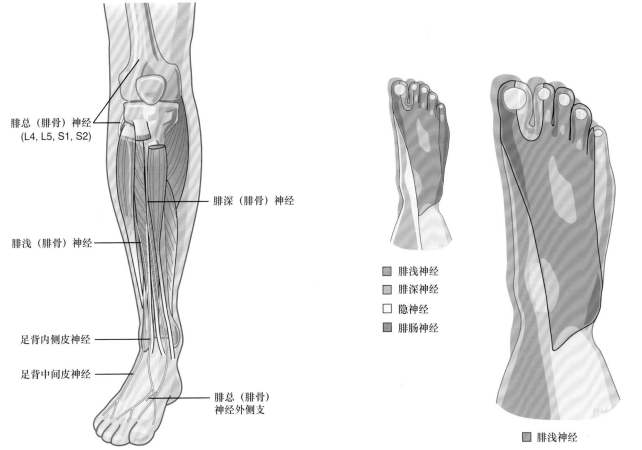

图 164-3　腓总神经、腓深神经、腓浅神经解剖（From Waldman SD：Atlas of interventional pain management，ed 4，Philadelphia，2015，Saunders，p 776.）

图 164-4　腓浅神经感觉分布（From Waldman SD：Atlas of interventional pain management，ed 4，Philadelphia，2015，Saunders，p 776.）

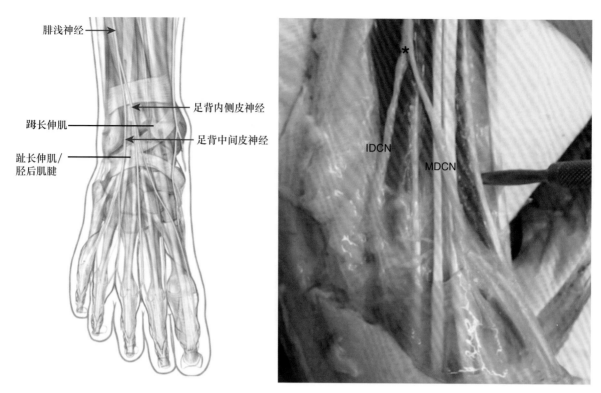

图 164-5　踝部腓浅神经，图示腓浅神经的足背中间皮神经支（IDCN）和足背内侧皮神经支（MDCN）（From Darland AM，Kadakia AR，Zeller JL：Branching patterns of the superficial peroneal nerve：implications for ankle arthroscopy and for anterolateral surgical approaches to the ankle. J Foot Ankle Surg 54［3］：332-337，2015.）

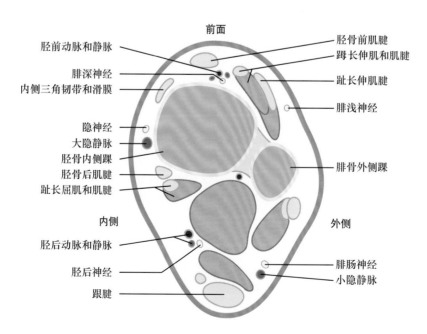

图 164-6　踝部腓浅神经的横截面解剖图（From Waldman SD：Atlas of interventional pain management，ed 4，Philadelphia，2015，Saunders，p 776.）

操作技术

体表标志技术

患者仰卧位，腿伸开。操作者通过让患者伸展自己的大脚趾以抵抗阻力来识别蹬长伸肌腱。确定脚踝皮肤皱褶处的肌腱中点，并消毒皮肤（图 164-7）。然后将 25 G、1.5 英寸穿刺针缓慢穿刺此点；在注射过程中，针进入皮下后向外踝推进（图 164-8）。总共应注射 7 至 8 ml 1.0% 不含防腐剂的利多卡因，以确保腓浅神经所有末端分支均被阻滞。

如果疼痛具有炎性成分，则局麻药合用 80 mg 甲泼尼龙并增加注射剂量。随后的每日神经阻滞以类似的方式进行，用 40 mg 的甲泼尼龙代替最初的 80 mg 剂量。注射后，向注射部位施压，以减少瘀斑和血肿的发生率。

超声引导技术

在超声引导下行腓浅神经阻滞时，患者置于侧卧蜷缩的位置，将患腿放在折叠的毯子上。用 12 ml 无菌注射器抽取总共 4 ml 的局麻药。如果认为所治疗的疼痛症状具有炎性成分，则将 40 至 80 mg 的长效类固醇添加到局麻药中。在踝关节外侧踝上方约 8 cm 处，横向放置高频线性超声探头，进行扫描。可见腓浅神经位于腓骨和腓骨肌肉上方（图 164-9）。彩色多普勒成像可以帮助识别胫前动脉，腓浅神经位于其上方。当在超声成像中识别出腓浅神经后，在超声探头下方刺入 1.5 英寸、22 G 穿刺针，使用平面内方法在实时超声引导下调整轨迹，直到针尖停在腓浅神经附近。当认为针尖处于满意位置时，仔细抽吸后，在实时超声引导下注射少量局麻药和类固醇，以确认针尖靠近腓浅神经，但不在神经实质内。注射的阻力应很小。确认针尖位置后，将注射器中剩余的药物缓慢注入。然后取下针头，并在注射部位放置无菌压力敷料和冰袋。

副作用和并发症

腓浅神经阻滞的主要副作用是形成瘀斑和血肿。如前所述，阻滞后应在注射部位持续加压，以避免瘀斑和血肿的形成。由于使用这种技术会引起感觉异常，所以针刺可能会损伤腓总神经。通过缓慢进针，然后稍微退针，可以避免穿刺针对腓总神经造成损伤。

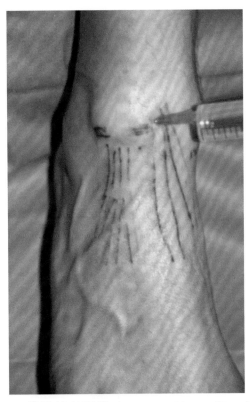

图 164-7　腓浅神经阻滞（From Waldman SD：Atlas of interventional pain management，ed 4，Philadelphia，2015，Saunders，p 777.）

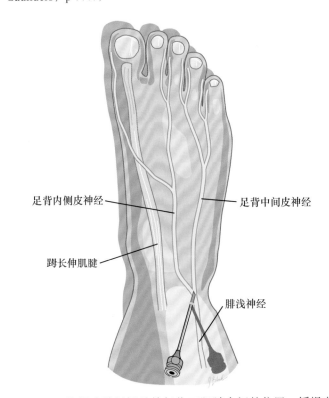

图 164-8　脚踝皮肤皱褶处恰好位于肌腱中间的位置，缓慢向前推进 25 G、1.5 英寸穿刺针。在注射过程中，针进入皮下后向外踝推进（From Waldman SD：Atlas of interventional pain management，ed 4，Philadelphia，2015，Saunders，p 777.）

足背内侧皮神经

足背中间皮神经

蹬长伸肌腱

腓浅神经

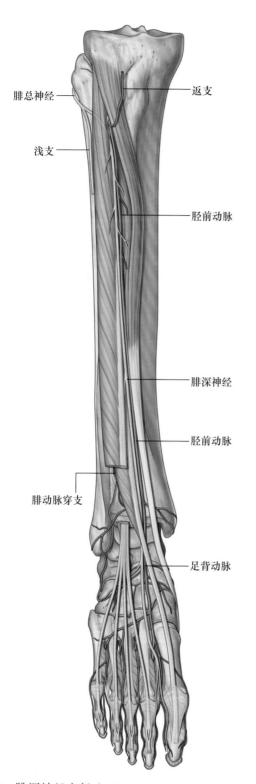

腓总神经

浅支

腓深神经

腓动脉穿支

返支

胫前动脉

胫前动脉

足背动脉

图 164-9 腓深神经走行（Adapted from Drake RL，Vogl W，Mitchell AWM：Gray's anatomy for students，Philadelphia，2004，Churchill Livingstone，p 187；Grey AT：Atlas of ultrasound-guided regional anesthesia，Philadelphia，2013，Saunders，p. 187.）

临床要点

　　腓浅神经阻滞是一种简单的阻滞技术，可用于治疗前跗管综合征。前跗管综合征是以足背持续疼痛为特征，有时合并足趾伸肌无力。疼痛通常在夜间加重，可使患者从睡眠中惊醒。活动受累的踝关节和足趾可以缓解这种情况。长时间保持像种花时下蹲同时身体前倾的动作可能会导致前跗管综合征。患有糖尿病或神经脆弱综合征的患者可能更容易患上这种综合征。多数前跗管综合征患者可以采用局部麻醉药和皮质类固醇药物，结合避免损伤的技术来阻滞腓浅神经进行治疗。

　　神经阻滞前仔细的神经病学评估非常重要，可以避免把已经存在的神经功能损伤归咎于腓浅神经阻滞。这些评估对于踝关节或足受到持续创伤的患者以及糖尿病性神经病变的患者尤其重要，腓浅神经阻滞用于这些患者急性疼痛的控制。

　　放射到下肢的疼痛最常见的原因是腰椎间盘突出或继发于脊椎退行性关节炎的神经压迫，而不是腓总神经或腓浅神经本身的疾病。其他可能与腓浅神经压迫导致疼痛混淆的综合征包括腓总神经起点上方的病变，例如坐骨神经的病变，或腓总神经绕腓骨头部的部位的病变。通过肌电图描记和腰椎的 MRI，结合临床病史和体格检查，有助于辨别下肢远端和足部疼痛的病因。

推荐阅读

DiDomenico LA, Masternick EB: Anterior tarsal tunnel syndrome, *Clin Podiatr Med Surg* 23:611–620, 2006.

Kennedy JG, Baxter DE: Nerve disorders in dancers, *Clin Sports Med* 27:329–334, 2008.

Waldman SD: Anterior tarsal tunnel syndrome. In *Pain review*, Philadelphia, 2009, Saunders, pp 322–323.

Waldman SD: Functional anatomy of the ankle and foot. In *Pain review*, Philadelphia, 2009, Saunders, pp 155–156.

Waldman SD, Campbell RSD: Anterior tarsal tunnel syndrome. In *Imaging of pain*, Philadelphia, 2011, Saunders, pp 421–423.

165

踝部胫后神经阻滞

周然 译 吴安石 校

适应证与临床考虑

后跗管综合征是由于胫后神经在穿过后跗骨管时受压所致。后跗骨管由屈肌支持带、踝骨和腔隙韧带组成。除胫后神经外，后跗骨管还包含胫后动脉和许多肌腱，这些肌腱易受腱鞘炎的影响（图 165-1 和图 165-2）。在此解剖位置，胫后神经受压的最常见原因是脚踝外伤，包括骨折、脱臼和挤压伤。累及胫后动脉的血栓性静脉炎和动脉瘤也与后跗管综合征的病程进展相关（图 165-3）。类风湿关节炎患者的后跗管综合征发生率高于普通人群。后跗管综合征比前跗管综合征更为常见。

后跗管综合征的表现类似于腕管综合征。患者自述足底疼痛、麻木和感觉异常。这些症状也可放射到卡压的近端至内踝。胫后神经的内侧和外侧足底分支支配足内固有肌肉的运动。患者可能会有足趾屈肌无力和因腰肌无力所致的足部不稳。通常存在类似于腕管综合征的夜间疼痛。

体格检查发现包括内踝处的胫后神经压痛。通常在胫后神经分布的内踝下方和后方处存在 Tinel 征阳性。

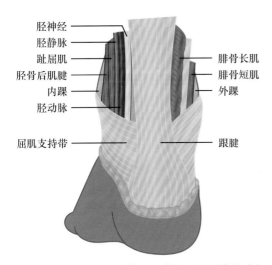

图 165-1 踝部行胫神经阻滞的重要局部解剖

标注：
胫神经
胫静脉
趾屈肌
胫骨后肌腱
内踝
胫动脉
屈肌支持带
腓骨长肌
腓骨短肌
外踝
跟腱

踝关节主动内翻通常会出现后跗管综合征的症状。如果胫后神经的内侧和外侧分支受到影响，可能会导致踇短屈肌和蚓状肌无力。

后跗管综合征常被误诊为踝关节炎、腰部神经根病或糖尿病多发性神经病变。踝关节炎患者有关节炎的影像学证据。多数患有腰部神经根病的患者存在与背部疼痛相关的反射、运动和感觉改变，而后跗管综合征的患者则没有反射的改变，且运动和感觉改变仅限于胫后神经远端。糖尿病多发性神经病变通常表现为整个足部的对称感觉缺陷，而不仅限于胫后神经的分布区域。腰部神经根病和胫后神经压迫可并存，称为双卡综合征。此外，后跗管综合征可见于糖尿病患者中，因此糖尿病多发性神经病变通常存在于患后跗管综合征的糖尿病患者中也不足为奇。

肌电图有助于将腰部神经根病和糖尿病多发性神经病变与后跗管综合征相鉴别。所有患后跗管综合征的患者均需行 X 线平片检查，以排除隐匿性骨病。根据患者的临床表现，可能需要进行的其他检查，包括全血细胞计数、尿酸、血沉和抗核抗体检测。若怀疑踝关节不稳定或占位性病变，则应行踝和脚的 MRI 和（或）超声检查（图 165-4）。

下面描述的注射技术既可作为诊断手段，也可作为治疗策略。

临床相关解剖

胫神经是坐骨神经的两个主要分支之一，另一分支是腓总神经。胫神经支配小腿后面、足跟和足底内侧面的感觉。胫神经在腘窝上缘从坐骨神经分出，并通过腘窝稍内侧下行。足踝处的胫神经位于腘筋膜下方，此处容易行神经阻滞。胫神经继续向下走行，通过腓肠肌的两个肌束头之间，到达比目鱼肌。胫神经继续在跟腱和

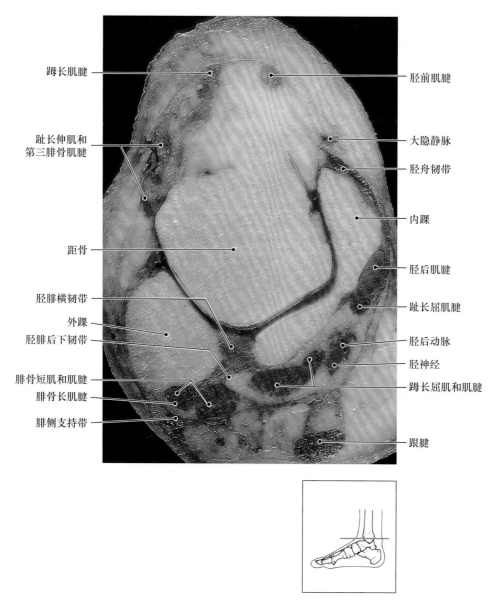

图 165-2　胫后神经及相关结构解剖（From Kang HS，Ahn JM，Resnick D：MRI of the extremities：an anatomic atlas，ed 2，Philadelphia，2002，Saunders.）

内踝之间走行，在该处分为足底内侧和外侧神经，支配足跟和内侧足底的感觉（见图 165-1 和图 165-2）。当胫神经穿过后踝管时易受到压缩。后踝管由屈肌支持带、踝骨和腔隙韧带组成。除胫后神经外，后踝管还包含胫后动脉和许多屈肌腱。

操作技术

体表标志技术

　　患者侧卧位，患侧腿处于从属位置并略微弯曲。在

该水平触及胫后动脉。确定内踝和跟腱之间的区域，并消毒皮肤。在此平面用 1.5 英寸、25 G 穿刺针朝向胫后动脉进针。如果不能确定胫后动脉搏动，则向内踝的后上缘进针（图 165-5）。然后，将针缓慢向位于内踝后沟的胫后神经进针，直到引起胫后神经分布的感觉异常（图 165-6）。患者在阻滞前应被告知会有感觉异常，并在感觉异常时及时说"有！"。通常在进针 0.25 ～ 0.75 英寸时可以引出感觉异常。若未引出感觉异常，将针头拔出，并稍向头部直到引出感觉异常。一旦引出胫后神经分布区域的感觉异常，将针拔出 1 mm，并观察患者以确保没有任何持续的感觉异常。如果不存在持续

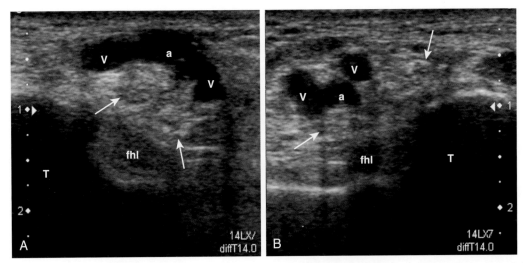

图 165-3　A. 跗骨管综合征。A. 跗管上的短轴 5 ~ 14 MHz 超声图像显示胫后动脉的一个假性动脉瘤（a）和胫静脉（v）形成血管弓。该血管弓压迫了正常的内、外侧足底神经（箭头）；同时也压迫了胫神经，并引起了跗管综合征的症状，但无超声下神经异常。B. 相应的短轴超声图像显示对侧正常血管的无症状跗管。fhl, 跨长屈肌腱；T, 距骨（From Michaud J：Peripheral nerves. In Wakefield RJ，D'Agostino MA，editors：Essential applications of musculoskeletal ultrasound in rheumatology，Philadelphia，2010，Saunders.）

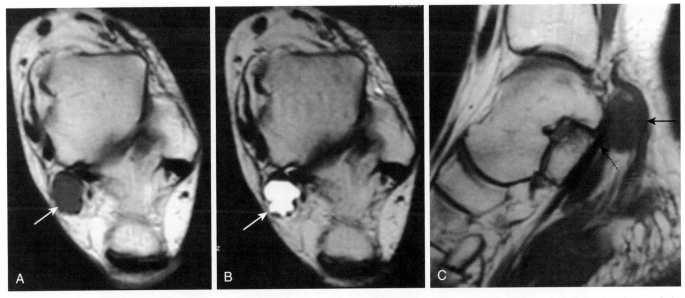

图 165-4　足内侧疼痛患者的踝部轴向质子密度（PD）（A）及 T2 加权像（B）MRI。跗管内存在一个离散的圆形病灶（白色箭头）。PD MRI 成像显示中信号强度（SI），T2W MRI 显示高 SI，与充满液体的腱鞘囊肿一致。C. 矢状面 T1 加权像 MRI 显示距骨和跨长屈肌腱后方的肿物（虚线箭头）。胫后血管的一个分支跨过肿物的表面（黑色箭头）。跗管内囊肿引起肿物效应，压迫胫后神经产生后跗管综合征的症状（Reproduced with permission from Spratt JD，Stanley AJ，Grainger AJ，et al：The role of diagnostic radiology in compressive and entrapment neuropathies. Eur Radiol 12：2352-2364，2002.）

的感觉异常，并在仔细抽吸后，缓慢注入总计 6 ml 的 1.0% 不含防腐剂的利多卡因和 40 mg 甲泼尼龙。在注射过程中必须小心，不要将针头刺入神经实质内，造成神经内注射。注射后，向注射部位施压，以减少瘀斑和血肿的发生率。

超声引导技术

超声引导下在脚踝处行胫后神经阻滞时，将患者置于仰卧位，并将患侧下肢向外旋转。用 12 ml 无菌注射器抽取总共 4 ml 的局麻药。如果考虑所治疗的疼痛症状具有炎性成分，则将 40 至 80 mg 的长效类固醇添加

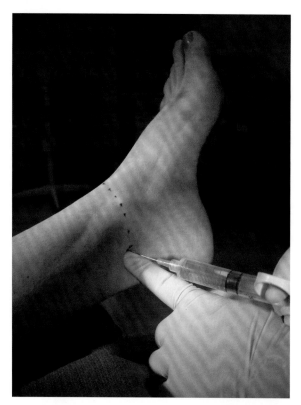

图 165-5 踝关节胫后神经阻滞。针头刺入内踝后方（From Shastri U，Kwofie K，Aysu Salviz E，et al：Lower extremity nerve blocks. In Benzon HT，Rathmell JP，et al，editors：Practical management of pain，ed 5，Philadelphia，2014，Mosby，pp 732-744.e2.）

到局麻药中。将高频线性超声探头放置在内踝后方的横切面上（图 165-7）。胫后动脉正上方是胫动脉，可以通过搏动来识别。胫静脉位于动脉旁，在超声探头的压力下很容易压缩。胫后神经位于胫静脉下方，为明亮的高回声结构（见图 165-7）。彩色多普勒可用于帮助识

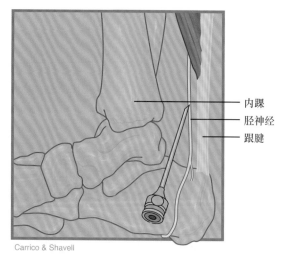

Carrico & Shavell

图 165-6 踝关节胫神经阻滞的正确穿刺点

别胫动脉和静脉。在超声成像中识别出胫后神经后，给予皮肤局麻药，并从横向放置的超声探头下缘的中部向前刺入 1.5 英寸、22 G 穿刺针，并使用平面外技术在实时超声引导下调整轨迹，直到针尖停在胫后神经附近。当针尖处于满意的位置时，仔细抽吸后，在实时超声引导下注射少量局麻药和类固醇，以确认针尖靠近胫后神经，但不在神经实质内。注射的阻力应很小。确认针尖位置后，将注射器中剩余的药物缓慢注入。然后取下针头，并在注射部位放置无菌压力敷料和冰袋。

副作用和并发症

踝部胫后神经阻滞的主要副作用是形成瘀斑和血肿。如前所述，阻滞后应持续在注射部位加压以避免瘀斑和血肿的形成。由于使用这种技术会引起感觉异常，

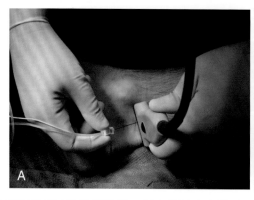

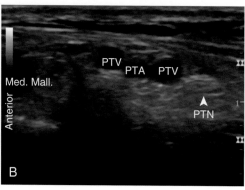

图 165-7 A. 超声引导下胫后神经阻滞。探头放置在内踝后面。图中显示穿刺针为平面外技术刺入。B. 胫后神经的超声图像。Med. Mall，内踝；PTA，胫后动脉；PTN，胫后神经；PTV，胫后静脉（From Shastri U，Kwofie K，Aysu Salviz E，et al：Lower extremity nerve blocks. In Benzon HT，Rathmell JP，Wu CL，et al，editors：Practical management of pain，ed 5，Philadelphia，2014，Mosby，pp 732-744.e2.）

所以针刺可能会损伤胫后神经。通过缓慢进针，然后稍微退针，可以避免穿刺针对胫后神经造成的创伤。如果临床情况表明存在有利的风险获益比，则即使存在增加血肿风险的情况下，也可以使用 25 G 或 27 G 穿刺针，在存在抗凝剂的情况下安全地实施该技术。

临床要点

　　踝关节的胫后神经阻滞是一种简单的技术，可以极大程度地缓解患者的后跗管综合征。神经阻滞前仔细的神经病学评估非常重要，可以避免把已经存在的神经功能损伤归咎于胫后神经阻滞。这些评估对于足部或脚踝遭受持续创伤的患者以及糖尿病神经病变的患者尤其重要，因踝部的胫神经阻滞常用于急性疼痛的控制。

　　放射到下肢的疼痛最常见原因是腰椎间盘突出症或继发于脊椎退行性关节炎的神经压迫，而不是涉及胫神经本身的病变。其他可能与后跗管内的胫神经压迫相混淆的疼痛综合征包括在胫神经起始处以上的损伤，如坐骨神经损伤，或胫骨远端损伤，如后跗管综合征。通过腰椎的肌电图和 MRI，结合临床病史和体格检查，有助于辨别下肢远端疼痛的原因。

推荐阅读

Cancilleri F, Ippolito M, Amato C, Denaro V: Tarsal tunnel syndrome: four uncommon cases, *Foot Ankle Surg* 13:214–217, 2007.

Fujita I, Matsumoto K, Minami T, et al.: Tarsal tunnel syndrome caused by epineural ganglion of the posterior tibial nerve: report of 2 cases and review of the literature, *J Foot Ankle Surg* 43:185–190, 2004.

Mezrow CK, Sanger JR, Matloub HS: Acute tarsal tunnel syndrome following partial avulsion of the flexor hallucis longus muscle: a case report, *J Foot Ankle Surg* 41:243–246, 2002.

Waldman SD: Posterior tarsal tunnel syndrome. In *Pain review*, Philadelphia, 2009, Saunders, pp 323–324.

Waldman SD, Campbell RSD: Posterior tarsal tunnel syndrome. In *Imaging of pain*, Philadelphia, 2011, Saunders, pp 425–426.

166

踝部腓肠神经阻滞

周然 译 吴安石 校

适应证与临床考虑

踝部的腓肠神经阻滞可用于评估和管理由腓肠神经受损导致的足部和踝部疼痛。当与腓总神经、胫后神经和隐神经或腰丛神经阻滞联合使用时，该技术还可用于足后跟和足底面手术麻醉。此适应证主要用于不能耐受脊柱或硬膜外麻醉引起的交感神经变化，且需要行下肢远端手术的患者，如行清创术或肌腱修复术。

在解剖学基础上实施不同的神经阻滞方法来评估下肢远端疼痛时，用局麻药阻滞腓肠神经可作为诊断工具。若考虑腓肠神经损伤，则该技术可作为患者可能经历的运动和感觉障碍损伤程度的预后指标。在等待药物方法起效时，踝部的腓肠神经阻滞与前述的神经阻滞联合使用，可用于缓解急性疼痛，包括踝部和足部骨折和缓解术后疼痛。对于炎症引起的疼痛，或者怀疑腓肠神经在踝部被卡压时，有时可用局麻药和类固醇药在踝部进行腓肠神经阻滞来治疗持续性踝部、足跟和足部疼痛。用局麻药和类固醇药物阻滞腓肠神经还可以缓解与糖尿病神经病变相关的疼痛和运动功能障碍。损毁踝部腓肠神经有时被用于减轻继发于肿瘤的由腓肠神经导致的持续性下肢疼痛，保守治疗对这种疼痛无效。

临床相关解剖

腓肠神经是胫后神经的一个分支（图 166-1）。腓肠神经从小腿后侧绕过外踝，支配小腿后侧面、足和第五脚趾侧表面和足底表面的感觉（图 166-2 和图 166-3）。腓肠神经在脚踝处受到卡压称为"靴综合征"，因其与靴子过紧导致神经压迫有关。腓肠神经还可能被神经节囊肿、脂肪瘤、神经肿瘤和第五跖骨骨折所压迫（图 166-4）。

操作技术

体表标志技术

患者取侧卧位，患侧下肢位于上方并略微弯曲。触诊可识别外踝后方的后沟。确定外踝与跟腱之间的区

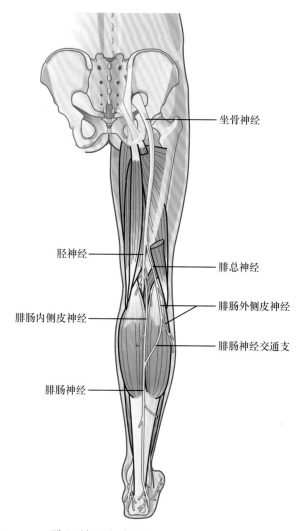

图 166-1 腓肠神经解剖（From Waldman SD：Atlas of interventional pain management，ed 4，Philadelphia，2015，Saunders，p 779.）

坐骨神经

胫神经

腓总神经

腓肠外侧皮神经

腓肠内侧皮神经

腓肠神经交通支

腓肠神经

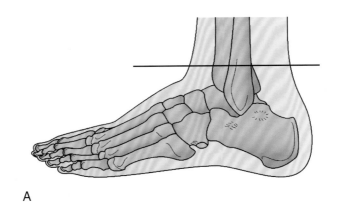

A

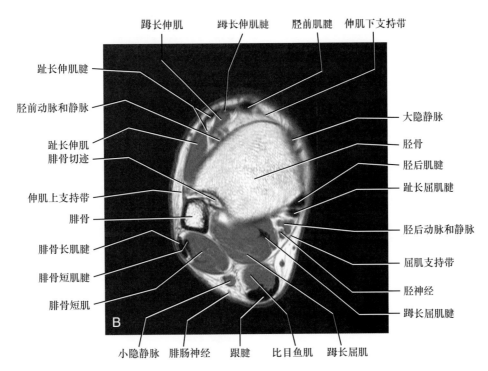

图 166-2　图 A 和图 B 示腓肠神经从小腿后部外侧踝穿过，支配小腿的后外侧、足和第五足趾的外侧表面以及足跟部的足底表面的感觉（From El-Khoury GY，Bergman RA，Montgomery WJ：Sectional anatomy by MRI and CT，ed 3，New York，2007，Churchill Livingstone，p 361；Waldman SD：Atlas of interventional pain management，ed 4，Philadelphia，2015，Saunders，p 780.）

域并消毒皮肤。用 1.5 英寸、25 G 的穿刺针在此处进针，指向外踝（图 166-5）。而后，将针缓慢向位于外踝后沟的腓肠神经推进，直到在腓肠神经分布区域有感觉异常（图 166-6）。患者在阻滞前应被告知会有感觉异常，并在感觉异常时及时说"有！"。通常在进针 0.25 ～ 0.75 英寸时可以引出感觉异常。若未引出感觉异常，将针头拔出，并稍向头侧直到引出感觉异常。一旦腓肠神经支配区域感觉异常，退针 1 mm，并观察患者没有任何持续的感觉异常。若没有持续的感觉异常，仔细抽吸后，缓慢注入总计 6 ml 的 1.0% 不含防腐剂的利多卡因。在注射过程中必须小心，不要将针头刺入神经实质内，造成神经内注射。如果疼痛具有炎性成分，则将局麻药与 80 mg 甲泼尼龙合用以增加剂量。随后的每日神经阻滞以类似的方式进行，用 40 mg 的甲泼尼龙代替最初的 80 mg 剂量。注射后，向注射部位施压，以减少瘀斑和血肿的发生率。

超声引导技术

超声引导下在脚踝处行腓肠神经阻滞时，将患者置于侧卧蜷缩侧弯的位置，将患侧腿放在折叠的毯子上。

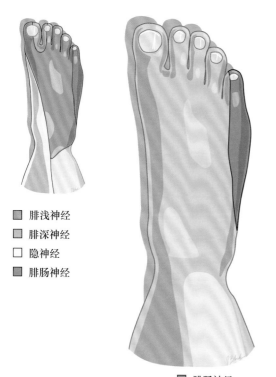

■ 腓浅神经
■ 腓深神经
□ 隐神经
■ 腓肠神经

■ 腓肠神经

图 166-3　腓肠神经的感觉支配（From Waldman SD：Atlas of interventional pain management，ed 4，Philadelphia，2015，Saunders，p 781.）

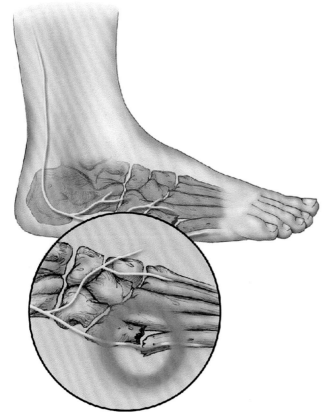

图 166-4　第五跖骨骨折处出现腓肠神经卡压（From Hirose CB，McGarvey WC：Peripheral nerve entrapments. Foot Ankle Clin 9：255-269，2004.）

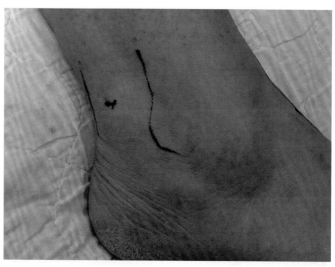

图 166-5　腓肠神经阻滞的标志。成功的阻滞将麻醉从脚的外侧边界延伸到第五个脚趾。第五跖骨和脚趾的手术需要合并胫后神经阻滞。这可为切除踇囊炎，经皮钉住第五掌骨骨折，部分截肢或截骨术提供足够的麻醉（From Offierski C：Peripheral nerve blocks for distal extremity surgery. Clin Plastic Surg 40：551-555，2013.）

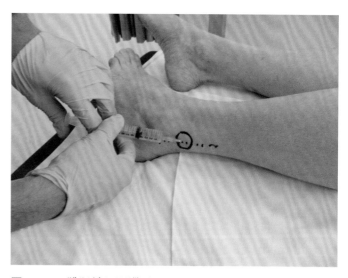

图 166-6　腓肠神经阻滞（From Foote J，Freeman R，Morgan S，Jarvis A：Surgeon administered regional blocks for day case forefoot surgery. Foot Ankle Surg 18：141-143，2012.）

用 12 ml 无菌注射器抽取总共 4 ml 的局麻药。如果认为所治疗的疼痛症状具有炎性成分，则将 40 至 80 mg 的长效类固醇添加到局麻药中。将高频线性超声探头放置约在踝部外踝上方和后方的横向平面中，进行超声扫描。可见小隐静脉位于外踝后方，腓肠神经位于静脉后方（图 166-7）。超声探头对小隐静脉的压迫可以帮助识别腓肠神经，腓肠神经位于胫静脉和胫动脉下方的小隐静脉后。彩色多普勒还有助于识别小隐静脉和邻近腓

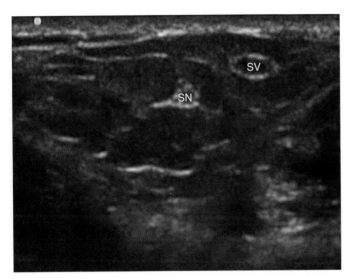

图 166-7　踝部腓肠神经的超声检查。SN，腓肠神经。SV，隐静脉（From Tureanu L，Ganapathy S，Nader A：Sciatic nerve block and ankle block. In Benzon HT，Raja SN，Liu SS，et al，editors：Essentials of pain medicine，ed 3，St. Louis，2011，Saunders，pp 607-620.）

肠神经。在超声成像中识别出腓肠神经后，局麻穿刺部位皮肤，然后从超声探头的前方刺入 1.5 英寸、22 G 穿刺针，使用平面内方法在实时超声引导下调整轨迹，直到针尖停在腓肠神经附近。当认为针尖处于满意的位置时，仔细抽吸后，在实时超声引导下确认针尖靠近腓肠神经，但不在神经实质内，注射少量局麻药和类固醇。注射的阻力应很小。确认针尖位置后，将注射器中剩余的药物缓慢注入。然后取下针头，并在注射部位放置无菌压力敷料和冰袋。

副作用和并发症

踝部腓肠神经阻滞的主要副作用是形成瘀斑和血肿。如前所述，阻滞后应持续在注射部位加压以避免瘀斑和血肿的形成。由于使用该技术会引起感觉异常，所以针刺可能会损伤腓肠神经。通过缓慢进针，然后稍微退针，可以避免穿刺针对腓肠神经造成的损伤。如果临床情况表明存在有利的风险获益比，则即使存在增加血肿风险的情况下，也可以使用 25 G 或 27 G 针头在存在抗凝剂的情况下安全地实施该技术。

临床要点

踝关节的腓肠神经阻滞是一种简单的技术，可以极大程度地缓解患者的上述疼痛。神经阻滞前仔细的神经病学评估非常重要，可以避免把已经存在的神经功能损伤归咎于腓肠神经阻滞。这些评估对于足部或脚踝遭受持续创伤的患者以及糖尿病神经病变患者尤其重要，因踝部的腓肠神经阻滞常用于急性疼痛的控制。

腓肠神经卡压或靴综合征表现为足后跟和外侧疼痛。其发生在腓肠神经受外伤或靴子过紧时。也可能发生在踝部骨折和脱臼、血栓性静脉炎、腱鞘炎或该区域的肿瘤或肿块之后。疼痛通常在夜间加重，可使患者从睡眠中惊醒。疼痛为灼热痛，且具有类似腕管综合征的令人不快的感觉障碍。

应当记住，放射到下肢的疼痛最常见原因是腰椎间盘突出症或继发于脊椎退行性关节炎的神经压迫，而不是涉及腓肠神经本身的病变。其他可能与腓肠神经压迫相混淆的疼痛综合征包括胫神经起始处以上的损伤，如坐骨神经损伤，或胫骨远端损伤，如后跗管综合征。通过腰椎的肌电图和 MRI，结合临床病史和体格检查，有助于辨别下肢远端疼痛的原因。

推荐阅读

Brown D: Ankle block. In Brown D, editor: *Atlas of regional anesthesia*, ed 3, Philadelphia, 2006, Saunders, pp 141–143.

Redborg KE, Sites BD, Chinn CD, et al.: Ultrasound improves the success rate of a sural nerve block at the ankle, *Reg Anesth Pain Med* 34:24–28, 2009.

Rickelman T, Boezaart AP: Ankle block. In Boezaart AP, editor: *Anesthesia and orthopaedic surgery*, New York, 2006, McGraw-Hill, p 356.

Sarrafian SK: *Anatomy of the foot and ankle: descriptive, topographic, functional*, ed 2, Philadelphia, 1993, Lippincott, pp 385–389.

Sarrafian SK, Ibrahim IN, Breihan JH: Ankle foot peripheral nerve block for midfoot and forefoot surgery, *Foot Ankle* 4:86–90, 1983.

167

跟腱注射

赵欣　译　吴安石　校

适应证与临床考虑

跟腱在其附着于跟骨处及跟骨附着处以上约 5 cm 的最狭窄处容易发生跟腱炎（图 167-1）。跟腱也容易受反复运动的损伤，由于跟腱无血管的特性，这些运动造成的微损伤往往愈合不佳。跑步常被认为是急性跟腱炎的诱因。跟腱炎经常与相关的肌腱和滑囊关节炎共存，从而增加额外疼痛和功能障碍。如果炎症持续，肌腱周围可能会出现钙沉积，使得后续治疗更加困难。发炎肌腱的持续损伤最终可能导致肌腱断裂（图 167-2）。

跟腱炎通常急性发病，在踝关节过度使用或使用不当后发生。诱发因素可能包括一些活动，如跑步和打网球时的突然停止和启动。运动前不适当拉伸腓肠肌和跟腱，以及喹诺酮类抗生素的使用也与跟腱炎的发生和急性跟腱断裂有关。跟腱炎的疼痛是持续且严重的，并且局限于后踝关节。通常存在严重睡眠障碍。患者可能尝试固定发炎的跟腱而采取扁平足步态以避免跖屈影响肌腱。跟腱炎患者表现为足跖屈肌抵抗时出现疼痛。当足被动跖屈时，能触诊到吱吱响和擦碎声（图 167-3）。如前所述，慢性发炎的跟腱可能会在压力下突然断裂，或在强力注射药物到跟腱的过程中断裂。

所有后踝关节疼痛的患者均应行 X 线平片检查。根据患者的临床表现，还应行其他化验检查，包括全血细胞计数、血沉和抗核抗体检测。若可疑跟腱炎或关节不稳，则应行踝部 MRI 和（或）超声检查（图 167-4 和图 167-5）。放射性核素骨扫描有助于确定在 X 线平片上不能发现的胫骨应力性骨折。下面描述的注射技术既是一种诊断手段也是一种治疗策略。

临床相关解剖

跟腱是人体最厚、最结实的肌腱，但也很容易断裂。腓肠肌的总腱即跟腱，跟腱始于小腿中部，后继续向下附着于跟骨后部，此处可出现炎症（图 167-1 和图 167-5）。跟腱在下行过程中变窄，在跟骨附着点上方约 5 cm 处最为狭窄。这个最狭窄处也容易发生肌腱炎。滑囊位于跟腱、胫骨底部和跟骨后侧上方之间。共存的跟腱炎也可引起该滑囊炎，并可混淆临床征象。

操作技术

体表标志技术

向患者解释该注射技术的目的。患者取俯卧位，使发炎的脚悬在桌子边上。足轻轻背屈以便识别肌腱边

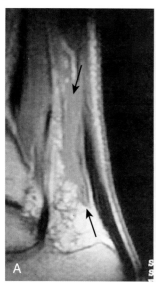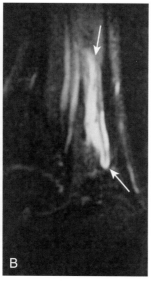

图 167-1　跟腱腱鞘炎和腱鞘周围炎：MRI。在一名足球运动员，矢状面 T1 加权（TR/TE，700/15）自旋回波 MR 图像（A）显示跟腱前脂肪体内的中等信号强度的不规则区域（箭头）。矢状面短 TI 反转恢复（TR/TE，5000/22；反转时间，150 ms）MR 图像（B）显示跟腱前的高强度信号（箭头）（Courtesy C. Wakeley，MD，Bristol，UK；from Resnick D：Diagnosis of bone and joint disorders，ed 4，Philadelphia，2002，Saunders.）

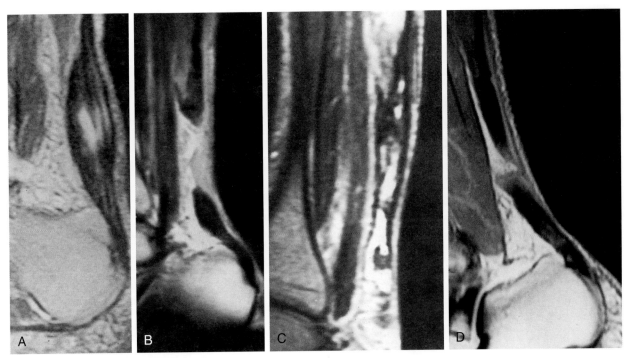

图 167-2　部分或完全撕裂的慢性跟腱炎：MRI。**A**.部分撕裂。矢状面 T2 加权成像（TR/TE，2000/70）自旋回波 MRI 显示增大的跟腱包含高信号强度的不规则区域。**B**.完全撕裂。矢状面中等加权（TR/TE，3000/30）自旋回波 MR 图像显示跟腱完全断裂，近端节段信号强度不均匀。可见急性撕裂肌腱周围高信号强度的水肿和出血。**C**.完全撕裂。矢状面 T2 加权成像（TR/TE，1800/80）脂肪抑制自旋回波 MR 图像显示急性和完的跟腱撕裂，具有多个高信号强度区域。**D**.完全撕裂。矢状面中等加权（TR/TE，2000/20）自旋回波 MR 显示慢性撕裂，其特点是跟腱完全断裂（Courtesy D. Levey，MD，Corpus Christi，Texas；A，B，and D from Resnick D：Diagnosis of bone and joint disorders，ed 4，Philadelphia，2002，Saunders.）

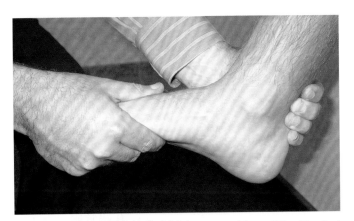

图 167-3　诱发跟腱炎的弹响征（From Waldman SD：Physical diagnosis of pain，Philadelphia，2005，Saunders.）

缘，避免直接注射到肌腱中。识别出肌腱附着点或附着点上方约 5 cm 的最狭窄处，用无菌标记笔进行标记（图 167-6）。

　　用消毒液对皮肤进行适当的消毒准备。用无菌注射器抽取 2 ml 0.25% 不含防腐剂的布比卡因和 40 mg 甲泼尼龙，连接到 1.5 英寸、25 G 穿刺针上。采取严格的无菌技术，触诊之前的标记点。从标记点进针，沿肌腱

边缘，穿透皮肤和皮下组织缓慢进针，注意不要进入肌腱组织（图 167-7）。将注射器中药物轻柔注入，同时缓慢退针。注射时阻力应该很小。如果注射有明显的阻力，针尖可能在跟腱组织中，此时应缓慢退针直到注射没有明显的阻力。然后拔出针，在注射部位无菌加压包扎和放置冰袋。超声引导可能有助于避免注射到发炎的肌腱组织中。

超声引导技术

　　在超声引导下跟腱注射时，患者俯卧位，脚踝悬于桌子边缘。将高频线阵超声探头横向放置于肌腱在跟骨附着点的上方，对跟腱进行识别（图 167-8 和图 167-9）。用消毒液对皮肤进行适当消毒。用无菌注射器抽取 2 ml、0.25% 不含防腐剂的布比卡因和 80 mg 甲泼尼龙，连接到 1.5 英寸、22 G 穿刺针上。针头放置在距超声探头上缘中点约 1 cm 处，采用实时超声引导下平面外入路调整进针轨迹，使针头接近跟腱，但不要进入跟腱组织内。仔细抽吸后缓慢注药。应保持最小阻力注射。患者在注药过程可能会感到疼痛加剧。

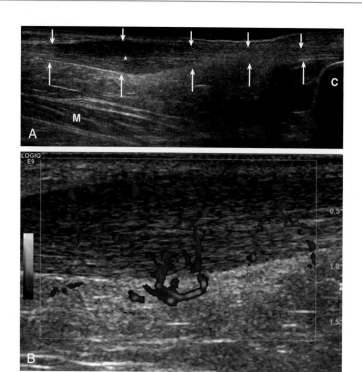

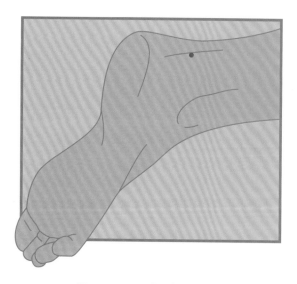

图 167-6 跟腱注射进针点

图 167-4 **A**.跟腱病患者的纵向超声图像。跟腱（白色箭头）附着于跟骨（C），并且位于 Kager 脂肪垫和底层的小腿后区肌群（M）的表面。肌腱中间部分呈低回声改变的梭形增厚（星号）。**B**.局部能量多普勒图像还显示肌腱增厚以及肌腱组织内存在明显新生血管区域（From Waldman SD，Campbell RSD：Achilles tendinitis. In Imaging of pain，Philadelphia，2011，Saunders.）

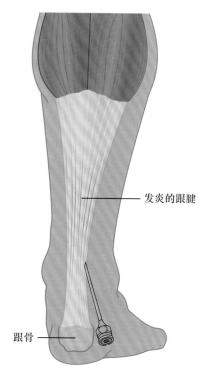

发炎的跟腱

跟骨

图 167-7 跟腱注射的正确进针位置

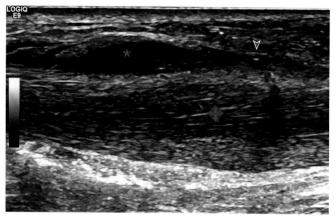

图 167-5 跟腱纵向超声图像。注意符合肌腱病变的跟腱不均匀回声（十字号）。注意注射针的腱旁下位置（箭头）及腱旁和肌腱之间的液体（星号）

副作用和并发症

该注射技术的主要并发症是感染，若执行严格的无菌技术，则感染极其罕见。注射本身会导致跟腱损伤。如果高度发炎或先前受损的肌腱被直接注射，则肌腱很容易断裂。如果临床医师操作轻柔并在遇到阻力时立即停止注射，则此并发症的风险可以大大降低。大约 25% 的患者接受该注射治疗后会有一过性疼痛增加，应该提前告知患者。

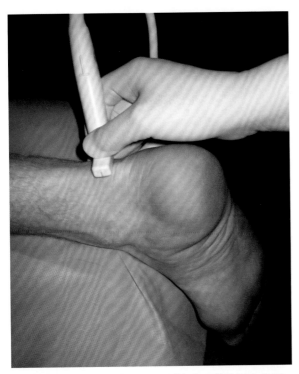

图 167-8　跟腱评估和跟腱注射时正确的探头位置

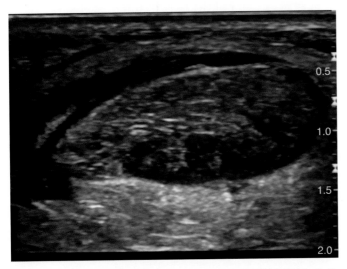

图 167-9　跟腱的横向超声图像。注意发炎跟腱周围包绕的液体

临床要点

该注射技术对治疗继发于上述疾病的后踝疼痛是非常有效的。并存的滑囊炎和关节炎也可能增加后踝疼痛，可能需要额外的更精准的局麻药和皮质醇制剂的注射治疗。如果十分熟悉注射相关部位的局部解剖，则该技术是安全的。使用此技术时应注意无菌操作以避免感染；操作者应严格采用预防措施避免可能的风险出现。注射后立即按压注射点可以减少血肿和瘀斑的形成。患者接受该治疗几天后，应辅以物理治疗法，包括局部热敷和轻柔的关节活动练习。应避免剧烈运动，这会加重患者的症状。简单的镇痛药和非甾体抗炎药可与该注射技术同时使用。

推荐阅读

Damuth E, Heidelbaugh J, Malani PN, Cinti SK: An elderly patient with fluoroquinolone-associated Achilles tendinitis, *Am J Geriatr Pharmacother* 6:264–268, 2008.

De Simone C, Guerriero C, Giampetruzzi AR, et al.: Achilles tendinitis in psoriasis: clinical and sonographic findings, *J Am Acad Dermatol* 49:217–222, 2003.

Lesic A, Bumbasirevic M: Disorders of the Achilles tendon, *Curr Orthop* 18:63–75, 2004.

Waldman SD: Achilles tendinitis. In *Pain review*, Philadelphia, 2009, Saunders, p 325.

Waldman SD: Ultrasound-guided intra-articular injection technique for Achilles tendinitis. In *Comprehensive atlas of ultrasound guided pain management injection techniques*, Philadelphia, 2014, Lippincott, pp 1096–1101.

Waldman SD, Campbell RSD: Achilles tendinitis. In *Imaging of pain*, Philadelphia, 2011, Saunders, pp 427–428.

168

跟腱囊注射

赵欣 译 吴安石 校

适应证与临床考虑

滑囊由滑膜囊组成，其作用是是肌肉和肌腱在重复运动时相互之间易于滑动。这些滑膜囊内衬滑膜，滑膜的血管网可分泌滑液。滑囊的炎症可导致滑液分泌增多而引起滑囊肿胀。当过度使用关节或使用不当时，滑囊会发炎、肿胀，极少见的情况下会出现感染。虽然患者滑囊的数量、大小和位置存在个体差异，解剖学家还是确认了大量跟临床相关的滑囊，包括跟腱囊。跟腱囊，也被称为跟骨后囊，位于跟腱下方，跟腱即腓肠肌附着于跟骨后的肌腱（图168-1）。滑囊也可以存在于跟腱表面称为皮下囊（图168-2）。这种滑囊可由单个滑膜囊组成，也可由多个分隔的滑膜囊串组成。

跟腱滑囊炎患者表现为脚后跟疼痛和跟腱前方的压痛。跟腱滑囊炎患者可能主诉当足完全被动跖屈时疼痛增加。尤其是需要重复跖屈的活动（如跑步）会使疼痛加重，休息和热疗能缓解部分疼痛。患者通常无法跖脚站立或上楼梯。疼痛表现为持续酸痛并且可能干扰睡眠。共存的跟腱炎、关节炎或踝关节内紊乱可混淆膝关

节受损后的临床表现。如果跟腱滑囊炎转变为慢性，则可能出现滑囊钙化。

体格检查可发现跟腱前方（跟骨附着点处）有点状压痛。滑囊周围肿胀并有积液包裹。主动抵抗足的跖屈会产生疼痛。查体时阻力突然释放可明显加重疼痛。跟腱囊发生类似髌前囊感染这种情况很罕见。

膝关节 X 线平片检查可显示滑囊和相关结构的钙化（包括跟腱），这与慢性炎症的表现一致（图168-3）。若怀疑滑囊炎、关节内部结构紊乱、隐匿性肿物、踝部肿瘤或跟腱病，可行 MRI 检查和（或）超声检查以帮助确定诊断。肌电图有助于跟腱滑囊炎与神经病变、腰部神经根病和神经丛病变的鉴别诊断。下述的注射技术既是诊断技术也是治疗方法。

临床相关解剖

跟腱囊位于跟腱、胫骨底部和跟骨后部之间（图168-4）。过度使用、使用不当或直接创伤后此囊易发生炎症。跟腱是人体最厚最结实的肌腱，但也很容易断

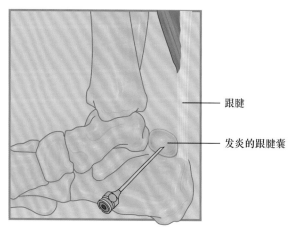

图 168-1　跟腱囊注射时正确进针点

跟腱

发炎的跟腱囊

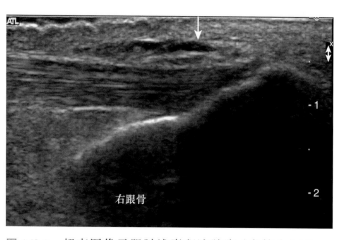

右跟骨

图 168-2　超声图像示跟腱浅囊积液肿胀（白箭头）（From Cho K-H，Khin-Lin Wansaicheong G：Ultrasound of the foot and ankle. Ultrasound Clin 7［4］：487-503，2012.）

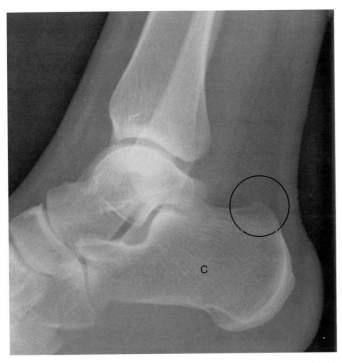

图 168-3　正常跟骨后囊。跟骨后上方和跟腱远端之间的连接组织的脂肪密度正常（圈）。C，跟骨（From Hochman MG, Ramappa AJ, Newman JS, Farraher SW: Imaging of tendons and bursae. In Weissman BN, editor: Imaging of arthritis and metabolic bone disease, Philadelphia, 2009, Saunders.）

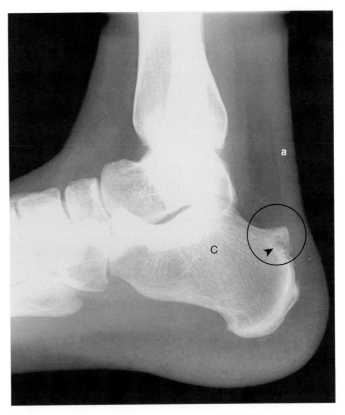

图 168-4　类风湿关节炎患者的跟骨后滑囊炎。跟骨后脂肪被跟骨后囊中的液体掩盖而模糊。由于滑囊炎，跟骨上形成侵蚀（箭头的头）。a，跟腱；C，跟骨（From Hochman MG, Ramappa AJ, Newman JS, Farraher SW: Imaging of tendons and bursae. In Weissman BN, editor: Imaging of arthritis and metabolic bone disease, Philadelphia, 2009, Saunders.）

裂。腓肠肌腱的总腱即跟腱，跟腱始于小腿中部并持续向下走行，附着于后跟骨，附着处易发生炎症（见图 168-1）。跟腱下行过程中逐渐变窄，在跟骨附着点上约 5 cm 处最狭窄。在此最狭窄处易发生肌腱炎。附着点处肌腱炎和跟腱滑囊炎症状相似从而使诊断困难。

操作技术

体表标志技术

　　向患者解释该注射技术的目的。患者取俯卧位，患足悬于桌子边缘。足轻微背屈以便识别附着点处肌腱的内侧缘，避免直接注射到肌腱内。确定肌腱前的痛点并用无菌标记笔标记（图 168-5）。

　　对皮肤进行适当消毒。用无菌注射器抽取 2 ml、0.25% 不含防腐剂的布比卡因和 40 mg 甲泼尼龙，连接到 1.5 英寸、25 G 穿刺针上。采用严格无菌技术，触诊之前的标记点。针头与肌腱成直角小心插入，调整进针方向直到针尖到达跟腱前方跟腱囊位置（见图 168-1）。注意不要进入跟腱组织。轻柔推注药液并保持最小阻力

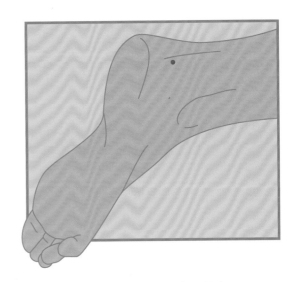

图 168-5　跟腱囊注射进针点

注射。如果注射遇阻力，针尖可能已经进入跟腱组织内，应该稍后退针尖直到没有明显阻力再注射。然后拔出针，对穿刺点进行无菌加压包扎并放置冰袋。

超声引导技术

进行超声引导下跟腱囊注射时，患者取俯卧位，患足悬于桌子边缘。患者保持该体位，高频线阵超声探头纵向放置，使超声探头下缘正好位于跟骨跟腱止点的正上方。确定跟腱与各滑囊位置（图 168-6）。用消毒液对跟腱上皮肤进行适当消毒。用无菌注射器抽取 2 ml、0.25% 不含防腐剂的布比卡因和 80 mg 甲泼尼龙，连接到 1.5 英寸、22 G 穿刺针上。将针头置于超声探头后缘中点上约 1 cm 处，采用平面外入路，实时超声引导下调整针头轨迹，使针尖进入滑囊内，但是不要进入跟腱组织。仔细回抽后，缓慢注入药液。应保持最小的注射阻力。患者在注射期间可能会感到疼痛加剧。

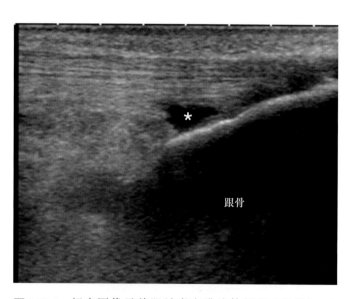

图 168-6　超声图像示前跟腱囊充满液体扩张（星号）。少量的液体被认为是生理性的。但是，大量液体伴随血管增多或压迫性疼痛被认为是典型滑囊炎的表现（From Cho K-H, Khin-Lin Wansaicheong G：Ultrasound of the foot and ankle. Ultrasound Clin 7：487-503，2012. ）

副作用和并发症

该注射技术的主要并发症是感染，若执行严格的无菌技术，则感染极其罕见。注射本身会导致跟腱损伤。如果高度发炎或先前受损的肌腱被直接注射，则肌腱很容易断裂。如果临床医师操作轻柔并在遇到阻力时立即停止注射，那么这种并发症的风险可以大大降低。大约 25% 的患者接受该注射治疗后会有一过性疼痛增加，应该提前告知患者。

临床要点

该注射技术对治疗继发于上述疾病的后踝疼痛是非常有效的。并存的跟腱炎和关节炎也可能增加后踝疼痛，可能需要额外的更精准的局麻药和皮质醇制剂的注射治疗。如果十分熟悉注射相关部位的解剖，该技术是安全的。使用该技术时应注意无菌操作以避免感染；操作者应严格采用预防措施避免可能的风险出现。注射后立即按压注射点可以减少血肿和瘀斑的形成。患者接受该治疗几天后，应辅以物理治疗法，包括局部热敷和轻柔的关节活动练习。应避免剧烈运动，这会加重患者的症状。常用的镇痛药和非甾体抗炎药可与该注射技术同时使用。

推荐阅读

Aronow MS: Posterior heel pain (retrocalcaneal bursitis, insertional and non-insertional Achilles tendinopathy), *Clin Podiatr Med Surg* 22:19–43, 2005.

Hochman MG, Ramappa AJ, Newman JS, Farraher SW: Imaging of tendons and bursae. In Weissman BN, editor: *Imaging of arthritis and metabolic bone disease*, Philadelphia, 2009, Saunders, pp 196–238.

Lesi A, Bumbasirevi M: Disorders of the Achilles tendon, *Curr Orthop* 18:63–75, 2004.

Van der Wall H, Lee A, Magee M, et al.: Radionuclide bone scintigraphy in sports injuries, *Semin Nucl Med* 40:16–30, 2010.

Vyce SD, Addis-Thomas E, Mathews EE, Perez SL: Painful prominences of the heel, *Clin Podiatr Med Surg* 27:443–462, 2010.

169

跟腓韧带注射

赵欣 译 吴安石 校

适应证与临床考虑

跟腓韧带，也称腓跟韧带，当踝关节突然翻转时该韧带容易受损（如从高台突然跌落），或者由于韧带过度使用和使用不当，比如在松软或不平整的路面长跑，韧带也容易受损。跟腓韧带扭伤的患者疼痛部位在外踝的前下方。踝关节突然内翻会加剧疼痛。体格检查发现外踝下有压痛点。急性损伤时，韧带伤可能有瘀斑出现。踝关节被动内翻会加重疼痛。并存的滑囊炎、踝关节和距下关节炎可混淆临床征象。

所有踝关节疼痛患者均应行 X 线平片检查。根据患者临床表现，还应行其他的实验室检查，包括全血细胞计数、血沉及抗核抗体检测。若可疑跟腓韧带断裂、关节不稳、隐匿性肿物或者肿瘤，则应行 MRI 和（或）超声检查（图 169-1）。

临床相关解剖

踝关节是胫骨远端、两个踝部和距骨之间的铰链式关节。关节表面覆盖着透明软骨，易患关节炎。关节被一层致密的囊包绕，有助于强化脚踝力量。关节囊衬有滑膜，滑膜附着在关节软骨上。踝关节受腓深神经和胫神经支配。

踝关节的韧带主要包括距腓、腓跟前、腓跟以及腓跟后韧带，这些韧带给踝关节提供主要支撑力。跟腓韧带不如三角韧带强壮，容易拉伤。跟腓韧带从外踝前缘延伸至跟骨外侧（图 169-2 和图 169-3）。

操作技术

体表标志技术

向患者解释该注射技术的目的。患者取仰卧位，用消毒液对外踝部皮肤进行适当消毒准备。用无菌注射器抽取 2 ml、0.25% 不含防腐剂的布比卡因和 40 mg 甲泼尼龙，连接到 1.5 英寸、25 G 穿刺针上。严格遵守无菌技术，下肢轻微内收，找到外踝下缘（图 169-4）。在这一点下 0.5 英寸处，小心地以与踝成 30° 角进针，依次通过皮肤和皮下组织，至碰到外踝下缘（图 169-2）。然后稍后退针头，轻柔注药。注射过程中会感到轻微阻力。如果遇到明显的阻力，针可能在韧带中，应该退针

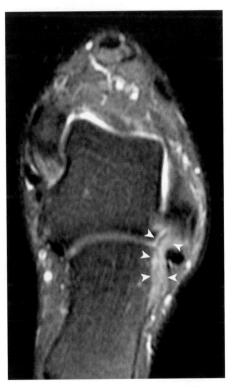

图 169-1 一位 43 岁脚踝扭伤的女性。斜冠状位（50° 角），脂肪抑制，质子密度加权（TR/TE，2800/34）影像显示跟骨和腓踝之间的低信号结构无显影。周围软组织有明显水肿改变（箭头的头）。基于普通 MRI 检查结果初步判断为跟腓韧带断裂（From Chou MC, Yeh LR, Chen CK, et al: Comparison of plain MRI and MR arthrography in the evaluation of lateral ligamentous injury of the ankle joint. J Chin Med Assoc 69：26-31, 2006.）

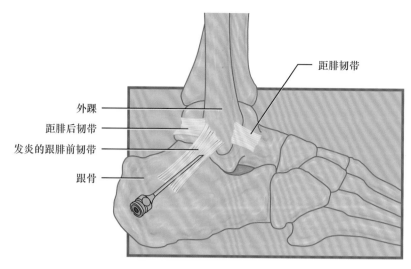

图 169-2　跟腓韧带注射进针点

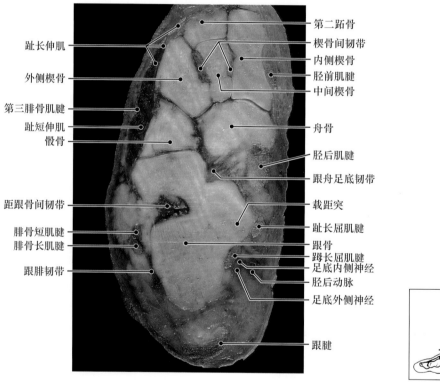

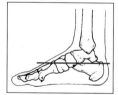

图 169-3　踝的解剖（From Kang HS，Ahn JM，Resnick D：MRI of the extremities：an anatomic atlas，ed 2，Philadelphia，2002，Saunders.）

直到没有明显阻力再注射。结束拔出针头，对穿刺点进行无菌加压包扎并放置冰袋。

超声引导技术

超声检查跟腓韧带时，患者取仰卧位，外侧腿轻微蜷曲。高频线阵探头纵向放置，探头上缘位于外踝的底部，探头上缘向前踝关节旋转，使探头下缘指向跟骨（图 169-5）。图示高回声跟腓韧带从外侧跟骨延伸至腓骨外踝（见图 169-5）。确定跟腓韧带位置后，穿刺针从距超声探头后缘中点 1 cm 处刺入皮肤，采用平面外技术，超声实时引导下调整进针路径，直至针尖到达韧带附近，不要刺入韧带中。仔细抽吸后，缓慢注药。注射过程中应保持最小阻力。患者在注射过程中可能会感到疼痛加剧。

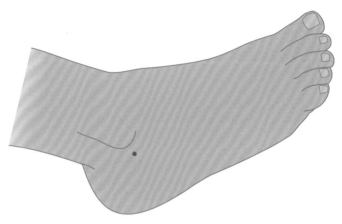

图 169-4　跟腓韧带注射进针点

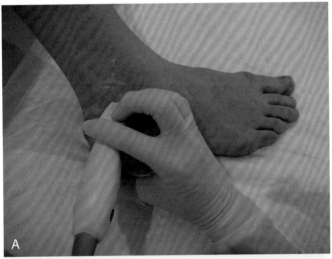

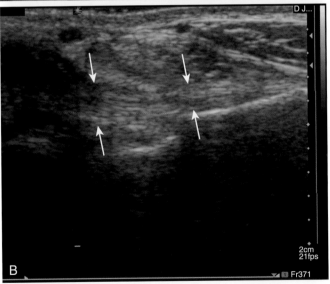

图 169-5　跟腓韧带（FCL）。**A**. 患者仰卧，显露外踝，足轻微内翻，探头平行于足背放置检查 FCL。**B**. 探头位于（**A**）图中位置时，FCL 的超声图像（From Wilson D, Allen G: Ultrasound of the ankle and foot. In Allan PL, Baxter GM, Weston MJ, editors: Clinical ultrasound, ed 3, Edinburgh, 2011, Churchill Livingstone, pp 1093-1108. ）

副作用和并发症

该注射技术的主要并发症是感染，若严格无菌操作，则感染极其罕见。约 25% 的患者在跟腓韧带注射后会有一过性疼痛增加，应提前告知患者。在拉伤韧带周围应轻柔注药，以免进一步损伤已经受损的韧带。

临床要点

该注射技术对治疗继发于跟腓韧带损伤的疼痛是非常有效的。并存关节炎、滑囊炎及跟腱炎可能增加外踝疼痛，可能需要额外的更精准的局麻药和皮质醇制剂的注射治疗。如果十分熟悉注射相关部位的解剖，该技术是安全的。使用此技术时应注意无菌操作以避免感染；操作者应严格采用预防措施以避免可能的风险出现。注射后立即按压注射点可以减少血肿和瘀斑的形成。患者接受这种治疗几天后，应辅以物理疗法，包括局部热敷和轻柔的关节活动练习。应避免剧烈运动，以免加重患者的症状。常用的镇痛药和非甾体抗炎药可与该注射技术同时使用。

推荐阅读

Amaral De Noronha M, Borges Jr NG: Lateral ankle sprain: isokinetic test reliability and comparison between invertors and evertors, *Clin Biomech (Bristol, Avon)* 19:868–871, 2004.

Chou MC, Yeh LR, Chen CK, et al.: Comparison of plain MRI and MR arthrography in the evaluation of lateral ligamentous injury of the ankle joint, *J Chin Med Assoc* 69:26–31, 2006.

Hunt GC: Injuries of peripheral nerves of the leg, foot and ankle: an often unrecognized consequence of ankle sprains, *Foot* 13:14–18, 2003.

van Rijn RM, van Os AG, Bernsen RM, et al.: What is the clinical course of acute ankle sprains? A systematic literature review, *Am J Med* 121:324–331 e7. 2008.

Weber JM, Maleski RM: Conservative treatment of acute lateral ankle sprains, *Clin Podiatr Med Surg* 19:309–318, 2002.

170

腓骨肌腱注射

赵欣 译 吴安石 校

适应证与临床考虑

腓骨长肌和短肌的肌腱容易发生肌腱炎和腱鞘炎。这些肌腱易受重复运动的影响，由于肌腱无血管，这些运动可导致愈合不佳的微小损伤。在跑步和打网球时的外翻损伤往往是急性腓骨肌腱炎的诱发因素。腓骨肌腱的肌腱炎常与踝关节相关滑囊的滑囊炎共存，从而增加额外的疼痛和功能障碍。若炎症持续发展，则在肌腱和腱鞘周围可能发生钙沉积，使后续治疗更加困难（图170-1）。继续损伤发炎的肌腱最终可导致肌腱断裂（图170-2）。

腓骨肌腱炎的发病通常是急性的，往往在踝关节过度使用或使用不当后出现。诱发因素包括在跑步或者打网球时脚踝的外翻损伤。与急性跟腱断裂相同，运动前腓骨长肌、腓骨短肌和肌腱不当的拉伸也与腓骨肌腱炎发病相关。腓骨肌腱炎的疼痛是持续性剧痛，疼痛定位于后踝。患者往往主诉有严重睡眠障碍。腓骨肌腱炎患者表现为踝关节和足的外侧疼痛并抵抗足的外翻。当足被动外翻时，能触到吱吱响和磨碎声。如前所述，压力或用力注射操作中将药物注射到肌腱中可引起慢性发炎的腓骨肌腱突然断裂。

所有外踝疼痛的患者均应行X线平片检查。根据患者的临床表现，还应行其他的实验室检查，包括全血细胞计数、血沉和抗核抗体检测。如果怀疑有腓骨肌腱炎、撕裂、断裂和（或）关节不稳定，还应行MRI检查或超声检查（图170-3和图170-4）。放射性核素骨扫描有助于确定在平片上未发现的胫骨应力性骨折。下面介绍的注射技术既是诊断手段也是治疗方法。

临床相关解剖

腓骨长肌、腓骨短肌及其相关肌腱一起走行于一个

独立的滑膜鞘内（图170-5和图170-6）。腓骨长肌腱在外踝的后面穿过，然后转向内走行于骰骨上，并通过足底止于第一跖骨基底。在肌腱的每一个相交处可有一个籽骨。腓骨短肌腱也通过外踝的后方，然后在腓骨长肌腱的上方沿外踝向前走行，并止于第五跖骨基底。

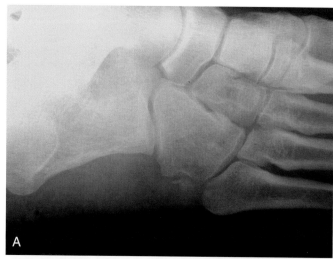

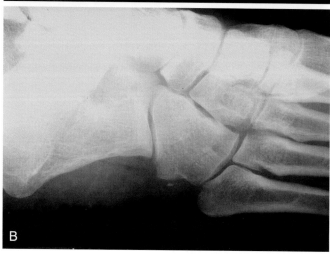

图170-1　**A**. 右足斜位X线平片显示腓骨长肌腱内有钙化沉积。**B**. 3个月后复查X线影像显示右足肌腱内钙化吸收（From Brinsden MD，Wilson JH：Acute calcific tendinitis of the peroneus longus tendon. Inj Extra 36：426-427，2005.）

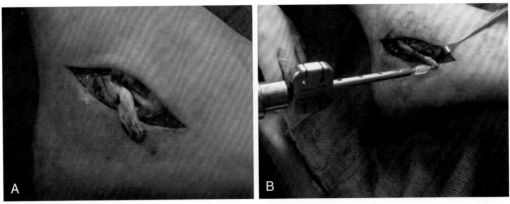

图 170-2　A 和 B，照片显示在骰骨管内的腓骨长肌完全断裂，需要用螺钉固定在骰骨上（From Cerrato RA，Myerson MS：Peroneal tendon tears，surgical management and its complications. Foot Ankle Clin 14：299-312，2009.）

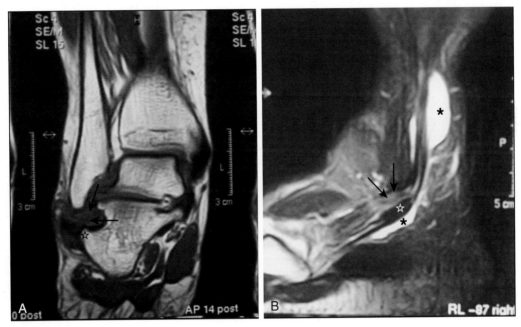

图 170-3　右足和踝的冠状位 MRI 显示腓骨短肌腱（黑色箭头）和肥大的腓骨结节（星号）。B，右足和踝的矢状位 MRI 示腓骨肌腱鞘渗出（黑色星号），腓骨短肌腱信号增强（黑色箭头），肿大的腓骨结节（白色星号）（From Boya H，Pinar H：Stenosing tenosynovitis of the peroneus brevis tendon associated with hypertrophy of the peroneal tubercle. J Foot Ankle Surg 49：188-190，2010.）

操作技术

体表标志技术

向患者解释该注射技术的目的。患者仰卧位，用消毒液对外踝下部皮肤进行消毒。用无菌注射器抽取 2 ml、0.25% 不含防腐剂的布比卡因和 40 mg 甲泼尼龙，连接到 1.5 英寸、25 G 穿刺针上。采用严格无菌技术，足尽量外翻，确定外踝的下缘并向前追踪腓骨肌腱的走行，直到触诊到肌腱的 V 型分叉（图 170-7）。在这点上，小心地与踝成 30° 角进针，穿过皮肤和皮下组织向外

踝方向，直到进入联合肌腱的腱鞘（见图 170-5）。轻柔注药。应该保持最小阻力注射。如果遇到明显阻力，针尖可能已经在肌腱内，应该稍退针直到没有明显阻力再注射。药液应该使腱鞘扩张成热狗的形状。然后拔针，穿刺点无菌加压包扎并放置冰袋。

超声引导技术

在超声引导下行腓骨肌腱注射时，将患者置于侧曲位，患腿置于折叠的毯子上。当患者处于这个位置时，高频线阵超声探头横向放置在外踝后上方（图 170-8）。

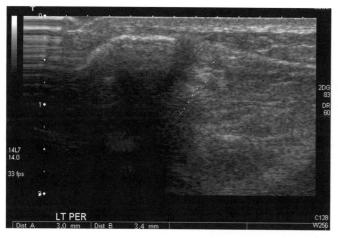

图 170-4 腓骨长肌腱炎注射后的超声图像显示肌腱完全断裂（From Borland S，Jung S，Hugh IA：Complete rupture of the peroneus longus tendon secondary to injection. Foot［Edinb］19：229-231，2009.）

腓骨肌腱与外踝相邻（图 170-9）。腓骨长肌腱与腓骨短肌腱平行。缓慢向下移动超声探头，扁平的腓骨短肌腱出现在腓骨长肌腱前内侧。继续下移探头，腓骨短肌腱会移动到腓骨长肌腱上方。在踝关节下方区域，当腓骨短肌腱经过跟骨结节上方和腓骨长肌腱经过跟骨结节下方时，可以看到肌腱分叉（图 170-10）。当看到腓骨肌腱时，用无菌注射器抽取 2 ml、0.25% 不含防腐剂的布比卡因和 80 mg 甲泼尼龙，连接到 1.5 英寸、22 G 穿刺针上。在距离超声探头上缘中点约 1 cm 处穿破皮肤进针，采用平面外技术，超声实时引导进针路线直至针头到达肌腱附近，但不要进入肌腱组织。仔细回抽后，缓慢注药。注药时应保持最低阻力。患者在注药时可能会感到疼痛加重。

副作用和并发症

该注射技术的主要并发症是感染，如果严格遵循无菌技术，感染应该是非常罕见的。注射本身会导致跟腱损伤。如果直接注射入高度发炎或先前受损的肌腱，则肌腱很容易断裂。如果临床医生操作轻柔，并且遇到明显的注射阻力时立即停止注射，则该并发症的风险可以大大降低。大约 25% 的患者注射后会有短暂的疼痛加重，应提前告知患者。

临床要点

该注射技术对治疗继发于上述疾病的外踝疼痛是非常有效的。并存的滑囊炎和关节炎也可能增加外踝疼痛，可能需要额外的更精准的局麻药和皮质醇制剂的注射治疗。如果十分熟悉注射部位的临床相关解剖，则该技术是安全的。使用此技术时应注意无菌操作以避免感染；操作者应严格采用预防措施避免可能的风险出现。注射后立即按压注射点可以减少血肿和瘀斑的形成。患者接受这种治疗几天后，应辅以物理治疗，包括局部热敷和轻柔的关节活动练习。应避免剧烈运动，这会加重患者的症状。常用的镇痛药和非甾体抗炎药可与此注射技术同时使用。

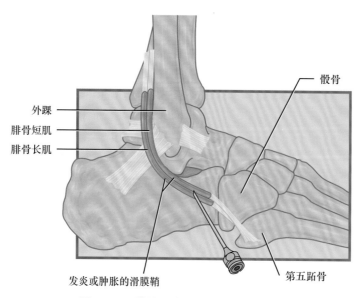

图 170-5 腓骨肌腱注射正确的进针点

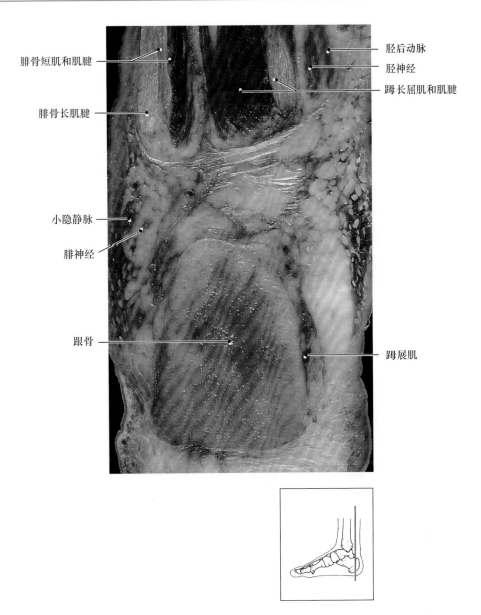

图 170-6　腓骨长肌和腓骨短肌及相关结构的解剖（From Kang HS，Ahn JM，Resnick D：MRI of the extremities：an anatomic atlas，ed 2，Philadelphia，2002，Saunders.）

图中标注：腓骨短肌和肌腱、腓骨长肌腱、小隐静脉、腓神经、跟骨、胫后动脉、胫神经、姆长屈肌和肌腱、姆展肌

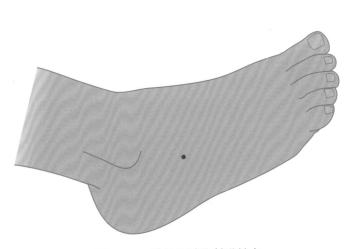

图 170-7　腓骨肌腱注射进针点

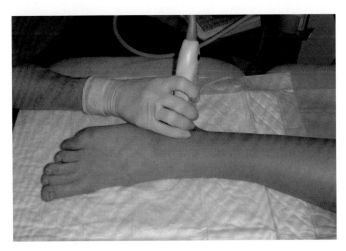

图 170-8　检查外踝肌腱时患者稍侧卧，使外踝位于最上方

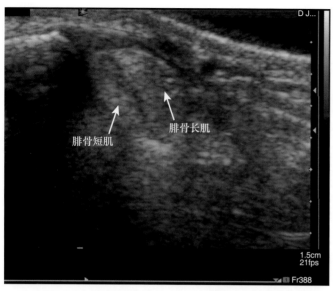

图 170-9　腓骨肌腱在外踝水平的横向超声图像（From Wilson D，Allen G：Ultrasound of the ankle and foot. In Allan PL，Baxter GM，Weston MJ，editors：Clinical ultrasound，ed 3，Edinburgh，2011，Churchill Livingstone，pp 1093-1108. ）

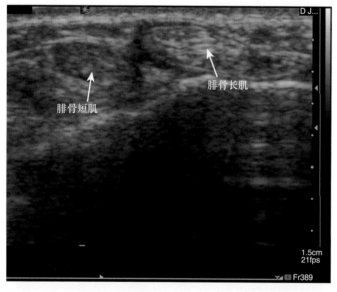

图 170-10　腓骨肌腱在腓骨结节水平的横向超声图像（From Wilson D，Allen G：Ultrasound of the ankle and foot. In Allan PL，Baxter GM，Weston MJ，editors：Clinical ultrasound，ed 3，Edinburgh，2011，Churchill Livingstone，pp 1093-1108. ）

推荐阅读

Borland S, Jung S, Hugh IA: Complete rupture of the peroneus longus tendon secondary to injection, *Foot (Edinb)* 19:229–231, 2009.

Boya H, Pinar H: Stenosing tenosynovitis of the peroneus brevis tendon associated with hypertrophy of the peroneal tubercle, *J Foot Ankle Surg* 49:188–190, 2010.

Brinsden MD, Wilson JH: Acute calcific tendinitis of the peroneus longus tendon, *Inj Extra* 36:426–427, 2005.

Lamm BM, Myers DT, Dombek M, et al.: Magnetic resonance imaging and surgical correlation of peroneus brevis tears, *J Foot Ankle Surg* 43:30–36, 2004.

171

跖筋膜炎注射

杨宜南　译　吴安石　校

适应证与临床考虑

跖筋膜炎的主要特点是足底面脚跟处疼痛，压痛明显。跖筋膜炎的发病率女性是男性的两倍，多认为来源于跖筋膜的炎症。跖筋膜炎可以单独发生，也可以是全身炎症反应的一部分，如类风湿性关节炎、赖特综合征或痛风。易患跖筋膜炎的高危因素有：肥胖，光脚或长时间穿拖鞋走路及高强度的有氧运动。通常直接诊断跖筋膜炎虽然不难，但偶尔其他足部疾病也会有类似表现，应注意鉴别（框 171-1）。

跖筋膜炎的疼痛出现在不负重后第一次着地行走时最为严重，长时间站立或行走后疼痛加重。跖筋膜炎没有特征性的影像学表现，但放射性核素骨扫描能发现跖筋膜在跟骨结节内侧的附着点处的显像明显。

查体表现：患者足底跟骨结节内侧有压痛点。跖筋膜向足趾延伸处也可存在压痛点。足趾背屈会使跖筋膜绷紧，沿筋膜从足跟到前脚掌触诊，可加重疼痛。

所有可疑跖筋膜炎的患者均需行 X 线平片检查，以排除隐匿性的骨病和肿瘤。根据患者的临床表现，还需补充实验室检查，包括血常规、前列腺特异抗原、血沉、抗核抗体检测。如果结果提示是跖筋膜炎、隐匿性骨病或肿瘤，需进一步完善 MRI 检查和超声检查（图 171-1）。放射性核素骨扫描有助于排除 X 线平片上未见的应力性骨折。后文所述的注射技术既是诊断手段，也是治疗方法。

临床相关解剖

跖筋膜是由紧密附着在足底皮肤上的致密结缔组织构成。其附着于跟骨粗隆内侧，向前走行，分成五束，每束走向一个足趾（图 171-2）。

框 171-1　可出现类似跖筋膜炎症状表现的疾病
跖筋膜撕裂
跟骨滑囊炎
骨挫伤
足跟内侧神经卡压
类风湿性关节炎
赖特综合征
强直性脊柱炎
骨髓炎
跟骨应力性骨折
跗管综合征

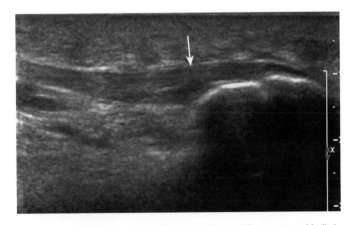

图 171-1　跖筋膜炎。跖筋膜的长轴超声图像显示此跖筋膜炎患者的跖筋膜增厚，表现为一处低回声区厚度达 6 mm（箭头）（From Blankenbaker DG，De Smet AA：The role of ultrasound in the evaluation of sports injuries of the lower extremities. Clin Sports Med 25：867-897，2006.）

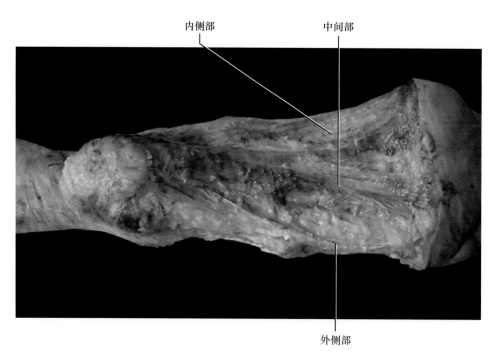

内侧部   中间部

外侧部

图 171-2   跖筋膜。为了更好地暴露跖筋膜，足底皮下组织已切除。跖筋膜由中间部和两边较薄的侧部构成（译者注：中间部也称足底腱膜，两侧为足底内侧筋膜和足底外侧筋膜）。内侧部与踇展肌筋膜相连，外侧部与小趾展肌筋膜相连。所有跖筋膜的胶原纤维束向后汇聚在跟骨，向前分别连于每个趾骨（From Stecco C，Hammer W，Vleeming A，De Caro R，editors. Fasciae of the lower limb. In Functional atlas of the human fascial system，Edinburgh，2015，Churchill Livingstone，pp 289-366.）

操作技术

体表标志技术

向患者解释该注射技术的目的。患者取仰卧位，通过触诊确定足跟内侧的穿刺点（图 171-3）。然后对穿刺部位的皮肤进行消毒。将含 2 ml 的 0.25% 不含防腐剂的布比卡因和 40 mg 甲泼尼龙的无菌注射器连接到 1.5 英寸、25 G 穿刺针上。穿刺针与皮肤垂直进入预先标定的部位，针尖指向跟骨内侧面中心点，缓慢进针至针尖触及骨质（图 171-4）。然后从骨膜稍退针尖，边退针边缓慢将注射器药物推注完毕。足跟的封闭性决定

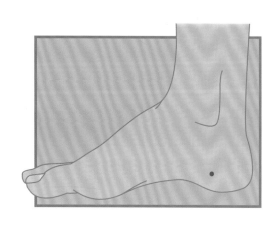

图 171-3   跖筋膜炎注射针头穿刺部位

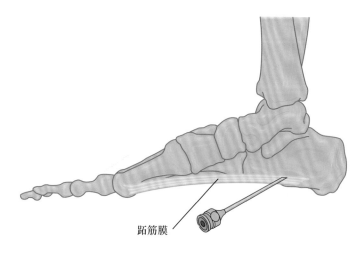

跖筋膜

图 171-4   跖筋膜炎注射正确的进针位置

了给药时会有一定的阻力。

超声引导技术

　　在超声引导下跖筋膜注射操作，患者需俯卧位，脚踝悬于床沿。摆好体位后，使用高频线阵探头，沿足底长轴放置，探头的一半在足底表面，另一半在跟骨前部（图 171-5）。可识别出跟骨的高回声边缘和线状的跖筋膜在跟骨的附着处（图 171-6）。对该处皮肤进行消毒。将含有 2 ml 0.25% 无防腐剂的布比卡因和 80 mg 甲泼尼龙的无菌注射器连接到 1.5 英寸、22 G 穿刺针上，此过程需严格无菌操作。在距离超声探头边缘中点约 1 cm处进针，使用平面内技术，在超声引导下调整进针路径，使针尖靠近跖筋膜附着点。回抽无血后，缓慢推药。在注射过程中，阻力应尽可能小。患者在给药过程中可能会出现痛感增强的情况。

副作用和并发症

　　很多患者主诉，在注射治疗后，疼痛会有一过性加重，此不良反应可通过减慢注射速度来控制。感染尽管很少见，但如果不严格无菌操作，也会发生。

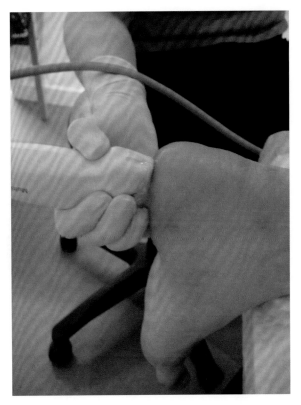

图 171-5　患者俯卧位，探头放置在跖筋膜的跟骨附着处

临床要点

　　该注射技术在跖筋膜炎的治疗中非常有效。在十分熟悉操作部位的临床相关解剖情况下，本技术是安全的。必须注意无菌操作以避免感染；应采用预防措施来避免操作者的风险。该注射技术的主要副反应都与穿刺针对穿刺部位及其皮下组织造成损伤有关。注射后立即按压穿刺点，可降低局部淤血和血肿的发生率。

　　注射治疗结束后几天，患者应辅以物理治疗手段，包括局部热敷和适度的拉伸锻炼。避免剧烈运动，因其会加剧患者症状。脚跟垫或模制的矫形设备也有一定用处。也推荐体外冲击波疗法治疗顽固性跖筋膜炎。该注射治疗也可同时配合使用常见的止痛药和非甾体抗炎药。

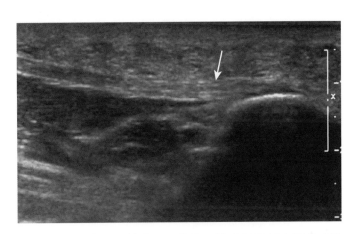

图 171-6　正常的跖筋膜。正常的跖筋膜长轴超声图像（箭头），注意其回声是均匀的（From Blankenbaker DG, De Smet AA: The role of ultrasound in the evaluation of sports injuries of the lower extremities. Clin Sports Med 25：867-897，2006.）

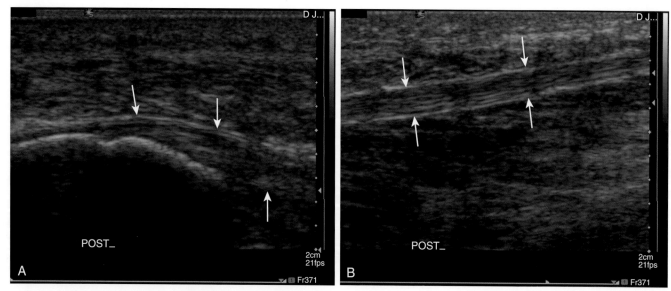

图 171-7　**A**. 足跟处的跖筋膜长轴超声图像。**B**. 足中部的跖筋膜长轴超声图像。跖筋膜与跟骨的附着处放置探头（From Wilson D，Allen G：Ultrasound of the ankle and foot. In Allan PL，Baxter GM：Weston MJ，editors：Clinical ultrasound，ed 3，Edinburgh，2011，Churchill Livingstone，pp 1093-1108，Fig. 57.25.）

推荐阅读

Buccilli TA Jr, Hall HR, Solmen JD: Sterile abscess formation following a corticosteroid injection for the treatment of plantar fasciitis, *J Foot Ankle Surg* 44:466–468, 2005.

Melamed E, Cohen I, Heim M, Robinson D: Soft tissue chondroma of the heel mimicking plantar fasciitis, *Foot* 16:175–177, 2006.

Puttaswamaiah R, Chandran P: Degenerative plantar fasciitis: a review of current concepts, *Foot* 17:3–9, 2007.

Rajput B, Abboud RJ: Common ignorance, major problem: the role of footwear in plantar fasciitis, *Foot* 14:214–218, 2004.

Toomey EP: Plantar heel pain, *Foot Ankle Clin* 14:229–245, 2009.

Waldman SD: Plantar fasciitis. In *Pain review*, Philadelphia, 2009, Saunders, p 327.

172

跟骨骨刺注射

杨宜南　译　吴安石　校

适应证与临床考虑

　　跟骨骨刺是致足跟疼痛的常见原因。当出现症状时，通常与跖筋膜炎并存。跟骨骨刺最常见于跟骨粗隆内侧的跖筋膜附着处，但也可沿跟骨粗隆形成在其他部位（图172-1～图172-3）。跟骨骨刺通常是无症状的，出现疼痛的常见原因是跟骨粗隆内侧跖筋膜附着点发生炎症。与跖筋膜炎一样，跟骨骨刺可以单发，也可以是全身性炎症疾病的一部分，如类风湿性关节炎，赖特综合或痛风。导致该疾病的原因，一部分可归因于机械性损伤，这类患者常存在足跟过度用力着地的异常步态。高强度的有氧运动会加速疾病进程。

　　跟骨骨刺引起的疼痛在无负重状态后的首次行走时最重，且长时间站立或行走后疼痛会加重。跟骨骨刺与跖筋膜炎都缺乏特异性的影像学改变，但放射性核素骨扫描可发现跖筋膜附着处的摄取量增加。

　　查体发现，患者的足底跟骨粗隆内侧有压痛点。沿跖筋膜走行向前也存在压痛。跟骨骨刺引起的痛感在身

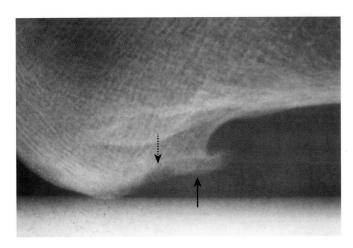

图172-2　跟骨骨刺侧方负重位X线片特写图像。虚线箭头处提示轻微的"马鞍区损伤"，实线箭头处提示轻微骨折线（From Smith S，Tinley P，Gilheany M，et al：The inferior calcaneal spur—anatomical and histological considerations. Foot 17：25-31，2007.）

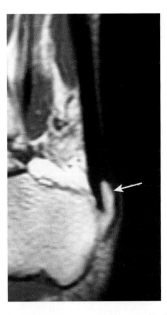

图172-3　跟骨边缘骨刺的MRI图像。矢状位T1加权（TR/TE，800/12）自旋回波MR图像显示：跟腱附着处出现一个内含骨髓的跟骨边缘骨刺（箭头）（From Resnick D：Diagnosis of bone and joint disorders，ed 4，Philadelphia，2002，Saunders.）

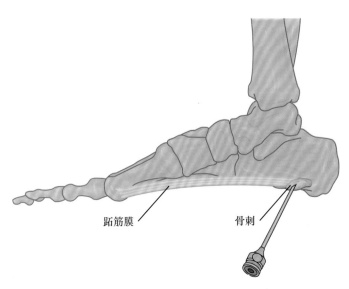

跖筋膜　　　骨刺

图172-1　跟骨骨刺注射的正确进针位置

体负重时加重，使用足跟垫时减轻。

对怀疑是跟骨骨刺引发疼痛的所有患者均需行 X 线检查以排除隐匿性骨病和肿瘤。根据患者的临床表现，还需完善实验室检查，包括血常规、前列腺特异抗原、血沉和抗核抗体检测。如果结果提示是跖筋膜炎、隐匿性骨病或肿瘤，需进一步完善 MRI 检查。放射性核素骨扫描有助于排除 X 线平片上未见的应力性骨折。后文所述的注射技术既是诊断手段，也是治疗方法。

临床相关解剖

跟骨是最大的跗骨（图 172-1）。跟骨的主要功能是将躯体的重量转移到地面，也作为小腿肌肉的发力杠杆。跟骨足底面向后上移行处形成跟骨粗隆，跟骨粗隆中间凹陷，形成外侧突和内侧突。会引起疼痛的跟骨骨刺常位于内侧突。跖筋膜是由紧密附着在足底皮肤上的致密结缔组织构成。其附着于跟骨粗隆内侧突，向前走行，分成五束，每束走向一个足趾。

操作技术

体表标志技术

向患者解释该注射技术的目的。患者取仰卧位，通过触诊确定足跟内侧的穿刺点（图 172-4）。然后对穿刺部位的皮肤进行消毒。将含 2 ml 的 0.25% 不含防腐剂的布比卡因和 40 mg 甲泼尼龙的无菌注射器连接到 1.5 英寸、25 G 穿刺针上。穿刺针与皮肤垂直进入预先标定的部位，针尖指向跟骨内侧面中心点。缓慢进针至针尖触及骨质（图 172-4）。然后从骨膜稍退针尖，边

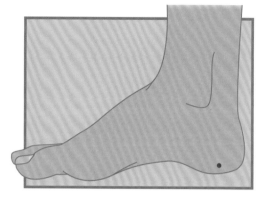

图 172-4　跟骨骨刺注射治疗穿刺点位置

退针边缓慢将注射器药物推注完毕。足跟的封闭性决定了给药时会有一定的阻力。

超声引导技术

超声引导下进行跟骨骨刺的注射治疗，患者需俯卧位，脚踝悬于床沿。摆好体位后，使用高频线阵探头，沿足底长轴放置，探头的一半在足底表面，另一半在跟骨前部．可识别出跟骨的高回声边缘、线状的跖筋膜在跟骨的附着处和骨刺（图 172-5）。对跖筋膜附着处的皮肤进行消毒。将含有 2 ml 0.25% 无防腐剂的布比卡因和 80 mg 甲泼尼龙的无菌注射器连接到 1.5 英寸、22 G 穿刺针上，此过程需严格无菌操作。在距离超声探头边缘中点约 1 cm 处进针，使用平面内技术，在超声引导下调整进针路径，使针尖靠近跟腱附着点及骨刺表面的筋膜层。回抽无血后，缓慢推药。在注射过程中，阻力应尽可能小。患者在给药过程中可能会出现痛感增强的情况。

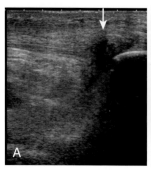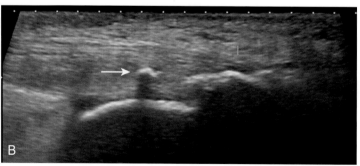

图 172-5　**A**. 跟腱附着处肌腱病变超声图像。注意肌腱内低回声区和肌腱增厚区（箭头）。**B**. 跟腱末端钙化病变的超声图像（From Cho K-H，Khin-Lin Wansaicheong G：Ultrasound of the foot and ankle. Ultrasound Clin 7：487-503，2012.）

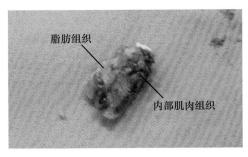

脂肪组织

内部肌肉组织

图 172-6　切除的骨刺。已标出附着在跟骨骨刺上的肌肉和脂肪组织（From Smith S，Tinley P，Gilheany M，et al：The inferior calcaneal spur—anatomical and histological considerations. Foot 17：25-31，2007.）

副作用和并发症

很多患者主诉在注射治疗后，疼痛会有一过性加重。这种不良反应可通过减慢注射速度来控制。感染尽管很少见，但如果不严格无菌操作，也会发生。

临床要点

该注射技术在跟骨骨刺继发的疼痛的治疗中非常有效。在十分熟悉注射部位的临床相关解剖情况下，本技术是安全的。必须注意无菌操作以避免感染；应采用预防措施来避免操作者的风险。该注射技术的主要副反应与穿刺针对穿刺部位及其皮下组织造成的损伤有关。注射后立即按压穿刺点，可降低局部淤血和血肿的发生率。

注射治疗结束后几天，患者应辅以物理治疗手段，包括局部热敷和适度的拉伸锻炼。避免剧烈运动，因其会加剧患者症状。脚跟垫或模制的矫形设备也有一定作用。该注射治疗也可同时配合使用常见的止痛药和非甾体抗炎药。对上述治疗方法无效的患者，有时需进行手术切除骨刺，以达到长期缓解疼痛的目的（图 172-6）。

推荐阅读

Irving DB, Cook JL, Menz HB: Factors associated with chronic plantar heel pain: a systematic review, *J Sci Med Sport* 9:11–22, 2006.

Onwuanyi ON: Calcaneal spurs and plantar heel pad pain, *Foot* 10:182–185, 2000.

Smith S, Tinley P, Gilheany M, et al.: The inferior calcaneal spur—anatomical and histological considerations, *Foot* 17:25–31, 2007.

Thomas JL, Christensen JC, Kravitz SR, et al.: The diagnosis and treatment of heel pain: a clinical practice guideline—revision 2010, *J Foot Ankle Surg* 49(Suppl 1):S1–S19, 2010.

173

足浅伸肌腱注射

杨宜南　译　吴安石　校

适应证与临床考虑

　　足浅伸肌腱走行于足背，易患肌腱炎。鞋、靴子或溜冰鞋带系得太紧，或是因鞋舌系得太紧产生的皱褶都是导致急性足浅伸肌腱炎的因素（图173-1）。骨刺和腱鞘囊肿也可能引起浅伸肌腱炎（图173-2）。虽然症状表现为单纯的疼痛，但疼痛导致行走步态改变，可能会导致相关肌腱和踝关节的滑囊炎，进而加重疼痛和功能障碍。如果炎症持续存在，伸肌腱周围可能会出现钙沉积，后续治疗难度更大。

　　浅伸肌腱炎的疼痛表现为足背处的持续性剧痛，常影响睡眠。患者可能会尝试通过采用减痛步态固定发炎的浅伸肌腱以避免其活动。浅伸肌腱炎患者足趾行背伸活动时会出现疼痛。足背可有烧灼感、可出现肿胀，有时会被误诊为浅表血栓性静脉炎或蜂窝组织炎。足趾被动做屈伸活动时，可触诊到破碎感或摩擦感。

　　所有足部和踝关节疼痛患者均应行 X 线平片检查。

　　根据患者临床表现，完善其他实验室检查，包括血常规、血沉和抗核抗体检测。如果关节失稳或为了确诊，建议行足和踝的 MRI 和超声检查（图173-3 和图173-4）。放射性核素扫描有助于鉴别 X 线平片未见的足踝应力性骨折。后文所述的注射技术既是诊断手段，也是治疗方法。

临床相关解剖

　　足浅伸肌腱，包括拇长伸肌、趾长伸肌和趾短伸肌腱，易患浅伸肌腱炎（图173-5）。通过背伸足趾可以识别这些肌腱。足背动脉可在拇长伸肌和趾长伸肌腱之

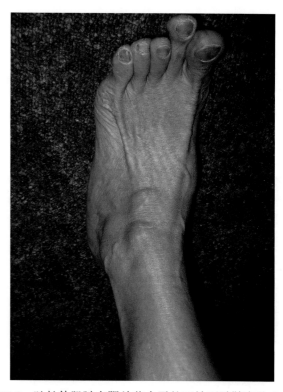

图 173-2　趾长伸肌腱在踝关节水平的哑铃型腱鞘囊肿（From Lui TH: Extensor tendoscopy of the ankle. Foot Ankle Surg 17: e1-e6, 2011.）

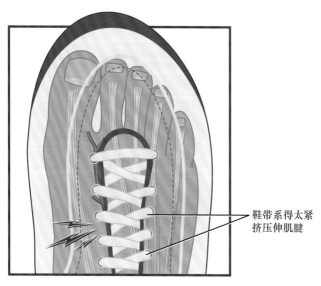

鞋带系得太紧挤压伸肌腱

图 173-1　鞋、靴子或溜冰鞋系得太紧，以及紧系鞋带后鞋舌皱褶都是导致急性浅伸肌腱炎的因素

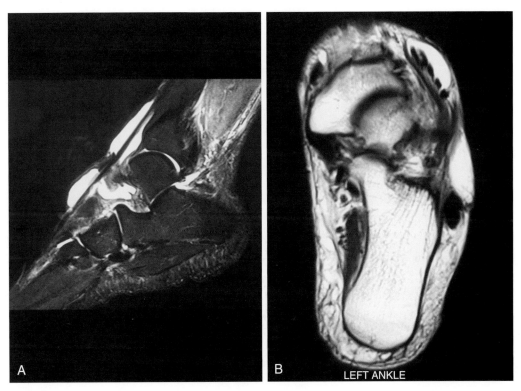

图 173-3　踝关节的矢状位（**A**）和水平位（**B**）MRI 图像，提示趾长伸肌腱鞘炎（From Lui TH：Extensor tendoscopy of the ankle. Foot Ankle Surg 17：e1-e6，2011.）

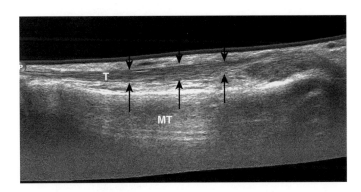

图 173-4　第一跖骨（MT）上的拇长伸肌腱（T），长轴扩展视野超声图像，提示弥漫性增厚的低回声肌腱（箭头）（From Lee KT，Choi YS，Lee YK，et al：Extensor hallucis longus tendon injury in taekwondo athletes. Phys Ther Sport 10：101-104，2009.）

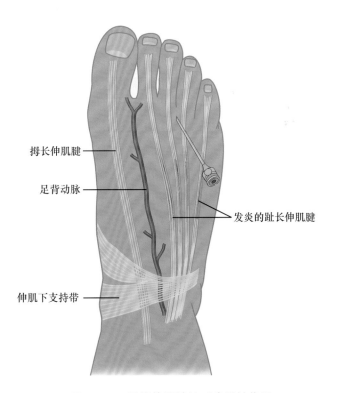

图 173-5　足浅伸肌腱的正确进针位置

间触及，在足背肿胀时可作为寻找伸肌腱定位点。

操作技术

　　向患者解释该注射操作的目的。患者仰卧，患侧足处于中立位。足趾轻度背伸，以便暴露肌腱边缘，避免操作时直接注射到肌腱内。轻轻触诊确认受累肌腱并做好标记。

　　消毒穿刺部位皮肤。用无菌注射器抽取 2.0 ml 的 0.25% 不含防腐剂的布比卡因和 40 mg 甲泼尼龙，连接到 1.5 英寸长的 25 G 穿刺针头上，此过程中严格无菌操作。戴无菌手套触诊先前的标记点。在穿刺点谨慎地进针，穿过皮肤和皮下组织，沿着肌腱，但注意不要进入肌腱（图 173-5）。边退针边给药，注射阻力应该很小。如果注射阻力很大，针尖可能是进入了浅伸肌腱，应稍退针尖，直到注射无明显阻力。最后将针退出，在注射部位用无菌压力敷料加压包扎并放置冰袋。

副作用和并发症

　　该注射技术的主要并发症是感染，但若严格按照无菌技术操作，出现感染极为罕见。注射本身常会造成浅表肌腱的损伤。直接注射到重度炎症状态或之前已受损的肌腱中，会造成肌腱断裂。如果临床医生手法轻柔并在遇到阻力后立即停止注射，可大大降低这种并发症的风险。应告知患者，在注射治疗后，约有 25% 的人存在一过性疼痛加重。

临床要点

　　该注射技术对足浅伸肌腱炎引发的疼痛是非常有效的治疗方法。合并的滑囊炎和关节炎也可能导致足和踝关节疼痛，需要局部注射局麻药和长效皮质激素类制剂。在十分熟悉注射部位临床相关解剖的情况下，本技术是安全的。必须注意无菌操作以避免感染；应采用预防措施来避免操作者的风险。注射后立即对穿刺点加压，可降低局部淤血和血肿的发生率。注射治疗结束后几天，患者可以开始辅以物理治疗，包括局部热敷和适度的拉伸锻炼。避免剧烈运动，因其会加剧患者症状。该注射治疗也可同时配合使用常见的止痛药和非甾体抗炎药。

推荐阅读

Cho CH, Song KS, Min BW, et al.: Musculoskeletal injuries in break-dancers, *Injury* 40:1207–1211, 2009.

Pontell D, Hallivis R, Dollard MD: Sports injuries in the pediatric and adolescent foot and ankle: common overuse and acute presentations, *Clin Podiatr Med Surg* 23:209–231, 2006.

Sijbrandij ES, van Gils AP, de Lange EE: Overuse and sports-related injuries of the ankle and hind foot: MR imaging findings, *Eur J Radiol* 43:45–56, 2002.

Wessely MA: MR imaging of the ankle and foot—a review of the normal imaging appearance with an illustration of common disorders, *Clin Chiropr* 10:101–111, 2007.

174

脛后肌腱注射

杨宜南　译　吴安石　校

适应证与临床考虑

胫后肌腱因绕内踝走行，易患肌腱炎。急性踝关节外翻损伤是导致胫后肌腱炎的最常见的病因，在松软或不平整的路面上运动也有可能造成胫后肌腱炎的发生。若同时合并有腱鞘炎、踝关节滑囊炎以及关节炎，会加剧疼痛和功能障碍。踝关节急性外翻损伤或骨折也可引起后跗管综合征，使临床症状难以鉴别。

胫后肌腱炎表现在足踝内侧面的持续剧痛。患者经常感觉鞋摩擦内踝，但查体可见皮肤正常。疼痛常严重影响睡眠。患者可能会尝试通过采用减痛步态固定发炎的胫后肌腱以避免使用受累的肌腱。胫后肌腱炎患者在对抗阻力做主动内翻和被动外翻运动时疼痛加重。踝关节内侧会出现肿胀并有灼热感，这可能会被误诊为浅表血栓性静脉炎或蜂窝组织炎。当被动内翻及外翻脚踝时触诊可感到磨碎感或摩擦感。急性肌腱炎症容易引起撕裂或完全断裂（图174-1）。

所有足部和踝关节疼痛患者均应行X线平片检查。

根据患者临床表现，完善其他实验室检查，包括血常规、血沉和抗核抗体检测。如果关节失稳或为了确诊，建议行足和踝的MRI和超声检查（图174-2和图174-3）。放射性核素扫描有助于鉴别X线平片未见的足踝应力性骨折。后文所述的注射技术既是诊断手段，也是治疗方法。

临床相关解剖

胫骨后肌起自胫骨和腓骨的背侧。该肌肉的肌腱绕内踝后方，在屈肌支持带下方走行，进入足底，附着于舟骨（图174-4）。肌腱绕内踝处易患肌腱炎。胫骨后

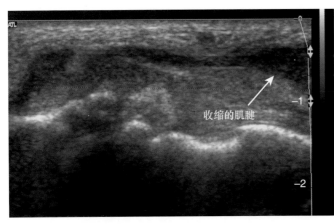

图174-1　胫后肌腱完全断裂的长轴超声图像（From Wilson D, Allen G: Ultrasound of the ankle and foot. In Allan PL, Baxter GM, Weston MJ, editors: Clinical ultrasound, ed 3, vol 2, London, 2011, Churchill Livingstone, pp 1093-1108.）

收缩的肌腱

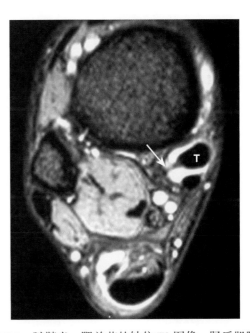

图174-2　腱鞘炎。踝关节的轴位T2图像。胫后肌腱（T）轻度增大但信号强度正常。胫后肌腱被高信号液体围绕，提示为腱鞘炎。液体内的细线（箭头）是腱系膜，是胎儿发育期肌腱套叠入腱鞘的位置（From Helms CA, Major NM, Anderson MW, et al: Musculoskeletal MRI, ed 2, Philadelphia, 2009, Saunders.）

肌的主要功能是在踝关节处使足跖屈，在距下关节和跗横关节处使足部内翻。

操作技术

体表标志技术

向患者解释该注射技术的目的。患者仰卧，消毒内踝部皮肤。用无菌注射器抽取 2.0 ml 0.25% 不含防腐剂的布比卡因和 40 mg 甲泼尼龙，连接到 1.5 英寸、25 G 穿刺针上，此过程中严格无菌操作。患者下肢轻微外展，操作者戴无菌手套在内踝下缘确定穿刺点（图 174-5）。针头与皮肤呈 30° 角穿刺入皮肤和皮下组织至内踝下缘顶到骨质（图 174-4）。然后稍退针尖，缓慢注入药物。注射阻力应很小。如果给药阻力明显，针尖可能在肌腱内部，应再稍退针，直到注射时无明显阻

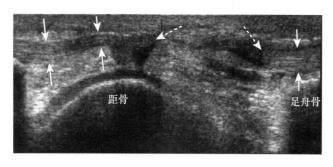

图 174-3　胫后肌腱完全断裂的长轴超声图像。可见近端的肌腱（白色箭头）位于内踝下方，距骨表面，远端肌腱（白色箭头）附着于足舟骨。可见肌腱断裂端（白色虚线箭头）和腱鞘内的无回声液体（From Waldman SD, Campbell RSD: Posterior tibial tendon rupture. In Imaging of pain，Philadelphia，2011，Saunders.）

力。最后将针退出，在注射部位用无菌压力敷料加压包扎并放置冰袋。

超声引导技术

在超声引导下注射胫后肌腱时，患者屈髋屈膝侧卧位，患肢踝关节置于辅料卷上，内踝向上。触诊确定内踝受累位置，消毒该处皮肤。用无菌注射器抽取 2.0 ml 0.25% 不含防腐剂的布比卡因和 40 mg 甲泼尼龙，连接到 1.5 英寸、25 G 穿刺针上，此过程中严格无菌操作。将高频线阵探头沿胫后肌腱长轴放置在内踝后侧，探头中部贴在内踝后缘。在内踝后方，胫骨后肌腱呈纤维线状结构（图 174-6，参见图 174-5）。确定好胫后肌腱位置后，在探头的一端作为进针点，平面内进针，超声实时引导下调整进针轨迹，针尖靠近但不刺入肌腱。在针头位置确定后，缓慢注射给药。注射时几乎无阻力。如果需要克服阻力给药，说明针尖可能在肌腱内或周围韧带中，此时应重新调整针尖位置，直到给药时无明显阻力为止。最后将针退出，在注射部位用无菌压力敷料加压包扎并放置冰袋。

副作用和并发症

该注射技术的主要并发症是感染，但若严格按照无菌技术操作，此并发症是极为罕见的。注射本身会造成肌腱的损伤。直接注射到炎症反应重的或之前已受损的肌腱中将会导致肌腱断裂。如果临床医生操作轻柔并在遇到阻力后立即停止注射，可大大降低这种并发症的风险。应告知患者，在注射治疗后，约有 25% 的人存在一过性疼痛加重。

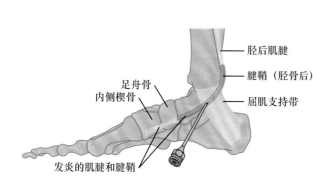

图 174-4　胫后肌腱注射的正确进针位置

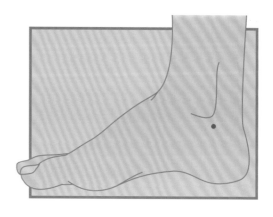

图 174-5　胫后肌腱注射的进针点

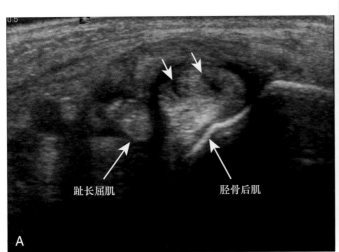 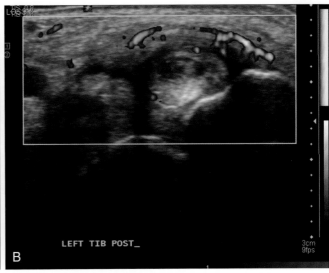

图 174-6　胫后肌腱病变。**A**. 胫后肌腱病变伴内部撕裂（白色短箭头）的短轴超声图像。**B**. 图 **A** 中同一肌腱的能量多普勒图像（From Wilson D，Allen G：Ultrasound of the ankle and foot. In Allan PL，Baxter GM，Weston MJ, editors：Clinical ultrasound，ed 3，vol 2，London，2011，Churchill Livingstone，pp 1093-1108.）

临床要点

　　该注射技术对胫后肌腱炎所致疼痛是非常有效的治疗方法。合并滑囊炎和关节炎也可能导致足和踝关节疼痛，需要局部注射局麻药和长效糖皮质激素类制剂。在十分熟悉注射部位的临床相关解剖情况下，本技术是安全的。必须注意无菌操作以避免感染；应采用预防措施来避免操作者的风险。注射后立即对穿刺点加压，可降低局部淤血和血肿的发生率。注射治疗结束后几天，患者可以开始辅以物理治疗，包括局部热敷和适度的拉伸锻炼。避免剧烈运动，因其会加剧患者症状。该注射治疗也可同时配合使用常见的止痛药和非甾体抗炎药。

推荐阅读

Bass A, Walsh HPJ, Sills JA: Tibialis posterior tendon dysfunction in childhood, *Foot Ankle Surg* 5:143–145, 1999.

Bowring B, Chockalingam N: Conservative treatment of tibialis posterior tendon dysfunction—a review, *Foot* 20:18–26, 2010.

Edwards MR, Jack C, Singh SK: Tibialis posterior dysfunction, *Curr Orthop* 22:185–192, 2008.

Noon M, Hoch AZ, McNamara L, Schimke J: Injury patterns in female Irish dancers, *PM R* 2:1030–1034, 2010.

Shibuya N, Ramanujam CL, Garcia GM: Association of tibialis posterior tendon pathology with other radiographic findings in the foot: a case-control study, *J Foot Ankle Surg* 47:546–553, 2008.

175

姆囊炎疼痛综合征注射技术

包萌萌 译 吴安石 校

适应证与临床考虑

　　姆囊炎是指包括第 1 跖趾关节软组织肿胀伴有关节角度异常的一系列症候群，可导致第 1 跖骨头突出，第 1、2 脚趾重叠（图 175-1 和图 175-2）。也被称为姆外翻畸形，多见于女性，最终发展为第 1 跖趾关节半脱位，第 1、2 脚趾重叠加重。偶然发生的滑囊炎可最终发展为姆囊炎（图 175-3）。姆囊炎最常见的病因是穿窄头鞋，穿高跟鞋会加重已有的症状。

　　姆囊炎疼痛综合征的疼痛大部分集中在受累的第 1 跖趾关节，无法穿鞋，走路疼痛加重，休息或热敷可缓解。此类疼痛为持续性疼痛，可影响睡眠。活动关节时可出现嘎嘎作响或类似爆裂的感觉，体格检查可有捻发感。除了疼痛，患者可发展为姆外翻畸形，包括第 1 跖骨头突出，关节成角异常，第 1、2 脚趾重叠。

　　所有姆囊炎疼痛患者均应行 X 线平片扫查。根据患者的临床表现，还可行血细胞计数、血沉和抗核抗体检查。如果 X 线平片扫查提示关节不稳定，隐匿性肿块或肿瘤，需行 MRI 进一步明确诊断。

临床相关解剖

　　每个趾关节都有自己的关节囊（见图 175-1）。关节表面覆有透明软骨易感关节炎。趾关节囊都有滑膜，依附于透明软骨上。深横韧带连接 5 个趾关节，并为趾关节提供大部分的力量支持。趾关节和其附着肌腱易受损伤，过度使用或使用不当可致磨损或撕裂。

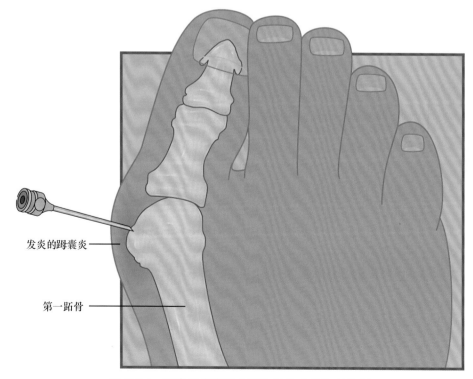

发炎的姆囊炎

第一跖骨

图 175-1　姆囊炎疼痛综合征注射技术的注射位置

操作技术

体表标志技术

　　向患者解释注射目的。患者仰卧位，注射皮肤区域消毒。用无菌注射器抽取 1.5 ml 0.25% 不含防腐剂的布比卡因和 40 mg 甲泼尼龙，严格按照无菌技术连接 16 mm 长、25 G 穿刺针。在无菌操作下定位蹞囊炎位置，向第 1 跖骨头方向进针（见图 175-1）。随后稍稍将针撤离骨膜，注入药物。注射时应该阻力很小，如果出现阻力，针头可能碰到韧带或肌腱，此时应稍稍进针或撤针直到阻力消失。撤出针头，在注射部位放置无菌加压敷料和冰袋。疑似困难穿刺患者可行超声引导穿刺。

副作用和并发症

　　囊炎注射治疗的常见并发症是感染，严格的无菌操作技术可大大降低其发生率。25% 的患者主诉在注射之后有一过性的疼痛加剧。

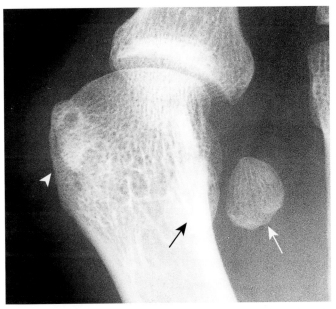

图 175-2　蹞外翻。畸形包括软组织肿胀，近端趾骨和籽骨的侧向移位和旋转（箭头），以及跖骨内侧骨肥大（箭头的头）（From Resnick D：Diagnosis of bone and joint disorders，ed 4，Philadelphia，2002，Saunders.）

临床要点

　　蹞囊炎的疼痛通常非常轻微，但其导致的畸形使许多患者无法接受。该注射疗法对蹞囊炎所致的疼痛十分有效。合并的关节炎、滑囊炎、肌腱炎可能加重蹞囊炎疼痛，需要局部注射更多的麻醉药物和皮质类固醇激素来治疗。如果十分熟悉注射部位的临床相关解剖，则该注射技术相对安全。无菌操作必须严格执行以防感染；操作者需应用常规防护措施。注射后加压按压可降低瘀斑和血肿形成的风险。

　　蹞囊炎患者应避免穿着紧的窄头鞋。接受注射治疗的患者建议几天后行后续物理治疗，包括局部热敷和轻度的小范围活动。应避免剧烈运动因其可能使症状加重。注射治疗的同时可辅以镇痛药和非甾体抗炎药。

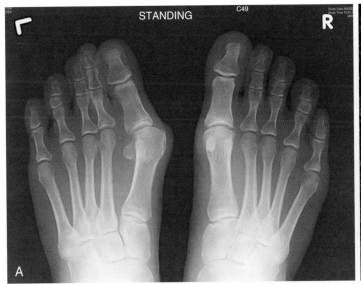

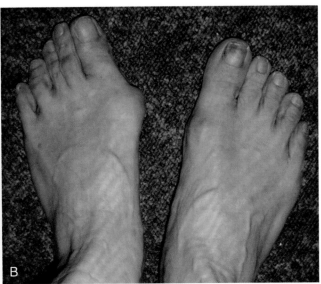

图 175-3　A. 一位患者的立位平片和临床照片（B）示，左蹞指外翻伴偶发滑囊炎，左第 2 趾和双侧蹞囊炎（From Lui TH：Percutaneous osteotomy of the fifth metatarsal for symptomatic bunionette. J Foot Ankle Surg 53：747-752，2014.）

推荐阅读

Albert A, Leemrijse T: The dorsal bunion: an overview, *Foot Ankle Surg* 11:65–68, 2005.

Kenned JG, Collumbier JA: Bunions in dancers, *Clin Sports Med* 27:321–328, 2008.

Mann R: Bunion deformity in elite athletes. In Porter DA, Schon LC, editors: *Baxter's the foot and ankle in sport*, ed 2, Philadelphia, 2008, Mosby, pp 435–443.

Mann RA, Horton GA: Management of the foot and ankle in rheumatoid arthritis, *Rheum Dis Clin North Am* 22:457–476, 1996.

Motta-Valencia K: Dance-related injury, *Phys Med Rehabil Clin N Am* 17:697–723, 2006.

176

小趾囊炎疼痛综合征注射技术

包萌萌 译 吴安石 校

适应证与临床考虑

小趾囊炎是指包括第 5 跖趾关节软组织肿胀伴有关节异常成角，导致第 5 跖骨头突出伴有内侧成角的一系列症候群（图 176-1 和图 176-2）。小趾囊炎又称"裁缝滑囊炎"，因为裁缝通常双腿交叉而坐，脚的外侧部分发力。这种畸形类似于踇外翻畸形，多见于女性。偶然发生的滑囊炎可最终发展为小趾囊炎并致患者疼痛。第 5 跖骨头通常伴有鸡眼。小趾囊炎最常见的病因是穿窄头鞋，穿高跟鞋会加重已有的症状。

小趾囊炎疼痛综合征的疼痛大部分集中在受累的第 5 跖趾关节，无法穿鞋，走路疼痛加重，休息或热敷可缓解。此类疼痛为持续性疼痛，可影响睡眠。活动关节时可出现嘎嘎作响或类似爆裂的感觉，体格检查可有捻发感。除了疼痛，患者可发展为一种特异性畸形，包括第 5 跖骨头突出，第 5 跖骨内侧成角异常。

所有小趾囊炎疼痛患者均应行 X 线平片扫查。根据患者的临床表现，还可行血细胞计数、血沉和抗核抗

体检查。如果怀疑存在关节不稳定、隐匿性肿块或肿瘤，需行 MRI 进一步明确诊断。

临床相关解剖

每个趾关节都有自己的关节囊（见图 176-1）。关节表面覆有透明软骨易感关节炎。趾关节囊都有滑膜，依附于透明软骨上。深横韧带连接 5 个趾关节，并为趾关节提供大部分的力量支持。趾关节和其附着肌腱易受损伤，过度使用或使用不当可致磨损或撕裂。

操作技术

体表标志技术

向患者解释注射目的。患者取仰卧位，消毒注射区域皮肤。用无菌注射器抽取 1.5 ml 0.25% 不含防腐剂的布比卡因和 40 mg 甲泼尼龙，严格按照无菌技术连接

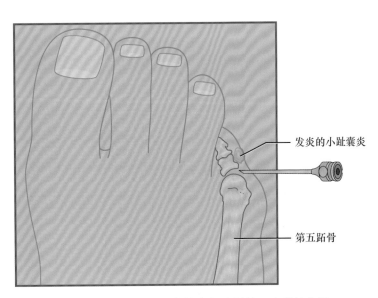

发炎的小趾囊炎

第五跖骨

图 176-1 小趾囊炎疼痛综合征注射的正确进针位置

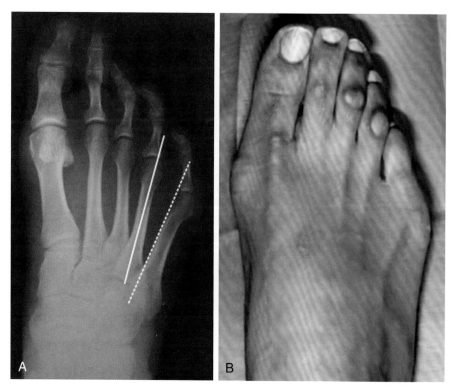

图 176-2　**A**. X 线影像上，小趾囊炎畸形可见末节第 5 跖骨向外侧展开的间隙。**B**. 临床上，患者可出现外侧或足底的症状，常伴有第 5 脚趾内收（From Clinical Practice Guideline Forefoot Disorders Panel，Thomas JL，Blitch EL 4th，et al：Diagnosis and treatment of forefoot disorders. Section 4. Tailor's bunion. J Foot Ankle Surg 48：257-263，2009.）

5/8 英寸（16 mm）长、25 G 穿刺针。在无菌操作下定位小趾囊炎位置，向第 5 跖骨头方向进针（见图 176-1）。随后稍稍将针撤离骨膜，注入药物。注射时应该阻力很小，如果出现阻力，针头可能碰到韧带或肌腱，此时应稍稍进针或撤针直到阻力消失。撤出针头，在注射部位放置无菌加压敷料和冰袋。

副作用和并发症

　　小趾囊炎注射治疗的常见并发症是感染，严格的无菌操作技术可大大降低其发生率。约 25% 的患者主诉在注射之后有一过性的疼痛加剧。

临床要点

　　小趾囊炎的疼痛通常非常轻微，但其导致的畸形使许多患者无法接受。该注射疗法对小趾囊炎所致的疼痛十分有效。合并的关节炎、滑囊炎、肌腱炎可能加重小趾囊炎疼痛，需要局部注射更多的麻醉药物和皮质类固醇激素来治疗。对临床相关解剖熟悉后，这种注射技术相对安全。无菌操作必须严格执行以防感染；操作者需应用常规防护措施。注射后立即加压按压可降低瘀斑和血肿形成的风险。

　　小趾囊炎患者应避免穿着紧的窄头鞋。接受注射治疗的患者建议几天后行后续物理治疗，包括局部热敷和轻度的小范围活动。应避免剧烈运动因其可能使症状加重。注射治疗的同时可辅以镇痛药和非甾体抗炎药。

推荐阅读

Ajis A, Koti M, Maffulli N: Tailor's bunion: a review, *J Foot Ankle Surg* 44:236–245, 2005.

Clinical Practice Guideline Forefoot Disorders Panel, Thomas JL, Blitch EL 4th, et al.: Diagnosis and treatment of forefoot disorders. Section 2. Central metatarsalgia, *J Foot Ankle Surg* 48:239–250, 2009.

Clinical Practice Guideline Forefoot Disorders Panel, Thomas JL, Blitch EL 4th, et al.: Diagnosis and treatment of forefoot disorders. Section 5. Trauma, *J Foot Ankle Surg* 48:264–272, 2009.

Roukis TS: The tailor's bunionette deformity: a field guide to surgical correction, *Clin Podiatr Med Surg* 22:223–245, 2005.

177

槌状趾疼痛综合征注射技术

包萌萌　译　吴安石　校

适应证与临床考虑

槌状趾是指包括远端趾间关节疼痛性屈曲畸形的一组症候群（图 177-1）。第 2 脚趾最常受累。槌状趾通常是因为第 2 脚趾受伤所致，和踇囊炎、小趾囊炎和锤状趾一样，此症与穿紧的窄头鞋有关。和踇囊炎、小趾囊炎一样，槌状趾畸形女性高发。偶然发生的滑囊炎可发展为槌状趾并致患者疼痛。受累脚趾的顶端可能有鸡眼或溃疡形成（图 177-2）。穿高跟鞋可能会加重此病。

槌状指疼痛综合征的疼痛大部分集中在受累的远端趾间关节，无法穿鞋。走路疼痛加重，休息或热敷可缓解。此类疼痛为持续性疼痛，可影响睡眠。有些患者活动关节时可出现嘎嘎作响或类似爆裂的感觉，体格检查可有捻发感。除了疼痛，患者可发展为一种特异性畸形，包括远端趾间关节疼痛性屈曲畸形。与踇囊炎和小趾囊炎不同，槌状指的脚趾排列相对正常。

所有槌状指疼痛患者均应行 X 线平片扫查。根据患者的临床表现，还可行血细胞计数、血沉和抗核抗体检查。如果怀疑存在关节不稳定、隐匿性肿块或肿瘤，需行 MRI 进一步明确诊断。

临床相关解剖

每个趾关节都有自己的关节囊（见图 177-1）。关节表面覆有透明软骨易感关节炎。趾关节囊都有滑膜，依附于透明软骨上。深横韧带连接 5 个趾关节，并为趾关节提供大部分的力量支持。趾关节和其附着肌腱易受损伤，过度使用或使用不当可致磨损或撕裂。

操作技术

体表标志技术

向患者解释注射目的。患者取仰卧位，消毒注射区域皮肤。用无菌注射器抽取 1.5 ml 0.25% 不含防腐剂的布比卡因和 40 mg 甲泼尼龙，严格按照无菌技术连接 5/8 英寸（16 mm）长、25 G 穿刺针。无菌操作下定位

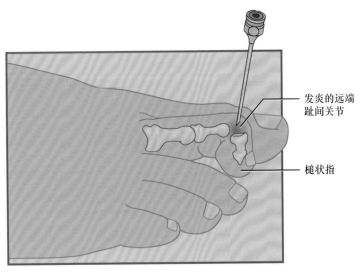

发炎的远端趾间关节

槌状指

图 177-1　槌状指疼痛综合征注射的正确进针位置

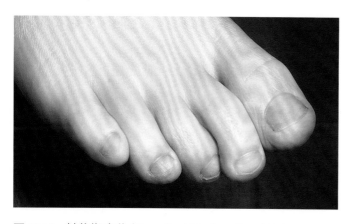

图 177-2　槌状指畸形（From Dock Dockery G：Digital procedures. In Dock Dockery G，Crawford ME，editors：Lower extremity soft tissue & cutaneous plastic surgery，ed 2，Oxford，2012，Saunders，pp 307-356. ）

槌状指位置，向受累远端趾骨方向进针（见图 177-1）。随后稍稍将针撤离骨膜，注入药物。注射时应该阻力很小，如果出现阻力，针头可能碰到韧带或肌腱，此时应稍稍进针或撤针直到阻力消失。撤出针头，在注射部位放置无菌加压敷料和冰袋。

副作用和并发症

槌状指注射治疗的常见并发症是感染，严格的无菌操作技术可大大降低其发生率。25% 的患者主诉在注射之后有一过性的疼痛加剧。

临床要点

槌状指的疼痛通常非常轻微，但其导致的畸形使许多患者无法接受。该注射疗法对槌状指所致的疼痛十分有效。合并的关节炎、滑囊炎、肌腱炎可能加重槌状指疼痛，需要局部注射更多的麻醉药物和皮质类固醇激素来治疗。对临床相关解剖熟悉后，该注射技术相对安全。必须严格执行无菌操作以防感染；操作者需应用常规防护措施。注射后按压穿刺部位可降低瘀斑和血肿形成的风险。

槌状指患者应避免穿着紧的窄头鞋。接受注射治疗的患者建议几天后行后续物理治疗，包括局部热敷和轻度的小范围活动。应避免剧烈运动因其可能使症状加重。注射治疗的同时可辅以镇痛药和非甾体抗炎药。

推荐阅读

Barakat MJ, Gargan MF: Deformities of the lesser toes—how should we describe them?, *Foot* 16:16–18, 2006.

Coughlin MJ, Grimes JS, Schenck RC Jr: Lesser-toe disorders. In Porter DA, Schon LC, editors: *Baxter's the foot and ankle in sport*, ed 2, Philadelphia, 2008, Mosby, pp 383–409.

Good J, Fiala K: Digital surgery: current trends and techniques, *Clin Podiatr Med Surg* 27:583–599, 2010.

Menz HB: Disorders of the toes. In *Foot problems in older people: assessment and management*, Oxford, 2008, Churchill Livingstone, pp 149–177.

Mizel MS: Correction of hammertoe and mallet toe deformities, *Oper Tech Orthop* 2:188–194, 1992.

Smith AG: Commentary on: "Athletes foot: when all else fails" by William C.R. Agunwa, *Foot Ankle Surg* 14:55, 2008. [*Foot Ankle Surg* 12:209–210, 2006].

178

锤状趾疼痛综合征注射技术

包萌萌 译 吴安石 校

适应证与临床考虑

锤状趾是指包括近端趾间关节疼痛性屈曲畸形，中、末端趾骨向近端趾骨屈曲的一组症候群（图178-1）。第2脚趾最常受累，并常为双侧（图178-2）。同跗外翻畸形类似，锤状趾通常因穿过紧的鞋子所致，外伤同样可致此症。同跗囊炎和小趾囊炎类似，锤状趾好发于女性。偶然发生的滑囊炎可发展为锤状趾并致患者疼痛。受累脚趾的顶端可能有鸡眼形成。穿高跟鞋可能会加重此病。

锤状指疼痛综合征的疼痛大部分集中在受累的近端趾间关节，无法穿鞋，走路疼痛加重，休息或热敷可缓解。此类疼痛为持续性疼痛，可影响睡眠。活动关节时可出现嘎嘎作响或类似爆裂的感觉，体格检查可有捻发

感。除了疼痛，患者可发展为一种特异性畸形，包括近端趾间关节疼痛性屈曲畸形，中、末端趾骨向近端趾骨屈曲。

所有锤状指疼痛患者均应行X线平片扫查。根据患者的临床表现，还可行血细胞计数、血沉和抗核抗体检查。如果怀疑存在关节不稳定、隐匿性肿块或肿瘤，需行MRI进一步明确诊断。

临床相关解剖

每个趾关节都有自己的关节囊（见图178-1）。关节表面覆有透明软骨易感关节炎。趾关节囊都有滑膜，依附于透明软骨上。深横韧带连接5个趾关节，并为趾关节提供大部分的力量支持。趾关节和其附着肌腱易受

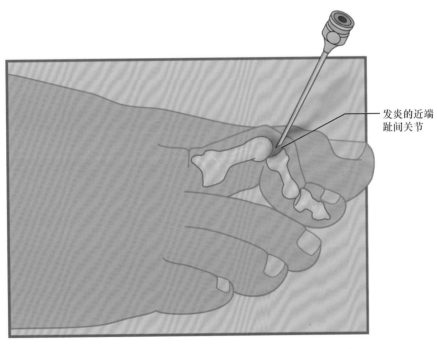

发炎的近端趾间关节

图 178-1 锤状指疼痛综合征注射技术的正确进针位置

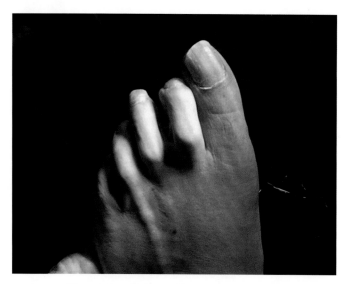

图178-2　第4趾伸肌腱背弓，第2和第3跖趾关节（MTPJs）半脱位且伴有锤状趾。虽然没有临床症状，在 MTPJ 水平的伸肌腱切断术有助于防止这种畸形的继续发展（From Good J，Fiala K：Digital surgery：current trends and techniques. Clin Podiatr Med Surg 27：583-599，2010.）

损伤，过度使用或使用不当可致磨损或撕裂。

操作技术

体表标志技术

向患者解释注射目的。患者取仰卧位，消毒注射区域皮肤。用无菌注射器抽取 1.5 ml 0.25% 不含防腐剂的布比卡因和 40 mg 甲泼尼龙，严格按照无菌技术连接 5/8 英寸（16 mm）长、25 G 穿刺针。无菌操作下定位锤状指位置，向第 2 跖骨头方向进针（见图 178-1）。随后稍稍将针撤离骨膜，注入药物。注射时应该阻力很小，如果出现阻力，针头可能碰到韧带或肌腱，此时应稍稍进针或撤针直到阻力消失。撤出针头，在注射部位放置无菌加压敷料和冰袋。

副作用和并发症

锤状指注射治疗的常见并发症是感染，严格的无菌操作技术可大大降低其发生率。25% 的患者主诉在注射之后有一过性的疼痛加剧。

临床要点

锤状指的疼痛通常非常轻微，但其导致的畸形使许多患者无法接受。该注射疗法对锤状指所致的疼痛十分有效。合并的关节炎、滑囊炎、肌腱炎可能加重锤状指疼痛，需要局部注射更多的麻醉药物和皮质类固醇激素来治疗。对临床相关解剖熟悉后，该注射技术相对安全。必须严格执行无菌操作以防感染；操作者需应用常规防护措施。注射后立即加压穿刺部位可降低瘀斑和血肿形成的风险。

锤状指患者应避免穿着紧的窄头鞋。接受注射治疗的患者建议几天后行后续物理治疗，包括局部热敷和轻度的小范围活动。应避免剧烈运动因其可能使症状加重。注射治疗的同时可辅以镇痛药和非甾体抗炎药。

推荐阅读

Barakat MJ, Gargan MF: Deformities of the lesser toes—how should we describe them?, *Foot* 16:16–18, 2006.

Clinical Practice Guideline Forefoot Disorders Panel, Thomas JL, Blitch EL 4th, et al.: Diagnosis and treatment of forefoot disorders. Section 5. Trauma, *J Foot Ankle Surg* 48:264–272, 2009.

Coughlin MJ, Grimes JS, Schenck RC Jr: Lesser-toe disorders. In Porter DA, Schon LC, editors: *Baxter's the foot and ankle in sport*, ed 2, Philadelphia, 2008, Mosby, pp 383–409.

Good J, Fiala K: Digital surgery: current trends and techniques, *Clin Podiatr Med Surg* 27:583–599, 2010.

Menz HB: Disorders of the toes. In *Foot problems in older people: assessment and management*, Oxford, 2008, Churchill Livingstone, pp 149–177.

Mizel MS: Correction of hammertoe and mallet toe deformities, *Oper Tech Orthop* 2:188–194, 1992.

Smith AG: Commentary on: "Athletes foot: when all else fails" by William C.R. Agunwa, *Foot Ankle Surg* 14:55, 2008. [*Foot Ankle Surg* 12:209–210, 2006].

179

Morton 神经瘤综合征注射技术

王晶 译 吴安石 校

适应证与临床考虑

Morton 神经瘤是影响前足最常见的疼痛综合征之一。它的特征是前足跖面的压痛和灼痛，伴随患侧两个脚趾的痛感异常。这种疼痛综合征被认为是由趾间神经的神经周围纤维化引起的。该综合征通常与跖骨间滑囊炎共存，二者病理过程的发病机制相似。尽管第 3、4 脚趾之间的神经最易受累，第 2、3 脚趾之间的神经也可受累，而 4、5 脚趾间神经受累却比较罕见（图 179-1 和图 179-2）。患者常主诉感觉走路的时候鞋里有石头。长时间站立或长距离行走会加重 Morton 神经瘤引起的疼痛，不适脚的鞋子或比较软的鞋垫会加剧疼痛。与踇滑囊炎、小趾囊炎及锤状趾畸形类似，Morton 神经瘤的发生常与穿紧的、窄头的鞋有关。

体格检查时用一只手用力挤压两个跖骨头，而另一只手同时用力向趾间隙施加压力，此时可出现疼痛。跖骨痛的压痛点在跖骨头上方，与此不同，Morton 神经瘤的压痛点局限于受累间隙的跖面，异常感常放射至两个受累脚趾。Morton 神经瘤患者为了减轻走路时的负重而常常表现出一种止痛步态。

所有 Morton 神经瘤患者均应行 X 线平片检查，以排除骨折和鉴别可能存在的籽骨炎。根据患者的临床表现，可能还需要进行其他化验检查，包括全血细胞计数、血沉和抗核抗体的检测。若怀疑 Morton 神经瘤、关节不稳定及隐匿性肿物或肿瘤，则需行跖骨 MRI 和超声检查（见图 179-2；图 179-3）。

放射性核素骨扫描可能有助于确定普通 X 线漏诊的跖骨或籽骨的应力性骨折。

临床相关解剖

某种程度上与手的指神经类似，脚的趾神经穿过跖骨间的空隙进而为每个脚趾提供神经支配（见图 179-1）。

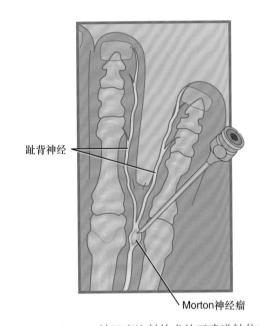

图 179-1　Morton 神经瘤注射技术的正确进针位置

跖趾神经从胫骨后神经分出，提供跖面大部分的感觉神经支配。足背由腓深神经和腓浅神经的分支末端支配。这些神经感觉支配可存在相当多的重叠。

操作技术

体表标志技术

患者仰卧位，膝盖下垫枕头及腿轻微弯曲。抽取 3 ml 不含肾上腺素的局麻药和 40 mg 甲泼尼龙于 12 ml 的无菌注射器内。确定受累趾间隙，在足背面用无菌标记笔将此点进行标记（图 179-4）。

皮肤消毒后，在跖骨近端的进针点，将 1.5 英寸、25 G 的针头插入需要阻滞的两个跖骨之间（图 179-5；参见图 179-1）。缓慢注射的同时，将针从足背面向足底表面推进。足底趾神经位于跖骨间横韧带的下方，因此，针几乎要推进到足底面。针头拔出之后，注射点加

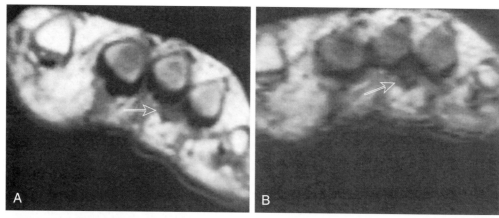

图 179-2　Morton 神经瘤：MRI。冠状位 T1 加权像（TR/TE，450/14）（**A**）及 T2 加权像（TR/TE，4000/100）（**B**）自旋回波 MRI 显示在第 3、4 跖骨之间低信号强度的肿物（箭头）。低信号强度是此病灶的特征性影像（From Resnick D：Diagnosis of bone and joint imaging，ed 4，Philadelphia，2003，Saunders.）

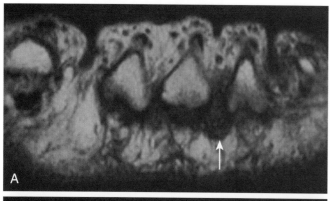

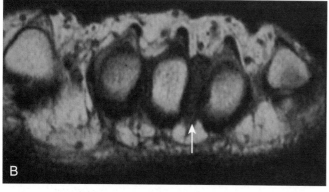

图 179-3　**A** 和 **B**. 连续冠状位 T1 加权 MRI 显示低信号强度的 Morton 神经瘤（白色箭头），来源于第 3、4 跖骨之间（From Waldman SD，Campbell RSD：Morton neuroma. In Imaging of pain，Philadelphia，2011，Saunders.）

压防止血肿形成。

超声引导技术

在超声引导下对 Morton 神经瘤患者进行注射治疗，患者俯卧位，踝关节悬空于桌子的边缘。此时，将高频

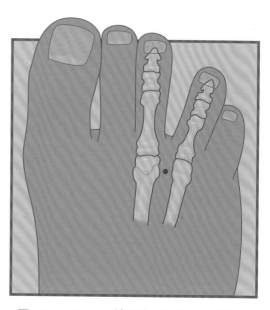

图 179-4　Morton 神经瘤注射技术的进针点

线性探头置于跨越跖骨头的横断面上（图 179-6）。在跖骨头之间确定跖骨间空间，可看到外观均匀的跖骨间软组织，并定位圆形高回声区为 Morton 神经瘤所在（图 179-7）。

在进行 Mulder 操作时进行动态扫描，可以帮助识别神经瘤，因为它是从跖骨头之间施压产生的（图 179-8）。常规消毒 Morton 神经瘤范围皮肤。用无菌注射器抽取 1 ml 0.25% 不含防腐剂布比卡因和 80 mg 的甲泼尼龙连接 1½ 英寸、22 G 穿刺针。针头在超声探头上缘中部约 1 cm 的皮肤点进针，采用平面外入路，在实时超声引导下调整针头方向，指向神经瘤。严格无菌操作，回抽无血后，缓慢推注药液。应当有极小的注射阻力。应告知患者，注射期间可能有一过性疼痛加剧（图 179-9）。

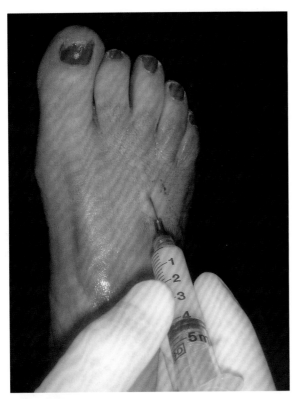

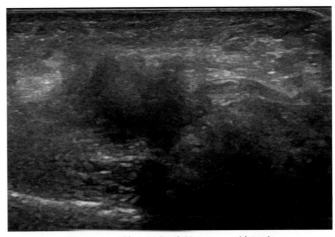

图 179-7　第 3 趾间隙的 Morton 神经瘤

图 179-5　受累处可注射皮质类固醇以缓解症状，但其效果是暂时的（From Richardson DR，Dean EM：The recurrent Morton neuroma：what now？Foot Ankle Clin 19：437-449，2014.）

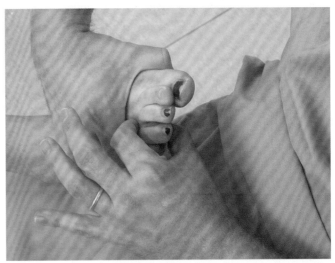

图 179-8　Morton 神经瘤的 Mulder 操作（From Davies H，Blundell C：Clinical examination of the foot and ankle. Orthop Trauma 25：287-292，2011.）

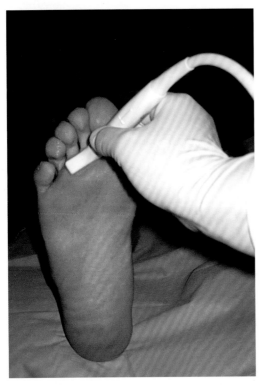

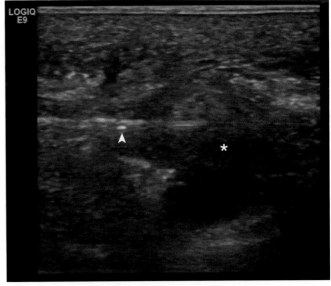

图 179-6　Morton 神经瘤评估和注射时超声探头的正确放置位置

图 179-9　超声引导下 Morton 神经瘤注射的进针点。箭头的头指针头位置，星号指示神经瘤

副作用和并发症

由于跖骨和足趾周围软组织较少的特性，必须考虑到药液注射后潜在的机械压迫影响血供的状况。医生必须避免向这样有限的空间快速注射大量的药液，同时必须严格避免使用含有肾上腺素的药液，以免引起缺血和坏疽。

对使用抗凝剂的患者，若临床情况显示对患者具有良好的风险 / 效益比，虽然有增加出血的风险，也可尝试用 25 G 或 27 G 的穿刺针安全进行操作。注射后立即用手压迫阻滞点，则可减少相关并发症。此外，阻滞后使用冰袋冷敷 10 min 也可减少注射后疼痛和出血。

临床要点

前脚疼痛是临床常见的问题。Morton 神经瘤须与跖骨应力性骨折、跖骨痛、籽骨炎和籽骨骨折相鉴别。虽然上述注射技术可以缓解 Morton 神经瘤带来的疼痛，但患者也常需鞋矫正器和趾部更为宽松的鞋，以缓解受累的趾间神经的压力。同时如果合并跖骨间滑囊炎及肌腱炎也可加剧跖骨疼痛，则需要更精准地注射局麻药和皮质类固醇制剂。如果熟知注射部位临床相关解剖，该项技术是安全的。必须注意兼顾无菌技术以避免感染；并应采取常规的预防措施，以避免操作带来的风险。如果注射后立即在注射部位加压可减少血肿和瘀斑的形成。患者接受注射后的几天内，应辅以物理治疗，包括局部热敷和轻柔的活动练习。应避免剧烈运动，因其会加重患者的症状。注射治疗的同时可使用常规的镇痛药和非甾体抗炎药。

推荐阅读

Adams WR 2nd: Morton's neuroma, *Clin Podiatr Med Surg* 27:535–545, 2010.

Betts RP, Bygrave CJ, Jones S, et al.: Ultrasonic diagnosis of Morton's neuroma: a guide to problems, pointers, pitfalls and prognosis, *Foot* 13:92–99, 2003.

George VA, Khan AM, Hutchinson CE, Maxwell HA: Morton's neuroma: the role of MR scanning in diagnostic assistance, *Foot* 15:14–16, 2005.

Kay D, Bennett GL: Morton's neuroma, *Foot Ankle Clin* 8:49–59, 2003.

180

跖骨间滑囊注射

王晶 译 吴安石 校

适应证与临床考虑

　　滑囊是由滑膜囊组成，其存在的目的是使肌肉和肌腱在重复运动时相互之间易于滑动。这些滑膜囊内衬滑膜，滑膜的血管网可分泌滑液。滑囊的炎症可导致滑液增多而引起关节肿胀。关节的过度使用及使用不当，滑囊可出现炎症、肿胀以及罕见的情况下出现感染。虽然患者滑囊的数量、大小及部位个体间存在显著变异，但解剖学家还是确认了大量临床相关的滑囊的解剖，包括跖骨间滑囊。趾骨间滑囊位于跖趾关节之间，此位置也正好位于深横跖骨间韧带的背侧。此滑囊延伸超过韧带远端边界 1 cm，边界位于第 2、3 趾间和第 3、4 趾间的指蹼间隙。

　　这种滑囊可以单个滑囊形式存在，在一些患者身上也可由多个分隔的滑囊串囊组成。大多数研究者认为跖骨间滑囊炎是跖骨间隙累积的微创伤引起的。跖骨间滑囊炎、跖骨间纤维化和 Morton 神经瘤综合征都有相似的发病机制，并且可共存于同一个患者身上（图 180-1 和图 180-2）。

　　跖骨间滑囊炎患者经历的疼痛和压痛位于受累跖骨间隙，穿高跟鞋或者太窄的鞋可加剧疼痛。肥胖也更容易出现这种情况。特别是若毗邻的趾间神经受累，疼痛可向远端放射至脚趾。通常患者不能垫脚尖站立或者上楼。活动时疼痛加剧。疼痛是连续性锐痛，可干扰睡眠。共存的神经炎、神经病变、Morton 神经瘤、应力性骨折、趾骨痛和滑膜炎均可混淆临床征象。随着滑囊炎的恶化，跖骨间滑囊将会膨胀，并包绕毗邻的趾间神经及使患者的临床表现难以与 Morton 神经瘤性疼痛相区分。若跖骨间的滑囊炎转为慢性，则可出现滑囊钙化和周围的趾间间隙神经纤维化。

　　体格检查时，通过挤压大踇趾和示趾之间的受累趾蹼间隙可产生疼痛。如果趾间神经受累或者已出现 Morton 神经瘤，一只手使劲将两个跖骨头挤压在一起，而另一只手同时用力向趾间隙施加压力，则可引出 Mulder 征阳性。跖骨间滑囊炎患者为了减少走路时的负重而经常出现一种止痛步态。

　　所有跖骨间滑囊炎患者都应行 X 线平片检查，以排除骨折和确定籽骨是否发炎。根据患者的临床表现，还应行额外的化验检查，包括全血细胞计数、血沉和抗核抗体的检测。若怀疑存在 Morton 神经瘤、关节不稳

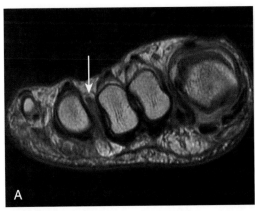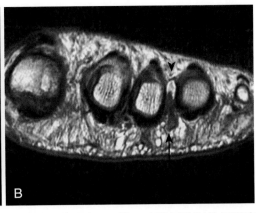

图 180-1　跖骨间滑膜囊炎和纤维化。**A**. 跖骨间纤维化的冠状位图像（箭头）。**B**. 第 3 趾蹼间隙跖骨间滑囊炎（箭头的头）和纤维化（箭头）。纤维组织脱垂到趾蹼间隙的跖侧（From Gregg JM，Schneider T，Marks P：MR imaging and ultrasound of metatarsalgia—the lesser metatarsals. Radiol Clin North Am 46：1061-1078，2008.）

定及隐匿性肿物或肿瘤，则应行跖骨 MRI 和超声检查（图 180-3 和图 180-4）。放射性核素骨扫描有助于确定普通 X 线片可能漏诊的跖骨或籽骨的应力性骨折。

临床相关解剖

在一定程度上类似于手的指神经，脚的趾神经穿过跖骨间的空隙并经跖骨间深韧带下方，提供每个脚趾的

神经支配（图 180-5）。跖趾神经从胫后神经分出，提供跖面大部分的感觉神经支配。脚背由腓深神经和腓浅神经的分支末端支配。这些神经的感觉支配存在相当多的重叠。跖骨间滑囊位于跖趾关节之间，此位置也正好位于深横跖骨间韧带的背侧（见图 180-5）。此滑囊延伸超过韧带远端边界约 1 cm，正好位于第 2、3 趾间和第 3、4 趾间的趾蹼间隙。

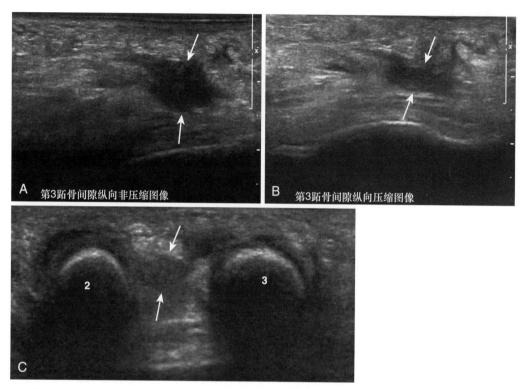

图 180-2 Morton 神经瘤伴跖骨间滑囊炎。第 3 跖骨间隙的纵向超声图像（A 和 B）和横向图像（C）显示 1 cm×0.5 cm 的低回声肿块（箭头）。体格检查中引出了患者的典型疼痛。A. 非压缩图像；B. 压缩图像显示肿物结构发生改变，预示并存滑膜炎。C. 由于并存滑膜炎，故可能高估 Morton 神经瘤的尺寸（From Blankenbaker DG，De Smet AA：The role of ultrasound in the evaluation of sports injuries of the lower extremities. Clin Sports Med 25：867-897，2006.）

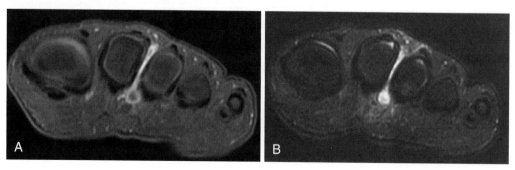

图 180-3 足的 MRI 图像，在短轴平面 T2 加权像（A）和 T1 加权像（B）比较，显示在第 2、3 跖骨间的跖骨间隙的下方存在一个高信号强度区域。由于存在跖骨间滑囊炎，这个区域在对比增加情况下显示中等强度的增强（A）（From Wessely MA：MR imaging of the ankle and foot—a review of the normal imaging appearance with an illustration of common disorders. Clin Chiropr 10：101-111，2007.）

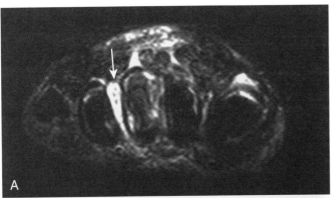

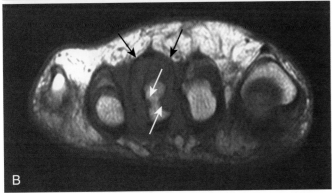

图 180-4　**A**. 风湿性关节炎患者的冠状位 T2 加权 MRI 显示跖骨间隙存在一个炎性囊（白色箭头），第三跖趾关节存在相关的滑膜炎。**B**. 相应的 T1 加权 MRI 显示滑膜增厚（黑色箭头）和相关的骨质侵蚀（白色箭头）（From Waldman SD, Campbell RSD: Morton neuroma. In Imaging of pain, Philadelphia, 2011, Saunders.）

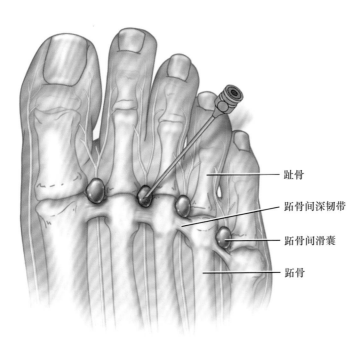

图 180-5　跖骨间滑囊炎的注射技术

操作技术

体表标志技术

　　患者仰卧位，膝盖下垫一枕头并腿微弯曲。将共 3 ml 不含肾上腺素的局部麻醉药和 40 mg 甲泼尼龙的药液抽到 12 ml 的无菌注射器里。确定受累趾间隙，在足背上做穿刺点的无菌标记。消毒皮肤后，在跖骨头近端的进针点，将 1.5 英寸、25 G 的穿刺针穿入要阻滞的两个跖骨之间（图 180-5）。缓慢注射的同时，将针从足背面向足底面推进。跖骨间滑囊位于趾间神经的背侧，因此针头必须推进到将近足底面。针头拔出之后，注射点加压防止血肿形成。

超声引导技术

　　为了实施超声引导下跖骨间滑囊炎注射，患者需俯卧位，并且将脚踝挂在桌子的边缘。在这个体位下，将高频线阵探头放置于跖骨头位置，跖骨短轴切面上。跖骨间隙位于各个跖骨头之间，在超声下观察在跖骨间隙均匀出现的跖骨间软组织可以发现圆形低回声的 Morton 神经瘤（见图 180-2；图 180-6）。动态扫描病变部位，当出现 Mulder 征时，可以帮助辨认被挤压离开跖骨头之间的滑膜囊。将跖骨间滑膜囊表面的皮肤消毒。无菌操作下，将 1 ml 浓度为 0.25% 不含防腐剂的布比卡因与 80 mg 甲泼尼龙抽到无菌注射器中，连接 1.5 英寸、22 G 的穿刺针。进针点位于超声探头上缘中央大约 1 cm，实时超声引导下平面外法进针，调整进针路线使针头尖端贴近滑膜囊。反复回抽无回血后，将药液缓慢注射。注射过程中应该有比较小的阻力，患者也有可能感觉到疼痛加重。

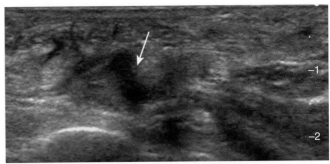

图 180-6　跖骨间滑囊炎。位于第 2 趾间隙的 1.5 cm×0.5 cm 的无回声可压缩的液体积聚（箭头）（From Blankenbaker DG, De Smet AA: The role of ultrasound in the evaluation of sports injuries of the lower extremities. Clin Sports Med 25：867-897, 2006.）

趾骨

跖骨间深韧带

跖骨间滑囊

跖骨

副作用和并发症

由于跖骨和足趾周围软组织较少的特性，必须考虑到药液注射后潜在的机械压迫影响血供的情况。医师必须避免快速注射大量液体进入这些有限的空间里，否则可引起缺血和坏疽。而且必须避免使用包含肾上腺素的溶液，以免造成缺血和坏疽。

对使用抗凝剂的患者，若临床情况显示对患者具有有利的风险-效益比，尽管有增加出血的风险，采用25 G或者27 G的注射针仍可安全地进行操作。如果在注射后立即手工压迫阻滞点，则可减少这些并发症的发生率。阻滞后用冰袋冷敷10 min也可降低患者注射后疼痛和可能的出血。

临床要点

在临床实践中源自前脚的疼痛是一种常见的问题。Morton神经瘤必须与跖骨的应力性骨折、趾骨痛、籽骨炎和籽骨骨折相鉴别。尽管上文描述的注射技术缓解了跖骨间滑膜炎的疼痛，但患者也常需要穿鞋矫形器和带宽脚趾的盒状的鞋子来帮助缓解除受累趾间神经的压力。并存的跖骨间滑囊炎及肌腱炎也可加重跖骨疼痛，并且可能需要更精确地注射局麻药和长效皮质醇制剂。如果非常注意注射部位的临床相关解剖，该技术是安全的。必须注意使用无菌技术，避免感染；应用常规的预防措施以避免操作者的风险。注射后立即在注射位点加压可以减少瘀斑和血肿的发生率。患者接受这种治疗几天后，应该辅以物理治疗方法，包括局部热敷和轻柔的关节活动练习。应避免剧烈的运动，因为其可能使症状恶化。注射治疗同时可应用简单的镇痛药和非甾体抗炎药。

推荐阅读

Adams WR 2nd: Morton's neuroma, *Clin Podiatr Med Surg* 27:535–545, 2010.

Franson J, Baravarian B: Intermetatarsal compression neuritis, *Clin Podiatr Med Surg* 23:569–578, 2006.

Gregg JM, Schneider T, Marks P: MR imaging and ultrasound of metatarsalgia—the lesser metatarsals, *Radiol Clin North Am* 46:1061–1078, 2008.

Kay D, Bennett GL: Morton's neuroma, *Foot Ankle Clin* 8:49–59, 2003.

Lento PH, Strakowski JA: The use of ultrasound in guiding musculoskeletal interventional procedures, *Phys Med Rehabil Clin N Am* 21:559–583, 2010.

Menz HB: Disorders of the forefoot. In *Foot problems in older people: assessment and management,* Oxford, 2008, Churchill Livingstone, pp 179–189.

Wessely MA: MR imaging of the ankle and foot—a review of the normal imaging appearance with an illustration of common disorders, *Clin Chiropr* 10:101–111, 2007.

181

足籽骨阻滞

王晶 译 吴安石 校

适应证与临床考虑

籽骨炎是影响足前段最常见的疼痛综合征之一。其特征是跖骨头存在压痛。虽然第 1 跖骨头的第 1 籽骨最常受累，但第 2 和第 5 跖骨的籽骨也易发展为籽骨炎（图 181-1 和图 181-2）。患者常常感觉自己走路的时候鞋里有块石头。长时间站立或长距离行走以及不合适的鞋子和鞋垫均会加剧疼痛。籽骨炎最常与足球运动时的推脱伤（pushing-off injuries）或跑步及跳舞造成的累积微创伤相关。

体格检查时，通过对籽骨施加压力可引起疼痛。与跖骨痛的区别在于，跖骨痛压痛点在跖骨头，而籽骨炎患者主动屈曲脚趾时，其压痛区会随着屈趾肌腱活动而移动。籽骨炎患者为了减轻走路时的负重而常常表现出一种止痛步态。若籽骨急性创伤，足底可见瘀斑。

所有籽骨炎患者均应行 X 线平片检查以排除应力性骨折及鉴别籽骨是否发炎。根据患者的临床表现，还应行额外的化验检查，包括全血细胞计数、血沉和抗核抗体的检测。若怀疑籽骨炎、关节不稳定及隐匿性肿物或肿瘤，则需行跖骨 MRI（图 181-3）。放射性核素骨扫描和超声检查有助于确定 X 线平片检查可能遗漏的跖骨或籽骨应力性骨折。

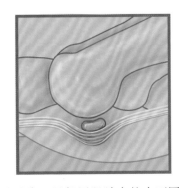

图 181-1 籽骨是嵌于足部屈肌腱中的小而圆的结构，当屈趾肌腱接近关节近端时，籽骨可降低屈趾肌腱的摩擦和压力

临床相关解剖

籽骨是小而圆的结构，嵌入足部的屈趾肌腱中，通常紧挨关节。几乎所有患者的第 1 跖骨都有籽骨，相当一部分患者的籽骨在第 2 和第 5 跖骨的屈趾肌腱中（见图 181-1 和图 181-2）。当屈趾肌腱接近关节近端时，这些籽骨可降低屈趾肌腱的摩擦和压力。

操作技术

体表标志技术

事先向患者解释注射的目的。患者仰卧位，对压痛点范围的皮肤常规消毒准备。用无菌注射器抽取 2.0 ml 0.25% 不含防腐剂的布比卡因和 40 mg 甲泼尼龙，连接 5/8 英寸（16 mm）、25 G 的穿刺针。采用严格的无菌操作，确认受累籽骨。在此点上将针小心向足底面推进，直到针尖紧靠籽骨（图 181-4）。轻轻将针退出骨膜和肌腱组织。确定针尖在邻近受累籽骨的正确位置后，回抽无血，轻轻注入注射器内药液。考虑到空间的封闭性，注射时可能会有轻微阻力。如果遇到明显阻力，针头可能在韧带或肌腱内，应该稍微进针或退针，直到注射无明显阻力再进行推药。然后拔出针头，注射点加压包扎并放置冰袋。冰袋放置应少于 10 min 以防冻伤。

超声引导技术

超声引导下对跖骨的发炎籽骨进行阻滞，患者取俯卧位，脚踝悬于桌子边缘。将高频线性探头水平放置于跖骨头上（图 181-5）。在跖骨头和近端趾骨基底之间可看到低回声关节间隙，并定位出曲线状籽骨（图 181-6）。在进行 Mulder 动作时，由于来自于跖骨头之

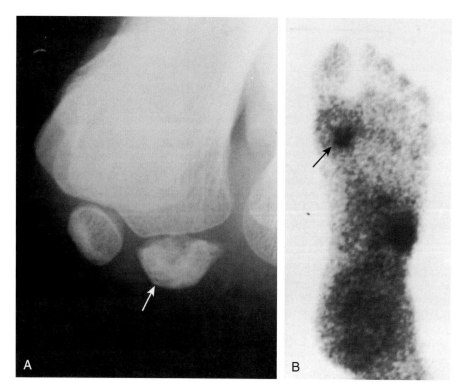

图 181-2　籽骨炎。33 岁的男性患者无近期外伤史，大脚趾下疼痛和肿胀。**A**. X 线平片显示第 1 跖骨头籽骨外侧（箭头）不规则且变平。**B**.骨扫描显示这个区域和足中段外侧的放射性核素聚集增加（箭头）（Courtesy Vint V，MD，San Diego，Calif；from Resnick D：Diagnosis of bone and joint imaging，ed 4，Philadelphia，2003，Saunders.）

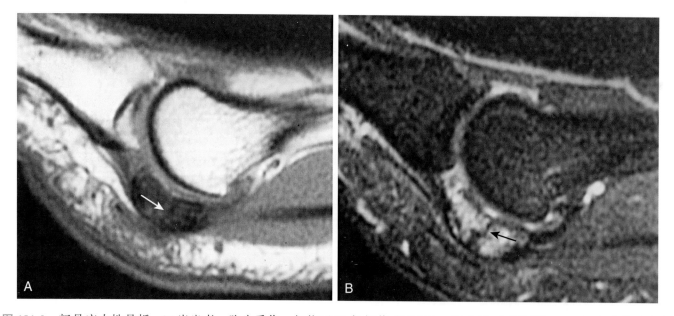

图 181-3　籽骨应力性骨折。26 岁患者，跑步受伤。矢状面 T1 加权像（TR/TE，600/14）自旋回波 MRI（**A**）和脂肪组织的快速自旋回波 MRI（TR/TE，4000/68）（**B**）显示第 1 跖趾关节内侧籽骨应力性骨折。骨折线（箭头）和水肿明显（From Waldman SD，editor：Atlas of uncommon pain syndromes，ed 3，Philadelphia，2014，Saunders，pp 350-352，Fig. 120-3；Waldman SD：Sesamoiditis. In Resnick D，editor：Diagnosis of bone and joint disorders，ed 4，Philadelphia，2002，Saunders，p 2671.）

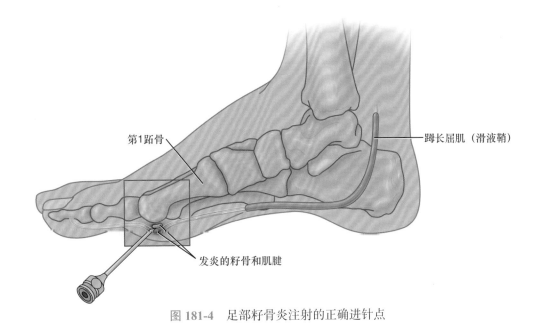

图 181-4　足部籽骨炎注射的正确进针点

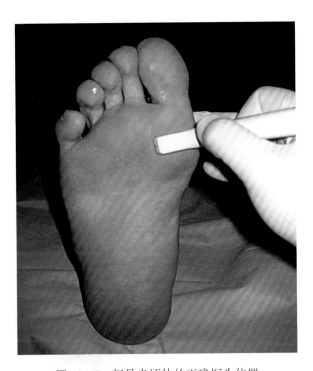

图 181-5　籽骨炎评估的正确探头位置

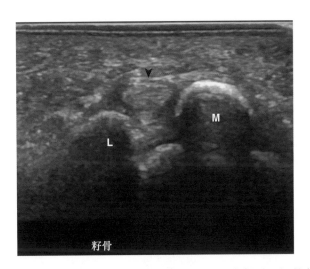

图 181-6　籽骨的超声成像。外侧（L）和内侧（M）的籽骨，横越过踇长屈肌（红色箭头的头）

间的挤压作用，此时动态扫描有助于识别跖骨间囊。常规消毒跖骨间囊上的皮肤。用无菌注射器抽取 1.0 ml 0.25% 不含防腐剂的布比卡因和 80 mg 甲泼尼龙，连接 1½ 英寸、22 G 的穿刺针。针头在超声探头上缘中部上约 1 cm 的皮肤点进针，采用平面外入路，在实时超声引导下调整针头方向，指向籽骨。严格无菌操作，回抽无血后，缓慢推注药液，应当有极小的注射阻力。患者在注射期间可能会有疼痛加剧。

副作用和并发症

该注射技术的主要并发症是感染，但若严格按照无菌技术操作，此并发症是极为罕见的。约 25% 的患者在注射后有一过性疼痛加重，应提前告知患者。

临床要点

　　源于前脚掌的疼痛是临床常见的问题之一。籽骨炎须与跖骨应力性骨折、跖骨痛、Morton 神经瘤和籽骨应力性骨折相鉴别。尽管上文描述的注射技术缓解了籽骨炎的疼痛，但患者通常还需要穿鞋矫形器，包括使用柔软的鞋垫，以帮助缓解受累籽骨的压力。共存的滑囊炎和肌腱炎也可加重籽骨炎疼痛，可能需要更精准的局麻药和长效皮质类固醇制剂的注射治疗。如果十分熟悉注射部位的临床相关解剖，该技术是非常安全的。必须严格使用无菌技术，避免感染；应采取常规的预防措施，以避免操作者的风险。注射后立即加压注射点可以减少瘀斑和血肿的发生率。患者接受此种注射治疗数天后，应辅以物理治疗方法，包括局部热敷和轻柔的关节活动练习。应避免剧烈运动，因其可使症状加剧。注射治疗同时可应用常规的镇痛药和非甾体抗炎药。

推荐阅读

Anwar R, Anjum SN, Nicholl JE: Sesamoids of the foot, *Curr Orthop* 19: 40–48, 2005.

Cohen BE: Hallux sesamoid disorders, *Foot Ankle Clin* 14:91–104, 2009.

Kennedy JG, Hodgkins CW, Columbier JA, Hamilton WG: Foot and ankle injuries in dancers. In Porter DA, Schon LC, editors: *Baxter's the foot and ankle in sport*, ed 2, Philadelphia, 2008, Mosby, pp 469–483.

Sanders TG, Rathur SK: Imaging of painful conditions of the hallucal sesamoid complex and plantar capsular structures of the first metatarsophalangeal joint, *Radiol Clin North Am* 46:1079–1092, 2008.

Umans HR: Imaging sports medicine injuries of the foot and toes, *Clin Sports Med* 25:763–780, 2006.

182

跖骨痛综合征注射技术

王晶 译 吴安石 校

适应证与临床考虑

跖骨痛是引起前足疼痛最常见的综合征之一。其特点是跖骨头存在压痛及疼痛。患者常常感觉走路时鞋里有块石头。长时间站立或长距离行走会加重疼痛，不合适的鞋子或者鞋垫会加剧疼痛。通常情况下，跖骨痛患者的第2及第3跖骨头上常有硬胼胝形成，这是因为患者尽力将重力从第1跖骨头上转移出来以便缓解疼痛所致。硬胼胝可增加跖骨头处的压力，并进一步使患者的疼痛加剧以及导致残疾（图182-1）。体格检查时，在跖骨头处施加压力可出现疼痛。硬胼胝可区别于足底疣，因其缺乏栓塞性血管。足底疣的表面切开后可见疣实质呈小黑点状分布。跖骨痛患者为了减少行走静态站立相时的负重，常表现出一种止痛步态。也可存在韧带松弛和横弓的扁平化，并使脚向外呈八字形。

所有的跖骨痛患者应行 X 线平片检查以排除骨折及是否存在籽骨炎。根据患者的临床表现，可能还需要行额外的化验检查，包括全血细胞计数、血沉和抗核抗体检测。若怀疑存在关节不稳定、骨折、足底板异常、隐匿性肿物或肿瘤，则应行跖骨 MRI 检查（图182-2）。放射性核素骨扫描有助于确定普通 X 线平片可能漏诊的应力性骨折。

临床相关解剖

足部的力量是由骨与韧带形成的足弓结构决定。这种结构基础给足部在负重或行走承受应力时提供了极大的力量与弹性。任何改变足弓结构完整性或改变对足弓施加压力的方式均会导致疼痛及造成残疾。第1跖骨与第1掌骨相似，其并不通过韧带与第2跖骨连接。其余四块跖骨基底部通过足背、足底和骨间韧带相互连接。跖骨头之间通过跖骨横韧带连接（见图182-1）。跖骨

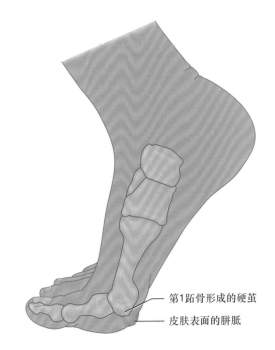

第1跖骨形成的硬茧
皮肤表面的胼胝

图 182-1 患者为减轻疼痛试图转移第 1 跖骨头处的负重而在第 2 及第 3 跖骨头处形成硬胼胝

横韧带容易被拉伤，尤其是长跑运动员，并可伴发跖骨痛。部分患者跖骨头下存在籽骨，容易出现炎症。由于过度或不当使用，支配跖骨关节的肌肉及其肌腱容易受到创伤、磨损及撕裂。

操作技术

体表标志技术

事先向患者解释该注射技术的目的。患者取仰卧位，对压痛处跖骨头的皮肤常规消毒准备。用无菌注射器抽取 2.0 ml 0.25% 不含防腐剂的布比卡因和 40 mg 甲泼尼龙，连接长 5/8 英寸（16 mm）、25 G 穿刺针。采用严格的无菌技术，定位受累的跖骨头。在此点并紧邻

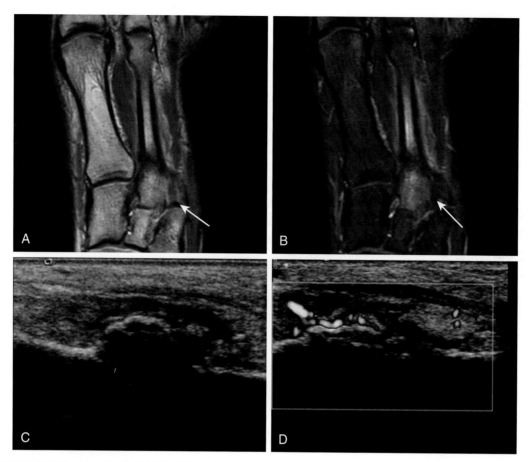

图 182-2　第 2 跖骨应力性骨折（箭头）的质子密度（**A**）和 T2 脂肪抑制图像（**B**）。**C.** 第 2 跖骨体背面的超声图像显示一处正在修复的应力性骨折。**D.** 第 4 跖骨基底背侧的纵向超声图像显示一处应力性骨折伴血管增生（From Gregg JM，Schneider T，Marks P：MR imaging and ultrasound of metatarsalgia—the lesser metatarsals. Radiol Clin North Am 46：1061-1078，2008.）

压痛的跖骨头，将针小心地向足底面推进达 1/2 英寸深（图 182-3）。如果触到骨质，将针退到皮下组织并重新将针向外侧调整。确定针尖在邻近受累跖骨头的正确位置后，回抽无血，将注射器内药物缓慢注入。由于空间的密闭特点，注射时会有一定阻力。如果遇到明显阻力，针头可能在韧带或肌腱内，应稍微进针或退针，直到注射无明显阻力再行推药。然后拔出针头，注射点加压包扎并放置冰袋。冰袋放置应少于 10 min 以防止冻伤。

副作用和并发症

该注射技术的主要并发症是感染，但若严格按照无菌技术操作，则此并发症是极为罕见的。患者应被告知，约 25% 的患者在注射后有一过性疼痛加重。

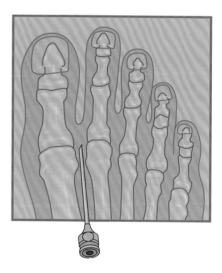

图 182-3　跖韧带注射的正确进针位置

临床要点

　　源于前脚掌的疼痛是临床常见的问题之一。跖骨痛须与跖骨应力骨折、Morton 神经瘤和籽骨炎相鉴别。尽管上文描述的注射技术缓解了跖骨痛，但患者通常还需要穿鞋矫形器，包括使用柔软的鞋垫，以帮助缓解受累籽骨的压力。共存的滑囊炎和肌腱炎也可加重籽骨炎疼痛，可能需要更精准地注射局麻药和长效皮质类固醇制剂来治疗。如果十分熟悉注射部位的临床相关解剖，该技术是非常安全的。必须严格使用无菌技术，避免感染；应采取常规的预防措施，以避免操作者的风险。注射后立即加压注射点可以减少瘀斑和血肿的发生率。患者接受此种注射治疗数天后，应辅以物理治疗方法，包括局部热敷和轻柔的关节活动练习。应避免剧烈运动，因其可使症状加剧。注射治疗的同时可应用常规的镇痛药和非甾体抗炎药。

推荐阅读

Armagan OE, Shereff MJ: Injuries to the toes and metatarsals, *Orthop Clin North Am* 32:1–10, 2001.

Bardelli M, Turelli L, Scoccianti G: Definition and classification of metatarsalgia, *Foot Ankle Surg* 9:79–85, 2003.

Gregg JM, Schneider T, Marks P: MR imaging and ultrasound of metatarsalgia—the lesser metatarsals, *Radiol Clin North Am* 46:1061–1078, 2008.

Umans HR: Imaging sports medicine injuries of the foot and toes, *Clin Sports Med* 25:763–780, 2006.

Waldman SD: Metatarsalgia. In *Pain review*, Philadelphia, 2009, Saunders, p 326.